临床骨科疾病诊疗研究

王 勇等◎主编

吉林科学技术出版社

图书在版编目（CIP）数据

临床骨科疾病诊疗研究 / 王勇等主编. -- 长春：吉林科学技术出版社，2019.12
ISBN 978-7-5578-6528-3

Ⅰ. ①临… Ⅱ. ①王… Ⅲ. ①骨疾病－诊疗 Ⅳ. ①R68

中国版本图书馆CIP数据核字（2019）第287646号

临床骨科疾病诊疗研究
LINCHUANG GUKE JIBING ZHENLIAO YANJIU

主　　编	王　勇等
出版人	宛　霞
责任编辑	隋云平　郑　旭　解春谊
封面设计	长春市阴阳鱼文化传媒有限责任公司
制　　版	长春市阴阳鱼文化传媒有限责任公司
幅面尺寸	185mm×260mm
字　　数	576千字
印　　张	36
印　　数	1000册
版　　次	2019年12月第1版
印　　次	2020年6月第2版第1次印刷

出　　版	吉林科学技术出版社
发　　行	吉林科学技术出版社
地　　址	长春市净月区福祉大路5788号出版大厦A座
邮　　编	130118
发行部电话/传真	0431-81629530
储运部电话	0431-86059116
编辑部电话	0431-81629511
网　　址	www.jlstp.net
印　　刷	北京虎彩文化传播有限公司

书　　号	ISBN 978-7-5578-6528-3
定　　价	145.00元

如有印装质量问题　可寄出版社调换
因本书作者较多，联系未果。如作者看到此声明，请尽快来电或来函与编辑部联系，以便商洽相应稿酬支付事宜。
版权所有　翻印必究　举报电话：0431-81629506

《临床骨科疾病诊疗研究》编委会

主 编

王 勇 西昌市中医医院

秦晓宇 山东省枣庄市市中区人民医院

宋新涛 山东省莱州市人民医院

赵荣忠 河北省沧州中西医结合医院

赵秀泉 河北省沧州市中西医结合中心医院

前　言

随着时代和社会的变更，骨科疾病谱发生了明显变化，社会老龄化逐年加重，骨科常见病、多发病的发病率随之增高，特别是颈肩腰腿痛、老年骨质疏松症和关节退行性病变等疾病逐渐成为影响人们健康生活水平的主要因素之一。近年来，骨科常见疾病诊疗取得了惊人的进展，一些重要的诊断标准、治疗原则和治疗手段不断更新，不断朝着更科学的方向迈进。为满足当前临床骨科医疗、教学第一线各类人员的需要，适应当前临床骨科常见疾病诊疗发展的形势，编者在广泛参考国内外最新文献资料的基础上，结合自己的经验，编写了《临床骨科疾病诊疗研究》，供从事临床骨科的工作者和与此有关的医务人员学习、参考。

本书共分二十四章，分别介绍了骨关节解剖、骨科常用手术器械及使用方法、分类与病理生理、骨科常用检查、骨科常用治疗技术、骨科手术的麻醉、骨科围手术期、骨科先天性疾病、神经肌肉性疾病等方面的内容。本书力求做到通俗易懂、深入浅出、突出重点、涉及面广，使其适于从事骨科、骨伤科、康复、护理及相关学科，既反映当代临床医学的发展，同时又兼顾知识面的广度及临床实用性。

由于编者水平有限及编写时间仓促，书中不足之处在所难免，希望读者批评指正。

目 录

第一章 骨关节解剖	1
第二章 骨科常用手术器械及使用方法	15
第一节 骨科一般手术器械	15
第二节 骨科一般用具	17
第三节 影像设备	20
第三章 分类与病理生理	31
第一节 骨伤科疾病的分类	31
第二节 骨伤科疾病的病因病理	32
第四章 骨科常用检查	41
第一节 基本检查方法	41
第二节 实验室检查	44
第三节 骨科相关部位检查	45
第四节 神经反射检查	65
第五节 X线检查	67
第六节 CT检查	70
第七节 磁共振检查	74
第八节 关节镜检查	81
第九节 放射性核素检查	102
第十节 B超检查	106
第十一节 造影检查	111
第五章 骨科常用治疗技术	118
第一节 手法整复	118
第二节 关节腔穿刺术	122
第三节 小针刀疗法	123
第四节 牵引术	127
第五节 骨折内固定	130
第六节 骨折外固定	136
第七节 止血带	146
第八节 药物治疗	149
第九节 针灸疗法	162
第十节 封闭疗法	164
第六章 骨科手术的麻醉	168
第一节 麻醉和手术的要求	168
第二节 全身麻醉	170
第三节 局部麻醉	195
第四节 椎管内麻醉	197
第七章 骨科围手术期	200
第一节 术前检查	200
第二节 术中准备	202

第三节	术后处理	203
第八章	**骨科先天性疾病**	**206**
第一节	先天性髋关节脱位	206
第二节	先天性髋内翻	211
第三节	先天性脊柱裂	214
第四节	成骨不全症	216
第五节	先天性斜颈	219
第六节	先天性高肩胛症	222
第七节	先天性胫骨假关节	225
第八节	先天性马蹄内翻足	227
第九节	手指先天性畸形	230
第十节	胎儿型软骨营养障碍	235
第十一节	平足症	236
第九章	**神经肌肉性疾病**	**239**
第一节	腱鞘炎	239
第二节	滑囊炎	241
第三节	肩关节周围炎	245
第十章	**骨代谢性疾病**	**249**
第一节	佝偻病	249
第二节	肾性骨营养不良	252
第三节	骨质疏松症	260
第四节	维生素 C 缺乏病	264
第十一章	**骨关节缺血性疾病**	**268**
第一节	儿童股骨头坏死	268
第二节	股骨头缺血性坏死	273
第三节	腕月骨缺血性坏死	279
第四节	腕舟骨缺血性坏死	281
第五节	距骨缺血性坏死	283
第六节	跟骨骨骺炎	285
第七节	胫骨结节骨软骨炎	285
第十二章	**非化脓性关节炎**	**287**
第一节	风湿性关节炎	287
第二节	类风湿性关节炎	291
第三节	幼年类风湿关节炎	301
第四节	痛风性关节炎	304
第五节	系统性红斑狼疮	308
第六节	强直性脊柱炎	312
第十三章	**骨关节感染性疾病**	**316**
第一节	急性血源性骨髓炎	316
第二节	慢性化脓性骨髓炎	318
第三节	脊椎化脓性骨髓炎	324
第四节	化脓性关节炎	328
第五节	跟骨骨髓炎	331
第六节	局限性骨脓肿	332

第七节 硬化性骨髓炎	334
第十四章 骨关节结核	337
第十五章 骨肿瘤	349
第一节 概述	349
第二节 骨肉瘤	356
第三节 软骨肉瘤	360
第四节 骨纤维肉瘤	362
第五节 骨巨细胞瘤	366
第六节 脊索瘤	369
第七节 脊柱肿瘤	372
第十六章 颈、腰椎退行性疾病	380
第一节 颈椎退变	380
第二节 胸椎退变	389
第三节 腰椎退变	394
第十七章 骨科急救	409
第一节 创伤现场救护的目的和原则	409
第二节 急救与救护	410
第三节 创伤的全身性并发症	414
第四节 创伤医学进展	429
第十八章 上肢创伤	434
第一节 锁骨骨折	434
第二节 肩锁关节脱位	435
第三节 肩关节脱位	436
第四节 肱骨近端骨折	438
第五节 肱骨干骨折	439
第六节 肱骨髁上骨折	442
第七节 肘关节脱位	445
第八节 桡骨头半脱位	446
第九节 前臂双骨折	447
第十节 桡骨远端骨折	449
第十一节 上肢其他损伤性疾病	451
第十九章 下肢创伤	470
第一节 股骨颈骨折	470
第二节 股骨转子间骨折	472
第三节 股骨干骨折	477
第四节 股骨髁上骨折	479
第五节 股骨髁间骨折	483
第六节 胫腓骨干骨折	486
第七节 踝关节脱位	494
第二十章 骨盆损伤	497
第一节 骨盆骨折	497
第二节 骶骨骨折	506
第三节 尾骨骨折	509
第四节 骶尾关节脱位	511

第二十一章 髋部损伤
- 第一节 髋臼骨折 ... 513
- 第二节 髋关节脱位 ... 518

第二十二章 颅面部损伤
- 第一节 颌骨骨折 ... 522
- 第二节 颅骨骨折 ... 526

第二十三章 周围神经损伤
- 第一节 桡神经损伤 ... 532
- 第二节 臂丛神经损伤 ... 533
- 第三节 正中神经损伤 ... 536
- 第四节 坐骨神经损伤 ... 539
- 第五节 股神经损伤 ... 540
- 第六节 肱动脉损伤 ... 541
- 第七节 股动脉损伤 ... 542

第二十四章 骨科翻修技术
- 第一节 全膝置换翻修术中骨缺损的处理 ... 545
- 第二节 人工髋关节髋臼侧骨缺损翻修 ... 549

第一章 骨关节解剖

一、骨骼

骨 (bone) 是以骨组织为主体构成的器官，是在结缔组织或软骨基础上经过较长时间的发育过程（骨化）形成的。成人骨共 206 块，依其存在部位可分为颅骨、躯干骨和四肢骨。

(一) 骨骼的解剖

1. 软骨内化骨

指的是骨折端间及髓腔内的纤维组织亦逐渐转化为软骨组织并随着软骨细胞的增生、钙化而骨化，称为软骨内化骨，在骨折处形成环状骨痂和髓腔内骨痂。

此类骨骼在发生过程中，先经软骨阶段，然后由此发生骨化中心进行骨化，形成骨骼。此类骨骼依其形状可分为长骨、短骨、扁平骨及不规则骨，组成骨骼系统的大部，包括除锁骨以外的躯干及四肢骨骼、筛骨、下鼻甲、枕骨（顶间部除外）、蝶骨（大翼及翼板除外）、颞骨的岩部和乳突部及茎突等。其中全部由软骨发生而成的骨骼有跗骨及腕骨、长骨骨骺、胸骨及脊椎体。先由软骨发生骨化中心，再由骨膜生成的骨鞘包绕而成的骨骼有长骨骨干、肩胛骨及髂骨。软骨内化骨除某些不规则骨外，均有原发及继发骨化中心。

2. 膜内化骨

膜内化骨系先形成一膜，而后骨化。根据发育情况又分为两类。单纯的膜内化骨有颅顶及颅侧与面部诸骨，包括顶骨、额骨、上部面骨、颞骨鳞部、鼓部、蝶骨翼突和大翼、枕骨枕鳞的上部，均系直接形成骨骼。锁骨及下颌骨亦属膜内化骨，其生长发育有赖于后期继发软骨的作用。

3. 长骨生长发育未完成前的组成

(1) 骨干：覆盖有骨膜，其外为骨皮质层，内为髓腔。

(2) 骨骺：长骨每端至少有一骨骺，且常有多个。骨端之一骨骺为关节软骨包盖，全部或一部位于关节囊内。

(3) 骺软骨：为界于骨骺与骨干端之间的软骨板，有生长能力，骨骼由此生长。

(4) 干骺端：为骨干接近骨骺的部分，血管丰富，但较骨干他处软弱。

(5) 骨膜：分为两层，内层附丽于骺线，继续越过骨骺，与关节软骨相混杂；外层与关节囊相延续。两层骨膜深部如有感染，脓液不易延及骨骺。

某些关节的关节囊反折部分附丽于骺线远侧干骺端，则感染可以由干骺端处扩散至关节腔。

4. 生长已完成的长骨的组成

长骨生长完成后，各部均已连接，成为实质的骨性结构，即不再分为骨骺、干骺端及骺软骨。骨骼具坚硬性及韧性，含有约 1/3 有机物质，包括大量钙质，胶原纤维交织。且不同于透明软骨，含有血液，修复能力强，承重能力也大，可承受高达 320 kg/cm 的压力。

(二) 骨骼的病理解剖

骨骼疾病及肿瘤常好发于一定解剖部位，有的侵及膜内化骨，有的侵及软骨内化骨。

1. 膜内化骨

此类骨骼的形状虽不一，其骨化则多较简单，仅有一两个骨化中心，不负重，再生能力一般较差。如颅骨几乎无再生能力，损伤或病变后的缺损，如不植骨或用生物材料修补，即永留缺损。下颌骨的再生能力较强，因其不是单纯的膜内化骨。

在一些病例中，软骨发育不全常无膜内化骨的病变，颅骨、锁骨发育不全；急性化脓性骨髓炎也可侵及但较少见；结核等特殊感染及象牙质骨瘤也易侵及膜内化骨。

2. 软骨内化骨

(1) 先天性疾病：多数性外生骨疣(骨干性续连症)常发生在长骨干骺端，其中心为软骨内化骨，外被一层由骨膜生成的骨骼。软骨发育不全仅侵及软骨内化骨。

(2) 创伤：骨骺分离实际是一种骨折，经干骺的邻骺软骨部分分离。如在成人足以引起脱位的暴力加诸儿童时，骺软骨则可随同其附着的骨骼发生移位。如不予整复或复位不佳，均可影响骨骼的生长发育。

(3) 感染：急性骨髓炎多见于儿童，易波及长骨。病变先侵及干骺端，此处血液供给丰富，骨板软弱。遭受轻微外伤后，如伴发菌血症，可形成急性骨脓肿。骨骼是无避让余地的组织，炎症得以蔓延并扩散，使骨骼坏死。如延误或治疗不彻底，病变进展，形成死骨，即成慢性，经久不愈。结核病变也多发生在长骨干骺端，进而可以扩散进入关节。

由于血液供给分布的不同，结核及梅毒性病变发生在较短长骨及短骨(掌指骨)时，多位于骨干中段而不是两端。脊椎结核的病变起始部分也因年龄而有不同，儿童多起自有中心动脉的椎体或椎体上下骨骺紧邻软骨板的深面；成人的椎体中心动脉多已闭塞，病变起自前纵韧带深面，该处有供给椎体前部的血管进入。

骨骺抗感染力较强，一般很少发生感染。干骺端可部分或全位于关节囊内。故感染可以相互扩散。

(4) 各种骨肿瘤的生长常有一定的好发部位：肾、甲状腺、乳腺或前列腺的恶性肿瘤常转移至骨骼，多发于骨干中段邻近滋养血管进入处。骨膜纤维肉瘤则来自骨膜或邻近筋膜，多位于骨端，但也见于其他部位。良性成骨性肿瘤如外生骨疣多自长骨干骺端部长出，由于骨骼向两端生长，故骨疣尖端多指向骨干。内生软骨瘤则常位于骨端。恶性成骨性肿瘤位于长骨两端，破坏骨干，但不使骨骼膨胀。炎性肿瘤如纤维囊性骨炎，多位于长骨或短骨的干骺端，临床上不易与巨细胞瘤区分，一般发病年龄为10～20岁。单个肿瘤常侵及掌、跖或指(趾)骨，在青年或较大儿童则侵及指骨，易引起病理性骨折。巨细胞瘤多见于长骨两端或下颌骨，发病年龄为20～30岁，肿瘤可使骨骼膨胀变形，将骨膜向外推，也可发生恶变。血管瘤无一定发病部位。内皮细胞瘤侵及长骨干的大部，亦可侵及小骨及颅骨。骨髓瘤则为多发性，侵及肋骨、脊柱骨及颅骨。

(三) 骨骼的骨化

胚胎早期全身骨骼并非骨组织构成，随胚胎成长，各主要长骨逐渐由骨组织替代，此即骨化。长骨的骨化大都起始于长骨中段，首先呈现骨化的区域即为原发骨化中心。长骨两端骨骺所发生的继发骨化中心的显露时间因骨不同而有差异。骨骺全部骨化后，长骨骨干与骨端形成一完整的骨，发育方停止。

除颅骨的一部分及锁骨外，全身骨骼都经过一个软骨阶段。长骨骨化约开始于胚胎第6～7周并适时闭合(表1-1、表1-2)。骨化有2种形式，即为软骨内骨化与膜内骨化。长骨骨干的骨化兼有此两种形式。

表1-1 胎儿四肢骨骼骨化中心的出现时期

原发骨化中心		继发骨化中心	
肱骨	7周(6～7周)	股骨远端	胚胎9个月(6～10个月)
桡骨	7周(6～7周)	胫骨近端	胚胎8个月至出生后1个月
尺骨	7周(6～7周)		
腓骨	7周(6～10周)		
胫骨	7周(6～12周)		
股骨	7周(6～12周)		
指骨	8周(6～8用)		
掌骨	8周(2.5～3个月)		
跖骨	8周(2～4个月)		
趾骨	8周(2～4个月)		
跟骨	6月(4～7个月)		
距骨	7月(4～8个月)		

表1-2 出生后四肢骨骼骨化中心的出现时期

骨骼		出现	连合
肱骨	头	1年(出生～3个月)	
	大结节	3年(5个月～两年半)	20年(16～20年)
	小结节	5年(4～6年)	20年(16～20年)
	内上髁	5年(3～7年)	18年(16～20年)
	小头	3年(1～2年)	18年(14～17年)
	滑车	12年(7～12年)	18年(14～17年)
	外上髁	12年(11～14年)	18年(14～17年)
桡骨	头	5年(3～5年)	18年(14～17年)
	远端	2年(5个月～两年半)	20年(15～25年)

续表

骨骼		出现	连合
尺骨	鹰嘴	10年(8～11年)	18年(12～20年)
	远端	5年(4～7年)	20年(15～25年)
腕骨	头状骨	1年(出生～6个月)	
	钩骨	2年(出生～6个月)	
	三角骨	3年(6个月～4年)	
	月骨	4年(6个月～6年)	
	腕舟骨	5年(2.5～9年)	
	大多角骨	6年(1.5～9年)	
	小多角骨	7年(2.5～9年)	
	豌豆骨	10年(7～16年)	
手骨	掌骨	4年(10个月～3年)	
	指骨		
	近节	4年(5个月～3年)	
	中节	4年(5个月～4年)	
	远节	4年(5个月～4年)	
股骨	头	1年(2～8个月)	20年(14～19年)
	大粗隆	2年(2.5～5年)	19年(14～19年)
	小粗隆	12年(9～13年)	21年(17～20年)
	远端	出生	
髌骨		3年(5年)	
胫骨	上端	1年(出生～1年)	21年
	下端	2年	18年
腓骨	上端	3年	20年
	下端	2年2	19年
跗骨	跟骨	6个月(出生～1个月)	
	距骨	7个月(出生～2个月)	
	骰骨	9个月(出生～1年)	
	第三楔骨	1年(出生～3年)	
	第一楔骨	3年	
	足舟骨	4年(3个月～5年)	
	第二楔骨	2年(1～5年)	
	跟骨后枝	10年(6～12年)	16年(15～20年)

续表

骨骼		出现	连合
足骨	跗骨	4年(1～3年)	20年(12～22年)
	趾骨		
	近节	4年(1～3年)	20年(12～22年)
	中节	4年(1～5年)	20年(12～22年)
	远节	4年(1～5年)	20年(12～22年)

注：括号内数字指出现和连合的可能范围。

一般骨化可分为以下 7 期。

(1) 胚胎早期肢体长轴上中胚叶组织凝缩成一长素，依未来的骨骼结构分段，在未来的关节处形成较透明区。

(2) 各段形成未来骨骼形状的透明软骨。

(3) 在透明软骨中心(原发骨化中心)，细胞增大，排成长列，细胞四周钙质沉着，形成钙化软骨，向两端伸展。

(4) 软骨膜中的成骨细胞包绕软骨后，生出新骨，是为膜内骨化。

(5) 骨膜内血管伸入钙化软骨，暂时形成骨松质，而后生成骨髓，延及骨的两端。

(6) 出生后，在一端或两端的软骨中心(继发骨化中心)内再行骨化。形成骨骺(压力骺)，与骨干之间遗留有骨骺板，成软骨接合。末端则被关节软骨包盖，终生存在，在骺干尚未连合时，如遭受暴力，可发生骨骺分离。

(7) 骨生长至成人时期，骨骺板即行骨化，形成骨性接合。

在观察骨骼 X 线片时，如了解各骨骺接合的时期，则不致误认透光的骺线为骨折。

(四) 骨龄

骨龄指骨骼化骨核的出现与愈合时间同实际年龄的关系。骨骼愈合先是骺线变窄和钙化带变模糊，继而骨纹通过，最后钙化带消失，骨发育终止。

周身骨骼的化骨核出现与愈合有一定规律，一般女性发育比男性早 1～3 年；因个体不同而有差别，但正常范围约在 2 年左右；出现较早的化骨核其出现年龄的正常范围较小，适于作骨发育的标志；化骨核出现早的骺愈合晚，出现晚的愈合早。

临床上，骨龄可用来推断骨发育是否正常，并根据年龄与骨的情况来判断骨发育的异常程度。一般适用于 7 岁以下儿童。应用时，根据实际年龄以查对某些化骨核的出现和愈合时间，有助于诊断。

(五) 骨的血液供给

骨骼的血液供给根据骨骼类型而有不同，个别骨骼的血液供给各有特点。各型骨骼的血液供给均有其标准方式，现分述长骨、短骨、扁平骨、脊椎骨及肋骨的血液供给如下。

1. 长骨

长骨在骨化未完成时分为骨干、骨骺、骺软骨及干骺端等四部分。从外科观点而言，干骺端具有以下特点。

(1) 干骺端为骨生长力最大处。

(2) 此处具有最丰富的血液供给，供给该骨的各不同组别的血管均在此处吻合。

(3) 肌肉、肌腱、关节囊及韧带多附丽于此处或其邻近部位，故此处易因直接来自骨骼或通过附丽于干骺端的诸结构传来的外力而遭受损伤。此种损伤虽常微小，也常成为骨骼疾病如骨髓炎和结核的诱因。

(4) 此处血管丰富，骨质组织柔软，可因邻近骨骼处的轻微劳损引起骨骺分离。若不能将骺软骨完全复位，则受伤的骨骺将停止生长发育。

(5) 某些干骺端常有一部分位于关节囊内，因此干骺端疾患易延及关节，反之亦然。

长骨的血液供给来源有4个。

滋养血管：此血管在未进入骨骼前甚为曲折，借以避免活动时遭受损伤，并使其血压降低。进入骨骼后即分为2支，各走向骨的一端，再分出若干平行血管至于骺端。由于各骨骨骺骨化的时间早迟不一致，随着生长发育也不相等，所以成人骨骼的滋养血管方向多与迟骨化的骨骺相背而行。如在上肢，肱骨下端及尺桡骨上端等近肘关节的长骨一端骨化较肱骨上端及桡骨远端为早，肘部停止生长后，肩及腕部仍继续生长，故滋养血管随之生长，其方向即指向肘部。反之，在下肢则骨化时间不同，滋养血管方向离开膝部。

邻骺血管：此为来自关节周围吻合血管的若干小支，沿关节囊附丽线进入干骺端。

骨骺血管：如关节囊不附丽于干骺端而附丽于骨骺时，则邻骺血管即被骨骺血管替代。其来源与邻骺血管同，均来自关节周围吻合血管。其中部分血管可穿过骺软骨至于骺端。

骨膜血管：骨膜的血液供给很丰富，分出许多小支穿入骨内，走行于哈佛管中，供给骨干密质的外层。

以上4组血管都在于骺端处互相吻合，故该处血管极为丰富。

2. 短骨

此型骨骼仅有一骨骺，故亦仅有一骨骺端，血液供给与长骨有所不同，足以影响某些病变发生的特点。其血液供给来源有4个。

(1) 滋养血管：其走行方向亦系背向骨骺（迟骨化）。进入骨干后，立即分支组成血管丛。此即为短骨骨结核与梅毒（指或趾）病变起自骨骼中段的主要原因，与长骨之起于两端（干骺端）有所不同。幼年的短骨血液供给主要来自滋养血管，成年后生长停止，主要血液供给则依靠骨膜血管，滋养血管即不重要，故趾（指）炎的发生多在幼年，成人少见。

(2) 骨骺一端的血液供给方式与长骨完全相同。

(3) 无骨骺的一端无邻骺血管，仅有相当于骨骺血管的血管。

(4) 骨膜血管亦参加骨骼的血液供给。

3. 扁平骨

肩胛骨及髂骨等扁平骨都有1个或数个滋养血管，进入骨后分支至各部。来自骨膜的血液供给也很丰富而且重要。

4. 脊椎骨

脊椎骨一般均有椎体及椎弓。椎体有2大血管由后方进入，数小血管由前方进入。椎弓有一血管于横突根部进入，分支至椎板、椎弓根、棘突及横突等处。

幼年脊椎骨的血液主要由进入椎体的血管(中心血管)供给。成年后，中心血管多发生退变或消失，血液供给即有赖于骨膜。故脊椎结核病变在幼儿多为中心型，侵及椎体，成人则多为边缘骨膜型，侵及椎间隙及相邻椎体部分。

寰椎无椎体，仅在每一横突根部有一血管进入，无其他血管。

5. 肋骨

每一根肋骨各有一滋养血管，于结节远侧进入骨骼，然后向前走行，直达肋骨内侧端，肋骨骨膜血管也参与骨骼的血液供给。

上述各型骨骼的血液供给形式为一般所公认，但也有认为骨干血管实为终动脉，各邻近区域间的终动脉相互很少吻合，且骨干血管与骨骺血管间亦无吻合，故干骺端病变的发生主要为梗死引起。

6. 若干骨骼的血液供给

骨骼的血液供给多较丰富，再生力亦强，但某些骨骼或骨骼的某部分，如腕舟骨、股骨头颈、胫骨下1/3段等，由于血液供给的特点，在损伤后，常导致不良愈合，应予注意。

(1) 股骨头及颈：股骨头及颈的血液供给来自圆韧带、经关节囊及其反折部进入的关节囊血管和粗隆部肌肉附丽处的血管，关节滑液也供给营养。

成年后，股骨头韧带内的中心血管可能变性消失，因之，越靠近股骨头处其血液供给越少，一是因创伤引起骨折、脱位或股骨头骺滑脱时，每易引起循环障碍，发生骨折不愈合，股骨头无菌坏死或股骨颈被吸收等。

(2) 胫骨：胫骨的滋养血管由中段进入骨干，当胫骨下1/3骨折时，由于血管被阻断，本身又少肌肉软组织附丽，常使发生骨折延迟愈合或不愈合。

(3) 距骨：距骨的主要血液供给来自其颈部，经踝关节关节囊前部进入。若干小血管则自骨间韧带进入。如颈部骨折或距下脱位伤及趾侧血管，血液仍可从背侧及后部血管供给，而无影响。但如骨折合并距骨体向后脱位，伤及所有附丽于距骨体的关节囊时，则后半距骨将发生无菌坏死。如经正复，愈合也迟缓。

(4) 肱骨外踝：肱骨外踝处有前臂伸肌附丽，其血液供给主要来自关节囊、韧带及肌肉等附丽的软组织。如发生骨折，肱骨外踝因肌肉作用每可发生不同程度的旋转移位；开放复位时，如剥离过多，影响血液供给，可以发生无菌坏死。

(5) 月骨：血管经前及后韧带进入月骨的背及掌侧面。根据不同类型的月骨脱位，虽有不同的影响，但除非完全脱位，一般不致发生无菌坏死。

(6) 腕舟骨：腕舟骨血管分布于骨的全部，但约1/3血管直接进入近极，而由远侧进入后延向近侧，或在腰部有1～2小支进入。因之，不同的血管分布即引起各部位骨折后不同的后果。

(六) 正常变异及误诊

X线检查主要是识别所发现的现象是正常还是病态。生长期的骨骼形状不同，解剖变异亦多，有时与病变的破坏或增生的征象极相似，同一病变在不同部位表现可完全不同。因此，认识骨的正常变异对诊断有重要意义，否则各部子骨，副骨、不连接的化骨核或正常化骨核均可误认为病变。组织或器官的重选阴影等所产生的假象，也常引起误诊，均应予注意。

1. 正常解剖变异

(1) 正常结构可误为病态。例如桡骨结节处的骨质较疏松，与桡骨干对比，每显圆形疏松区，不能误认为空洞破坏。

(2) 正常变异如肱骨下端可因发育异常，存在滑车上孔，形成空洞，不能误认为空洞缺损。

(3) 骨骼的正常解剖可因年龄不同而有明显差别，骨化中心的出现早晚不一，且早期可有分节或呈颗粒状，而非无菌坏死。

(4) 各种副骨与子骨均有存在，属正常或正常变异。

(5) 正常 X 线投影因各部位而需一定的照射体位，如方向有所不同，可以改变其显示。

(6) 软组织的阴影可以重叠，例如肠内气体、淋巴结钙化等。骨骼上肌肉止端处亦因肌肉作用而显骨皮质增厚。滋养血管进入处显示空隙。此均属正常，不应误为病变。

(7) 其他如骨骺线、二分骨、永久性骨骺等不应误为骨折；正常骨干部出现的与骺板平行的致密线即"生长线"，不能误为慢性铅中毒；骨岛不能误认为死骨等。

2. 从显示的相似的正常阴影来分析

(1) 与骨破坏及骨质缺损相似的正常影像：①局部海绵骨较多，相应的骨皮质变薄，X 线片显示类似骨质破坏或囊变的影像。常见于肱骨大结节、肱骨内旋位结节间沟、尺骨近侧及桡骨粗隆、桡骨远端、股骨小粗隆区(侧位)、膝部(侧位)股骨髁间窝、胫骨近端、腓骨近端、腓骨远端、跟骨等处。②骨皮质极薄或缺如，显示大片透明区，易误为骨质破坏。常见部位有肩胛骨体部、尺骨鹰嘴窝、髂骨体部。③气体影像与骨骼相重叠，似骨质破坏。如髂骨体部往往与肠腔气体相重叠，易误为骨质破坏。如辨认不清，宜洗肠后检查。④发育性骨质缺损。此非病理性，可见于锁骨菱形窝或切迹(1～1.5 cm，半圆形切迹，为肋锁韧带或菱形韧带附着点)、骶骨下切迹、骶髂关节旁沟(为骶髂韧带附丽处)、股骨下端。

(2) 与囊性变相似的正常影像：四肢骨中出现的小囊性阴影，可能是正常或正常变异，易误诊。常见的有锁骨上孔、骨滋养血管入门、软骨岛、股骨头圆韧带窝(股骨头外旋位投照，圆韧带窝与投照方向一致，显示圆形密度减低区)、骨的囊样区(股骨下干骺端、腕及跗骨)、股骨髁间血管沟。

(3) 与边缘性骨质破坏相似的正常影像肌肉附丽处骨皮质外缘粗糙不规则，很像骨质边缘破坏。常见于肱骨内外髁、耻骨体内侧、坐骨下支外侧、股骨干近端、股骨内外髁、指(趾)骨。儿童髋臼2～4岁时较不规则，10岁以后逐渐整齐。

(4) 与骨质增生相似的正常影像：①四肢长骨骨嵴较多，切线位投照可显示局限性骨皮质增厚，可见于股骨下后、胫骨上外及小腿骨间。②肱骨上端外旋位投照，结节间沟两侧骨嵴相重叠，与骨皮质增厚相似。③由于负重，管状骨一侧可出现代偿性骨皮质增厚。可见于扁平足、膝内翻。④肌腱及韧带附丽处由于钙化或骨化形成条状阴影，似增生或骨膜反应。可见于肱骨内外上髁、尺骨鹰嘴、髌骨、胫骨结节前上方、跖骨间、腰骶关节等处。

(5) 与骨折相似的正常影像：①骨骺化骨核易误为骨折。②骨骺板与投照方向不一致，可出现 2 条线状透明区，易误为骨折。常见于肩、腕、踝关节。③子骨、副骨、永久性骨骺可误为骨折，此类小骨边缘光滑，四面有骨皮质包绕，多数呈对称性生长。子骨多见于关节附近肌腱处，副骨多见于手足，永久性骨骺见于椎体。④两骨如影像重叠，可见到一条线形密度减低区，不能误为骨折。⑤软组织与骨骼影像相重叠，易与骨折相混淆，但此影像延续于骨骼之外，可以区分。⑥管状骨的血管沟，由于投照方向不同，可显示为小圆形透明区或线行密度减低区，前者似囊变，后者似骨折。扁平骨的血管沟则呈放射状或Y形密度减低区。血管沟的走行柔和，边界不锐利，可与骨折区别。⑦异物影重叠也类似骨折，可见于药物、胶布。⑧子骨或骨骺二分或三分骨，形态似骨折。

(6) 与骨骺损伤、感染和无菌坏死相似的正常影像：正常骨骺可有不规则外缘、化骨核碎裂、致密变，此与外伤、感染或骨骺炎易混淆，应予区分。

(7) 骨骺外形的正常变异：包括钩状突起、切迹、凹陷、增生、曲度改变等。

二、关节

(一) 分类

2个或2个以上的骨相连接，称为关节。按其活动范围，分为不动关节、少动关节和能动关节。亦可从以下3方面考虑，分为颅型（不动或暂时关节）、椎型（少动或稳定关节）和肢型（能动、不稳定或滑膜关节）。

1. 不动关节

此系缝、软骨结合或软骨连接，不能活动，只具有关节形式，非真正的关节。

(1) 缝：膜内化骨相连，间以骨膜，包括锯状缝，鳞顶缝及直缝。

(2) 嵌合：形似钉子插入一陷窝中，如牙根嵌入牙槽。

(3) 软骨联结：软骨内化骨相连，间以软骨板。

2. 少动关节

活动度小，主要在坚韧和稳定。

(1) 联合：如椎间盘。

(2) 韧带联结：如骶髂关节。

3. 能动关节

活动度大，体内大部关节属此类。

(1) 摩动关节：如跗骨、腕骨间关节。

(2) 屈戌关节：只能作单相活动，如肘的肱尺关节。

(3) 车轴关节：关节作车轴状旋转，如肘的尺桡关节。

(4) 髁状关节：如腕关节，一凸面对一凹面，能屈伸、外展内收及环行，不能旋转。

(5) 鞍状关节：两骨的关节面均呈鞍状，互为关节头和关节窝。

(6) 杵臼关节：圆形骨端包含在另一骨凹窝内，能作多相活动，如髋、肩关节。

(二) 各类关节的构成

1. 不动关节

骨缝与嵌合的骨骼间由结缔组织相连，软骨结合的骨骼间则由透明软骨相连。

(1) 缝：两骨之间有缝膜，外与骨膜。内与硬脑膜外层相连。此膜骨化直至骨骼完全融合为止，形成不动关节。根据形状分为锯状缝，呈锯齿状，如顶间缝；鳞顶缝，边缘重叠，如顶骨与颞骨鳞部间隙；直缝，为两扁平骨相连接，如两上颌骨间缝。

(2) 嵌合：形似钉子插入一陷窝中，齿根嵌入齿槽中即为仅有的举例。

(3) 软骨联结：骨骼间由软骨相联系暂时性关节，软骨终将骨化，如长骨的骨骺。幼儿枕骨与蝶骨斜坡间的连接也属软骨结合，骨化完成后，即成不动关节。

2. 少动关节

(1) 韧带联结：骨骼间由骨间韧带连接，如下胫腓关节。

(2) 联合：骨端盖有关节软骨，由扁平的纤维软骨板相连。如脊椎骨间的椎间盘及耻骨联合。

3. 能动关节

两骨端皆盖有关节软骨，由一纤维性关节囊相连，此囊且与骨膜相延续。此类关节因韧带而增强。

(1) 摩动关节：骨骼由扁平骨面相接触，仅容有单纯的滑动，如腕骨间关节。

(2) 屈成关节：绕一横轴运动，如肱骨尺骨间关节。

(3) 车轴关节：一轴状突在一环内转动，如上尺桡关节及枢椎齿突与寰椎间关节。

(4) 髁状关节：一髁状突位于一椭圆形窝内形成关节，可容屈伸，内收外展及环形运动，但无绕一中轴的转动，如腕关节。

(5) 鞍状关节：接触面各有凸凹，运动范围与髁状关节同，如拇指腕掌关节。

(6) 杵臼关节：一球状头伸入一杯状凹窝内，可绕一中轴向各方运动。如髋及肩关节。

(三) 关节囊

关节囊包绕整个关节。其结构分为2层，外层纤维层由致密的纤维组织构成，并由韧带和关节周围组织加强；内层滑膜层由一种疏松的结缔组织组成，能分泌滑液，润滑关节，也具有营养关节软骨面的作用。滑膜还有潜在的造骨作用，故在关节内可以发生骨软骨瘤病。

某些关节，如膝、肩关节，在最易受到摩擦的部位附有滑膜囊，囊内含有少量滑液，并与关节腔沟通。

(四) 关节内结构

某些关节内可有以下结构。

1. 关节软骨盘

(1) 关节盘的发生：胚胎早期肢体呈一腊肠状突出，其外层来自外胚层，中为一片均匀的中胚层组织。随后，此中胚层组织绕肢体长轴凝ండ而成一个与轴线平行的嵴，终至成为肢体骨骼。在末节的关节处，此嵴变性，两端间内纤维膜相连，并为其包绕。骨膜及关节囊即由此纤维膜形成，二者互相延续。如发生的关节具有关节盘者，则嵴的一部分仍存在于关节线上。

(2) 分类：①关节盘：完全关节盘如下颌关节、胸锁关节及尺骨远端与腕骨间关节中的三角软骨关节盘。不完全关节盘则如肩锁关节中的软骨盘。②关节半月板：如膝关节的半月软骨。③关节盂缘：如肩胛骨的关节盂及髋臼，都借一纤维软骨环而加强关节。

(3) 关节盘的功用：①有缓冲作用，可以消减冲击力量。②使所参与构成的关节更为协调。③可以增强关节，成为副韧带之一。

2. 韧带

越过关节使关节面紧贴的韧带有髋关节内的圆韧带，膝关节内的十字韧带和第2至第9肋骨头的关节内韧带，肋软骨与胸骨组成的关节处亦可存在。

3.肌腱

起自关节囊内的肌腱有肩关节囊内的肱二头肌长头腱和膝关节内的腘肌腱。

(五) 关节的神经供给

关节的神经供给与供给跨越该关节的肌肉及覆盖该关节皮肤者相同。故当关节有疾患时，刺激神经，即可引起反射性肌痉挛，使该关节固定于一较舒适位置。其引起局部疼痛的原理亦与此相同。

(六) 关节动度

脊柱的运动 (表 1-3，表 1-4)

表 1-3 屈伸动度

	屈	伸
颈椎	60°	35°
胸腰椎	105°	60°
腰椎	40°	75°
总计	110°	140°

表 1-4 脊柱的运动

	向后活动度	向前活动度	全部活动度
颈$_{1\sim2}$间	0°	11.7°	11.7°
颈$_{2\sim3}$	9.6°	3.0°	12.6°
颈$_{3\sim4}$	12.3°	3.1°	15.4°
颈$_{4\sim5}$	12.3°	2.8°	15.1°
颈$_{5\sim6}$	16.6°	3.8°	20.4°
颈$_{6\sim7}$	13.4°	3.6°	17.0°
颈$_7$～胸$_1$	6.2°	4.0°	10.2°
胸$_{1\sim2}$	4.8°	5.0°	9.8°
胸$_{2\sim3}$	0.8°	3.7°	4.5°
胸$_{3\sim4}$	0.1°	3.5°	3.6°
胸$_{4\sim5}$	0.7°	4.3°	5.0°
胸$_{5\sim6}$	0.4°	4.2°	4.6°
胸$_{6\sim7}$	0.9°	4.2°	5.1°
胸$_{7\sim8}$	1.1°	4.3°	5.4°
胸$_{8\sim9}$	1.2°	3.7°	4.9°
胸$_{9\sim10}$	1.6°	3.5°	5.1°
胸$_{10\sim11}$	1.5°	2.7°	4.2°
胸$_{11\sim12}$	2.7°	2.8°	5.5°
胸$_{12}$～腰$_1$	4.0°	2.6°	6.6°

续表

	向后活动度	向前活动度	全部活动度
腰$_{1\sim2}$	6.6°	2.0°	8.6°
腰$_{2\sim3}$	8.0°	3.0°	11.0°
腰$_{3\sim4}$	9.0°	3.0°	12.0°
腰$_{4\sim5}$	10.2°	3.7°	13.9°
腰$_5\sim$骶$_1$	16.4°	2.2°	18.6°

脊柱运动包括屈伸、侧弯及旋转。颈部动度最大，胸部最小。对于每一椎体间关节而言，其动度极小，但以脊柱作为一整体，则动度较大。

(1) 屈伸展运动：颈、腰及胸腰部均有屈伸展运动。各脊柱骨相互间动度如下表（表1-3），如以脊柱作一整体，以上下牙咬合平面作为颅骨基本平面，测量脊柱屈伸展运动，其最大屈伸度为250°。

如从 X 线照片观察，可计算出各段动度（表1-3）。

(2) 侧弯：利用乳突间线作为测量标志以测定侧弯度数。

腰段：侧弯20°
胸段：侧弯20° } 从颅至骶总计侧弯范围75°～85°
颈段：侧弯35°～45°

(3) 旋转运动：脊柱的旋转不能依据 X 线照片测量，仅能在固定骨盆的情况下，根据颅骨旋转度来测定。

腰椎：旋转度甚小，仅5°。

胸椎：旋转35°。

颈椎：旋转45°～50°，寰椎可达90°。

(4) 侧弯与旋转乃一组综合运动：脊柱在冠状面上向一侧弯曲时，必因机械作用同时有旋转。

(5) 低头及仰头运动在枕骨与寰椎间关节，旋转头颅则在寰枢椎间关节。头侧弯运动在颈椎中部，伸屈运动则在颈椎下部。

(6) 胸椎参与胸廓的组成，故运动度最小，但颈胸间的转动度甚大。

(7) 腰椎：屈伸及侧弯动度甚大，以胸腰及腰骶间特显。旋转在 L_5S_1 间较大，$L_{4\sim5}$ 间轻度，其余腰椎几无旋转度。

(8) 骶及尾椎：骶椎无动度，尾椎稍可被动活动。

（七）关节功能位（表1-5）

关节因其结构不同，运动范围有一定限度，并无一定的功能位置。但如因伤病或其他原因，需固定关节或发生强直，则须维持关节于其最大功能位置，以保持关节强直时仍有一定功能。各关节的功能位置因年龄、性别、职业及邻近关节功能情况等因素而有所不同（表1-5）。

表 1-5 关节功能位

关节	功能位置	注意点
肩	外展 55° 屈 20°～30°，肘在身体前垂直面	前臂屈 90° 手旋后时可见手心 如在小孩，外展可增至 60°～80° 内旋 15°
肘	屈 70°～90°	如固定双侧，则常用右手者右屈 70°，左屈 110°，常用左手者反是，位置亦因职业而异
腕	背屈 30° 之中位	此角由桡骨及第三掌骨背面度量
手指及拇指	所有关节屈近节 45° 拇指中度外展对掌	手呈半握拳状 远节 25°
髋	外展 10°～15°，外旋 5°	屈的程度因职业而异，妇女外展位置应增大 屈 20°
膝	屈 10°～15°	小孩宜伸直，妇女可屈至 30°
踝	屈 90°	偶可稍趾也 5°～10°
跗及距	中位	须维持足弓

三、肌肉

(一) 肌肉结构

运动肌肉几乎占身体重量的 42%，为身体活动的动力。肌肉收缩可使肢体活动并产生热量。

肌组织分为骨骼肌、心肌及平滑肌 3 种，运动肌主要为骨骼肌，绝大多数骨骼肌是从一骨越过一个或多个关节，到达另一骨，借其收缩使其二附着点接近，并作用于关节。

骨骼肌的纤维为伸长的细胞，包含肌浆、细胞核及肌纤维膜，纤维长度在 1～41 mm。每一纤维周围绕有蜂窝组织即肌内膜，每一束纤维有肌束膜，肌鞘围绕整个肌肉，以便于肌或纤维或肌束的滑动及活动。

肢体肌的近端附着为肌起端，远端附着为止端。肌的肉性部分为肌腹，纤维性部分为腱或腱膜。肉性部分可以收缩，血管丰富，能抗感染，但不能耐受压力或摩擦。腱则无弹性，血管少，适于耐受压力。但由于血液供给少，感染时易坏死。在邻近骨、韧带、腱或其他硬结构处，肉性纤维总是被腱代替。

腱很强韧，据估计腱的横切面积若为 1 cm，能支持 705～1 309 kg 重量。

肉性纤维的排列可能与肌的长轴平行、倾斜如羽状或放射状似扇形排列，此可影响其功能。平行排列的纤维长，数目较少，作用时可以举起较小的重量经过长的距离。多数肌的一端或两端有短腱或腱膜，此型包括成带状或扁形的肌，如胸锁乳突肌、菱形肌、腹直肌、臀大肌及缝匠肌。也可包括梭形肌，其一端或两端有腱，如肱二头肌、半腱肌及桡侧腕屈肌。

斜形排列的肌因似鸟羽状肌，肉性纤维成羽状，腱如羽柄，均止于腱。其纤维短而数目很少。作用时，能举起大重量经过较短距离。半羽肌的肉性纤维具有一线状或较狭窄的起端，如伸趾长肌及第三腓骨肌。羽状肌的肉性纤维起于一宽而长的面，如腓骨长肌及局长屈肌。多羽肌则有纤维性隔伸入肌的起止端，如三角肌及肩胛下肌。环羽肌的纤维向伸入肌内的腱集中，如胫前肌。

放射状、三角形或扇形面其肉性纤维自广阔的起端集中到一尖端，尖的横切面积远比起端小，故为纤维性，如胸小肌、颞肌及臀中肌。

(二) 肌肉的作用

肌肉借收缩活动而运动，其作用正如各类杠杆，亦分为3种类型。

第一式杠杆即平衡杠杆。此型杠杆的支点在重点与力点之间。例如头颅的重心落于寰枕关节的前面 (重点)，为了保持两眼向前水平姿势，以寰枕关节为支点，颈部肌肉牵引其颅骨上附着点 (力点)，以保持一定的紧张度。

第二式杠杆即速度杠杆。此型杠杆的力点在支点与重点之间。如屈肘关节时，以肘关节为支点，抵止于桡骨结节上的肱二头肌 (力点) 及其协同肌将前臂提起，而重点落于手上。此种杠杆负担重量不大，但其重量在单位时间内的运动距离很大。

第三式杠杆即为力杠杆。此型杠杆的重点在支点与力点之间。足的运动即典型形式。当抵止于跟骨结节的肌肉牵引跟骨 (力点)，使之提起时，趾骨小头形成支点，身体重力集中落于距骨之上 (重点)。此种杠杆能负担很大重量，但重点在单位时间内的运动距离较小。

肌肉动作常为非单一性，由于肌肉活动时，肌肉作用的不同，又可分为主动肌、拮抗肌、固定肌及协同肌四类。主动肌借主动的收缩而产生需要的运动。拮抗肌借主动地弛缓使运动平稳、并节制活动不成为急跳或痉挛性活动，如主动肌跨过两个以上关节时，协同肌即稳定中间的关节，固定肌则稳定躯干或肢体更近侧的部分。

虽然，同一肌在不同环境下可以作为主动肌、拮抗肌、协同肌或固定肌。例如尺侧腕屈肌在屈及内收腕时的作用为主动肌；如在固定豌豆骨使小指外展活动时，则为固定肌；在抗拒被动的伸腕时，作用为拮抗肌；在辅助伸指时，则为协同肌。故在检查时应注意及此，在某种情况时，肌肉只能表现某一种作用，而不能有其他动作。

(张之舜)

第二章 骨科常用手术器械及使用方法

第一节 骨科一般手术器械

为了使手术顺利进行，必须备有骨科专用的手术器械。骨科医师必须熟悉这些器械的性能，掌握使用技术，才能减少组织创伤和缩短手术时间，圆满地完成治疗任务。此外，某些手术器械还需要不断地改进和创新。

一、止血带和驱血带

在做四肢手术时，若应用止血带，可使出血减至最低限度，从而使术野清晰，易于辨认各种组织，便于手术操作，缩短手术时间。但须注意，血栓闭塞性脉管炎、动脉血栓形成、幼儿和明显消瘦的患者禁用止血带。在为其他患者使用时，亦应注意捆绑的部位、方法和定时松解等，以免发生肢体缺血和神经麻痹等并发症。在应用止血带之前应抬高该肢体，使其高于患者心脏平面 2～3 min，并用橡皮驱血带将肢体内的血液驱至止血带的近端。在手术完毕时，必须将止血带完全松解，彻底止血后，方可缝合伤口。缝合完毕，还必须注意将止血带完全除去。止血带有两种，即橡皮管止血带和气囊止血带。

(一) 橡皮管止血带

可将输液用的橡皮管在中点处折叠成双管作止血带用，也有较粗的橡皮管或橡皮带作止血带用。这种止血带只能用于大腿，不能用于上臂。因上臂肌肉不如大腿丰满，若将橡皮管止血带拉紧捆扎在上臂，容易造成血管神经的损伤。在大腿上为下肢止血应用时，也要先用折叠好的纱布垫或双层窄布单，围绕大腿一周，作为衬垫，然后再在其外捆扎橡皮管止血带。一般都是在麻醉以后，方上止血带。橡皮管止血带必须拉紧，环绕大腿 2 周后，用有齿钳两把，分两次(处)夹住两端，以免松脱。橡皮管止血带不宜应用于儿童。

(二) 气囊止血带

上下肢都可使用气囊止血带。在上肢应用气囊止血带，可以防止发生血管神经损伤等并发症。因为气囊止血带的压力是平均作用于该肢体较大面积上的，因此比较安全。为成年人行上肢手术时，其气囊充气后的压力应维持在 33.3～40 kPa(250～300 mmHg)。上肢应用止血带维持的时限应为 1 h。下肢手术时，气囊的压力应维持在 46.7～53.3 kPa(350～400 mmHg)，维持的时限不得超过 1.5 h。气囊止血带可用于儿童，但气囊的压力应适当减少。如因手术较复杂，需要时间较长，可在到达上述时限后，先用湿纱布垫填塞于切口内，并以手对创面维持一定压力以止血，然后放尽气囊内的气体并结扎止血。10 min 后，再充气至原有压力高度，开始第二个止血带时限。若手术时间很长，可连续应用此法。橡皮管止血带的应用时限与此相同，但均应尽量缩短连续使用止血带的时间，以免产生不良后果。

(三) 橡皮驱血带

在上止血带之前，先将静脉血自肢体的远端挤向近端，减少血液丢失，并使术野更清晰。

其方法为先将肢体高举 2～3 min，然后用橡皮驱血带 (Esmarch 绷带)，约 8 cm 宽、500 cm 长，自指或趾端开始，在肢体上像缠绷带一样，用力环行包扎。逐步向近端，直至要上止血带的平面处，借以将该肢体内的血液驱赶到止血带平面以上。上好止血带后，再取去橡皮驱血带。对肢体有感染、肿瘤及血管病变的患者，禁忌使用驱血带。

二、牵开器

为了充分显露术野，使手术易于进行，并保护组织，避免意外损伤，骨科手术除了应用一般的牵开器外，还可根据手术部位的不同，选用一些具有特殊性能的牵开器，如胫骨牵开器和自动牵开器等。胫骨牵开器的弧形圆头可插入骨干之下，在手术中保护周围的软组织。在施行截骨术时，因骨干之下已有自两侧插入的胫骨牵开器的两个弧形圆头存在，因此锋利的截骨刀刀在截断骨干后就不至于会损伤其他的软组织。在做脊柱手术时，应用自动牵开器除可充分显露手术野外，还有压迫软组织、协助止血的作用。在其他一些手术中，应用自动牵开器，可以减少助手人数。

三、骨膜剥离器

应用骨膜剥离器（又称骨膜起子或骨衣起子），可将附着于骨面上的骨膜及软组织自骨面上剥离下来。骨膜剥离器有多种不同形状，其刀的锐利程度亦有所不同。

四、持骨器

用持骨器夹住骨折端，使之复位并保持复位后的位置，以便于进行内固定。有骨钳和骨夹两种形式。

五、骨钻和钻头

有手摇钻及电动钻、气钻等。前者构造较简单，只能用于在骨上钻洞。其优点为可用煮沸法灭菌，又因其转动速度较慢，不产生高热，故不致引起钻孔周围组织"灼伤"。后者构造复杂，只能高压灭菌。电动钻、气钻除可用于钻洞外，还附有各种形状和大小不等的锯片。除去钻头，装上锯片后，即成电动锯、气锯，可用于采取植骨片和截骨等。电动钻和气钻还附有修整骨面的附件，故使用范围较广，对缩短手术时间有一定帮助。常用的钻头有 15～32 号等不同直径。在选用钻头时，必须稍细于螺丝钉直径。

六、骨锤

用金属制成的骨锤较木质的好。前者不仅坚固耐用，且其头部不易脱落、劈裂或落碎屑。骨锤一般按其重量分为轻、中、重三型。轻型主要用于指（趾）骨及小关节的手术；中型主要用于尺骨、桡骨及脊柱手术；重型用于股骨、肱骨和大关节的手术。

七、骨剪和咬骨钳

骨剪用于修剪骨片和骨端。咬骨钳用于咬除骨端的尖刺状或突出的骨缘。骨剪和咬骨钳除有各种不同的宽度、角度外，还有单关节和双关节之分。

八、骨凿和骨刀

骨凿的头部仅有一个斜坡形的刀面。骨凿之刀面不宜短而厚，否则在操作时有凿裂骨片的危险。骨凿主要用于修理骨面和取骨。骨刀的刀面则由两个相等坡度的斜面构成，主要用于截骨和切骨。临床上有各种宽度的骨凿和骨刀，最窄的为 0.2 cm，最宽的为 5 cm。

九、刮匙

刮匙用于刮除骨腔内的小死骨、肉芽组织和瘢痕组织等。在做脊柱在做脊椎结核病灶清除术时，须备有各种弯度和方向的长柄刮匙，以便于从各种角度进入病灶，刮除死骨。

十、骨锉

骨锉用于锉平骨的断端、扩大或修整髓腔，有不同的外形和大小，以适合临床上不同的需要。

结核病灶清除术时，需备有各种弯度和方向的长柄刮匙，以便从各种角度进入病灶，剔除死骨、干酪样坏死组织等。

第二节 骨科一般用具

骨科在治疗骨折及施行各种矫形手术前后，应用各种牵引疗法的机会极多。病床上面还须装置牵引架，所以骨科的病床有其自己的特点，骨科医师必须了解骨科病床和各种牵引架的样式。

一、骨科病床

骨科用的病床以硬板床为好，不宜应用钢丝弹簧床，这样才能使牵引装置很稳定，不致发生摇摆和上下颠簸的情况。在制作大型石膏时，患者若睡在弹簧床上，大型石膏易于断裂，在木板床上则无此弊。在弹簧床上检查骨科患者时，所得结果往往是不准确的。为了施行各种牵引，可在床的四角架起巴尔干(Balken)架。

二、双层木板床

用于截瘫和不便于搬动躯干、大小便难于护理的患者。在一般的硬床板上再放一个有4个短脚且在四角有4个短柄的木板床。木板床的中部（相当于臀部处）开一洞，洞口四周用型料布包好，便于冲洗。洞下安有可推移的木板，不用时可以关闭。木板床面上可铺5块床垫。上、下两头各铺一块大床垫，中部相当于开洞处可纵行并列铺3块小床垫。使用便盆时，可自左侧或右侧抽去2块小床垫。拉开洞下可推移的木板，然后在上层床板下、对准洞口处放一便盆。

三、布朗架

布朗架(Brown架)可附加多个滑车，配有作牵引力用的重锤及长度不同的吊钩。

四、巴尔干架

巴尔干(Balken)架可木制亦可铁制，4个立柱分别固定在4个床角处。在床头、床尾的2个立柱顶部各横着1根固定用的木杠或铁杠，再用2根长木杠或铁杠纵行固定在床头、床尾的横杠上。最后将滑车或拉手按需要固定在纵行长杠上，即成为一个完整的牵引床架，还可按需要在纵行的2根长杠的各段加横杠。目前临床上已有成套的牵引床。

五、托马斯架

托马斯(Thomas)架用直径约1 cm的坚实铁棍焊接而成。上端有一圆圈，两侧的铁棍分别焊接在圆圈两侧。内侧铁棍与圆圈的内侧部分成120°，而外侧铁棍则与圆圈的外侧部分连接。

两侧的铁棍在下端有一横铁棍相连,在横铁棍中部有一浅凹,以防止牵引绳滑移到两侧。两侧铁棍彼此之间的距离自圆圈处逐渐收小,至末端,两侧铁棍的间距约相当于圆圈处的2/3。托马斯架的圆圈都有较厚的衬垫并外包软皮或绷带,以免在牵引时压伤坐骨结节处的皮肤。按照大腿后部的圆弧形将宽的托马斯帆布带用安全别针固定于两侧的铁棍上。上肢用的琼斯架与托马斯架类似,但铁棍较短,圆圈较小,圆圈与两侧铁棍无偏角。托马斯架的特点为可作急救及治疗两用。在急救输送骨与关节外伤的患者时,不仅能固定肢体,还可将牵引用具通过牵引绳,结扎在下端横铁棍的浅凹处,作固定牵引。在医院中用作治疗时,可悬吊于巴尔干架上,也可在托马斯架上另加一副架,以利患者主动锻炼膝关节的活动。

六、外展架

在严重的肩关节、肘关节外伤,以及上肢某些骨科手术以后,均须应用外展架固定。外展架形似飞机,故又称飞机架,是一种确实、简洁、轻便而稳固的固定方法。

外展架的制作方法:外展架可用铅丝夹板自制。在为成年人做外展架时,采用较宽的铅丝夹板。为儿童做外展架时,则采用中等宽或较窄的铅丝夹板。先在患者身上测量所用外展架各部分之长度。若患肢不便于测量时,可在健侧测量。让患者将上臂外展至90°、肘关节屈曲至90°左右,前臂在水平位置。先测量腋窝顶至髂嵴下5 cm处的垂直长度(A),再测定腋窝顶至尺骨鹰嘴下骨嵴的长度(B),最后测定尺骨鹰嘴至手掌面远侧横纹的长度(C)。在一整条铅丝夹板上量定长度A后,将铅丝夹板弯成直角,使直角的垂直臂等于长度A;再在直角的水平臂上量出长度B,将铅丝夹板在水平臂的末端再弯曲起来;再取另一铅丝夹板,在其上量出长度C后,即将铅丝夹板弯曲并扭转。将长度C的铅丝夹板端与长度B的铅丝夹板端用绷带或铅丝紧紧扎住。再将弯曲并扭转的铅丝夹板C的另一端与垂直臂A的下端扎住,让夹板C向前凸出,即形成三角的形状。至此,外展架的主体部分已告完成。再取短的铅丝夹板2条,分别用绷带缚扎于三角形垂直臂的上中部及中下1/3段的交界处,缚扎妥善后,将这2条短铅丝夹板弯曲成弧形,使能与胸廓侧面的弧度相符合。若需要在外展架上做上臂的皮肤牵引时,还可将1条铅丝夹板在中间折转,使成双层。然后再将此双层铅丝夹板折成一直角,将直角的一臂用绷带缚扎于长度B与C缚扎之处,其余部分与A缚扎。然后用棉垫将外展架的一个直臂,两个水平臂及两个紧贴胸廓的弧状支垫好,再用绷带包好。此种衬垫好的外展架可以应用于临床。

七、床端牵引架

床端牵引架,有铁制及木制两种,均可按图样及尺寸自行制造。此种牵引架可用作头部牵引及小腿皮肤牵引。

八、石膏绷带

(一)石膏绷带固定的适应证

(1) 骨折、脱位复位后固定。

(2) 各种骨与关节炎症需固定关节于功能位者。

(3) 矫形手术(截骨术、关节固定术、植骨术、肌腱、神经、血管手术等)后,维持肢体于特定的位置。

(二) 石膏绷带固定的禁忌证

(1) 年老，体弱，心、肺、肝、肾功能不好者禁忌大型石膏固定。

(2) 妊娠期间禁忌胸、腹部石膏固定。

(3) 厌氧菌感染。

(三) 石膏绷带的制备方法

石膏绷带是用淀粉浆液浆过的纱布和石膏粉制成的，其基本制造过程简述如下。

1. 石膏粉 ($CaSO_4 \cdot H_2O$)

将生石膏 (含水硫酸钙 $CaSO_4 \cdot 2H_2O$) 粉碎，除去其中的杂质，磨成极细的粉末后，置于大铁锅中边炒边加热。温度达到120℃时，可见锅内连续发泡，即表示其中的水分已逐渐消除，直至其中3/4的水分已被排除即成。在实践中可于发泡逐渐减少时，将一玻璃试管插入石膏粉内，片刻后抽出。若玻璃管上沾有石膏粉，则须继续边炒边加热。连续进行测定，待玻璃管上已不沾有石膏粉时，即表示工作已完成。立即退火并将石膏粉取出，置于干燥的盛器内。待冷却后，再用细筛筛过，即得细而白的石膏粉，称熟石膏。此种石膏粉若遇水分或吸取潮湿后即可结晶，称为硬化。已硬化的石膏粉不能再用于制作石膏绷带。故石膏粉做成后应立即密封在干燥而不透气的铁罐(箱)中，切勿将其贮存于布袋等物中，以防吸收水分，受潮而变质。

2. 石膏绷带纱布

一般用淀粉浆液浆过的纱布，每 6.5 cm 中约有 24 个网眼。这种制就的纱布通常是包装成匹的。裁制绷带前须先将纱布两边的边缘撕掉，而后根据所需要的长度和宽度分别撕开，卷成卷或折成条。纱布长条的两边，必须抽掉 2 根纬线，以避免包石膏绷带时，石膏绷带卷的两边有纱线丝散出来，妨碍工作。常用的石膏绷带纱布有 3 种：① 5 cm 宽，1 m 长；② 10 cm 宽，1.5 m 长；③ 15 cm 宽，2 m 长。

3. 石膏绷带卷

做石膏绷带卷的方法是先将纱布绷带卷在桌面上摊开一段后，将石膏粉用手或木片拨在纱布长条上，并稍加压力，使石膏粉均匀地涂透在纱布的网眼中，然后松松地卷起来，制成待用的石膏绷带卷。亦可利用简单的器械来制造石膏绷带卷。先将纱布绷带卷固定在器械右端的横轴上，使纱布的一端通过一存放石膏粉的小木框的底部，依方向卷起来。当石膏绷带卷卷至适当的厚度时，可以加一张不吸水的皱纹纸进去，一同卷起来。此纸可以在其内维持一定的空隙，以便在临床应用泡入水中后，更易于在短时间内吸收足够的水分。未加不吸水的皱纹纸所卷成的石膏绷带卷在临床上也很适用，只是泡水的时间略长一些；但若将石膏绷带卷得过紧，使水分不容易进入其内部时，就难以使用了。

目前大规模生产石膏绷带卷已经高度机械化，以上只是叙述制造石膏绷带的基本原理。

成品石膏绷带卷必须放在干燥的、不透气的铁箱内或分别密封包装，以免潮而变质。

在手术室包石膏时，可用一可推动的车架，将全部用具都按规定放在车内，推进行手术室，以免凌乱。拆开石膏绷带的用具有石膏刀、石膏分开钳、石膏。

九、石膏绷带用具

包石膏绷带必须具备下列各物：棉织套、棉花卷、软毡、方块棉花垫(纸)、长条棉花垫(纸)、纱布绷带卷及胶布条等。这些物品必须经常有次序地放在石膏室的格柜中，或放在特制的分格木匣内，以免混乱，并便于随时取用。包石膏绷带时所需的器械有剪刀、石膏刀、缝针、缝线、红铅笔、蓝铅笔、水桶、橡皮手套及工作服等物。通常在包石膏绷带时，操作医师随时都会需要剪刀和石膏刀等用具。

在包石膏绷带前，须备有一大桶40℃的温水，以作浸泡石膏绷带卷之用。制作大型的石膏时，应备40℃温水两大桶，以便加速供应泡透水的石膏绷带卷。在连续包几个大型的石膏绷带时，在轮换患者和调整器材之际，也应将水桶中的温水予以更换。否则因在水中已含有多量的石膏粉，会延缓石膏绷带卷吸水的速度，甚至使石膏绷带卷的中心部分不易被水泡透。

十、简易石膏台

在包髋部人字形石膏绷带时，为了使患者的下背部、臀部及两下肢悬空，进行操作时应采用下列各项简单设备。

1. 一般外科手术台，或一长方形木台。
2. 软皮垫小凳一个，可用木制，也可用铁制。
3. 可以装在手术台末端的铁制骶骨托，一具。
4. 可以装在手术台末端骶骨托两旁的铁制下肢牵引托，两具。其长度、高度及外展角度和使足内、外旋的程度均可任意调节。

在一般外科手术台上或一长方形木台上放一软皮垫小凳，将一铁制骶骨托固定于手术台一端正中。使患者的上背及头部仰卧于小皮凳上，臀部正中骶尾部置于用厚棉垫或厚型料海绵垫包扎好的铁制骶骨托上，使耻骨联合处抵于骶骨托的直柱上。将骶骨托的高度调节好，使与小皮凳的高度相平。两下肢可由2名助手执住，放于2个可以调节高度的小型器械台上。两下肢外展及牵引的程度，可由2位执住下肢的助手进行调节。也可在台子的一端骶骨托两旁，用与固定骶骨托相似的方法固定两具铁制的下肢牵引托，将两足绑于下肢牵引托的足托上。两下肢牵引托可按需要而调节其长度、高度、外展角度和使两足内、外旋的程度。将上述各点均调节妥善后，患者的下背部、臀部及两下肢均可悬空，便于制作大型的髋"人"字形石膏。

第三节 影像设备

现代影像学的进展得益于计算机的发展，尤其是计算机X线摄影(computer radiography，CR)、磁共振成像(magnetic resonance imaging，MRI)、多螺旋CT(multi-slicecomputedtomography)、数字减影血管造影(digital subtraction angiography，DSA)、核素扫描(emission computed tomography，ECT)等影像设备的问世，更是依靠强大的计算机系统作为后盾，才能使扫描速度更快、图像更清晰，且具有多种图像的后处理功能。现代影像技术在骨科领域的应用日益广泛，涉及创伤、关节病、骨及软组织肿瘤、骨代谢、内分泌和骨骼先天畸形等诸多方面，尤其是在肌肉、骨关节创伤、骨及软组织肿瘤方面的应用，在术前诊断、术中定位、判定治疗效果等方面更是不可缺少的客观资料。

一、CR在骨科的应用

(一) 成像原理

CR是间接数字化图像处理方式，代替了以X线胶片记录和显示图像的传统模式。CR以影像板(imaging plate，IP)为载体将人体经过X线照射后的潜影记录于IP板上，由激光扫描系统读取信息，进行图像后处理形成数字式平面图像。CR在肌肉、骨关节系统疾病的日常工作中已得到了广泛应用，CR系统与传统X线的增感屏/胶片组合系统的成像单位是胶片上的溴化银颗粒，因而CR的空间分辨率略低于传统X线的增感屏/胶片组合系统。CR在肌肉·骨关节系统使用的优势在于其强大的图像后处理功能，既可以提高临床诊断水平，又为科研、教学、网络传输、远程会诊打下了基础。

(二) 图像后处理功能

1. 密度调节处理

一次照射后通过图像后处理可得到不同层次的多幅数字式平面图像，根据疾病观察的需要调节高对比度和弱空间频率得到对比度较强的图像，有利于观察骨皮质、骨小梁结构、骨内外钙化和骨化等情况。当需要观察骨周围软组织的变化时，调节低对比度和强空间频率得到对比度较低的图像，即可将软组织层次、出血、水肿、软组织肿块的轮廓等清晰地显现，有利于诊断和鉴别诊断。

2. 图像放大处理

对于某些感兴趣区，例如微小的骨破坏、细微的骨小梁变化、微细的骨折、早期骨膜反应等，通过整体或局部放大处理得到准确诊断。

3. 图像翻转处理

对于微小的骨破坏、细微的骨结构变化伴有钙化或骨化的病变，如内生软骨瘤、早期骨肉瘤等，图像翻转处理后可以使病变特征更加突出，为诊断或鉴别诊断提供依据。

4. 图像边缘增强(锐化)处理

将原始数据进行处理使骨骼边缘更加清晰，用于观察图像背景较差又必须将骨的轮廓清晰显现的病变，如肋骨、骶尾骨、指骨等骨皮质的细微骨折。骨皮质的完整性对于鉴别良恶性肿瘤也是很关键的诊断依据，借助于锐化处理可得到骨皮质真实的病理变化。

二、多层螺旋CT在骨科的应用

计算机体层摄影(computed tomography，CT)诞生于20世纪70年代初，被誉为影像医学史上的一场革命，发明者Hounsfield和Comark因此获得诺贝尔医学奖。最初的CT扫描孔径小、扫描速度慢，只限于头颅检查，当时称为"头部CT"，随后又出现"体部CT"。随着计算机软件及金属物理技术的改进，20世纪90年代中后期双层螺旋和多层螺旋CT的诞生进一步提高了螺旋CT扫描的性能，使扫描速度更快、图像更加清晰、图像后处理能力更加强大。多层螺旋CT在骨关节创伤性疾病中的使用越来越广泛，不仅在诊断和鉴别诊断方面，而且在指导治疗、制订手术方案方面也起着越来越重要的作用。

(一) 成像原理

不论普通CT或螺旋CT，其基本工作原理是相同的。当X线穿透人体时，不同的组织对X线具有不同的阻挡作用，组织厚度越大、密度越高，X线衰减越多，反之则衰减少。衰减后的 X 线经探测器接收转换为电信号。电信号的强弱反映了人体组织的密度变化，电信号再经数模转换系统变成数字图像。螺旋 CT 又有单层螺旋 CT 与多层螺旋 CT 之分，单层螺旋 CT 是指 X 线球管旋转 1 周可获得一组数据；多层螺旋 CT 的 X 线球管旋转 1 周可获得多组数据，其扫描速度明显加快，扫描的覆盖范围明显加大，一次螺旋扫描的覆盖范围可达 100～170 cm，特别适合多发伤、多脏器损伤患者的 CT 检查。

（二）多层螺旋 CT 检查的优势

多发伤、多脏器损伤患者行多层螺旋 CT 检查的优点如下。

(1) 一次扫描可获得多部位检查的诊断信息，并可进行图像后处理。

(2) 扫描速度快，为抢救生命赢得时间。

(3) 在扫描时可以使用高压注射器注入造影剂实现强化扫描，如肺、肝、脾、肾、胰腺和血管系统等。

(4) 检查时不用变换患者体位，就可获得各种位置的图像，并可获得多脏器的诊断数据。

（三）CT 图像的相关概念

在日常工作中经常遇到的 CT 图像的有关概念如下。

1. 像素

像素是构成 CT 图像最基本的单位，每一幅 CT 图像由若干个像素组成，像素越多，图像越清晰。

2. CT 值

CT 值 (Hu) 在组织密度的定性分析上很有价值，直接反映了各种组织结构的密度差异，它是一种相对值而不是某种组织密度的绝对值，代表了 X 线穿透人体后经过不同程度衰减由探测器接收到的信息，并经计算机计算出每个单位容积 X 线的吸收系数。

3. 窗技术

窗技术的应用是 CT 的一大特征，它是以 CT 值为单位的灰阶表达方式。以水为 0、空气为 -1 000、骨皮质为 +1 000，将人体从气体至骨划分为 2 000 个等级。2 000 个灰阶层次很多，人的肉眼灰阶分辨力只有 16 级。将 CT 图像由 16 个灰阶来反映 2 000 个等级，则每一级的差别是 2 000/16=125 Hu，即两种组织的 CT 值＞25 时容易分辨，反之则不能。欲提高组织结构细节的显示能力，使 CT 值差别小的两种组织能够分辨，则需采用不同的窗宽来观察分析兴趣区域的组织。窗宽是指所观察的 CT 图像上包括 6 个灰阶的 CT 值范围，例如窗宽为 200 Hu，则可分辨的 CT 值为 200/16=12.5，两种组织的 CT 值差别在 12.5 以上即可分辨。观察的 CT 值范围决定后，还要决定需观察组织兴趣点的 CT 值，即窗位。由于不同组织的 CT 值不同，因此欲观察某一组织细节时，应以该组织 CT 值为中心，观察分析并测量。如骨松质的 CT 值在 +300 Hu 左右，通常选择的窗位就是 +300；而常用的窗宽为 1 000，常称为骨窗，此时兴趣区域的组织 16 个灰阶 CT 值范围即为 -200 到 +800。一个层面的数据通过窗技术的调节可得到软组织窗、骨窗两个不同数据的图像，或任意调节窗宽、窗位可得到不同对比度的 CT 图像。

4. 分辨率

分辨率包括空间分辨率和密度分辨率，这是判断 CT 性能和反映图像质量的两个重要指标。空间分辨率是指辨别邻近物体几何大小的能力。以每幅图像为例，像素越大、数目越少，其空间分辨率低；像素越小、数目越多，图像清晰，空间分辨率提高。密度分辨率是指辨别邻近物体密度差别的能力。CT图像的空间分辨率不如X线照片高，但密度分辨率则明显高于X线照片，故CT图像提高的是密度分辨率，损失的是空间分辨率。

5. 强化扫描

利用造影剂加大不同组织间、正常组织与异常组织间、活体组织与坏死组织间、血管组织与非血管组织间的密度差异，称为强化扫描。利用强化扫描进一步提高密度分辨率，使CT的敏感性或特异性更强，如考虑骨关节损伤后合并有血管损伤或脏器损伤时，应做单纯CT扫描（平扫）及强化扫描，对诊断有很大帮助。

6. 图像后处理

多螺旋CT容积扫描采集的数据量相当大，按0.75 mm层厚、1层/0.5 s计算，100 s可完成150 mm的扫描范围，显示2 000幅横断面图像。多螺旋CT显示的如此大量的横断面图像仍以常规方式逐层解读几乎是不可能的，而计算机将其重建为三维立体图像、多平面重建图像、曲面重建图像，则为诊断和鉴别诊断带来了极大的方便，尤其是在骨创伤领域对骨折和脱位的显示展现出极大的魅力。

(1) 表面遮盖重建 (surface shaded display, SSD)：是经薄层内插式重建使像素值大于预设CT阈值，相邻的像素组合起来的立体雕型图像。图像表面有明暗区别，图像逼真、立体感强。SSD广泛用于骨关节系统成像，尤其在骨折、脱位方面可提供全方位、多角度观察。利用"雕刻"和"切割"软件将关节结构分离，单独观察、分析病变，并利用电影回放功能实现连续图像展示，任意角度反复观察，对制定手术方案、应用内固定器材有着重要的指导意义。以骨盆骨折为例，SSD重建图像以最易理解的形式立体显示病变及其与周围结构的关系。SSD按骨密度的CT值将容积扫描的二维图像由工作站将数据叠加重建，以连续的像素构成单一的三维立体雕型模型。通过SSD重建后将骨盆沿X、Y、Z轴不同方位的旋转方式，展示骨盆的立体结构以及骨折后骨块分离及移位的立体形态，可直观骨折线位置、骨折类型、骨折线走向、骨折累及的范围、骨折块移位的距离、角度及关节脱位等详细情况。可利用SSD前面观（包括患侧前斜15°、45°）、后面观（包括患侧后斜45°、60°）、侧面观、足侧观等仔细观察，并可利用"切割"软件将无关结构摘除，充分显示病变区。

(2) 多平面重建 (multiplanar reconstructions, MPR)：其中包括曲面和斜面重建。不论普通CT或螺旋CT，其方式均是沿人体长轴作横断扫描，而骨关节系统中的骨骼大多数与人体长轴平行，难以实现冠状、矢状扫描，给骨关节创伤的诊断带来一定的困难。普通CT因其是间断扫描，重建图像的密度分辨率和空间分辨率较差，信息丢失较多，重建后的图像对诊断亦无太大帮助。螺旋CT扫描薄层内插式重建的MPR图像质量有了很大的提高，并可充分显示冠位、矢位、斜位图像对骨内结构的显示，增加诊断的信息。MPR也是容积扫描的数据经工作站重建，对于无移位的骨折特别是裂纹骨折，通过逐层显示可清晰观察骨折线的走行。对于骨盆单侧的骨折，因骨盆环位置的变化使骨盆两侧结构不对称，通过MPR调整距离、角度，使已倾斜的骨盆图像在同一平面得以展现，便于两侧对比，然后精确地测量骨折块移位的程度，术前的充分观察、评估可使手术治疗获得更为满意的结果。

(3) 容积重建技术 (volumere constructions technical, VRT)：多层螺旋CT在硬件上具有很

多优势。首先，扫描时间已缩短到每层0.5 s以下。其次，重建图像层厚在1 mm以下，采用多排探测器设计使X线球管旋转1周可获得4～16组数据。再次，多层螺旋CT一次扫描程序设定可覆盖范围达100～150 cm，使全身大范围一次扫描成为可能，有利于多发严重创伤、多脏器损伤患者以及需要经静脉内注入造影剂短时间内就需完成的强化扫描，经后处理进行各脏器、血管系统、骨关节系统三维或容积重建，使得骨折、脱位合并血管损伤在同一幅图像上得以展示，使诊断更加准确。

(4) 肋骨及肋软骨图像重建：利用多层螺旋CT采集的容积数据经工作站进行图像后处理，采用多平面、曲面重建技术将每1根兴趣肋骨在一幅画面上充分展示，在没有任何图像干扰的情况下从起点到止点仔细观察每根肋骨，可充分观察肋骨骨皮质的凹陷、皱褶，不完全断裂甚至完全断裂。因此，多层螺旋CT在显示肋骨的全貌，肋骨的走行、骨质的完整性，图像的直观性、诊断的准确性等方面是最佳的诊断依据。另外，肋软骨的全貌（胸骨与肋骨的衔接处）在横断面、VRT图像上也显示得相当清晰，对诊断肋软骨骨折和其他病变也是最佳的检查手段。

三、MRI在骨科的应用

MRI是继CT之后数字化影像的又一次飞跃，MRI的成像原理与CT不同，它是利用人体内原子核在静磁场与射频脉冲磁场的作用下发生共振而产生的影像。MRI的影像既能显示人体形态学结构，又能反映原子核水平的生物化学变化（功能改变）。

(一)MRI的原理

MRI是继CT和其他成像方法之后临床诊断领域中的又一重大突破，对医学影像学的发展起到了促进作用。MRI对人体无放射性损害，对人体也无任何生物不良反应，能对人体的任意切面进行成像，无骨密度造成的伪影，其为人体骨与软组织疾病的诊断提供了一种可靠和安全的检查手段。MR信号的强弱一方面与组织类型有关，另一方面也与所采用的成像序列有着密切关系，因此，要正确理解MRI图像就必须掌握一些MRI的基本知识。

(二)MR的形成

MR现象是指具有磁性的原子核处在外界静磁场中，并用一个适当的射频脉冲来激励这些原子核，从而使这些原子核产生共振，向外界发送MR信号。MR现象的产生要有3个基本条件：具有磁性的原子核、静磁场和射频脉冲。

1.原子核是由质子和中子组成的，质子带正电荷，中子不带电荷，且原子核一直处于自旋状态。自然界中有许多原子核，但并不是所有的原子核都具有磁性，只有那些质子数或中子数为奇数的原子核才会带"净电荷"，能产生磁共振现象。具有磁性的原子核有：氢(H)、碳的同位素(^{13}C)、氟(^{9}F)、磷(^{15}P)、钠(^{23}Na)等，而氧(^{16}O)、碳(^{13}C)等原子核无磁性。人体各组织均含有丰富的氢原子，同时氢原子核在自然界中也是一个最简单的核，只有一个质子，因此将氢原子核又称为质子。

2.静磁场（主磁场）在没有外界磁场的情况下，尽管人体内部所有的质子都具有磁性，但是这些质子的自旋轴在人体内部的排列是无序的，以至于它们之间的磁矩相互抵消，总磁矩等于0，所以人体在平时并未反映出带有磁性的现象。但是当人体处于磁场内时，通过质子与磁场的相互作用，使人体内部的所有质子进行定向排列。质子在磁场内只能取顺主磁场或逆主磁场两个方向排列，与指南针相似。

3.射频脉冲磁共振现象的产生,首先必须使高能级的质子数目多于低能级的质子数目。将质子从低能级跃迁至高能级的过程,称为激发。由于磁共振的频率是在射频波段,所以对稳定状态下的质子系统进行激发时也必须采用射频脉冲。在常温情况下,当磁共振扫描仪的主磁场为1.5 T时,质子系统的低能量质子数比高能量质子数多$8×10^{-6}$。射频脉冲用于激发平衡状态的原子核系统,使处于低能级的质子通过吸收射频能量后跃迁至高能级状态,从而达到高能级的质子数目多于低能级的质子数,使质子系统处于受激状态。

4.MRI序列将磁共振信号的强度转换为灰阶(黑的代表低信号)。

(1)自旋回波:回波时间(timeoecho,TE),指90°脉冲至回波出现之前的时间;重复时间(time of repetition,TR),指两个基本序列之间的间隔时间。

(2)反转恢复(inversionrecovery)序列。

(3)梯度回波(gradientt echo,GE)序列。

(4)快速自旋回波(fastspin echo,FSE)序列。

(三)MRI在骨创伤方面的应用

MRI在脊柱骨科应用的主要优点:①无辐射损害;②不需翻动患者,便可获得脊柱的矢状面、冠状面及横断面的断层图像;③多平面扫描,不产生影像衰变;④软组织分辨能力好,可显示骨松质、椎间盘、硬膜外脂肪、脑脊液和脊髓。缺点为:骨皮质、韧带及钙化灶无信号,成像时间长;②体内有金属物(钛合金或纯钛材质除外)者不宜应用。

1.脊柱骨折脱位合并脊髓损伤

脊柱损伤最常发生在寰枢椎、$C_5 \sim C_7$椎体和$T_{12} \sim L_2$椎体,有资料表明随着交通事故和运动损伤的增加,脊柱骨折、脊髓损伤的发病率也在增加。脊柱损伤占全身骨折的20%左右,而脊髓损伤占脊柱骨折、脱位的10%~14%。颈椎骨折伴脊髓损伤约占40%,胸腰段骨折伴脊髓损伤约占4%,胸椎骨折伴脊髓损伤约占10%,10%的脊髓损伤患者并无骨折、脱位征象。MRI检查对于确定脊柱骨折、脱位、椎间盘撕裂、椎旁或椎管内血肿、脊髓损伤的程度极其敏感:脊柱骨折时除发现椎体高度和排列异常外,受累椎体因出血、水肿则表现为长TAT_1WI为等低信号、T_2(T_2WI为等高信号)信号改变;陈旧性脊柱骨折因出血、水肿已吸收,骨折愈合,骨髓间隙重建,受累椎体信号恢复正常,但会遗留下椎体的楔状变形或脊柱的成角畸形,因此MRI检查在判断脊柱新鲜性与陈旧性骨折方面可作为"金标准"。当脊柱受到纵向压力而发生屈曲型骨折时,一般情况下椎间盘可显示轻微的出血伴椎前血肿,T_1WI为等信号,T_2WI为高信号;而伸展型或旋转型暴力造成的脊柱损伤常合并椎间盘纤维环撕裂。当脊柱损伤累及脊髓时可表现为不同程度的信号变化,MRI不仅可以观察急性脊髓损伤的形态学改变,还可通过观察脊髓内信号是否异常和其他结构的创伤情况来判断脊髓损伤的程度,对制定临床治疗方案、判定预后有较大的指导意义。

(1)脊髓损伤急性期的表现

①脊髓水肿:表现为脊髓肿胀(增粗,常与脊髓受压、扭曲变形并存。T_1WI呈等低信号,T_2WI呈均匀高信号。单纯脊髓水肿常位于脊髓中央管周围,边缘光滑整齐。但大多数脊髓水肿与脊髓出血合并出现,多位于血肿及坏死组织周围或与其混杂。

②脊髓出血:常伴有脊髓受压,出血灶多位于椎间盘或韧带损伤的水平,T_1WI呈等或不

均匀信号，T_2WI 呈中心低信号，周围有厚薄不等的高信号环。髓内出血表现为较强的场强依赖性。对于超急性期出血，细胞完整，细胞内主要为氧合血红蛋白，其弛豫时间与正常组织相类似，故不能显示出血。

③脊髓挫伤：是局灶性出血伴水肿的一种表现，较小的出血往往被水肿区所掩盖，典型病例 T_2WI 表现为"彗星尾"征，中心区信号较高（出血），两端的水肿信号略高呈拖长的尾巴。脊髓挫伤的损伤程度介于单纯水肿和单纯出血之间。脊髓挫伤范围大于1个椎体提示预后不良，脊髓实质的出血和水肿直接关联到神经功能丧失的程度。脊髓出血为不可逆性损伤，而可逆的水肿在信号强度上与出血不易区分，且水肿的范围与出血的严重性有关，因此，有学者将包括水肿在内的脊髓损伤范围大小作为判断脊髓损伤严重程度及预后的重要指标。提示病变的大小与损伤的严重程度有关，神经功能的改善与病变的范围也有关系。在急性期，脊髓内有条带状高信号，边界不清。在慢性期，脊髓内局限性高信号为软化灶形成。

④脊髓横断：包括神经细胞的破坏及神经纤维束的断裂，表现为脊髓的连续性消失。脊髓的神经束为无髓鞘纤维，纤维断裂后不能再生，为不可逆性损伤。

(2) 脊髓损伤慢性期的表现：脊髓软化灶形成，脊髓空洞症和脊髓萎缩－脊髓损伤后软化灶的演变始自脊髓损伤后 48 h。在出血灶周围首先会出现水肿等一系列炎性反应：神经胶质细胞坏死，神经胶质组织增生，吞噬细胞清除坏死组织。最后在损伤部位会形成创伤性软化灶或脊髓空洞。MRI 是脊柱、脊髓损伤最有效的检查手段，提供的诊断信息丰富准确，特别是能够显示有关脊髓本身的损伤和椎管、椎旁软组织损伤的征象。但是，MRI 在显示椎弓骨折，尤其是上、下关节突或横突骨折方面则显示出明显的不足（与 CT 比较）。因此，要充分发挥 MRI 在诊断脊柱、脊髓损伤中的作用，强调与 CT 联合使用，用最合理的手段科学地评价脊柱、脊髓损伤。

2. 椎管内肿瘤

尽管椎管内肿瘤发病率较低，但因其处于解剖结构较为复杂的区域，所以术前的准确定位是手术治疗的关键。在 20 世纪 80 年代之前对椎管内病变（包括椎间盘病变），影像学检查的有效手段只能依赖脊髓造影，根据病变与蛛网膜下隙内造影剂接触的关系、脊髓形态、蛛网膜下隙内造影剂的形态，来分析病变的基本解剖位置。一旦肿瘤较大或局部解剖关系不清，则定位诊断会非常困难。MRI 具有极好的软组织分辨能力，可直观地显示肿瘤的形态、位置，特别是辅以强化扫描后，不仅可以直接观察脊髓和蛛网膜下隙及椎管内肿瘤本身的形态、内部特征、病变与脊髓的关系，同时还可根据肿瘤的血供情况判断肿瘤的性质。另外，脊柱骨结构的改变在诊断椎管内肿瘤方面也有很大帮助，因此 MRI 在诊断椎管内肿瘤方面具有独特的实用价值。椎管内肿瘤根据解剖定位分为脊髓肿瘤、髓外硬膜内肿瘤和硬膜外病变。

(1) 脊髓肿瘤：平扫显示脊髓增粗、形态饱满，伴有不同程度的脊髓水肿及脊髓空洞形成，蛛网膜下隙呈不同程度的狭窄，病变与正常脊髓组织境界不清，呈逐渐移行改变。强化扫描可显示肿瘤呈不同程度强化，内部可见无强化的囊变区及少许无明显强化的脊髓组织，定位准确，显示出强化 MRI 的优势。

(2) 髓外硬膜内肿瘤：典型的病变显示为患侧蛛网膜下隙在肿瘤两端明显增宽，健侧蛛网膜下隙狭窄，同时，可直接观察脊髓受压和移位的程度，强化扫描还可显示肿瘤与脊髓、蛛网膜的关系及界限。脊膜瘤可显示明显强化，肿瘤的侧壁贴附于脊膜上。神经源性肿瘤强化扫描时也显示为明显强化，肿瘤具有明显的"钻孔性"（沿椎间孔向外蔓延）特点，在椎旁形成肿块，与椎管内肿瘤构成"哑铃征"。神经鞘瘤因肿瘤中心常发生坏死，故强化扫描时只显示为肿瘤周边环状强化。

(3) 硬膜外病变：包括肿瘤、肉芽肿性病变、游离髓核组织、脓肿、血肿等，脊髓受压移位的程度较硬膜内肿瘤为轻，且病变组织容易造成邻近骨性结构的破坏，在确定病，变位置方面相对容易，但在鉴别病变性质方面较为困难，需结合 CR、CT 等影像学资料进行综合分析。

3. 椎管狭窄症及椎间盘病变

(1) 椎管狭窄症：椎管狭窄症是指由于椎管或椎间孔狭窄压迫脊髓或神经根，而出现一系列神经肌肉症状的综合征。先天性椎弓根缩短引起的椎管狭窄症在临床上比较少见，大多数椎管狭窄症继发于椎间盘突出、脊柱不稳、脊柱滑脱、韧带肥厚、钙化和小关节退变等病理改变。MRI 在诊断椎管狭窄方面不仅可以观察后纵韧带、黄韧带肥厚和钙化、硬膜囊受压的程度和范围，而且可以直观地显示脊髓变性、软化灶形成，以及脊髓萎缩等。术后 MRI 检查也是显示椎管减压范围、脊髓病理演变情况非常重要的客观指标。

(2) 椎间盘病变：椎间盘组织由软骨板、纤维环和髓核构成，椎间盘的退行性变在形态学上很容易观察，但其病理改变非常复杂。MRI T_2WI 对椎间盘的变化最敏感，正常髓核含水 85%～95%，纤维环含水 70%，当二者的含水量均降至 70% 左右时，MRI 则显示为椎间盘信号降低，因而难以区分纤维环及髓核。椎间盘随着年龄的增加及损伤而发生退行性变，MRI T_2WI 正常髓核的高信号逐渐变为低信号，此时椎间盘的形态和高度一般无变化。当椎间盘的退行性变继续加重或损伤因素持续存在时，纤维环的弹性降低或断裂，可能形成椎间盘膨出、椎间盘突出、椎间盘脱出和游离髓核等。椎间盘膨出是指低信号的纤维环弥散性超出椎体的边缘。椎间盘突出为纤维环部分纤维断裂，髓核组织受压力的影响而向压力集中的区域移动，即靠近薄弱的纤维环，会形成局部突出，超出椎体边缘，但髓核组织仍位于纤维环内。椎间盘脱出和游离髓核则为髓核组织突破纤维环进入硬膜外间隙，造成硬膜囊明显受压。椎间盘突出和游离髓核形成椎管内占位引起神经根或硬膜囊受压，矢状面和横断面 T_1WI、T_2WI 均可直观显示，椎间孔狭窄可根据矢状面和横断面 T_1WI、T_2WI 硬膜外和椎间孔内脂肪影的改变做出诊断。

4. 膝关节损伤

(1) 膝关节韧带损伤：MRI 可以准确地评估前后交叉韧带、内外侧副韧带、髌腱、髌内侧支持带、髌外侧支持带、腘肌腱以及膝关节内和周围小韧带的损伤程度，根据其形态及信号变化特点对损伤进行分级。MRI 借助韧带周围的脂肪组织以及韧带损伤后韧带内和韧带周围的出血、水肿，可以将韧带的形态和信号的均匀性进行直观显示和客观评价。目前，韧带损伤分为 4 级，并以此指导临床治疗。Ⅰ级：韧带连续性完整，信号正常，仅显示为韧带的边缘毛糙伴脂肪界面模糊；Ⅱ级：韧带连续性完整，但信号不均匀，韧带的某个区域变细，周围环绕等 T_1、长 T_1 信号。Ⅲ级：韧带大部分断裂，仅有很少的纤维连接维持韧带的形态，韧带的信号明显异常，表现为等 T_1、长 T_2 信号，由于韧带损伤后出血和水肿与周边脂肪组织的出血和水肿混在一起，而显示为韧带结构明显增粗、膨大，松散。Ⅳ级：韧带纤维的连续性全部中断，由于纤维组织回缩和断端出血、水肿，表现为断端膨大、信号异常呈"肿瘤"样形态，称"肿瘤样变"。临床实践证明，膝关节韧带损伤往往是多条韧带同时受累，因此 MRI 对韧带损伤的分级系统就显得格外重要。

(2) 半月板损伤：MRI 不仅对显示半月板的形态敏感性极高，而且还可准确显示半月板内信号异常的程度，对半月板损伤进行分型、分级，为临床选择治疗方案提供帮助。MRI 还可准确评价先天性盘状半月板及半月板损伤后囊肿形成。正常的半月板在冠状面和矢状面均表现为三角形，冠状面显示的三角形是内、外侧半月板，而矢状面显示的三角形是内、外侧半月板的前角和后角。不论冠状面或矢状面，正常时半月板形态规则、边缘清晰、信号均匀。一旦出现半月板形态不整、信号不匀，均应视为异常。目前，半月板损伤也分为 4 级。Ⅰ级：半月板内出现短线样或灶性异常信号。Ⅱ级：半月板内短线样或灶性异常信号与半月板的关节囊缘相连。Ⅲ级：半月板内各种方向的异常信号与半月板的关节面缘相通。Ⅳ级：半月板碎裂、边缘不清、形态不整。半月板桶柄状撕裂为半月板损伤的特殊类型，为半月板的纵行撕裂，其内侧片段连同半月板的前角或后角发生移位，半月板的游离缘或前、后角变短，半月板形态不规则。冠状面 T_1WI、T_2WI 显示于髁间嵴旁可见半月板的碎片，矢状面 T_1WI、T_2WI 显示移位的半月板碎片位于交叉韧带旁，其表现类似前交叉韧带或后交叉韧带，因此称为"双前交叉韧带征"或"双后交叉韧带征"。

(3) 关节软骨损伤：主要表现为组织学和形态学改变，可在 MRI 检查中表现为信号强度变化或形态学变化。首先，因外伤、炎症或退行性变所引起的胶原丢失可增加软骨的信号强度。主要有两个原因：一是增加了软骨水含量，二是胶原纤维具有短 T_2 效应，胶原纤维减少可延长软骨的 T_2 弛豫时间。软骨损伤最早期的变化是信号改变而且在形态学变化出现就已逐渐变得明显。使用恰当的 MRI 序列，尤其是在青少年软骨较厚的时期，往往可显示软骨内不同程度的信号分层现象。当这种现象不能表现时，通常就可以视为软骨退变的早期征象。其次，外伤、炎症等可引起关节软骨组成和生物化学成分的持续退变，最终导致软骨内固态物质逐渐丢失，表现为软骨内局部或弥散的小囊状病灶，局限于软骨表面的磨损、纤维化或软骨会出现部分或全层缺损。局灶的关节软骨肿胀也可在关节软骨表面磨损前就被检出。显示这些形态变化需要高空间分辨率，且需要软骨和邻近的关节结构有高对比度。常用三维快速梯度回波序列 (FE3D) 及脂肪抑制梯度回波翻转恢复序列 (STIR)。FE3D 采用三维数据采集，可获得薄层成像及高分辨率图像，且梯度回波对关节软骨具有较高的对比度，可清晰显示软骨的轮廓。STIR 序列弥补了普通梯度回波成像不能提供高对比度的不足，增加了软骨和邻近结构的对比度，对软骨损伤有非常高的敏感性和特异性。关节软骨损伤的间接征象主要表现为软骨下骨质的弥散性水肿、囊性变及增生、硬化。发病机制为关节软骨损伤后软骨的液压机制作用降低，使软骨表面的硬度及负重能力下降，造成更多的应力集中在已受损的软骨基质上并传导至软骨下骨质，使终板下骨质受到损伤，从而出现一系列组织学、病理学变化。早期除了软骨损伤的征象外，软骨下终板表现为局限性骨髓水肿，中晚期由于软骨断裂、缺损，关节液沿软骨裂隙疝入软骨下骨质内形成囊肿性异常信号，T_1WI 为低信号，T_2WI 及 STIR 则为高信号，周围反应性骨硬化形成低信号带。

正常关节软骨在 T_1WI、T_2WI 及 STIR 梯度回波质子密度加权像上均显示为 3 层，由浅入深表现为低信号 (浅层带)、中等信号 (中层带)、高信号 (深层带)。根据关节软骨损伤的组织学变化及形态学变化，采用不同的 MRI 扫描序列将其清晰显示，参照 Shahriaree 提出的关节软骨损伤病理分级及关节镜下软骨损伤分级标准，将软骨损伤的MRI表现分为4级。Ⅰ级：关节软骨局限性肿胀，是局灶性增厚的软骨内水分增加所致。Ⅰ级软骨损伤主要是在软骨表面退变的基础上，附加机械因素，是某一段时间内承重区软骨肿胀，伴或不伴软骨下水肿。Ⅱ级：关节软骨损伤累及表层，表层损伤造成软骨内分解代谢加快，引起软骨内蛋白多糖分解，表层纤维断裂、变薄，关节软骨表面毛糙，边缘不规则，关节软骨内出现点状异常信号，软骨下骨水肿、硬化。Ⅲ级：软骨损伤累及中层及深层，未及钙化带，局部软骨明显变薄，且范围较Ⅱ级明显扩大，关节软骨明显变薄，关节软骨内为大范围异常信号，软骨下骨质以硬化为主，伴轻度水肿。Ⅳ级：软骨损伤累及全层，软骨全层缺损、消失，伴软骨下骨质硬化，镜下可见软骨下骨裸露。

5. 肩关节损伤

肩关节损伤的MRI检查包括肩袖损伤、肩胛盂唇撕裂、习惯性肩关节脱位等。

(1) 肩袖损伤：分为完全性和部分性肩袖撕裂两种类型。完全性肩袖撕裂的MRI直接征象包括冈上、冈下肌腱撕裂或肌腱局部缺损；间接征象有冈上肌腱部分损伤后腱腹结合部回缩、肩峰下滑囊积液和冈上肌脂肪变性以及瘢痕形成。

(2) 习惯性肩关节脱位的MRI表现为肩胛前盂唇缺损或盂肱下韧带撕裂伴前盂唇边缘撕脱，称为Bankart病变。

6. MRI在骨肿瘤方面的应用

(1) 常用扫描序列：常规的SE序列T_1WI、T_2WI在骨肿瘤的检查方面应用最多，是最基本的成像方法，对肿瘤局部解剖关系的观察较为理想。T_1WI骨髓内脂肪组织的耐弛豫时间较短，可形成广泛的高信号背景，与肿瘤组织形成对比。T_1WI骨皮质、肌肉、关节内韧带等结构也显示得相当清晰。肿瘤组织浸润可在髓腔内或皮质区形成等信号或低信号，但由于肿瘤外围水肿区往往被脂肪组织的高信号所掩盖，因此T_1WI、T_2WI可能过低地估计了肿瘤浸润的范围，T_2WI显示病理改变较为清楚，可以反映耐弛豫时间不同的各种肿瘤成分之间的信号差异，肿瘤区由于肿瘤组织成分复杂而形成混杂信号。脂肪抑制(ST_1R)序列也是骨肿瘤检查中常用的序列，应用的反转角不同可以将脂肪信号部分或全部抑制，可发现骨髓内微小的信号异常。在骨肿瘤的MRI检查中，STIR序列是显示骨髓内异常最为敏感的方法，由于已将脂肪组织的信号消除，因此骨体形成与骨皮质相同的无信号背景轮廓使得骨髓内微小的信号异常很容易被检出。但因为STIR的敏感性很强，肿瘤周边的水肿区也一同被显示，往往将肿瘤周围水肿误认为肿瘤浸润，因此在分析骨肿瘤的MRI图像时应多序列参考分析、准确评估肿瘤的性质和病变范围。

(2) 骨肿瘤的MRI基本表现：MRI在检测骨肿瘤的敏感性方面远远超过X线平片和CT，尤其对观察病变在髓腔内浸润的范围、骺板是否受累、是否侵袭骨骺、软组织肿块与血管的关系、肌肉水肿的范围、肿瘤扩展的途径等征象具有明显优势，但在观察肿瘤周围的反应性骨硬化、轻微的骨膜反应、肿瘤骨和瘤软骨钙化等方面则受MRI的限制。在恶性骨肿瘤的定性、定量诊断中，MRI能显示出骨肿瘤的形态和活动性质，尤其对骨髓和软组织浸润非常敏感；恶性骨肿瘤X线平片的诊断标准同样适用于MRI分析，特别是骨质破坏、软组织肿块、髓内扩展范围和对骺软骨的侵蚀等，对肿瘤的定量诊断起重要作用。MRI显示恶性骨肿瘤髓内浸润的范围要远远超过 X 线片和 CT 所显示的范围，因为骨肿瘤组织细胞成分延长了 T_1 和 T_2 弛豫时间（正常骨髓内的黄骨髓具有短 T_1、长 T_2 的特点），所以在 T_1WI、T_2WI 上均呈高信号，能清楚地衬托出骨髓浸润的低信号，MRI 图像上显示的骨髓浸润范围、形态与切除标本显示的范围完全一致。

(3) 良性骨肿瘤的 MRI 征象：一般而言，良性肿瘤的信号较为单一。液性和脂肪性病变在 T_1WI、T_2WI STIR 均可显示出其信号特征。骨性、软骨性和纤维性病变的信号也较为单一，为等信号或等低信号，如病变内有骨化或钙化时，则会出现类似皮质的点状或环形低信号。骨的形态可正常或出现膨胀性改变，骨皮质正常或变薄。一般情况下，骨皮质完整、软组织信号正常（病理骨折除外）。

(4) 恶性骨肿瘤的 MRI 征象：恶性骨肿瘤的组织成分较为复杂，细胞的生长状态不同且多伴有出血、坏死、液化等，因此表现为杂乱无章的混杂信号。早期骨皮质连续，但其内缘多有侵蚀破坏，表现为皮质变薄，信号增高，T_1WI、T_2WI 均呈等信号。一旦局部软组织在 T_1WI 出现低信号，而 T_2WI 表现为高信号水肿区或 T_1WI、T_2WI 均出现等信号的软组织肿块时，尽管骨皮质尚连续完整也提示肿瘤已突破骨皮质进入软组织。在恶性骨肿瘤的定量诊断中，MRI 能显示出骨肿瘤的形态和活动性质，尤其对骨髓和软组织受累或浸润的显示较为敏感。

（冯永建）

第三章 分类与病理生理

第一节 骨伤科疾病的分类

骨伤科疾病按照疾病的性质可分为损伤与骨关节疾病两大类。

损伤是指人体受到外界各种创伤性因素引起的骨、关节及其周围软组织等组织结构的破坏，及其带来的局部和全身反应。

骨关节疾病是指各种致病因素引起的骨、关节及其周围软组织等的形态与功能的破坏。

一、损伤类疾病的分类

（一）根据损伤的部位

其可分为骨折、脱位、软组织损伤。骨折是指骨骼的完整性或连续性遭到破坏。脱位是指构成关节的骨端关节面脱离正常位置，引起关节功能障碍。软组织损伤是指人体运动系统皮肤下骨骼之外的肌肉、韧带、筋膜、滑膜、脂肪、关节囊等组织以及周围神经、血管的损伤。

（二）按损伤的发生过程和外力作用的性质

其可分为急性损伤与慢性劳损。急性损伤是指由于急骤的暴力所引起的损伤。慢性劳损是指由于劳逸失度或体位不正而使外力经年累月作用于人体所致的病症。

（三）按受伤的时间

其可分为新伤与陈伤。新伤主要是指近期的损伤，临床上一般指2～3周以内的损伤或发病后立即就诊者。陈伤又称宿伤，是指新伤失治，日久不愈，或愈后又因某些诱因，隔一定时间在原受伤部位复发者。

（四）根据受伤部位的皮肤或黏膜是否破损

其可分为闭合性损伤与开放性损伤。闭合性损伤是指受钝性暴力损伤而外部无创口者。开放性损伤是指由锐器、火器或钝性的暴力作用使皮肤或黏膜破损而有创口流血，深部组织与外界环境沟通者。

（五）按受伤的程度不同

其可分为轻伤与重伤。损伤的严重程度取决于致伤因素的性质、强度，作用时间的长短，受伤的部位及其面积的大小、深度等。

另外，还可按患者的职业特点、致伤理化性质进行分类。

二、骨关节疾病的分类

（一）按病因分类

(1)骨与关节感染性疾病：包括化脓性细菌、结核杆菌、梅毒螺旋体等感染，如化脓性骨髓炎、化脓性关节炎、骨与关节结核、骨梅毒等。

(2)退行性病变：如髋、膝、踝、脊柱关节的骨性关节炎。

(3)代谢性疾病：如佝偻病、骨软化病、骨质疏松症等。

(4) 免疫性疾病：如风湿性关节炎、类风湿性关节炎、强直性脊柱炎等。

(5) 骨肿瘤：各种骨骼、软骨及附属组织的肿瘤。

(6) 地方病：与地域的水土、气候、饮食等因素有关的疾病。如大骨节病、氟骨病等。

(7) 职业病：因生产性有害因素引起，如振动病、减压病、职业中毒、放射病等。

(8) 先天性发育缺陷：如骨先天性畸形、血友病性关节炎、先天性关节挛缩等。

(二) 按发病组织及部位分类

(1) 骨疾病。

(2) 关节疾病。

(3) 神经、肌肉疾病。

(4) 其他软组织疾病。

第二节 骨伤科疾病的病因病理

一、骨折的病因病理

(一) 骨折的病因

骨折的发生，多为严重的暴力作用于人体所致。但人体的生理状况和病理特点不尽相同，如脏腑虚实、筋骨强弱、气血盛衰、年龄老幼等各有不同，均影响着骨折疾病的发生、发展及诊治的整个过程。故骨折的病因，是以外因为主的内、外因综合作用下产生的，但有时内因也占主导地位。正确理解内因和外因的相互关系，对骨折疾病的认识、诊断、治疗及预后都有重要的作用。

1.外因

外因是骨折疾病发生的主要因素，主要是作用于人体的致伤暴力，通常可分下列四种形式。

(1) 直接暴力：骨折发生于外来暴力直接作用的部位，如打击伤、车压伤、枪弹伤及撞击伤所引起的骨折等。往往是开放性骨折，因打击物由外向内穿破皮肤，故感染率较高。这类骨折移位不大，多为横断骨折或粉碎性骨折，但骨折处的软组织损伤较严重。若发生在前臂或小腿，两骨骨折平面相同。

(2) 间接暴力：骨折发生于远离于外来暴力作用的部位。例如：当人跌倒时伸手触地，由于跌倒时的冲击力所引起的反抗力，由地面沿肢体向上传达，在手腕、前臂及肘部造成桡骨下端、尺桡骨干或肱骨髁上等处骨折。间接暴力包括传达暴力、扭转暴力和杠杆暴力等。骨折多发生于在骨质较弱处，骨折端移位可能较大，多为斜形骨折或螺旋形骨折。但骨折局部的损伤（包括软组织损伤）并不严重。若发生在前臂或小腿，则两骨骨折的部位多不在同一平面。如为开放性骨折，则多因骨折断端由内向外穿破皮肤，故感染率较低。

(3) 筋肉牵拉：由于急剧而不协调的肌肉收缩或韧带的突然紧张牵拉而发生的骨折，损伤常见的部位有髌骨、尺骨鹰嘴、胫骨结节、肱骨大结节、第五跖骨基底等韧带附着点处。如跪跌时，股四头肌强烈收缩可以引起髌骨骨折；猛力伸展肘关节，肱三头肌强烈收缩可以产生尺骨鹰嘴骨折等。此类骨折骨折端的移位可能性较大，但是骨折局部的损伤（包括软组织损伤）并不严重，治疗比较容易，预后较好。

(4) 持续劳损：又称积累损伤。指骨骼长期反复受到震动或形变，由于外力的积累而造成的骨折。例如长途行军、连续跑步，可引起第二、三跖骨及腓骨干下1/3骨折；操纵震动的机器过久，可以引起尺骨下端骨折；不习惯的、持续的过度负重可以引起椎体压缩性骨折或股骨颈骨折。此类骨折特点是：第一，它是一种慢性骨折，是由多次或长期积累性外伤所造成，故可称为疲劳骨折；第二，被累部骨小梁断裂和新骨增生同时进行；第三，骨折多无移位，偶有轻微零外伤，完全断裂，其伤力和骨折表现均不相称；第四，骨折端比较光滑，并有碎骨块游离脱落；第五，骨折愈合能力较低，治疗时应特别注意。

2. 内因

骨折虽以外因为主，但与年龄、健康状况、解剖部位、结构、受伤姿势、骨骼是否原有病变等内在因素有密切关系。

(1) 年龄：年轻力壮，气血旺盛，筋骨强健，周身轻灵者趋避和耐受暴力的能力均强，除过重暴力外一般不易发生骨折；年老体弱，气血亏损，肝肾不足，骨质疏松，筋骨萎弱，动作迟缓者容易遭受暴力而发生骨折。

(2) 成角移位：两骨折段之轴线交叉成角，以角顶的方向称为向前、向后、向内或向外成角。

(3) 侧方移位：两骨折端移向侧方。四肢按骨折远段、脊柱按上段的移位方向称为向前、向后、向内或向外侧方移位。

(4) 缩短移位：骨折段互相重叠或嵌插，骨的长度因而缩短。

(5) 分离移位：两骨折端互相分离，骨的长度增加。

(6) 旋转移位：骨折段围绕骨之纵轴而旋转。

(二) 骨折的分类

对骨折进行分类，是决定治疗方法、掌握其发展变化规律的重要环节。分类的方法甚多，现将主要的分类方法介绍如下。

1. 根据骨折处是否与外界相通

(1) 闭合骨折：骨折断端不与外界相通者。

(2) 开放骨折：有皮肤或黏膜破裂，骨折出与外界相通者。

2. 根据骨折的损伤程度

(1) 单纯骨折：无并发神经、重要血管、肌腱或脏器损伤者。

(2) 复杂骨折：并发神经、重要血管、肌腱或脏器损伤者。

(3) 不完全骨折：骨小梁的连续性仅有部分中断者。此类骨折多无移位。

(4) 完全骨折：骨小梁的连续性全部中断者。管状骨骨折后形成远近两个或两个以上的骨折段。此类骨折断端多有移位。

同一形式的致伤暴力，可因年龄不同而受伤各异。例如，同是跌倒时手掌撑地致伤，暴力沿肢体向上传导，老年人因肝肾不足，筋骨脆弱，易在桡骨下端、肱骨外科颈处发生骨折；儿童则因骨膜较厚、胶质较多而发生桡尺骨青枝骨折，或因骨骺未闭而发生骺离骨折。

解剖部位和结构：骨折的发生常在松密质骨交接部等骨的结构薄弱处，例如肱骨外科骨折的部位是肱骨干密质骨与外科颈疏松骨交接处；在多关节部位，活动范围小和活动范围大的交接处易发生骨折，如第十二胸椎和第一腰椎易发生骨折；幼儿骨膜较厚，骨骼胶质较多，易发生青枝骨折；股骨下段扁平而宽，前有冠状窝，后有鹰嘴窝，中间仅隔较薄的骨片，易发生肱骨髁上骨折。

骨骼病变：骨骼先有病理变化，骨小梁已遭破坏，如脆骨病、骨髓炎、骨结核、骨肿瘤等，遇轻微暴力即可能发生骨折。

(三) 骨折的移位

骨折移位的程度和方向，一方面与暴力的大小、作用方向及搬运情况等外在因素有关，另一方面还与肢体远侧段的重量、肌肉附着点及其收缩牵拉力等内在因素有关。

骨折移位方式有下列五种，临床上常合并存在。

1. 根据骨折线的形态

(1) 横断骨折：骨折线与骨干纵轴接近垂直。

(2) 斜形骨折：骨折线与骨干纵轴斜交成锐角。

(3) 螺旋形骨折：骨折线呈螺旋形。

(4) 粉碎骨折：骨碎裂成两块以上，称粉碎骨折。骨折线呈"T"形或"Y"形时，又称"T"形或"Y"形骨折。

(5) 嵌插骨折：发生在长管骨干骺端密质骨与松质骨交界处。骨折后，密质骨嵌插入松质骨内，可发生在股骨颈和肱骨外科颈等处。

(6) 压缩骨折：松质骨因压缩而变形，如脊椎骨及跟骨等。

(7) 裂缝骨折：或称骨裂，骨折呈裂缝或线状，常见于颅骨、舟状骨等处。

(8) 青枝骨折：多发生于儿童。仅有部分骨质和骨膜被拉长、皱折或破裂，骨折处有成角、弯曲畸形，与青嫩的树枝被折时的情况相似。

(9) 骨骺分离：发生在骨骺板部位，使骨骺与骨干分离，骨骺的断面可带有数量不等的骨组织，故骨骺分离亦属骨折之一种，见于儿童和青少年。

2. 根据骨折整复后的稳定程度

(1) 稳定骨折：复位后经适当外固定不易发生再移位者，如裂缝骨折、青枝骨折、嵌插骨折、横形骨折等。

(2) 不稳定骨折：复位后易于发生再移位者，如斜形骨折、螺旋形骨折、粉碎骨折等。

3. 根据骨折后就诊时间

(1) 新鲜骨折：伤后 2～3 周以内就诊者。

(2) 陈旧骨折：伤后 2～3 周以后就诊者。

4. 根据受伤前骨质是否正常

(1) 外伤骨折：骨折前，骨质结构正常，纯属外力作用而产生骨折者。

(2) 病理骨折：骨质原已有病变 (如骨髓炎、骨结核、骨肿瘤等)，经轻微外力作用而产生骨折者。

①血肿机化期

骨折后，骨膜、骨质及邻近软组织遭受损伤，血管断裂出血，在骨折部形成血肿。骨折断端因损伤及血液循环中断而逐渐发生坏死。血肿于伤后4～5小时开始凝结，随着血小板的破坏，纤维蛋白的渗出，毛细血管的增生，成纤维细胞、吞噬细胞的侵入，血肿逐渐机化，形成肉芽组织，肉芽组织再演变成纤维结缔组织，使骨折断端初步连接在一起，这就叫纤维性骨痂，这一过程约在骨折后2～3周内完成。这一时期若发现骨折对线对位不良尚可用手法整复、调整外固定或牵引方向加以矫正。

②原始骨痂期

充塞在骨折断端之间因血肿机化而形成的纤维组织，大部分转变为软骨，嵌插在两骨折断端的外骨痂之间。软骨细胞经过增生、变性、钙化而骨化，称软骨内骨化。软骨内骨化过程复杂而缓慢，故临床上应防止较大的血肿，减少软骨内骨化范围，使骨折能较快愈合。

骨折后24小时内，骨折断端处的外骨膜开始增生、肥厚，外骨膜的内层(生发层)细胞增生，产生骨化组织，形成新生骨，称膜内化骨。新生骨的不断增多，紧贴在骨皮质的表面，填充在骨折断端之间，呈斜坡样，称外骨痂。在外骨痂形成的同时，骨折断端髓腔内的骨膜也以同样的方式产生新骨，充填在骨折断端的髓腔内，称内骨痂。内骨痂由于血运供给不佳，故生长较慢。

骨性骨痂主要是经骨膜内骨化(外骨痂为多、内骨痂次之)形成，其次为软骨内骨化(中间骨痂)形成，它们的主要成分为成骨细胞，次要成分为成软骨细胞，均来自外骨膜深层和内骨膜。内外骨痂沿着皮质骨的髓腔侧和骨膜侧向骨折线生长，彼此汇合。外骨膜在骨痂形成中有着较大的重要性，因此在治疗中任何对骨膜的损伤(如手术整复、粗暴手法复位或过度牵引等)均对愈合不利。

骨痂中的血管、破骨细胞和成骨细胞侵入骨折端，一面使骨样组织逐渐经过钙化而成骨组织，一面继续清除坏死骨组织。当内外骨痂和中间骨痂汇合后，又经过不断钙化，其强度足以抵抗肌肉的收缩、成角、剪力和旋转力时，则骨折已达临床愈合。一般约需4～8周。如X线照片示骨折线模糊，周围有连续性白痂通过骨折线，则可解除外固定，加强患肢的活动锻炼。

③骨痂改造期

骨折临床愈合以后，骨痂范围和密度逐渐加大，髓腔亦为骨痂所堵塞。成骨细胞增加，新生骨小梁也逐渐增加，且逐渐排列规则和致密，而骨折端无菌坏死部分经过血管和成骨细胞、破骨细胞的侵入，进行坏死骨的清除和形成新骨的爬行替代过程，最后在X线片中骨痂与质骨界限不能分清，骨折间隙完全消失，骨折已达骨性愈合，一般需要8～12周才能完成，其骨痂中的骨小梁排列不相一致。

随着肢体的运用和负重，骨折周围肌群的作用，为了适应力学的需要，骨痂中骨小梁逐渐进行调整而改变排列。不需要的骨痂(髓腔内或皮质骨以外的)通过破骨细胞作用而消失，骨痂不足的部位(弯曲或凹处)，通过膜内骨化而补充。最后，骨折的痕迹在组织学或放射学上可以完全或接近完全消失，这一由骨性愈合到达骨折痕迹消失的阶段称为型形期。幼年患者型形力强，需时短，一般在2年以内骨折痕迹即可消失，成人需要2～4年。局部破坏严重或骨折整复不良，即使达到充分型形，在X线片上骨折痕迹永远不能消失。

(四)骨折的临床愈合标准和骨性愈合标准

掌握骨折的临床愈合和骨性愈合的标准，有利于确定外固定的时间、练功计划和辨证用药。

(五)骨折的愈合过程

骨折愈合的机制,目前还不十分清楚,有待进一步研究。一般认为,骨折愈合过程是一个连续的发展过程,可分为血肿机化期、原始骨痂期和骨痂改造期三期,亦就是"瘀去、新生、骨合"的过程。

1. 骨折的临床愈合标准

(1) 局部无压痛,无纵向叩击痛。

(2) 局部无异常活动。

(3) X线摄片显示骨折线模糊,有连续性骨痂通过骨折线。

(4) 功能测定:在解除外固定情况下,上肢能平举1 kg达1分钟,下肢能连续徒手步行3分钟,并不少于30步。

(5) 连续观察两周骨折处不变形,则观察的第一天即为临床愈合日期。(2)、(4) 两项的测定必须慎重,以不发生变形或再骨折为原则。

2. 骨折的骨性愈合标准

(1) 具备临床愈合标准的条件。

(2) X线摄片显示骨小梁通过骨折线。

成人常见骨折临床愈合时间须根据临床愈合的标准而决定,表3-1仅供夹缚固定时参考。

表3-1 成人常见骨折临床愈合时间参考表

骨折名称	时间(周)
锁骨骨折	4.~6
肱骨外科颈骨折	4~6
肱骨干骨折	4~8
肱骨髁上骨折	3~6
尺、桡骨干骨折	6~8
桡骨远端骨折	3~6
掌、指骨骨折	34
股骨颈骨折	12~2
股骨转子间骨折	7~10
股骨干骨折	8~12
髌骨骨折	4~6
胫腓骨干骨折	7~10
踝部骨折	46
跖部骨折	4~6

(六)影响骨折愈合的因素

认识影响骨折愈合的因素,以便利用对愈合有利的因素和避免对愈合不利的因素。

1. 全身因素

(1) 年龄:骨折愈合速度与年龄关系密切。小儿气血旺盛,组织再生和型形能力强,骨折愈合速度较快,如股骨干骨折的临床愈合时间,小儿需要一个月基本愈合,成人往往需要三个月左右才能基本愈合,老年人由于气血不足,愈合更慢。

(2) 全身健康状况:身体强壮,气血旺盛,对骨折愈合有利。反之,慢性消耗性疾病,气血虚弱,如糖尿病、重度营养不良、钙代谢障碍、骨软化症、恶性肿瘤或骨折后有严重并发症者,则骨折愈合迟缓。

2. 局部因素

(1) 断面的接触:断面接触大则愈合较易,断面接触小则愈合较难,故整复后对位良好者愈合快,对位不良者愈合慢,螺旋形、斜形骨折往往也较横断骨折愈合快。若骨折断端间有肌肉、肌腱、筋膜等软组织嵌入,或由于过度牵引而使骨折断端分离,则妨碍了骨折断面的接触,愈合就更困难。

(2) 断端的血供:组织的再生,需要足够的血液供给,血供良好的松质骨部骨折愈合较快,而血供不良的部位骨折则愈合速度缓慢,甚至发生延迟连接、不连接或缺血性骨坏死。例如,股骨头的血供主要来自关节囊血管,故头下部骨折后,血供较差,就有缺血性骨坏死的可能。胫骨干下1/3的血供主要依靠由上1/3进入髓腔的营养血管,故下1/3部骨折后,远端血供较差,愈合迟缓。腕舟骨的营养血管由掌侧结节处和背侧中央部进入腰部,骨折后,近段的血供就较差,愈合迟缓。

(3) 损伤的程度:骨折后有骨缺损或软组织损伤严重者愈合速度缓慢;断端形成巨大血肿者,骨折的愈合速度较慢。骨膜损伤严重者或切开复位,不适当剥离骨膜,骨折愈合也较困难。

(4) 感染的影响:感染引起损伤局部长期充血、脓液和代谢产物的堆积,均不利于骨折的正常愈合,容易发生迟缓愈合和不愈合。

(5) 固定和运动:固定可以维持骨折端整复后的良好位置,防止再一次移位,有利于受伤软组织修复,减少血肿范围,保证有利于骨折愈合。若固定太过使局部血运不佳,肌肉萎缩,对愈合不利。在良好固定的条件下,进行适当上下肢关节练功活动,促进局部血液循环畅通,则骨折可以加速愈合。

二、脱位的病因病理

(一)维持关节稳定的因素

关节的稳定性主要依靠骨骼、韧带(关节囊)、肌肉维持。

1. 骨骼

构成关节的骨端关节面的相互吻合,是维持关节稳定性的重要因素。其稳定程度与关节类型及骨端的接触面积有关。在不同的关节类型中,杵臼式关节要比其他形式的关节稳定;而在相同类型的关节中,骨端的接触面积越大,关节越稳定,如髋关节股骨头与髋臼的接触面积为180°,所以稳定。而肩关节肱骨头与肩关节盂的接触面积仅为75°,所以其稳定程度远不如髋关节。

2. 韧带

韧带对关节稳定型的维持可以从以下两个方面来理解。

(1) 维持静力平衡：关节总是在一定的方向受到一定的韧带的制约，使关节的活动保持在正常的生理范围内。如膝关节的侧副韧带限制膝关节的内外翻活动。

(2) 维持动力平衡：当关节发生超出其生理范围的活动时，限制其活动的韧带受到牵拉，同时可兴奋韧带内的末梢感受器，使对侧的肌肉反射性收缩形成肌肉的拮抗作用，以保护关节。

3. 肌肉

肌肉既是关节活动的动力，又是在运动中维持关节稳定的重要因素。

(1) 拮抗：使关节在某一特定方向运动的肌肉称为主动肌，行相反方向运动的肌肉称为拮抗肌。拮抗肌对主动肌所进行的运动起缓冲作用，以保护关节在运动中的稳定，防止关节因暴发的运动而致损伤。

(2) 协同：双关节（或多关节）肌肉为了有效地运动某关节，需使其中的另一关节稳定在一定的位置，或进行反方向运动。完成这一稳定作用的肌肉称为协同肌。

(二) 脱位的病因

1. 外因

关节脱位多由直接或间接暴力所致，尤其以间接暴力所致者较多见，如跌仆、挤压、扭转、冲撞、坠堕等损伤，均能使构成关节的骨端超出正常范围，脱离正常的位置而引起关节脱位。由于暴力方向不同，故所引起关节脱位的类型亦各不相同。

2. 内因

关节脱位与年龄、性别、职业、体质、解剖特点有着密切关系。如小儿因关节韧带发育尚不健全，常发生桡骨头半脱位。年老体衰、肝肾亏损、筋肉松弛者易发生颞颌关节脱位。成年人脱位多于儿童，男性对于女性，体力劳动者对于脑力劳动者。此外，关节先天性发育不良、体质虚弱、关节囊周围韧带松弛，亦较易发生脱位。若治疗不当，关节囊及其周围韧带未能很好地修复，常导致习惯性脱位。关节本身的病变（如脓毒或结核）可引起关节破坏而致病理性脱位。某些疾患，如小儿麻痹和中老年人的半身不遂等，由于患肢关节周围的肌肉与韧带松弛，也可引起关节脱位或半脱位，特别多见于肩、髋关节。关节脱位还与关节的解剖特点有关，如肩关节的肩胛盂小而浅，肱骨头大，关节囊的前下方松弛和肌肉少，加上关节活动范围大与活动机会多，故肩关节脱位较易发生。

关节脱位时，必然伴有轻重不同的关节周围韧带、肌腱和肌肉扭挫撕裂，关节囊亦往往破裂，局部形成血肿。有时可伴有血管神经损伤、骨端关节面或关节盂边缘部骨折。若暴力强大，可造成开放性脱位。

(三) 脱位的分类

(1) 按脱位的原因分为外伤性脱位、病理性脱位和先天性脱位。

(2) 按脱位的时间分为新鲜脱位（脱位时间在2～3周以内）和陈旧性脱位（脱位时间超过2～3周），多次反复发生的脱位称为习惯性脱位。

(3) 按脱位的程度分为完全脱位（组成关节的各骨端关节面完全脱出）、不全脱位（又称半脱位，组成关节的各骨端关节面部分脱出）、单纯性脱位以及复杂性脱位（脱位合并骨折或神经、血管损伤)。

(4) 按脱位的方向分为前脱位、后脱位、上脱位、下脱位及中心性脱位。四肢与颞颌关节脱位以远侧骨端移位方向为准,脊柱脱位则依上段椎体移位方向而定。

(5) 按脱位关节是否有创口与外界相通分为开放性脱位和闭合性脱位。

三、软组织损伤的病因病理

(一) 软组织损伤的病因

1. 外因

外因包括直接外力、间接外力和慢性劳损,是软组织损伤的主要致病因素。

2. 内因

软组织损伤常与身体素质、生理特点和病理因素有十分密切的关系。体质强壮,气血旺盛,肝肾充实,筋骨则强盛,承受外界的暴力和风寒湿邪侵袭的能力就强,因此也就不易发生软组织损伤;而体弱多病,气血虚弱,肝肾不足,筋骨则萎软,承受外界暴力和风寒湿邪侵袭的能力就弱,则易发生软组织损伤。

(二) 软组织损伤的分类

1. 根据不同的暴力形式分类

根据不同的暴力形式可分为扭伤、挫伤和碾伤。

(1) 扭伤:系指间接暴力使肢体和关节突然发生超出正常生理范围的活动,外力远离损伤部位,发病却在关节周围,其关节及关节周围的筋膜、肌肉、肌腱、韧带、软骨盘等过度扭曲、牵拉,引起的损伤、撕裂、断裂或错位。

(2) 挫伤:系指直接暴力打击或跌仆撞击、重物挤压等作用于人体,引起该处皮下、筋膜、肌肉、肌腱等组织损伤。

(3) 碾伤:系指由于钝性物体的推移或旋转挤压肢体,造成以皮下及深部组织为主的严重损伤,往往形成皮下组织、筋膜、肌腱、肌肉组织与神经、血管俱伤,且易造成局部的感染和坏死。

2. 根据软组织损伤的病程分类

根据软组织损伤的病程可分为急性软组织损伤和慢性软组织损伤。

(1) 急性软组织损伤:亦称新伤,系由突然暴力所引起的,不超过2周的新鲜的软组织损伤。

(2) 慢性软组织损伤:亦称陈伤,系由急性软组织损伤失治或治疗不当、不彻底,超过2周的软组织的损伤或慢性劳损。

四、骨关节疾病的病因病理

骨关节疾病的病因病理是多种多样的,很难做一个概括性的归纳,有许多骨关节疾病的发病原因与发病机制仍不清楚或不完全清楚。其发病原因与以下因素有关。

(1) 感染:化脓性细菌、结核杆菌、梅毒螺旋体感染,可引起化脓性骨髓炎、化脓性关节炎、骨关节结核、骨梅毒等。此外,病毒侵袭是小儿麻痹的致病原因,某些骨肿瘤的发生可能与病毒感染有关。

(2) 损伤:长期的慢性劳损是引起骨关节退行性疾病与骨软骨疾病的主要原因之一。

(3) 退行性病变:随年老而发生的骨关节功能的减退是某些骨关节疾病的主要原因。如髋、膝、踝、脊柱关节的骨性关节炎。

(4) 代谢性障碍：如佝偻病、骨软化病、骨质疏松症等。

(5) 免疫性因素：如风湿性关节炎、类风湿性关节炎、强直性脊柱炎等。

(6) 地域性因素：与地域的水土、气候、饮零食等因素有关的疾病。如大骨节病、氟骨病等。

(7) 职业性因素：因生产性有害因素引起，如振动病、减压病、职业中毒、放射病等。

(8) 先天性发育因素：如骨先天性畸形、血友病性关节炎、先天性关节挛缩等。

（冯永建）

第四章 骨科常用检查

第一节 基本检查方法

一、检查注意事项

(一) 环境要求

检查室温度适宜，光线充足。检查女患者时要有家属或护士陪同。

(二) 检查顺序

一般先进行全身检查再重点进行局部检查，但不一定系统进行，也可先检查有关的重要部分。若遇到危重患者应先进行抢救，避免作不必要的检查和处理。

(三) 显露范围

其根据检查需要脱去上衣或裤，充分显露检查部位，对可能有关而无症状的部位也应充分显露，仔细检查。同时还要显露健侧作对比(如果双侧均有病变，应设法与正常人作对比)。

(四) 检查体位

其一般采取卧位，上肢及颈部有时可采取座位，检查下肢和腰背部时还可采用下蹲位，特殊检查可采取特殊体位。

(五) 检查手法

检查手法要求动作规范、轻巧，对患急性感染及肿瘤的患者检查应轻柔，避免扩散，对创伤患者要注意保护，避免加重损伤。

(六) 其他事项

若患者配用矫形支具，如使用拐杖等，应检查是否合适，可能时应取除作全身和局部检查。若患者采用石膏或夹板固定或牵引，应检查肢体位置，血循环情况，固定部位活动情况，牵引重量，局部皮肤有否破损，石膏、夹板是否完好无损，其松紧度是否合适。

二、一般项目和基本检查法

(一) 一般项目

包括：①一般的全身检查。②与骨科伤病有关的其他专科检查，如腰背部疼痛、骶尾部疼痛和骨盆不稳定型骨折患者应进行肛门指检，已婚妇女尚应进行阴道检查。与骨科密切相关的一般检查有：

1. 发育与体型

发育状况通常以年龄、智力和体格成长状态(身高、体重及第二性征)之间的关系来判断。一般判断成人正常的指标为：胸围等于身高的一半；两上肢展开的长度等于身高；坐高等于下肢的长度。体型是身体各部发育的外观表现，包括骨骼、肌肉的成长和脂肪的分布状态。临床上把成年人的体型分为无力型(瘦长型)、超力型(矮胖型)和正力型(均称型)三种。

2.营养状态

根据皮肤、毛发、皮下脂肪、肌肉的发育状况综合判断，也可通过测量一定时间内体重的变化进行判断。临床上分为营养良好、中等、不良三个等级。骨肿瘤和骨结核等消耗性疾病常表现为营养不良。

3.体位和姿势

体位是指患者身体在卧位时所处的状态。临床上常见的有：自动体位、被动体位和强迫体位。脊髓损伤伴截瘫的患者处于被动体位，而骨折和关节脱位患者为减轻痛苦常处于某种强迫体位。姿势是指举止状态而言，主要靠骨骼结构和各部分肌肉的紧张度来维持。如锁骨骨折患者常以健手扶持患肘；不同颈髓平面损伤急性期后常表现为不同姿势。

4.步态

即行走时表现的姿态。步态的观察对疾病诊断有重要帮助。

（二）基本检查法

骨科基本检查法包括视诊、触诊、叩诊、听诊、动诊和量诊六项，其中视诊、触诊和动诊是每次检查必须做到的，其他各项根据具体需要进行，但记录程序不变。

1.视诊

除从各个侧面和各种不同体位仔细观察躯干和四肢的姿势、轴线及步态有无异常外，局部还应观察：

①皮肤有无发红、发绀、色素沉着、发亮或静脉怒张。

②软组织有无肿胀或瘀血。

③肌肉有无萎缩或肌纤维颤动。

④有无包块，颜色如何。

⑤瘢痕、创面、窦道、分泌物及其性质。

⑥伤口的形状与深度，有无异物残留及活动性出血。

⑦局部包扎和固定情况。

⑧有无畸形，如肢体长短、粗细或成角畸形。

2.触诊

①压痛：部位、深度、范围、程度和性质。检查方法：先让患者用一个手指指明疼痛部位和范围，然后检查者用一手拇指末节指腹作按压动作以寻找压痛点，一般由外周健康组织向压痛点中心区逐渐移动，动作应由浅入深，由轻而重，防止使用暴力，以减轻患者痛苦和减少并发症。

②各骨性标志有无异常，检查脊柱有无侧弯可用棘突滑动触诊法。

③有无异常活动及骨擦感。

④局部温度和湿度，双侧对比。

⑤包块：部位、硬度、大小、活动度、与邻近组织的关系以及有无波动感。

⑥肌肉有无痉挛或萎缩。

3.叩诊：主要检查有无叩击痛。主要检查方法有：

①轴向叩击痛（传导痛）。当疑有骨、关节伤病时可沿肢体轴向用拳头叩击肢体远端，如

在相应部位出现疼痛即为阳性，多见于骨、关节急性损伤或炎症病例。

②棘突叩击痛。检查脊柱时常用叩诊锤或手指叩击相应的棘突，如有骨折或炎性病变常出现叩击痛。

③脊柱间接叩痛。患者取端坐位，检查者左手掌面放在患者头顶，右手半握拳以小鱼际部叩击左手，有脊柱病变者可在相应部位出现疼痛。某些患者可出现上肢放射痛，提示颈神经根受压。

④神经干叩击征。叩击已损伤神经的近端时其末端出现疼痛，并逐日向远端推移，表示神经再生现象。

4. 听诊

①不借助听诊器可听到弹响和摩擦音，当关节活动中听到异常响声并伴有相应的临床症状时，多有病理意义，临床上常见于弹响髋、肩峰下滑囊炎和膝关节半月板损伤病例。但如果响声不伴有临床症状，如正常人肩、手和髋部出现的单一响声，不伴有疼痛则没有临床意义。

②借助听诊器可以检查骨传导音和肢体血流杂音。骨传导音检查法：以震动的音叉放在两侧肢体远端对称的骨隆起处，或用手指或叩诊锤叩击该处，将听筒放在肢体近端对称的骨隆起处，听骨传导音的强弱、双侧对比，如有骨折则骨传导音减弱。

5. 动诊

包括诊查主动运动、被动运动和异常活动情况，并注意分析活动与疼痛的关系。

(1) 主动运动

①肌力检查。见有关神经系统检查部分。

②关节主动运动功能检查。正常各关节活动方式和范围各不相同，正常人可因年龄、性别、体力锻炼的程度而有所不同。

③角度测量法。确定被测夹角的相邻肢段的轴线，选择测量平面（如额状面、矢状面或横截面），将量角器两臂贴近轴线，并保持方向一致进行测量。

(2) 被动运动

①和主动运动方向相同的被动运动，一般先检查主动运动，再检查被动运动，然后进行比较。

②非主动运动方向的被动运动，包括沿肢体纵轴的牵拉、挤压活动及侧方牵挤活动，观察有无疼痛及异常活动。许多骨科的特殊动诊属于被动运动。

(3) 异常活动

①关节强直，运动功能完全丧失。

②关节运动范围减小，见于肌肉痉挛或与关节相关联的软组织挛缩。

③关节运动范围超常，见于关节囊破坏，关节囊及支持韧带过度松弛和断裂。

④假关节活动，见于肢体骨折不愈或骨缺损。

6. 量诊

(1) 长度测量：将肢体放在对称位置，以骨性标志为基点进行测量。如肢体挛缩不能伸直可分段测量，测量下肢时应先将骨盆摆正。

主要测量指标有：

①躯干长度。颅顶至尾骨端。

②上肢长度。肩峰至桡骨茎突尖部（或中指指尖），或第七颈椎棘突至桡骨茎突尖部（或中指指尖）。

③上臂长度。肩峰至肱骨外踝。

④前臂长度。尺骨鹰嘴至尺骨茎突或桡骨小头至桡骨茎突。

⑤下肢长度。髂前上棘至内踝尖或脐至内踝尖（相对长度，用于骨盆骨折或髋部疾患）。

⑥股骨长度。股骨大转子顶点到外侧膝关节缝或髂前上棘至股骨内髁（相对长度）。

⑦胫骨长度。内侧膝关节缝至内踝尖。

⑧腓骨长度。腓骨小头至外踝。

(2) 周径测量：要求两侧肢体取相对应的同一水平测量比较，若有肌萎缩或肿胀应选择表现最明显的平面测量，并观察其随时间推移的变化情况。

(3) 轴线测定：正常人站立时背面相，枕骨粗隆垂线通过颈、胸、腰、骶椎棘突以及两下肢间；前臂旋前位伸肘时上肢呈一直线，旋后位即成10°～20°的肘外翻（称携带角）；下肢伸直时髂前上棘与第1、2趾间连线经过髌骨中心前方。

(4) 角度测量：主要测量各关节主动与被动运动的角度（见动诊部分）。

(5) 畸形疾患的测量

①肘内翻或肘外翻。上肢伸直前臂旋后位测量上臂与前臂所成的角度。

②膝内翻。两内踝并拢，测量两膝间距离。

③膝外翻。两股骨内髁并拢，测量两内踝距离。

第二节 实验室检查

临床化验是运用现代科学技术提供的各种检测手段，对患者的血液、体液、分泌物及排泄物进行检查，为疾病诊断、治疗提供客观依据。在骨关节疾病诊断中，最常用的化验方法有如下三种。

一、血液检查

包括红细胞计数、血红蛋白、白细胞计数及分类计数、血小板计数、出凝血时间、凝血酶原时间以及红细胞沉降率测定等。消耗性疾病如骨结核、恶性骨肿瘤等，红细胞与血红蛋白减少；感染性疾病如附骨疽、关节流注等，白细胞总数及嗜中性粒细胞增多。某些职业中毒（如苯中毒）可引起造血系统损害，表现血红细胞、白细胞和血小板均下降。血友病性关节炎表现凝血时间延长，而出血时间、凝血酶原时间正常。肝功能损害则可引起出血时间、凝血酶原时间延长。血沉加快见于骨痈疽、骨结核、风湿病等。

二、生化检验

其种类较多，脑脊液、尿液检查，血清钙、无机磷、碱性磷酸酶、血浆尿酸盐、血浆蛋白、血浆蛋白电泳测定,肝功能、肾功能检查等。泌尿系感染、中毒、挤压综合征、腰部损伤等,尿液检查可出现红细胞、白细胞、蛋白尿等异常;脊柱结核、肿瘤、脊椎化脓性骨髓炎,可使脑脊液性质发生改变;甲状旁腺功能减退,佝偻病,可引起血清钙减低、无机磷升高;甲状旁腺功能亢进、恶性肿瘤可引起血清钙升高、碱性磷酸酶升高;痛风性关节炎者,血浆尿酸盐增高;骨痨、恶性骨肿瘤以及某些职业中毒,可使血浆蛋白下降,血球蛋白比例倒置。严重挤压伤可出现严重肝、肾功能损害,而出现检验结果异常。

三、血清学及细菌学检验

康氏反应、华氏反应、结核菌素皮内试验、抗溶血性链球菌素"O"、类风湿因子以及各种标本的细菌培养、药敏试验等。骨梅毒者,康、华氏反应阳性;骨痨者,结核菌素皮内试验阳性;风湿性关节炎者,抗溶血性链球菌素"O"增高;类风湿关节炎者,类风湿因子阳性;急性化脓性骨髓炎的脓液、化脓性关节炎的穿刺液可培养出化脓菌;骨和关节结核,其脓液和穿刺液可培养出结核杆菌。

第三节 骨科相关部位检查

骨科各部位检查的顺序,目前尚无统一的规定和标准。但是必须遵循一个原则,即不遗漏重要的阳性体征和有意义的阴性体征,以保证得到尽可能全面、详尽和准确的资料。准确的诊断和治疗后的随访均有赖于详尽的检查。我们根据平素经验,建议按以下顺序检查:形态检查、功能检查、疼痛检查、特殊检查。

一、头部检查法

(一) 望诊

观察患者的神志、表情、姿态、行动、对周围事物的反应、言语等是否正常。

观察头颅形状、大小与其年龄是否相称;头部位置及头皮表面有无异常。

注意眼睑裂的大小变化,两侧是否对称。眼球位置及活动有无改变,两侧瞳孔是否等大等圆,对光反射是否存在。

注意鼻、耳有无出血,咽后壁有无红肿;口开合是否正常。舌有无肌萎缩和震颤,伸舌时有无偏斜。

(二) 触诊

注意颅骨有无压痛、凹陷,有无头皮下血肿,颅骨有无局限性隆起.鼻骨有无压痛、畸形。下颌关节有无空虚感。

二、颈部检查法

(一) 望诊

检查时取坐位(有损伤时取卧位),观察头颈部有无向侧方歪斜,胸锁乳突肌有无挛缩,两侧肩部是否等高,以判断是否存在先天性斜颈。

观察颈部皮肤是否正常。从侧面观察颈椎生理曲度;从后面观察颈部有无侧弯,头颈部能否活动。

(二)运动检查

颈部的活动有屈曲、后伸、旋转、侧弯。

1. 屈伸展运动 颈部前屈约35°～45°，后伸约35°～45°。
2. 旋转运动 颈部正常旋转范围约60°～80°。
3. 侧弯运动 正常侧弯可达45°。

(三)触诊

颈部触诊宜采取仰卧位，使颈部的肌肉松弛，便于进行检查。

1. 骨触诊

首先检查颈部前面的骨结构。检查舌骨时医者用食指和拇指夹住舌骨两侧，嘱患者做吞咽动作，可摸到舌骨运动。

检查甲状软骨时，医者手指从颈中线向下移动，软骨顶部相当第4颈椎水平，其下部相当第5颈椎水平。嘱患者做吞咽动作，可摸到第1环状软骨环随之运动。

颈动脉结节可从第1环状软骨环向侧方2.5 cm处摸到，即第6颈椎横突前结节检查颈部后面，医者用双手指在患者颈后中线触诊骨性标志。

2. 软组织触诊

检查颈部前面的软组织，嘱患者仰卧，检查胸锁乳突肌的大小、形状和张力，注意有无疼痛、肿块。

检查胸锁乳突肌内缘的淋巴结，有无增大、触痛。

甲状腺呈"H"形覆盖甲状软骨，正常时不易触到，若有异常改变时腺体局限性增大，常有触痛。

颈动脉位于第6颈椎的颈动脉结节旁，逐侧检查其搏动情况，两侧对比。

在下颌角处触诊腮腺，正常时可触及下颌角的骨轮廓，腺体发炎、肿胀时，下颌角的骨性感觉消失。

检查颈部后面时，患者取坐位。首先触诊斜方肌有无压痛及形态改变，其前方的淋巴结有无肿大及触痛。

自枕外隆凸至第7颈椎棘突，检查项韧带有无触痛。

(四)特殊检查

1. 分离试验

医者一手托住患者颌下，另一手托住枕部，然后逐渐向上牵引头部，如患者感到颈部和上肢的疼痛减轻，即为阳性，提示颈椎椎间孔狭窄，神经根受压。

2. 挤压试验

患者取坐位，医者双手手指互相嵌夹相扣，以手掌面下压患者头顶，两前臂掌侧夹于患者头两侧以保护，不使头颈歪斜。当双手向下挤压时，颈部或上肢出现疼痛加重，即为阳性。检查时对疼痛予以定位。

3. 屏气收腹试验

又称凡尔赛凡(Valsalva)试验。检查时嘱患者屏住呼吸，收缩腹部肌肉以增加腹压，此时患者颈部出现疼痛，即为阳性。提示颈椎管内有占位性病变。

4. 吞咽试验

患者取坐位，嘱其做吞咽动作，如出现吞咽困难或疼痛，本试验为阳性。常见于咽后壁脓肿，颈椎前血肿等。

5. 吸气转头试验

又称艾得松(Adson)试验。患者取坐位，医者用手指摸到患者的桡动脉，同时将其上肢外展、后伸并外旋，然后嘱患者深吸气并把头部下颏转向被检查的一侧，医者感到患者的桡动脉搏动明显减弱或消失，即为阳性。提示有颈肋或前、中斜角肌挛缩等病变。

6. 臂丛神经牵拉试验

患者坐位，头微屈。医者立于患者被检查侧，一手置该侧头部，推头部向对侧，同时另一手握该侧腕部作相对牵引，此时臂丛神经受牵拉，若患肢出现放射痛、麻木，则视为阳性。颈椎综合征患者常出现该试验阳性。

三、胸部检查法

(一)望诊

观察胸部皮肤颜色是否正常，胸廓外形是否对称。胸椎是否有侧弯及后凸畸形。

(二)触诊

1. 骨触诊

在胸部前面沿肋骨走行方向触诊，如有明显压痛，进一步作胸廓挤压试验，以了解有无肋骨损伤。触诊胸背部棘突以了解胸椎有无侧弯及后凸畸形。

2. 软组织触诊

触诊胸壁有无肿胀、压痛。辨别压痛的深浅及范围。

触诊胸背部软组织以了解有无肿物，胸椎棘突附近有无脓肿。

四、腹部检查法

(一)望诊

患者仰卧，充分暴露腹部。观察腹部外形及呼吸运动。观察皮肤颜色，注意有无血肿及伤口。

(二)触诊

腹部触诊重点检查脏器有无损伤。通过触诊鉴别实质性脏器损伤或空腔脏器损伤。

进一步检查盆腔脏器中有无膀胱、输尿管、尿道、直肠等损伤。

五、腰背部检查法

(一)望诊

观察腰背部皮肤颜色，注意有无脓肿及窦口。从侧面看腰椎生理曲度是否正常，从后面观，腰椎棘突连线是否位于正中线。

(二)运动检查

腰部运动有前屈、后伸、侧弯、旋转四种。

1. 前屈运动

患者取站立位，嘱其向前弯腰，腰椎前屈运动正常可达80°～90°。

2. 后伸展运动

患者站立位，嘱其腰部后伸，腰椎后伸正常可达 30°。影响腰部后伸展运动的常见病有腰椎滑脱、腰椎结核、强直性脊柱炎等。

3. 侧弯运动

患者站立位，嘱其尽量向一侧作侧弯运动，然后再向另一侧尽量作侧弯运动，运动时防止骨盆向一侧倾斜。腰椎侧弯运动正常可达 20°～30°。影响腰椎侧弯运动的常见病有腰椎横突骨折、腰背部软组织损伤等。

4. 旋转运动

患者取站立位，保持骨盆平衡，嘱患者向一侧旋转躯干然后回到原位，再向另一侧旋转躯干，运动范围正常可达 30°。两侧作对比，若有腰部软组织损伤或腰椎横突骨折等伤病，可出现腰部旋转运动障碍。

(三) 触诊

1. 骨触诊

检查时患者站立，逐个触诊腰椎棘突是否有压痛、畸形。

检查应椎前面时，嘱患者仰卧，双膝屈曲，使腹肌松弛，医者用手放在脐下，轻轻向下压迫，触诊第 5 腰椎和第 1 骶椎椎体的前面，注意有无压痛及肿块。

2. 软组织触诊

治腰椎棘突线上触诊，如棘上韧带或棘间韧带撕裂伤，触诊时有压痛。

触诊骶棘肌时，嘱患者头部后仰，使骶棘肌松弛，触诊时注意肌肉的形状，有无触痛、痉挛或萎缩。两侧肌肉是否对称，局部是否有肿物。

检查前腹壁的肌肉时，嘱患者仰卧，双膝屈曲，触诊腹部肌肉张力有无改变。检查腹股沟区时注意有无腰肌脓肿。

(四) 特殊检查

1. 直腿抬高试验

患者仰卧位，双下肢伸直靠拢。嘱患者先将一侧下肢伸直抬高到最大限度，然后放回检查床面，再如此检查另一侧下肢，两侧作对比，正常时腿和检查床面之间的角度约 80°。当任一侧腿抬高过程中出现下肢放射性疼痛和抬高幅度受限时，为直腿抬高试验阳性，提示有腰椎间盘突出症、梨状肌综合征、椎管内肿瘤等病变。

2. 仰卧屈膝屈髋试验

患者仰卧位，两腿靠拢，嘱其尽量屈髋、屈膝。医者双手按压患者双膝，使大腿尽量靠近腹壁，此时腰骶部呈被动屈曲状态。如腰骶部出现疼痛，本试验为阳性。表明腰骶韧带有损伤或腰骶关节有病变。

3. 拾物试验

本试验主要用于检查小儿脊柱前屈功能有无障碍。先取一物置于地面，让小儿拾起，注意观察其拾物的姿势。如直立弯腰拾物为正常。当脊柱有病变，腰不能前屈时，患儿屈髋、屈膝，腰部板直，一手扶住膝部下蹲，用另一手拾物。此为拾物试验阳性。

4. 俯卧背伸试验

本试验用于检查婴幼儿脊柱病变。嘱患儿俯卧位，医者提起其双足，出现腰部过伸，脊柱呈弧形后伸状态为正常。若提起双足时，脊柱呈强直状态，大腿、骨盆和腹壁同时离开床面，此为俯卧背伸试验阳性。

六、骨盆检查法

（一）望诊

患者取站立位，观察其骨盆区皮肤有无改变。

观察前面，两侧髂前上棘是否等高，骨盆有无向一侧倾斜；从侧面观察，骨盆有无前倾；从后面看两侧髂后上棘是否等高。

（二）触诊

1. 骨触诊

检查时患者取站立位．首先检查前面，触诊髂前上棘、髂嵴的骨轮廓，注意两侧是否等高，有无压痛。

触诊耻骨结节、耻骨联合、耻骨上、下支，注意有无压痛及骨轮廓改变。

侧面触诊股骨大转子，两侧是否等高，局部有无触痛。

后面检查髂后上棘，两侧是否等高，骶髂关节处有无压痛，骶骨后面骨轮廓有无改变。尾骨有无压痛。屈曲髋关节，检查坐骨结节骨轮廓有无改变。

2. 软组织触诊

患者仰卧位，双膝关节屈曲，触诊骨盆前面的髂窝区，注意有无囊性肿物及压痛，腹股沟区有无肿胀。

交替侧卧，触诊两侧股骨大转子部位及臀中肌区，有无压痛。尽量屈曲膝关节、髋关节，触摸坐骨结节表面，有无压痛及囊性肿物，判断有无坐骨滑囊炎或坐骨结节囊肿。

患者俯卧位，检查臀大肌区及梨状肌下缘有无压痛。

（三）特殊检查

1. "4"字试验

又称帕切克（PatriCk）试验。患者仰卧，将其一侧下肢膝关节屈曲，髋关节屈曲、外展、外旋，把足架在另一侧腿的膝关节上，双下肢呈"4"字形，医者一手放在患者屈曲的膝关节内侧，另一手放在对侧髂前上棘前面，然后两手向下压，如骶髂关节处出现疼痛，本试验为阳性，表明骶髂关节有病变。

2. 骨盆分离试验

患者仰卧位，医者两手分别置于两侧髂前上棘前面，两手同时向外下方推压，若出现疼痛，即为骨盆分离试验阳性，表明有骨盆骨折或骶髂关节病变。

3. 斜扳试验

患者仰卧，一侧腿伸直，另一侧腿屈髋、屈膝各90°，医者一手扶住该侧屈曲的膝部，另一手按住同侧肩部，医者用扶膝部的手推患者的腿内收并使该侧的髋关节内旋，如骶髂关节发生疼痛，本试验即为阳性。

4. 骨盆挤压试验

患者仰卧位,医者两手分别于髂骨翼两侧同时向中线挤压骨盆,如发生疼痛,即为骨盆挤压试验阳性,提示骨盆有骨折或骶髂关节有病变。

5. 床边试验

又称盖斯兰(Gaenslen)试验。患者仰卧,医者将其移至检查床边,一侧臀部放在床外,让该侧的腿在床边下垂,医者按压此腿使髋后伸,同时按压患者另一侧腿的膝关节,使之尽量屈髋、屈膝,使大腿靠近腹壁,这样使骨盆产生前后扭转的力,如骶髂关节发生疼痛,则本试验为阳性。表明骶髂关节有病变。

6. 单髋后伸试验

患者俯卧位,两下肢伸直,医者一手按住患者骶骨背面,另一手肘部托住一侧大腿,用手握住该侧小腿,向上提起下肢,使髋关节被动后伸,如骶髂关节处疼痛,本试验为阳性。两侧作对比检查。该试验用于检查骶髂关节病变。

七、肩部检查法

(一) 望诊

观察患者肩部,座位或站立位时双肩是否对称,高低是否一致。局部皮肤有无改变。肩部外形有无肿胀、畸形、肌肉萎缩。

(二) 运动检查

检查时患者站立,肩关节置中立位。检查肩关节的前屈、后伸、外展、内收、外旋、内旋运动。检查时防止患者脊椎和肩胛胸壁连接参与活动,力求被测肩关节活动范围正确。

1. 前屈运动

患者取站立位,肩关节先置于中立位,然后嘱其肘关节屈曲90°,再前屈肩关节,前屈运动正常可达90°。

2. 后伸展运动

患者取站立位,肩关节先置于中立位,然后嘱其屈曲肘关节,再后伸上臂,肩关节后伸展运动正常可达45°。

3. 外展运动

患者站立,肩关节置于中立位,然后屈肘90°,再作上臂外展运动,正常可达90°。

4. 内收运动

患者站立,肩关节先置于中立位,然后嘱其屈肘,再使上臂于胸前向内移动,内收活动正常可达40°。

5. 外旋运动

患者站立,肩关节置于中立位,嘱患者肘部屈曲90°,前臂于中立位,肘部贴近躯干侧方,以固定肢体,然后再嘱患者前臂外展,前臂外展活动范围,即为肩关节外旋运动幅度,正常可达30°。

6. 内旋运动

检查内旋运动时,患者体位同外旋运动,嘱患者前臂作内收动作,前臂内收活动范围,即为肩关节内旋活动幅度,正常可达80°。

(三) 触诊

1. 骨触诊

患者取坐位。沿其锁骨内侧向外侧触诊，检查有无压痛、畸形、骨擦音。检查肩峰有无压痛、异常活动，肩峰外下方有无明显凹陷和空虚感。触诊胸骨上切迹，胸锁关节位置有无改变。触诊肱骨大结节有无压痛、骨擦音、异常活动。

2. 软组织触诊

肩部软组织触诊分四个区：肌腱袖、肩峰下滑液囊和三角肌下滑液囊、腋窝、肩胛带突出的肌肉群。

通过肩部软组织触诊了解其正常关系，发现有无变异、肿块、肿瘤。进一步了解肌肉的张力、质地、大小和形状。

依次检查冈上肌、冈下肌、小圆肌、肩胛下肌，注意有无压痛、形状改变、肌张力变化。

检查肩峰下滑液囊和三角肌下滑液囊，注意有无肥厚、肿块、触痛等情况。

检查腋窝前壁的胸大肌、后壁的背阔肌、内侧壁的前锯肌、腋窝顶部的臂丛神经和腋动脉、外侧壁的喙肱肌和肱三头肌及触摸此两肌之间肱动脉搏动情况。

触诊肩胛带突出的肌肉群，依次检查胸锁乳突肌、胸大肌、肱二头肌、三角肌、斜方肌、菱形肌、背阔肌和前锯肌，了解其大小、形状、质地、张力以及发现其不正常的形态、肿物或肌肉缺如等，注意有无触痛。

(四) 特殊检查

1. 搭肩试验

又称杜加 (Dugas) 试验，主要检查肩关节有无脱位。检查时先嘱患者屈肘，将手搭于对侧肩上，如果手能搭到对侧肩部，且肘部能贴近胸壁为正常。若手能搭到对侧肩部，肘部不能靠近胸壁；或肘部能靠近胸壁，手不能搭到对侧肩部，均属阳性征。

2. 落臂试验

用以诊断肌腱袖有无破裂。检查时患者取站立位，将患肢被动外展90°，然后令其缓慢地放下，如果不能慢慢放下，出现突然直落到体侧，为本试验阳性，说明肩部肌腱袖有破裂。

3. 肱二头肌抗阻力试验

又称叶加森 (Yergason) 试验，主要用于诊断肱二头肌长头腱滑脱或肱二头肌长头肌腱炎。检查时嘱患者屈肘90°，医者一手扶住患者肘部，一手扶住腕部，嘱患者用力屈肘、外展、外旋，医者给予阻力，如出现肱二头肌腱滑出，或结节间沟处产生疼痛为阳性征，前者为肱二头肌长头腱滑脱，后者为肱二头肌长头肌腱炎。

4. 肩周径测量

又称卡拉威 (Callaway) 试验，医者用软尺以患者肩峰绕过腋窝测其周径。肩关节脱位时，由于肱骨头脱出，其周径增大。需将患侧与健侧作对比。

5. 疼痛弧试验

嘱患者肩外展或被动外展其上肢，当外展到60°～120°范围时，冈上肌腱在肩峰下摩擦，肩部出现疼痛为阳性，这一特定区域的外展痛称疼痛弧。

6. 直尺试验

正常的肩峰位于肱骨外上髁与肱骨大结节连线之内侧，医者用直尺贴于患者上臂外侧，一端接触肱骨外上髁，另一端能与肩峰接触则为阳性征，说明有肩关节脱位或有肩胛骨颈部明显移位骨折。

7. 冈上肌腱断裂试验

嘱患者肩外展，当外展30°～60°时可以看到患侧三角肌明显收缩，但不能外展上举上肢，越用力越耸肩。若被动外展患肢越过60°，则患者又能主动上举上肢。这一特定区的外展障碍为阳性征，说明存在冈上肌腱的断裂或撕裂。

八、肘部检查法

（一）望诊

1. 畸形

正常人体上臂的纵轴与前臂的纵轴相交，在肘部形成一个外翻角，称为携带角，男性5°～10°，女性10°～15°。

(1) 肘外翻：因肘部骨骺先天性发育异常，肱骨远端骨折复位不良或损伤了肱骨远端骨骺，在生长发育中逐渐形成畸形，肘部携带角超过15°，即为肘外翻畸形。

(2) 肘内翻：因肱骨髁上骨折复位不良形成发育型畸形，或创伤中损伤了肱骨远端骨骺造成生长发育障碍，引起肘部携带角变小、消失甚至出现向内翻的角度，即为肘内翻畸形。

(3) 肘部其他畸形：肱骨髁上骨折复位不良可造成肘部后突畸形，肘关节结核可形成竹节样畸形；肘关节类风湿性关节炎可形成梭形畸形；大骨节病可形成肘关节粗大畸形等。

2. 肿胀

须认真区分是关节内还是关节外，是全关节还是局限性肿胀。对肿胀性质也必须仔细分析是外伤性还是化脓性，是风湿性、结核性、还是肿瘤。

(1) 局部肿胀：可因肘部某一部位骨折或局部软组织挫伤，引起局部肿胀。

(2) 肘关节内肿胀：肘关节内有积液时，肘关节肿胀，表明有炎症存在。

(3) 肘关节外肿胀：肘部弥散性肿胀，超出关节界线部位，提示肘部骨折或严重挤压伤。

3. 瘢痕

肘部因创伤造成皮肤缺损、溃烂、烧伤等，可产生皮肤瘢痕。

（二）运动检查

肘关节的运动包括四种：屈肘、伸肘、前臂旋后、前臂旋前。伸展运动主要由肱尺关节和肱桡关节完成。旋前和旋后运动主要是上、下尺桡关节的联合活动。

1. 屈肘运动

肘关节屈伸展运动以肘关节伸直位为0°计算下检查时患者取座位或站立位。嘱患者肘关节完全伸直后再屈肘，正常可达140°。

2. 伸肘运动

患者体位与检查屈肘运动相同。检查时嘱患者作最大限度的屈肘，然后再伸直，正常为0～5°，有的人（多为女性）可过伸10°。

3. 旋后运动

患者取座位或站立位，前臂置中立位，屈肘90°，两上臂紧靠胸壁侧面，两手半握拳，拇指向上，嘱患者前臂作旋后动作，正常可达90°。两侧对比检查。

4. 旋前运动

患者体位及双上肢放置位同检查旋后运动，然后嘱患者作旋前动作，正常可达80°～90°。两侧对比检查。

（三）触诊

1. 骨触诊

通过骨触诊了解肘部骨结构有无变化，检查时注意有否压痛、骨擦音等情况。

对肘部的骨性突起依次触诊，包括肱骨内上髁、尺骨鹰嘴及肱骨外上髁，检查其骨轮廓有无改变，有无压痛、异常活动等。

将肘关节屈曲90°，检查肱骨外上髁、内上髁和尺骨鹰嘴三点连线构成的等腰三角形（肘后三角）有无变化。当肘关节伸直时三点是否在一条直线上。

2. 软组织触诊

肘部软组织触诊分四个区：内、外、后、前侧。

检查肘关节内侧时，肘关节作屈伸活动，触诊尺神经位置有无变动。检查旋前圆肌、桡侧腕屈肌、掌长肌、尺侧腕屈肌起点的附着部有无压痛，将肘部外翻，检查肘关节内侧副韧带有无触痛，沿肱骨内上髁向上检查髁上嵴处是否有淋巴结肿大。

检查肘关节后侧尺骨鹰嘴滑液囊有无增厚。触诊肱三头肌有无触痛或缺损。

检查肘关节外侧，桡侧腕长、短伸肌有无压痛，当伸腕抗阻力试验时肱骨外上髁处有无疼痛加剧。检查肘部外侧副韧带有无压痛。触诊环状韧带时，结合前臂旋后、旋前，检查局部是否有触痛及松弛，以判断环状韧带是否有损伤。

检查肘关节的前侧，触诊前外侧缘的肱桡肌、前内侧缘的旋前圆肌及通过肘窝的肱二头肌腱、肱动脉、正中神经。

将前臂旋后，屈曲肘关节，略加阻力，触诊肱二头肌，了解肌张力，注意有无触痛，于肱二头肌腱内侧触诊肱动脉搏动。在肱动脉的内侧可触及圆素状的正中神经，检查有无触痛及瘢痕压迫。

（四）特殊检查

1. 腕伸肌紧张试验

检查时一手握住患者肘部，屈肘90°，前臂旋前位，掌心向下半握拳，另一手握住手背部使之被动屈腕，然后于患者手背部施加阻力，嘱患者伸腕，此时肱骨外上髁处发生疼痛则为阳性，表明有肱骨外上髁炎。

2. 肘关节侧副韧带稳定性试验

医者一手握住患者肘部的后面，另一手握住腕部，让患者伸直肘关节，一手握患者腕部并使前臂内收，握肘部的手推肘关节向外，在肘关节外侧产生内翻应力，前臂有内收活动，表明有外侧副韧带断裂。若握患者腕部的手使前臂外展，握肘部的手拉肘关节向内，在肘关节内侧产生外翻应力，若前臂有外展活动，表明有内侧副韧带断裂。作以上试验时，若出现肘关节外侧或内侧疼痛，未发现前臂内收或外展活动，虽然肘外、内侧副韧带未达到断裂的程度，也要考虑该部的韧带损伤。

3. 叩诊试验

又称替尼(Tine)征。本试验是用来检查神经内有无神经瘤的一种方法。

当轻叩到神经结节处时，会产生向远端放射痛，提示有神经瘤存在。

九、腕和手部检查法

(一) 望诊

1. 腕和手的姿势

观察手的休息位与功能位的变化，以助诊断。

手的休息位是手处于自然静止状态，此时手部的肌肉处于相对的平衡状态。休息位时腕关节背伸10°～15°，并有轻度尺偏，手的掌指关节及指间关节半屈曲，拇指轻度外展，指腹接近或触及食指远端指间关节的桡侧，第2～5指的屈度逐渐增大，呈放射状指向舟骨。如果损伤中枢神经、周围神经、肌肉或肌腱时，破坏了手部肌肉原有的平衡，则改变了休息位而产生畸形。

手的功能位为腕背伸20°～30°，拇指充分外展，掌指关节及指间关节微屈，其他手指略为分开，各指间关节的屈曲位置较为一致：即掌指关节及近端指间关节半屈曲，而远端指间关节微屈曲。

2. 腕和手的皮肤和皮纹

手掌有3条主要的皮纹：大鱼际纹(或称近端掌纹)、掌中横纹、远端掌横纹。大鱼际纹，于大鱼际基底勾画出大鱼际轮廓；掌中纹从大鱼际纹的桡侧开始，朝远端掌横纹相平行的方向延伸；远端掌横纹，从食、中指的指蹼间到手掌尺侧。

拇指掌侧基底有掌指横纹，拇指掌侧指间关节处有指间横纹，其余4指的掌指横纹位于近节指骨的中部平面。掌侧的近端指间关节和远端指间关节处，有近端指间横纹和远端指间横纹。

手背的指蹼位于近节指骨的中部，指蹼从背面观形成一斜面。

皮肤瘢痕，常可为深部组织损伤提示检查线索。

3. 指甲的形状和颜色

正常指甲呈粉红色。甲床苍白是贫血或循环系统疾病的一个征象。正常指甲无凹陷或劈裂，其根部小新月形区域应是白色，异常指甲呈匙状甲或杵状甲。

匙状甲呈凹形，是霉菌严重感染的结果；杵状甲呈半球形，宽而大，指甲下常发生软组织增生，多见于呼吸系统疾病或先天性心脏病患者。

4. 腕和手部肿胀

(1) 腕部肿胀：腕部出现肿胀，多因关节内损伤或病变。腕部挫伤、韧带或关节囊撕裂、腕骨骨折或月骨脱位则肿胀明显。急性化脓性腕关节炎则全腕肿胀显著，且发红发热。腕关节结核呈梭形肿胀，不红不热。风湿性关节炎肿胀发展迅速，时肿时消，往往呈对称性肿胀。

(2) 鼻咽窝肿胀：正常的生理凹陷消失，多因腕舟骨骨折。

(3) 龄腕背侧肿胀：多见于伸指肌腱腱鞘炎、腕骨骨折、腱鞘囊肿等。

(4) 掌指关节与指间关节肿胀：外伤可引起肿胀。如无明显外伤，远端指间关节肿胀，中年以上患者多见于骨性关节炎；近端指间关节梭形肿胀，多见于类风湿性关节炎。

5. 腕和手部畸形

(1) 腕部餐叉样畸形：发生于伸直型桡骨远端骨折。

(2) 爪形手：若因前臂缺血性肌挛缩所致，出现掌指关节过伸，近端指间关节屈曲畸形。由尺神经损伤所致，则掌指关节过伸，指间关节半屈曲，无名指、小指不能向中间靠拢，且小鱼际肌萎缩。

(3) 铲形手：由正中神经和尺神经合并损伤所致，表现为大、小鱼际肌萎缩，掌部的两个横弓消失，掌心变为扁平，状如铲形。

(4) 腕下垂：桡神经损伤后，前臂伸肌麻痹，不能主动伸腕，形成腕下垂。此外，外伤性伸腕肌腱断裂亦可出现垂腕畸形。

(5) 锤状指：主要由指伸肌腱止点及附近断裂，或止点处发生撕脱骨折，引起远端指间关节屈曲，不能主动伸指，形成锤状。

(6) 并指畸形：多属先天性畸形，也可由损伤、烧伤后处理不当引起，常为2个指并连，也有3个或4个手指连在一起，涉及拇指者少见。

(7) 短指畸形：此为先天性畸形。其手部掌骨、指骨数目不缺少，只是短小。可为纵排或横排一列或数列的指骨或掌骨短小。

(8) 缺指畸形：可为先天性遗传引起，也可为外因造成，如被羊膜素条或脐带缠绕压迫所致，或因外伤而造成。

(9) 巨指畸形：为先天性畸形，原因不明。患指过度生长粗大，可发生于1个手指或几个手指。

(10) 多指畸形：大多发生在拇指桡侧，其次发生在小指尺侧，在食、中、无名指两侧者较少见。

6. 手部肌肉萎缩

(1) 大鱼际肌萎缩：多由正中神经损伤，肌肉麻痹造成，或腕管综合征正中神经长期受压所致。大鱼际处创伤，造成正中神经运动支损伤，也可引起大鱼际肌萎缩。

(2) 小鱼际肌萎缩：由尺神经损伤或在肘后内侧尺神经沟处长期受压，或尺神经炎，可造成小鱼际肌萎缩。

(3) 骨间肌萎缩：掌侧骨间肌萎缩因解剖位置关系，临床表现不明显，而背侧骨间肌萎缩可清楚看到。

(二) 运动检查

腕关节、掌指关节、远端及近端指间关节的运动，都以中立位0°起点，其运动的幅度即为运动度数。

1. 伸腕运动

检查时患者屈肘90°，前臂旋前位，掌心向下，嘱患者作伸腕运动，正常伸腕可达60°。

2. 屈腕运动

检查时患者体位同前，嘱其作屈腕运动，正常屈腕可达60°。

3. 腕桡偏运动

检查时患者体位同前，嘱患者的手向桡侧作桡偏运动，正常可达 30°。

4. 腕尺偏运动

检查时患者体位同前，嘱患者手向尺侧作尺偏运动，正常可达 40°。

5. 伸指运动

检查时患者体位同前，掌指关节伸直位 0°，可过伸 15°～25°。近端指间关节与远端指间关节达到伸直位 0°为正常。

6. 屈指运动

掌指关节的屈曲正常可达 80°～90°。近端指间关节屈曲，正常可达 90°～100°。远端指间关节屈曲，正常可达 60°～90°。

7. 手指外展

检查时嘱患者将手指伸直，并分别以中指为轴线作食指、无名指、小指分开动作，即手指外展，正常可达 20°。

8. 手指内收

检查时手指外层位，嘱患者将食指、无名指、小指向中指并拢，正常运动度数为内收 0°。

9. 拇指背伸

检查时嘱患者拇指向桡侧外展，拇指与食指之间的夹角可达 50°，即为拇指背伸的运动度数。

10. 拇指屈曲

检查时患者掌心向上，嘱患者拇指运动横过手掌，拇指端可触及小指基底，拇指掌指关节屈曲正常可达 50°，指间关节屈曲可达 90°。

11. 拇指掌侧外展

检查时患者手伸直，拇指离开手掌平面向掌前方运动，拇指与掌平面构成的角度约为 70°，即为拇指掌侧外展运动的度数。

12. 拇指背侧内收

患者拇指在充分掌侧外层位再回到解剖位置，正常拇指背侧内收为 0°。

13. 拇指对掌

检查时先将拇指置于掌侧外层位，然后向各指端作对掌运动，正常时拇指端可触及其他各手指指端。

(三) 触诊

1. 骨触诊

先检查患者的桡骨茎突、尺骨茎突、桡骨及尺骨远端，触诊其骨轮廓及有无压痛；然后检查近排、远排腕骨，依次触诊掌骨、指骨，注意有无骨中断、触痛。检查掌指关节、近端及远端指间关节有无肿胀、触痛、畸形、运动障碍。

2. 软组织触诊

(1) 腕管触诊：由各种原因引起的腕管内压力增高，使正中神经受压出现功能障碍，为腕管综合征。检查时可发现正中神经分布区皮肤感觉迟钝，拇短展肌肌力弱、肌萎缩，甚至完全麻痹。嘱患者屈腕，医者用拇指压迫腕管近侧缘，麻木加重，疼痛可放射至食指、中指。

(2) 腕部尺神经管触诊：触诊腕部尺神经管，检查小指及无名指尺侧半，若有皮肤感觉迟钝，小鱼际肌及骨间肌肌力减弱、肌萎缩或麻痹，提示有腕部尺神经管综合征。

(3) 肌腱触诊：触诊屈腕肌主要为桡侧腕屈肌、掌长肌、尺侧腕屈肌；伸腕肌主要为桡侧腕长、短伸肌及尺侧腕伸肌；触诊伸指肌，依次检查指总伸肌腱、食指固有伸肌腱、小指固有伸肌腱。接着触诊拇长展肌、拇短伸肌、拇长伸肌。注意其肌张力有无变化，有无触痛，运动有无障碍。

固定患者拇指的掌指关节，嘱患者屈曲指间关节，检查拇长屈肌收缩运动。嘱患者屈曲食、中、无名、小指掌指关节并伸展两指间关节，以检查骨间肌和蚓状肌功能。并可嘱患者外展手指，医者触诊背侧骨间肌收缩；内收手指，触诊掌侧骨间肌收缩。

进一步检查大鱼际肌群的拇展短肌、拇短屈肌、拇内收肌，触诊其收缩；拇指对掌肌因位置深，不易触及，拇指充分对掌时，可触到该肌收缩。

检查小鱼际的掌短肌、小指展肌、小指短屈肌，触诊其收缩；小指对掌肌被小指短屈肌所覆盖，不易触及。

(四) 特殊检查

1. 腕三角软骨挤压试验

检查时嘱患者屈肘90°，掌心向下，医者一手握住患者前臂远端，另一手握住手掌部，使使手被动向尺侧偏斜，然后伸屈腕关节，使腕关节尺侧发生挤压和研磨，如疼痛明显即为阳性，表明三角软骨有损伤。

2. 握拳试验

又称芬克斯坦 (Finkel-stein) 试验，用于诊断桡骨茎突狭窄性腱鞘炎。检查时嘱患者屈肘90°，前臂中立位握拳，并将拇指握在掌心中，医者一手握住前臂远端，另一手握住患者手部使腕关节向尺侧屈腕，若桡骨茎突部出现剧烈疼痛，则本试验为阳性。

3. 指浅屈肌试验

医者将被检查处的手指固定于伸直位，然后嘱患者屈曲需检查手指的近端指间关节，若不能屈曲，表明该肌腱有断裂或缺如。

4. 指深屈肌试验

检查时将患者掌指关节和近端指间关节固定在伸直位，然后让患者屈曲远端指间关节，若不能屈曲，表明该肌腱可能有断裂或该肌肉的神经支配发生障碍。

5. 屈指试验

又称本奈 - 李特 (Bunnel-Littler) 试验，本试验可评价手内在肌的张力。检查时，使患者掌指关节略为过伸，然后屈曲其近端指间关节，若近端指间关节不能屈曲，则可能是内在肌紧张或是关节囊挛缩。

区别内在肌紧张或关节囊挛缩的方法：使患指在掌指关节部位略为屈曲。然后被动屈曲其近端指间关节。该关节若能充分屈曲，则提示内在肌紧张。如果该关节仍不能完全屈曲，活动受限，提示近端指间关节的关节囊挛缩。

6. 压脉试验

又称爱伦 (Allen) 试验，此试验是检查手部尺动脉和桡动脉的血液供应是否充分的一种方法。

检查时嘱患者快速握拳数次，然后握紧，医者用手压挤患者握紧的拳，然后将拇指放在桡动脉上，食指与中指放在尺动脉上，同时向下将血管压瘪。在血管腔闭塞的情况下，让患者张开手，此时手掌应呈苍白色，然后松开腕部一条动脉，但要继续压迫另一条动脉，正常时手会立刻变红。如红得很慢，意味着松开的动脉有部分阻塞或完全阻塞。另一动脉也可用同样方法进行检查，须两手对比。

十、髋部检查法

（一）望诊

髋关节损伤或疾病可引起步态改变，望诊时要注意患者的步态。观察髋部皮肤有无擦伤、色泽变化、疱疹、窦道，注意髋部异常的肿胀、膨隆、皮肤皱褶的增多或减少。

嘱患者站立，观察两侧髂前上棘是否等高，两侧腹股沟是否对称。

从侧面观察腰椎屈度是否正常。

从后面看臀部上方、髂后上棘之上的两个凹陷的小窝是否在同一水平上。注意臀部肌肉有无萎缩，臀皱褶的数目、深浅有无变化。观察两侧股骨大转子位置有无上移。

（二）运动检查

1. 前屈运动

检查时患者仰卧，两下肢中立位，将骨盆放平，使身体长轴与两髂前上棘之间的连线垂直，嘱患者作屈髋运动，正常髋关节屈曲可达145°。

2. 后伸展运动

嘱患者俯卧双下肢伸直，医者将一侧手臂放在患者髂蜡和下部腰椎上固定骨盆，嘱患者主动后伸大腿，正常可达10°。

3. 外展运动

检查时嘱患者仰卧，双下肢中立位，医者一手按住髂骨，固定骨盆，另一手握踝部缓慢地将患者下肢向外移动，当医者感到骨盆开始移动时，停止外展运动，其外展运动的度数，正常可达45°。

4. 内收运动

检查时患者仰卧，双下肢中立位，医者一手固定骨盆，嘱患者下肢内收，从健侧下肢前方越过中线继续内收，至骨盆开始移动为止，即为最大内收限度，正常可达30°。

5. 外旋运动

检查时患者仰卧，双下肢中立位，让被检查的下肢作外旋运动，从足的中0°立位，足底与床面垂直的纵轴到外旋的最大限度，正常可达45°。另一种方法，体位同前，然后被检查的下肢屈髋、屈膝各90°，医者一手扶住患者膝部，另一手扶驻足部，使小腿内收，则大腿沿纵轴外旋，测出小腿内收的角度，即为髋关节外旋的度数。

6. 内旋运动

检查时患者仰卧，双下肢中立位，让被检查的下肢作内旋运动，从足的中立位，足底纵轴到内旋的最大限度，正常可达35°。另一种方法，体位同前，被检查的下肢屈髋、屈膝各90°，医者一手扶住患者膝部，另一手扶驻足部，使小腿外展，则大腿沿纵轴内旋，测出小腿外展的角度，即为髋关节内旋的度数，正常可达45°。

(三) 触诊

1. 骨触诊

先检查髋部的前面，触诊髂前上棘、髂嵴、股骨大转子的骨轮廓，注意有无压痛，两侧对比是否等高。叩击股骨大转子以了解股骨颈、股骨头、髋臼有无骨折。触诊耻骨联合有无压痛。

进一步检查髋部后面，触诊股骨大转子后面骨轮廓，注意有无压痛。

2. 软组织触诊

在股三角区触诊淋巴结是否肿大，局部有无肿胀、压痛等。于腹股沟韧带中点的下方触诊股动脉搏动是否正常。

检查大转子部有无肿胀、波动感、触痛。沿髂外侧触诊臀中肌，注意其肌张力及有无触痛。

患者侧卧，于大转子和坐骨结节连线的中点触诊坐骨神经有无压痛、放射痛。嘱患者屈髋、屈膝，在坐骨结节处触诊有无肿胀、囊性波动感、触痛。

髋部周围肌肉触诊，先检查屈肌群，虽然髂腰肌触不到，但髂腰肌挛缩可导致髋关节屈曲畸形。触诊缝匠肌、股直肌、内收肌群的长收肌(内收肌群的其他肌肉不易触摸清楚)；接着触诊外展肌群的臀中肌(臀小肌位置深，不易触及)。

触诊伸肌群的臀大肌和腘绳肌。腘绳肌包括股二头肌、半膜肌、半腱肌。这些肌肉从起点到止点都可摸到。检查时注意有无压痛与索状物，了解肌张力。

(四) 特殊检查

1. 髋关节承重机能试验

又称存德林伯(Trendelenburg)试验。检查时患者直立位，背向医者，嘱患者单腿站立，并保持身体直立，当一腿离开地面时，负重侧的臀中肌立即收缩，将对侧的骨盆抬起，表明负重侧的臀中肌功能正常，本试验为阴性。如不负重一侧的骨盆不抬高，甚至下降，表明负重侧的臀中肌无力或功能不全，此为本试验阳性。

2. 髂胫束挛缩试验

又称欧伯(ober)试验。检查时患者侧卧，患侧下肢在上，嘱其尽量外展，然后屈膝90°，使髂胫束松弛，然后放松外展的大腿，大腿下降到内收位，本试验阴性，表明髂胫束正常。若外展的大腿放松后仍保持在外展位，本试验为阳性，表明髂胫束挛缩。

3. 髋关节屈曲挛缩试验

又称托马(Thomas)试验。检查时患者仰卧，腰部放平，嘱患者分别将两腿伸直，注意腿伸直过程中，腰部是否离开床面，向上挺起，如某一侧腿伸直时，腰部挺起，本试验为阳性，则该侧髋关节有屈曲挛缩。另一方法是嘱患者一侧腿完全伸直，另一侧腿屈髋、屈膝，使大腿贴近腹壁，腰部下降贴近床面，伸直一侧的腿自动离开床面，向上抬起，亦为阳性征。

4. 下肢短缩试验

又称艾利斯(Allis)试验。检查时患者取仰卧位，两腿屈髋、屈膝并拢，两足并齐，放于床面，观察两膝的高度，如两膝等高为正常。若一侧膝比另一侧低，即本试验为阳性。

5. 望远镜试验

又称杜普纯(Dupuytren)试验，用于检查婴幼儿先天性髋关节脱位。检查时患儿仰卧位，医者一手固定骨盆，另一手握住膝部将大腿抬高30°，并作上下推拉动作，若察觉有松动感

6. 复髋试验

又称欧托拉尼 (Ortolani) 试验,用于检查婴幼儿先天性髋关节脱位。检查时患儿仰卧位,医者用一手握住患儿膝部,另一手中指、无名指压住股骨大转子,将大腿屈曲、外展、外旋,当股骨头进入髋臼时,即可听到复位的弹响声,医者再将患儿的大腿内收、内旋、伸直,股骨头滑出髋臼,也可听到脱位的弹响声,为本试验阳性。但须注意,若股骨头脱位较高,做本试验时不产生复位或脱位的感觉,也未闻及弹响声,不能认为髋关节无脱位,还须与其他检查对照。

7. 髋关节过伸试验

又称腰大肌挛缩试验。患者俯卧位,屈膝 90°,医者一手握踝部,将下肢提起,使髋关节过伸。若骨盆亦随之抬起,即为阳性。

8. 蛙式试验

多用于幼儿,检查时患儿仰卧,使双膝双髋屈曲 90°,医者使患儿双髋作外展、外旋至蛙式位,双下肢外侧接触到检查床面为正常,若一侧或两侧下肢的外侧不能接触到床面,即本试验为阳性,提示可能有先天性髋关节脱位。

9. 股骨大转子位置的测量方法

(1) 髂坐连线:又称奈拉通 (Nelaton) 线,患者取侧卧位,从髂前上棘到坐骨结节的连线,正常时股骨大转子的顶点恰在该连线上,若大转子超过此线以上,说明大转子上移。

(2) 髂股连线:又称休梅克 (shoemaker) 线,患者取仰卧位,两下肢伸直中立位,两侧髂前上棘在同一平面上,医者从两侧髂前上棘与股骨大转子顶点分别作连线,即髂股连线。正常时两连线之延长线相交于脐或脐上中线,称为卡普兰 (Kaplan) 交点。若一侧大转子上移,则延长线交于健侧脐下,且偏离中线。

(3) 布瑞安 (Bryant) 三角:患者取仰卧位,自髂前上棘与床面作一垂线,自股骨大转子顶点与身体平行划一线与上线垂直,连接髂前上棘与大转子顶点,即构成一直角三角形,称为布瑞安 (Bryant) 三角。如果直角的两边等长,则为正常。如大转子顶点到髂前上棘与床面的垂线之间的距离变短,说明该侧大转子向上移位。

十一、膝部检查法

(一) 望诊

1. 步态

观察步态是否平稳而有节律。仔细观察有无因膝关节僵直或疼痛而引起异常步态。

2. 膝关节肿胀

外伤是膝关节肿胀最常见的原因。膝关节病变如急性化脓性炎症、滑膜炎、风湿性关节炎、结核、肿瘤等均可出现关节肿胀。

3. 膝周围局限性肿块

如髌上滑囊炎、胫骨结节骨骺炎、腘窝囊肿、骨软骨瘤可出现局限性包块或高凸畸形。

4. 股四头肌萎缩

观察膝关节上方肌肉的轮廓,两侧是否对称,有无萎缩。膝关节半月板损伤、膝关节结核、下肢骨折长期固定,可出现股四头肌萎缩。

5.膝关节畸形

正常的膝关节有5°～10°的生理外翻角，若超过15°则为膝外翻畸形，如单侧出现膝外翻畸形称"K"形腿；两侧膝外翻畸形称"X"形腿。反之，正常生理外翻角消失，形成小腿内翻畸形，若为两侧对称"O"形腿。正常的膝关节伸直可有0°～10°的过伸，如过伸超过15°，则称为膝反张畸形。

(二) 运动检查

1.屈曲

检查时患者俯卧位，两腿并齐，医者一手按住大腿下部，另一手扶驻足部，嘱患者做屈膝动作，正常可达145°。如测肌力，医者可用扶足部的手对屈膝施加阻力。

2.伸直

检查时患者坐于检查床边，双小腿下垂，嘱其主动伸膝，正常为0°。若测肌力，医者用手对伸膝施加阻力。

3.内、外旋

膝关节完全伸直后无侧屈和旋转运动。当屈曲90°时，内、外旋转运动可达10°～20°。

(三) 触诊

1.骨触诊

检查时患者取坐位或仰卧位，两膝屈曲90°，膝关节的骨隆起和关节边缘容易触诊清楚。先于膝关节前面触诊股骨和胫骨间关节间隙。在膝关节内侧可摸清股骨内侧髁、胫骨内侧髁。在膝关节外侧可摸清股骨外侧髁、胫骨外侧髁及腓骨小头。膝关节前下方可触及胫骨结节，检查有无压痛和异常隆起。髌骨在膝关节前方，屈膝位时位置固定，不能移动，伸直时可以移动，其内侧与外侧的一部分可摸清。当继发关节炎时，髌骨边缘变得凹凸不平。

2.软组织触诊

检查膝关节的前面、内侧、外侧、后面。

在膝关节前面触诊髌韧带，前内侧触诊股内侧肌，前外侧触诊股外侧肌，了解有无缺损、触痛。

检查内侧半月板时，将小腿内旋，触诊有无压痛。沿关节线向内、后方、触诊内侧副韧带，检查是否有触痛和连续中断。缝匠肌、股薄肌、半腱肌的肌腱位于膝关节的后内侧，止于胫骨内侧髁的前下方，检查有无触痛。

检查外侧副韧带时，嘱患者被检查侧的踝部横放在对侧膝上，膝关节屈曲90°，髋关节外展、外旋，使髂胫束松弛，这样可以摸清外侧副韧带，注意局部有无触痛。髂胫束位于膝关节外侧的稍前方，患者伸膝抬起下肢或抗阻力屈膝时，可以摸清，注意其紧张度及有无挛缩。

腓总神经在横过腓骨小头下方可以摸到。

检查膝关节后面时，嘱患者屈曲膝关节，对腘窝深部组织进行触诊，注意有无肿物。在膝关节后外侧可摸到股二头肌肌腱。患者在抗阻力屈曲膝关节时，在股骨后面，内、外髁的上方，可以摸到腓肠肌起点处的两个头，检查有无缺损和触痛。

(四) 特殊检查

1. 研磨提拉试验

又称阿普莱 (Apley) 试验。

(1) 挤压或研磨试验：患者俯卧位，膝关节屈曲 90°，医者一手固定腘窝部，另一手握住患肢足部，向下压足，使膝关节面靠紧，然后作小腿旋转动作。如有疼痛，提示有半月板破裂或关节软骨损伤。

(2) 提拉试验：本试验有助于鉴别损伤处发生在半月板还是在侧副韧带。患者俯卧，膝关节屈曲 90°，医者一手按住大腿下端，另一手握住患肢足踝部，提起小腿，使膝离开检查床面，作外展、外旋或内收、内旋活动，若出现膝外侧或内侧疼痛，则为提拉试验阳性。表明有内侧或外侧副韧带损伤。

2. 回旋挤压试验

又称麦克马瑞 (Mc Murray) 试验，检查时患者仰卧，医者一手握足，一手固定膝关节，使患者膝关节极度屈曲，尽力使胫骨长轴内旋，并向内推挤膝关节使其外翻，小腿外展，慢慢伸直膝关节。如果膝关节外侧有弹响和疼痛，即本试验为阳性，表明外侧半月板有损伤。按上述原理作反方向动作，使膝关节外旋内翻，小腿内收，然后伸直膝关节，如果有弹响和疼痛，即为阳性征，表明内侧半月板有损伤。

3. 屈膝旋转试验

又称梯布瑞尔—费舍 (Timbrill-Fischer) 试验。检查时患者坐于床边，双膝屈曲足下垂，医者用拇指压在患者关节间隙的前侧方，相当于半月板处，另一手内旋和外旋患者小腿，反复多次。如有半月板破裂，可能在医者拇指下突然感有物体移动并引起疼痛。

4. 膝侧副韧带损伤试验

检查时患者仰卧位，膝关节伸直，如检查内侧副韧带，医者一手置患者膝外侧推膝部向内，另一手拉小腿外展，这时产生松动感和内侧疼痛，即为本试验阳性，表明膝内侧副韧带损伤或撕裂。反之，检查外侧副韧带有无损伤或断裂。

5. 半月板重力试验

检查外侧半月板时，患者侧卧位，将大腿垫高，使小腿离开床面，嘱患者作膝关节屈伸展运动，使外侧半月板受到挤压和研磨，如有外侧发生疼痛或出现弹响即为阳性征。接着检查内侧半月板，嘱患者反方向侧卧，上面的腿略外展，作膝关节屈伸活动，使内侧半月板受到挤压和研磨，若无弹响和疼痛，内侧半月板正常。若出现弹响和疼痛，即本试验为阳性。

6. 抽屉试验

检查时患者仰卧位，双膝屈曲 90°，医者用大腿压住患者的足背，双手握住小腿近端用力前后推拉。如果小腿近端向前移动，表明前交叉韧带断裂；反之，有向后过多的移动，表明后交叉韧带断裂。

7. 浮髌试验

检查时患腿伸直，医者一手压在髌上囊部，向下挤压使积液局部于关节腔。然后用另一手拇、中指固定髌骨内外缘，食指按压髌骨，若感觉髌骨有漂浮感，重压时下沉，松指时浮起，此即浮髌试验阳性。表明膝关节腔内有积液。

8.绞锁征

患者坐位或仰卧位，嘱其膝关节屈伸活动数次，若出现关节疼痛且不能屈伸，即为阳性征，表明半月板撕裂、移位而发生膝关节绞锁。

十二、踝与足部检查法

(一) 望诊

1.踝关节肿胀

常见的原因是踝部筋伤、骨折、踝关节结核、骨性关节炎等造成肿胀。

2.足踝部畸形

(1) 马蹄足：行走时前足着地负重，踝关节跖屈位，足跟悬起。

(2) 仰趾足：行走时足跟着地负重，踝关节保持在背伸位，前足仰起。

(3) 内翻足：足底向内翻转，行走时足背外侧缘着地。

(4) 外翻足：足底向外翻转，行走时足内侧缘着地。

(5) 扁平足：足纵弓塌陷变平，足跟外翻，前足外展。

(6) 高弓足：足的纵弓异常升高，行走时足跟和跖骨头着地。

3.足趾畸形

(1) 足外翻：足趾向外偏斜合并第1跖骨内翻，第1、2跖骨间隙增宽，第1跖骨头内侧皮下常有增厚的滑囊，常伴有平足。

(2) 足内翻：足趾向内偏斜，少见。

(3) 爪状趾：表现为跖趾关节过伸，趾间关节屈曲，趾背常有胼胝，以第2趾多见。

(4) 锤状趾：主要表现为近端趾间关节屈曲畸形。

(5) 重叠小趾：为先天性畸形，多为双侧性，小趾叠于第4趾上方。

4.趾甲畸形

(1) 嵌甲：趾甲缘生长时嵌入软组织内。

(2) 甲下骨疣：由外伤或骨膜炎引起。趾骨骨疣可将趾骨顶起，趾甲逐渐变厚，疼痛加重。

(二) 运动检查

1.踝关节背伸

嘱患者坐在检查床边，两膝关节屈曲90°，两小腿悬垂，嘱患者从中立位作踝关节背伸展运动，正常可达30°。

2.踝关节跖屈

检查时体位同前，嘱患者作踝关节跖屈运动，正常可达45°。

3.跟距关节内翻

检查时体位同前，嘱患者作足内翻运动，正常内翻可达30°。

4.跟距关节外翻

检查时体位同前，嘱患者作足的外翻运动，正常可达30°。

5.跗骨间关节的内收与外展

检查时医者一手握住患者足跟部，使之保持中立位。另一手握住患者足前部，作内收、外展被动活动，正常的被动内收活动可达2°，被动外展活动可达10°。正常时此关节无自主的内收和外展运动。

6. 第1跖趾关节的屈曲与背伸

此关节屈曲可达30°～40°，背伸可达45°。

7. 足趾的运动

可通过被动活动检查对照。

(三) 触诊

1. 骨触诊

先检查内侧，第1跖骨头和第1跖趾关节，再沿足内缘向近端检查足舟骨结节，紧靠足舟骨的近端触距骨头。在内踝远端的后面可摸到距骨内侧结节，注意骨轮廓有无改变，是否有触痛。

触诊足外侧面，沿第5跖骨向近位端触诊第5跖骨粗隆，检查有无肿胀、压痛；检查外踝及其前下方的跗骨窦，指压其深部可触及距骨颈，触诊有无压痛。在距骨的近端检查下胫腓关节有无分离。

足后区检查跟骨，于跟骨跖面内侧，触诊跟内侧结节，触诊其骨轮廓，注意有无压痛。

检查足跖面时，逐个检查跖骨头，有无压痛，注意足前部的横弓是否正常。

2. 软组织触诊

在第1跖趾关节的内侧触诊有无皮肤增厚及滑囊，有无触痛。在内踝下方触诊踝关节内侧副韧带，在内踝与跟腱之间触诊胫骨后肌腱、趾长屈肌腱、胫后动脉、胫神经、足长屈肌腱，注意肌腱和韧带有无触痛，动脉有无搏动减弱，神经有无触痛、麻木。两侧作对比。

于足背部检查胫骨前肌腱、拇长伸肌腱、足背动脉、趾长伸肌腱，注意肌腱的张力，有无触痛及缺损，动脉搏动的强弱。

在外踝的前、下、后方，检查距腓前韧带、跟腓韧带、距腓后韧带有无触痛。

在足后侧检查跟腱有无触痛。检查跟骨后滑囊及跟腱滑囊有无局部增厚及触痛。

足跖面触诊有无结节和触痛。若足趾有畸形，注意受压部位有无胼胝、鸡眼，有无触痛。

(四) 特殊检查

1. 挤压小腿三头肌试验

患者俯卧，足垂于检查床边，医者用手挤捏患者小腿三头肌，引起足踝跖屈为正常，若无跖屈活动，提示跟腱断裂。

2. 踝关节背伸试验

本试验以鉴别腓肠肌与比目鱼肌挛缩。若伸膝或屈膝时，踝关节均不能背伸，说明比目鱼肌挛缩。若屈膝时踝关节能背伸，伸膝时踝关节不能背伸，说明腓肠肌挛缩。

3. 伸踝试验

又称霍曼斯(Homans)试验，检查时嘱患者伸直小腿，然后用力背伸踝关节，如小腿肌肉发生疼痛，则为本试验阳性。提示小腿有深静脉血栓性静脉炎。

4. 前足挤压试验

患者仰卧位，医者用手握住患者前足部横向挤压，若出现剧烈疼痛为阳性征，提示有跖骨骨折。

5. 跟轴线测量

患者站立位，若小腿正中线与足跟纵轴一致为正常，若跟骨轴线向小腿正中线外侧或内侧偏斜；表明有足内翻或外翻畸形。

6. 足长轴与两踝连线的测量

患者仰卧位，从足跖面检查，足长轴与两踝连线相交，正常时足长轴向胫侧倾斜5°，因此两线相交的外上角正常应为95°。若两线相交成直角者，即为前足外展畸形。

7. 足指数测定

足平放桌上，自足最高处到桌面的距离为足弓高度；自足跟到第2趾尖的长度为足长度。

正常足指数 =(足弓高度 ×100)/ 足长度 ≈ 29～31

扁平足指数小于29，严重者指数在25以下，高弓足指数大于31。

8. 足顶角测定

把第1跖骨头、内踝、跟骨结节三点连成1个三角形，顶角95°为正常。

高弓足顶角达60°左右，扁平足顶角达105°～120°。靠跟骨侧的底角正常为60°，扁平足约在50°～55°，高弓足约在65°～70°。

第四节 神经反射检查

根据刺激的部位，可将反射分为浅反射和深反射两部分。

一、浅反射

刺激皮肤或黏膜引起的反应。包括角膜反射、腹壁反射和提睾反射等。

(一) 角膜反射

嘱患者睁眼向内侧注视，以捻成细束的棉絮从患者视野外接近并轻触外侧角膜，避免触及睫毛，正常反应为被刺激侧迅速闭眼和对侧也出现眼睑闭合反应，前者成为直接角膜反射，后者成为间接角膜反射。直接和间接角膜反射均消失见于三叉神经病变（传入障碍）；直接反射消失，间接反射存在，见于患侧面神经瘫痪（传出障碍）。

(二) 腹壁反射

检查时，患者平卧，下肢稍屈曲，使腹壁松弛，然后用钝头竹签分别沿肋缘下（胸髓7～8节）、脐平（胸髓9～10节）及腹股沟上（胸髓11～12节）的方向，由外向内轻划两侧皮肤，分别称为上、中、下腹壁反射。正常反应是上、中或下部局部腹肌收缩。反射消失分别见于上述不同平面的胸髓病损，双侧上、中、下部反射均消失见于昏迷和急性腹膜炎患者；一侧上、中、下腹壁反射均消失见于同侧锥体束病损；肥胖、老年及经产妇由于腹壁过于松弛也会出现腹壁反射减弱或消失，应予以注意。

(三) 提睾反射

竹签由下而上轻划股内侧上方皮肤，可引起同侧提睾肌收缩，睾丸上提。双侧反射消失为腰髓1～2节病损。一侧提睾反射减弱或消失见于锥体束损害，局部病变如腹股沟疝、阴囊水肿也可影响提睾反射。

（四）跖反射

患者仰卧，下肢伸直，检查者手持患者踝部，用钝头竹签划足底外侧，由足跟向前至近小指跖关节转向拇趾侧，正常反应为足跖屈曲（即Babinski征阴性）。反射消失为骶髓1～2节病损。

（五）肛门反射

用大头针轻划肛门周围皮肤，可引起肛门外括约肌收缩，反射障碍为骶髓4～5节或肛尾神经病损。

二、深反射

反射强度分级：

0：反射消失

1+：肌肉收缩存在，但无相应关节活动，为反射减弱。

2+：肌肉收缩并导致关节活动，为正常反射。

3+：反射增强，可为正常或病理状况。

4+：反射亢进并伴有阵挛，为病理状况。

（一）肱二头肌反射

患者前臂屈曲，检查者以左拇指置于患者肘部肱二头肌腱上，然后右手持叩诊锤叩击左拇指，可使肱二头肌收缩，前臂快速屈曲。反射中枢为颈髓5～6节。

（二）肱三头肌反射

患者外展前臂，半屈肘关节，检查者用左手托住前臂，右手用叩诊锤直接叩击鹰嘴上方的肱三头肌腱，可使肱三头肌收缩，引起前臂伸展。反射中枢为颈髓6～7节。

（三）桡骨膜反射

被检查者前臂置于半屈半旋前位，检查者左右托住其前臂，并使腕关节自然下垂，随即以叩诊锤叩桡骨茎突，可引起肱桡肌收缩，发生屈肘和前臂旋前动作。反射中枢在颈髓5～6节。

（四）膝反射

座位检查时，患者小腿完全松弛下垂与大腿成直角，卧位检查时患者仰卧，检查这以左手托起其膝关节使之屈曲约120°，用右手持叩诊锤叩击膝盖髌骨下方股四头肌腱，可使小腿伸展。反射中枢在腰髓2～4节。

（五）跟腱反射

又称踝反射。患者仰卧，髋及膝关节屈曲，下肢取外旋外展位。检查者左手将患者足部背屈成直角，以叩诊锤叩击跟腱，反应为腓肠肌收缩，足向跖面屈曲。反射中枢为骶髓1～2节。

（六）阵挛

在锥体束以上病变，深反射亢进时，用力使相关肌肉处于持续性紧张状态，该组肌肉发生节律性收缩，成为阵挛。

1. 踝阵挛

患者仰卧，髋及膝关节稍屈，医生一手持患者小腿，一手持患者足掌前端，突然用力使踝关节背屈并维持之。阳性表现为腓肠肌与比目鱼肌发生连续性节律性收缩，而致足部呈交替性屈伸动作，系腱反射极度亢进。

2. 髌阵挛

患者仰卧，下肢伸直，检查者以拇指与示指控住其髌骨上缘，用力向远端快速连续推动数次后维持推力。阳性反应为股四头肌发生节律性收缩使髌骨上下移动，系腱反射极度亢进。

三、病理反射

病理反射指锥体束病损时，大脑失去了对脑干和脊髓的抑制作用而出现的异常反射。1岁半以内的婴幼儿由于神经系统尚未发育完善，也可出现这种反射，不属于病理性。

（一）Babinski 征

取位与检查跖反射一样，用竹签沿患者足底外侧缘，由后向前至小趾近跟部并转向内侧，阳性反应为拇趾背伸，余脚趾呈扇形展开。

（二）Oppenheim 征

检查者用拇指及示指沿患者胫骨前缘用力由上向下滑压，阳性表现同 Babinski 征。

（三）Gordon 征

检查者用手以一定力量捏压腓肠肌，阳性表现同 Babinski 征。

（四）Hoffman 征

通常认为是病理反射，亦有认为是深反射亢进表现。反射中枢为颈髓7节 - 胸髓1节。检查者左手持患者腕部，然后以右手中指与示指夹住患者中指并稍向上提，使腕部处于轻度过伸位。以拇指迅速弹刮患者的中指指甲，引起其余四指掌屈反应则为阳性。

第五节 X线检查

骨组织含钙量多，密度高，X线不易穿透，与周围软组织形成良好的对比条件，使X线检查时能显出清晰的影像。X线检查不仅可以了解骨与关节伤病的部位、范围、性质、程度和周围软组织的关系，为治疗提供可靠的参考，还可在治疗过程中指导骨折脱位的手法整复、牵引、固定和观察治疗效果，病变的发展以及预后的判断等。X线检查是骨科使用最多，也是最有帮助的一种辅助检查。有透视和摄片两种方法。

一、X线检查显像原理

X线通过患者不同组织衰减信号形成伦琴影像。信号衰减与组织密度相关，在金属中衰减最多，其次依次为皮质骨、软组织、水、脂肪和空气。X线片上高衰减物质如金属材料、皮质骨呈白色，水和软组织呈可变的灰影，而脂肪呈现较深的灰影，空气呈黑色影像。

二、X线检查的分类

（一）X线透视

常用于骨折固定或术中检查，评价关节的异常运动以及复杂的骨结构等。

（二）电子计算机X线成像

X线图像被转换成二维空间数字化排列，能够在计算机中传输、显示并以数字化方式储存。这种系统较普通X线成像优点在于：

(1) 为获得骨与软组织最佳显像，图像对比度和密度可以自如调整；
(2) 图像储存与重新获取更加容易，适于大量图像保存；
(3)CR 图像可以远距离电子传输、交流讨论。

三、X 线检查位置选择

选择正确的 X 线检查投照体位，对获得正确的诊断和防止误诊、漏诊和避免重复拍摄、减少经济损失和病员痛苦具有重要作用。临床医生申请 X 线检查时应包括检查部位、投照体位。常用的投照体位如下。

（一）正位

根据底片位置的不同又分为前后正位和后前正位，X 线球管在拍摄部位前方投照，底片在后方是前后正位，反之 X 线球管在拍摄部位后方投照，底片在前方，则为后前正位。

（二）侧位

X 线球管在患者的一侧，底片在另一侧，投照后获得侧位片。正位片和侧位片相结合，对绝大多数情况可获得被检查部位的完整影像。

（三）斜位

如侧位片上影像结构重叠阴影太多时，需投照斜位片。如果脊柱检查时为显示椎间孔和椎板结构也需申请斜位片。髋臼检查时需投照闭孔斜位和髂骨斜位，骶髂关节在解剖上是偏斜的，也需斜位片才能分清骶髂关节间隙。

（四）特殊体位

1. 轴位

有些部位因为解剖结构的特殊，正、侧位 X 片不能显示全部结构，需投照轴位片，如跟骨、髌骨、腕关节、肩胛骨的喙突等部位。

2. 开口位

寰、枢椎（第 1、2 颈椎）在正位片上正好被门齿和下颌骨重叠，无法看清，开口位 X 线片可避免结构重叠，清楚地看到齿状突骨折、寰枢椎脱位、齿状突发育畸形等病变。

3. 脊柱运动检查

脊柱正位、侧位结合前屈、后伸两动力位片可反映脊柱创伤后的隐匿性损伤、脊柱不稳和椎间盘的退变等情况。

（五）双侧对比检查

四肢部位的病变，有时要投照健侧 X 线片进行对比分析，才能获得正确诊断。

（六）断层摄影检查

利用 X 线焦距的不同，使病变分层显示影像，减少组织重叠带来的伪影，可以观察到病变中心的情况，如肿瘤、椎体爆裂性骨折检查中有时采用。

由于 CT 技术的出现，目前该方法已较少使用，主要用于评估金属内植物固定后骨折的愈合情况。

四、X 线片的阅读技能

X 线片对骨科医生诊断和治疗非常重要，必须熟练、掌握阅片技能。

(一) 评估 X 线片质量

X 线片质量的好坏，严重影响疾病的诊断。质量不好的 X 线片结构显示模糊，常常会使一些病变显示不出，或无病变区看似有病变，容易导致漏诊和误诊。质量好的 X 线片黑白对比清楚，骨小梁和软组织的纹理清楚，无手印等污染。

(二) 骨骼的形态及大小比例

因为 X 线检查时对各部位的焦距和片距是一定的，所以 X 线片上的影像大体上一致，只要平时掌握了骨骼的正常形态，阅片时对异常情况很容易分辨出来，大小比例虽按年龄有所不同，但大致可以看出正常或不正常，必要时可与健侧对比。

(三) 骨结构

正常情况下，骨膜在 X 线下不显影。如果在骨皮质外有骨膜反应征象，提示病理过程，包括骨过度生长、恶性肿瘤以及炎症，雅司病、青枝骨折或疲劳骨折时也会出现阴影。骨皮质是致密骨呈透亮白色，骨干中部厚、两端较薄，表面光滑，但肌肉韧带附着处可有局限性隆起或凹陷，是解剖上的凹沟或骨嵴，不能误认为是骨膜反应。长管状骨的内层或两端，扁平骨如髂骨、椎体、跟骨等处均系松质骨，良好的 X 线片上可以看到按力线排列的骨小梁；如果排列紊乱，可能是有炎症或者新生物；若骨小梁透明，皮质变薄，可能是骨质疏松。有时在松质骨内看到有局限的疏松区或致密区，可能是无临床意义的软骨岛或骨岛，但要注意随访。在干骺断看到有一条或数条横形的白色骨致密阴影，这是发育期发生疾病或营养不良等原因产生的发育障碍线，无明显的临床意义。

(四) 关节与关节周围软组织

关节面透明软骨不显影，故 X 线片上可看到关节间隙，此间隙有一定宽度，若间隙过宽可能有积液；关节间隙变窄，表示关节软骨有蜕变或破坏。骨关节周围软组织如肌腱、肌肉、脂肪虽显影不明显，但它们的密度不一样，若 X 线片质量好，可以看到关节周围脂肪阴影，并可判断关节囊是否肿胀，腘窝淋巴结是否肿大等，对诊断关节内疾患有很大帮助。

(五) 儿童骨骺

注意儿童生长的骨骺骨化中心出现年龄。在长管状骨两端为骨骺，幼儿未骨化时是软骨，X 线不显影；出现骨化后，骨化中心由小逐渐长大，此时 X 线片上只看到关节间隙较大，在骨化中心和干骺端也有透明的骺板，当幼儿发生软骨病或维生素 A 中毒时，骺板出现增宽或杯状等异常形态。

(六) 脊椎

上颈椎开口位要看齿状突有无骨折线，侧块是否对称；侧位观察寰椎的位置，一般寰椎前弓和齿状突前缘的距离，成人不超过 3 mm，幼儿不超过 5 mm，若超过可能有脱位。寰椎后弓结节前缘和第二颈椎棘突根前缘相平，否则可能是脱位。齿状突后缘和第二颈椎体后缘相平，否则可能是骨折脱位。

其他颈椎上缘两侧稍微突起，与上位椎体形成钩椎关节。若钩椎关节突起较尖而高，甚或呈鸡嘴样侧方突出，临床上可压迫神经根或椎动脉。侧位片首先观察椎体及小关节的排列，全颈椎生理弧度是否正常，有无中断现象，还要看椎间隙有无狭窄，椎体缘有无增生，运动照片上颈椎弧度有无异常，椎体间有无前后错位形成台阶状。还要测量椎管的前后径，椎弓根的横径,过大可能是椎管内肿瘤,过小可能是椎管狭窄。颈椎前方为食道、气管,侧位片上椎体和气管间软组织阴影有一定厚度,若增厚应怀疑有血肿或炎症。

胸腰椎正位片要注意椎体形态,椎弓根的厚度和距离。若椎弓根变狭窄,椎弓根距离变大,椎管内可能有新生物;正位片上要注意整个脊柱是否正常,椎体是否正常或有无异常的半椎体,还要注意两侧软组织阴影。下腰椎正位片还要注意有无先天异常,如隐性骶裂、钩棘、浮棘、腰5横突不对称、腰椎骶化或骶椎腰化等。胸腰椎侧位片观察椎体排列弧度和椎间隙有无狭窄。下腰椎有时会看到过度前凸,这可能是腰痛的原因之一,如有滑脱或反向滑脱,可能是椎弓崩解的结果。下胸椎多个楔形或扁平可能是青年性软骨炎的表现。单个的变形以外伤多见,但要注意排除转移病变。在质量好的X线片上,椎体骨小梁清晰可见,若看不见骨小梁或透明样变化,可能有骨质疏松症。胸腰椎斜位片上可以看到小关节和关节对合情况,如果小关节面致密或不整齐,可能是小关节有创伤性关节炎或小关节综合征。腰椎运动侧位X线片可发现椎体间某一节段有过度运动或不稳等情况。

五、X线平片在创伤骨科中的临床应用

X线片检查是评估创伤的主要方法之一,可以快速、准确地判断骨折部位、类型,系列化X线片检查还可以监测骨折愈合情况和并发症的发生。

第六节 CT检查

计算机体层扫描,为一种无创伤、无痛苦的影像诊断手段。1917年由澳大利亚数学家Radon证明,任何物体可以从它的投影无限集合来重建其图像。1963年由美国科学家Cormack发明了用X线投影数据重建图像的数学方法,1972年由英国工程师Hounsefield制成的第一台头颅CT机应用于临床,1974年由美国工程师Ledley等进一步设计出了全身CT,使这种原来只用于头部的扫描机扩展到全身各个部位,从而开始了对脊柱、关节、骨盆的研究。早期由于软组织图像不够清晰,因而只限于检查脊柱、关节、骨盆的骨组织。近年来就CT机提高扫描速度、检查效率、图像质量和尽量简便操作方面做了很多改进,由原始第1代发展到第4代高分辨率扫描机,如螺旋CT和超高速CT相继问世。

一、CT机的构造与机房布局

(一)CT机的构造

CT机主要由三部分构成:扫描系统:包括扫描架、X线球管和探测器;计算机系统:CT成像中D/A转换、像素CT值的计算、A/D转换等均依赖于高性能的计算机系统;图像显示和储存系统:显示系统如CRT显示器,存储系统如硬盘,胶片等。

(二)CT机房布局

CT机构造复杂,因此合理的机房布局和严格的环境要求是十分必要的。机房主要由操作间、扫描间、计算机房和配电室组成。由于现代计算机的小型化,计算机系统整合在扫描架和操作台中,配电室也多与扫描间合并,因此现代CT占有空间也越来越小。

机房温度一般控制在 18°～22°，湿度为 40%～60%，因此 CT 机房内常常需要安装空调设备。

二、螺旋 CT

螺旋 CT 采用了单方向连续的滑环技术，利用滑环来处理旋转部分与静止部分的馈电及信号传递。其优点在于扫描时间可达 1 s，大大缩短层间的延时，并发展了一系列新技术，如体积扫描(通称螺旋式扫描)、可增加造影剂利用率的动态多次扫描和快速扫描序列、动态屏幕等。

(一) 扫描方式

通常的 CT 机 X 线管供电是通过高压电缆和发生器相连，并做圆周的往返运动。每次扫描都经过启动、加速、匀速采集数据、减速、停止几个过程，使扫描速度难以大幅度提高。螺旋 CT 采用滑环技术，其方法是通过碳刷与金属滑环接触而馈电或传递信号。滑环有高压滑环和低压滑环两种，前者传递 X 线发生器的输出电压为数万伏，后者传递 X 线发生器的输出电压仅为数百伏。采用滑环技术，使 X 线管可以连续旋转，缩短了层间的延缓时间，短于 5 s，提供了发展容积采集 CT 扫描的途径。

螺旋 CT 扫描是 X 线管由以往的往返运动变成单方向连续旋转运动，同时在患者检查床以均匀速度平移前进或后退中，连续采集体积数据进行图像重建。在扫描过程中，X 线焦点围绕患者形成一螺旋线行径。此类扫描不再是对人体某一层面采集数据，而是围绕患者螺旋式地能够在几秒钟内采集较大容积的数据。常规扫描与螺旋扫描方式的本质区别，在于前者得到的是人体的二维信息，而后者得到的是人体的三维信息，所以螺旋扫描方式又称之为体积扫描。螺旋 CT 扫描获得的是三维信息，且其工作效率更高，在信号处理上比二维信息的处理有丰富得多的内容和更大的灵活性，可以得到真正的三维重建图像而不会有任何重组成分，可根据需要在所扫描的体积内对任意面、任何位置进行重建，还可以在重建的三维图像中把某一部分组织或器官从图像中去掉。三维数据的采集使 CT 的血管成像 (CTA) 成为可能，与磁共振血管成像 (MRA) 相比，它没有运动、吞咽、呼吸和血流伪影，可识别钙化斑等，已有人用来检查肾动脉狭窄、血管病及内支架、移植血管等情况，对某些病例完全可以代替常规的血管造影。扫描速度的提高，除了提高时间分辨之外，也减少运动伪影，并可以实现憋一口气在 16～24 s 内就完成一个较长部位(器官)的扫描，如肺部的扫描即可在憋一口气情况下完成，这对外伤患者、儿童等尤为重要。

螺旋 CT 扫描过程中，如果扫描区域比较长或患者不能屏住呼吸时，可导致采集的数据失去连续性。扫描方法包括单螺旋、双螺旋扫描。螺旋 CT 扫描应仔细选择扫描参数。为了满足实时重建以及三维和 CTA 的重建要求，工作站方式被广泛采用，它具有高性能计算机处理单元 (CPU) 和陈列处理机 (AP)，还有大容量的内存和外部设备。

(二) 与普通 CT 的比较

1.普通 CT 的主要缺点

(1) 尽管采用薄层连续或重叠扫描，冠状或矢状面成像的空间分辨率仍不能达到诊断要求。

(2) 相邻两层扫描间隔时间内轻微的呼吸运动即可使扫描层面不连续，容易遗漏较小的病变，并且降低二维或三维重建图像质量。

(3) 增强扫描时需要团注，造影剂在间质内弥散相对较低，减低了肿瘤和周围正常组织之间的对比,而且为了维持较长时间的强化效果所需要的剂量很大。如果不能进一步提高扫描速度,很难克服上述不足。

2. 螺旋 CT 的主要优点

(1) 提高病变发现率。

(2) 提高扫描速度。

(3) 提高病变密度测量能力。

(4) 可减少造影剂用量。

(5) 在造影剂最高时成像。

(6) 可变的重建扫描层面。

(7) 可建重叠扫描层面。

(8) 可行多层面及三维重建。扫描速度的提高,可明显缩短检查时间。如床进速度 1 cm/S,30 cm 检查区域仅需 30 s。

3. 螺旋的缺点

螺旋的缺点主要是影像噪声增加、纵向分辨率下降、螺旋伪影、螺旋曝光时间受限制、X 线管冷却时间延长、血管流动伪影、图像处理时间延长和数据存储量增加。

三、超高速 X-CT

超高速 CT 也称电子束 CT,它运用了高真空、超高压、电磁聚焦偏转、二次电子发射、光纤、特殊靶金属等现代化高新科学技术,利用 130 KV 的高压使电子枪产生电子束并加速。利用聚焦装置使电子束聚成一个特定的焦点,再由强力电磁偏转线圈使电子束按规定的角度做同步偏转,射向 4 个固定的钨环靶以产生旋转 X 线源,它取消了 X 线管曝光时同时进行机械旋转的取样方式,并对扫描对象进行扫描。X 线穿透扫描对象后,被静止的高灵敏探测器阵列接受,这是两组排列在靶金属对面的探测器阵列。接受的数据经预处理后由光缆送至计算机,并重建图像。由于其扫描时间为 50~100 ms,所以使得对心脏、冠状动脉和血管的研究成为可能。在使用造影剂时,能够得到最佳的造影图像。其慢速、快速成像分别为 9 层 /s 和 34 层 /s。就其扫描速度来说,是一般 CT 的 40 倍,螺旋 CT 的 20 倍。对不合作患者 (小儿、老年人及烦躁患者等) 检查时,不会因运动而产生伪影,从而保证得到清晰的图像。

电子束 CT 兼有普通 CT、螺旋 CT 和超高速 CT 的功能,特点是扫描速度快 (50 mS/ 层)、成像速度快 (34 层 /S)、能较长久保持高检测精度。适用手冠心病预测、心脏瓣膜病变、心包疾病、先天性心脏病、肺动脉栓塞和大血管病变的诊断,还可以通过电影扫描序列对关节运动做功能检查。

四、CT 在骨科中的应用

高分辨力 CT 机能够从躯干横断面图像观察脊柱、骨盆、四肢关节较复杂的解剖部位和病变,还有一定分辨软组织的能力,且不受骨骼重叠及内脏器官遮盖的影响,如骨科疾病诊断、定位,为区分性质范围等提供了一种非侵入性辅助检查手段。

(一) 脊柱椎管及椎管内疾病

1. 脊椎横切面解剖及 CT 图像

C.T 在骨科应用最多的就是用于脊柱疾病的诊断,所以我们有必要掌握脊椎横切面解剖和

CT 的正常图像。

(1) 椎管：①颈椎段椎管略呈三角形，从逐渐缩小，其余椎管差别不大，正常 C，前后径为 16～27 mm，C2 以下为 12～21 mm，一般认为小于 12 mm 为狭窄。颈段椎管内脂肪组织很少，普通 CT 对硬膜囊显示不清楚；②胸段椎管的外形大小比较一致，上胸段略呈椭圆形，下胸段略呈三角形，椎管内脂肪稍多于颈段，仅限于背侧及椎间孔部位；③上腰段椎管呈圆形或卵圆形，下段为三角形、前后径 CT 测量正常范围为 15～25 mi。椎弓间距离为 20～30 mm，该两个部位的测量腰 4～5 段均大于腰 1～3 平面。

(2) 椎间盘：椎间盘横切面，颈椎间盘除邻近钩状突部位外近乎圆形。胸椎及上四个腰椎间盘后缘呈长弧形凹陷，L_4 间盘后缘弧形中部变浅，L_5、S_1 间盘后缘呈平直状或轻度隆凸，此段与颈段不同，椎管内有丰富的脂肪组织分布在硬膜囊周围和侧隐窝内，厚度可达 3～4 mm，由于脂肪的 CT 值稍低于椎间盘组织，所以普通 CT 扫描大都可以清楚看出椎间盘及硬膜囊的关系。

(3) 脊髓：颈段脊髓横断面呈椭圆形，前缘稍平，在前正中可见浅凹陷为正中裂，后缘隆凸、后中沟看不清楚。胸段脊髓横断面为圆形，大约相当于 T9～12 段为脊髓膨大，其远侧很快缩小成为脊髓圆锥。

(4) 侧隐窝（神经报管）：侧隐窝是由前壁椎体和椎间盘、后壁上下关节突、外侧壁椎弓根所构成，在椎弓根上缘处最窄，为神经根到达神经根孔的通道，正常前后径为 5～7 mm，一般小于 5 mm 考虑为狭窄。

(5) 黄韧带：在 CT 上显示很清楚，正常厚度为 2～4 mm，在椎管及腰神经孔部位稍变薄。

(6) 椎管内其他软组织：因为腰椎段硬膜囊外的脂肪组织丰富，CT 扫描能够识别蛛网膜腔、神经、黄韧带，有时可以显示出椎管内的马尾神经、圆锥、硬膜外静脉。而颈段和胸段椎管的正常解剖常常不能清楚显示出来，这与该段椎管的大小、形态不同，硬膜外脂肪组织少有关。

2. 椎间盘突出症

椎间盘的 CT 值高于硬膜外脂，略高于硬膜囊，故对腰椎间盘突出的诊断准确性很高，为 90%～92%，但对颈椎间盘和胸椎间盘突出的诊断较困难。CT 可显示：

①突出位置，如侧方、中央和外侧突出；

②突出大小，可精确测量出突出了多少毫米；

③突出物与神经根硬膜囊之间的关系，如神经根、硬膜囊有无受压，神经根有无增粗等。

3. 椎管狭窄

CT 对椎管狭窄的诊断简便有效，且能分清其性质，黄韧带肥厚和关节突增生致鞘内间隙缩小，是后天性的；椎管后部及前后径明显缩小，系先天发育不良所致。

CT 能够显示：

①椎管形态、椎板及上下关节突增生肥大以及引起的椎管呈三叶状改变；

② CT 可以测量椎管侧隐窝的大小和两侧对比，通常椎管矢状径小于 12～15 mm 和侧隐窝小于 5 mm 者则为狭窄；

③黄韧带增厚，一般认为厚度超过 5 mm 为增厚；

④颈椎管狭窄，椎管矢状径小于 9～11 mm 为狭窄。因个体差异较大，故有人主张用相

应的椎管矢状中径及椎体矢状中径比值,凡超过三节的比值小于 0.75 者为狭窄;

⑤后纵韧带钙化,以颈椎多见,胸椎少见,腰椎亦少见,腰椎后纵韧带钙化不单独引起狭窄。

4.椎管内肿瘤

CT 可显示椎管内异常的软组织影,但对脊髓内肿瘤难以诊断。

(二)肿瘤

由于 CT 扫描能显示清晰横断面解剖图像,用于肿瘤检查,可有助于肿瘤定位及受累的范围,还可看到肿瘤与邻近神经干、大血管的解剖关系。因为 CT 扫描不受骨组织和内脏器官遮叠的影响,对脊柱、骨盆等解剖部位复杂的肿瘤早期发现有独特作用。对决定活检的途径、手术方式及放疗照射范围,有很大的参考价值。

(三)脊柱结核

脊柱结核一般的正侧位 X 线片可以明确诊断,但对椎间隙正常,骨质破坏和椎旁寒性脓肿阴影不明显,不能肯定诊断时,CT 扫描检查可提供重要帮助。一般在 X 线片上仅看到轻微病损者,在 CT 片上可显示出明显的破坏及死骨影像。

(四)骨折

一般情况下,骨折用常规 X 线片检查基本上都能满足临床的需要,但 CT 扫描对普通平片不能满意显示的脊柱、骨盆等部位骨折可以观察骨折的主体关系,发现平片很难辨认的小碎骨片,如陷入髋关节腔内的髋臼缘骨折的小碎片,并可判断准确位置所在。对脊柱骨折能较理想显示出骨折与椎管、脊髓的关系及脊柱后侧骨折累及的范围,为制定手术方案提供重要依据。

(五)膝关节病变

使用高分辨率的 CT 机扫描,对半月板破裂、交叉韧带断裂的诊断,也有一定的价值,但准确率不高。

第七节 磁共振检查

磁共振成像(MRI)是目前检查软组织的最佳手段,在骨质疏松、肿瘤、感染、创伤,尤其是在脊柱脊髓的检查方面用途较广。MRI 可显示水平及纵轴两平面的图像,但对有起搏器、脑内血管夹、主要部位有金属碎片的患者禁用。

基本原理:MRI 是在磁场中对组织施以放射频率的脉冲,无须凭借离子放射即可显示所需截面的图像。MRI 将无数的光子、中子与核素进行随机排列,并使之与磁场方向平行。每个所用的磁铁具有 0.5~1.5 tesla(T) 的强度。放射频率的脉冲使粒子的核磁运动发生偏振,从而产生图像,使用的表面线圈降低了信号/噪音比值。主体线圈用于各大关节,较小的线圈用于其他部位。上述效应的结果产生了短 (T_1) 及长 (T_2) 松弛时间,使原子返回正常的旋转轨道。T_1 相偏重于脂肪,T_2 相偏重于水分;T_1 相的 TR 值小于 1 000,T_2 相的 TR 值则大于 1 000。一些组织在 T_1 及 T_2 相的影像不同,水、脑脊液、急性出血、软组织肿瘤在 T_1 相为低信号,在 T_2 相为高信号,其他组织在两相上的信号强度相同。骨皮质、流动血液、纤维组织呈较暗的影像，肌肉及透明软骨为灰色，脂肪、流速较慢的血液、神经及骨髓的影像则光亮度较强。T_1 相往往显示正常的解剖结构；T_2 相则可以显示异常组织。

一、磁共振成像原理

核磁共振现象来源于原子核的自旋角动量在外加磁场作用下的运动。根据量子力学原理，原子核与电子一样，也具有自旋角动量，其自旋角动量的具体数值由原子核的自旋量子数决定，实验结果显示，不同类型的原子核自旋量子数也不同：质量数和质子数均为偶数的原子核，自旋量子数为 0；质量数为奇数的原子核，自旋量子数为半整数；质量数为偶数，质子数为奇数的原子核，自旋量子数为整数。迄今为止，只有自旋量子数等于 1/2 的原子核，其核磁共振信号才能够被人们利用，经常为人们所利用的原子核有：^1H、^{11}B、^{13}C、^{17}O、^{19}F、^{31}P。

由于原子核携带电荷，当原子核自旋时，会由自旋产生一个磁矩，这一磁矩的方向与原子核的自旋方向相同，大小与原子核的自旋角动量成正比。将原子核置于外加磁场中，若原子核磁矩与外加磁场方向不同，则原子核磁矩会绕外加磁场方向旋转，这一现象类似陀螺在旋转过程中转动轴的摆动，称为进动。进动具有能量也具有一定的频率。原子核进步的频率由外加磁场的强度和原子核本身的性质决定，也就是说，对于某一特定原子，在一定强度的外加磁场中，其原子核自旋进步的频率是固定不变的。原子核发生进步的能量与磁场、原子核磁矩以及磁矩与磁场的夹角相关，根据量子力学原理，原子核磁矩与外加磁场之间的夹角并不是连续分布的，而是由原子核的磁量子数决定的，原子核磁矩的方向只能在这些磁量子数之间跳跃，而不能平滑的变化，这样就形成了一系列的能级。当原子核在外加磁场中接受其他来源的能量输入后，就会发生能级跃迁，也就是原子核磁矩与外加磁场的夹角会发生变化。这种能级跃迁是获取核磁共振信号的基础。为了让原子核自旋的进动发生能级跃迁，需要为原子核提供跃迁所需要的能量，这一能量通常是通过外加射频场来提供的。根据物理学原理当外加射频场的频率与原子核自旋进步的频率相同的时候，射频场的能量才能够有效地被原子核吸收，为能级跃迁提供助力。因此某种特定的原子核，在给定的外加磁场中，只吸收某一特定频率射频场提供的能量，这样就形成了一个核磁共振信号。

二、脊柱疾病的磁共振成像表现

MRI 用于检查人体脊柱，可提供丰富的科学资料，特别是对脊髓神经组织、椎间盘等所提供的影像资料，优于他种检查方法。适用于检查脊柱骨与软组织肿瘤、椎管内肿瘤、椎间盘病变、脊柱脊髓损伤、脊柱感染、颈 1～2 不稳定、Arnoldchiari 畸形、脊髓空洞等。

MRI 用于脊髓外伤检查，当 T_1 加权质子密度由短重复时间与回波时间产生图像时，用于检查骨髓、脂肪、脊髓与亚急性出血；T_2 加权成像则由长重复时间与短回波时间产生，检查脑脊液与脊髓，在长回波时间，T_2 加权成像其脑脊液为白亮信号，而脊髓稍淡图像犹如脊髓造影，对脊髓水肿与急性出血敏感。梯度回波脉冲序列系用部分 20°角，短重复时间与回波时间产生，对检出进行性出血敏感。因此，凡脊髓损害、神经根病变、有持续疼痛及疑有椎间盘突出或上颈椎不稳定者，应行 MRI 检查。

（一）正常脊柱 MRI 表现

正常脊柱的 MRI 表现，按信号强度递减顺序为：脂肪、髓核、骨髓、骨松质、脊髓、肌肉、脑脊液、纤维环、韧带及骨皮质。用自旋回波序列，脊髓、骨髓、松质骨在 T_1 加权成像显示清楚，而韧带、蛛网膜下隙、椎间盘在 T_2 加权成像清楚。如果包括病理组织在内，在 T_1 加权成像上亮度递减顺序为脂肪、骨髓、4～5日的陈旧出血、富含蛋白的液体（如坏死组织）、黏液、黑素、慢血流（如静脉血）自由基、GD-DTPA（为 MRI 增强剂）pantopagne；在 T_2 加权成像亮度递减的顺序是肿瘤、胶质化水肿、1周陈旧出血、液体、椎间盘。在 T_1 与 T_2 加权成像上均呈暗（低）信号者：空气、快速血流（如动脉血）、钙、铁、数日内鲜血、韧带、肌腱及其他对磁敏感物质。

（二）脊柱脊髓病变的磁共振成像

MRI 可准确评价脊柱的各种病理情况，T_1 加权成像适用于评价髓内病变、脊髓囊肿、骨破坏病变，而 T_2 加权成像则用于评价骨唇增生、椎间盘退行病变与急性脊髓损伤。

1. 脊髓病变

脊髓空洞症，脊髓内管腔中含有脑脊液，蛛网膜囊肿，不论硬膜内或硬膜外，都易于在 T_1 加权成像上显出，不用鞘内对比剂。T_1 加权成像可检出软组织纤维瘤、脊膜膨出、脂肪瘤、囊性星形细胞瘤、室管膜瘤与脊髓转移瘤，还可检出脱髓鞘病变，如脑干与上颈髓多发硬化、脊髓积水与 ArnoldChiari 畸形。

MRI 有助于髓内、外肿瘤的鉴别。髓外硬膜内肿瘤表现为脊膜囊内软组织包块，可使脊髓移位；硬膜外肿瘤可使硬膜囊移位，并常见椎骨改变。多平面成像对神经纤维瘤的诊断特别有用，硬膜囊的扩张及肿瘤的硬膜内、外成分都可描绘出来。硬膜内脂肪瘤 T_1 为高信号，脑脊液为低信号，脊髓为中信号，在 T_2 则脂肪瘤信号低于脑脊液。钙化病变如钙化终丝室管膜瘤在 T_1 与脊髓信号相同，在，T_2 为极低信号。

2. 脊柱肿瘤

包括原发骨肿瘤、肿瘤样疾患、转移瘤与感染等骨结构改变在 MRI 有特殊表现。正常骨松质在 T_1 加权像表现为高密度，与此相对比，椎体海绵血管瘤或海绵血管内皮细胞瘤，则在 T_1 与 T_2 加权成像均呈现亮信号，在 T_1 呈高信号与含有脂肪有关，又因含水分较多，故 T_2 亦呈高信号。囊性转移病变在 T_2 加权成像通常表现为亮信号，而在 T_1 加权成像为暗信号。胚细胞转移病变如前列腺转移癌在 T_1 加权成像为低信号，与皮质骨表现相同。转移瘤与不含脂肪的新生物一样，在 T_1 加权成像呈低信号，在 T_2 为高信号。MRI 还可用于检出骨病，如骨髓铁沉积与骨硬化症，在这些骨病中，病变组织取代了正常骨髓。

3. 脊柱感染性疾患

如化脓性骨髓炎、脊柱结核与椎间盘炎。脊柱化脓性感染在 T_1 加权成像为低信号，在 T_2 加权成像为亮（高）信号。MRI 对诊断脊柱结核很有用，除椎体破坏外，还可见脓肿形成，此有助于制订手术治疗计划。

4. 椎间盘病变

由于其高度敏感而检出异常。在 T_1 加权成像，正常椎间盘的中心部分为中等强度信号，周围部分则为较低信号；但在 T_2 加权成像中，中心部分成为高信号而周围部分为低信号，因中心部分水分较多而周围为纤维组织。椎间盘退行性变的表现，在 T_2 加权成像上椎间盘信号的强度减低，但其是否引起临床症状则不一定，欲确定疼痛之原因是否为椎间盘退变所引起，需行椎间盘造影。MRI 对评估椎间盘脱出的价值，在于当其与临床神经根病或脊髓病相一致时，可明确检出疼痛症状的病理性根源。

用对比增强剂行 MRI 可检出纤维环破裂。此与椎间盘摘除术的瘢痕相似，特别对椎间盘手术后患者，用 GD-rTPA 增强剂行 MRI 可以区别是瘢痕还是又有新的椎间盘突出。在 T_1 加权成像，瘢痕为低信号，如应用 gadolinium 成像，则瘢痕成为高信号，而椎间盘组织不被增强，在 T_1 加权成像与增强成像都是低信号。用增强剂还可检出脊髓内软化及髓外机化压迫物。

5. 椎管病变

MRI 在椎管狭窄症中显示压迫部位及范围的精确度可与 X 线、CT 和脊髓造影术媲美，尤其当椎管高度狭窄时，脊髓造影可能得不到关键部位的满意对比，而 T_2 加权 MRI 可较好地观察到脊膜管的硬膜外压迹。MRI 能显示蛛网膜下隙完全阻塞时梗阻的上下平面，用不着在梗阻的上、下椎管内注入对比剂。Crawshaw 等认为 MRl 对神经根管狭窄的诊断有特别意义，硬脊膜外脂肪和侧隐窝内脂肪减少是诊断神经根受压的重要征象。不过，大多数研究资料表明，X 线、CT 在鉴别骨、软组织或椎间盘组织在椎管狭窄中的相对作用方面，较体线圈 MRI 为优，而薄层表面线圈 MRI 区别椎间盘、黄韧带及骨皮质的效果较好。

对临床症状为颈脊髓受压表现者，MRI 能鉴别枕骨大孔疾病和髓内病变等病因，但迄今常用的体线圈 MRI 对颈椎病检查的效果显然不及 X 线、CT 和脊髓造影。矢状面 MRI 屈、伸位动态检查可观察颈椎排列情况。由于脑脊液衬出了神经组织的外貌，T_1 加权图像可显示椎骨半脱位对蛛网膜下隙及颈脊髓的影响。此法在颈椎创伤和类风湿性关节炎病例已广为应用。MRI 屈、伸位动态检查可用于颈椎融合术前、后，有助于确定融合部位及融合部是否稳定。

近来 MRI 被用于腰椎融合术后以测定其功能稳定性，当融合超过 12 个月，在 T_1 加权成像可见有软骨下强信号条带，反映了由于生物力学应力强度的减弱，红骨髓转变为黄骨髓。不稳定融合在 T_1 加权成像的特征是软骨下低信号条带，此条带反映由于生物力学应力的增加而发炎、充血或肉芽形成。

6. 运动征象

MRI 运动征象有助于动静脉瘘的诊断，在 T_1 加权成像的低信号模糊区表示高速度血流，其 T_2 加权成像则可见多发的匍行区，系动静脉畸形的高速流动区。

(三) 脊髓损伤的磁共振成像表现及其临床意义

MRI 检查可显示脊柱与脊髓的正常与病变情况，有助于确定治疗方案，优于其他任何检查方法。一些作者指出，MRI 检出的脊髓信号，反映出脊髓损伤的病理组织学改变，因而可提供科学的诊断信息。

1. 急性脊髓损伤

急性脊髓损伤的 MRl 表现分为 3 型：Ⅰ 型为出血型，在脊髓成像中有较大的中心低信号区，表示细胞内去氧血红素，绕以周围薄层高信号边缘（水肿）；Ⅱ 型为水肿型，脊髓伤区呈现一致的高信号；Ⅲ 型为出血加水肿混合型，在脊髓中心为同等高信号，周围为较厚的低信号边缘。weirich 等总结 73 例伤后 3~24 h 急性脊髓损伤的 MRl 表现，亦分为 3 型：Ⅰ、Ⅱ 型与 KLulkarni 分型相同，Ⅲ 型表现为高低信号不匀。3 型急性脊髓损伤以 Ⅱ 型者为轻，治疗恢复较好。

2. 陈旧性脊髓损伤

(1) 陈旧脊髓损伤脊髓病理组织学改变及其 MRI 表现：以家犬 22 只，以 Allen 方法致伤腰

1脊髓，伤前后行 MEP 与 SEP 检查，于伤后 50～100 d 间，观察后肢神经功能，行 MRI 检查，并于检查后立即取出脊髓标本做组织学检查。

脊髓组织学改变与 MRI 及神经功能的关系是：脊髓损伤节段中心坏死但周围白质中有不少神经纤维 (NF) 区者，在 MRIT$_1$ 加权成像中脊髓中有囊区，其周围近似正常脊髓信号，动物可行走，而脊髓中心坏死区较大并软化成疏松组织者，其白质也已坏死，留有少量神经纤维 (NF)，在 MRIT$_1$ 为脊髓中较大范围低信号或斑片状不匀信号，动物仅能站立。当脊髓全段坏死并软化与胶质化，白质中无多少 NF 时，在软化疏松多者，则整段脊髓呈现低信号，在胶质化较多者，则为斑片不匀。可见 MRIT$_1$ 加权成像表现，反映了脊髓的病理改变。T$_2$ 加权成像则由于脑脊液改变不等，如粘连梗阻等多呈现不匀改变，未能清晰反映脊髓改变。

(2) 临床陈旧脊髓损伤病例及其 MRI 表现与肢体神经功能之关系：1990—1992 年治疗陈旧脊髓损伤近 200 例，除去有脊柱内固定不能行 MRl 检查，腰椎马尾损伤及行 MRI 检查，在 T$_1$ 与 T$_2$ 加权成像证明脊髓已横断者外，对 76 例的 MRI 表现与神经功能情况进行分析。这些病例均系伤后 3 个月以上，最长 14 年。入院后行 SEP 检查并行脉冲电刺激或手术减压治疗，观察达半年以上。神经检查结果可靠，其中完全截瘫 40 例，不全截瘫 36 例，MRIT$_1$ 加权成像表现可分为 6 型：

①脊髓受压，脊髓信号正常但受骨折或突出的椎间盘压迫而变细。
②脊髓信号不匀，脊髓信号粗细正常，呈斑片状不均匀或稍低信号。
③脊髓中有囊腔，囊腔外有正常信号壁或大囊腔而譬如纸薄。
④脊髓低信号并增粗，伤段脊髓信号低且较正常脊髓增粗。
⑤脊髓低信号，伤段脊髓呈很低信号。
⑥脊髓萎缩，多为脊髓长段变细但信号强度正常或稍高，少数 1～2 年节段变细。

在上述病例中，16 例脊髓信号正常但受压的不全截瘫经治疗后恢复接近正常；12 例脊髓信号不匀者，仅 1 例因受压成为全瘫，其余治疗后均恢复 F-rankell 级；脊髓低信号且增粗者 6 例为严重不全瘫，且 25 例治疗后均无恢复；脊髓信号很低表示脊髓严重坏死软化，治疗无恢复；在脊髓囊腔中，虽然存在厚壁有脊髓白质为不全瘫者，但治疗后亦无恢复；脊髓萎缩长节段皆为全瘫，且无恢复，短节段者虽不全瘫，但治疗后亦无恢复。因此，陈旧脊髓损伤，MRIT1 加权成像信号正常但受压之不全瘫表示脊髓内无明显坏死，治疗后可恢复近正常；脊髓信号斑片不匀者，脊髓内有坏死退变，但有神经纤维，治疗后可恢复 1 级；而脊髓呈很低信号、低信号增粗与萎缩变细者，脊髓组织大部坏死，治疗无恢复。

3. 脊椎损伤的 MRI 表现

X 线检查是脊柱损伤的常规检查方法，在此基础上行 MRI 检查，可显示普通 X 线片难于显出的病变。在侧位矢状面成像最重要的有：

①椎间盘突出压迫脊髓，在脊柱骨折与骨折脱位病例中，约有一半伴有椎间盘向后突出压迫脊髓，多系骨折椎体的上位椎间盘与骨折椎体后上角一起组成后突物压迫脊髓；

②椎体骨折其后上角突入椎管，椎体爆裂骨折、骨折块向后移位以及骨折脱位，骨折椎体向后压迫脊髓；

③硬膜前及后方血肿、机化物压迫脊髓。上述致压物的部位、范围为制定手术治疗计划提

供参考。

三、四肢疾病的磁共振成像诊断

(一) 股骨头缺血坏死

股骨头缺血坏死(ANFH)分为创伤性与非创伤性两类。非创伤股骨头缺血坏死的 Ficat 临床分期中, 0 期临床前期与 I 期,在 X 线片上均无表现, MRI 成像则很敏感,特异性极强(98%)。Mulliken 等检查 132 例中有 11 例为 Ficat 分期 0 期,由 MRI 检出股骨头坏死; Sakamoto 等检查 99 例 176 髋股骨头坏死,早期呈现带状病变的有 33 髋; Jergesen 等对 41 髋行 MRI 检查,包括临床无症状、放射学无表现者,均呈阳性改变,软骨下骨皮质轮廓改变者 82.9%,局部低信号者 50%,在 T_2 成像上呈高信号者 33.5%。因此,凡持续髋痛且 X 线片上无发现者应行 MRI 检查。

关于 ANFH 的 MRI 分型,Sugano 等分为三型：A 型,坏死区在股骨头负重区的内 1/3 或稍外；B 型,坏死区占股骨头负重内 2/3 以内；C 型,股骨头坏死区超过股骨头负重区内 2/3。最早的表现是在 T_1 加权成像上为低信号带,如果在信号带范围加大则预后差。张新等对 26 例 30 髋可疑股骨头坏死的高危患者进行 MRI 成像检查,并与骨髓活检相对照,结果阳性率 96.7%。其按分类法,A 型弥散均匀一致低信号,B 型环形低信号,C 型弥散非均匀一致低信号,B 型束带低信号。

ANFH 的组织学改变与 MRI 的关系,Hauzeur 等观察 16 髋股骨头坏死 24 个骨髓标本组织学改变与 MRI 表现。骨小梁与骨髓腔坏死,由嗜酸性细胞清除者,MRI T_1 为低信号,且不被 gadolinium 所加强,T_2 亦呈低信号。坏死骨小梁伴皱缩的脂肪细胞,T_1 与 T_2 呈现正常信号。骨小梁坏死并在坏死骨小梁之间充填以纤维组织,T_1 为低信号,而 gadolinium 加强后 T_2 为中间信号。纤维条带而无骨小梁的骨折区域,T_1 为低信号,而 gadoliniurn 加强后 T_2 为高信号。在爬行代替区,骨小梁增厚伴有纤维化,T_1 呈低信号,虽给以 gadolinium 增强,但 T_2 仍为低信号。进一步观察,在正常骨小梁中存在坏死灶者,其 T_1 与 T_2 信号正常。

髋关节骨髓水肿综合征具有特征性磁共振影像,即股骨上端 T_1 相为低信号,T_2 相为高信号,其临床为髋痛,X 线片股骨头非特异性骨密度减低,有作者认为如不行手术治疗,将发展成为真正缺血性坏死。骨髓骨病理证实骨髓水肿、脂肪细胞碎裂、血细胞坏死等,故此症不能称为骨质疏松。

由上可见股骨头缺血坏死早期骨髓脂肪细胞坏死退变及骨髓水肿,均在 MRI 呈现低信号,最具诊断价值,此时 X 线片上无特异表现；以后纤维组织增生,骨小梁坏死及新骨增生,在 MRI 亦为低信号,但 X 线片已可出现改变了。

对于股骨颈骨折并发的外伤性股骨头坏死,则 24～48 h 内 MRI 检出的敏感性尚不高。Asnis 等对 20 例 Garden Ⅳ 型股骨颈骨折,行人工股骨头置换的股骨头行 MRI 检查,结果是 2 周内骨小梁改变不多,MRI 成像并未检出坏死。

对儿童 legg-Calve-Perthes 病行 MRl 检查,MRI 可较 X 线片更清晰地显示早期股骨头坏死的范围与位置。

(二) 膝关节

检查前向关节内注入生理盐水,造成医源性渗出,再行 MRI 检查,可以更清晰地显示关节结构紊乱情况，95%的前交叉韧带撕裂可由MRI检出，半月板损伤可见半月板表面高信号线形影像（撕裂）或纵形影像（断裂）。

(三) 肩关节

对旋转肩袖撕裂，MRI诊断的特异性及敏感性高达90%，肩袖撕裂在MRI表现可分4级。

0级：信号正常，形态学正常。

1级：高信号，形态学正常。

2级：高信号，形态学异常。

3级：高信号，形态学上出现撕裂。

有学者对100例肩关节患者行MRI检查，并与关节镜检相对照，其中31例肩袖损伤，MRI的准确率93%，敏感性84%，特异性97%，17/20完全撕裂，9/11部分撕裂由MRI检出，2例部分撕裂未检出，3例完全撕裂检查为部分撕裂，结论为MRI检查肩袖损伤准确率高。

Chandnani等对46例肩关节疼痛者行磁共振成像关节造影。方法是在X线透视下用腰椎穿刺针刺入肩关节，注入碘海醇（每毫升含300 mg碘）1～2滴，以证明针头在关节囊内，然后注入2 mmolgadopentetatedimeglumine液25 ml，至感到有一定阻力后拔针行MRl检查，即磁共振成像关节造影。可见肩关节囊分为三型：①前缘附着于关节盂唇前，占20%；②附着于肩胛骨前面盂唇的后内侧，占20%；③附着于肩胛骨前，盂唇内侧1 cm处，占61%。

对于盂肱韧带损伤的显示，与手术相对照，MRI的敏感性、特殊性及正确性分别是：上GHL 100%、94%、94%，中GHL 89%、88%、91%，下GHL 88%、100%、97%。损伤率上GHL3，中GHL16，下GHL8。对于关节盂唇损伤按准确率算，上部89%，前部95%，下部96%，后部100%，都是T_1成像，结论为MRl关节造影有助GHL损伤的诊断。盂唇完整性的检查，中下GHL对保持肩肱关节的功能性非常重要。

(四) 肘关节

Potter等33例肱骨外上髁炎患者行MRI检查，发现桡腕短伸肌起点原发退变者20例，退变处呈亮信号。手术中劈开腱，表面为桡腕长伸肌，至深部短肌蜕变之部位呈黄色，切除之，然后缝合。病理组织学为新生血管，胶原纤维断裂及黏液变性。

(五) 腕关节

用MRI检查腕关节的三角纤维软骨(TFC)撕裂，准确率可达95%。有学者对35例疑为腕尺侧损伤者行MRl检查，有20例行手术治疗为对照，其14例手术证实TFC损伤者，术前13例为MRl所检出。术前MRI表明TFC完整者6例，手术证实TFC无损伤，说明MRI检查准确率高。

(六) 关节炎与关节软骨损伤

骨关节炎(OA)、类风湿关节炎(RA)及关节软骨损伤，可由MRI检出，但准确率较关节镜所见差。Blackburn等对33例膝关节OA患者，行站立位X线平片、MRI检查与关节镜检相对比，MRI所表现的关节软骨损坏范围较关节镜所见为差，二者相比约为0：4。但Fernandez等认为，MRI检查OA比X线平片好得多，其对52例膝OA进行X线平片与MRI对比，结果MRI提供的信息丰富，X线平片相差甚多，如关节囊肥厚，MRI为73%，X线片为0，关节积液为60%、7%，半月板退变为52%、7%，骨唇增生为67%、12%，软骨下骨受累为 65%、7%，甚至在轻度 OA 患者 MRI 亦可检出。有学者对 44 例膝 RA 患者行 MRI 与 X 线片检查对比，MRI 发现 25 例关节边缘侵蚀，42 例软骨下囊变，而 X 线片上仅分别显示 3 及 8 例。包括软组织改变，MRI 能提供清晰的信息。对髋部疼痛疾病，X 线平片未显示病变者，行 MRI 检查，往往可早发现问题。

（七）骨与关节感染

急性骨髓炎髓腔发生炎性改变及骨皮质外软组织改变，MRI 的敏感性较 X 线平片为高，故可以早期发现，特别是深部组织。对急性骨髓炎，T_1 成像见骨髓腔呈一致低信号至中等信号，骨皮质受累者呈中等信号；在 T_2 髓腔炎症区为高信号，高于正常髓腔，感染冲破骨皮质至周围软组织，T_2 亦呈高信号。骨脓肿在 T_1 为低信号或中信号，而 T_2 则为高信号，高于髓腔信号，脓肿壁在 T_1 与 T_2。均为黑边，脓肿内死骨在 T_2 为低信号。化脓性关节炎、滑囊内脓液 T_2 为高信号，骨髓改变同上述骨髓炎。

（八）骨与软组织肿瘤

恶性骨及软组织肿瘤，破坏骨髓腔或软组织，其 MRI 表现较 X 线平片为早。骨巨细胞瘤、骨肉瘤、软骨肉瘤等破坏骨髓腔，常有缺血坏死，在 MRI 呈现低信号。一般认为干骺端肿瘤不会侵犯骨骺，因骺板为一天然屏障。但 Spina 等对 41 例干骺端恶性骨肿瘤行 MRI 检查，特异性为 94%，发现肿瘤冲破骺板，组织学证实骺板受累者 25/41(61%)，骺板被冲破者 30/41(73%)，故认为骺板并非恶性肿瘤的屏障。Drape 等对 31 例临床疑为血管球瘤 27 例为 MRI 所检出，可显出肿瘤之包膜，有 13 例甲床被压迫，并可区别为血管型、实体型与黏液型三型，结论为 MRI 可准确检出甲下血管球瘤。

第八节 关节镜检查

关节镜是一种观察关节内部结构的直径 5 mm 左右的棒状光学器械，是用于诊治关节疾患的内窥镜。该器械从 1970 年开始推广应用。关节镜在一根细管的端部装有一个透镜，将细管插入关节内部，关节内部的结构便会在监视器上显示出来。因此，可以直接观察到关节内部的结构。关节镜不仅用于疾病的诊断，而且已经广泛用于关节疾病的治疗。关节镜手术是一种微创手术，开始主要应用于膝关节，后相继应用于髋关节，肩关节，踝关节，肘关节及手指等小关节等。

一、关节镜器械

关节镜原是从诊断功能出发研制的一种医疗器械。随着多年的临床应用及经验的积累，发现它是一种极有效的"管道"外科。因此关节镜单纯诊断的功能已不再真正存在，它已转化为一种手术领域——关节镜外科。故其器械除部分基础设备外，其他都以手术器械为主。手术器械也分一般手术器械与专用手术器械。

（一）关节镜

关节镜是本系统的主件，是窥视部分，其作用是从视觉上进行监视关节内的病理情况及术中监视及指引关节镜手术，它是关节镜外科的必需工具。关节镜主要由镜子、套管及套管内芯三部分组成。

1. 关节镜

关节镜均为硬性窥镜。它包括一个目镜，一个物镜和一个柱型干。根据内部透镜系统结构的不同，分为以下 3 种基本光学系统：①经典薄片状透镜系统：该系统如同传统的照相机镜头由数片一组的透镜组成，目前已很少用。② Flopkin 棒状透镜系统：这是一种先进的透镜系统结构，该系统透镜间隙小、光通性强，能获得更清晰的图像。目前多数牌号的关节镜都采用该系统。③分级指数 (GRIN) 系统：该系统由微细玻璃棒构成，较小口径的针状镜多基于此系统。

透镜系统有黏胶成分，胶水可融化而导致透镜系统的结构发生破坏，因此关节镜不宜用高压蒸汽消毒。

目镜：关节镜目镜用于手术医师直接用眼睛观测，但医师直接用目镜观察关节腔时，其他人看不到关节腔，因此不能进行手术中的合作。而且医师用目镜观察关节腔时，往往处于强迫体位，极易疲劳，不便施行手术，易造成污染，故目前目镜均作摄像头接口所用。在需拍照时，也可与照相机的特殊镜头作接口用。由于目前大多数医师不直接通过目镜对关节腔进行肉眼直接观察，因此又有一种关节镜取消目镜部分，变为直接与摄像头接口，这种关节镜，它的电视成像更为清晰。

柱型干：它包括透镜部分和由玻璃纤维素构成的束。透镜部分由目镜开始到物镜为止，是影像的传导系统。玻璃纤维束由关节镜的导光纤维接合口开始到关节镜远端为止，把光源发出的光通过关节镜，发射到关节腔，是光的传导系统。关节镜干外壳的直径常用的有 4 mm、3 mm 及 2.5 mm 等 3 种，分别配上 5.5 mm、4.2 mm 及 3.2 mm 直径的外套管。

物镜：物镜包括 3 个镜片。一是物镜本身，除此之外，在物镜远端有一块棱镜，棱镜再远端有一块广角镜。这 3 块镜组成了关节镜的广角部分，使观察者能获得更大的视野，一般讲关节镜的广角度约为 70°～120°。在关节镜的观测中，广角范围是一个要素。理论上讲，广角越大，视野越大。另一要素是视角倾斜度，即关节镜物镜的纵轴线与视野中心线的角度。如二者为一直线，称 0°，即无倾斜面。此时物镜所显示的像在目镜正前方，上下左右视野是均等的。如两条线呈一定角度，例如形成 10°、30°、70° 的倾斜面，则所看到的则不是正前方的图像。而是一侧多，一侧少。这对关节镜使用来讲是有好处的。用 0° 视角面的关节镜，我们从膝前方插入关节镜，只能看到面对关节镜的那一部分膝关节组织，而看不到侧方组织。用 70° 镜，由于视角变化产生倾斜度，此时不但可看到侧方组织，还能看到更斜一些的盲区。当关节镜视角面为 30° 时，斜面的一侧视野比另一侧更扩大一些。如把关节镜自转一圈，即把倾斜面转动一周，则看到的视野要整整大一圈。把 0° 镜自转一圈，由于无倾斜面，所以视野一点也不变。所以目前标准的关节镜都带 25° 或 30° 的视角倾斜面。加上原有的广角镜，在工作中，视野就大多了，不再需要 0° 镜。有时为了要看到与关节镜相反方向的组织，可添一个 70° 镜。由于 70° 镜是看不到前方图像，只能看到侧方图像的，因此在用时，易擦伤关节软骨。所以应先用 25°（或 30° 镜）观察，然后拔去关节镜，留下套管，并维持套管位置，再插入 70° 镜。70° 镜有极大的曲射度，所以用它引导关节镜手术，必须具有相当经验的医师才可去做。

2.关节镜套管

关节镜须在套管保护下进行工作,镜与套管之间的间隙是进出水的主要通道。能达到最高进出水量的套管称为高流量套管。套管附有两个穿通芯。一为锐性,一为钝性。套管本身有两个开关。由于实际上两个开关不会同时使用,所以目前大多数套管已改用一个开关。此开关装置会沿着套管旋转,以防手术时卡住肢体。

3.手术器械套管

为了便于器械进出皮肤切口及减少损伤,一般先在器械进口处安放一个器械套管。它和关节镜套管一样,有尖、钝穿通器各一个,但器械套管没有进出水开关。而且在套管末端安放塑料或橡皮的有孔隔膜,以防止器械与套管腔之间的漏水。器械套管一般较关节镜套管短,直径相似或稍大。此外还有一种可供手术器械与关节镜双用的套管,便于手术操作。这种套管带有一个进出水开关,并是高流速的。它也同时带有硅橡胶有孔隔膜,这样套管安放于原地,可迅速更换关节镜及手术器械。

(二) 光源系统

人的关节腔与人的其他闭锁体腔一样,与外界无交通,处于无光线情况下。关节镜进入关节腔工作时,必须有光线辅助,光线的亮度及色温决定所显示的影像是否清晰与精确。在无电灯以前,任何的光源亮度都嫌不够。白炽灯的发明改变了整个内窥镜的功能,当然也包括关节镜。最初的关节镜,灯是直接装在镜干的末端,如渡边17型,19型等,灯随着关节镜一起进入关节腔。有进口大,灯泡热,易碎3大问题。所以以后都改为冷光源,即灯箱在外,光线通过玻璃纤维束,传导到关节腔内。这样就克服了上述3个缺点。一般讲,光源系统由3大部分组成:灯箱、玻璃纤维传导缆及关节镜内部的玻璃纤维传导系统。

1.灯箱

是光源主机,其关键部分是灯泡。灯泡常用的有3种:卤素灯(halogen)、金属卤化灯(metalhalide)和氙灯(Xenon)。卤素灯是第一代灯,150 W,灯寿命为50～70 h,呈橘黄色,色温为3 000～32 000 K。它不能自动调光,而且其光深透性差。金属卤化灯是250 W,灯寿命大于250 h。呈绿白色,色温5 000～5 500 K,能自动调光。氙灯功能更强,为300 W,灯寿命大于300 h。在前10～60 h衰退期中,它不易衰退。呈蓝白色,色温6 000 K,最接近正常日光色温。目前新型的光源采用氙灯。不同的灯泡有不同的色温,对颜色产生不同的反应,所以在实际应用中,应在摄像头上用平衡方法来平衡,色温大小与光亮度无关。由于关节镜内组织反射光线的能力不同,所以在不同区域使用关节镜时,所采用的亮度也要不同,否则要影响观察效果。如在胫股关节,由于关节面光反射强,应用弱光。在髌上滑囊,特别有严重滑囊炎时,光反射减弱,则需用强光。目前好的光源都能自动调光。其机制是灯箱中有一个可调节的光圈。光圈由马达控制,而马达受控于摄像机反馈过来的信息,当摄像机遇到强光,即把信息反馈到马达,马达就缩小光圈,使灯箱发出的光线被阻挡一部分,导致传出光线减弱。反之在暗区,信息反馈到马达,使它扩大光圈,光量输出就增加,以上作用称为自动调光。目前,又有一种新的自动数耦式调光系统。它与微型摄像头装在一起,它是通过电子光量数控来控制调光的。如与自动调光的灯箱合用它能使动态下的调光处于完美状态。

2. 玻璃纤维传导缆

主要功能是连接灯箱与关节镜。它由上千条玻璃纤维组成，在消耗最小的光量情况下，让光线通过。经过不断地研究，玻璃纤维抗断裂力量已增强许多。但任何折叠动作都可引起它的断裂。每断裂一根就要出现一根小黑点，断的数量多了，光线传导就逐步受影响，所以传导缆只能"盘"，不能"折"。用久了，光传导总是要影响的，通常，灯箱上有一个测定光缆传导力的测试标记，可定期测试传导缆的传导能力有否减弱。

3. 关节镜内部的玻璃纤维传导系统

它与光传导缆的接合口，随着各种牌号关节镜不同而不同，但有各种附加接合口来配合。所以不同牌号之间，光缆与光源可以通用。光缆内玻璃纤维量多，不一定增强关节腔内光线。起主要作用的是关节镜内的玻璃纤维数量。只有二者数量配合好了，才能增强关节内的光亮度。

(三) 关节镜手术器械

关节镜外科，已由以前单纯的诊断演变为一种手术技术。也就是说，如在镜下发现关节内异常，可立即在关节镜监视下，用"管道"型手术器械进行手术。所谓"管道"型是指关节镜手术在进行时基本上不打开关节腔，是通过"开洞"方法把手术器械放入关节腔进行手术。这种管道方法决定了关节镜手术器械的外形，即细长、工作面在末端、器械活动轴的前移，使工作臂缩短。手术器械可分四大种类。

1. 手动器械

这部分器械的操作主要靠手术者的手指操作。它又可分以下几种。

(1) 刀具：由于"管道"手术的需要，刀具都是采用长圆而细形的握柄。多次性刀具，其刀柄与刀头混为一体，工作面在柄的远端，多次性刀具可用数十次之多，有的还可再磨。其优点是经济，但易钝，多用几次后，往往影响手术效果。一次性刀具，在柄与刀头处有一个连接口，如同普通手术刀，但其柄也是长而细的圆棒行，一次性刀片可装在它的远侧端。虽然每次手术要换刀头，费用较贵，但刀具始终保持锋利，是其突出优点，一次性刀头有时可用2～3次。

刀具有各种形态供选用，其中以下述数种最为常见：①单面刀：单侧刀刃，多用于常规切割。②钩刀：其刀刃逆行，有钩拉、切割作用，可用作倒切半月板及外侧支持带松解手术等。③Smillie刀：可沿半月板裂缝推切。④香蕉刀：此刀呈香蕉型，但扁平，双侧及尖端均为刀刃，任何角度都可切割，可谓"万用刀"。

使用刀具要注意两点：①因刀刃锋利，使用时要方向准确，避免损伤其他健康组织，特别是关节软骨面。②手法要轻，避免刀片断裂在关节腔内。

(2) 有柄器械：包括钳,剪型器械。根据关节镜外科的特点，为了便于操作,因此都呈手枪型。而且运动轴都处于末端，这样工作时活动的力臂短，不会因关节腔空间狭小而限制活动。根据不同的需要，它们可分数大类：①剪刀型：剪切作用。它也可分各种类型，如标准型，左右弯弧型，有的剪切部呈弯钩型，使剪切时咬住物体，不易滑脱。不像正常剪刀，它在剪切同时还有把被剪切物体推向外的作用。②咬切型篮钳：这种咬切钳下颚中间镂空，咬切组织后，组织可自行落在关节腔内，并不附着于咬切钳上，这样就不必每咬一次，需把钳子拔出体外一次，去清理咬口。而落在关节腔内的组织块，稍后可一次吸出体外。篮钳的种类很多，有根据尺寸大小分类的，如有 3.5 mm、4.5 mm 等；有根据工作方向不同分类的，如有直型、左右 45° 弯转型、左右90°弯转型等。这些弯转型可方便地咬切前侧方组织和侧方组织，而不用旋转钳本身去切除不在前方的组织。更有逆向型钳，可进行逆向切割。此外，由于考虑到更好地固定物体切割的位置，所以钳的下颚(有时上颚)，根据不同形态的组织，分为很多形状，可供使用时选择。③攫抓钳：它的功能很重要，凡需把组织从关节腔内取出时都需要它。根据需要的不同，它也有各种类型。它的主要作用有两个，一是钳取游离体，另一个是取出割下的组织，有时可咬住并牵引组织，使之具有张力，以便切割。有一种专用的游离体取出钳。钳上各有一个齿状刺，可牢牢咬住游离体不放，便于在较小的切口中，取出较大的游离体。④其他有柄器械：如逆向挤切钳：乃利用椎板咬骨钳原理设计的。逆向挤切组织，效果很好。有时虽可用小型椎板咬骨钳替代，但由于设计上的问题，效果逊色多了。带吸引篮钳或攫抓钳：篮钳带吸引后，一方面可吸引软组织靠近钳，以便切割，另外切下的组织可立即吸出体外。攫抓钳带吸引，抓游离体最有用。游离体受吸引后，不但不会因水的流动而逃逸，反而能吸向钳，便于攫获。髓核钳：在国内有一些医师，在关节镜手术中采用髓核钳。髓核钳咬合力量较大，可切除肥厚滑膜、增厚纤维化的"棚架"，使用较为方便。但应用它时，必须了解它的缺点。因它没有锐性的咬切口，它的作用是咬住再撕拉。所以不宜用作半月板切除。即使作其他软组织切除时，也要注意不要咬住太多的组织后撕拉，以免造成太大的损伤。但用它作为攫抓钳，则效果很好。有时可作游离体取出，半月板切除碎片的取出和其他需抓钳动作时的工具。国外有使用筛骨钳的，取其两个优点。一是它的上下颚都有 Ep 圆形孔，所以工作时，可看到钳切的深度和所钳取的组织量。二是它有不同角度，可便于软骨边缘区的钳切工作。

(3) 关节镜探针：探针的作用要比估计的实用的多。探针末端与主干成 90°直角，末端可长 2~5 mm，有的上面有刻度。探针干一般长 130 mm，有一个便于握捏的柄。探针作用很多，它可在关节腔内挑拨各种组织。如挑起半月板，以观察它的胫骨面；拉开阻挡视野的脂肪垫；挑拉 ACI。抵住软骨碎片，使之便于固定；叩击软骨面，了解其质地；有刻度的还可当作尺来测量某些关节内物体的实际尺寸。总之，它可作一切关节镜的助手，所以它有"关节镜外科医师的手指"之称。

(4) 关节镜骨匙：骨匙头部呈圆形圆环，正反两面都有刀口，有的环口可呈杯状，圆环与柄稍成角度，以便操作方便。骨匙主要用于处理关节软骨面，如关节软骨新鲜面的制造、关节面剥脱软骨的去除，及其他组织需要搔刮时。目前这些病灶常改用刨削头(动力系统)去处理。如某些区域，刨削头不易操作时，仍可用骨匙。操作骨匙时，宜采用"扫地"的动作，用力轻，不要掘得太深。

(5) 关节镜骨锉：在关节镜的特殊手术中有特殊骨锉，如用作 ACL 手术中的胫骨隧道锉、半月板缝合术中的半月板破裂面锉等，这里讲的是常用骨锉。它的工作部分小并呈方形，单面有锉齿，有一个长柄，可用在刨削器不易工作到的场合。锉时动作宜轻，凡需较大动作时，可用骨匙。

(6) 关节镜骨刀：其工作面为小方形，处于握柄末端。一般为 6 mm，有一个细长的柄，主要符合"管道"手术的设计。可用此凿去骨赘等。

(7) 关节镜骨钻：用于打洞钻孔，或在骨面上做记号以测定位置等有关用途，根据不同需要，它也有各种不同角度及形态。

(8) 磁性回收棒：在关节腔内有铁性金属物时，或某些铁质的关节镜手术器械断裂在关节腔内时，由于体积小，或位置困难，不易用常规方法钳出时，可考虑用磁性回收棒吸住，引出体外。

(9) 引流针管：关节镜手术时，进水及出水是一个重要工作步骤，进水可自关节镜套管出口处进入关节腔，也可从引流针管进入关节腔。凡进水使用关节镜者，出水用引流针管。反之也可以。

用关节镜进水的好处是：视野前的遮挡物可随时冲开，使景物清楚。作者在作肩关节镜时，常用这种方法。此时引流针管为出水口。有时因吸引作用，组织碎屑可堵住引流口。如发生此情况，应随时清洁引流针管。用引流针管作进水口是一个常用方法。作者在膝关节镜手术中常用此法。此时关节镜变为出水口(如用刨削器，则刨削器为出水口)。如遇碎屑堵住关节镜镜头，影响视野，必要时可清洁之。以前常用 Verres 针，作为引流针管。但它比较细，水流量不够，有时又易折断，所以目前有各种不同类型的引流针管出现。

在上述手动器械中，有柄器械是由 RichardOconnor，RobertJackson，RobertMetcalf 等关节镜医师于 20 世纪 70 年代早期研究和使用的，而最现代化和高质量的有柄器械制造是由 GeorgeShutt 和 JeffShutt 父子制造的。他们对握柄时手指的平衡，指尖精细的操作非常注意。高分子型料保护套可减少操作器械时的震颤，稳定捏握力。精良设计的齿轮动作，使切剪组织更精确，所以以 Linvatec 厂所生产的以 Shutt 为名的手动器械，已成为最佳的关节镜有柄手术器械。

2. 动力器械

马达驱动的关节镜刨削系统，是关节镜手术中必不可少的手术器械，是由 LannyJohnson 创造推广的。它的刨削器头的基本构造是二根套管，一根为外套管，一个为内套管，相套成一根管子。末端都有开窗，外套管不动，内套管通过马达而转动。转动时两个窗口边缘、互相切割，成为一个锋利的切割机。更由于内套管内腔通向吸引装置，所以靠近窗口的软组织都能被吸入套管内而被切断。并且随着内腔吸引出去，这是刨削系统的原理。

动力部分：最初的刨削器马达是在主机内，通过金属弹簧转动轴线带动刨削工作头转动。这种设计最大的缺点是转动轴用久后易断，因此目前这种形状的装置已经淘汰。目前马达已装在手柄上，连接主机的是一根电线，而非转动轴，这样就保证了器械的使用寿命。主机则由线路板构成，其作用是控制及发动：

(1) 旋转的种类：它有顺转、倒转及摆转。

(2) 速度的调节：目前最高的转速可达每分钟 6 000 次 (r/min)，并有显示器来显示以上数据。主机是通过电线来控制手柄上的马达。目前应用足踏开关较多。ApeX 系统是最先进的一种刨削系统。除具有一般刨削系统的各种功能外，它还有编程及语音功能。所谓编程就是可对某一种刨削器编制某一名医师所需要的转速，然后编上医师姓名，成为一套程序。每次打开机器，输入指定医师的名字，每一种刨削器都会自动按照您原先指定的转速进行运转。每个系统可编 4 套程序，即供 4 个不同医师的编制的程序使用。语音功能是对每个指标，如顺转、倒转、摆转、无节或有节变速，及其他特殊功能等等都会用语音通知医师。医师不必扭转头去看机器上的指标，只要一面手术，一面倾听机器发出的言语，便知机器目前处于何种功能状态。共有 4 种言语可供使用。

手柄：手柄是远离主机的工作部分。一般都带马达，然后可配上各种类型的刨削工作头以供手术使用。手柄根据性能不同，可分二种。一种是专用手柄，如刨削器头用一种手柄，锉磨头用另一种手柄。还有一种是万用手柄，即一种手柄可适合各种刨削、锉磨头。手柄上有控制吸引的装置，即可使工作头有吸引力，或无吸引力。

刨削器头：是主要工作部分，有多次性用型和一次性用型。多次性用型可供多次手术施用，似乎比较经济。但有先用者锋利，后用者锋利不足的弊病。一次性用型，优点较明显，每次使用时，都是新的，锋利无比。缺点是一次用后即予以丢弃，这样就比较不经济。根据工作需要不同，工作头又分很多类型，常见的有：

刨削类：

(1) 半月板刨削头：刨削半月板，修剪软骨组织，如关节面清扫、髁间窝软骨清扫等。

(2) 强型半月板刨削头：作用更强，可修剪坚硬组织。

(3) 强型组织刨：强力，可刨削所有组织。

(4) 全半径切割器：适用切割一般组织，如肥厚滑囊等。

(5) 末端刨削器：切割一般组织有末端切割作用。

(6) 刨削修整器：有修整组织作用，可切割软组织、滑囊等。

(7) 长孔掸扫器：掸扫切割作用。修整滑囊、脂肪组织，及关节面上软骨垂丝组织等。

(8) 小孔掸扫器：比长孔型更细致。

磨锉类：

(1) 圆形钻锉：骨面清扫准备，软骨面清扫，骨赘切除。

(2) 卵圆形钻锉：切削骨及软骨面，可用于肩峰修整术及髁间窝成形术。

(3) 锥形钻锉：强力、较易修型骨面。可用于肩峰修整及髁间窝成形术。

刨削器由于是内外二套管相配，内套管在内旋转而发挥其功能。因而它的管型是强硬的直型，在手术时有时可能达不到某些需刨削的区域。目前又有一种可弯曲进行的刨削器，Merlin型这种刨削器本身是直管，当手术时，如需弯曲刨削器管时，可由手术医师自行把它弯曲到10°～15°施用。以后根据关节方位的需要还可扳直，这是非常有用的。这种可弯曲刨削器，可大大扩大刨削器使用的有效面积。

（四）水泵系统

关节囊扩张是进行关节镜外科手术必须的条件，扩张程度的充分与否，和能否获得良好的视野及工作环境有着莫大的关系。在20世纪70年代中期以前，一般使用进水瓶悬吊灌注的方法使液体进入关节腔，以达到扩张关节腔的目的。当然同时另有一个出水口，让液体流出（或吸收出去）。但二者必须平衡，或在一时期可单有进水而无出水，但绝不能让出水大于进水。因这样会引起关节囊塌陷，影响视野，影响关节镜手术环境。在悬吊进水法中，一般用3 000 ml水袋2～4个，串联，悬吊高度为距关节1～1.25 m。

水压至少要维持到3.7 kPa(28 mmHg)，此外还要保证输液管的直径有足够的大小，进水器（可为单独的穿刺管，或关节镜套管本身）的管道不可太窄。目前赞成采用6.5 mm直径管道。如用强力吸收或用刨削系统时，更要注意进水与出水量的平衡，并还要注意进水管的畅通，不被组织碎屑塞住。悬吊系统如能掌握得好，对大多数关节镜手术来讲还是能适用的。

基于悬吊系统还有一定的缺点，所以从1973年开始，有人开始研究水泵系统，Gillquist 还在1977年著文发表。初期由于在控制进水的压力方面缺乏经验，常造成压力过高，以致产生并发症。目前已能完全解决这个问题。新型的水泵还解决了压力与水的流量问题，它把二者分别控制，即低水压时可保持高水流量，反之亦然。ApeX万用冲洗泵就是这种水泵的代表。该水泵可自动或手动控制，来定出所需的压力及流量。它与ApeX刨削系统配套，可在刨削时，仍可维持医师所需的压力及水流量。有了水泵更有利于手术后组织碎屑的排泄，水泵的压力对于关节腔内止血有很大的好处。特别在不能用止血带的肢体部位需进行关节镜手术时，如肩关节等，水泵的作用就更加明显。例如在作肩峰修整成形术时，除血压需降低到12.7 kPa(95 mmHg)外，水压应维持在5.3～13.3 kPa(40～100 mmHg)左右，此时唯有水泵才能起到这个作用。而只有达到这个压力，才能使肩峰下滑囊扩张，以便手术，更重要的是有止血这一作用，在关节镜外科方面叫"气球观念"，是在肩关节镜的肩峰手术中不可缺少的一个部分。同样在其他肩关节手术中也需水泵协助，实际上，从目前来看，进行各关节的关节镜手术，有条件的话都应选用水泵操作。水泵操作时，即使应用吸引力较大的排泄系统，仍能自动保持预先订好的水流量，并且不会影响关节内水压，这是很重要的一点。

(五) 大腿固定器

行膝关节镜手术时，"打开"所工作的关节间隙非常重要，任何不良的关节腔显露都不利于观察及手术。因此自开展膝关节镜诊断与手术以来，膝关节在手术时所处的体位一直是关键所在。以前常有一个助手专门致力于体位的维持，如掌握手术中所需要的膝关节的外翻、内翻、伸屈等角度和小腿的内外旋程度等。近年来，特制的大腿固定器已取代了这项消耗医师较多体力的工作。

大腿固定器的原理是固定下肢膝关节以上部分（即大腿），利用力臂原理，移动膝关节远端部分（即小腿），使膝关节间隙能根据手术的需要，开放其某一部位到最大的限度。其操纵者往往是手术者本人，这样就节约了助手人数，而且减少了手术区的拥挤，同时能使手术者"随心所欲"。

使用大腿固定器时，宜注意下列数点。

(1) 手术床末端要翻下，患者双肢处于手术床外，者坐（或立）于手术床末端方位。

(2) 大腿固定器要占去大腿的面积，再加上止血带的位置，所留下的大腿下端供手术的无"掩盖"区已很小了。所以当作某些需较多的大腿下端暴露的手术（如前交叉韧带加强手术等等）时，要事先调节好固定器与止血带的位置。

(3) 由于大腿固定得甚牢无任何移动倾向，因此移动小腿的力量务须克制，不要造成关节韧带撕拉损伤或骨折等意外医源性事故。

(4) 某些固定器有止血带作用，所以手术时间较长时，除了要注意止血带时间外，还要估计固定器对血液循环的压迫作用。

有的大腿固定器还装上健肢的固定安放的位置。这样能使手术侧及健侧大腿，在手术过程中，都处于合理舒适的安全位置上，减少手术后的并发症。

(六)观察与记录系统

1.观察系统

如何通过关节镜去观察关节内情况或监视手术是关节镜外科的主要步骤之一。最开始的时候，医师直接使用肉眼通过关节镜进行关节内观察。这个方法的缺点甚大：首先，肉眼极易污染关节镜目镜部分，事实上是一定污染的。所以关节镜的黑色目镜部分，在手术过程中，一直视为污染区，以致手术中极不方便。其次，当术者用肉眼通过关节镜目镜观察时，唯一的"窗口"被他占据了，所以助手、洗手护士及其他有关人员就无法同时看到关节腔内情况，不了解手术者在做什么，手术中的协调作用就完全丧失了。此外，如需进行手术，肉眼观察成为一种强迫体位，术者要再用另一手操作是非常困难的，所以此种观察方法不再采用。以后人们发明了教学镜，即在关节镜上再另安装一个多节反射的干，把图像反射到另一个观察目镜，可同时给助手用肉眼观察，这样只不过多一个人能看到，仍不能克服上述缺点。而且教学镜费用不菲，故此种方法亦已淘汰。目前已使用闭路电视系统，这个系统包括3个主要部件：摄像头、摄像主机、监视器。

(1)摄像头：是紧套在关节镜目镜上的，原先很大，约手电筒大小，很妨碍操作。目前已大大缩小尺寸。它是一种以电荷耦合器件(CCD)为主件的摄像头。这种摄像头体积小，成像效果好，其过程简称电子成像。其原理是：①光线通过关节镜玻璃纤维，发射到关节镜镜头前的物体上。②关节镜把图像反传导到摄像头上的继电镜头(耦合器)。③耦合器把图像聚集在摄像头的影像传感器上。④传感器通过电视图像的像点把照相能量转变为电子能。⑤一旦图像变为电子能，摄像机的电视电路就会把它进行加工，然后输往电视屏幕。

(2)摄像主机：其主要的功能就是处理图像，其功能的好坏直接影响分辨率、色彩还原、图像逼真等效果。

(3)监视器：监视器的图像成像要比电视机好很多，故一般讲，不能用普通电视机来代替关节镜的电视监视器。由于观察即监视手段，由电视系统操纵，使关节镜手术获很多的便利。首先CCD摄像头及传导缆是可以消毒的，这样就解决了手术操作过程中的污染问题。其次由于有屏幕作图像显示，所以所有工作人员(必要的话，包括患者)都可同步看到，大大有利于工作上的协调。此外，手术者不再有强迫体位这个问题的干扰，工作环境方便，这样促进了各种复杂的关节镜手术的开展。目前最好的摄像系统的输出，NSTC制式为525线，PAL制式为625线，SECAM也是625线。

在应用闭路电视协调进行手术时，术者面对电视屏幕，可双手进行操作(一手执关节镜，一手执手术器械。也可双手执器械操作，由助手执关节镜)。此时眼睛看到的方位，与双手操作的方位是两回事。因此初学者必须认真训练这个配合动作，最终达到熟练协调，才能完美地完成关节镜手术。

2.记录系统

图像为关节镜外科最重要的组成部分之一。在观察监视时，需要有清晰的图像，对以后的评估与随访对比，更需要有图像为依据。因此不论是病理情况，或是正常解剖，都有必要把它记录下来。记录的方法有以下几种。

(1)绘图：把手术中看到的东西，认为是必须记录的话，可在手术后，立即用绘图方法把它记录下来。本法又分二种。一种是已画好标准的基础图形（如膝、肩等线条图），然后再填上所需填充的部分。另一种是白纸上画出来。这种方法简便可行，但容易失真，与真正看到的东西差距太大。

(2) 照相：这是最常用的一种记录方法，由于使用五彩软片摄下镜内图像，所以十分逼真可靠，完全可用作病史记录、科学研究及教学所用，而且可以长期保存。照相机应该用目前最常用的 35 mm 单镜头反射取景照相机。由于一般镜头不方便聚焦，因此不要用普通标准镜头，可用一个 100 mm 的定焦镜头。镜头前装有一个与关节镜目镜可接口的接头，要使用自动对光的半自动式相机。在一般情况下，光圈固定，速度可变，曝光表在观测目镜内显示，以便拍摄者掌握。目前由于应用了强光源，软片速度达 100 ASA（即 21 定）已足够了。可用日光片，这样彩色更逼真，接近自然彩色。拍摄时照相机是不消毒的，拍摄方法有两种：一种是由术者自己拍摄。拍摄时可在原手术手套外再带一副消毒手套，待拍好后，去除手套。另一种是由技术人员代为拍摄。有关镜头消毒问题也有两种方法。一种是照相机机身不消毒，但镜头消毒。拍摄时，术者注意不要使二者有交叉感染。拍好后，如还准备再拍，可取下镜头，放于消毒区。要注意镜头与机身接口处系污染区，不可接触。另一种是照相机的机身、镜头均不消毒，但接上与手术中所用的同样型号规格的消毒关节镜，用作拍照。拍时，先把原在手术的关节镜取出，放于一旁待命，把连接照相机的拍照用的消毒关节镜插入套管，进行拍照。拍好后，关节镜与照相机一起取出，再换上原来用作手术的关节镜进行手术。拍照的关节镜取出后，可与照相机分离，除与照相机接口处已污染外，其他部位仍保持无菌。把拍照关节镜放于无菌区，其污染部勿触及无菌区，需再拍时，再接上照相机。

(3) 电视录像：电视的面世改变了关节镜外科的监视手段，也改变了记录的方法。如今可以通过监视器与录像机相连的方法把手术全过程的电视图面用录像带记录下来。录像带记录的优点是逼真、动态，它的不足之处是没有静态画像以供细微分析。当然有条件的话，如能把每名患者的手术都用录像带记录下来将是一笔非常有价值的医学资料。但它必须经过编辑，才能有效地使用，这将花费大量的时间去做这项工作。

(4) 电视打印设备：电视打印是 20 世纪 80 年代的产物。它是把电视屏幕所显示的图像同步打印出来，成一幅静止的图像。打印时，只需按钮，所以并不妨碍手术的进度。由于是打印的，所以没有负片，因而不能复印。如需要的话，可多打印几张，实在需要复印，可用 35 mm 照相机拍摄图片后，得到负片后再复印成拍片或幻灯片。

3. 计算机成像系统

计算机成像系统是 20 世纪 90 年代，多媒体发明以后的产物。现在可以通过 486 以上的台机，用数字化技术把图像贮藏于硬盘中，有 850 kb 容量已够。需要的话，旁接一个数字磁带驱动器，90 Mb 的容量，就可贮藏 100 幅图像。这种图像清晰、逼真，贮藏方法简单，贮藏量大，又不占地方，实是一种好方法。而且携带方便，在任何场合可应用。具体设备为彩色电视监视屏幕一个，台式计算机一台，外接数字磁带驱动器一个，90 Mb 磁带一盘，及脚踏遥控器一个，即可贮藏 100 幅图像，可供制 35 mm 幻灯片或彩色拍片使用。如进一步用光盘驱动器录像，其容量更大，携带方便。这种装置对关节镜外科的记录有着极大的潜力。

(七)关节镜检查方法

关节镜原来的目的是通过直接的视觉来检查关节内部组织的情况,因此早期关节镜的目的是"检查",关节镜成为一种诊断(检查)手段,是自 KenjiTakagi 在 1918 年用膀胱镜检查膝关节时就开始的,一直到 20 世纪 50 年代中期 MasakiWatanabe 使用关节镜为止,走的都是"诊断"这条道路。但自 20 世纪 60 年代初期开始,人们由关节镜下半月板部分切除手术开始,发现可利用关节镜的"管道"外科原理,走不切开关节腔来进行关节内手术的这一条道路,大大地减少了手术损伤程度,和提高了手术的精确度,从而使得关节镜外科从"诊断"走向"治疗"(手术)。自 20 世纪 70 年代开始,在 O'connor 的大力推动下,关节镜下半月板部分切除术开始流行。这进一步发展了关节镜在手术方面的使用。以后随着关节镜的常规专用器械的发明,关节镜的主要功能已由检查转变为手术。"关节镜检查"这个方法已不再存在,而只有关节镜手术了。骨科医师必须记住的是:凡是镜下看到关节腔内的阳性表现,均应当场一次性地进行镜下手术去除病患。除不得已外,不要再切开关节,也不要改期再做手术。

(八)关节镜外科医师的培养

关节镜外科不可能无师自通,因为它虽是矫形外科(骨科)的一个部分,但它具有自身的特点,有别于骨科的其他分支。在当前世界上发达国家,骨科住院医师培养内容中,关节镜外科是必不可少的一个部分。

关节镜外科的技巧与常规骨科多有不同。一名骨科医师,他掌握了骨折内固定手术的常规技术后,很容易把它引中转为脊柱手术的技术,甚至全髋置换的技术。其中虽各有其特殊技术要点,需要通过实践去解决,但万变不离其宗,基本的操作是类似的。但关节镜外科则不同,它至少有以下数点是不同于骨科常规手术的。

(1) 一般骨科手术是直视手术区工作的,即对着人体组织进行操作。而关节镜手术,虽然工作的对象是关节,但手术者的眼睛却不是看着关节,而是朝另一个方面,看着电视屏幕,工作方向与眼睛看的不是一个方位,手眼的协调就是一个需训练的问题。更不去说看到物体的范围大小,与实际是有区别的,更需术者自己去想象及判断,然后再动手去处理。

(2) 一般骨科手术,是打开伤口,在双侧肉眼监视下做,所以所看到的是三维方位,而关节镜屏幕的图像是通过关节镜"管道"取得的,它是二维方位,术者必须熟悉二维方位图像去进行手术。

(3) 在关节镜手术中,关节镜作为监视系统,从一个进口进入,而关节镜器械往往从另一个进口进入。只有当手术器械处于关节镜物镜的视野内,电视屏幕才能出现器械的图像。由于关节镜物镜面积很小,器械又是从另一个进口进入,而镜与器械,又由术者各用一手操作,所以需二手协调操纵,才能进行手术。此方法又称"三角形技术"。这是不同于骨科常规手术操作的。

(4) 很多器械操作方法不同,如关节镜手术操作时,刀片的操作试用法,篮钳的咬切法,刨削器的打磨法,都需有一个适应过程。因此在操作关节镜前,必须要有一个学习准备的过程,否则是做不好关节镜手术的。

(九) 关节镜操作的培养方法

1. 住院医师培养

每个单位,在培养骨科住院医师时,必须把关节镜操作作为培养内容之一。每个住院医师必须由对关节镜外科有经验的上级医师,进行几个月的培养,达到能用关节镜检查膝关节和肩关节,并能使用关节镜手术器械。根据国内目前情况,在某些医院上级医师中没有对关节镜熟悉的,就应该用派出去(参加国内学习班),请进来(定期请院外对关节镜有经验的医师来指导)的方法来培养住院医师。

2. 模型操练

如有条件的话,可使用模型操作。模型目前主要有膝肩二种模型。其内部已制成各种关节内的主要组织,以便进行模拟操练。但此种模型,国内目前尚无生产。另外也可用新鲜的尸体关节作操练,它有一定的优点,因是真的组织,操练时能获得真正的感觉,但尸体标本难觅,而且不能重复使用,是其弊病。在未进行正式的关节镜手术前,如能进行模型操作,将对今后手术本身的成功起着极大的作用,如有条件,作者极力推荐要经过此学习阶段。

3. 录像带学习

由于关节镜手术是在电视屏幕上显示的,并可录像储藏。整个手术细节都可录下,因此观看典型手术的录像带也是一种学习方法。但一般讲,单纯观察录像带对初学者可能不易体会,对已有关节镜手术经验者,需学习另一种新手术方法时,使用录像带学习是一条很好的提高自己的途径。

4. 观摩手术

参观有经验的医师进行关节镜手术,将是一种很好的学习方法。如能参加洗手,并在手把手的形式下,学习一些初步操作技术,这对今后开展工作将是十分有益的。

5. 书本学习

关节镜手术的实际操作固然重要,但不能缺乏书本知识。在从事关节镜手术前,应该读完一两本有关书籍。这对今后开展该项工作是很有必要的。

6. 解剖知识

关节镜的镜下解剖非常重要。如不熟悉的话,虽然有相当经验的骨科医师,也可能在镜下迷失方向。因此如对某些关节,如膝及肩,从关节镜外科角度熟悉其解剖,认识其在关节镜窥视下所处的特殊解剖位置,并加以识别。这对以后施行关节镜,进行关节镜检查,建立了很好的解剖学基础。

在开展关节镜外科(包括关节镜检查)手术前,如能根据上述的方法,进行自我学习及向有经验医师学习,是很必要的。否则的话,可能遇到不少麻烦,甚至导致放弃关节镜这项非常有意义的工作。

(十) 手术室要求

关节镜外科的手术室既具有一般骨科手术的要求,又有特殊的关节镜要求,因此必须认真对待。在国外,由于昂贵的医疗费用,医师们在手术室应用方面作了变动。有相当一部分特别的、较复杂的关节镜手术,他们使用医院中的大手术室及其特殊设备。除此以外,有的医师会使用ASC手术室。其定义是:"这种手术是不十分复杂的,但常规是住入医院,在医院大手术室做的,但也可不住院在足够安全有效的一般手术室中做"。这种手术室的设备，从国内观点来看，还是十分好的。甚至超过国内的医院大手术室。再有一种，是在私人开业医师的诊疗所中的手术室中做。国外目前叫"诊疗锁关节镜手术"，这种方法可做大部分较一般的膝、肩关节镜手术。这种手术室，事实上要比国内小手术室好多了。事实上，根据国内目前条件及情况，关节镜患者应该住院，而且要在医院中好的手术室中去做，并且还需要一定的特殊设备与装置。

1. 手术室设置

由于关节镜器械比较多，而其附带设备又比较庞大，因此手术室面积要有足够的大小以备使用。手术室应该没有窗户，仅依靠人工光线，这样不会造成光线的干扰。由于大多数关节镜手术，在关节镜监视下手术，眼睛用不着直视关节，唯一的观看对象是电视屏幕，所以室内光线要求不受天然光干扰，柔和，电视屏幕上无反射光。更由于关节镜手术的器械，依靠电力的很多，如刨削系统、电视录像系统、水泵系统、吸引系统及电动工具系统等，电线繁多，因此手术室的电源接口最好是由天花板下来，地面上应减少或没有电缆，以避免电源被人为地拉掉、踢掉的危险。可靠而稳定的吸引器是需要的，最好是持续性的，而不是间歇用脚踏开关控制的那种吸引器。因后者不易协调，在紧急情况下易引起麻烦。良好的排水设备是关节镜手术的另一个重要课题，由于关节镜外科中，水的冲洗及排放是一个重要程序。中型的关节镜手术用水量也可达 10 000 ml 以上，而且由于手术上的需要，一部分水将自手术野中自动流出，在手术室地上将会有大量的液体，所以手术室地板上的排水系统必须有效，以免除遭受"水灾"的危险。

2. 特殊的设置

(1) 膝关节镜外科：采用万能手术床，麻醉医师位于床的头侧。由于关节镜的设备繁多，所以常需有一个整齐而安全的地方给以安放，关节镜外科器械设备架是很有用的东西。有关设备可有次序的安放。其顶台可安放监视器，第一格可放摄像机主机，冷光源主机；第二格可放刨削器主机；第三格可放水泵主机；第四格可放录像主机。整个器械架有很灵活的轮子，便于推动，因此不用时可整机推到手术室角落备用。手术时可根据需要，推到手术床头左侧或右侧，以备手术时使用。床的远端床板可放下，术者立(或坐)于床的末(尾端)，床侧可有夹架以便安放大腿固定器。常用一或两个 Mayo 器械台安放常用手术器械，不常用的手术器械放于大器械台上。

(2) 肩关节镜外科：肩关节镜外科往往需要特殊的体位，手术中除保证其手术所需的体位外，还必须注意患者的麻醉安全，呼吸和循环系统的畅通，及肢体的有无压迫，其体位一般有两种，即侧卧位与半座位。侧卧位：除用沙袋或腰轴坚固地固定躯干于侧位并后仰 15°～30° 处，上肢本身的位置固定也很重要。常用的固定法是用牵引架，牵引架可调节上肢处于各种度数的外展。在作盂肱关节诊断与手术时，上肢可外展 70°，前屈 15°；在作肩峰下滑囊手术时，上肢可前屈 10°～15°，外展 15°～20°。这些体位应靠肩关节牵引架这个特殊装置来维持。半坐体位：这种体位更适用于肩峰手术患者。由于患者所处于的特殊体位，所以要避免麻醉反应及其他反应，可用特殊装置来维持其体位，以取得安全保护，并给手术供给良好的方位。

(3) 腕关节镜外科：要获得腕关节腔足够的扩展以利于观察，就需要牵引，所以腕关节牵引器是必要的。它是经过特殊设计的。应用指套，可根据需要，牵引 1～4 个手指，有指示器可显示牵引力量，有可伸展及内外倾斜的球状关节，以供手术时，腕关节过仰，屈曲或尺桡侧倾斜之用。

(4) 肘关节镜外科：患者作仰卧屈肘体位，需用牵引架。可用腕关节牵引器代之，或用前臂悬吊牵引器。

(5) 髋关节镜外科：在作髋关节镜手术时，牵引下肢使髋关节扩展的步骤是极重要的，所以下肢骨折复位牵引台适合在髋关节镜手术时施用。根据不同的医师的经验，可采用仰卧位或侧卧位。

(十一) 关节充盈介质的选择

由于关节腔平时是处于闭合状态，所以在施行关节镜检查及手术时，必须扩张关节腔，才能清晰地观察关节腔的活动及其内容物。所以要用介质来充盈关节镜，这是一个基本原则，液体与气体这二种介质，都曾采用过。

使用气体的历史很早。瑞士医师 EugenBircher 在 1920 年就曾用氧气和氮气来充盈关节腔，以后很多欧洲医师都喜欢用气体。用气体作介质有不少优点，例如观测组织时，形象逼真，无扭曲，髌上滑囊充盈良好，无游离飘浮组织阻挡视野。组织固定，不飘动，有利于手术操作。人们用过各种气体，甚至空气。但有的气体被组织吸收的速度较慢，容易形成皮下气肿，气栓，肺栓塞，甚至导致死亡。气体以二氧化碳较好，它被组织吸收快，并发症少，它的危险性仅为空气的 1/5，而且也适应于电刀手术及激光手术。使用气体作充盈的，可使用特殊的关节腔气体充盈器。它可产生 13.3 kPa(loommHg) 的压力，并有气体过滤装置，以保证充盈气体的无菌。但用气体作介质，也有很多缺点。首先它没有冲洗作用，丧失了关节镜手术中最大的优点，其次当关节组织有一定裂口时，气体很易溢至皮下，造成皮下气肿，特别是在有关节囊破裂和韧带损伤患者。

此外关节液及血液极易污染镜头，造成视觉不清，对半月板损伤及破裂的观察大大差于用液体作介质的关节镜检查。因此目前大多数医师不用或少用气体作扩张介质。

用液体作关节扩张是关节镜外科最常用的方法，尤以用生理盐水最为普遍。用液体介质的优点是它有冲洗作用，可把关节内原有的"垃圾"冲去，而且还可把手术以后的"垃圾"去除。前者等于清洗关节腔及滑膜，大大有利于滑膜炎的治疗。后者构成了手术步骤的一个部分，如在游离体的清除，篮钳的应用，特别是刨削器的使用时。液体不但帮助刨削器清除组织，去除组织碎片，而且还润滑刨削器的转动和降低因转动而引起的温度升高，用气体作介质时，刨削器是不能应用的。

使用液体时，是否会影响软骨？哪一种液体最好？这两个问题是有争论的。Takagi 在 1918 年开始就推荐生理盐水，目前仍为绝大多数医师所接受。但 Reagan 曾提出它会抑制软骨细胞对蛋白质酶的正常合成，以后 Arciezo 否定了这点。目前由于很多医师，在关节镜手术中应用电刀，所以有人建议用非传导性的液体介质。曾推荐使用消毒的普通水，但由于其低渗性质，会引起红细胞溶解，滑膜细胞损伤，甚至有肺气肿的报道。所以更有人推荐在使用电刀时，应该用 1.5% 甘氨酸溶液，但由于最新电刀技术的进步，冲洗液的有关问题不再重视。目前最常用的冲洗液还是生理盐水。

(十二) 基本器械

关节镜外科可应用于各个关节。因此根据不同的关节及不同的手术，就有许多专门的手术器械。以下这些器械是最基本而常用的，适合于各种关节。这些器械是施行关节镜手术时必不可少的，我们称它们为基本器械。

(1)4 mm，30°角关节镜1个。

(2)5.5 mm，高速水流关节镜套管1个，伴锐性、钝性穿通芯各1个。

(3) 引流套管1个，伴锐性、钝性穿通芯各1个。

(4)5 mm 手术器械套管(伴有橡皮防漏塞)1个，伴锐性、钝性穿通芯各1个。

(5)3.5 mm 直径探针1个。

(6)3.4 mm 钝头篮钳1把。

(7)3.4 mm 匙形头篮钳1把。

(8)2.75 mm 剪刀，直型，30°右弯，30°左弯各1把。

(9)4 mm 垂体钳直型，上弯型各1把。

(10)4 mm 游离体钳1把。

(11)4.5 mm 攫抓钳1把。

(12) 4.5 mm 带吸引篮钳1把。

(13)2.75 mm 香蕉刀2把。

(14)4.2 mm 滑膜刨刀1把。

(15)4.2 mm 半月板刨刀1把。

(16)4.2 mm 末端刨刀1把。

(17)4.5 mm 球形钳1把。

(18) 刨削器1台。

(19) 导光纤维1条。

(20) 自动冷光源1台。

(21)CCD 摄像头1个。

(22) 电视摄像主机1台(连缆线)。

(23) 电视监视器1台。

(24) 录像机1台。

(25) 硅胶管、进水管及吸引管。

(26) 冲洗液的装置。

(27) 吸引装置。

二、膝关节镜检查

关节镜可应用到人体每一个关节。但由于各关节的解剖结构不同，所以每一个关节的检查方法也不同。人们最初是把关节镜施用于膝关节，因此大多数基本技术是由膝部关节镜技术发展而来。

手术体位：在关节镜外科早期，人们对关节镜使用还不很熟悉，因而不少医师让患者平卧于手术台上进行关节镜操作。那时还未普遍使用电视摄像系统，医师大多使用肉眼，通过关节镜直接观察。医师站着做手术，患者平卧，屈膝，足部抵住平放的手术台，这时膝关节的高度与医师肉眼较接近，所以那时医师习惯于这种体位进行操作。但这种体位缺点很多：下肢不易固定，不易维持医师所需要的各种内外翻、屈伸及内外旋的各种角度，医师不能随心所欲地开展各种越来越复杂的关节镜手术，所以这种体位使用者逐步地在减少。通过 Johnson 等学者的不断摸索，标准体位的成熟并为全世界广泛使用。标准的体位：手术台尾端 1/3 下翻，使其台面与主台面呈 90°，患者上身平卧于手术台上，双膝屈曲 90°，双腿随尾端 1/3 手术台的方向下垂。

医师站（或坐）于手术台末端，面向麻醉师，患者的健肢外展并蹬于另一手术凳上休息（可给以胶带适当固定于外旋外展位）。患肢大腿根部安放止血带，止血带远端则可安放大腿固定器。患肢的位置全部掌握在术者操作之中，术者可用自身的胸部、腰部、大腿部、手部等各部位，来控制患肢。

除标准位置外，还有其他改良位置，如患者仍保持平卧手术台位置，同时较靠近患肢一侧的手术台边缘，患肢由手术台侧向外荡出。这在日本有部分医师使用，但其有效空间较标准体位差。

在应用大腿固定器时，要注意二点：一是大腿固定器本身有类止血带作用，长期不放松也要影响下肢血循环；二是在大腿固定器固定大腿后，内外翻膝时，用力不可太大，否则会引起韧带损伤、断裂，甚至骨折等。

麻醉：麻醉根据其作用层次，可分3大类。①周围性（局麻）；②神经轴性（腰麻及硬膜外麻醉）；③皮质性（全麻）。理论上这3种麻醉在关节镜外科方面都有其地位，但具体情况各有所不同。

（一）局部麻醉

局部麻醉并发症少，恢复快。但使用局部麻醉时，不能使用止血带。手法操作膝关节时（如内翻、外翻、内旋、外旋等）常有疼痛，肌肉松弛等。而且每个进口处都要给以浸润麻醉，止痛往往不够完全，这样手术操作也就不能完全进行，所以对初学者来讲，局麻不是他们应选择的麻醉。

（二）椎管内麻醉

无论腰麻或硬膜外麻醉，都能使下肢肌肉松弛，可使用止血带，手术时也不会疼痛，而且患者是处于清醒状态的。缺点是相比之下，它产生并发症的可能性较多，这是不可大意的。

（三）全身麻醉

能使全身松弛，可很方便地应用止血带及使用手法等。止痛效果是完全可靠的，而且与椎管内麻醉相比更显示其安全性。术后疼痛感也少，如手术时能在手术切口处，用 0.5% 丁哌卡因加少许肾上腺等作局部浸润，则术后止痛效果会更好。所以作为关节镜外科的麻醉，以全麻为首选。

麻醉后检查：对每一名患者都要作例行的麻醉后手术前方法检查，并把它列入手术常规。在麻醉下，患者关节达到无痛松弛状态方便检查，很多在清醒时受肌肉痉挛或患者不合作等影响'从而被掩盖的体征，这时很易发现。特别是韧带的损伤，关节的不稳定和膝关节的某些机械性障碍。检查的发现，应马上记录下来，有时可供作对照之用。如清醒期原检查无韧带损伤，术后发现韧带损伤，就可对照麻醉后检查中有否韧带损伤体征的记录，来肯定有否医源性损伤等。

止血带：在膝关节镜外科中是否应用止血带，一直是个有争论的问题。有学者的意见是要用的，因为手术中保持视野清洁十分重要，用止血带并没有什么坏处。虽然在某些小型膝关节镜手术中，没有止血带也可做手术，但如果仔细观察一下录像。总会发现有一点模糊。很多人把这个"模糊"归咎于焦距不准，事实上是关节腔中的冲洗液内混上了血液，止血带能保持关节腔内图像清晰，有了清晰的图像才能做好手术。

铺巾：关节镜手术中的铺巾，在国际上是用特制的手术巾来进行铺盖的，其"特制"是体现在二点上：首先，手术巾已制成的特殊的形状，给膝关节镜手术、肩关节镜手术使用时，有足够的厚度，有合适的形态设计，铺巾步骤简单而无菌区遮盖安全；其次，因为关节镜手术冲洗液体很多，手术巾是防水的，以免湿透手术区，影响无菌遮挡。更有甚者，其手术巾下边有袋形结构，水可流入袋内，而袋与出水皮管连接，这样可大大减少手术室地面积水问题。

在膝关镜外科中，患肢常用袜套形、筒形的手术巾，套住患肢，然后在手术区剪开一定的面积，暴露皮肤进行手术。

膝关节镜的入路：膝关节镜的入路有很多个，其中最主要的是前外侧入路。

前外侧入路：其位置处于 Joyce 三角区，三角区边界是，髌下韧带，胫骨外侧平台前缘及股骨外踝前下缘，其中间的凹陷即为前外侧入路。至于如何具体进入，又有很多大同小异的不同方法。根据渡边的原意是：先用针筒注入关节镜内 75～100 ml 与室温等同的生理盐水，屈膝 20°，用术者拇指按出髌下韧带外缘及三角区的凹陷区，用手术刀作一个 6～8 mm 的皮肤切口，穿通器由此进入，斜向穿过脂肪垫。方向朝内后，朝下肢近端，穿过脂肪垫时应位于其中部。若靠内侧穿入，则观察内侧关节腔可更方便，但观察外侧就较困难，反之亦然。穿通器进入关节腔后，应直接平行股骨的髌骨沟(滑车)，直接进入髌上滑囊。Shahriaree 是 O, connor 的继承者，他的意见是应屈膝 40°，在胫骨外侧平台上一横指的髌下韧带外缘是前外侧入路处。先在此处刺入 15 号针头，其方向对准髁间窝，针与胫骨正前方呈 45°，与地平线呈 45°。随着膝地伸直，针头慢慢滑入股骨的髌骨沟，然后注射 60～100 ml 生理盐水，抽出针头后，在原地用 15 号刀片作 6 mm 长切口。要求刀片刀向上向内保持 45° 角度，轻柔地穿过脂肪垫及滑膜。然后换钝性穿通芯加套管(即穿通器)，穿入关节腔，直达髁间窝部位，逐步伸直膝部，让套管沿股骨的髌骨沟上方滑入髌上滑囊。而 Dandy 的方法是：不事先用盐水扩张关节腔，在外侧半月板前角上方 2 mm，靠近髌下韧带外侧边缘，用 15 号刀片作切口，屈膝 60°，刀片深入脂肪垫直达内收肌结节前方。然后换穿通器进入，先屈膝 60°，然后逐步伸直膝关节。如先用锐性穿通芯者，则当它达及滑膜面时，要改用钝性穿通芯进入关节腔。

前内侧入路：因为从观察角度来讲，前外侧入口不但可清楚地观测内侧间隙，而且也能看清楚外侧间隙，而且并不比自前内侧入口观察来得差，所以膝关节的检查，从前外侧入口进入关节镜，已可观察全部内外侧间隙了，所以一般讲前内侧入路，不是作观察用，而主要是用作关节镜器械的进路，前内侧入路的位置，恰巧是前外侧入路的对应点。但根据病灶所在地及器械易于到达这一点出发，具体的进口要根据不同情况稍作变动。一般讲在半月板上方 1 mm 处，贴近髌下韧带内侧进入，则可轻易到达内外侧间室的病灶。如要触及内侧间隙，则入口要稍高，并稍远离髌下韧带内缘。如要达到关节腔后方，则进口要高，要达到外侧间隙前方，进口更要靠内侧。总之，根据需要，进口位置要略有变动。

后内侧入路：自前内侧入路通过前交叉韧带内侧与股骨内髁外侧之间的间隙进入 70°关节镜，即看清楚后内关节腔。所以从观察这点出发，一般不必启用后内侧入路，但在需手术时，就往往要用该入路，如要取出关节腔后方的游离体等。作后内侧入路时，先把关节腔扩张，膝关节要屈 90°，髋关节稍外旋。在内侧关节间隙线上，从内侧副韧带和股骨髁后方进入。可事先在此点插入一个硬膜外针头，如有水反喷出，表示此入路可通入关节腔。即可在此点作 2～3 mm 切口，插入穿通器，使它平行胫骨平台，徐徐插入即可进入后关节腔。此时拔出穿通器，即可见液体自套管中流出。另有一个较安全的方法是，自前方插入关节镜，通过前交叉韧带内侧及股骨内髁外侧之间进入后侧间室，把关节镜头照向后关节囊内侧，此时在膝关节后内方皮肤处，可看到一个红色透光区。在此区插入一针头，向外侧并偏向前方进入关节腔，此时前方插入的关节镜可监视针的进入。如位置良好，可拔出针，在入口处用 15 号刀片作小切口，根据原来针的进路，由此进入套管及穿通芯，然后根据需要进入手术器械。

后外侧入路：由于后交叉韧带的阻挡，所以关节镜是不可能自后内侧关节腔伸到后外关节腔的。所以如要观察或做手术于后外间室，则需从后外侧入路进入。屈膝 90°，在外侧关节线上，沿腓骨头近端，及髂胫束的后缘，先插入一个硬膜外针头，见有水反喷出后，即在该处作一个 2～3 mm 的切口，插入穿通芯及套管即可。此时拔出穿通芯，应见液体自套管内流出。同样也有一个较安全的方法，是自前方插入关节镜，通过前交叉韧带外侧缘与股骨外髁内侧缘之间，进入后侧间室，关节镜头面对准外侧，此时在皮下可见到红色透光区。于此区刺入针头，可在前方关节镜监视下，看清针头进入关节腔的位置，再在合适入口处作切口，放入穿通芯及套管。要注意后外间室面积较后内室要小，所以操作的准确性要求更高。

外上侧入路：主要用于观察关节腔前方，及脂肪垫等组织，其入口可选在髌骨外上方的关节囊表面，此处约在髌骨外上角上方 6 mm 处，约可作 6 mm 切口。膝关节此时应处于伸直位，关节镜可经入口滑入股骨的髌骨沟，并直达脂肪垫等处。

内上侧入路：使用率较低，方位与外上侧入口相对应，一般用作滑膜切除术之用。

髌骨中部入路：髌骨中部的内外侧处可各作一个入路，这是在 1980 年由 DineshPatel 创造的。对已扩张的膝关节，在其髌骨内或外缘的中部作一个 6 mm 切口，在髌骨下把关节镜套管滑入关节腔。

内侧关节线入口：创于 1985 年，主要用作手术器械入口的辅助入口。可沿内侧关节线在内侧副韧带前方作入路，其位置根据手术需要，也可略有变异，所以事先可先插入一硬膜外针头定位，根据需要再做出正确的入口处。

膝正中入路：是由 JanGillquist 于 1972 年首先创用的，1978 年以后在美国开始流行，屈膝 90°，于胫骨平台上 10 mm 的膝关节中线处作 3～4 mm 切口。在正常膝此入口将经过髌下韧带，如患者 Q 角增大的，则入口将经过髌下韧带的内侧。然后将穿通器，在髌骨关节的外侧或内侧进入关节腔，此时再屈膝 90°，替换插入关节镜，然后把进水管与关节镜相接，放水进入关节腔，而出水导引针管可自髌上滑囊外侧插入。根据 Gillquist 统计，膝正中入路不会引起任何并发症。

手术者的位置：在标准位置时，术者站于手术床末端，面向患者头侧，可把患者患足蹬放于自己胸前，或上腹部，患膝处于半屈位，术者即可进行操作。当术者处于座位时，可让患足蹬于术者大腿上予以控制。当需要患膝内外翻时，可把患腿靠在术者腰部予以控制。一般情况下，术者面对电视监视屏幕，一手持关节镜，一手持手术器械进行操作。手术时至少需二位助手，一名为器械护士，专门负责器械管理及供给。另一位为手术助手，以帮助维持关节镜位置为主，当然也进行其他辅助手术工作。二位助手应面对术者。三者工作力求默契，如遇较大手术也可另加一位助手。

检查：检查应以前外侧入路为标准进路，此处往往是关节镜进入膝关节腔的最好途径。关节镜的套管可连接进水管道，而出水管道可自髌上滑囊处进入。有很多医师是从滑囊外侧壁进入出水导管的，有学者偏爱于内侧进入。一般讲是在髌骨上二横指内侧二横指处进入。进入时管尖可刺向髌骨中心方向。由此点进入，往往刚好在髌上滑膜皱襞的近侧。

关节镜进入膝关节腔后，可顺序检查各个部位，这样可不致遗漏某些区域。把膝关节腔分成9个观察区，每个区都有几个特定的组织需要观察。

髌上滑囊区：检查此区时，膝关节可伸直，此时患足可蹬于术者胸部，把关节镜由股骨的髌骨沟（滑车）上方滑过，直指近端，进入髌上滑囊区。此区的尖顶像一个弧形的袋底，在正常关节腔内，此处滑囊极薄，透过滑膜可看到紫色的肌肉层，此为髌上滑囊的一大标记。如该标记消失，而且滑膜也变厚或有垂珠状，这是慢性滑膜炎的特征。把关节镜慢慢回撤，即可看到髌上滑膜皱襞。这是一个非常常见的解剖组织，它常自髌上的股四头肌腱下面长出，附着于膝关节内侧壁或外侧壁，一般都在内侧壁。其游离边缘呈半月形，有时它会形成一个圆洞门，甚至全部封闭形成一层膜，把髌上囊和髌骨关节隔开，但发生率不高，作者本人遇到过5例。在内侧壁，我们会发现髌内侧滑膜皱襞，又称棚架，它的大小形态不一。有时当我们想把关节镜从髌上囊内侧滑向内侧间隙时，会受到阻挡，不能前进。这往往是因为髌内侧滑膜皱襞肥厚之故，关节镜被它抓住了。此时应后退关节镜，绕过髌内侧滑膜皱襞，才可进入内侧间隙。该皱襞起自内侧关节囊壁，靠近髌上滑膜皱襞处，下止于脂肪垫内侧，其周围缘附着于关节囊，其中央缘是游离的，有时皱襞本身会开孔。在本区，要注意观察滑膜形态，滑膜血管的状况，有否肥大的滑膜垂，有否素带、皱褶、赘生物等，还要观察髌上及髌内侧滑膜皱褶是否存在。形态，质地如何，有无变异。此外还要观察游离体的存在与否，它们特别容易藏在髌上滑膜皱襞的后方。

髌骨关节区：检查好髌上滑囊以后，可把关节镜面转向髌骨关节面，并逐步抽出，就可看到髌骨的白色光滑的关节软骨面，处于视野的顶部。检查髌骨关节，要检查3个要素：①髌骨本身。②滑车本身。③髌骨与股骨构成的关节关系。在检查髌骨时，作者的习惯是既要把关节镜头去凑髌骨，又要使髌骨去凑关节镜。此时可用一手握住关节镜，另一手在体外捏住髌骨并移动髌骨，二者互相配合，有次序地自上而下，自外侧而内侧地观察检查髌骨关节软骨面。此时也可自前内侧入口，进入关节镜探针，用探针轻探关节面，观察软骨软硬度及其质地。在检查股骨滑车部时，要把关节镜头面旋转180°，并使膝关节屈曲20°，关节镜头由上而下移动，来检查滑车面的情况。要检查髌骨关节时，则可施用各种方法。首先检查其活动度，在很多膝关节病患者中，外侧支持带往往紧张甚至挛缩。此时髌骨不易向内侧推动，而且把关节镜由髌上滑囊滑入外侧间隙时，往往会感到困难。另外，检查时可把关节镜放在外侧间隙，镜头对着髌骨软骨面，然后把髌骨推向外侧。一般情况下，外侧软骨面可越过股骨，被镜头看到。如显露有困难,表示髌骨活动受限;如活动过度,则往往在此时可看到髌骨内侧关节软骨面。要观察髌骨有否半脱位,可用观察膝关节自伸到屈的全过程的方法,来观察髌骨与股骨滑车关系。除了在前外侧入口观察外,还可在近端即髌上作入口,一般取髌上内侧入口。可在髌骨上极近端2横指,靠内侧作小的直切口,关节镜以60°角进入髌上囊。然后在直膝,屈膝30°,60°,90°时,在髌骨关节近端,观察关节的吻合情况。

内侧间隙:当完成髌骨关节观察后,关节镜可自髌上囊直接滑入内侧间隙,但常有可能受到棚架组织的阻挡。此时如检查右膝的话,可把患者右下肢置于术者左腰部,及骨盆处,术者用躯干来控制患膝的屈曲度及外翻的程度。检查左膝则反之。内侧间隙主要由股骨内髁内侧与内侧关节囊及韧带为内外界限,在此间隙中,可看到股骨内髁关节软骨面情况,滑膜病变情况,关节游离体的存在,关节囊及滑膜下韧带,情况。如有内侧副韧带新鲜断裂,在此处可见到其性质与位置;如有滑膜局部肥大增生,往往提示局部相应处有病变,一般以半月板边缘破裂为多见。在内侧间隙中,可观察到半月板起源处与冠状韧带;在急性三联征时,可在此处看到半月板边缘破裂;陈旧性半月板边缘破裂者,也可在此处见其变化;此外还可看到对应性的滑膜增厚。

内侧间室:当检查完毕内侧间隙后,需加强外翻,并置患膝于屈曲10°~30°位,此时可观察到大部分内侧间室。如欲观察半月板前部则需屈膝约40°。在观察内侧间室时,除要维持膝关节屈曲和外翻外,外旋膝关节也是很重要的。因这样就可清楚地看到半月板,特别是它的中部及后部。内侧间室就是内侧股胫关节,其内侧边界到达内侧半月板边缘,外侧止于前交叉韧带的内侧。前方为内侧半月板前缘,后方为内侧半月板后部。关节镜由前外入口进入,首先看到的是股骨髁,内侧半月板中部内侧及其游离缘,和胫骨的部分关节面。屈膝40°,并把关节镜镜头转向内侧,则可观察到半月板的前部。由于视角的关系,前部往往很扁宽。以后可把关节镜头逐步转向前交叉韧带方向,即可看到半月板中部的全部。如屈膝10°则可看到半月板后部,中部的内侧游离像有时可呈波浪状,这是正常的。在检查过程中,如能从前内入口进入关节镜探针,则对检查大有裨益。术者可用探针钩住半月板,观察其松动度。如过度松动应疑及有边缘型破裂。更可利用探针深入半月板下方,翻起半月板观察其胫骨面的具体情况,有时在此处可见浅层的破裂,如不掀起半月板,则不一定会发现。观察好半月板后,可观察检查股骨内髁的外观,质地及有否病变等。一般讲当半月板有破裂时,在其股骨髁相应处往往有吻合的病灶,称吻合灶(kissingle-sion),然后可再观察胫骨的关节软骨面。在检查过程中,可用探针轻叩关节软骨面,推测其质地,对了解软骨面有否退行病变是有帮助的。要获得对内侧间室较好的观察视野,必须要把屈曲、外翻和外旋膝关节的三个动作协调好。

髁间窝:它的内外侧界限就是股骨外髁的内侧和内髁的外侧,其内容主要是前交叉韧带(ACL)。关节镜检查完毕内侧间室后,稍向中央转向,并退一些,即可见前交叉韧带自后方向前伸出,犹如运动场上的滑梯,其上覆有滑膜,其下隐约可见韧带纤维束的方向。此时可屈膝作前抽屉试验,来鉴定ACL有否断裂及断裂的程度。如呈松动感,即表示有陈旧性断裂。如关节镜头由内侧间室转入髁间窝时看不清组织,有时只见茫茫一片,说明镜头遇到黏膜韧带,即髌下滑膜皱襞。它起自髁间窝的股骨部,在ACL起点前方,向前向远端止于脂肪垫,其发达程度因人而异,此时略转方向,跨过它便可看见ACL本身。在正常情况下,应看不到后交

叉韧带 (PCL) 的，它位于 ACL 的后方，并被一脂肪块所掩盖。如在髁间窝处可看到 PCL，那表示 ACL 已断裂。髁间窝常是膝游离体的藏身之地，对骨关节病者，要观察髁间窝大小及其形态。髁间窝区除可自两个间室进入外，还可直接自髌上囊处，沿滑车区向下滑入该区。观察髁间窝，最好位置为屈膝 60°左右，太屈曲反而不好。

外侧间室：它的外侧界限是外侧半月板的外缘，内侧止于 ACL 的外缘，前方可达外侧半月板前角，后方为半月板后部。通常检查髁间窝后，可向外滑入该间室。但在黏膜韧带发达的患者，常有些困难。此时可把镜头提高，绕过黏膜韧带前方，进入外侧间室。外侧半月板前后角相距较近，故把镜头面向外侧，并置于关节面中央，即可看到全部半月板的游离缘。此时需注意遇到盘状半月板，如检查时，镜头上看不到半月板的游离缘，或把镜头稍往后退时，可看到荸荠状物块嵌于股骨髁及胫骨平台之间。这可能是盘状半月板，此时把镜头沿该块状物向后推进，往往可看到蒂柄，这是它的后角处。在观察外侧间室时，要注意使膝内翻及屈曲（根据需要可屈曲 20°～80°），及胫骨内旋 3 个动作的配合。一般讲，外侧间室较内侧间室易于"打开"，除观察半月板外，同样要观察滑膜、关节囊、滑膜下外侧副韧带、股骨髁及胫骨平台关节面等情况。

外侧间隙：其外侧界限为外侧关节囊，其内侧为股骨外踝及胫骨平台的外缘。关节镜头可自外侧间室处向内稍退，然后转向外侧，进入外侧间隙。观察可由前而后，开始可看到半月板外缘与冠状韧带相连处，中部稍后处可看到肌间隙。此处，半月板处于游离状态，腘肌腱斜行经过此处，然后附着于股骨外踝。镜头由前向后移动时，可见股骨外踝与外侧关节囊之间有许多滑膜折叠，它与肌间隙是游离体最好的藏身之处。

后侧间室：股骨后髁及关节囊之间的间室，为后侧间室。它虽可算是一个间室，但临床上应把它分为后内和后外两个间室。解剖上它们是相通的。但关节镜是不能从一个间室通到另一个间室，必须分开进入。

后内间室：它有两种方法进入，第一种是前方进入，即当我们在前方作常规检查时，关节镜完成内侧间室检查后，可自股骨内髁外侧与 ACL 内侧之间逐步向后推进，逐步向后再经过后交叉韧带及股骨内髁之间进入间室，后内、后外两个间室之间，有后交叉韧带把它们分开的。一边推进，一边内旋膝关节随时调节之，关节镜即可顺利进入。先用标准镜头进行观察，然后拔出镜头，换上 70°镜，来观察内后间室。对某些手术者来讲，70°镜易造成方向上的错觉，所以也可单用标准镜来检查。检查时，有的作者建议可屈膝 90°，以增加间室内压力，使间室扩张，便于检查。此处可看到后交叉韧带，内侧半月板后部，后侧关节囊及股骨内髁后方。第二种方法是由后内入口进入，但一般单作检查是用不着此进口的，此进口主要用作进行手术器械用。

后外间室：其间室容积比内侧间室小，也有两种进入方法。第一种也是在常规检查时，当完成髁间窝检查后，稍作膝内翻，自股骨外踝内侧与 ACL 外侧之间进入。如同在后内间室一样，可用标准镜及 70°角镜观察。在此间室可看到外侧半月板后部、后关节囊、股骨外踝后方等。如能看到腘肌腱，则说明有后外侧不稳定的病损。第二种方法是由后外入口进入，主要用作检查后外侧间室的后方。关节镜是不能从一个后侧间室进入另一个后侧间室的，除非 PCL 和关节囊发生严重损坏，关节镜可进入另一个间室。

第九节 放射性核素检查

放射性核素骨扫描是利用亲骨性放射性核素及其标记物注入机体在骨骼和关节部位浓聚的方法，通过扫描仪或 γ 照相机探测，使骨和关节在体外显影成像，以显示骨骼的形态、血供和代谢情况，这是一种比较新的辅助检查方法。

一、放射性核素检查法

(一) 放射性核素显像的必备物质条件

核素显像的必备物质条件包括显像剂、显像仪器和检查场所。

1. 显像剂

显像剂用于脏器组织或病灶显像的放射性药物，包括放射性核素及其标志物。目前常用显像的放射性核素包括产 ^{99m}Tc、^{67}Ga、^{201}Tl、^{131}I、^{18}F、^{15}O、^{11}C 等，其中 ^{99m}Tc、^{131}I 常为伽马相机的显像剂，以 ^{99m}Tc 最为理想；^{18}F、^{15}O 则适合于正电子发射断层仪使用。

2. 显像仪器

(1) 扫描仪：为旧式的核医学仪器，由伽马闪烁探测器、探测移动支架、电子线路或打印显像装置组成。其诊断价值有限，因难以显示动态功能影像的特点，目前已基本淘汰。

(2) 伽马相机：为核医学最基本的显像仪器，由直径 300～600 mm 的伽马闪烁探测器、探测器支架、计算机操纵运算台和显示器等部件组成。体内放射线穿过组织后由伽马闪烁探测器探测到形成定位脉冲信号由计算机采集和处理，最后以不同的灰度或颜色和不同方式显示出脏器和病变的影像。

(3) 单光子发射断层仪 (SPET)：为我国"三甲"医院作为重点科室的核医学科不可缺少的仪器，单光子即伽马光子，为区别 X-CT 仪将单光子发射断层显像称为 ECT。最常用者为旋转型伽马相机。

(4) 正电子发射断层仪 (PET)：正电子是不稳定放射性核素在衰变过程中放射出的一正电子。它被放射出来在组织运行距离很短，不超过 3 mm，便被存在于组织中的负电子中和，质量消失，转换为两个方向相反、能量相对的伽马光子。正电子发射断层仪是专门为探测正电子烟灭辐射时产生的这一对光子而设计的显像仪器，它是目前研究肿瘤代谢、心脑代谢的理想仪器。

3. 检查场所

在医院多为开放性放射性工作场所，可设在普通建筑物的一端或一层，与非放射性工作场所分开。有单独出入口，工作间应按三区制原则配置。

①非活性区：即清洁区，包括医生办公室等。

②低活性区：为基本不直接操作区，如检查室。

③高活性区：为直接操作区，尤其在高活性区，要配置屏蔽防护，包括防护墙、防护屏、围裙等。

(二) 放射性核素显像的方式和种类

1. 静态显像与动态显像

(1) 静态显像：当显像剂在脏器内或病变处的浓度处于稳定状态时进行显像称静态显像，

多用于观察脏器和病变的位置、大小、形态和放射性分布。根据脏器整体和局部放射性高低的差异，可对脏器的整体和局部功能做出判断。为常用的诊断骨科疾病的核素显像方法。

(2) 动态显像：显像剂随血流流经和灌注脏器组织或被脏器组织不等地摄取排泄或在脏器内反复充盈和射出等过程，造成脏器的放射性在数量上或在位置上随时间变化，用伽马相机以一定速度连续采集并反复观察该过程，通过计算机处理并计算出动态过程中的各种参数，最终反映脏器的组织血供和功能等。各种活动性的关节病、急性骨髓炎均可进行动态显像，用以判断局部的血流状况。

(3) 多相显像：动、静态显像联合进行，称为多相显像。

2. 局部显像与全身显像

(1) 局部显像：局部显像是根据临床提出对身体的某一部位或某一脏器进行显像。如关节显像、肢体显像或脊柱的某一段显像等，都为局部显像。临床大部分情况都用局部显像，特别是动态显像只能进行局部显像。

(2) 全身显像：利用伽马相机的放射性探测器沿体表、头脚方向匀速运动，依次采集全身各部位的放射性，将它们显示为全身影像。常用于全身骨骼显像、骨髓显像、炎症显像、探测未知部位的炎症或感染灶、肿瘤显像探测转移灶或原发灶等，有重要的临床应用价值。为核医学优于X线诊断学的一大特点。

3. 平面显像和断层显像

(1) 平面显像：将放射性显像装置的放射性探测器置于体表的一定位置采集脏器或病灶的放射性影像，称为平面显像。

(2) 断层显像：用特殊的放射性显像装置，如SPET或PET，可以像X线、CT一样，在体表连续或间断采集多方位平面影像数据，再经计算机重建成各种断层影像，如横断、冠状、矢状位断层。

4. 阳性显像和阴性显像

(1) 阳性显像：又称热区显像，是指放射性聚集高于正常组织放射性，为异常。如炎症显像、肿瘤显像等均为阳性显像。

(2) 阴性显像：又称冷区显像，是放射性聚集低于正常或完全缺失，如骨髓显像用于诊断骨梗死属冷区显像。在股骨头坏死早期，病灶显影也属其列。此外，还可对图像进行放大与缩小、二维与三维重建显像等处理。

二、放射性核素成像在骨科的临床应用

(一) 骨科常用核素显像方法

1. 骨骼显像

(1) 显像剂：^{99m}Tc标志的磷酸盐类化合物，为骨显像最为广泛的显像剂。

(2) 显像方法：在静脉注射0.4 mci/kg ^{99m}Tc-MDP后3～4 h，进行全身前后位骨显像。这种显像方法主要适用探测骨转移瘤、代谢性疾病和其他全身性骨病。必要时需进行SPET断层显像。

(3) 影像分析

①正常骨显像：正常全身骨骼显影清晰，放射性分布左右对称。血运丰富和代谢活跃的松质骨，如颅骨、胸骨、肋骨、脊椎骨、长骨的骺端，放射性聚集较多，以后前位相上的骶髂关节放射性活动度最高，长骨骨干等骨密质聚集较少。

②异常影像：骨显像出现放射性浓聚区是因病损区的骨代谢异常，出现了反应性新生骨而浓聚了大量的骨显影剂。这种放射性显影异常在疾病的早期即可出现，而X线片出现异常密度，则需要一定的时间，这就是骨显像能较X线诊断提前发现病损区的原因。骨反应期可分为3个阶段：第一阶段，骨核素显像异常，而X线片尚未见异常；第二阶段，骨核素显像明显异常，X线片可见骨密度改变；第三阶段，骨形成反应性骨接近静止，代谢活动降低，骨核素显像结果可为正常，而X线片见骨密度明显异常。所以在不同阶段，X线与骨核素显像表现不完全相同，应结合临床进行综合分析。大多数的异常影像表现单灶或多灶性的放射性增高，如骨折、转移瘤等；少数表现放射性摄取减少或局部缺损，如溶骨性骨肿瘤、肉芽肿和缺血性坏死等；有的则出现全身性骨摄取减少，如严重心衰或维生素D缺乏症等。

(4) 适应证：①用于骨转移瘤的筛选诊断。②用于骨转移瘤的活检定位。③在骨髓炎早期，尤其是X线检查无异常改变时，用于发现与鉴别骨髓炎。④人工关节置换部位疼痛，帮助鉴别感染和关节松动。⑤探测和评价骨关节炎累及的范围以及类风湿关节炎、痛风、糖尿病性关节炎等。⑥压缩性骨折及骨缺血坏死的诊断和随访。⑦X线常规检查正常的骨痛或某些良性病灶，X线检查难以定性、定位时，可考虑骨核素显像。

2. 骨髓显像

(1) 显像剂：骨髓显像较为理想的显像剂为短半衰期核素标记的小颗粒胶体粒子，以 ^{99m}Tc 标记胶体颗粒较好。

(2) 显像方法：静脉注射 15~20 mL 的 ^{99m}Tc 标记毫微胶体后 20~30 min 开始显像。首先嘱患者排空膀胱，先获得腰椎和盆腔的前后位影像，后记录全身骨显像获得全身的骨髓显像。

(3) 图像分析：①正常所见：^{99m}Tc 标记的毫微胶体75%分布在肝脾，其余分布到颅骨、椎体、胸骨、肋骨、盆腔，尤其是骶髂关节及股骨、肱骨的近端，在骨组织的分布是均匀的，无任何冷区或热区出现。②异常所见：广泛的、弥散性的改变主要出现在造血系统病变。在多发性骨髓瘤，出现单一或多个放射性缺损，转移瘤灶也表现为缺损；局灶性的放射性增加，可以出现在骨髓炎及恶性肿瘤如骨肉瘤、软骨肉瘤、尤文肉瘤等。

(4) 适应证：①多发性骨髓瘤的诊断。②慢性骨髓炎的协助诊断。③除外骨转移瘤。④骨巨细胞瘤、纤维肉瘤等的协助诊断。⑤股骨头无菌坏死的诊断。

3. 炎症显像

炎症显像是探查未知炎症病灶或对怀疑的部位进行评价以肯定或除外炎症。目前的炎症显像包括感染和非感染性炎症显像，是一种阳性显像，常用于炎症显像的放射性药物包括 ^{67}Ga 放射性核素标记白细胞、^{99m}Tc-HIG 以及放射性核素标记单克隆抗体等。其显像方法与骨显像差不多，^{67}Ga 在注射后 72 h 显像，标记白细胞和 HIG 可在静脉注射后 3~6 h 显像。根据需要可进行全身和(或)局部显像或断层显像。

4. 肿瘤显像

肿瘤显像是核医学一大课题，其内容广泛、机理复杂，除了单克隆或多克隆抗体显像外，还有 ^{131}I 显像及 ^{131}I 标记 MIBG 显像可用于肿瘤显像。目前有关骨肿瘤显像主要是 ^{99m}Tc-MDP 全身骨显像和局部的重点显像。其方法同前。

5. 关节显像

^{99m}Tc 标记的磷酸复合物是关节显像较好且灵敏的显像剂，其使用剂量与骨显像类似。显像在静脉注射示踪剂后 2 h 进行，通常先进行前后位全身骨显像，然后依具体需要对关节进行多方位显像或 SPET 显像等。

(二) 临床应用

1. 创伤

核素显像用于创伤主要是对某些复杂部位骨折 X 线检查显示不清时，如骶尾骨、胸骨的骨折；或骨折开始无典型 X 线征象者，如腕舟骨、骨盆骨折等。尤其是骨质疏松的老年骨折患者，只要有条件就应该用骨显像检查。骨显像在骨折后的表现可分 3 个阶段：①急性期 (损伤 2～4 周内)，在骨折处出现弥散性放射性摄取增高。②修复期 (8～12 周)，骨折部位可见到明显的放射性异常，此时可出现明显的线性改变。③愈合期 (12 周以后)，示踪剂摄取逐渐减少，直到恢复正常。60% 的骨折在骨显像恢复正常约需 1 年，2 年达 90%，老年人尤其有骨质疏松的患者，时间需延长。

2. 原发骨肿瘤

(1) 良性骨肿瘤和肿瘤样病灶：在良性骨肿瘤的诊断中，骨显像有一定的临床价值。特别是对骨痛的患者，X 线检查无异常，骨扫描却有助于发现病变；或一些较小病灶，X 线检查难以显示而骨显像十分明显。如骨样骨瘤，X 线检查无异常发现，而在骨显像则出现十分明显的"热区"，放射性自显影证实肿瘤中心放射性摄取大大高于肿瘤周围的硬化部分。骨血管和骨囊肿在骨扫描影像上显示受累周边区正常或轻度增高和中心区减低，即所谓的"面包圈征"，该征象是骨血管瘤和骨囊肿与恶性肿瘤鉴别的重要征象。

(2) 恶性骨肿瘤：年轻人的骨肉瘤以及老年人的多发生骨髓瘤、骨恶性组织细胞瘤、脊索瘤等都可以用核素显像检查，其骨显像和骨髓显像表现类型具有高度提示诊断作用。多发性骨髓瘤在骨显像受累处表现放射性增高，骨髓显像显示为单个或多个放射性稀疏和缺损区。骨的恶性组织细胞瘤在骨显像时表现为病灶周围放射性摄取增高，中间正常或减低；骨髓显像则表现为受累部位放射性摄取增高。而脊索瘤在骨显像上表现放射性摄取正常或减少，骨髓显像则病灶处放射性摄取显著增高。在骨原发恶性肿瘤的诊断中，骨显像的应用非常重要，一方面可以帮助确定累及的范围；另一方面也可以发现他处转移灶，甚至于骨外转移灶。

3. 骨转移瘤

核素显像在骨转移瘤诊断的主要作用是筛选诊断和定位活检，此外也常用于骨转移癌患者放、化疗和激素治疗后效果的评价。尤其是临床高度怀疑骨转移，X 线检查发现不定性病灶，可用骨显像进一步证实。可根据病灶出现的数量，如多个高浓聚灶，一般高度提示骨转移；单个病灶，如出现在脊柱、骨盆或四肢长骨，而临床又有原发灶时，提示骨转移可能。其次是病灶摄取的程度，特别显著的增高，恶性可能大，反之，则恶性程度小。另外，24 h 延迟显像，仍可见浓聚灶,则高度提示恶性肿瘤。

4.移植骨成活的判断

骨显像可评价移植骨的生长情况,它较X线片所得信息更早。X线检查通常在骨移植术后数周才能得到成活信息。骨显像时,移植骨对于骨显像剂显示浓聚或减少,浓聚则提示骨有活力,移植骨生长良好,减少则提示移植骨未成活。

5.化脓性骨髓炎

对急性化脓性骨髓炎的诊断,核素骨显像优于任何其他影像检查手段。

三、骨骼、关节放射性核素检查的局限性

应用放射性核素作骨、关节显像技术,最主要的缺点是特异性不高,在多数情况下除了能较灵敏地和较早期地证实和显示骨、关节受损区域外,难以从骨、关节显像图上对孤立的局限性放射性增高区做出明确诊断。因此,对一幅骨、关节异常显像图的分析,要结合病史、临床体征以及X线摄片检查等结果,进行全面综合分析,才能得出正确的诊断。

第十节 B超检查

超声诊断法起源于20世纪40年代。50年代初期,A型超声诊断应用于临床,不久B型超声法、M型超声法及D型超声法相继问世。70年代B型快速成像法成功后,为提高超声诊断技术的诊断质量迈进了一大步。20世纪70年代末80年代初,B超被越来越多的医务人员熟悉和青睐。目前B超诊断已成为临床各科重要的临床诊断技术之一。

人耳对机械振动波的听觉阈值范围在20 Hz(赫兹)~2 000 Hz,称为声音,可被人耳所听到。低于20 Hz的波称为次波,而超过2 000 Hz的波称为超声波。次波和超声波都不能被人耳所听到。

超声在传播过程中具有方向性、指向性、反射和折射性特征,通过介质时可被介质吸收而衰减以及多普勒效应等物理特性。

超声诊断就是利用超声的物理特性,使用不同类型的仪器,把超声在人体内传播时发生的各种信号,用波型、曲线或图像方式显示用以诊断疾病。

超声波发射到体内,在组织中传播,传播过程中遇到正常组织、病变组织、器官等,由于它们各有不同声阻抗的界面和固有的反射规律,如在均质液体中为无反射;在肝、脾等某些实质脏器中反射面少,仅可见少量反射;纤维化时,呈多反射;含气脏器为全反射或多量反射;在脂肪内传播中,往往被吸收而衰减。将这些反射规律进行综合分析,可对疾病的部位、性质做出判断。

一、B超发展的历史

1.普通"黑白"B超。

2.彩色B超。

3.三维B超。

二、超声在骨科的临床应用范围

超声与X线片，CT扫描，磁共振信号属于骨科四大辅助器械检查，在骨科的应用范围大致概括为以下几点。

1. 运动系统组织感染病变应用

如软组织化脓性感染、化脓性骨髓炎、化脓性关节炎、骨与关节结核炎症等。

2. 骨科肿瘤应用

确定肿瘤的组织性质、形态、体积、范围、定位、与周边组织间关系。

3. 运动系统腔室及大关节概况分析：如脊柱椎管腔隙体积测定，水肿、积液、囊内组织性质分辨。

4. 运动系统及脉管系统损伤和状态分析

如肌肉、肌腱或韧带断裂、软组织血肿、膝关节半月板损伤、骨筋膜室综合征，甚至骨折等。

5. 幼儿骨组织早期病变分析。

6. 异物探测。

7. 病变及手术操作定位。

8. 运动系统软组织形态学分析。

三、骨科运动系统组织声像及简单应用分析

（一）骨

纵向声像图表现为平直、光滑的强光带回声，伴后方声影。横向扫查时，声像图表现为弧形或半月形强光带回声，伴后方声影。意义在于：骨骼的骨质破坏，骨皮质变薄、断裂或完全破坏缺损时，声束易于穿透，声像图上则可显示骨骼内部的病变情况。在病理情况下，如感染、肿瘤等，孕妇不利于X线检查时，骨折的探测诊断，判定治疗方案。

（二）骨膜

儿童，骨膜厚，声像图显示在强光带回声的表面薄层强回声膜，浅面为中等回声的肌肉组织。成人，不能有效清晰显示。意义在于：化脓性骨髓炎早期诊断；骨膜下血肿探测，判断损伤或骨化骨痂大小；恶性骨肿瘤穿骨皮质向外生长时，骨膜被掀起并增厚，骨膜即可清晰地显示出来。

（三）软骨

透明软骨为无回声区，可鉴别骨化中心出现后具备回声组织的区分，如运用于X片无法有效鉴别的软骨骨折时，可双侧对比观察回声区分析。纤维软骨见于膝关节半月板、椎间盘和耻骨联合，声像图上表现为强回声，有别于骨组织，可运用于诊断X线不能有效定义的轻微移位骨折或无移位骨折。

（四）关节

B超在显示关节的结构上有其局限性，不能显示关节的全貌，多用于肩，肘，髋，膝关节。直接扫描或加水囊间接扫描。回声区变化可反映关节内局部组织质地情况，结合病理发展，可分析炎症分期。

（五）肌肉

线阵探头下呈现为羽状、半羽状、梭形或长方形的中等回声结构，其内强回声纹理为肌膜，纹理之间的低回声是肌纤维，变细移行的为肌腱。肌肉的表面及肌肉之间强回声的深筋膜。意

义：当声束分布不均的斑点状强回声等，判断软组织膈疝，深筋膜室分隔。

(六) 肌腱

高频探头可清晰显示肌腱的回声和纤维结构。可定位寻找保存后二期修复肌腱，发现早期肌腱炎。术后肌腱性质改变，对判断粘连程度，估算范围，是否再次行肌腱修复、肌腱移植术前参考。

(七) 神经

正常周围神经的纵切面表现为中等回声管状结构，内有线性平行回声；横断面呈圆形或椭圆形内有点状回声。神经完全或部分损伤时，其连续性完全或部分中断，损伤区为无回声或低回声，近端有稍增强的神经瘤回声影。当神经粘连或受压时，神经走行弯曲，周围组织回声发生改变，神经界限不清晰。用于周围神经恢复程度判定，提高临床表现难以及时反映的预计值，对于保守治疗及手术松解，移植提供组织变化的判定依据。

四、B超在骨与关节感染的应用

骨髓炎早期及关节感染早期，当临床表现具备部分特征性，而难以准确判断病变程度，病理分期及范围，使用超声探测可获得明显病变组织量性参考值，为临床准确、适当开展穿刺，手术治疗，提供必要依据。

(一) 急性血源性骨髓炎

早期骨皮质完整，连续性存在，骨内病变X线影像学不能显示。超声探测发现骨膜被掀起并增厚，呈拱形抬高，说明骨膜下脓肿的形成。周围可见回声降低，肌肉纹理不清，反映软组织肿胀。软组织液性暗区说明骨膜下脓肿破裂扩散。

(二) 慢性骨髓炎

B超低回声带可显示窦道的全程。沿着窦道探查可发现骨瘘孔的部位。稳定期，骨皮质表面高低不平，有时骨膜增生是间断的，表现为不规则的、厚薄不均的强回声光带，也可见骨膜下脓肿。在骨瘘孔处可见骨皮质连续性中断，出现缺损。骨内无效腔声像图上表现为低回声区或无回声区，其底边回声增强。声像图上表现为强回声光团或光点，其后方可见声影，说明死骨位于骨骼外时。但无效腔内的死骨，由于包壳的存在声像图上很难显示，需借助X线显像。急性期，声像图表现为软组织肿胀，回声降低，肌肉纹理模糊，并可见软组织脓肿。

(三) 骨关节结核

B超检查发现骨皮质连续性中断，出现缺损，骨质破坏。B超显示关节积液，滑膜增生、肥厚，为单纯性滑膜结核和全关节结核。B超只显示骨质破坏及局限性寒性脓肿，判定为骨结核。脊柱结核B超可显示椎旁脓肿、咽或食管后壁脓肿、腰大肌脓肿。脊柱结核和全关节结核脓液穿破进入软组织形成软组织寒性脓肿，脓肿可是单个，也可是多个。脓肿可显示为液性暗区、低回声区中等回声区。结核晚期脓肿穿破后形成窦道，窦道声像图表现为软组织内的低回声区或无回声区，探找死骨，声像图表现为强回声光斑、光点或光带，后方伴或不伴声影。B超可判断炎症病理期，有助于临床分期治疗方案的制定。

五、常见骨肿瘤的B超诊断

(一) 孤立性骨囊肿

为骨内出现圆形或椭圆形无回声区，边界清楚，囊肿后壁回声不减弱；反应局限性骨质破坏，骨皮质变薄。无骨膜反应增厚回声变化，无软组织肿块，病理性骨折可显示回声交叉变化，骨折端移位，重叠。

（二）软骨瘤

骨皮质回声变薄，内部为较均匀的低回声区，常伴有钙化，在肿瘤周边部出现散在的强回声光点。长管骨上，回声不均的肿块，透明软骨呈无回声或低回声区，肿瘤边界清楚，其内可见大量的强回声钙化斑点，后方伴有声影，反应骨端膨胀生长肿块，突向软组织。

（三）骨软骨瘤

干骺端向外突出的骨性隆起，边缘清楚，骨皮质与周围正常骨皮质相连续，产生声影。骨软骨瘤的内部不能显示。骨软骨瘤的表面可以是光滑的，也可以是分叶状的，软骨帽声像图表现为一无回声带，表面滑囊积液扩张时，软骨帽无回声带表面出现液性暗区，软骨帽的表面界限更清楚。骨软骨瘤恶性变时，软骨帽明显增厚，边缘模糊，骨皮质表面不光滑，连续性中断或缺损，周围出现软组织肿块，肿块内回声不均，可见大量斑片状强回声，后方伴有声影，为软骨钙化。

（四）骨巨细胞瘤

声像图上表现为骨端一侧局限性骨质破坏，骨皮质变薄或连续性中断。肿瘤组织为中等或低回声，内部回声均匀；肿瘤坏死出血时，其内可出现液性暗区，与正常骨质间界限清楚，但不光整，肿瘤的透声性良好，其对侧边缘回声不减弱或增强。

（五）骨肉瘤

骨内肿瘤组织的回声不均，穿破骨皮质后骨膜反应性增厚，呈拱桥形抬高，形成 Codman 三角，这是骨肉瘤特征性声像图改变。干骺端向外生长，沿新生的血管沉积反应骨和肿瘤骨，自骨皮质向周围呈放射状排列，表现为强回声结构，即"日光射线"现象。肿瘤呈浸润性生长，早期即出现自干骺端向外突出的软组织肿块，肿块多数呈均匀的中等或低回声区，边界清楚，包膜完整。骨肉瘤底部回声衰减明显，底面回声不易显示，发生出血、坏死及囊性变，声像图上肿瘤内出现液性暗区，使肿瘤的回声更不规则。

（六）转移性骨肿瘤

局限骨质破坏，骨皮质连续中断，出现缺损，肿瘤组织回声呈均匀性的实质性低回声区，边界清楚，肿瘤组织的透声性良好，肿瘤的底面回声不减弱；另一类肿瘤组织回声不均匀，以实质性低回声为主，内部中央可见散在的强光斑或光点回声，肿瘤的底面回声减弱。肿瘤破骨后生长，在软组织形成局限性回声特性和骨内肿瘤组织相同，肿块边界清楚，无完整包膜。

（七）脂肪瘤

呈椭圆形或分叶状，内部呈均匀强回声，周边部回声较低，亦可呈均匀低回声结构，与皮下脂肪回声相同；边界清楚，有完整包膜；较大的可有坏死、出血，出现液性暗区及强回声钙化斑；底面回声不减弱，可有增强。

（八）血管瘤

多在皮下或肌肉内，肿瘤实质部分为中等或强回声结构，扩张的血管或血窦为液性暗区，形态、大小不一，两者相同排列，典型者呈网格状或蜂窝状回声结构。肿瘤内部的血管或血窦的多少分布因人而异。肿瘤可以是以实质强回声为主，其内含有少量血窦无回声液性暗区；也可以表现为液性暗区为主。瘤内有扩张血管或血窦，含有血液，探头加压时声像图上液性暗区可以变小或完全消失，探头取消加压时液性暗区还原。肿瘤内扩张的血管或血窦血流缓慢，常有血栓形成及钙化，即静脉石，声像图上表现为肿块呈强回声的光带或光斑，后方伴有声影。肿瘤的边缘多较清楚，弥散分布的血管瘤边界不清，肿瘤多无明显包膜。多普勒检查可了解血流速度、流向及来源。

(九) 肌肉内血管瘤

一组肌肉内，部分患者肿瘤弥散分布于整个肢体。肿块内部回声不均，在强回声实质结构之间可见多个形态不一、大小不等的无回声液性暗区，两者相间排列，肿块内的无回声液性暗区在探头加压时变小或消失；肿瘤也可表现为实质性中等回声结构，部分肿瘤内可见强回声钙化斑点。肿块边界清楚或模糊，一般无明显包膜。

(十) 神经纤维瘤

神经纤维瘤表现为软组织内圆形或椭圆形肿块回声。肿块内部呈均匀低回声或中等回声区，边界清楚，包膜完整。多发性神经纤维瘤病在身体多个部位发现肿块，肿块较大时内部可有坏死、有多个囊腔，表现为无回声液性暗区，底面回声增强。

(十一) 神经鞘瘤

肿瘤好发于青壮年，主要神经行程上的圆形或椭圆形肿块，肿瘤内部呈均匀性回声区。肿瘤边界清楚，包膜完整，后方回声有增强效应。位于神经根出神经孔处的肿瘤，在椎旁软组织内可见到圆形或椭圆形边界清楚回声实质性肿块回声，其内缘显示不清。

B超对肿瘤定位，大小测定，范围和边缘情况探测，分析肿瘤实质性、液性的内部情况，以及对临床诊断判断良恶性及范围提供重要依据。B超可对肿瘤进行定位并可监视、指导骨肿瘤穿刺活检；对转移性骨肿瘤可帮助寻找原发灶。测量大小、边界、内部回声、血流情况与邻近重要组织的解剖关系，对制定骨科手术治疗计划有重要价值。

六、大关节疾病B超诊断

(一) 髋关节疾病

正常髋关节前隐窝两层滑膜之间仅有少量滑液.B超声像图上两层滑膜不能分辨，显示前隐窝为一低回声区，其前后径＜5 mm(测量方法是：在儿童是测量股骨无回声骺板与前隐窝下限连线之中点的股骨颈前侧骨皮质表面至强回声关节囊后缘之间的距离；在成人则是测量股骨头、颈交界处股骨颈前侧骨皮质至关节囊后缘之间的距离)，正常值＜5 mm，两侧对比差值＜3 mm。当关节滑膜因炎症、创伤等刺激，出现充血、水肿、渗出时，积液常先汇集于前隐窝内，使前隐窝增宽，两层滑膜之间出现液体，B超显示为液性暗区。

由于髋关节积液的病因较多，除了显示髋关节前隐窝增宽，内见液性暗区外，还可显示：关节滑膜及关节囊增厚；髋臼、股骨头、颈骨皮质连续性中断，出现缺损；股骨头变扁，表面不光整，如儿童Penhes病；股骨头向后上方移位，髋臼窝空虚(髋关节脱位)；关节周围软组织肿胀，出现脓肿液性暗区，如髋关节结核、臀部深部脓肿等。

定位下明确穿刺及切开指征，动态分析运动时关节囊内液体流动，压力分配变化，帮助了解运动力学分析。对积液及炎症波及关节组织切除治疗范围估算，重建力学构成提供重要参考。

(二) 先天性髋关节脱位

新生儿和婴儿平卧或侧卧置于特别的检查床上，髋关节中立位，探头置于髋关节外侧，探头长轴与身体的轴线平行,用实时超声扫查,获得髋关节标准冠状面声像图后,冻结图像。超声诊断标准:Graf声像图:作3条线,测量cup角,并根据 α、β 角将髋关节分为4型。

(三)膝关节疾病的B超诊断

1.半月板损伤

检查前角和侧角时,膝关节屈曲70°～90°,探头纵向置于关节前外侧间隙上,加水囊可使探头与皮肤接触良好。检查后角时,采用侧卧或俯卧位,探头纵向置于腘窝膝关节间隙上进行扫查。声像图特征:完全断裂时,间隙较宽时,可见两个较强回声界面,其间为一低回声带,不完全裂伤,线状强回声;半月板边缘撕裂伤,囊性变,半月板边缘出现液性暗区;半月板退变,回声不均匀。实时超声检查,动态了解膝关节运动过程中半月板受力形态变化,结合MRI影像确定针对性治疗手段。

2.腘窝囊肿

腘窝囊肿超声像图上表现为腘窝内、关节囊后方的圆形或椭圆形的无回声液性暗区。

(四)脊柱疾病的超声运用

可显示腹主动脉、下腔静脉、椎体前缘、前纵韧带、椎间盘及椎间盘后方的椎管,观察腰大肌的情况,可分辨椎间盘,后纵韧带;呈横形强回声光带,为椎管的前壁,黄韧带,椎管形态值。有助于脊柱诊断骨科疾病时周围组织评估,动态分析脊柱运动协调性,各椎体间稳定程度估算,对术前手术范围设计及风险预计提供重要参考价值。

脊髓或马尾神经。在婴幼儿,椎骨的发育尚不完善,椎管内脊髓及马尾神经能清晰地显示,实时超声扫查可见脊髓的搏动。

具体疾病如腰椎间盘突出症的使用,正常椎管的横断面图像为圆形或椭圆形光环,边缘光滑整齐。光环内为马尾神经,显示为无回声暗区或有少许细小光点。当椎间盘突出时,在硬膜囊的前方出现强光团或光斑回声,形状可不规则,硬膜囊受压变形。中央型突出:在椎管硬膜囊前侧出现强光团回声,压迫硬膜囊,使椎管前壁硬膜囊正常前凸的弧度消失,变平或向后凹陷,出现压迹征,严重受压者椎管图像显示不清。椎管前后径变窄,<8 mm。边缘型突出:椎管的硬膜囊光环左右两侧不对称,受压一侧较对侧变窄,椎管一侧边缘不整齐,局部有强光团或光斑突出。

B超协同CT及MRI,能检测腰椎棘突间结构,探测椎管上下径、前后径,能清晰显示非骨性椎管大小及椎管变窄受压情况及测量,有助于提高压迫损害神经组织程度与临床表现的综合分析,帮助拟定治疗手段。彩色超声探查和椎体动脉血流动力分析,估算脊柱损伤后脊髓血液供应改变情况,判断脊髓损伤平面及并发坏死节段,充分估算临床病症发展,手术治疗范围,重要危险出血部位定位,手术效果判定。

第十一节 造影检查

人体某些器官或组织与其周围组织的密度差别不大,吸收X线的能力也就无明显差别,在X线平片上不能显示出良好的对比影像。所以要观察这些器官或组织的情况，就必须在其周围或腔内注入一定量的造影剂，改变器官组织的密度差别，获得良好的对比度，以观察这些器官或组织的正常表现或异常改变，为诊断疾病提供依据。

造影剂分阳性造影和阴性造影剂两种。前者吸收X线的能力强，主要是碘制剂；后者吸收X线的能力弱，如空气、氧气等。有时可同时使用两种造影剂，以提高阳性率，称为双重对比造影。

造影检查可以诊断某些在平片上无法确诊的疾病。尤其是某些软组织病变或软骨、关节囊的病变，更需借助造影检查来确定有无器质性改变或可确定病变的性质。

一、造影前的准备及反应的处理

（一）清洁患者局部皮肤

如有皮肤破损或急性炎症者需待治愈后再进行。

（二）皮肤过敏试验

采用普鲁卡因做局麻者，应先做皮肤过敏试验，如为阳性，则改用其他麻醉药。

（三）碘过敏试验

采用阳性造影时，应做碘过敏试验。其方法主要有以下几种：

1. 皮内试验

以3%造影剂0.1 mL注入前臂皮内，另于其下方或对侧前臂注入同量蒸馏水作对照，观察10～15 min。阳性者5～10 min即可形成1.5 cm大小之红斑结节。

2. 结膜试验

将造影剂1～2滴直接滴入一侧眼内，观察5～10 min。阳性者在滴入3～4 min后即引起结膜充血和刺激感。此法简便而迅速，较为常用。

3. 静脉注射试验

将造影剂1 ml做静脉注射，观察15 min，阳性者可出现恶心、呕吐、荨麻疹等，严重者可出现休克。此法最为可靠但不甚安全。

以上几种敏试方法，可根据不同情况选择使用，对其他药物有过敏史者还可两种以上的方法配合使用。凡过敏者，均不能使用碘制剂。

在做敏试时还应注意以下几点：

(1) 在原则上试剂应与造影剂相同。

(2) 因为过敏可出现延迟反应，所以，除急诊外，最好在造影的前一天做过敏试验。

(3) 各种过敏试验方法并非绝对可靠，个别人过敏试验虽为阴性，但仍可发生强烈的过敏反应。也有的人在做过敏试验时即发生严重的过敏反应。因此，在做过敏试验和造影检查时，均应提高警惕，随时准备抢救。

（四）过敏反应的表现及处理

碘过敏与其他药物的过敏反应表现及处理大致相同。

1. 轻度反应

主要表现为荨麻疹、面红、发热、头晕、胸闷、恶心、呕吐等。给予一般抗过敏药和镇静剂，如异丙嗪25 mg，地塞米松5 mg肌注或静脉注射均可。如在造影过程中，出现上述表现，应终止检查或改用其他造影剂。

2.重度反应

除有轻度过敏反应的表现外,还有喉头痉挛引起的呼吸困难、血管神经性水肿、皮下或黏膜下出血、休克、昏迷、惊厥等,甚至短时间内出现呼吸心跳停止。出现上述情况时,应立即进行抢救。先静脉或肌内注射地塞米松 5 mg,异丙嗪 25 mg,肾上腺素 1 mg。呼吸困难者予以吸氧;喉头痉挛不缓解者可考虑做气管切开;有休克者应进行抗休克治疗;心跳呼吸骤停者,立即行复苏术。

二、关节造影

关节造影是将造影剂注入关节腔内进行 X 线检查,以了解关节囊、韧带和关节软骨的病变以及关节结构有无改变的检查方法。一般常采用对关节滑膜刺激性小的有机碘水溶剂或空气作为造影剂。关节造影主要用于对膝关节、髋关节、肩关节、腕关节的检查,尤其以膝关节造影最为常用。

(一)膝关节造影

1.适应证

(1) 半月板病变。

(2) 关节韧带损伤。

(3) 关节软骨病变。

(4) 关节滑膜病变。

2.操作技术

(1) 造影剂的选择及剂量

①空气造影:对于关节内游离体的检查较阳性造影剂为好,对于半月板病变,关节韧带、关节滑膜病变的检查较阳性造影剂差;对于关节软骨病变空气造影意义不大。空气造影的常用量为 80～120 mL;

②碘水造影:最好选用泛影葡胺,因其对滑膜刺激性小,吸收快(20～30 min 内被吸收),适用于除碘过敏以外的所有关节内病变。其阳性率较空气造影高,达 80%～90%,但对于关节内游离体的检查较空气造影差。常用剂量为 10～15 mL;

③双对比造影,即同时使用阴性和阳性造影剂。适用证同上,其阳性率较单纯碘水造影更高。剂量为空气 20～60 mL,碘水 4～8 mL。

(2) 穿刺点的选择

①髌骨侧方穿刺点:在髌骨中份的内侧或外侧 1 cm 刺入。此点常用于碘水造影,也可用于空气造影或双对比造影;

②髌下穿刺点:在髌骨下缘髌韧带之内侧或外侧刺入。此点常用于空气造影,也可用于碘水造影双对比造影;

③操作过程:患者仰卧位,膝伸直或微屈。常规消毒,在穿刺点处用1%普鲁卡因 2～3 mL 作局麻,用 19 号穿刺针刺入关节腔。阳性造影时先抽出关节液,再注入 10～15 mL 碘水;阴性造影时,接好带有三通管或橡皮管的注射器(或只用注射器)注入 80～120 mL 空气。双重对比造影时,先注入碘水 4～8 mL,再注入空气 20～60 mL,迅速拔出针头,压迫针眼,

擦净漏在皮肤上的碘水,准备摄片。

如为检查半月板,需投照内、外半月板的前角、体部、后角共6张X线片。照内侧半月板时,需用膝关节分离器将膝关节尽力外翻,使内侧分离。照外侧半月板时需用分离器使膝关节内翻使外侧分离,同时,可叫助手或患者家属牵拉小腿使关节尽量分离,效果更好。

(二)髋关节造影

1.适应证

(1)主要用于先天性髋关节脱位的早期诊断。

(2)关节内游离体。

2.操作技术

患者仰卧,常规消毒。小儿用全麻,成人用局麻,用穿刺针在腹股沟韧带下方,股动脉搏动外侧1.5~2 cm处垂直刺入。或在大粗隆上缘,沿股骨颈平行向上向内刺入。当证实已穿入关节腔后,注入20%~35%的泛影葡胺1~5 mL(剂量根据关节腔的大小而定),拔出针头,擦净皮肤上的造影剂。活动关节使造影剂分布均匀。摄髋关节前后位及外展屈曲外旋位片各一张。

(三)肩关节造影

1.适应证

(1)肱二头肌长头肌腱脱位或断裂。

(2)肩袖破裂最常见为冈上肌部分破裂。

(3)关节囊破裂。

(4)肩周炎。

(5)习惯性肩关节前脱位。

2.操作技术

常规消毒、局麻。一般用18~20号穿刺针,30%~35%的碘水作为造影剂。

(1)前侧穿刺:患者仰卧,臂外旋放在身侧,在三角肌的内缘喙突尖的外侧向内后方刺入。或在喙突尖下一横指处垂直刺入,针尖碰到肱骨头或关节盂时,需将针退出少许,再使针尖沿肱骨头或关节盂滑入间隙内。

(2)外侧穿刺:患者俯卧,臂内旋放在身侧。在肩峰下方凹陷处向前内方刺入。确定穿刺成功后,即可注入碘水15~20 mL。肩周炎的关节容积小,注入6~8 mL即可。拔出针头,压迫针眼1 min,分别摄内旋30°外旋30°及腋位片各一张。

(四)腕关节造影

1.适应证

(1)三角软骨病变:①三角软骨破裂;②三角软骨退变。

(2)关节韧带损伤:①副韧带撕裂;②腕骨间韧带断裂。

(3)关节滑膜炎变。

2.操作技术

常规消毒,局麻。用25号针由腕背侧拇长伸肌腱与示指伸肌腱间的凹陷处穿入或由尺骨茎突尖向桡侧刺入。确定穿刺成功后注入20%碘水2~3 mL。如有三角软骨破裂或造影剂进入腕中关节，可容纳 4 mL。注药后立即投照正位、侧位及斜位片各一张。

三、椎管造影

(一) 适应证

椎间盘突出、软组织增生所致椎管狭窄、椎管内肿瘤、蛛网膜下隙粘连以及各种脊髓压迫症等。

(二) 造影剂

1. 碘苯酯类碘油

常用量为 3～6 mL。在腰段 .3 mL 可充盈 1～2 个节段，6 mL 可充盈 3～4 个节段，在胸椎和颈椎充盈节段要多一些。

优点：

①对脊髓和神经根的刺激性很小，故很安全，可做脊髓造影。

②吸收很慢，一年内仅吸收 0.5 mL 左右，可在病房内注入造影剂后，再慢慢送去摄片，还可以作为日后观察治疗效果之用。

缺点：

①吸收慢，可因异物反应发生慢性炎症，引起蛛网膜下隙粘连、油质性肉芽肿、神经根炎等。

②黏稠度大，对神经根袖显示不理想，目前已较少使用。

2. 碘水类造影剂

目前常用的有碘肽葡胺、碘卡明、碘葡酰胺、三碘三酰苯、碘帕醇等。碘水常用量为 5 mL，可充盈腰椎管的全段。

优点：

①吸收快，6～8 h 内吸收完，不会引起蛛网膜下隙粘连等后遗症。

②黏度小，比重近似于脑脊液，对神经根、根袖的显示较碘油清晰，可提高诊断的正确性。

缺点：康锐和碘卡明对脊髓有强烈的刺激性，与脊髓接触后，可发生强烈的抽搐、肌肉痉挛，甚至可造成死亡。故一般只能用于腰 2 椎平面以下的椎管造影，现已很少使用。甲泛葡胺、碘海醇和碘帕醇无此缺点，可用于全脊髓造影。是目前理想的造影剂，但价格较贵。

3. 空气

常用量为 20～60 mL，如仅需显示颈段 20 mL 即可。优点是方便易取，无须做过敏试验，显示颈段脊髓优于碘剂。缺点是显影对比度差，术后常有剧烈头痛，故一般仅用于碘剂过敏者或颈段脊髓萎缩性病变者。

(三) 造影方法

一般均采用腰穿法，只有在某些特殊情况下 (如高位颈椎病变，梗阻完全又必须了解梗阻范围者以及腰穿部位有炎症，而又需及时造影者)，才采用小脑延髓池穿刺造影。

1. 术前准备

(1) 常规做过敏试验和普鲁卡因试验。

(2) 服泻药 (番泻叶 10 mg) 或清洁灌肠以清除肠腔内大便和气体，减少干扰。

(3) 可在术前 20 min 肌注地西泮 (安定) 10～20 mg 以预防抽搐或惊厥。

2. 操作方法

常规消毒，铺无菌巾。在腰3、4间隙或腰4、5间隙做局麻。用18～20号腰穿针从棘突间隙垂直刺入，有落空感时拔出针芯，见有脑脊液流出，表示穿刺成功。取4～6 mL脑脊液做常规和生化检查。同时可做测压试验。接上盛有造影剂的注射器，缓慢持续地注入一定量的碘油或碘水（剂量根据所需显示节段的数目而定）。如做脊髓空气造影，需做气液等量交换。注入造影剂后，拔出穿刺针，压迫针孔1 min。擦净皮肤上的碘剂，准备摄片。腰椎常规摄正、侧、左、右斜位及水平侧位共5张片；胸椎摄正、侧位即可，颈椎摄正侧、左、右斜位4张片。

（四）注意事项

1. 急性蛛网膜下隙出血，禁做椎管造影。
2. 碘过敏试验阳性者，禁做碘剂造影。
3. 在造影前一定要看清造影剂的用途和使用方法。切忌将一般的胆道造影剂和心、肾血管造影剂如胆影酸等用作椎管造影，不然可引起严重的抽搐、惊厥，甚至死亡。
4. 使用碘他拉葡胺或碘卡明造影时，只能用于腰段椎管造影，需抬高床头防止造影剂流入胸段，造影剂流至腰1椎平面以上时，就可造成下肢剧烈抽搐，造影完毕后，需嘱患者坐立10 h左右才能平卧，不然，未吸收完的造影剂可能上流刺激脊髓，引起抽搐。
5. 无特殊原因一般不用空气造影，如采用空气造影，需插导管注气，摄影完毕后尽量将空气抽出，以减轻头痛。

四、血管造影

血管造影分为动脉造影和静脉造影。在骨科临床方面，常用的主要是四肢血管造影。

（一）四肢动脉造影

1. 适应证

①血管先天性异常；②血管闭塞性疾患；③动脉瘤；④动静脉瘘；⑤了解侧支循环的情况；⑥鉴别骨肿瘤的良恶性；⑦区分肿瘤及骨髓炎；⑧鉴别软组织肿块是否为肿瘤及其良恶性；⑨估计肿瘤的放疗效果等。

2. 造影剂及常用剂量

最常用的是30%～35%的泛影葡胺或泛影酸钠。常用剂量上肢为10～15 mL，下肢为20～30 mL。

3. 造影方法

上肢动脉造影：可采用直接穿刺法或切开插管法，前者较常用。如欲显示上臂动脉，可在锁骨下动脉进行穿刺；如仅需显示前臂动脉，则在肱动脉穿刺。锁骨下动脉穿刺点在锁骨上缘中内1/3交接处；肱动脉穿刺点在肘窝肱二头肌腱内侧缘。常规消毒，局麻。用左手指摸到搏动的动脉以定位，右手持18～20号腰穿针，针尖向远端倾斜45°刺入，如有鲜红血液涌入注射器时，即表示穿刺成功，立即注入加温到36～37℃的造影剂。当注入总量2/3时即摄第1张片，每秒钟拍1张，连拍3张，以后每2 s拍1张，连拍3张，共拍6张。血管闭塞性疾病拍片间隔时间可酌情延长。造影剂应在3～5 s内全部注完，注完后暂不拔针，可将针芯插入穿刺针内，如有必要可再次注药造影。待照片满意后，再拔针，局部加压3～5 min以防发生血肿。

下肢动脉造影：一般采用直接穿刺法，也可用切开插管法。股动脉穿刺可显示整个下肢的动脉；腘动脉穿刺只显示小腿及足的动脉。常规消毒，局麻。股动脉穿刺点在腹股沟韧带中点之下；腘动脉穿刺点在腘窝中心点或稍上方。左手食指摸到动脉搏动点，右手持 18～20 号腰穿刺，针尖向远端倾斜 45°刺入，见有鲜红色血液涌出时，即表示穿刺成功。立即注入加温的造影剂，摄片程序同上肢动脉造影。照片满意后再拔针。

4. 注意事项

(1) 穿刺点一定要选在病变部位(欲检查部位)的近端。

(2) 一定要与摄片人员密切配合：穿刺前就应把摄片工作准备好。最好采用快速换片器连续拍照。摄片时间还可根据造影剂在动脉内的流速来推算。锁骨下动脉穿刺注药 3～4 s 可达肘部，6～8 s 可达指尖。股动脉穿刺注药后 7 s 可达膝部，10 s 后可达足部。注药完毕暂不拔针，可将针芯插入，待照片满意后再拔针，必要时可重复注药造影。

(二) 四肢静脉造影

1. 适应证

①静脉阻塞；②静脉曲张；③静脉畸形；④交通支静脉功能不全；⑤肿瘤。

2. 造影剂

浓度与剂量和动脉造影相同。

3. 造影方法

静脉造影方法有直接法、间接法、骨髓穿刺三种方法。间接法是将造影剂注入动脉，经毛细血管进入静脉内而显影。此法不易掌握，很少采用。骨髓穿刺法因损伤较重，一般也不采用。直接法简便易行，故一般皆用此法。

(1) 上肢静脉造影：常规消毒，选手背或腕部任一条静脉穿刺。注入 35% 碘水 15～20 mL，要求在 15 s 内注完，1 min 后摄上肢的正侧位片。

(2) 下肢静脉造影：常规消毒，分别于踝部、膝部和大腿根部各扎一止血带。在足背选一静脉进行穿刺，穿刺成功后，即注入 35% 碘水 20～30 mL。如需显示股静脉，则需注入 50～60 mL 碘水。放松踝部止血带，2 min 后，摄小腿正侧位片。放松膝部止血带及股根部止血带，5 min 后摄大腿正侧位片。

4. 注意事项

一定需从欲检查部位的远端静脉进行穿刺。

(马学良)

第五章 骨科常用治疗技术

第一节 手法整复

骨折手法复位是利用力学的三点固定原则和杠杆的原理来整复骨折端。在骨折复位前必须先了解外力的性质、大小、方向、局部软组织损伤程度及肌肉对骨折段的牵拉作用，弄清楚骨折移位时所经过的途径，而后选择合适的手法，将移位的骨折断端沿着原来的移位途径倒返回来，骨折就会顺利地得到复位。大多数病例均可采用手法复位处理，尤其是此法不会导致进一步损伤软组织，不影响正常愈合过程，且无手术感染风险，在减少患者痛苦、节省时间和经济等方面，均较优越。

一、整复要求和时间

整复是治疗骨折的重要步骤和方法，骨折对位的好坏，对固定、练功及骨折愈合和功能的恢复有着密切的联系。通常对复位的要求有三种。

（一）解剖或接近解剖学对位

对于骨折患者，要尽力通过手法整复，达到解剖学或接近解剖学对位。所谓解剖学或接近解剖学对位，即骨折经整复后，所有的移位完全或接近完全被矫正。对位对线完全良好或接近完全良好，愈合后能够完全恢复原有功能。

（二）功能对位

对于较复杂的骨折或不稳定性骨折，经手法整复不能达到解剖学或接近解剖学对位时，要争取达到功能对位。所谓功能对位，即指骨折整复后，重叠、旋转、成角、分离移位得到矫正，肢体力线正常，长短相等，仅存有侧向移位，但移位范围不能超过骨干直径的1/3，干骺端部位的骨折，侧向移位范围不能超过骨端直径的1/4，骨折愈合后，肢体功能可以恢复到满意程度，不影响工作中及生活上的需要。

（三）一般对位

对于老年或体弱及有慢性疾患者，骨折后对位差点是可以的。骨折愈合后，虽有轻度畸形，只要关节活动好，能够自理生活即可。儿童伤员因塑形力强，要求标准与成人不同，如股骨肱骨干骨折，可允许成角移位15°，旋转移位5°，重叠移位2厘米以内。

对整复时间的要求，原则上争取尽早进行，达到一次正确复位。最好在伤后反应性肿胀以前，即伤后1～4h内进行整复。此时，复位操作容易，且不因整复迟延而破坏新生骨，有利于骨折愈合。如就诊已晚，应根据具体情况而定。一般程度的肿胀，仍可进行复位，但对局部肿胀严重者，不宜勉强整复。如发生张力性水泡，应在无菌操作下将水泡刺破，放空泡液，纱布包扎。经适当的临时固定、抬高患肢，待2～3d肿胀稍减后，再行整复。但前臂及肱骨髁上骨折伴有严重肿胀、刺痛、手指不能伸屈活动者，不应等待，应查明原因，及时采取改善血液循环的有效措施，以防发生缺血性肌挛缩。

如系开放性骨折,可根据具体情况,在清创缝合后,按闭合性骨折处理,争取一次复位成功。如伤员合并休克、昏迷以及内脏和中枢神经系统损伤时,需在全身情况稳定后,方可整复骨折。

二、麻醉选择

复位时应根据伤员情况和骨折部位选用麻醉,以达到消除疼痛,缓解肌肉痉挛,便于整复。常用的麻醉方法有以下几种。

(一)局部浸润麻醉

将 2% 普鲁卡因 20～40 ml 注射于骨折血肿中,10～15 min 即发挥效能。

(二)神经阻滞麻醉

上肢骨折可选用颈丛或臂丛麻醉,下肢骨折可选用硬膜外或腰椎麻醉。

(三)全身麻醉

儿童骨折不易合作多用此法。

三、整复手法

整复手法,是整复的基本功,《医宗金鉴》云:"手法者,诚整骨之首务哉"。说明其手法的重要性。现将常用的八种整复手法分述如下:

(一)手摸心会

1. 适应范围

手摸心会为施行手法前的重要步骤,通过认真地触摸,把 X 线片上显示的骨折断端移位方向和患者肢体实际情况结合起来,在术者头脑中,构成一个骨折移位的立体形象,使其达到"知其体相,识其部位,一旦临证,机触于外,巧生于内,手随心转,法从手出"的目的。此法主要用于整复前,明确骨折部位移位方向,是确定整复方案不可缺少的步骤,所谓一法作计划,九法要熟练,即指此也,同时也可靠此法了解复位情况。

2. 方法

首先用手指细心触摸伤处,辨明是伤骨或是脱位,再明辨损伤的轻重和类型。

表浅部位的骨折,如前臂、上臂、小腿骨折等,可用手直接触摸出骨折部的骨面,是凹陷或是突出,判明其错位方向。肌肉丰厚的部位,不易摸出骨折端时,可用一手固定骨折近段,轻轻活动远折段,通过骨擦感及骨异常活动情况,来了解骨折部位。骨折整复后,助手继续维持伤肢复位后的位置,用轻手法触摸骨折局部,如畸形消失,骨嵴平顺连续,骨面平整,无骨擦感,说明骨折已复位。

3. 注意事项

触摸时,手法宜先轻后重,由表及里,从远到近,两头相对。重点注意压痛点、畸形和异常活动。

(二)拔伸牵引

1. 适应证

主要用于克服肌肉的收缩力,矫正重叠、成角移位,恢复肢体长度。凡有重叠、成角移位的骨折、关节脱位,都需应用此法。

2. 方法

按照"欲合先离,离而复合"的原则,由助手两人,分别握住远近骨折段,开始时,应先在骨折或脱位原有畸形的位置上，沿着肢体纵轴对抗牵引，待将刺入骨折部位周围软组织内的骨折断端，慢慢地拔伸出后，再按照整复要求，改变肢体方位，加大牵引力。牵引力的大小，取决于伤员肌力强弱及重叠移位的程度。如青壮年肌力较强或重叠移位大者，牵引力应大，反之牵引力应小。开始牵引时，力量应由小逐渐加大，而且要持续稳妥，勿忽大忽小。牵引力与反牵引力要均衡对等，复位后再慢慢减弱，固定后即停止牵引。

3.注意事项

对肌群丰厚的伤肢，如股骨干骨折，单靠徒手对抗牵引有困难者，应结合骨牵引。对上肢骨折，如肱骨干骨折，勿用大力牵引，以防止招致断端分离。

（三）屈伸收展

1.适应证

适应于干骺端骨折，断端有旋转及成角移位。如肱骨外科颈骨折、肱骨髁上骨折和股骨干上段骨折等。这些骨折，因靠近关节部，单靠牵引非但不能矫正成角，而且容易引起成角畸形加大，故必须结合屈伸收展。

2.方法

单轴性关节（能屈伸的关节）用屈伸手法，多轴性关节用展收或屈伸手法。如伸直型肱骨髁上骨折，须在牵引下屈曲肘关节；屈曲型骨折，则须在牵引下伸直肘关节。多轴关节（如肩、髋）附近的骨折，骨折一般在三个平面上移位（水平面、矢妆面及冠妆面），复位时，要改变几个方向，才能将骨折复位，如股骨干上段骨折，牵引方向应先内收，而后外展，再前屈，方能矫正断端重叠及向外、向前的成角移位。

3.注意事项：在屈曲收展前，必须先矫正重叠移位。

（四）提按捏正

1.适应证

主要用于矫正前、后、内、外的侧方移位。

2.方法

术者一手固定骨折近段，另手握住骨折远段，突者按，陷者提，旁者推，如以人体中轴来讲，前后侧（即上、下侧）用提按手法，即用两手拇指按突出的骨折一端向下，两手四指提下陷的骨折另一端向上。如向侧方移位时（左右侧移位），一手端正骨折一端，另一手将向外突出的骨折另一端向内按捺。经过上提下按、内、外捺正手法，其前后或内外侧移位即可得到矫正。

3.注意事项

操作时，用力要适当，方向要正确，着力点要准确，术者手指与伤部皮肤接触要紧密，切忌在皮肤上来回滑动、摩擦，以免挫伤皮肤。

（五）旋转回绕

1.适应证

骨折断端间的旋转及背向移位。

2.方法

旋转手法适用于牵引过程中，以远端对近端，使骨干轴线相应对位，旋转畸形即自行矫正。回绕手法多用于骨折断端之间有软组织嵌入的股骨干或肱骨干骨折；或背对背移位的斜面骨折。

手法时应先加重牵引，使骨折端分开，嵌入的软组织常可自行解脱；然后放松牵引，术者两手分别握住远、近骨折段，按原来骨折移位方向逆向回绕，引导骨折断端相对。可从骨折端相互触碰音的有无和强弱来判断嵌入的软组织是否完全解脱。背对背移位的骨折以骨折移位时的相反方向施行回绕手法。

3. 注意事项

回绕时，必须谨慎，避免损失血管神经。如有软组织阻挡感时，即应改变回绕手法的方向，常可使背对背的骨折断端变成面对面。

(六) 屈伸收展

1. 适应证

骨折断端间成角畸形。

2. 方法

靠近关节附近的骨折容易发生成角畸形，这是因为短小的近关节侧的骨折段受单一方向的肌肉牵拉过紧所致。此类骨折单靠牵引不但不能矫正畸形，甚至牵引力越大，成角越大。对单轴性关节(肘、膝)附近的骨折，只有将远端骨折段连同与之形成一个整体的关节远端肢体共同牵向近侧骨折段所指的方向，成角才能矫正。如伸直型肱骨髁上骨折，需要在牵引下屈曲；而屈曲型则需要在牵引下伸直。伸直型股骨髁上骨折可以利用胫骨结节穿针做膝关节屈曲牵引；而屈曲型则需要在股骨髁上穿针做膝关节伸直位牵引，骨折方能对位。对多轴性关节(如肩、髋关节)附近的骨折，一般有三个平面上的移位(水平面、矢状面、冠状面)的骨折，复位时要改变几个方向，才能将骨折整复。如内收型肱骨外踝颈骨折，患者在仰卧位，牵引方向是先内收后外展，在前屈上举过顶，最后内旋叩紧骨折断端，然后慢慢放下患肢，才能矫正其嵌插、重叠、旋转移位和向内、外、前方的成角畸形。

(七) 夹挤分骨

1. 适应证

两骨并列部位的骨折如桡尺骨、胫腓骨骨折等。

2. 方法

整复时，应以两手拇指为一方，食、中、环三指为另一方，在骨折部对向夹挤骨间隙，使靠拢的骨折段分开，远近骨折段即相应稳定，并列双骨折就能像单骨折一样，一起复位。

(八) 成角折顶

1. 适应证

对于横断或锯齿型骨折，如患者肌肉发达，单靠牵引不能完全矫正重叠移位时可用折顶手法。

2. 方法

折顶时，术者两手拇指抵押于突出的骨折一端，其他四指重叠环抱于下陷的骨折另一端，两手拇指用力向下挤压于突出的骨折端，加大骨折端原有的成角；依靠拇指感觉，估计骨折远近段断端的骨皮质已经对顶相接，然后骤然反折，此时环抱于骨折另一端的四指将下陷的骨折端持续向上提，而拇指仍然用力将突出骨折端继续向下按，在拇指与其他四指间形成一种捻搓力(剪力)。用力大小以原来重叠移位多少来定。用力方向可正可斜。单纯前后方重叠移位者可正向折顶，同时还有侧移位者可斜向折顶。通过这一手法，不但可以矫正重叠移位，侧方移位也可以得到一起矫正。前臂中、下1/3骨折，一般多采用分骨、折顶手法，可获得一次成功复位。

(九) 摇摆触碰

1. 适应证

以上手法，一般骨折即可基本复位，但横断或锯齿型骨折的断端间可能有间隙，则采用摇摆触碰法。

2. 方法

术者用两手固定骨折部，助手在维持牵引下稍稍左右或上下摇摆骨折远端，使骨擦音变小直至消失，骨折面即可紧密吻合。横断骨折发生在干骺端松、坚质骨交界处时，骨折整复固定后，可用一手固定骨折部的夹板，另一首掌轻轻叩击骨折远端，使骨折断面紧密嵌插，整复可更加稳定。

第二节 关节腔穿刺术

膝关节腔穿刺术 (knee joint cavity paracentesis) 常用于抽液后向关节腔内注射药物以治疗膝关节疾病，是一种治疗急性滑膜炎和慢性膝关节骨性关节炎行之有效的疗法。

一、适应证

1. 四肢关节腔内积液，须行穿刺抽液检查或引流，或注射药物进行治疗。
2. 关节腔内注入空气或造影剂，行关节造影术，以了解关节软骨或骨端的变化。

二、术前准备

1. 准备18～20号穿刺针及注射器、无菌手套、消毒巾、无菌试管、1%～2%普鲁卡因等。
2. 局部严格消毒后，术者戴无菌手套，铺无菌巾，穿刺点用1%～2%普鲁卡因局部麻醉。术者右手持注射器，左手固定穿刺点。当针进入关节腔后，右手不动，固定针头及注射器，左手抽动注射器筒栓进行抽液或注药等操作。

三、操作方法

(一) 肩关节穿刺术

患肢轻度外展外旋，肘关节屈曲位。于肱骨小结节与喙突之间垂直刺入关节腔。也可从喙突尖下外侧三角肌前缘，向后外方向刺入关节腔。

(二) 肘关节穿刺术

肘关节屈曲90°，紧依桡骨小头近侧，于其后外方向前下进针，关节囊在此距离表面最浅，桡骨头亦清晰可触知。也可在尺骨鹰嘴顶端和肱骨外上髁之间向内前方刺入。还可经尺骨鹰嘴上方，经肱三头肌腱向前下方刺入关节腔。

(三) 腕关节穿刺术

可经尺骨茎突或桡骨茎突侧面下方，垂直向内下进针，因桡动脉行经桡骨茎突远方，故最好在尺侧穿刺。

(四)髋关节穿刺术

在髂前上棘与耻骨结节连线的中点,腹股沟韧带下 2 cm,股动脉的外侧垂直刺入;也可取下肢内收位,从股骨大转子上缘平行,经股骨颈向内上方刺入。

(五)膝关节穿刺术

以髌骨上缘的水平线与髌骨外缘的垂直线的交点为穿刺点,经此点向内下方刺入关节腔;也可经髌韧带的任何一侧,紧贴髌骨下方向后进针。

(六)踝关节穿刺术

紧贴外踝或内踝尖部,向内上进针,经踝部与相邻的距骨之间进入关节囊。

四、注意事项

1. 一切器械、药品及操作,皆应严格无菌,否则可致关节腔感染。

2. 应边吸抽、边进针,注意有无新鲜血流,如有,说明刺入血管,应将穿刺针退出少许,改变方向再继续进针。另外,当抽得液体后,再稍稍将穿刺针刺入少许,尽量抽尽关节腔内的积液。但不可刺入过深,以免损伤关节软骨。

3. 反复在关节内注射类固醇,可造成关节损伤,因此,任何关节内注射类固醇,不应超过3次。

4. 对抽出的液体除需做镜下检查、细菌培养和抗生素敏感试验外,还要做认真的肉眼观察,初步判定其性状,给予及时治疗。例如,正常滑液为草黄色,清而透明,若为暗红色陈旧性血液,往往为外伤性,抽出的血液内含有脂肪滴,则可能为关节内骨折,混浊的液体多提示有感染;若为脓液,则感染的诊断确定无异。

5. 关节腔有明显积液者,穿刺后应加压包扎,适当给予固定。根据积液多少,确定再穿刺的时间,一般每周穿刺 2 次即可。

第三节 小针刀疗法

小针刀疗法是在中医针刺疗法和西医外科手术疗法的基础上发展起来的。小针刀是一种兼有针和刀两种性能的新型医疗器械,其用法属于一种闭合性手术疗法,具有简单经济、痛苦小、见效快等特点,较受患者欢迎。

一、小针刀的构造及治疗机制

小针刀实际上是针灸刀的改型,外观与普通毫针相似,分针头、针身和针柄 3 部分,长约 4～15 cm,临床常有 Ⅰ 型、Ⅱ 型、Ⅲ 型 3 种型号。针头为楔形,末端扁平带刀,刀口线长约 0.8 mm,刀口分齐平口与斜口 2 种,以适应临床不同需要,因刀小容易避开神经、血管和重要脏器;针身为圆柱形,直径 1～3 mm 针柄为一扁平葫芦形。小针刀的刀口线与刀柄在同一平面内,这种方向性设计便于根据在体外的刀柄部分来判断在体内的刀锋方向。小针刀为优质不锈钢制成,具有较好的刚性和韧性。其刚性保持刀刃的锋利,以利于在体内切开或剥离病变组织而不卷刀;

其韧性使针刀在体内切割、旋转、移动等操作时不会发生折断。

在生理状况下，肌肉的收缩和舒张可牵连着其他组织跟着移动而产生运动。许多肌群的各块肌肉在体内进行方向不同的滑动，使人体完成各种复杂的活动。若因某种致病因素引起这些软组织的某一局部发生粘连，而影响各肌肉、肌腱的自由伸缩滑动，就会发生功能障碍；同时还会牵拉、挤压神经，出现患部麻、胀、痛、酸等自觉症状。因为粘连、瘢痕形成，又常导致血运障碍，造成局部肌肉萎缩和肿胀。若瘢痕形成粘连的范围较大，还会挤压某些肌肉、韧带，使其变短、变粗、变硬、弹性降低，引发人体外观畸形。小针刀疗法具有剥离粘连、疏通阻滞、流畅气血、刮除瘢痕、解痉止痛等功效，能有效地解除软组织粘连或肌肉挛缩，使其部分或完全恢复原来的功能状态。可见小针刀技术实际是一种松解手术，是一种精确定位下的高选择性非直视手术。

二、适应证与禁忌证

（一）适应证

小针刀疗法的有关理论是从骨伤科一些疾病的应用开始的，通过逐步的发展与完善，其在骨伤科中的应用范围主要有以下几个方面。

1. 损伤后遗症

软组织、四肢关节的外力损伤，持续劳损，手术损伤等经过治疗或自我修复遗留下来的功能障碍、肌肉萎缩或挛缩、酸、胀、痛、麻等病症。

2. 腱鞘炎及滑囊炎

特别是对狭窄性腱鞘炎、跖管综合征、腕管综合征等疗效较好。

3. 顽固性疼痛点

各种因软组织粘连，挛缩、瘢痕而引起的全身各处的一些顽固性疼痛点。

4. 部分骨质增生

如跟骨骨刺等。

5. 四肢陈旧性骨折后遗症

如骨干骨折畸形愈合等。

（二）禁忌证

如有下列情况之一者，均禁忌施行小针刀手术。

(1) 发热患者。

(2) 一切严重内脏病的发作期。

(3) 施术部位有皮肤感染、肌肉坏死、红肿灼热或有深部脓肿者。

(4) 施术部位有重要神经、血管或重要脏器而施术时无法避开者。

(5) 血友病、凝血机制不良或有其他出血倾向者。

(6) 恶性肿瘤。

(7) 血压高且情绪紧张者。

此外，对于体质极度虚弱或有高血压及易晕针的患者，慎用小针刀治疗。

三、操作方法

(一) 操作前准备

首先应做好患者的思想工作,认真向患者解释小针刀疗法的作用、方法和目的,取得患者的配合。其次,操作前施术者戴好口罩及帽子。

再次是准备好器械:无菌纱块少许,无菌小孔巾,棉签,医用胶布等;聚维酮碘,医用无菌手套,选择小针刀并经高压或煮沸消毒。

(二) 进针四步规程

进行小针刀治疗必须依次序遵循以下4个步骤,一步也不能省略。

1. 定点

确定部位及进针点,用甲紫标记进针点后,以聚维酮碘常规消毒皮肤,铺无菌小孔巾。定点的正确与否直接关系到治疗效果。

2. 定向

使刀口线与大血管、神经及肌纤维走向平行,将刀口压在进针点上。目的是避开神经、血管和重要脏器,确保手术安全进行。

3. 加压分离

在完成第2步后,右手拇指、示指捏住针柄,其余3指托住针体,稍加压力而不刺破皮肤,使进针点处形成一个长形凹陷,将神经、血管分离在刀刀的两侧,即在浅层部位有效地避开神经、血管。

4. 刺入

继续加压,当刀口下皮肤贴近骨质时,可感到一种坚硬感,稍一加压,即可穿过皮肤。此时进针点处凹陷基本消失,神经、血管即膨起在针体两侧,随后可根据需要施行手术治疗。当针刀刺入时,托住针体的右手其余3指应作为支撑,压在进针点附近的皮肤上,防止刀锋刺入过深,以免损伤深部重要神经、血管及健康组织和脏器。

(三) 小针刀手术八法

1. 横行剥离法

肌肉、韧带与骨骼发生粘连时,应将刀口线与肌肉或韧带走行方向平行刺入患处,待刀口接触骨面时,按与肌肉或韧带走行垂直方向铲剥,将肌肉或韧带从骨面上铲起,针下有松动感时即可出针。

2. 纵行疏通剥离法

若粘连发生于肌腱韧带的附着点时,宜将刀口线与肌肉韧带走行方向呈平行刺入患部,当刀口接触骨面时,按刀口线方向疏通剥离,依据附着点的宽窄,分几条线疏通剥离,不可横行剥离。

3. 切开剥离法

如几种软组织相互粘连、瘢痕形成,如肌肉与韧带、韧带与韧带互相粘连时,将刀口线与肌肉或韧带走行方向呈平行刺入患处,切开相互间的粘连或瘢痕。

4. 瘢痕刮除法

若腱鞘壁或肌腹、肌肉的附着点处有瘢痕时,先沿软组织的纵轴切开数条口,然后在切开处反复疏通剥离2～3次，如感觉刀下有柔韧感时，表明瘢痕已碎，即出针。

5.通透剥离法

若局部有较大范围的粘连板结，无法进行逐点剥离时，可在板结处周围多点进针，进针点选在肌肉与肌肉之间或与其他相邻软组织间隙处。当针刀接触骨面时，除软组织在骨上的附着点之外，均将软组织从骨面铲起，尽量疏通剥离其相互之间的粘连，并切开瘢痕。

6.铲磨削平法

若较大骨刺发生于关节边缘或骨干，影响生活工作时，将刀口线与骨刺竖轴线垂直刺入，当刀口接触骨刺后，将骨刺尖部或锐边削去磨平。

7.骨痂凿开法

如骨干骨折畸形愈合，影响功能活动，需重新整复者，在麻醉下用小针刀穿凿数孔，将其手法折断再行复位。较小骨痂，可将刀口线垂直于骨干纵轴刺入骨折间隙，穿凿2～3针，分离骨痂；较大骨痂，用同法穿凿7～8针后，用手法折断骨痂处，再行复位修平。

8.切割肌纤维法

若部分肌纤维紧张或痉挛，引起顽固性疼痛及功能障碍者，可将刀口线与肌纤维垂直刺入，切断少量紧张或痉挛的肌纤维即可。常用于四肢及腰背部疾病的治疗。

临床上有许多种小针刀的操作方法，且较复杂，但主要有上述八种操作方法。操作结束后出针要迅速，并压迫针孔片刻，以防出血（一般不会出血），外盖无菌纱布。

四、注意事项

(一) 选用良好的小针刀

一是术前检查刀刃。小针刀多次剥离后刀刃会变钝或卷刀，因此，使用前必须检查一下刀刃，若发现变钝或卷刀，应予更换或重新加工使刀刃锋利。二是定期更换小针刀，小针刀一般使用2年后即需更换。三是防止针体折断。

(二) 操作时注意

1.严格掌握适应证与禁忌证。

2.严格无菌操作，防止软组织感染或骨髓炎，必要时可术后应用抗生素。

3.找准进针点，选择好合适的手术入路。

4.通常不用局麻，以免影响针感观察。

5.酸、胀、酥感是小针刀的正常针感；痛、麻、触电感均属异常针感。若遇异常针感，则不能进针，更不可进行手术。

6.切勿损伤重要神经、血管，胸背及腰部不可进针太深。

(三) 晕针的预防与处理

患者体弱、情绪不好、恐惧或饥饿时勿进行小针刀疗法，因容易发生晕针。晕针时表现为头晕、心慌、面色苍白、出冷汗、恶心欲吐、脉细数、血压下降等。若出现晕针，应停止小针刀治疗，立即卧床休息，注意保暖，一般2～3 min后症状会好转，15 min左右恢复正常。还可配合掐人中、内关、外关穴或注射高渗葡萄糖注射液等抢救措施。

第四节 牵引术

牵引技术就是应用作用力与反作用力的远离，对抗软组织的紧张和回缩，使骨折或脱位得以整复，预防和矫正畸形。

一、目的

1. 牵引肢体有不完全固定作用，克服肌痉挛、改善循环、减少疼痛、便于搬动和护理。
2. 急救时应用，可防止骨折端移位，以免加重损伤，防止休克。
3. 整复骨折、脱位、纠正畸形，并维持对位。
4. 松弛软组织，可纠正关节挛缩。
5. 围手术期处理

术前可用牵引解痉、松解软组织、纠正骨折短缩、改善挛缩、有利于手术的实施。术后为防止肿胀，可悬吊患肢。开放截肢后皮牵引，可防止皮肤回缩，有利于愈合。

6. 其他

腰腿痛、颈肩痛可牵引解痉、减轻神经受压、止痛、辅助治疗。

二、皮肤牵引

(一) 适应证

1. 骨干骨折或关节脱位复位后不稳定需保持对位者。
2. 骨折脱位需要持续牵引方能复位，如颈椎骨折脱位。
3. 需要矫正和预防因肌肉挛缩所致的关节畸形。
4. 颈椎病和腰椎间盘脱出症，需要牵引治疗者。
5. 小儿骨骺易受损，穿针时应避开骨骺或选用皮牵引。
6. 3岁以内小儿股骨干骨折宜用双下肢悬吊(Bryant)牵引。

(二) 禁忌证

1. 皮肤受损、炎症及对胶布过敏者不宜用皮牵引。
2. 穿针部位有炎症又无法避开者，不应用骨牵引。
3. 老年、神志不清者忌用头带牵引。

(三) 操作技术

皮肤牵引是借助胶布贴于伤肢皮肤上，或用泡沫型料布包压于伤肢皮肤上，利用肌肉在骨骼上的附着点，牵引力传递到骨骼上，胶布远侧端扩张板，于扩张板中心钻孔穿绳打结，再通过牵引架的滑轮装置，加上悬吊适当的重物进行持续皮肤牵引。

(四) 注意事项

1. 适用于小儿及年老体弱者，皮肤必须完好。
2. 牵引物重量一般不得超过5 kg，否则牵引力过大，易伤皮肤或起水疱，影响继续牵引。
3. 一般牵引时间为2～3周。时间过长，因皮肤上皮脱落影响胶布黏着，如需继续牵引，应更换新胶布维持牵引。

4.牵引期间应定时检查伤肢长度及牵引的胶布黏贴情况,及时调整重量和体位,防止过度牵引。一般于3～5d内肢体肿胀消退时,即能纠正骨折重叠和畸形,牵引2～4周,骨折端有纤维性连接,不再发生移位时可换为石膏固定,以免卧床时间太久,不利于功能锻炼。

5.应注意黏贴胶布的部位及长度要适当,胶布要平整无皱,不能贴于踝上。包缠绷带不能压迫腓骨头颈部,不能扭转,以免压迫引起腓总神经麻痹。

三、骨骼牵引

骨骼牵引的力量较大,可持续牵引较长时间,且能有效地调节牵引重量和方向,因而有较好的牵引效果。骨牵引因牵引力直接作用于骨折端,较皮肤牵引力大5～6倍以上,能更好地对抗肢体肌肉痉挛或收缩。在牵引的同时还可在局部加用小夹板固定矫正骨折端的侧方移位,调整牵引肢体的体位可纠正骨折的旋转移位,并纠正成角畸形。

(一)适应证

1.成人长骨不稳定性骨折(如斜形、螺旋形及粉碎性骨折),因肌肉强大而容易移位的骨折(如股骨、胫骨、骨盆、颈椎)。

2.骨折部的皮肤有损伤、擦伤、烧伤、部分软组织缺损或有伤口者。

3.开放性骨折感染者。

4.合并有胸、腹或骨盆部损伤,需密切观察而肢体不宜做其他固定者。

5.肢体合并血循环障碍(如小儿肱骨髁上骨折暂不宜作其他固定者)。

(二)牵引用具

1.局部麻醉和切开手术用具。

2.穿针用具,如手摇钻、克氏针等。

3.骨圆针、牵引弓、颅骨牵引钳、马蹄式牵引弓、冰钳式牵引弓。

(三)常用牵引方法

1.股骨髁上牵引

此牵引技术适用于有移位的股骨骨折、有移位的骨盆环骨折、髋关节中心脱位和陈旧性髋关节后脱位等,也可用于胫骨结节牵引过久,牵引针松动或钉孔感染,必须换钉继续牵引时。

操作步骤:将伤肢放在布郎氏架上,自髌骨上缘1cm画1条与股骨垂直的横线,再沿腓骨小头前缘与股骨内髁隆起最高点,各作一条与髌骨上缘横线相变的垂直线,相交的两点作为标志,即骨圆针的进出点。消毒,铺巾,局部麻醉后,从大腿内侧标记点刺入骨圆针(直径3～5mm)直至股骨,一手持针保持水平位,并与股骨垂直,钻入或锤击针尾,将骨圆针穿出外侧皮肤标记点,使两侧牵引针外露部分等长。用巾钳将进针处凹陷的皮肤拉平,安装牵引弓,在牵引架上进行牵引。将床脚抬高20°～25°以作对抗牵引。牵引所用的总重量应根据伤员体重和损伤情况决定,成人一般按体重的1/7或1/8计算,年老体弱、肌肉损伤过多或有病理性骨折者,可用体重的1/9重量。

2.尺骨鹰嘴牵引

此牵引技术适用于肱骨颈及肱骨干、肱骨髁上及踝间粉碎性骨折移位或局部肿胀严重而不能立即复位固定者以及陈旧性肩关节脱位将进行手法复位者。

操作步骤:在肱骨干内缘的延长线(即沿尺骨鹰嘴顶点下3cm),画一条与尺骨背侧缘的垂直线，在尺骨背侧缘的两侧各 2 cm 处，画一条与尺骨背缘平行的直线，相交两点即为牵引的进、出点。将患者上肢提起、消毒、麻醉后，将 2 mm 左右骨圆针从内侧标记点刺入尺骨，手摇钻将骨圆针穿过尺骨鹰嘴向外标记点刺出。注意切勿损伤尺神经，不能钻入关节腔。使牵引针两端外露部分等长，安装牵引弓，拧紧牵引弓的螺钉。将牵引弓拉紧，系上牵引绳，沿上臂纵轴线方向进行牵引。同时将伤肢前臂用帆布吊带吊起，保持肘关节屈曲90°。一般牵引重量为 2～4 kg。

3. 胫骨结节牵引

此牵引与股骨髁上牵引适用范围相近，牵引时膝关节活动不便。

操作步骤：将伤肢放在布朗氏架上，助手用手牵引踝部固定伤肢，以减少伤员痛苦和防止继发性损伤。自胫骨结节向下 1 cm 画一条与胫骨结节纵轴垂直的横线，在纵轴两侧各 3 cm 左右处，画两条与纵轴线平行的纵线与横线相交，即骨圆针进出点。此牵引技术的方法和牵引重量，均与股骨髁上牵引技术相同。值得注意的是，进针应在外侧，需防止损伤腓总神经。

4. 跟骨牵引

此技术适用于胫腓骨不稳定性骨折，某些跟骨骨折及髋关节和膝关节轻度挛缩畸形的早期治疗。

操作步骤将踝关节保持中立位，自内踝下端到足跟后下缘连线的中点即为进针标记点，消毒、铺巾、局部麻醉后，用 3 mm 骨圆针从内侧标记点刺到跟骨，手持针保持水平位并与跟骨垂直，手锤击针尾，将针穿过跟骨并从外侧皮肤穿出（针外侧应高于内侧 1 cm），使牵引针两端外露部分等长。用布巾钳拉平皮肤，安装牵引弓，在布朗架上进行牵引，一般成人的牵引重量为 4～6 kg。

5. 颅骨牵引

牵引技术适用于颈椎骨折和脱位，特别是骨折脱位伴有脊髓损伤者。

操作步骤：剃去头发，仰卧位，头部两侧用沙袋固定。用 2% 甲紫在两侧乳突之间画一条冠状线；再自鼻尖到枕外粗隆画一条矢状线。颅骨牵引弓的中心部对准两线的交点，两端钩尖放在横线上充分撑开牵引弓，钩尖所在横线上的落点作为切口标记。用 1% 利多鲁卡因在标记点处进行麻醉（直至骨膜），在两标记点各做个小切口（横竖均可），直至骨膜，并略作剥离，用颅骨标记点钻孔。钻孔时应使钻头的方向与牵引弓钩尖的方向一致（即向头中心钻入），用 3 mm 钻头，套上安全帽，仅钻入颅骨外板，此时板障有出血。钻孔后安装颅骨牵引弓，并拧紧牵引弓螺丝，应防止松脱或向内挤紧刺入颅内。牵引弓系结牵引绳。通过床头滑轮进行牵引。

床头抬高 20 cm 左右，作为对抗牵引。牵引重量要根据颈椎骨折和脱位情况决定，一般由 6～8 kg。如伴有小关节交锁，重量可加到 12.5～15 kg，同时将头稍呈屈曲位，以利复位。如经床边 X 线照片证实颈椎骨折、脱位已复位，应立即在颈部和两肩之下垫以薄枕头，使头颈稍呈伸展位。同时应立即减轻牵引重量至 2～3 kg，改为维持牵引。

6. 头环牵引

是一种治疗急性脊柱损伤的理想牵引治疗方法。脊柱骨折或脱位的整复、随后的手术治疗及非手术治疗的固定，均可使用此牵引。

操作步骤术前要检查全部所需器材和物品，其中包括 4 支定位固定钢针、2 只钻头、4 个头颅钢针及 5 个直径不同的头环。

①用手或木制枕头将患者的头颈垫好固定。4 个头颅针部位的头发要剪整齐,并进行消毒铺单。

②头颅钢针的位置存眼眉外 1/3 的上方 1 cm 处和耳上 1 cm 的近乳突处。

③选择一个无菌头环,套于头颅使其周围间隙约为 15 cm 用 4 只固定针固定,一般常用 2 号头环。

④头环套于头颅的位置,恰好是选择钻孔为头颅钢针固定的位置,并用 4 个头环固定钢针固定。

⑤将全部头颅钢针钻孔部位均进行局部麻醉,3～5 min 后即可进行头颅钢针固定。

⑥不必行皮肤切口,将螺丝颅骨钢针经头环孔钻进头皮及颅骨外板。

⑦4 根颅骨钢针以对角为序,用同样压力扭紧固定,用头环牵引弓系绳,经过滑轮进行牵引。同时将患者的床头抬高。

⑧术后处理:颅骨钢针进入皮肤部涂上无菌油膏,以防感染。摄颅骨 X 线片检查,以保证颅骨钢针不进入颅骨内板。术后前几天每天复查,适当扭紧颅骨钢针,但不必扭得过紧。若颅骨钢针发生松动或钻得过深,可改换颅骨钢针固定的位置。

7.头胸固定架

患者在座位姿势下装置头胸固定架,急性损伤或瘫痪的患者应仰卧位。固定时间取决于患者年龄、病情等。

第五节 骨折内固定

内固定术是用金属螺钉、钢板、髓内针、钢丝或骨板等物直接在断骨内或外面将断骨连接固定起来的手术,称为内固定术。这种手术多用于骨折切开复位术及切骨术,以保持折端的复位。

一、优点和缺点

(一)优点

内固定术的主要优点是可以较好地保持骨折的解剖复位,比单纯外固定直接而有效,特别在防止骨折端的剪式或旋转性活动方面更为有效。另外,有些内固定物有坚强的支撑作用,术后可以少用或不用外固定,可以减少外固定的范围和时间,坚强的内固定有利于伤肢的功能锻炼和早期起床,减少因长期卧床而引起的并发症(如坠积性肺炎、静脉血栓、膀胱结石等)。

(二)缺点

但对内固定的缺点,也应有足够认识。不论何种金属内固定物,对人体总是异物,临床上常见到在内固定物的下面及周围发生骨质疏松或吸收内固定松动。一旦发生感染,金属异物将会严重地阻碍伤口和骨折愈合。同时,安置内固定,需广泛剥离软组织和骨膜,必然影响血运,延迟骨折的愈合。

由于无菌技术的发展,手术技术不断熟练,内固定物的金属质量逐渐改善,恰当地选用内固定术，对某些骨折的治疗确可提高疗效。但必须指出：片面追求骨折的解剖复位，滥用内固定是极其错误的，必须严格掌握适应证。同时，还应认识内固定不过是保持复位的暂时性措施，虽有一定的支撑作用，但不能代替骨折的愈合，术后必须采取不同的保护性措施，直至骨折愈合为止。否则，将会发生内固定疲劳、弯曲或折断。

根据骨折端间保持一定压力的坚强内固定可形成骨折一期愈合（即骨折端间不经过骨痂而由新生骨直接连接骨端）的概念，设计的各种加压内固定物（如加压钢板、加压螺钉等）除可促进骨折愈合，尚可不用或少用外固定，以便早期活动甚至负重。加压内固定也有一般内固定固有的缺点，同时，坚强内固定尚可引起骨折部骨萎缩，甚至拆除内固定后发生再骨折。

二、骨折内固定新理论

（一）带锁髓内钉

近年来，随着髓内钉设计的发展，尤其是交锁概念的应用，使实心髓内钉的发展成为现实，从而克服了非带锁髓内钉的缺陷。交锁后的髓内钉可更好地对抗旋转应力和轴向负荷。髓内钉植入的位置处于骨干的力学中心，在冠状面和矢状面上同时具有于骨相同的力学行为，这点与接骨板固定截然不同，避免扩髓可减少骨内膜血运的破坏。带锁髓内钉的应用日益普及，在长骨干骨折的手术领域大有取代传统的接骨板之势。

（二）有限接触钢板 (LC-DCP)

是针对 DCP 所存在的问题进行了改造的一种钢板。为改善钢板下局部血运，在其贴骨面构型为若干深而宽的沟槽，截面呈梯形。实验观察证实此种改进不仅大大减少了对骨皮质血运的影响，而且在沟槽部还会有少量骨痂生长，增强了骨折愈合部的强度。此外，钉孔两端的倾斜度加大，皮质骨拉力螺钉植入时可达到 40°，即使短斜形骨折也能以皮质骨拉力螺钉进行加压。

（三）点状接触钢板 (PC-FIX)

它是根据点接触理论设计的内固定器。它的外观和操作方法像接骨板，起着内夹板的作用。于外固定器相似之处在于骨表面有最小的接触面积，对血运的损害小，操作中无须预弯以适应骨表面形状。由于不像加压钢板那样应用张力带原理，所以内固定器可以经方便操作的任何切口放置。它的固定机理更多的是依靠纯粹的"夹板"作用，而不是加压作用。实验显示 PC-FIX 可以减少感染和再骨折的风险，增进骨折的早期坚强愈合。

（四）桥接钢板 (BP)

Weber 波形钢板是近年应用较多的一种桥接钢板。它的主要特点是桥架于粉碎骨折两端之完整骨干上，主要是维持骨折的长度和对线。它不属于坚强固定，但是可以充分保存粉碎骨折部位软组织附着，以期获得二期愈合。

（五）LISS

是符合微创外科原则的一种新型内固定系统。由国际国内固定研究会 (AO/ASIF) 技术委员会批准并推荐作为一项新的内固定技术，先后用于股骨远端和胫骨近端骨折的治疗。Ruedi 等将 LISS 作为一种内固定器原则的概念，用外固定支架来理解，只是固定杆非常接近骨面，接骨板与骨面无接触和压迫，这个特点可以防止任何对骨血运的破坏。使用长接骨板来代替长的管状固定杆；使用能紧紧地锁扣于接骨板的头部带螺纹的强力自攻螺丝钉来取代外固定支架中广泛使用的 Schanz 钉和突起的紧固夹钳。LISS 优点：特有的锁定性固定有利于骨折复位后的更好固定与维持。

（六）锁定加压钢板 (Locking compression plate，LCP)

是 AO 在动力加压接骨板 (BCP) 和有限接触动力加压接骨板 (LC-DCP) 的基础上，结合 AO 的点状接触钢板 (PC-FIX) 和微创内固定系统 (LISS) 的临床优势于 2001 年研发出来的一种全新的接骨板内固定系统。该系统整合了不同的内固定方法与特征，钢板的结合孔呈长椭圆形，一侧为动力加压孔的 3/4，可以在该孔使用标准螺丝钉，通过其在螺钉孔内的偏心滑动，达到骨折块间的动力加压固定，另一侧为带内螺纹的锁定螺钉孔可以与锁定螺钉的外螺纹嵌合紧密，与 LISS 系统一样作为一种锁定内固定支架，这样一块钢板可以同时满足锁定、加压或两者结合的内固定方式，因此被认为是邻近关节的干骺端骨折和骨质疏松患者较为理想的固定材料。LCP 具有以下优点：①螺丝钉与接骨板具有成角稳定性。②无须对接骨板进行精确的预折弯。③对骨外膜的损伤更小，更符合微创原则。④螺丝钉松动的发生率更低。

经过多年的努力和改进创新，使早期的刚性固定转为后期的弹性固定。但是骨针界面力学状况恶化而造成的固定针松动及感染等并发症发生率高。主要有操作时的机械损伤及骨—针界面的纤维组织形成。近年来，随着生物材料科学的发展，人们开始使用 HA 涂层针来增进骨长入及获得力学稳定性。骨折复位理论的发展不强求解剖复位，利用手法或机械牵引闭合复位，或有限切开复位时的间接复位技术，使骨折恢复长度、轴线、矫正旋转移位的新概念在逐渐兴起。Palmar 指出骨折的治疗必须着重于寻求骨折稳固和软组织完整之间的一种平衡，特别是对于严重粉碎的骨干骨折。过分追求骨折解剖学的重建，其结果往往是既不能获得足以传导载荷的固定，而且使原已损伤的组织的血运遭到进一步的破坏。这一理论基本上反映出了 BO 新概念的核心。固定方式从"坚强"到"生物"在长期的实践中，确实证实了若干复杂的骨折治疗效果。

创伤骨科今后发展的特点是手术更趋微创化；骨折内固定物的个性化；复杂关节内骨折治疗的规范化；计算机辅助手术在创伤骨科中的运用；计算机辅助导航系统手术机器人的研究和开发，创伤骨科规范治疗技术等。微创技术的广泛运用在骨折的治疗中，把医源性创伤降到最低限度，尽量减少骨折处的组织再损伤，特别是粉碎性骨折，远离骨折部位进行闭合或小切口复位、固定术；如股骨、胫骨等长骨干的骨折主要采用在 C 臂机透视下行骨折闭合复位带锁髓内针内固定术；股骨远端、胫骨近端等靠近关节的高能量粉碎性骨折，根据患者骨折部位的皮肤条件情况，可选用 LISS 支撑钢板内固定术或外固定支架固定术。股骨颈骨折行闭合复位小切口，空心加压 AO 螺钉内固定术；肱骨外踝骨折，行闭合复位带螺纹的克氏针内固定术；小儿的肱骨髁上骨折用闭合复位克氏针内固定术；颈椎齿状突骨折固定闭合复位，前方小切口，空心加压 AO 螺钉内固定术；骨盆骨折外固定架牵引闭合复位；经皮加压 AO 螺钉固定脱位的骶髂关节手术。以上手术均在 C 臂机透视下进行闭合复位内固定术。关节镜应用于膝、肩关节脱位和膝关节半月板损伤、前后交叉韧带损伤的修复及肩袖断裂等等。

（七）复杂关节内骨折治疗

复杂关节内骨折是高能量造成的关节损伤，骨折呈粉碎性，移位明显，关节脱位，关节面破坏，关节周围韧带组织损伤严重，可发生关节僵直、创伤性关节炎、膝关节不稳定等晚期并发症。采用非手术治疗难以达到上述要求，因为关节功能的恢复至关重要的是关节面的解剖复位、坚强的内固定及术后早期的功能锻炼，如跟骨粉碎性骨折切开复位可塑性钛钢板内固定；桡骨远端关节内骨折、关节面移位＞2 mm不稳定者，切开复位钢板内固定是首选的方法，多采用掌侧入路，置入钢板；胫骨平台骨折采用切开复位双钢板内固定，移位的髋臼骨折(伤后10 d内)，采用手术切开复位，重建钢板与螺钉固定术，在治疗上取得了长足的进步，并日趋完善。

(八)计算机辅助手术在创伤骨科中的运用

计算机辅助手术导航系统是经典(框架)立体定向技术、现代影像诊断技术、微创手术技术、电子计算机技术和人工智能技术结合的产物。骨伤科学是一门综合性很强的科学，多学科、多领域强强合作势在必行。20世纪90年代用于脊柱外科，有学者认为是脊柱外科发展的一个里程碑。在脊柱方面，利用导航系统定位精确和三维引导功能，将这一技术用于经皮椎弓根螺钉内固定手术，应用计算机辅助导航系统大大提高了开放性椎弓根螺钉植入的准确性和安全性。应用三维CT重建骨盆及髋臼骨折，并制成压纸模型，可供术者术前体外操作，减少术中操作的盲目性，提高手术的安全性。计算机辅助脊柱导航系统确定的手术方案和椎弓根螺钉的轨迹都是根据术前CR影像学图像确定，可避免术中因各种原因造成的脊柱移位、变形产生的误差。

目前骨伤科发展的特点，是中西医结合互补新医学，把手术更加微创化；骨折内固定物的个性化；复杂关节内骨折治疗的规范化；计算机辅助手术在创伤骨科中的运用；计算机辅助导航系统手术机器人的研究和开发。

三、适应证与禁忌证

(一)适应证

(1) 骨折复位后，用外固定或牵引难以保持骨折端复位者，应行内固定：

①骨折一端有肌肉强烈收缩者(如尺骨鹰嘴骨折、胫骨结节骨折、髌骨横断骨折等)；

②关节内骨折，特别是下肢的负重关节，需要解剖复位者；

③一骨多处骨折或全身多发性骨折，单用外固定难以维持复位或不利于护理和并发症的预防者；

④脊柱骨折合并截瘫，术后为保持脊柱的稳定性者。

(2) 内固定可以促进骨折愈合者。如股骨颈骨折，多发生于老年人，外固定效果差，并发症多，内固定治疗可以提高愈合率，减少死亡率。

(3) 骨折治疗不当或其他原因所致的不愈合；先天性胫骨假关节症；骨切除术或严重损伤等原因所致的骨缺损等。在治疗中需要同时作骨移植，必须有牢靠的内固定，才能保证植骨的愈合。

(4) 按计划切骨矫正畸形后，需行内固定，以保持矫正后的良好位置(如膝、肘部内、外翻的切骨矫形术，股骨转子间、转子下切骨术，脊柱切骨术等)。

(5) 8～12 h以内、污染轻的开放性骨折，彻底清创和复位后，可行内固定术。但以简单的内固定物为宜(如螺钉、钢针、钢丝、小型钢板等)。

(二)禁忌证

(1) 对粉碎性骨折，内固定不能有效地保持复位，手术又能损害骨折块血运，一般多不作切开复位、内固定。但关节内粉碎性骨折和长骨蝶形骨折复位后不能保持位置者，应施行内固定。

(2) 开放性骨折超过12 h，或虽在12 h以内，但污染较严重者。

(3) 骨折区有急性感染者。

四、常用内固定器材和技术

(一) 内固定所用的金属材料，应必须具备以下条件

(1) 良好的生物相容性，无毒、无免疫反应、无致癌性。

(2) 满足内固定物的强度要求，其中包括张力、压力、扭力、抗疲劳能力和可型性等。

(3) 抗腐蚀性能，在人体内不生锈，不起电解作用。

(4) 对X线片影像干扰小。

(二) 目前常用的有三种金属材料

(1) 铬镍不锈钢其缺点是机械强度较弱，对弱酸弱碱的抗腐蚀性能较差，有微弱磁性，少数患者对铬镍过敏。

(2) 钴基合金其优点是组织相容性极好，机械强度高，但价格昂贵。内含钴、铬，极少数患者有过敏反应。

(3) 钛基合金常用的有工业纯钛和钛铝钒合金，其优点同钴基合金，并且质量轻，价格相对便宜，目前国内广泛应用。

近年来，型料、人工橡胶和人工纤维等高分子材料应用于临床日趋增多。

(三) 常用内固定器材

1. 螺钉

螺丝钉是骨科最常用的内固定器之一，依其钉尖的不同，可分为以下几种：①自攻螺钉其在拧入时可以在骨骼中自行开出螺纹而无须攻丝。自攻型螺钉器钉尖部分有切槽，可以切割骨道而允许螺纹进入，常用于骨的干骺端，主要用于松质骨或对抗拉强度要求不高的部位。但会使螺纹周围骨损伤，会使复位后的骨折块发生再移位，目前已不提倡使用。②非自攻螺钉尖端呈圆形，操作时要求实现钻孔，然后攻丝，由于非自攻螺钉拧入时扭力小，对骨道的骨组织损伤小，抗拉强度高，且由于拧入时无须很大轴向压力，不会造成复位后的骨折块再移位，目前应用日益广泛，特别是用于皮质骨。③皮质骨螺钉为浅螺纹、短螺距的全螺纹非自攻型螺钉。由于针芯相对较短，抗弯曲能力很强。④松质骨螺钉螺纹很深，螺距较长，针芯直径相对小。由于外径与针芯比例很大，或者说螺纹面积较大，故在骨质中有良好的把持作用。松质骨螺钉用于干骺端的松质骨。分全螺纹和半螺纹两种。当螺钉用于拉力螺钉时应选择半螺纹螺钉。其螺纹长度选择的原则是螺纹要全部位于对侧骨块中，而不要经过骨折线，否则影响加压效果。⑤空心螺钉外形为松质骨螺钉，其中空结构允许异针通过。对于某些骨折，在X线监视下先钻入异针暂时固定，如复位及异针位置满意，通过异针即可拧入空心螺钉。在临床上常用于干骺端骨折闭合复位，经皮螺钉固定。

骨突部位的骨折，手法复位失败者，可选用单一螺丝钉内固定，如鹰嘴骨折，股骨、胫骨内外踝骨折，内外踝骨折等。单方向螺丝钉固定很难在各种载荷下均获得稳定，单用螺丝钉固定获得的抗弯曲和抗扭转稳定性很差。由于多数长骨还周期性地受弯曲和扭转载荷的作用，所以对长管状骨的长斜形、长螺旋形骨折，除用螺丝钉固定外，此时螺丝钉应与骨干纵轴垂直，但不能与骨折线垂直，术后还应予坚强外固定，对于粉碎性骨折，可用螺钉固定游离骨片，还应辅以其他内固定，如接骨板固定等。

2. 钢板

钢板是内固定技术中常用的材料。技术要求：钢板应有足够长度，骨干直径越大，钢板应越长，一般钢板长度约相当于骨干直径的5倍。在骨折线两端应至少各有两枚螺丝钉，螺丝钉不能穿过骨折线。螺丝钉的进入方向应与骨干垂直。螺丝钉的长度以恰好穿过对侧骨皮质为度。钢板与螺丝钉应是同一型号材料制成，配套使用，以免发生电离作用。依据其生物力学作用分为中和钢板、加压钢板、支持钢板、桥接钢板等。依其设计形态又可分为动力加压钢板、有限接触钢板、管状钢板、重建钢板、角度钢板、滑动加压螺钉钢板等。

(1) 动力加压钢板 (DCP) 主要用于长管状骨横形或短斜形骨折。动力加压钢板钉孔的斜坡允许螺钉拧入时向钢板中心滑动，对骨折端形成加压。其缺点：由于与骨骼接触面大，造成钢板下骨膜损伤，继而造成骨质疏松，在钢板去除后可能发生再骨折；由于螺钉孔的斜坡位于一侧，只能行一侧加压；由于钢板与钻孔处厚薄不一致，受力时应力在钻孔处集中，易造成钢板断裂。

(2) 有限接触钢板其特点是钢板的底面有凹槽，钉孔的斜坡是双侧的。其优点是钢板与骨骼只部分接触，由于骨膜血供损伤小，从而防止钢板下骨质疏松；再者由于凹槽可以应力分散，防止了钉孔部位应力过于集中。

(3) 管状钢板可分为 1/2 环形、1/3 环形和 1/4 环形三种。可以抵抗张力和扭力，并可行动力加压，但由于其厚度只有 1mm，总强度较差，所以只可用于应力不大部位的骨折固定。

(4) 重建钢板的特点是在钢板的侧方均有切槽，使之可以在各平面型形。主要应用于应力不大、形态复杂部位的骨折，如髋臼、肱骨远端骨折等。

(5) 角钢板曾广泛应用于股骨远近端骨折，可将干骺端牢固地固定于骨干。由于其对于骨折断端无加压作用，且对于打入位置要求较高，目前已逐渐在临床中淘汰。

(6) 滑动螺钉加压钢板其主要特点是拉力螺钉可在套筒中滑动，优点是拉力螺钉可使骨折断端得到加压，侧板位置也较角钢板便于调节。

(7) 锁定钢板是近年来才应用的新技术，主要特点是螺钉帽和钢板孔都带有螺纹，增加了稳定性，降低螺钉松动的机会，还可采用经皮固定技术，对骨折端的血供干扰小，降低了手术创伤。主要缺陷是需在透视下手术及费用较昂贵，且对闭合复位技术需要一定训练及积累经验。

钢板应用时要注意：

①钢板要有足够长度，一般钢板长度约相当于骨干直径的 4～5 倍；

②钢板应放置于骨干的张力侧；

③钢板要与骨折部生理弧度相符，可应用接骨板预弯技术以防止对侧骨皮质分离；

④螺钉长度要适宜，一般以刚穿过对侧骨皮质为宜；

⑤钢板与螺钉应配套使用，以免产生电解反应等并发症。

3. 髓内针

髓内固定可以避免骨质的萎缩，减少术中及术后骨膜的损伤，有利于骨折愈合，但对断端不能起到加压作用，主要作用于长管状骨中段横形或短斜形骨折。以往主要是 V 形针、梅花针及 Ender 针，因常有打入或退出困难，固定不牢靠等，目前已很少采用。

技术要求：根据 X 线片或体表标志选择适当长度，一般应由插入端至另端的干骺端为止，因此接近于干骺部位的骨折不适用。应选用直径相当于 X 线片骨干直径 80% 的髓内针，并以相邻的较粗及较细的针备用，打入髓腔时应紧密嵌压，针过短、过松常为手术失败的原因。应根据骨干生理弧度的要求准备髓内针的弧度。留在骨外的针尾长度应适当，一般为2～2.5 cm(或以针孔适露于骨外为度)，过短取针困难，过长易造成局部滑囊炎或损伤周围软组织。

(1) 带锁髓内针：主要应用于长管状骨骨干骨折，由于应用广泛，目前对于其适应证已远远超出最初应用时，如骨缺损植骨、粉碎性骨折等等，并可实现断端间加压。有闭合穿针和开放穿针两种方法，并有扩髓及不扩髓两种观点。

(2) 骨圆针：依据直径大小可分为克氏针、斯氏针及指针等，在临床中仍在广泛应用。如掌、跖、指、趾骨骨折锁骨、尺桡骨骨折闭合穿针等。由于不能有效防止旋转，有时需加用外固定。

(3) 自锁膨胀钉：为目前较先进的一种髓内钉，在进入髓腔固定好后加水或压力可在髓腔内自行膨胀，从而达到固定目的，防止旋转或短缩等。

在作髓内针固定时要注意：术前选取针时要仔细根据患者X片及健侧肢体长度来选取合适的髓内针，太长则尖端进入关节或尾端在外顶压皮肤，太短则无固定作用；太粗进入髓腔困难，太细不能防止旋转，且强度不够。髓内针对儿童及青少年是禁止的，其一可能破坏骨骺；二则发生感染的百分率较成人高；三则骨折愈合快，应用外固定的时间相对短，不致发生难以恢复的关节僵硬等后遗症。对于骨圆针有时需特殊加工带螺纹，防止进入太多或退出。

4. 记忆合金

是由镍钼形态记忆合金加工制成，有环抱接骨板、髌骨爪等，在0℃冰水中可在一定限度内拉伸，在常温下恢复原形态。固定牢靠，但对骨膜损伤大，手术时要注意最好一次成功，否则有时难以取出。

5. 可吸收材料

是由聚乙烯高分子材料加工而成，在人体中最终降低产物为水、二氧化碳。

主要作用在一些非承重部位骨骨折及后期难以取出内固定的部位，如内后踝骨折，后叉韧带止点撕脱骨折等。其可起一定固定作用，但不能持久，操作需有专用工具。

6. 其他

钢线克氏针张力带在骨科中应用也较多，可使骨折端获得加压，对于尺骨鹰嘴骨折、锁骨肩峰端骨折及踝部骨折等均有良好疗效。钢丝还可在粉碎性骨折中环扎碎骨片固定。

第六节 骨折外固定

外固定是用于体外的一种固定方法。目前常用的外固定方法有夹板固定、石膏固定、牵引固定及外固定器固定等。

一、石膏固定

石膏应用于骨科已历史悠久，也为医护人员所熟知，其应用广泛，有关医护人员必须熟悉其特性，正确使用，避免引起不利于患者的后果。

(一) 石膏的特性和应用

1. 石膏为含水硫酸钙(生石膏)，加热丧失其所含的水分，成为煅石膏(熟石膏)，如再加水，则再结晶，成形硬化。临床医疗即应用了此特性。

石膏应用于骨科固定有不少优点：

(1) 能适合肢体外形，可随被固定的部位、粗细、曲度随意应用，患者感觉亦较舒适。

(2) 可迅速硬化，成形后对肢体固定和保护的可靠性好。

(3) 无须经常更换，护理简便。

(4) 材料价廉易得，取用方便。

2. 应用石膏的目的

在于固定肢体以获得休息，维持于所需治疗的体位，避免再损伤，故其适应证较广，具体适用范围有：

(1) 骨折、脱位的固定：可用作紧急固定或骨折、脱位整复后固定以及手术开放复位固定。

(2) 骨关节结核的治疗。

(3) 骨关节炎症的固定。

(4) 矫形手术后的应用：如关节固定、成形及截骨、肌腱、神经、血管手术后均可应用，维持适当位置，保障愈合。

(5) 预防和矫正畸形：如楔形切除石膏纠正关节挛缩和骨折成角，加用撑开器纠正膝内、外翻畸形，畸形足、先天性髋关节脱位等手法矫正后的固定等。

(6) 矫形支具的制备：如治疗用各型支具包括背支架、假肢、足垫等，均可先制成石膏模型后制作。可避免患者多次往返或不能行动的困难。

但石膏固定也有其缺点，如久经固定，可引起肢体萎缩、关节强直，行动不方便。对全身状况差不能耐受石膏固定、年老体弱者易发生并发症、影响儿童发育、厌氧菌感染、孕妇的胸腹部固定、呼吸功能不良的胸腹部固定等，均属忌用。

(二) 常用石膏绷带的类型

1. 石膏托

按需要长度和厚度将石膏绷带折叠成石膏条带、卷，浸入水中，直至没有气泡，完全浸透。取出轻挤两端，即成石膏托。一般前臂石膏托需用 10 cm 宽的石膏绷带 10 层左右；上肢石膏托可根据具体情况增加 1～2 层；小腿石膏托需用 15 cm 宽的石膏绷带 12～15 层。石膏托的宽度一般以能包围肢体周径的 2/3 左右为宜。将做好的石膏托置于伤肢表面一侧，并用手型形，再用绷带卷包缠，使之达到固定肢体的目的。

2. 石膏夹板

按照作石膏托的方法制作石膏条带，将两条石膏条带分别置贴于被固定肢体的伸侧及屈侧，贴附良好，再用绷带包缠。此种石膏夹板固定多用于已有肿胀或可能发生肿胀的肢体，以防肿胀影响肢体血运。

3. 石膏管型

指用石膏绷带和条带相结合包缠固定肢体的方法，适用于上肢及下肢。常用的有前臂石膏管型、上肢石膏管型、小腿石膏管型及下肢石膏管型等。为防止肿胀导致肢体血液循环障碍，石膏管型型形后，于肢体屈侧纵行剖开，并用棉花絮填塞于剖开的石膏缝隙内，再用绷带包缠2层。

4. 躯干石膏

指采用石膏条带与石膏绷带相结合包缠固定躯干的方法。一般以石膏条带包扎为主，用手抹贴，使各石膏条带及绷带之间贴附紧密，无空隙存留，形成一个石膏整体。常用的躯干石膏有头胸石膏、颈胸石膏、石膏围领、肩人字石膏、石膏背心、石膏围腰及髋人字石膏等。

5. 特殊类型石膏

此类石膏是根据伤情或病情的需要，制成各种类型的石膏以达到外固定的目的。例如，石膏绷带与铁丝夹板相结合制成的外展架，常用于代替肩人字石膏；架桥式管型石膏，适用于肢体环形创面更换敷料的固定；蛙式石膏用于治疗先天性髋关节脱位；治疗无移位的肱骨或胫腓骨骨折可用U形石膏夹板；还有各种进行功能锻炼用的石膏固定等。

（三）关节固定功能位置

(1) 肩关节外展60°～90°（儿童较成人为大），前屈30°～45°，外旋15°～20°。

(2) 肘关节屈曲80°～90°，前臂中立位。

(3) 腕关节背屈25°，尺偏5°～10°（示指与前臂的纵轴在一直线上）。

(4) 拇指关节对掌位。

(5) 手指关节掌指关节140°，近指间关节130°，远指间关节150°。

(6) 髋关节外展10°～15°，前屈15°～20°，旋转0°。

(7) 膝关节屈曲5°～20°。

(8) 踝关节保持90°。

（四）石膏固定技术

1. 术前准备

(1) 材料设备准备石膏绷带卷浸泡冷水中10～15 min后即开始发生硬结（硬结所需的时间与水温、室温及湿度有关因此，术前应做好材料设备的准备工作，不可临时乱找，延误时间，影响制作石膏固定的效果。

1) 做石膏条带用的长桌玻璃应干净，需用多少石膏绷带要预先估计好，拣出放在托盘内以便及时做石膏条带，供包制石膏用。用盆或桶盛冷水，水温勿过热，以免石膏绷带卷凝结过快，不便操作，影响石膏型形质量。

2) 其他石膏用具，如石膏剪、石膏刀、剪刀、线织纱套、棉卷、绷带、纱布块及有色铅笔等准备齐全，在固定地方排放整齐，以便随用随拿，用后放回原处。

(2) 局部准备：用肥皂水及水清洗石膏固定部位的皮肤，有伤口者应更换敷料，摆好肢体功能位或特殊位置，并由专人维持或置于石膏牵引架上。

(3) 人员的分工：包扎石膏是一个集体操作过程，要有明确的分工，还要密切配合。大型石膏固定包扎要1人负责体位，1人浸泡石膏绷带卷并制作石膏条带，1～2人包缠及抹制石膏。包扎石膏人数的多少根据石膏固定部位、大小等情况而定。

2. 石膏固定基本操作

(1) 衬垫石膏固定：应在固定部位内衬棉垫或包缠棉纸，在骨骼隆起部位应加厚，以免皮肤受压坏死形成压疮。

(2) 浸泡：不得用湿手拿取石膏卷带或模式石膏。将石膏绷带卷按包扎石膏使用的顺序，轻轻横放浸泡于水中，以防石膏粉散失，等气泡排空石膏绷带卷泡透，两手握住石膏绷带卷的两端取出，用两手向石膏绷带卷中央轻轻对挤，除去多余水分即可使用。可将石膏绷带直接使用，亦可做成石膏条带使用。将水加温或水中加少量食盐，均能加快石膏凝固的时间，但采用大型石膏固定时均不宜使石膏凝固太快，以免影响石膏型形。

(3) 石膏条带的制作：根据包扎石膏肢体部位的长度，来回折叠 10～12 层，并使制作的石膏条带两端及两侧边缘薄一些，便于包缠石膏绷带时，衔接处平整，防止压迫皮肤，再折叠成卷状，浸泡后即可使用。

(4) 缠绕：应用卷带法时，可做环形或螺旋形缠绕。于固定部位由上向下或由下向上顺序环形包缠 2 层以固定纱套或棉垫。此层石膏贴近皮肤，务必使之平整，无皱褶。然后，根据包扎石膏部位的需要，用石膏条带包扎或加强，再继续用石膏绷带环绕铺平包缠。包缠石膏绷带每卷可重叠 1/2 或 1/3。躯干石膏及特殊石膏固定，多采用石膏绷带与石膏条带包扎相结合的方法。一可加快包扎石膏的速度，有利于石膏型形，能较好地达到固定的目的；二可节省石膏绷带。应用此法包扎的石膏有厚有薄，即不负重的次要部位较薄，负重的重要部位较厚，使包制的石膏轻又有较好的固定作用。包扎石膏管型的过程中，不论包缠石膏绷带还是包扎石膏条带，用力要均匀，勿过紧过松。

(5) 按压型形：使用石膏过程中操作宜迅速有序，不宜中断，边缠绕边用手掌及大鱼际压抹，使石膏条带及石膏绷带之间的空气及多余的水分挤出，成为无空隙的石膏管型，达到牢固的固定作用。缠绕完毕，表面抹压型形，使其平滑美观，石膏绷带干硬后能完全符合肢体的轮廓。

(6) 剪切：应用石膏带时，为使与肢体服帖，在经关节处可在两边做小切口或剪开，然后缠绕包扎。躯干的石膏应用，为利于呼吸和进食，可在胸腹前开窗。为拆线、换药方便，或避免骨隆起处形成压疮，也可开窗以适应需要。但在新鲜骨折或感染，有肿胀可能，为解除局部压迫而开窗时，应避免发生开窗性水肿。

(7) 修整石膏施用后，如为石膏夹板、石膏床，可待硬化成形后，取下修整。不能取下者，则成形后即予修整。石膏型边缘可将衬垫反转，以石膏泥涂抹使之平整，也可用石膏卷带缠绕。骨折经上石膏后，如仍有较小成角畸形或为纠正关节挛缩，可做楔形修整，即在石膏管型需要纠正处做楔形切除，加压纠正，嵌入小木块，再用石膏固定。

(五) 注意事项

1. 管型石膏固定

需防止肢体肿胀时，将石膏管型纵行全层剖开。下肢及小腿石膏管型要注意足的纵弓及横弓的型形，以防发生医源性平底足；上肢及前臂石膏固定范围，远端至掌横纹以近 0.5～1.0 cm，以利掌指关节完全屈曲。手背侧石膏固定可与指蹼齐，以防肿胀。对需要矫正成角畸形者，于肢体成角畸形的凹侧面，横行锯开 2/3，将肢体及石膏管型向对侧挤压可矫正成角畸形。

石膏管型锯断处张开形成的裂隙，可用大小适宜的小木块填塞，其余空隙处以棉絮填塞，外面再包缠石膏绷带固定。若石膏管型固定后需继续更换敷料或拆线的部位，可于石膏管型尚未干固之前开窗，以便换药或拆线。

2. 躯干及特殊部位石膏固定

石膏管型凝固定型之后,应随即进行修整,使之有利于患者的呼吸、饮食及未固定部位的活动。例如头胸、颈胸石膏型除面部及肩胛部要常规修整外,颈部正面咽喉活动处,还要开窗以利患者呼吸及发生意外时的急救;石膏背心、肩人字石膏及髋人字石膏,在石膏型形完全凝固定形而未干涸之前,应于胸腹联合处开窗,以利病员呼吸、饮食。

3. 石膏固定后的注意事项

(1) 要维持石膏固定的位置直至石膏完全凝固。为了加速石膏干固,可适当提高室温,或用灯泡烤箱、红外线照射烘干。因石膏传热,温度不宜过热,以免烫伤。

(2) 石膏绷带包扎完毕抹光后,应在石膏上注明包石膏的日期和类型,如有创口的,需将其标明位置或直接开窗。

(3) 石膏如有折断应及时修补。

(4) 患者回病房后,应抬高患肢、防止肿胀,石膏干后即开始未固定关节的功能锻炼。

(5) 要密切观察肢体远端血液循环、感觉和运动情况,如有剧痛、麻木或血液循环障碍等不适情况,应及时将石膏纵行全层剖开松解,继续观察伤肢远端血液循环情况,若伤肢远端血液循环仍有障碍,应立即拆除石膏,完全松解,紧急处理伤肢血运障碍。

(6) 肢体肿胀消退后,如石膏固定过松,失去固定作用时,应及时更换石膏。

(7) 天气冷时,要注意石膏固定部位保暖(但不需加温),以防因受冷冻肢远端肿胀。

4. 石膏固定的范围及时间

石膏固定虽然应用方便,固定作用牢固,但多需固定邻近关节,限制了关节运动,长时间固定可引起关节僵硬、肌肉萎缩,甚至严重影响关节功能障碍。但固定时间太短,范围不够,又影响治疗效果,过早拆除石膏还会发生骨折移位或致骨折延迟愈合,甚至骨不连接。虽然,近年来在固定方式和范围上有所改进,但传统的石膏固定仍不失为一种良好的固定方法。

(六)并发症

1. 坏疽及缺血性挛缩

石膏固定过紧,影响静脉回流和动脉供血,使肢体严重缺血,肌肉坏死和挛缩,甚至肢体坏疽。因神经受压和缺血可造成神经损伤,使肢体严重残废。因而,石膏固定松紧应适当,术后应严密观察,及时处理。

2. 压疮

压疮多因包缠石膏压力不均匀,使石膏凹凸不平或关节处型形不好所致。也可因石膏尚未凝固定型,就将石膏型放于硬板上,造成变形压迫而形成压疮。一般患者有持续性局部疼痛不适,以后石膏局部有臭味及分泌物,即说明有压疮存在,应及时开窗检查,进行处理。

3. 化脓性皮炎

因固定部位皮肤不洁,有擦伤及软组织严重挫伤有水疱形成,破溃后可形成化脓性皮炎,应及时开窗处理,以免影响治疗。

4. 坠积性肺炎

多为大型躯干石膏固定或老年患者合并上呼吸道感染而未能定时翻身活动,导致坠积性肺炎。术后加强未固定部位的功能锻炼和定时翻身是可以预防肺炎发生的。治疗除常规抗感染外,应进行体位引流，即头低脚高位、侧卧及俯卧位，使痰液易于咳出。

5.失用性骨质疏松

大型石膏固定后，固定范围广，加之未进行未固定关节功能锻炼，易发生失用性骨质疏松，骨骼发生失用性脱钙，大量钙进入血流，从肾脏排出，因此易导致肾结石。特别是长期卧床包扎石膏的患者，更易发生肾结石。对此患者应多饮水和翻身，加强未固定部位的功能锻炼，以防骨质疏松。

（七）石膏拆除

到达预定时间或出现并发症时，均需拆除或更换石膏。拆石膏可用石膏剪及石膏锯手工拆除，亦可用电动石膏锯拆除。沿石膏型纵行剖开，应防止损伤皮肤，特别在关节周围更要仔细。拆除石膏后洗净皮肤，随即用弹性绷带包扎固定部位，以防肢体失用性水肿发生。随着功能锻炼，肢体适应后，可逐渐不用弹性绷带。

二、夹板固定

选择柳木板、竹板、杉树皮、纸板等材料，根据肢体的形态加以型形，制成适用于各部位的夹板，用扎带扎缚，以固定压垫配合，来保持复位后的位置的固定方法称为夹板固定法。夹板固定法是从肢体功能出发，充分利用扎带对夹板的约束力，固定垫对骨折端的防止或矫正成角畸形和侧方移位的效应力，肢体肌肉收缩活动时所产生的内在动力，克服移位因素，使骨折断端复位后保持稳定的良好的固定方法。

（一）夹板固定的作用机制

1.扎带、夹板、压垫的外部作用力

扎带的约束力是局部外固定力的基础，这种作用力通过对夹板、压垫和软组织传导到骨折段或骨折端，可以有效对抗骨折发生再移位。如三垫固定的挤压杠杆力可防止骨折发生成角移位；二垫固定的挤压剪切力可防止骨折发生侧方移位。总之，用扎带、夹板、压垫可防止骨折发生侧方、成角移位，配合持续骨牵引能防止骨折端发生重叠移位。

2.肌肉收缩的内在动力

夹板固定一般不超过上下关节，因此不影响关节屈伸活动，并可早期进行功能锻炼，肌肉纵向收缩活动一方面可使两骨折端产生纵向挤压，以加强骨折端的紧密接触；另一方面，由于肌肉收缩时体积膨大，肢体的周径随之增大，可对夹板、压垫产生一定的挤压作用力（骨折端亦承受了由夹板、压垫产生同样大小的反作用力），不仅加强了骨折断端的稳定性，并可起到矫正骨折端残余移位的作用。因此，按照骨折不同类型和移位情况，在相应部位放置适当的压力垫，并保持扎带适当的松紧度，可把肌肉收缩的不利因素转化为对骨折愈合的有利因素。但肌肉收缩活动必须在医护人员的指导下进行，否则会引起骨折再移位。也就是说，必须根据骨折类型、部位、病程的不同阶段和患者不同年龄等进行不同方式的练功活动。

3.置伤肢于与移位倾向相反的位置

肢体骨折后的移位，可由暴力作用的方向、肌肉牵拉和远端肢体的重力等因素引起。即使骨折复位后，这种移位倾向仍然存在。因此应将肢体置于逆损伤机制方向的位置，防止骨折再移位。

(二) 夹板固定的适应证和禁忌证

1. 适应证

(1) 四肢闭合性骨折 (包括关节内和近关节处骨折经手法整复成功者股骨干骨折因肌肉发达, 必须配合骨牵引。

(2) 四肢开放性骨折, 创面小或经处理闭合伤口者。

(3) 陈旧性四肢骨折运用手法整复成功者。

2. 禁忌证

(1) 较严重的开放骨折。

(2) 难以整复的关节内骨折, 如胫骨髁间隆突骨折等。

(3) 肢体肿胀严重伴有水泡者。

(4) 难以固定的骨折, 如髌骨、股骨颈、骨盆骨折等。

(5) 伤肢远端脉搏微弱, 末梢血循环较差, 或伴有动脉、静脉损伤者。

(三) 固定垫

固定垫又称压垫, 一般要放在夹板与皮肤之间。利用固定垫所产生的压力或杠杆力, 作用于骨折部, 以维持骨折断端在复位后的良好位置。固定垫必须质地柔软, 并具有一定的细性和弹性, 能维持一定的形态, 有一定的支持力, 能吸水, 可散热, 对皮肤无刺激。可选用毛边纸、棉花、棉毡等材料制作 (内放金属纱网等)。固定垫的形态、厚薄、大小应根据骨折的部位、类型、移位情况而定。其形态必须与肢体外形相吻合, 以维持压力平衡。压垫安放的位置必须准确, 否则会起相反作用, 使骨折端发生再移位。

使用固定垫时, 应根据骨折类型、移位情况在适当的位置放置, 常用的固定垫放置法有一垫固定法、两垫固定法及三垫固定法。

(四) 扎带

扎带的约束力是夹板外固定力的来源, 扎带的松紧度要适宜。过松则固定力不够, 过紧则引起肢体肿胀, 压伤皮肤, 严重者发生肢体缺血坏死。临床常用宽 1～2 cm 布带, 将夹板安置妥后, 依次捆扎中间、远端、近端, 缠绕两周后打活结于夹板的前侧或外侧, 便于松紧检查。捆扎后要求能提起扎带在夹板上下移动 1 cm, 即扎带的拉力为 800 g 左右, 此松紧度较为适宜。

(五) 夹板固定后注意事项

(1) 抬高患肢, 以利肿胀消退。

(2) 密切观察伤肢的血运情况, 特别是固定后 3～4 d 内更应注意观察肢端皮肤颜色、温度、感觉及肿胀程度。如发现肢端肿胀、疼痛、温度下降、颜色紫暗、麻木、伸屈活动障碍并伴剧痛者, 应及时处理。切勿误认为是骨折引起的疼痛, 否则有发生缺血坏死的危险。

(3) 注意询问骨骼突出处有无灼痛感, 如患者持续性疼痛, 则应解除夹板进行检查, 以防压迫性溃疡发生。

(4) 注意经常调节扎带的松紧度, 一般在 4 d 内, 因复位继发损伤, 局部损伤性炎症反应, 夹板固定后静脉回流受阻, 组织间隙内压有上升的趋势, 可适当放松扎带, 改善血液循环。以后组织间隙内压下降, 血循环改善, 扎带松弛时应及时调整扎带的松紧度, 保持 1 cm 的正常移动度。

(5) 定期进行 X 线检查，了解骨折是否发生再移位，特别是在 2 周以内要经常检查，如有移位及时处理。

(6) 指导患者进行合理的功能锻炼，并将固定后的注意事项及练功方法向患者及家属交代清楚，取得患者的合作，方能取得良好的治疗效果。

（六）夹板固定的时间

夹板固定时间的长短，应根据骨折临床愈合的具体情况而定。达到骨折临床愈合标准，方可解除夹板固定。

三、骨折整复后的稳定性

骨折每因其类型、骨折线、肌肉牵拉作用及软组织（韧带、骨膜、肌肉）的完整性不同，整复后的稳定性亦有差异。一般根据骨折整复后稳定程度将骨折区分为不稳定、稳定及部分稳定等类型，从而选择合适的治疗方法。

不稳定骨折：此类骨折包括长及短骨的螺旋形、斜形及粉碎性骨折。由于骨折形状的特点，如用手法整复，不易维持对位，易再错位。故常需采用持续牵引法整复，使其短缩，维持轴线对位，获得愈合。

在软组织较丰富处的长骨骨折，即使属于形状上稳定的横骨折，例如股骨干横骨折，周围肌肉丰富，手法整复后也不易维持对位，仍属于不稳定类型。

脊柱为畸形骨，其不稳定骨折包括椎体被压缩超过原体积 1/3 以上、骨折半脱位伴有棘间韧带破裂、骨折脱位及分力较大承重的腰 4～5 椎板骨折。肌肉牵拉力量不平衡的骨折也属不稳定型，如尺桡骨骨干骨折，前旋后肌不平衡，或肱骨干三角肌止端正下方斜骨折，均不稳定。

四、外固定器固定

应用骨圆针或螺纹钉穿入骨折远近两端骨干上，外用固定器使骨折复位并固定，称为外固定器固定。

（一）骨外固定的适应证

骨外固定不是治疗骨折的唯一方法，它的应用指征大都是相对的，应按病例具体情况酌情选用。一般说来，骨外固定的适应证可分为公认的和可用的两大类。

1. 公认的适应证（最适应于外固定器治疗的情况）

(1) 伴有软组织严重伤的四肢开放性骨折，特别是有广泛软组织伤的小腿骨折，AO 学派规定轻度开放性骨折和伤后超过 6～8 h 的 Ⅱ 度开放性骨折。

(2) 骨折伴有严重烧伤，采用外固定器治疗，既可为骨折提供牢稳固定，也便于创面处理，防止肢体后侧植皮区受压迫。

(3) 有广泛软组织挫压伤的闭合性骨折。

(4) 骨折需用交腿皮瓣、肌皮瓣、游离带血管蒂皮瓣等修复性手术。

(5) 骨折需用牵伸固定保持肢体长度者。

(6) 多发性创伤或多发骨折，骨外固定能为受伤的肢体迅速提供保护，便于复苏和处理威胁生命的脏器伤。

(7) 需多次搬动（输送）和分期处理的战伤骨折，便于严密观察伤口。

(8) 感染性骨折与骨不连，病灶区外穿针固定，有助于控制感染和促进骨愈合。

(9) 骨折伴有神经血管伤。

(10) 肢体延长、关节加压融合术。

2. 可用的适应证

(1) 某些骨盆骨折与脱位，骨外固定可给予较好的复位与固定，能控制出血，减轻疼痛与便于翻身。

(2) 骨与关节畸形的截骨矫形。

(3) 肿瘤根治切除后的骨移植术。

(4) 断肢再植术。

(5) 骨关节端粉碎性骨折(韧带整复固定术)，例如胫骨上、下端粉碎骨折与桡骨下端粉碎骨折。

(6) 髌骨与尺骨鹰嘴骨折。

(7) 多发性闭合骨折。

(8) 合并脑外伤的骨折。

(9) 作为非坚强内固定术的补充。

(10) 股骨粗隆间骨折、儿童的下肢长骨干骨折。

对一般的长骨闭合性骨折，用骨外固定治疗虽然有效，但鉴于经皮穿针外固定疗法存在各种潜在并发症，用骨外固定治疗闭合性骨折是不适宜的，大都主张限用于其传统治疗方法不能安全有效实施的病例或场合。

(二) 骨外固定的优点

骨外固定之所以被公认为治疗骨折的方法之一，是由于它具有以下优点。

1. 能为骨折提供良好的固定而无须手术。经皮穿针外固定创伤性小，失血极少，可迅速而容易地将骨折固定。这在有紧急的胸与腹内或颅内伤等多发伤时尤为重要。采用外固定器牢稳地固定骨折，亦有利于减少失血和便于搬动患者做必要的检查或立即手术，以控制威胁生命的有关损伤。

2. 便于处理伤口而不干扰骨折复位固定。在需要保持开放的伤口，便于再清创、敷料更换及观察损伤的组织，也不妨碍中厚皮片、局部移位皮瓣、交腿皮瓣或带血管蒂的复合组织的应用。外固定架因留有足够的空间，还便于逐渐准备创面，以供施行修复手术。

3. 现代的外固定器，可根据治疗需要对骨折断端间施加挤压力、牵伸力或中和力，固定后尚可进行必要的再调整，以矫正力线偏差，对骨施力灵活。

4. 固定的稳定性，主要取决于外固定器的几何构型与材料性能，外固定器和骨组成复合系统后的稳定性可以调整，例如增加或减少连接杆和钢针数目，即可改变稳定性。在骨折初期用坚牢固定，这对软组织愈合十分有益；骨折后期可改用弹性固定，以利骨折愈合与重建。固定刚度的可调性是骨外固定突出的优点。

5. 可以早期活动骨折上下的关节。牢稳地固定骨折数日后，疼痛可消失。无痛性早期活动有助于改善血循环，促进肿胀消退与防止肌肉萎缩。早期功能锻炼，有促进骨折愈合和伤肢功能恢复的效果。

6. 骨外固定特别适用于治疗感染性骨折与感染性骨折不连接。局部软组织菲薄或瘢痕广泛的骨折不连接，骨外固定也常是首选的治疗方法，有避免分期手术疗法的优点。

7. 骨外固定便于抬高肢体以利血液循环，可避免压迫肢体后侧组织，这在骨折合并肢体烧伤或皮肤广泛剥脱伤时尤为重要。

8. 易于卸除，无须再次手术摘除固定物。

(三) 骨外固定的缺点

骨外固定作为一种治疗方法，也有它固有的缺点，主要有以下几种。

1. 与石膏和小夹板相比，用外固定器治疗需要经皮穿放钢针或钉，而穿针或钉不仅要求技术，也要求对皮肤与针道护理；针孔处将遗留难看的瘢痕。

2. 外固定器可能笨重，占有一定的空间，不便穿脱衣裤，患者也可能因美学原因不愿接受骨外固定这种治疗。某些患者，甚至对骨外固定有恐惧感。

3. 针道可能发生骨折，这主要发生在用粗钉穿骨固定的病例。

4. 穿针需经越肌肉时，这将影响肌肉收缩活动，使钢针平面下的关节活动受限。

5. 外固定器不像金属内固定能长期放在骨上，钢针松动与针道感染有一定的发生率，针道一旦发生感染，则难以及时采用切开复位和内固定。

(四) 操作方法

各种固定器因结构不同，其操作方法亦各异。现以单侧多功能外固定支架治疗股骨干骨折说明其操作方法。

1. 构造

定位器、外套管、内套管、外固定模具等整套穿针器具；外固定支架包括两端夹块，能作360°旋转的万向关节、延长调节装置等；固定针直径为3～4mm。

2. 操作方法

在硬膜外麻醉下，患者仰卧位，患肢外展20°～30°。呈中立位。患侧大腿常规消毒铺巾，自股骨大转子顶点至股骨外踝画一连线，在电视X线机下确定骨折位置作标志，在所画的连线上于骨折端的两侧各穿上2根固定针。第1穿刺点距断端4～5cm处，将定位器连同外套管(即保护肌肉工作导向管)经切口达骨骼，拔出定位器后用锤轻叩外套管使之固定在骨表面，将内套管插入外套管内，维持套管的正确位置，经内套管用带有定位限制器的电钻钻孔，当钻头钻破一侧皮质进入髓腔内时，停止钻头转动，将钻头推至对侧骨质，根据骨质厚度确定定位限制器的位置并固定于钻头上，继续推进钻头钻孔至对侧骨质，这样不易损伤软组织，退出钻头，测出固定针进入的深度，外套管仍置原位并维持之，拔出内套管插入固定针旋入，一般以穿出对侧皮质2个螺纹为准。安装外固定器模具，根据模具的孔道在皮肤上作标记，依上法打入第2根固定针。

在模具适当位置穿入第3、4根固定针，这4根针以相平行为准。取下外固定器模具，拔出4根针的外套管，将外固定器的两端夹块的锁钮放松，两端的万向关节能作360°旋转，延长器能自由伸缩，变换长度。将固定针置于两端夹块的孔道内旋紧锁钮使之牢固夹紧，注意外固定器放置于离皮肤1cm处。在电视X线机透视下，牵引患肢的同时，用手法或用复位钳夹紧外固定器两端的夹块，操纵骨段矫正各种移位，整复骨折直至对线对位满意后，立即将两侧万向关节的锁钮及延长调节装置的锁钮旋紧，手术完成。

3.注意事项

外固定器术后适当给抗生素,以防感染。开放性骨折要按常规治疗方法进行。针眼皮肤护理是极其重要的,术后第2d更换敷料,清洁皮肤,每天两次用75%酒精滴于针眼处,下肢术后均在腋窝处垫薄枕使膝关节屈曲20°～30°,鼓励患者进行股四头肌锻炼,并主动和被动活动骨折远近端关节,防止肌肉萎缩和关节僵硬。下肢骨折患者在医生指导下可扶双拐行走,并要及时进行X线检查,以了解骨折端对位情况,如发生移位,及时调节外固定器予以矫正。当X线片显示骨折线模糊、有骨痂时,可将延长调节器的锁钮放松,并鼓励患者逐渐用患肢负重,扶单拐而后无拐行走;当达到临床愈合期,X线片示有连续骨痂形成时,可拆除外固定器,拔除固定针,针眼处用酒精纱布覆盖,1周即可愈合。

第七节 止血带

止血带采用医用高分子材料天然橡胶或特种橡胶精制而成,乳白色,长条扁平型,点连叠型装盒,伸缩性强,可连续性抽取。适用于医疗机构在常规治疗及救治中输液、抽血、输血、止血时一次性使用;或肢体出血、野外蛇虫咬伤出血时的应急止血。目前,一次性止血带一般为天然橡胶制成,呈宽扁型。

应用止血带使四肢更易于手术,然而,止血带的应用具有潜在的危险性,因此,使用时必须对其相关知识有充分的了解并持谨慎的态度。在一些手术当中,止血带是多余的,但在一些精细的手术中(如手外科手术),使用止血带则是必需的。与驱血止血带及马丁薄弹性橡胶带相比,充气止血带则更安全。

具有手动加压泵及一个精细气压表的充气止血带可能是最为安全的,但是只要正确保养和检查、使用持续调压式止血带的效果也相当满意。止血带的应用必须由有经验的人来进行,而不能交给那些不了解它的用途及危害的人来代替操作。

上肢及下肢使用的气囊止血带有许多规格可供选择,上肢或大腿需要包裹数层柔软的管形棉垫。Krackow介绍了一种如何给过度肥胖的患者安放止血带的改良方法。操作时,助手将肢体要放止血带部位的软组织尽可能地向远端推,并维持对软组织的推压直到棉垫及止血带安放好,助手放松软组织,此时止血带远端有较多的皮下组织,这些软组织可支持止血带并将其推向肢体近端。在止血带或血压计使用前应将所有剩余气体排出,当使用血压计袖套时,外面要用薄纱布绷带包裹,以防充气加压时出现滑动。应尽一切可能减少使用止血带的时间,止血带充气加压前要做好肢瘫准备,将肢体抬高2 min或使用无菌薄橡胶绷带或棉弹性绷带驱血,从指尖或足趾开始直至距止血带2.5～5 cm处,如果在使用马丁薄弹性橡胶带或弹性绷带驱血时近端达止血带水平,止血带加压时往往会向远端滑动。止血带加压要快,以防动脉阻断前造成浅表静脉充血。Hircna等在膝关节关节镜手术中利用经食管超声心动描记术观察到,在止血带释放后的1 min内可发生无症状肺动脉栓塞。他们还发现,栓子的数量取决于止血带的持续使用时间。

止血带加压所需的精确压力尚不确定,有证据表明多年来我们所使用的压力偏大,真正需要的压力在某种程度上要根据患者年龄、血压及肢体的周径来确定。Reid.Camp 和 Jacob 确定使用止血带所需压力的方法是借助于多普勒听诊器测量使外周脉搏消失所需的压力。考虑到侧支循环及血压的变化,他们将此压力再提高 6.7～10.0 kPa(50～75 mmHg),即止血带压力在上肢为 18.0～38.0 kPa(135～255 mmHg),下肢为 23.3～40.7 kPa(175～305 mmHg),维持此压力即可达到满意的止血效果。Younger 等的研究表明,使用标准自动肢体止血压迫器时可使止血带的压力下降 43%。目前,这种装置可以从 Zimmer 患者护理部 (Dover.Ohio) 购买。

根据 Crenshaw 等的研究,充气压力较低时宽的止血袖带比窄的止血袖带更为有效。Pedowitz 等证实采用弧形止血带对肢体锥形部分加压时,使动脉闭塞所需的压力比使用直(长方形)止血带时显著降低。因此,在圆锥形的大腿上应避免使用直止血带,尤其是在那些肌肉非常丰富或过度肥胖的患者。

应注意任何涂抹在皮肤上的液体均不能流至止血带下面,否则将会引起化学性烧伤。环形塑料贴膜应用于皮肤时,要尽量远离止血带以防液体流至止血带下。肘部及膝部周围的手术可使用无菌气囊止血带,在应用前,肢体可先进行皮肤消毒、铺单,偶尔在臀皱褶区止血带的上界处可出现表浅的脱皮,这常见于一些肥胖患者,可能与使用长方形止血带而未用弧形止血带有关。

充气止血带需要良好的维修保养,所有的阀门和计量表都应常规检查。止血带内胆应完全包裹于外套之内,以防其自裂口处膨出,引起压力降低或突然爆裂,袖套同样也应仔细检查,在一些老式的止血带中,用于阻止止血带滚动的坚固型料带必需置于可充气的袖套浅面,以避免对位于其下的组织结构造成损伤。有报道说,当这种型料袋置于止血带袖套与皮肤之间时可造成损伤。

任何种非液压表均必须经常校准,按新的气压表一般会配有说明卡,同时还配有校正气压表,用于测试止血带的气压表是否精准。然而,这种校对表也是一种非液压表,因此它本身也会有误差,所以校对表必须用水银测压计校准。校对表一周校对一次,而止血带的压力表必须在每次使用前校对如果止血带压力表与校对表存在超过 2.7 kPa(20 mmHg) 压力的差异,那么这个压力表应报废,改用校对准确的新压力表。止血带使用中最大的危险因素之一就是使用不准确的压力表,而校对这些表后,发现其误差可高达 40.0 kPa(300 mmHg)。在应用止血带造成损伤时,应检测压力表,有时可发现有明显的不准确,压力显著过大。

止血带瘫痪可由以下几个原因所致。

(1) 压力过大。

(2) 压力不足导致局部被动充血,引起神经出血性浸润。

(3) 止血带单次使用时间过长。

(4) 使用时忽视了局部解剖。

目前还无法证实止血带使用多长时间是安全的,这个时限可能因患者的年龄及肢体的血供而异。50 岁以下的健康成人,我们一般掌握止血带的单次使用时限不超过 2 h,如果下肢的手术需要 2 h 以上,则应设法尽快完成手术,这样比松开止血带 10 min 后再次对止血带充气更好。目前发现长时间使用止血带后,组织需要约 40 min 才能恢复正常,因此,前面所述松开止血带 10 min 显然是不够的。止血带综合征首先由 Burmell 提出，是肢体延迟缺血造成的常见反应，表现为水肿、苍白、关节僵直、运动无力及麻木感。一般认为此征与缺血时间有关，与止血带的机械作用无关。Sepaga 等已证实，缺血 2～3 h 会引发组织间质水肿、毛细血管通透性增加，微血管充血及肌肉收缩力降低。止血带综合征可影响术后早期活动，增加止痛药的用量。此征一般可在术后 1 周内自行消失。

止血带的使用还可引起其他较为罕见的并发症，如筋膜间隔综合征、横纹肌溶解和肺栓塞等。在严重动脉硬化和人造血管移植的患者中，可出现血管并发症，因此不能在移植入造血管的上方缚扎止血带。

气囊止血带一般安放于大腿或上臂，Khuri 等通过前瞻性研究证实，在手和腕部手术时，将止血带安放至前臂也是安全有效的。Michelen 和 Perry 也通过前瞻性研究证实，在足和踝部手术时，将止血带安放至小腿，只要衬垫充分也是安全的。表 5-1 概括了安全使用充气止血带的总指导原则。

表 5-1 充气止血带的 10 点使用原则

应用对象	应用于健康肢体，慎用于非健康肢体
止血带规格	上肢 10 cm，下肢 15 cm 或更宽
应用部位	上臂，大腿中部或上部
垫充	最少 2 层以上的外科绒棉
术前准备时间	紧贴皮肤以防垫料被浸泡，上肢，高于收缩压 6.7～13.3 kPa(50～100 mmHg) 或 26.7～32.9 kPa(200～250 mmHg)；下肢，收缩压 2 倍或 32.9～46.7 kPa(250～350 mmHg)；肢体粗壮者应使用大号袖带而非增加压力。最长不能超过 3 h，1 d 内可重复 5～7 次，一般不超过 2 h
温度	宜冷不宜热（应避免热、光等）保持组织湿润
使用记录	每周最少检查 1 次使用记录，包括使用持续时间和压力
校准	校正测量表或水银测压计校正
保养检修	每 3 个月保养检修一次
应用对象	应用于健康肢体，慎用于非健康肢体
止血带规格	上肢 10 cm，下肢 15 cm 或更宽
应用部位	上臂，大腿中部或上部
垫充	最少 2 层以上的外科绒棉
术前准备时间	紧贴皮肤以防垫料被浸泡，上肢，高于收缩压 6.7～13.3 kPa(50～100 mmHg) 或 26.7～32.9 kPa(200～250 mmHg)；下肢，收缩压 2 倍或 32.9～46.7 kPa(250～350 mmHg)；肢体粗壮者应使用大号袖带而非增加压力。最长不能超过 3 h，1 d 内可重复 5～7 次，一般不超过 2 h
温度	易冷不宜热（应避免热、光等）保持组织湿润
使用记录	每周最少检查 1 次使用记录，包括使用持续时间和压力

驱血止血带仍有用武之地,它是弹性止血带中最安全和最实用的一种。一般只用于大腿的中上1/3。这种止血带的应用范围虽然有限,但与充气止血带相比,可在大腿更靠近端的部位使用。使用驱血止血带应逐层缠绕,一层压一层,带幅窄者对组织伤害比宽者轻。

驱血止血带应在良好麻醉后使用,否则在痉挛的内收肌松弛后,止血带就会变松。取一块铺巾,沿长轴折成4层,尽可能高地平整包裹在大腿近端。然后,在其外面按下述方法缚扎止血带,一只手在大腿外侧表面抓住止血带的链端,另一只手从大腿下面穿过,抓住靠近链带的橡皮带,将其拉紧。当橡皮带在大腿上缠绕时,允许其在虎口滑动,如果操作正确,滑动摩擦能产生类似歌唱的声音。完全环绕完大腿1周后,开始一层紧压一层重叠环绕,层与层中间不要夹住皮肤和毛巾。反复缠绕,橡皮带要保持恒定的压力直到环绕结束。用橡皮带末端的襻钩钩住链带环。应用止血带时应非常小心,避免在缠绕时逐渐形成过高张力。

马丁薄弹性橡胶带在足部的短时间手术中也可安全使用,抬高患肢并以薄弹性橡胶止血带驱血至距小腿关节(踝关节)上方后,钳夹固定,然后松开远端止血带暴露术野。

在手指或足趾的手术中使用止血带时要给予特别注意。不应使用橡皮环止血带或用橡胶手套指端所制的环绕指(趾)止血带,因为常会因不注意而被遗留在敷料下,造成手指或足趾的损伤。可用手套指端或烟卷式引流管缠绕指端后向外伸拉后用止血钳夹住,在肢端手术中这是一个较为安全的方法,因为止血钳不易因疏忽大意而被遗留在指端敷料里。

第八节 药物治疗

一、外治法

(一)药膏

1. 药膏的配制

将药物碾末过筛后,选加饴糖、蜜、油、水、鲜草药汁、酒、醋或医用凡士林等,调匀如厚糊状,敷贴患处。

调和剂的选用主要根据治疗的需要,如缓急止痛多选用饴糖或蜂蜜;散瘀消肿常选用白酒;清热解毒、凉血止血常选用鲜药汁;软坚散结多用米醋。伤科药膏用饴糖较多,其与药的比例一般为3:1,主要是取其硬结后药物的功效和固定保护伤处的作用,具有作用直接、迅速、使用方便等优点。对于有创面的创伤,可用药物与油类或拌匀制成的油膏。油膏常选用麻油、猪脂、羊脂、松脂、黄蜡、白蜡及凡士林等调制,因其柔软、润滑、无板硬黏着不舒感,并有滋润创面的作用,尤宜于凹陷折缝之处。

2. 药膏的种类

(1)消瘀退肿止痛类:适用于骨折、筋伤初期肿胀疼痛剧烈者,可选用消瘀止痛药膏、定痛膏、双柏膏、消肿散、散瘀膏等药膏外敷。

(2)舒筋活血类:适用于扭挫伤筋,肿痛逐步减退之中期患者。可选用三色敷药、舒筋活络药膏、活血散等药膏外敷。

(3) 接骨续筋类：适用于骨折整复后，位置良好、肿痛消退之中期患者。可选用外敷接骨散、接骨续筋药膏、驳骨散等。

(4) 温经通络类：适用于损伤日久，复感风寒湿邪者。发作时肿痛加剧，可用温经通络药膏外敷；或在舒筋活络类药膏内酌加温散风寒、利湿的药物外敷。

(5) 清热解毒类：适用于伤后感染邪毒，局部红、肿、热、痛者。可选用金黄膏、四黄膏外敷。

(6) 生肌拔毒长肉类：适用于局部红肿已消，但创口尚未愈合者，可选用橡皮膏、生肌玉红膏、红油膏等。

3. 药膏临床应用注意事项

(1) 药膏在临床应用时，摊在棉垫或纱布上，大小根据敷贴范围而定，摊妥后还可以在敷药上加叠一张极薄的棉纸，然后敷于患处。棉纸极薄，药力可渗透，不影响药物疗效的发挥，又可减少对皮肤的刺激，也便于换药。滩涂时敷料四周留边，以防药膏烊化沾污衣服。

(2) 药膏的换药时间，根据伤情的变化、肿胀的消退程度及天气的冷热来决定，一般 2～4 天换 1 次，古人的经验是"春三、夏二、秋三、冬四"。凡用水、酒、鲜药汁调敷药时，需随调随用勤换，一般每天换药一次。生肌拔毒类药物也应根据创面情况而勤换药，以免脓水浸淫皮肤。

(3) 药膏一般随调随用，凡用饴糖调敷的药膏，室温高容易发酵，梅雨季节易发霉，故一般不主张一次调制太多，或将饴糖煮过后再调制。寒冬气温低时可酌加开水稀释，以便于调制拌匀。

(4) 少数患者对敷药及膏药过敏而产生接触性皮炎，皮肤奇痒及有丘疹、水疱出现时，应注意及时停药，外用青黛膏或六一散，严重者可同时给予抗过敏治疗，如蒲公英、黄芩、金银花、连翘、车前子、生苡仁、茯苓皮、甘草水煎服。

4. 常用药膏的制备使用方法

(1) 消瘀止痛药膏

组成：木瓜 60 g、栀子 30 g、大黄 150 g、蒲公英 60 g、地鳖虫 30 g、乳香 30 g、没药 30 g。

功效：活血祛瘀，消肿止痛。

用法：共为细末，饴糖或凡士林调敷。

(2) 定痛膏

组成：芙蓉叶 4 份、紫荆皮 1 份、独活 1 份、生南星 1 份、白芷 1 份。

功效：祛风消肿止痛。

用法：共研细末。用姜汁、水调煮热敷，可用凡士林调煮呈软膏外敷。

(3) 双柏膏

组成：侧柏叶 2 份、黄檗 1 份、大黄 2 份、薄荷 1 份、泽兰 1 份。

功效：活血解毒，消肿止痛。

用法：共研细末，以水、蜜糖煮热成厚糊状外敷患处，亦可加入少量米酒调敷，或用凡士林调煮成膏外敷。

(4) 消肿散

组成：制乳香1份、制没药1份、玉带草1份、四块瓦1份、冬青叶1份、虎杖1份、五香血藤1份、天花粉2份、生甘草2份、叶上花2份、重楼粉2份、黄芩2份、五爪龙2份、白及粉2份、红花1份、苏木粉2份、龙胆草1份、土黄连1份、飞龙掌血2份、绿葡萄根1份、大红袍1份。

功效：消瘀退肿止痛。

用法：研末混合，用适量凡士林调煮成膏，外敷患处。

(5) 散瘀膏 (本方为浙江省中医院经验方)

组成：玄明粉、黄檗、黄连。

功效：活血祛瘀，消肿止痛。

用法：共为细末，凡士林调膏外敷。

(6) 三色敷药

组成：去衣炒黑黄荆子8份、炒黑紫荆皮8份、全当归2份、木瓜1份、丹参2份、羌活2份、赤芍2份、白芷2份、片姜黄2份、独活2份、甘草0.5份、秦艽1份、天花粉2份、怀生膝2份、川芎1份、连翘2份、威灵仙2份、木防己2份、防风2份、马钱子2份。

功效：消肿止痛祛风湿，利关节。

用法：共研细末，用蜜糖或饴糖调拌如厚糊状。

(7) 舒筋活络药膏

组成：赤芍1份、红花1份、南星1份、生蒲黄1份、旋覆花1.5份、苏木1.5份、生草乌2份、生川乌2份、羌活2份、独活2份、生半夏2份、生栀子2份，生大黄2份、生木瓜2份、路路通2份。

功效：活血止痛。

用法：共研细末，饴糖或蜂蜜调敷，凡士林调也可。

(8) 活血散

组成：乳香15 g、没药15 g、血竭15 g、贝母9 g、羌活15 g、木香6 g、厚朴9 g、制川乌3 g、制草乌3 g、白芷24 g、麝香1.5 g、紫荆皮24 g、生香附15 g、炒小茴香9 g、山甲珠15 g、煅自然铜15 g、独活15 g、续断15 g、虎骨代用品15 g、川芎15 g、木瓜15 g、肉桂9 g、当归24 g。

功效：活血舒筋，理气止痛。

用法：共研细末，开水调成糊状外敷患处。

(9) 外敷接骨散

组成：没药15 g、乳香15 g、自然铜30 g、滑石60 g、龙骨90 g、赤石脂90 g、麝香0.3 g。

功效：和营定痛，接骨续筋。

用法：为末，好醋浸没，煮干、炒燥，临卧时以麝香少许留舌上，温酒送药末。若骨已接、尚痛，去龙骨、赤石脂。

(10) 接骨续筋药膏

组成：自然铜3份、荆芥3份、防风3份、五加皮3份、皂角3份、茜草根3份、续断3

份、羌活3份、乳香2份、没药2份、骨碎补2份、接骨木2份、红花2份、赤芍2份、地鳖虫1份、白及4份、血竭4份、硼砂4份、螃蟹末4份。

功效：接骨续筋。

用法：共为细末，饴糖或蜂蜜调煮外敷。

(11) 驳骨散

组成：桃仁1份、黄连1份、金耳环1份、川红花1份、栀子2份、生地黄2份、黄檗2份、黄芩2份、防风2份、甘草2、蒲公英2份、赤芍2份、自然铜2份、土鳖2份、侧柏6份、大黄6份、骨碎补6份、当归尾4份、薄荷4份、毛麝香4份、牡丹皮4份、金银花4份、大透骨消4份、鸡骨香4份。

功效：消肿止痛，散瘀接骨。

用法：共研细末，水、酒、蜂蜜或凡士林调煮外敷患处。

(12) 金黄膏

组成：大黄2 500 g、黄檗2 500 g、姜黄2 500 g、白芷2 500 g、制南星500 g、陈皮500 g、苍术500 g、厚朴500 g、甘草500 g、天花粉5 000 g。

功效：清热解毒、散瘀消肿。

用法：研细末，用酒、油、菊花、金银花膏、丝瓜叶或生姜等捣汁调敷，或按凡士林8份、金黄膏2份的比例调制成膏外敷。

(13) 四黄膏

组成：黄连1份、黄檗3份、大黄3份、黄芩3份。

功效：清热解毒，消肿止痛。

用法：共研细末，以水、蜜调敷或用凡士林调制成膏外敷。

(14) 橡皮膏

组成：第一组：大黄10份、川芎5份、当归5份、生地5份、红花1.5份、川连1.5份、甘草2.5份、荆芥1.5份、肉桂1.5份、麻油85份，

第二组：黄古25份、白古25份，第三组，象皮2.5份、血竭2.5份、乳香2.5份、没药2.5份、珍珠1份、人参1份、冰片0.5份、地鳖虫5份、白及1.5份、白蔹1.5份、龙骨1.5份、海螵蛸1.5份、百草霜适量。

功效：活血生肌，接筋续损。

用法：第一组药，用麻油煎熬至枯色，去渣取油入。第二组药，炼制成膏。第三组药，分别为细末，除百草霜外，混合后加入膏内搅拌，以百草霜调节稠度，装瓶备用。用时直接摊在敷料上外敷。近年来，有把药物分别为末后混合，用凡士林调煮，制成橡皮膏油纱，外服用。

(15) 生肌玉红膏

组成：当归5份、白芷1.2份、白蜡5份、轻粉1份、甘草3份、紫草0.5份，血竭1份、麻油40份。

功效：活血化瘀，解毒镇痛，润肤生肌。

用法：先将当归、白芷、紫草、甘草四味，入油内浸3 d，慢火熬微枯，滤清，再煎熬，入血竭化尽，次入白蜡，微火化开。将膏倾入预放水中的盅内，候片刻，把研细的轻粉末放入，

搅拌成膏。将膏匀涂纱布上，敷贴患处。并可根据溃疡局部情况的需要，掺撒提脓、祛腐药在膏的表面上外敷，效果更佳。

(16) 红油膏

组成：九一丹 10 份、东丹 1.5 份、凡士林 100 份。

功效：化腐生肌。

用法：先将凡士林加热至全部呈液状，然后把两丹药粉调入和匀为膏，摊在敷料上敷贴患处。

(二) 膏药

1. 膏药的配制

将药物碾成细末配以香油、黄丹或蜂蜡等基质炼制而成。其配制方法如下。

(1) 熬膏药肉：将药物浸于植物油中，主要用香油 (芝麻油)，加热熬炼后，再加入铅丹 (又称黄丹或东丹)，其主要成分为四氧化三铅，也有用主要成分为一氧化铅的密陀僧制膏的。经过"下丹收膏"，制成的一种富有黏性，烊化后能固定于伤处的成药，称为膏或膏药肉，膏药要求老嫩合度，达到"贴之即黏，揭之易落"的标准。膏药肉熬成后浸入水中数天，再藏于地窖阴暗处以"去火毒"，可减少对皮肤的刺激，防止诱发接触性皮炎。

(2) 摊膏药：将已熬好经"去火毒"的膏药肉置于小锅中用文火加热烊化，然后将膏药摊在皮纸或布上备用，摊时应注意四面留边。

(3) 掺药法：膏药内药料掺和方法有三种：第一是熬膏药前将药料浸油，使有效成分溶于油中；第二是将小部分具有挥发性又不耐高温的药物如乳香、没药、樟脑、冰片、丁香、肉桂等先研成细末，在摊膏药时将膏药肉在小锅中烊化后加入，搅拌均匀，使之融合于膏药中；第三是将贵重的芳香开窍药物，或特殊需要增加的药物，临帖时加在膏药上。

2. 膏药的种类

膏药按功用可分为如下几种。

(1) 治损伤与寒湿类：适用于损伤者，有坚骨壮筋膏；适用于风湿者，有狗皮膏、伤湿宝珍膏等；适用于损伤与风湿兼证者，有万灵膏、损伤风湿膏等；适用于陈伤气血凝滞、筋膜粘连者，有化坚膏。

(2) 提腐拔毒生肌类：适用于创伤而有创面溃疡者，有太乙膏、陀僧膏等。一般常在创面另加药散，如九一丹、生肌散等。

(3) 膏药临床使用注意事项：

①膏药有较多的药物组成，适用多种疾患，一般较多应用于筋伤、骨折的后期，若新伤初期有明显肿胀者，不宜使用；

②对含有丹类药物的膏药，由于含四氧化三铅或一氧化铅，X 线不能穿透，所以做 X 线检查时应取下。

(4) 常用膏药的制备使用方法。

1) 坚骨壮筋膏

组成：第一组：骨碎补 90 g、川断 90 g、马钱子 90 g、白及 60 g、硼砂 60 g、生草乌 60 g、生川乌 60 g、生膝 60 g、苏木 60 g、杜仲 60 g、伸筋草 60 g、透骨草 60 g、羌活 30 g、

独活30 g、麻黄30 g、五加皮30 g、皂角核30 g、红花30 g、泽兰叶30 g、虎骨用代用品24 g、香油5 000 g、黄丹2 500 g，第二组：血竭30 g、冰片15 g、丁香30 g、肉桂60 g、白术30 g、甘松60 g、细辛60 g、乳香30 g、没药30 g、麝香1.5 g。

功效：强壮筋骨。

用法：第一组药，熬成膏药后温烊摊贴。第二组药，共研为细末，临帖时撒于药面。

2) 万灵膏

组成：老鹳草30 g、透骨草30 g、紫丁香根30 g、当归30 g、自然铜30 g、没药30 g、血竭30 g、川芎25 g、半两钱一枚、红花30 g、川生膝25 g、五加皮25 g、石菖蒲25 g、茅术25 g、木香10 g、秦艽10 g、蛇床子10 g、肉桂10 g、附子10 g、半夏10 g、石斛10 g、草薢10 g、鹿茸10 g、虎骨用代用品（如狗骨、猪骨）1对、麝香6 g、麻油5 000 g、黄丹2 500 g。

功效：消瘀散毒，舒筋活血、止痛接骨。

用法：血竭、没药、麝香各分别研细末另包，余药先用麻油微火煨浸3 d，然后熬黑为度，去渣，加入黄丹，再熬至滴水成珠，离火，待少时药温，将血竭、没药、麝香末放入，搅匀取起，去火毒，制成膏药。用时烘热外贴患处。

3) 损伤风湿膏

组成：生川乌4份、生草乌4份、生南星4份、生半夏4份、黄金子4份、紫荆皮4份、生地4份、苏木4份、桃仁4份、桂枝4份、僵蚕4份、青皮4份、甘松4份、木瓜4份、山奈4份、地龙4份、乳香4份、没药2份、羌活2份、独活2份、川芎2份、白芷2份、苍术2份、木鳖子2份、穿山甲片2份、川续断2份、山栀子2份、地鳖虫2份、骨碎补2份、赤石脂2份、红花2份、丹皮2份、落得打2份、白芥子2份、细辛2份、麻油320份、黄铅粉60份。

功效：祛风湿、行气血、消肿痛。

用法：用麻油将药浸泡7～10 d后以文火煎熬，至色枯，去渣，再将油熬，约两小时左右，滴水成珠，离火，将黄铅粉徐徐筛入搅匀，成膏收贮，摊用。

4) 化坚膏

组成：白芥子2份、甘遂2份、地龙肉2份、威灵仙2.5份、急性子2.5份、透骨草2.5份、麻根3份、细辛3份、乌梅肉4份、生山甲4份、血余1份、巴豆1份、全蝎1份、防风1份、生草乌1份、紫砂半份、香油80份、东丹40份。

功效：祛风化瘀。

用法：用香油敷药至枯，去渣，炼油滴水成珠时，将烟搅净后下东丹。

5) 太乙膏

组成：玄参100 g、白芷100 g、当归身100 g、肉桂100 g、赤芍100 g、大黄100 g、生地黄100 g、土木鳖100 g、阿魏15 g、轻粉20 g、柳枝100 g、血余50 g、东丹2 000 g、乳香25 g、没药15 g、槐枝100 g、麻油2 500 g。

功效：清热消肿，解毒生肌。

用法：除东丹外，将余药入油煎，熬至药枯。滤去渣滓，再入东丹熬搅拌匀成膏。隔火炖烊，摊于纸或布料敷贴。

6) 陀僧膏

组成：密陀僧 40 份、赤芍 1 份、当归 1 份、乳香 1 份、没药 1 份、赤石脂 0.5 份、百草霜 4 份、苦参 8 份、桐油 64 份、香油 32 份、血竭 1 份、儿茶 1 份、大黄 16 份。

功效：解毒止血。

用法：密陀僧研成细末，用香油把其他药煎熬，去渣后入密陀僧末，制成膏。外用等。

(三) 药敷

药散又称药粉、掺药。药散的配制是将药物碾成极细的粉末，一般过细筛，收贮瓶内备用。使用时可将药散直接掺于伤口处，或置于膏药上，将膏药烘热后贴患处，按其功用可分六类。

1. 药散的种类

(1) 止血收口类：适用于一般创伤出血撒敷用，常用的有桃花散、花蕊石散、金枪铁扇散、如圣金刀散、云南白药等。

(2) 祛腐拔毒类：适用于创面腐脓未尽，腐肉未去，窦道形成或肉芽过长的患者。常用红升丹、白降丹。

(3) 生肌长肉类：适用于脓水稀少，新肉难长的疮面，常用的有生肌八宝丹等，也可与祛腐拔毒类散剂掺和在一起应用，具有促进新肉生长、疮面收敛、创口迅速愈合的作用。

(4) 温经散寒类：适用于损伤后期，气血凝滞疼痛或局部寒湿侵袭患者，常用的有丁桂散、桂麝散等，具有温经活血、散寒逐风的作用，故可作为一切阴证的消散掺药。

(5) 散血止痛类：适用于损伤后局部瘀血结聚肿痛者，常用的有四生散、消毒定痛散等，具有活血止痛的作用。四生散对皮肤刺激性较大，使用时要注意皮肤药疹的发生。

(6) 取嚏通经类：适用于坠堕、不省人事、塞不通者。常用的有通关散等，吹鼻中取嚏，使患者苏醒。

2. 常用药散的制备使用方法

(1) 红升丹。

组成：朱砂 15 g、雄黄 15 g、水银 30 g、火硝 120 g、白矾 30 g、皂矾 18 g。

功效：拔毒去腐，生肌长肉。用于一切疮疡溃后，疮口坚硬，肉暗紫黑，或脓腐不净者。

制用法：炼丹一般分为结胎、升丹、收丹三个步骤。

1) 结胎：分冷胎法和热胎法。

①冷胎法：先将火硝、白矾研碎。另将水银、朱砂、雄黄研细末，至不见星为度，再入硝矾末研匀，即移入耐火锅中，铺平于锅底，用一口径较小的耐火锅覆盖，要求与锅口吻合严密；

②热胎法：先将硝石、白矾置乳钵内研细，入锅中微火加热。使硝、矾溶解混合，再加入朱砂、雄黄细末混合，加热至水分去尽，使成蜂窝状，去火放凉，将水银均匀地洒在蜂窝内；或不到蜂窝状时即离火放冷，将水银洒于表面，用瓷碗覆盖严密。

2) 升丹：先将韧性皮纸条浸湿填糊锅碗接口处。另取白矾末平撒一层于纸上，用水调煅石膏末涂抹严密，使无缝隙，上边砂土填满，使与锅口平，碗底放白米数粒，再用重物压在上面，使米粒露出，便于观察。

封口安装备后，将丹锅放火上加热，先用文火升炼 30～40 min，改用武火炼至碗底米粒变黄色，再改文火继续炼至米变焦色，即可去火。

3) 收丹：将锅放冷，轻轻除去上面封口的泥沙，将瓷碗取下，碗里即黏附有赤红色的丹药。用刀铲下，以纸包严。放地上一夜，以出火毒。每用少许，撒于疮口，以膏药覆盖。或配制成其他剂型应用。

(2) 白降丹

组成：朱砂 6 g、雄黄 6 g、水银 50 g、火硝 45 g、白矾 45 g、皂矾 45 g、硼砂 15 g、食盐 45 g。

功效：提毒，去腐，蚀肉，杀虫。用于痈疽发背及疔疮等证，初起未成脓者及已成脓未溃者。

制用法：分为结胎、降丹、收丹三个步骤。

1) 结胎：上药七味，除水银外。其余分别研为细粉。先将硝石、皂矾、食盐 3 味细粉同水银共研至不见星为度。再将朱砂、雄黄、硼砂用套色法，陆续配研合匀，置瓦罐内，用文火加热熔融，以竹棍轻轻搅拌，使其均匀黏结于罐底，去火待冷，以罐底朝上，并不掉落为度。

2) 降丹：将罐倒叩于稍大瓷碗上，罐碗接口处用韧性纸浸湿围严，用黄泥或煅石膏粉调成稀糊状，涂抹严密，上面碗周围用土填满，稍高出碗口，使固定不动。再取与瓷碗口直径相等之盆，盛满凉水，将固定之罐碗置于盆口上，便水与碗底接触，以便冷结。水盆坐入地坑中一半，然后在罐的周围罩以宽铁皮圈，罐与铁皮圈之间燃着木炭，一次加足，埋过罐底为度，先用武火炼 1 h，再用文火炼 2 h，停火待冷。

3) 收丹：冷却后，将罐口的泥土、石膏轻轻除去，吹净尘埃，撕去纸条，用刀刮取白色丹药，用纸包严，置地上出火毒，避光储存。每周用 0.09～0.15 g。撒于疮头上，或用较硬米饭合药搓条入疮孔内，或配伍他药外用。

(3) 九一丹、七三丹、五五丹

组成：九一丹（熟石膏 9 份、升丹 1 份）、七三丹（熟石膏 7 份、升丹 3 份）、五五丹（熟石膏 5 份、升丹 5 份）。

功效：提腐祛脓，其提腐能力与升丹的多少有关。

用法：研极细末，掺于疮面，或制成药线插入疮口。

(4) 生肌散

组成：制炉甘石 50 份、滴乳石 30 份、滑石 100 份、琥珀 30 份、朱砂 10 份、冰片 1 份。

功效：生肌收口。

用法：研极细末。掺疮面上，外再盖膏药或油膏，也可用凡士林适量，调煮成油膏外敷，其中冰片也可待用时才掺撒在膏的表面方敷。

(5) 桃花散

组成：白石灰 6 份、大黄 1 份。

功效：止血。

用法：先将大黄煎汁，泼入白石灰内，为末，再炒，以石灰变成红色为度，将石灰过筛备用。用时掺撒于患处，纱布紧扎。

(6) 花蕊石散

组成：花蕊石 1 份、石硫黄 2 份。

功效：化瘀止血。

用法：共入瓦罐煅研为末，外掺创面后包扎。

(7) 金枪铁扇散

组成：乳香2份、没药2份、象皮2份、老木香2份、明矾2份、炉甘石1份、降香1份、黄檗1份、血竭1份。

功效：收敛、拔毒、生肌。

用法：共为极细末，直接掺于伤口或溃疡面上。

(8) 如圣金刀散

组成：松香2份、生矾1份、枯矾1份。

功效：止血燥湿。

用法：共研细末，掺撒溃疡面。

(9) 生肌八宝丹

组成：煅石膏3份、赤石脂3份、东丹1份、龙骨1份、轻粉3份、血竭1份、乳香1份、没药1份。

功效：生肌收敛。

用法：共研成极细粉末，外敷创口。

(10) 丁桂散

组成：丁香、肉桂各等份。

功效：祛风散寒、温经通络。

用法：共研细末，加在膏药上，烘热后贴患处。

(11) 桂麝散

组成：麻黄15 g、细辛15 g、肉桂30 g、牙皂10 g、半夏25 g、丁香30 g、生南星25 g、麝香1.8 g、冰片1.2 g。

功效：温化痰湿，消肿止痛。

用法：共研细末。掺膏药上，贴患处。

(12) 四生散

组成：生川乌1份、生南星6份、生白附子4份、生半夏14份。

功效：祛风逐痰，散寒解毒、通络止痛。

用法：共为细末，存放待用。用时以蜜糖适量调成糊状外敷患处。用醋调煮外敷亦可。

(13) 消毒定痛散

组成：炒无名异、炒木耳及大黄各15 g。

功效：泻火、解毒、定痛。

用法：共研细末，蜜水调敷患处。

(14) 通关散

组成：猪牙皂、细辛各等份。

功效：通关开窍。

用法：研极细末，和匀，吹少许入鼻中取嚏。

(四) 搽擦药

1. 酒剂

又称为外用药酒或外用伤药水,是用药与白酒、醋浸制而成,一般酒醋之比为 8∶2,也有单用酒浸者。近年来还有用乙醇溶液浸泡加工炼制的酒剂。

(1) 活血酒

组成:活血散 15 g、白酒 500 g。

功效:通经活络。

用法:将活血散泡在白酒中,七至十日即可。

(2) 伤筋药水

组成:生草乌 120 g、生川乌 120 g、羌活 120 g、独活 120 g、生半夏 120 g、生栀子 120 g、生大黄 120 g、生木瓜 120 g、路路通 120 g、生蒲黄 90 g、樟脑 90 g、苏木 90 g、赤芍 60 g、红花 60 g、生南星 60 g、白酒 10 000 g。

功效:活血通络止痛。

用法:药在酒醋中浸泡 7 d,严密盖闭,装入瓶中备用,患处热敷或熏洗后,用棉花蘸本品在患处轻擦,日擦 3～5 次。

2. 油膏与油剂

用香油把药物熬煎去渣后制成油剂,或加黄蜡或白蜡收膏炼制而成油膏。具有温经通络、消散瘀血的作用。适用于关节筋络寒湿冷痛等证,也可配合手法及练功前后作局部搽擦,常用的有跌打万花油、活络油膏、伤油膏等。

(五) 熏洗湿敷药

1. 热敷熏洗

是将药物置于锅或盆中加水煮沸后熏洗患处的一种方法。先用热气熏蒸患处,待水温稍减后用药水浸洗患处。

(1) 新伤瘀血积聚者。

1) 散瘀和伤汤

组成:番木鳖 15 g、红花 15 g、生半夏 15 g、骨碎补 9 g、甘草 9 g、葱须 30 g、醋 60 g 后下。

功效:活血祛瘀止痛。

用法:用水煎药,沸后,入醋再煎 5～10 min,熏洗患处,每日 3～4 次,每次熏洗都把药液煎沸后用。

2) 海桐皮汤

组成:海桐皮 6 g、透骨草 6 g、乳香 6 g、没药 6 g、当归 5 g、川椒 10 g、芎 3 g、红花 3 g、威灵仙 3 g、甘草 3 g、防风 3 g、白芷 2 g。

功效:活络止痛。

用法:共为细末,布袋装,煎水熏洗患处。

3) 舒筋活血洗方

组成:伸筋草 9 g、海桐皮 9 g、秦艽 9 g、独活 9 g、当归 9 g、钩藤 9 g、乳香 6 g、没药 6 g、川红花 6 g。功效:舒筋活血止痛。

用法：水煎，温洗患处。

(2) 陈伤风湿冷痛、瘀血已初步消散者。

1) 八仙逍遥汤

组成：防风3g、荆芥3g、川芎3g、甘草3g、当归6g、苍术10g、丹皮10g、川椒10g、苦参15g、黄檗

功效：祛风散寒，活血通络。

用法：水煎，温洗患处。

2) 上肢损伤洗方

组成：伸筋草15g、透骨草15g、荆芥9g、防风9g、红花9g、千年健12g、刘寄奴9g、桂枝12g、苏木9g、川芎9g、威灵仙9g。

功效：活血舒筋。

用法：水煎，温洗患处。

3) 下肢损伤洗方

组成：伸筋草15g、透骨草15g、五加皮12g、三棱12g、莪术12g、秦艽12g、海桐皮12g、生膝10g、木瓜10g、红花10g、苏木10g。

功效：活血舒筋。

用法：水煎，温洗患处。

2. 湿敷洗涤

多用于创伤，使用方法是"以净帛或新棉蘸药水"，"渍其患处"。

(六) 热熨药

1. 坎离砂

坎离砂又称风寒砂。用铁砂加热后与醋水煎成药汁搅拌制成，临用时加醋少许拌匀置布袋中，数分钟内会自然发热，热熨患处，适用于陈伤兼有风湿症者。

2. 熨药

熨药俗称"腾药"。将药置于布袋中，扎好袋口放在蒸锅中蒸汽加热后熨患处，适用于各种风寒湿肿痛症。能舒筋活络，消瘀退肿。常用的有正骨熨药。

组成：当归12g、羌活12g、红花12g、白芷12g、乳香12g、没药12g、骨碎补12g、防风12g、木瓜12g、川椒12g、透骨草12g、川断12g。

功效：活血舒筋。

3. 其他

如用粗盐、黄砂、米糠、麸皮、吴茱萸等炒热后装入布袋中热熨患处。民间还采用葱姜豉盐炒热，布包罨脐上治风寒。这些方法，简便有效，适用于各种风寒湿型筋骨痹痛、腹胀痛及尿潴留等症。

二、内治法

(一) 骨伤内治法

1. 损伤三期辨证治法

(1) 初期治法

①行气消瘀法：是伤科内治法中最常用的一种治疗方法。适用于损伤后有气滞血瘀，局部

肿痛，而无里实热证，或有某种禁忌而不能猛攻急下者。常用的方剂有消瘀活血为主的桃红四物汤、活血四物汤、复元活血汤或活血止痛汤；

②清热凉血法：本法包括清热解毒与凉血止血两法。适用于跌仆损伤后热毒蕴结于内，引起血液错经妄行，或创伤感染，邪毒侵袭，火毒内攻等证。常用的清热解毒方剂有五味消毒饮、龙胆泻肝汤、普济消毒饮等；凉血止血方剂有四生丸、小蓟饮子、十灰散、犀角地黄汤等。但须注意清热凉血法属清法，药性寒凉，须量入虚实而用；

③攻下逐瘀法：本法适用于损伤早期蓄瘀，大便不通，腹胀拒按，苔黄，脉洪大而数的体实患者。临床多应用于胸、腰、腹部损伤蓄瘀而致阳明腑实证，常用方剂有大成汤、桃核承气汤、鸡鸣散加减等；

④开窍活血法：本法适用于头部损伤或跌打重症所致神志不清者。是用辛香开窍、活血化瘀、镇心安神的药物，以治疗跌仆损伤后气血逆乱、气滞血瘀、瘀血攻心、神昏窍闭等危重症的一种急救方法。

(2) 中期治法

①和营止痛法：适用于损伤后，虽经消下等法治疗，但仍气滞瘀凝，肿痛尚未尽除，而继续运用攻下之法又恐伤正气，常用方剂有和营止痛汤、橘术四物汤、定痛和血汤、和营通气散等；

②接骨续筋法：适用于损伤中期，筋骨已有连接但未坚实者。瘀血不去则新血不生，新血不生则骨不能合，筋不能续，所以使用接骨续筋药，佐活血祛瘀之药，以活血化瘀、接骨续筋。常用的方剂有续骨活血汤、新伤续断汤、接骨丹、接骨紫金丹等。

(3) 后期治法

①补气养血法：是使用补养气血药物，使气血旺盛以濡养筋骨的治疗方法。凡外伤筋骨，内伤气血以及长期卧床，出现气血亏损、筋骨萎弱等证候，均可应用本法。补气养血法是以气血互根为原则，临床应用本法时常需区别气虚、血虚或气血两虚，从而采用补气为主、补血为主或气血双补。气虚为主，用四君子汤；血虚为主，用四物汤；气血双补用八珍汤或十全大补汤。气虚者，如元气虚常投以扶阳药补肾中阳气，方选参附汤；卫气虚用芪附汤；中气虚方用术附汤；中气下陷用补中益气汤；如脾胃气虚可选用参苓白术散。对损伤大出血而引起血脱者，补气养血法要及早使用，以防气随血脱，方选当归补血汤，重用黄芪。使用补气养血法应注意，补血药多滋腻，素体脾胃虚弱者易引起纳呆、便溏，补血方内宜兼用健脾和胃之药。阴虚内热肝阳上亢者，忌用偏于辛温的补血药。此外，若跌扑损伤而瘀血未尽，体虚不任攻伐者，于补虚之中仍需酌用祛瘀药，以防留邪损正，积瘀为患；

②补益肝肾法，又称强壮筋骨法，凡骨折、脱位、筋伤的后期，年老体虚、筋骨萎弱、肢体关节屈伸不利、骨折迟缓愈合、骨质疏松等肝肾亏虚者，均可使用本法加强肝肾功能，加速骨折愈合，增强机体抗病能力，以利损伤的修复。临床应用本法时，应注意肝肾之间的相互联系及肾的阴阳偏盛。肝为肾之子，故肝虚者也应注意补肾，养肝常兼补肾阴，以滋水涵木，常用的方剂有壮筋养血汤、生血补髓汤；肾阴虚用六味地黄汤或左归丸；肾阳虚用金匮肾气丸或右归丸；筋骨萎软、疲乏衰弱者用健步虎潜丸、壮筋续骨丹等。在补益肝肾法中参以补气养血药，可增强养肝益肾的功效，加速损伤筋骨的康复；

③补养脾胃法：本法适用于损伤后期，因耗伤正气，气血亏损，脏腑功能失调，或长期卧

床缺少活动，而导致脾胃气虚，运化失职，饮食不消，四肢疲乏无力，肌肉萎缩者。补益脾胃可促气血生化，充养四肢百骸，本法即通过助生化之源而加速损伤筋骨的修复，为损伤后期常用之调理方法。常用方剂有补中益气汤、参苓白术散、归脾汤、健脾养胃汤等；

④舒筋活络法：本法适用于损伤后期，气血运行不畅，瘀血未尽，腠理空虚，复感外邪，以致风寒湿邪入络，遇气候变化则局部症状加重的陈伤旧疾的治疗。本法主要使用活血药与祛风通络药，以宣通气血，祛风除湿，舒筋通络。如陈伤旧患寒湿入络者用小活络丹、大活络丹、麻桂温经汤；损伤血虚兼风寒侵袭者，用疏风养血汤；肢节痹痛者，用蠲痹汤、宽筋散、舒筋汤、舒筋活血汤；腰痹痛者，用独活寄生汤、三痹汤。祛风寒湿药，药性多辛燥，易损伤阴血，阴虚者慎用，或配合养血滋阴药同用。

2. 损伤部位辨证治法

(1) 按部位辨证用药法：临床应用根据损伤部位选方用药：头面部用通窍活血汤、清上瘀血汤；四肢损伤用桃红四物汤；胸胁部伤可用复元活血汤；腹部损伤可用膈下逐瘀汤；腰及小腹部损伤可用少腹逐瘀汤、大成汤、桃核承气汤，全身多处损伤可用血府逐瘀汤或身痛逐瘀汤加味。

(2) 主方加部位引经药：根据不同损伤的性质、时间、年龄、体质选方用药时，可因损伤的部位不同加入几味引经药，使药力作用于损伤部位，加强治疗效果。损伤早期症见肿胀、皮下瘀斑、局部压痛明显、患处活动功能受限，治拟活血化瘀、消肿止痛，方选桃红四物汤；筋伤中期治拟活血舒筋、桂风通络，方选橘术四物汤；骨折者治拟接骨续筋，方选新伤续断汤。辨证加减：如上肢损伤加桑枝、桂枝、羌活、防风；头部损伤若伤在巅顶加藁本，两太阳伤加白芷，后枕部损伤加羌活；肩部损伤加姜黄，胸部损伤加柴胡、郁金、制香附、苏子；两胁肋部损伤加青皮、陈皮、延胡；腰部损伤加杜仲、补骨脂、川断、狗脊、枸杞、桑寄生、萸肉等；腹部损伤加炒枳壳、槟榔、川朴、木香；小腹部损伤加小茴香、乌药；下肢损伤加牛膝、木瓜、独活、千年健、防己、泽泻等。故临床选方可根据不同部位而适当加减而取得良好疗效。

(二) 骨病内治法

1. 清热解毒法

适用于骨痈疽，热毒蕴结于筋骨或内攻营血诸证。骨痈疽早期可用五味消毒饮、黄连解毒汤或仙方活命饮合五神汤加减。本法是用寒凉的药物使内蕴的热毒清泄，因血喜温而恶寒，故不宜寒凉太过。

2. 温阳驱寒法

适用于阴寒内盛之骨痨或附骨疽。本法是用温阳通络的药物，使阴寒凝滞之邪得以驱散。流痰初起，患处漫肿酸痛，不红不热，形体恶寒，口不作渴，小便清利，苔白，脉迟等内有虚寒现象者，可选用阳和汤加减。阳和汤以熟地黄大补气血为君，鹿角胶生精补髓、养血助阳、强壮筋骨为辅，麻黄、姜、桂宣通气血，使上述两药补而不滞，主治一切阴疽。

3. 祛痰散结法

适用于骨病见无名肿块，痰浊留滞于肌肉或经隧之内者。骨病的癥瘕积聚均为痰滞交阻、气血凝留所致。此外，外感六淫或内伤情志以及体质虚弱等，亦能使气机阻滞，液聚成痰。本法在临床运用时要针对不同病因，与下法、消法、和法等配合使用，才能达到化痰、消肿、软坚之目的。常用方剂有二陈汤、温胆汤、苓桂术甘汤等。

4.祛邪通络法

适用于风寒湿邪侵袭而引起的各种痹证。祛风、散寒、除湿及宣通经络为治疗痹证的基本原则，但由于各种痹证感邪偏盛及病理特点不同，辨证时还应灵活变通。常用方剂有蠲痹汤、独活寄生汤、二痹汤等。

第九节 针灸疗法

针灸疗法是运用针刺或艾灸使人体相应的穴位得到适当的刺激，从而达到治疗疾病的一种方法。针灸具有调和阴阳、舒筋活络、活血祛瘀、行气止痛、祛风除湿等作用。

一、应用范围

我国古代运用针灸治疗损伤性疾病早已有记载，如《素问·缪刺论》说"人有所堕坠，腹中满胀……刺足内踝之下"。近年来，针灸在骨伤科疾病的治疗中应用的范围逐渐扩大，广泛用于骨折、脱位、筋伤、骨病等的治疗，临床效果良好。

二、取穴规律

针灸治病是利用针刺、艾灸某些腧穴来完成的。腧穴的选用和组成与疗效关系密切。损伤初期一般"以痛为腧"取穴，或结合近部取穴，在疼痛剧烈处进针可收到止痛、消肿、舒筋、活络等功效；损伤中、后期，以循经取穴为主，辨证论治，可收到消肿止痛，通经活络，使血脉通畅，肌肉、关节的功能恢复正常。总之，针灸的腧穴选取是以经络学说为指导，根据病症，以循经取穴为主，其中分为近部取穴、远部取穴和随证取穴，三法在临床上既可单独选取，也可联合应用，组成针灸的治疗方案。

(一) 近部取穴

近部取穴是根据每一腧穴都能治疗所在部位的局部和邻近部位的病症这一普遍规律提出，是选取病痛的局部或邻近部位的腧穴。多用于治疗体表部位明显和较局限的症状。如《灵枢·厥病》载头痛……有所击堕，恶血在于内；若肉伤，痛未已，可则刺，不可远取也。

(二) 远部取穴

远部取穴是取距病痛处较远部位的腧穴，是根据阴阳脏腑经络学说等中医理论和腧穴的主治功能提出的，是在病痛较远的部位取穴。如《灵枢·终始》所说病在上者，下取之；病在下者，高取之；病在头者，取之足，痛在腰者取之腘。

(三) 随证取穴

随证取穴是指对某些全身症状或针对病因病机而取穴，又称辨证取穴，是根据中医理论和腧穴功能主治而提出的。前两种取穴不能完全概括，就应随证取穴。如治疗肢体活动不灵，酸楚拘急，可配筋会、阳陵泉治之。

三、常用穴位

人体穴位很多，但损伤的常用穴位大约有60多个。临床可根据不同情况选择应用，也可根据具体情况酌加一些阿是穴。常用各部位穴位如下。

头部：承浆、人中、印堂、百会、风府、太阳、风池、天柱等。

肩臂部：肩井、巨骨、肩髎、臂臑、肩髃、肩前、肩中俞、肩外俞、曲垣、天宗、臑俞等。

上肢：肘髎、曲池、手三里、合谷、支沟、内关、外关、养老、列缺、大陵、落枕、腰痛穴、上八部、后溪、腕骨等。

腰胯部：命门、腰阳关、风门、肝俞、肾俞、气海俞、大肠俞、小肠俞、志室、腰眼、夹脊、云门等。

髋及下肢部：居髎、环跳、秩边、殷门、委中、承山、昆仑、京骨、悬钟、丘墟、伏兔、梁丘、膝眼、足三里、条口、解溪、太冲等。

四、禁忌证

骨痈疽、骨痨、骨肿瘤、血友病性关节炎、工业性骨中毒等，禁忌针灸。

五、常用的针灸疗法

针灸的内容和方法很多。常用的针刺法有毫针法、三棱针、皮肤针、电针法、火针、水针法和耳针法等；灸法有艾炷灸、艾条灸、针柄灸和温针灸等。此外，还有灯火灸、光灸（用激光或红外线照射）以及药灸（用刺激性药物敷贴）等。在应用时，应根据临床病症的不同选择使用。

六、行针手法

（一）提插法

提插法是将针刺入腧穴的一定深度后，使针在穴内进行上下进退的操作方法。至于提插幅度的大小、层次的有无、频率的快慢以及操作时间的长短等，应根据患者的体质、病情灵活掌握。

（二）捻转法

捻转法是将针刺入腧穴的一定深度后，以右手拇指和中、食二指持住针柄，进行一前一后地来回旋转捻动的操作方法。至于捻转角度的大小、频率的快慢、操作时间的长短等，也应根据患者的体质、病情等灵活掌握。

（三）循法

循法是以左手或右手所刺腧穴的四周或沿经脉的循行部位，进行缓和的循按或循捏的方法。此法在未得气时用之可以通气活血，有行气、催气之功。

（四）刮柄法

刮柄法是将针刺入腧穴的一定深度后，使拇指或食指的指腹抵住针尾，用拇指、食指或中指的指甲部，由上而下的频频刮动针柄的方法。此法在不得气时用之可激发经气，促使得气。

（五）弹柄法

弹柄法是将针刺入腧穴的一定深度后，以手指轻轻叩弹针柄，使针产生轻微的震动，而使得气速行。

（六）搓柄法

搓柄法将针刺入腧穴的一定深度后，以右手拇、食、中三指持针柄向单方向捻转，此法有行气、催气和补虚泻实的作用。

(七) 摇柄法

摇柄法将针刺入腧穴的一定深度后，手持针柄进行摇动，此法若直立针身而摇，多自深而浅的随摇随提，用以出针泻邪；若卧针斜刺或平刺而摇，一左一右，不进不退，如青龙摆尾，可使针感单向传导用以行气。

七、针刺补泻的作用

针刺手法是产生补泻作用的主要手段。补法是指能鼓舞人体正气，使低下的功能恢复旺盛的方法。泻法是指能疏泄病邪，使亢进的功能恢复正常的方法。采用适当的手法激发经气以补益正气，疏泄病邪而调节人体脏腑经络功能，促使阴阳平衡而恢复健康。

(一) 捻转补泻

针下得气后，捻转角度小，用力轻，频率慢，操作时间短者为补法，反之为泻法。也有以左转时角度大，用力重为补法；右转时角度大，用力重者为泻法。

(二) 提插补泻

针下得气后，先浅后深，重插轻提，幅度小，频率慢，操作时间短者为补法，反之为泻法。

(三) 疾徐补泻

进针时徐徐刺入，少捻转，疾速出针为补法，反之为泻法。

(四) 迎随补泻

进针时针尖随着经脉循行去的方向刺入为补法，针尖迎着经脉循行来的方向刺入为泻法。

(五) 开阖补泻

出针后迅速揉按针孔为补法，出针时摇大针孔而不立即揉按为泻法。

(六) 呼吸补泻

患者呼气时进针，吸气时出针为补法。患者吸气时进针，呼气时出针为泻法。

(七) 平补平泻

进针后得气，均匀地提插，捻转后即可出针。

八、注意事项

由于人的生理功能状态和生活环境条件等因素，在针灸时还应注意以下几个方面：

①患者在过于饥饿、疲劳、精神过度紧张时，不宜立即进行针灸；
②妇女孕期不宜针灸，特别是一些通经活血的穴位；
③有继发性出血倾向的患者和损伤后出血不止的患者，不宜针灸；
④有皮肤感染、溃疡、瘢痕或肿痛的部位，不宜针灸；
⑤对胸、胁、背、腰等脏腑所居之处的腧穴，不宜直刺、深刺，以防损伤脏腑。

第十节 封闭疗法

封闭疗法是以不同剂量和不同浓度的局部麻醉药注入组织内，利用其局部麻醉作用减少局部病变对中枢的刺激并改善局部营养，从而促进疾病痊愈的一种治疗方法。

封闭疗法对全身各部位的肌肉、韧带、筋膜、腱鞘、滑膜的急慢性损伤或退行性变，骨关节病都适用。

一、作用原理

伤筋的早期病理变化主要是局部的创伤性或炎症性反应，引起损伤组织充血、水肿、渗出，而出现疼痛、肿胀。如治疗、休息不当，日久易形成不同程度的粘连、纤维化或瘢痕化，可刺激或压迫末梢神经和小血管，导致局部代谢障碍，加重疼痛。伤处疼痛又可引起相关的肌紧张，持续的肌紧张可成为肌痉挛，出现功能活动障碍，而使患者备感身心不适。普鲁卡因、利多卡因等局部麻醉药物对神经具有麻醉作用，可麻醉止痛，阻断疼痛刺激的传导，缓解肌痉挛，改善局部血液循环及营养状态。类固醇类药物具有促进无菌性炎症的吸收、软化瘢痕等功效。

二、适应证与禁忌证

（一）适应证

1. 伤筋

全身各部位的肌肉、韧带、筋膜、腱鞘、滑膜的急慢性损伤或退行性变。

2. 骨关节病

如肱骨外上髁炎、创伤性关节炎等。

（二）禁忌证

骨与关节结核、化脓性关节炎、骨髓炎、骨肿瘤等疾病禁忌使用。全身状况较差，尤其是心血管系统有严重病变者应慎用，因为封闭的刺激可能发生意外事故。

三、常用药物

（一）局部麻醉药

1. 临床常用 0.5%～1% 利多卡因 3～5 mL。对普鲁卡因过敏者，常选用该药。

2. 1%～2% 普鲁卡因 3～5 mL。须作过敏试验。多因其毒性低而首选。

（二）类固醇类药

1. 醋酸泼尼松龙 12.5 mg，每周 1 次。

2. 醋酸确炎舒松 -A 5～10 mg，每周 1 次。

3. 地塞米松 5～10 mg，2～3 天 1 次。

（三）其他药物

1. 复方当归注射液 2～6 mL，隔日 1 次，10 次为 1 个疗程。

2. 复方丹参注射液 2～6 mL，隔日 1 次，10 次为 1 个疗程。

3. 威灵仙注射液 2～6 mL，隔日 1 次，10 次为 1 个疗程。

4. 夏天无注射液 2～6 mL，隔日 1 次，10 次为 1 个疗程。

四、注射部位和操作方法

（一）注射部位

一般根据不同疾病而决定封闭疗法的注射部位，常用的有以下几种。

1. 痛点封闭

选择体表压痛最明显处注射，常可获得明显的局部止痛效果，因为痛点常是损伤部位。临床最常用。

2.鞘内封闭

将药物注入腱鞘内,具有消炎镇痛、松解粘连的功效;适用于屈指肌腱鞘炎、桡骨茎突狭窄性腱鞘炎等。

3.神经根封闭

将药物注入神经根部,以缓解疼痛;用于颈椎病及颈肩腰腿痛等。

4.硬膜外封闭

将药物注入椎管内硬膜外腔中,可消肿、减轻炎症反应,使疼痛缓解;多用于腰椎间盘突出症、椎管狭窄症等。

(二)操作方法

1.寻找并确定压痛点

封闭疗法的关键是明确诊断,寻找并确定压痛点。因为压痛点常是病灶的所在之处。触摸到压痛点后,应进一步查清压痛的深浅与范围,并结合局部解剖知识推测是什么组织的病变,确定主要压痛点作为注射部位。

2.较浅部位的封闭

通常使用 5 mL 注射器、6～7号针头抽好药物,常规消毒压痛点后,以压痛点为圆心进针,先快速刺进皮肤并注入少量药物,再进针至病灶处,经抽吸无回血后缓慢注入药物,然后拔出针头,用消毒棉签压迫针孔1分钟,外用消毒敷料覆盖1天即可。应用于屈指肌腱鞘炎、肱骨外上髁炎等疾病。

3.较深部位的封闭

应行较大面积的皮肤常规消毒,铺无菌孔巾,术者戴消毒手套。常用 10～20 mL 注射器、7号长针头抽好药物,找准压痛点后,快速刺进皮肤并注射一个小皮丘,再进针至皮下组织直达病变部位,经抽吸无回血后缓慢注入药物,拔出针头后处理同前。如坐骨神经出口、第3腰椎横突等部位。

五、注意事项

(一)明确诊断

进行封闭前应全面分析临床资料,做出正确诊断,掌握封闭疗法的适应证与禁忌证。

(二)封闭部位准确

筋膜炎只封闭有压痛的筋膜;腱鞘炎封闭时,应将药物注入鞘管内;肌腱炎时封闭压痛区的肌腱及其附着的骨骼处;滑囊炎应将药物注入病变滑囊内。

(三)严格无菌操作

由于封闭的部位大多在肌肉、肌腱、韧带附着于骨骼处,如一旦发生感染,后果极为严重,故应注意严格无菌操作,防止腱鞘内感染或封闭部位内感染。

(四)合理用药

一般而言,封闭的注射部位准确,少量药物即可起效。如需再行封闭治疗,应间隔 1～2 周时间。类固醇类药物如用量过大、用期过长,在后期还可能引起严重的并发症,如骨质疏松、骨缺血坏死、肌腱变性或断裂等。患有溃疡病、高血压、活动性肺结核,忌用类固醇激素,以防加重病情。此外,关节内注射也有可能引起夏科关节。

(五)随时观察反应

一般如果封闭的部位准确,压痛及疼痛立刻消失。若封闭在张力大的区域,或封闭区域出血,疼痛会加重,特别是进行封闭的当天晚上;待消肿以后,疼痛才逐渐消失。

(张之舜)

第六章 骨科手术的麻醉

第一节 麻醉和手术的要求

骨科手术麻醉是在患者进行骨科手术前对其进行麻醉手段使其治疗部分短暂性失去知觉。

一、麻醉的特点

(一) 骨科手术可见于任何年龄

小儿常见先天性疾病。随着生活质量的不断提高，骨关节病、骨折的老年人越来越多，且年龄也越来越大，合并心肺疾患的患者要做好术前准备。

(二) 体位

骨科手术常需要俯卧位时，胸廓受压可造成通气障碍，腹压升高致静脉回流受阻，迫使静脉血逆流到脊椎静脉丛，导致硬膜外静脉充血，加重术中出血，增大了止血难度。因此俯卧位时，应取锁骨和髂骨作为支点，尽量使胸廓与手术台保持空隙，妥善保护眼球及生殖器。全麻宜用扶助呼吸，控制呼吸时压力不宜过大，以免增加胸腔内压影响静脉回心血量而引起低血压。关节突起部还可能压迫外周神经引起神经麻痹应加预防。全麻下变动体位时，要注意气管导管有无滑脱、变位或扭曲。更要注意血流动力学变化、防止心搏骤停等意外。

(三) 警惕脂肪栓塞及肺栓塞

骨科手术麻醉期间，应特别注意脂肪栓塞、肺栓塞等可能发生的严重并发症。长管状骨骨折和严重创伤的患者中脂肪栓塞的发生率为1%～5%，骨盆粉碎性骨折者的发生率可高达5%～10%，但小儿少见。脂肪栓塞可发生在骨折12 h以后及术中，也可在术后数天发生。主要临床表现为呼吸和中枢神经功能障碍，如呼吸困难、急促。多数患者会出现原因不明的低氧血症、意识不清、神志障碍直至昏迷。主要病理改变是毛细血管内皮细胞破坏使毛细血管渗透性增加，脂肪从骨髓释放后侵及肺和脑血管，使血浆中游离脂肪酸增加。游离脂肪酸以对肺泡Ⅱ型细胞有毒性作用，释放血管活性物质如组胺、5-羟色胺，使肺毛细血管内膜破坏，肺间质水肿出血导致低氧血症。缺氧和脑水肿可出现中枢神经系统症状。严重创伤或长骨骨折后的患者出现原因不明的低氧血症、心动过速、发烧应考虑到脂肪栓塞的可能。治疗主要是防治低氧血症，保持循环功能稳定。呼吸机辅助呼吸、高压氧疗法、维持体液及离子平衡对其起着重要作用。

肺栓塞主要发生在全关节置换术后，发生率高达3.5%。血栓主要来自下肢深静脉，多于术后发生，偶有麻醉期间发生。下肢骨折后因活动受限致静脉血瘀滞，深静脉炎及创伤后的应激反应引起血液高凝状态，易形成静脉血栓。临床表现为剧烈胸痛、咳嗽、发烧。有的表现为血压和心率的突然改变，甚至突然死亡。动脉血气检查常有低氧血症，进而出现低CO_2血症，心电图表现为右心扩大、房颤心律。治疗主要是气管内插管辅助呼吸、氧疗法，应用正性肌力药改善心功能。

(四)控制出血

骨手术创面渗血较多,且又不易止血,失血量可达数千毫升以上,时间愈长出血愈多,如椎体切除术失血量可在 5 000～6 000 mL,脊索瘤手术失血量最多可达 10 000 mL 左右,因此术前对此应有充分的准备,准备充足的血源。

四肢手术时常使用止血带以求得术野无血,目前常用气囊充气止血带,上肢止血带应放在中上 1/3 处,充气时间不应超过 1 h;下肢止血带应放在尽量靠近腹股沟部位,充气时间不应超过 1.5 h,若持续超过 2 h 可引起神经麻痹,因此上肢每 1 h,下肢每 1.5 h 应松开止血带 10～15 min,需要时可再充气,以免引起神经并发症。另外,驱血时血压上升,而松开止血带时由于驱血肢体血管床突然扩大及无氧代谢产物经静脉回流到心脏,抑制心肌收缩可出现血压下降,称"止血带休克"。此时应立即抬高肢体,静注缩血管药,待血压平稳后再缓慢松开止血带。还应注意缺血缺氧后再灌注诱发血栓素 A_2(thromboxaneA$_2$,TXA$_2$) 释放对肺的损害。

脊柱手术为减少出血可行控制性低血压,对于那些出血量极大,而非恶性肿瘤的手术,可利用红细胞回收器进行自体血回收,经处理后将洗涤红细胞输回。

手术过程中,至少开放二条以上的静脉通路,术中连续监测动脉血压、中心静脉压和尿量以指导输血输液。

二、麻醉选择

选择麻醉方法应根据手术部位、体位、时间长短、患者的状态、麻醉医师的技术水平、设备条件及外科医师或患者的特殊要求等,选择最熟练、最可靠的麻醉方法。

(一)脊柱手术

常取俯卧位、侧卧位及头低位。腰椎间盘摘除术,腰椎管狭窄减压术可用硬膜外麻醉。颈椎、胸椎手术都是在全麻下进行,颈椎骨折或脱位患者在意识清醒状态下、由于颈部肌肉痉挛强直的支持,病情比较稳定,一旦全麻诱导使意识消失或使用肌松药失去颈部肌肉支持或移动体位,或使头后仰皆可因颈椎变位压迫脊髓而损伤延髓引起呼吸肌麻痹,甚至突然死亡。因此,宜采用局部黏膜表面麻醉,严禁头后仰情况下清醒气管插管。插管途径可经鼻或经口盲探插管,气管插管困难时,纤维喉镜可以发挥独特的作用。颈椎关节强直者气管插管方法也可参照上述方法,但可用镇静药使意识消失,以减少患者的紧张和痛苦,同时应注意舌后坠可使气道梗阻。有些手术因呼吸管理困难,如俯卧位手术、呼吸道异常等也应在气管内全麻下进行。减少术中出血,可行控制性降压或血液稀释。

(二)上肢手术

常选用臂丛神经阻滞,下肢选用连续硬膜外麻醉或蛛网膜下隙阻滞,药物往往选用 0.5% 丁哌卡因或 0.75% 罗哌卡因。仅少数肩关节等手术或小儿不能配合者选用全身麻醉,其中髋关节置换术的患者多数合并类风湿性关节炎、髋关节强直或肌骨头坏死等疾病,因长期卧床,营养极差。老年人多有脊柱骨质增生和韧带钙化,硬膜外穿刺困难时可改用全身麻醉。闭合性复位手术,如关节脱臼或长管状骨闭合性骨折常做手法复位,有时在 X 线下进行,手术时间较短,但要求无痛和良好的肌松。成人可用异丙酚 2 mg/kg 复合芬太尼 50 μg 缓慢静脉注射,既能使患者意识消失,又能保持自主呼吸,但要严防注射速度过快而引起呼吸抑制或停止,一旦出现应立即面罩加压供氧。术前应按全麻准备。肩关节复位也可用肌间沟法臂丛麻醉。小儿可用氯胺酮4～10 mg/kg肌注或2 mg/kg静脉注入,使病儿意识消失又具止痛作用,术前应按全麻准备、术中注意保持气道通畅。开放性整复手术一般只需中度的肌松即可,上肢整复时对肌肉松弛的要求部及下肢整复时严格、骨髓炎及其他骨科手术时则很少需肌肉松弛。

(三)脊髓损伤或压迫

致截瘫或神经干损伤引起肌肉麻痹者,全麻诱导应禁用琥珀胆碱,以免引起高血钾症而造成心律失常,甚至心搏骤停死亡。经测定麻痹侧静脉血中钾离子浓度明显高于正常侧。另外,失用性肌肉萎缩的患者用琥珀胆碱时血清钾上升虽不如前者明显,但还是选用非去极化肌松药为佳。

第二节 全身麻醉

全身麻醉简称全麻。是指麻醉药经呼吸道吸入、静脉或肌内注射进入体内,产生中枢神经系统的暂时抑制,临床表现为神志消失、全身镇痛、遗忘、反射抑制和骨骼肌松弛。对中枢神经系统抑制的程度与血液内药物浓度有关,并且可以控制和调节。这种抑制是完全可逆的,当药物被代谢或从体内排出后,患者的神志及各种反射逐渐恢复。

一、吸入全身麻醉

(一)概述

目前用于临床的主要有氧化亚氮、氟烷、恩氟烷、异氟烷、七氟烷和地氟烷等。氯仿、环丙烷、甲氧氟烷、三氯乙烯、乙醚、Fluroxene等虽然也曾在临床上使用一时,但由于理化和生物特性方面的缺陷(环丙烷和乙醚具有燃爆性,甲氧氟烷潜在的肾毒性)已被临床淘汰。而氙气、化合物485、硫甲氧氟烷、氢气等仅在实验研究中使用。

对于吸入全麻药作用机制的研究探讨也经历了漫长的历程,进行过大量的研究工作,提出过近百种推论和假说。虽然至今未能在分子水平阐明全身麻醉的确切机制,但其研究成果已使人们对全麻原理有了深入的认识。所提出的一些理论和学说(如脂质学说和近期的蛋白学说)不仅具有理论意义,而且具有重要实用价值,对今后的实验和临床研究均有重要的指导作用。

如上所述,可产生全麻作用的吸入药物多种多样,其分子大小、结构、理化特性等也有很大差异。这些不同药物是否具有基本的共同作用原理,抑或彼此间的作用各不相同?从已知的神经系统基本活动方式看,机体不可能对每种药物均以不同的方式进行反应,而应该在同一亚细胞结构和分子水平以相同的机制发挥作用。许多研究表明全麻药的理化特性与其效能确实存在一定的关系(如吸入全麻药效能与其脂溶性关系),提示有共同或单一的作用机制。例如以脂质理论为核心的传统学说认为,吸入全麻药是通过作用于神经细胞膜的疏水部位,使脂质双层膜发生膨胀或流体性增加,导致镶嵌在细胞膜上的特殊蛋白(即离子通道)无法维持或改变其功能构形,致使离子经通道运输受阻、神经传递功能受抑而产生全身麻醉。近年来,由于分离纯化和分子克隆技术以及膜片钳技术在全麻原理研究方面的进展,愈来愈多的证据显示,全麻药是直接作用在受体通道蛋白上,干扰离子的通透及运输而产生全身麻醉作用,即作用于蛋白质而不是脂质，对传统的全麻作用脂质学说提出了强有力的挑战。可以说，现今全麻学说争论的焦点是脂质学说和蛋白质学说之争。根据近期的研究结果，无论是脂质学说还是蛋白质学说，全麻药的作用点很可能统一在受体和通道水平上。

但无论何种麻醉理论或学说，都必须能解释全麻药在整体动物和人体上的作用。例如，麻醉给药后何以迅速诱导入睡，停药后又可迅速苏醒？这种由全麻药引发的生理和生化方面的改变为何能在数秒钟内完成？而由麻醉引起的其他生理生化方面的改变又如何在数小时或数天内恢复稳定的？如何解释温度和压力对整体动物麻醉作用的影响等。此外，如以体外实验结果解释整体麻醉现象时，应特别注意所用麻醉药的浓度和实验环境的温度，因为全麻药引起的生理和生化改变是临床浓度和生理体温下进行的，高浓度时产生的反应是与全麻机制无关的毒性作用。

(二) 常见全身麻醉药

1. 乙醚

乙醚 (diethvlether) 于 1540 年由 ValeriuS 合成，1846 年 Morton 应用于临床。

(1) 药理作用

①中枢神经系统：对中枢神经系统产生自上而下，即自大脑皮质至延髓的下行性抑制，因乙醚的血溶解度大，故诱导期长，易出现兴奋，延髓对乙醚耐受力强，故乙醚麻醉较安全，乙醚可引起脑膜血管扩张，致脑脊液压力增高；

②循环系统：乙醚对循环系统的作用较复杂，因麻醉深度和持续时间而有所不同，对健康的心肌无直接抑制作用，乙醚对动物离体心脏产生抑制时，其血液浓度约为 450 mg/dL，相当于引起呼吸麻痹时血液浓度的 3 倍，在临床麻醉深度时心排血量增加，系因乙醚兴奋交感神经，致血中去甲肾上腺素增加之故，浅麻醉时动脉压及心排血量均增加，深麻醉时下降，心电改变多属良性，诱导期有时发生节律点下移，可自行复原；

③呼吸系统：浅麻醉时潮气量稍减，呼吸频率和分钟通气量均增加，麻醉三期三级呼吸浅、慢，通气量锐减，乙醚对呼吸道刺激性强，可引起咳嗽、喉痉挛、反射性呼吸停止，诱导和浅麻醉时呼吸道腺体分泌物增多，易并发术后肺并发症；

④消化系统：麻醉诱导期及术后易产生恶心、呕吐；

⑤泌尿系统：有暂时性肾功能抑制，一般均能恢复；

⑥子宫：三期一级不影响子宫收缩力，深麻醉使子宫松弛，分娩时致出血增多；

⑦代谢：促使血内乳酸、丙酮酸及酮体增加，产生代谢性酸中毒。并增高血糖 100%～200%；

⑧横纹肌：深麻醉松弛横纹肌，减少非去极化肌松药用量；

⑨内分泌系统：兴奋交感神经系统，使血中促肾上腺皮质激素、生长激素、抗利尿激素、皮质醇、醛固酮、促黄体激素、儿茶酚胺、甲状腺素等浓度增加。

(2) 乙醚的代谢：85%～90% 以原形从肺排出，4% 以 CO_2 的形式于 24 h 内由肺排出。乙醚的代谢物大部分与葡萄糖醛酸结合，极微量与脂肪酸、胆固醇、甘油三酯等结合，都是无害的。

(3) 临床应用

①优点：安全范围广，对循环抑制轻，肌松作用佳，对呼吸抑制轻，镇痛作用强，使用的

设备可简单；

②缺点：气味不佳，刺激气道，使分泌物增多，诱导及苏醒慢，能燃烧爆炸，术后恶心、呕吐多，使血糖值增高；

③禁忌证：急性呼吸道疾病，糖尿病，代谢性酸中毒，肝肾功能严重损害，明显黄疸，颅内压增高患者，手术需使用电刀者。

2. 甲氧氟烷

甲氧氟烷于 1956 年由 Anusio 及 VanPomak 合成，并于 1959 年开始应用于临床，一度曾广泛应用，但由于它的肾毒性，现使用日益减少，渐趋淘汰。

(1) 药理作用

①中枢神经系统：麻醉作用极强，镇痛作用充分，扩张脑血管，使颅内压升高；

②循环系统：甲氧氟烷中度麻醉时，心肌收缩力、每搏量、冠脉血流、心肌做功和外周阻力均微降，血压略低，心排血量减少，心肌氧合良好。不增加心肌对儿茶酚胺的敏感性；

③呼吸系统：对气道无刺激，呼吸抑制作用大于氟烷，使二氧化碳反应曲线右移；

④肝肾功能：甲氧氟烷对肝功能影响轻于氟烷，大致与乙醚相似。对肾功能的影响大于氟烷，麻醉后肾功能衰竭的发生率为 0.03%，与甲氧氟烷用量相关，出现多尿、尿渗透压及比重低、尿素清除率低。

(2) 代谢：反复给动物苯巴比妥及甲氧氟烷后，产生肝脏的酶诱导，促进甲氧氟烷代谢。对人用 UC 标记的甲氧氟烷进行观察，发现麻醉初始即出现代谢，可持续 9~12 d。代谢的结果是 7%~12% 失去醚，40% 失去氯。血清及尿中无机氟逐渐增加，在近端肾小管有草酸钙蓄积。血清及尿中的无机氟含量与甲氧氟烷的用量平行，肾毒性与用量相关。因此，临床上应控制甲氧氟烷给药量及用药时间，对应用其他药物引起肝脏酶诱导的患者及用庆大霉素的患者应慎用甲氧氟烷。

(3) 临床应用

①适应证：腹部、脑、胸部及其他部位的较大手术；无痛分娩；小手术及疼痛性操作。

②禁忌证：肾功能不佳、尿化验有明显改变者；手术须并用有肾毒性药物者；循环储备功能差者。

(4) 麻醉方法

①开放点滴法：多用于小儿乙醚麻醉诱导，方法与氟烷同；

②镇痛期麻醉：因吸入浓度低，故较安全。可用三氯乙烯 (cyprane) 吸入器，或由硬质型料制成的甲氧氟烷简易吸入器 (analgizer) 用药；

③紧闭法：因甲氧氟烷沸点高、蒸气压低，可使用回路内灯芯型蒸发器；

④半紧闭法：用回路外甲氧氟烷专用蒸发器 (perntee) 或铜罐蒸发器 (copperkettle)，并持续吸入高流量后改为低流量新鲜气流吸入。

3. 氟烷

氟烷 (fluothane，halothane) 又名三氟氯溴乙烷，1951 年由 Suckling 合成，1956 年 Raventos 研究其药理作用，1956 年 Johnston 首先应用于临床，以后在全世界广泛应用。

(1) 药理作用

①中枢神经系统：为强效吸入麻醉药，但镇痛作用不佳。有扩张脑血管作用，使颅内压升高；

②循环系统：氟烷麻醉时，血压随麻醉加深而下降，其下降程度与吸气内氟烷浓度相关。血压下降有多方面的原因：直接抑制心肌，使心排血量中等度减少；轻度神经节阻滞，血管扩张，周围血管容量增加，回心血量减少，心排血量也随之下降。由于交感、副交感神经中枢性抑制，削弱去甲肾上腺素对周围循环的作用，从而降低交感神经维持内环境稳定的有效作用，使氟烷对心血管的直接抑制得不到有效代偿。由于压力感受器的敏感度降低，使交感－肾上腺系统反应减弱。氟烷引起的心排血量减少虽与其他麻醉药的程度相似，但因失却交感神经反应，故血压下降更为明显。氟烷增加心肌对肾上腺素、去甲肾上腺素的敏感性，给氟烷麻醉术静脉注射肾上腺素后可引起室性心动过速。氟烷临床应用时，若 $PaCO_2$ 保持正常，并不致出现室性心律失常；如果存在 CO_2 蓄积或存在心源性儿茶酚胺增加的其他因素时，则可出现室性心律失常；

③呼吸系统：氟烷对呼吸道无刺激性，不引起咳嗽、喉痉挛，且有抑制腺体分泌及扩张支气管的作用。术后肺并发症较少。氟烷对呼吸中枢的抑制较对循环的抑制为强。随着麻醉加深，通气量减少，直至呼吸停止，此时血压一般尚能维持在 (60～80 mmHg，心跳尚能维持几分钟。氟烷使支气管松弛，易于控制呼吸；

④消化系统：术后很少发生恶心、呕吐，肠蠕动恢复快，血糖无改变；

⑤肾脏：氟烷麻醉中肾小球滤过率及肾血流量只在血压下降时才减少，血压恢复后即可恢复，不引起肾损害；

⑥肝脏：氟烷是卤化合物，曾考虑其对肝有影响，但动物实验未能证实。随着氟烷的普及推广，出现氟烷损害肝的报道，对此又进行了大量研究。氟烷肝损害表现为麻醉后 7 d 内发热，同时伴有胃肠道症状，嗜酸性粒细胞增多，SGOT、血清碱性磷酸酶增高，凝血酶原时间延长，并出现黄疸，病死率高。肝组织检查有肝小叶中心坏死，周围空泡性变，脂肪性变，与病毒性肝炎在组织学上不易区别。通过大量氟烷麻醉肝损害与其他全身麻醉相比，并无统计学的差异。但在 1 个月内接受两次以上氟烷麻醉者，肝功能影响较大，黄疸发生率亦较高，病死率远高于病毒性肝炎，可能与氟烷的致敏作用有关。亦有人认为多次氟烷麻醉后肝炎的发生率增加系抑制免疫反应之故。因此再次施行氟烷麻醉，应间隔 3 个月以上；

⑦子宫：浅麻醉对子宫收缩无大影响，麻醉稍深即可使子宫松弛，收缩无力。用于产科内倒转术虽较理想，但易增加产后出血；

⑧内分泌系统：ADH、ACTH、肾上腺皮质醇、甲状腺素血液浓度稍增加，较乙醚引起的改变轻微。血液儿茶酚胺在浅麻醉时升高，而加深麻醉后则不增加。高生长激素 (HGH) 及胰岛素几乎不增加。

(2) 氟烷的代谢：在人体内有 12%～20% 的氟烷被代谢，在 2 周内以非挥发性物质经尿排出。氟烷亦引起肝脏的酶诱导。对氟烷代谢的研究表明，氟烷的 0.4% 成为 CO_2，11.6% 被代谢成为非挥发性物质由尿排出，29% 以原形留在脂肪组织内，其余以原形排出体外。非挥发性物质都为低分子量 (700～1 000 以下) 化合物，大部分是三氟乙酸钠 ($C_2F_3NaO_2$) 的乙醇胺化合物，主要存在于肝脏、胆汁、肾及精液腺中。乙醇胺的来源可能是细胞膜中的磷脂酰乙醇胺。有人认为三氟乙酸盐是无害的。但三氟乙酸易与蛋白质、多肽、氨基酸及脂质结合，可能因致敏反应而引起肝损害。

(3) 临床应用

1) 优缺点

优点：①无燃爆性；②麻醉效能强；③诱导、苏醒迅速；④对气道无刺激，术后肺并发症少；⑤有扩张支气管作用；⑥血糖不升高；⑦术后恶心、呕吐率低。

缺点：①对呼吸、循环抑制强；②使心肌对肾上腺素的敏感性增高；③安全范围小，需有精确的蒸发器；④镇痛作用弱；⑤肌肉松弛不充分；⑥对橡胶、金属有腐蚀作用；⑦可发生严重肝损害，但不多见。由于氟烷麻醉有此缺点，目前已不主张单独使用。

近年来使用精确的环路外蒸发器，并与其他麻醉药（如氧化亚氮或其他静脉麻醉药或麻醉性镇痛药）复合应用，可减少氟烷的用量和浓度，故仍是当前应用较广的麻醉方法。

2) 适应证与禁忌证

适应证：

①需用电灼、电刀的手术；

②糖尿病患者手术；

③哮喘、慢性支气管炎或湿肺患者；

④出血较多，需行控制性低血压者；

⑤各种复杂的大手术。

禁忌证：

①心功能不全，休克患者及中毒性心肌损害；

②急、慢性肝脏疾病；

③需并用肾上腺素者；

④剖腹产。

(4) 使用方法

①用于小儿：因有果香气味不刺激气道，适用于小儿麻醉。可用半开放回路（如 Bain 回路）或 F 型多用途回路完成麻醉。氟烷可并用 50%～65% 氧化亚氮；

②可用氟烷蒸发器半紧闭法施行高流量或低流量麻醉，也可作紧闭法麻醉。

4. 恩氟烷

恩氟院 (enflurane) 商品名为易使宁 (ethrane)，于 1963 年由 Terrell 合成，同年由 Krantz 用于动物实验。1966 年 Vinue 做了进一步的动物实验与人的应用研究，目前在世界上已广泛应用，我国已能生产此药。

(1) 药理作用

①中枢神经系统：随血液恩氟烷浓度升高，中枢神经抑制也逐渐加深，脑电图呈高电压慢波。吸入 3%～3.5% 恩氟烷，可出现爆发性抑制，发生单发或重复的惊厥性抽搐，脑电图可看到对视、听刺激的诱发反应增强。惊厥性棘波是恩氟烷深麻醉的脑电波特征，$PaCO_2$ 低于正常时棘波更多。当 $PaCO_2$ 升高时棘波的阈值也随之升高。所以减浅麻醉与提高 $PaCO_2$ 值，可

使这种运动神经刺激症状立即消失。对儿童应用 3% 恩氟烷,如同时有中等度 $PaCO_2$ 下降,即可见到癫痫样脑电活动,临床资料与动物实验都没有证明恩氟烷会引起持久的中枢神经系统功能障碍。恩氟烷麻醉时若动脉压保持不变,则脑血管扩张,脑血流量增加,颅内压升高,但其程度低于氟烷。恩氟烷是较强的大脑抑制药。麻醉愈深,脑氧耗量下降愈多。吸入 3% 恩氟烷,中枢氧耗量降低 50%。恩氟烷麻醉中若出现癫痫样活动,则代谢率升高,但只增高到接近麻醉前水平;

②循环系统:恩氟烷对循环系统有抑制作用,抑制程度随剂量增加而加重。以离体心脏乳头肌进行实验研究,比较几种全身吸入麻醉药的抑制作用,发现恩氟烷的抑制作用大于氟烷,又大于甲氧氟烷。恩氟烷降低心排血量。吸入 1 MAC 恩氟烷即产生抑制;2 MAC 可严重减少心排血量。心排血量下降系每搏量降低所致,并与 $PaCO_2$ 值有关;$PaCO_2$ 升高时,心脏指数明显增加。恩氟烷麻醉时心率变化不定,与麻醉前的心率相关,心率略快者 (90 次 /min) 麻醉后可减慢;心率略慢者 (65 次 /min) 则可增快。恩氟烷降低动脉压的程度与减少心排血量的程度一致或更重。由于低血压与麻醉深度成正比,临床上把血压下降作为恩氟烷麻醉过深的标志。吸入 1～1.5 MAC 恩氟烷,可使血压分别下降 30.0(3.3%) 与 38.5(4.0%)。恩氟烷 1.5 MAC 对血压及心排血量的抑制程度相当于氟烷的 2 MAC。血压下降是恩氟烷直接抑制心肌与扩张血管的结果。术前血压高的患者经恩氟烷麻醉后血压下降较多,无手术刺激时降低最多。手术开始后由于刺激可使血压回升到正常,减浅麻醉、输液或用血管收缩药,也可使血压回升或恢复正常。恩氟烷和氟烷、乙醚、甲氧氟烷一样,抑制心脏内交感神经末梢释放去甲肾上腺素。恩氟烷麻醉时心律稳定。心电图上虽可见到房室传导时间延长,但对心室内传导无影响,即使出现期前收缩,也往往持续时间短,改善通气即可消失。心律稳定还表现在对肾上腺素的反应上;

③呼吸系统:临床用的恩氟烷浓度对呼吸道无刺激,不增加气道分泌。增加吸入浓度亦不引起咳嗽或喉痉挛等并发症。与其他吸入麻醉药相比,恩氟烷是一种较强的呼吸抑制药,对体弱患者可引起呼吸性酸中毒。恩氟烷抑制气管黏膜纤毛运动,抑制程度与剂量相关,随着麻醉药排出,抑制作用消失;

④肝脏:恩氟烷对肝功能血清检查的影响很轻。恩氟烷对肝脏无毒的结论也得到动物实验的支持。文献上也有恩氟烷麻醉后肝功能损害的报告。但不能肯定肝损害与恩氟烷有明显的关系,发生率也极低,不超过 1/250 000;

⑤肾脏:恩氟烷产生轻度肾功能抑制,麻醉结束后很快恢复。恩氟烷麻醉时,尿量可无改变,但亦有报道降低肾小球滤过率可能减少 20%～25%,肾血流量减少 23%,麻醉停止后 2 h 内上述变化均恢复正常;

⑥子宫与胎儿:恩氟烷有松弛子宫平滑肌的作用,0.5 MAC 恩氟烷对子宫肌肉的松弛作用轻微,但吸入 1.5 MAC 时,抑制子宫肌收缩的程度可达 74%。有人认为,无论处于产程任一阶段,均可出现与剂量相关的宫缩减弱,甚至出现宫缩无力或产后出血。但吸入 0.8%～1.5% 恩氟烷麻醉的 50 例健康妇女行剖腹产术,未出现出血过多或胎儿抑制现象;

⑦对神经肌肉的作用:恩氟烷单独使用或与肌松药合用所产生的肌松作用均可满足各种手术的需要。恩氟烷的神经肌肉阻滞作用与剂量有关,1.25 MAC 时刺激肌肉的表现为收缩无力,进而抑制强直反应,强直后易化作用消失。新斯的明不能完全逆转其阻滞作用,故推测恩氟烷

对神经肌肉的作用方式有别于非去极化肌松药。恩氟烷抑制乙酰胆碱引起的运动终板去极化，可能是干扰离子通过膜通道所致。恩氟烷对筒箭毒碱、泮库溴铵等非去极化肌松药有强化作用，其程度随恩氟烷肺泡气浓度增加而增强，作用时间也随之延长。恩氟烷麻醉时，筒箭毒碱的用量只需氟烷麻醉时的0.5；

⑧眼内压：恩氟烷降低眼压，故适用于眼科手术；

⑨内分泌系统：除使血中醛固酮浓度升高处，对皮质醇、胰岛素、ACTH.ADH及血糖均无影响。

(2) 代谢：被吸入的恩氟烷有82.7%以原形随呼气排出。2.4%为非挥发性氟代谢产物，经尿排出。麻醉后7 h排氟率最高，恩氟烷主要在肝脏微粒体内代谢。有2.5%～10%的恩氟烷在肝内降解为无机与有机氟化物。

恩氟烷代谢产生的血清氟化物峰值取决于应用恩氟烷的浓度和持续时间，即MAC/hours(MAC/h)。给患者2.7 MAC/h时，平均峰值达22 μmol/L，给健康人9.6 MAC/h，则峰值为34 Mmol/U。

(3) 临床应用

1) 优缺点

优点：

①化学性质稳定，无燃爆危险；

②诱导及苏醒快，恶心、呕吐少；

③不刺激气道及增加分泌物；

④肌肉松弛好；

⑤可并用肾上腺素。

缺点：

①对心肌有抑制作用；

②在高浓度、低$PaCO_2$时可产生惊厥；

③深麻醉时抑制呼吸及循环。

2) 适应证及禁忌证

适应证：

①各部位、各种年龄的手术；

②重症肌无力；

③嗜铬细胞瘤。

禁忌证：

①严重心、肝、肾疾病；

②癫痫患者；

③颅内压过高患者。

(4) 麻醉方法

①低流量紧闭法：用环路内蒸发器，多用各种简易装置，应控制用药量及密切观察麻醉深度的临床体征；用环路外能精确提供预定浓度的恩氟烷蒸发器时，宜根据体重或体表面积计算

不同时间的恩氟烷用药量；并用氧化亚氮时，氧流量不得低于每分钟耗氧量(VO$_2$)，应排氮充分，维持量应递减。

②半紧闭法：可并用氧化亚氮，方法与氟烷麻醉相同，只是吸入浓度应是氟烷的2倍左右；③ Rain 回路：用于小儿，用法与氟烷麻醉时相同。

5. 异氟烷

(1) 药理作用

①麻醉效能：由于组织及血液溶解度低，血气分配系数仅1.48，高于地氟烷及七氟烷，但低于恩氟烷和氟烷。异氟烷的 MAC 是31～55岁为1.15%、20～30岁为1.28%、55岁以上为1.05%，如并用70%氧化亚氮则分别降至0.5%、0.56%及0.37%。低温、妊娠、利多卡因和镇静药可降低异氟烷用量。苏醒时间较氟烷、恩氟烷稍快(为7～11分)；

②中枢神经系统：异氟烷对中枢神经系统的抑制与用量相关。在1 MAC以内，脑电波频率及波幅均增高；超过1 MAC时，波幅增加，但频率减少；深麻醉时两者皆减。1.5 MAC出现爆发性抑制，2 MAC出现等电位波。深麻醉时即或 PaCO$_2$ 低或施加听刺激，亦不产生类恩氟烷样的抽搐。0.6～1.1 MAC 异氟烷时，脑血流量不增加；1.6 MAC 时，脑血流量倍增，但增加幅度仍小于氟烷麻醉，故颅内压升高亦少。对开颅患者异氟烷在低 PaCO$_2$ 条件下可防止颅内压升高，而氟烷及恩氟烷则不易达到此目的；

③循环系统：异氟烷2 MAC 以内较安全。随吸入浓度增加，心排血量明显减少。与MAC 相同的氟烷相比，异氟烷使动脉压下降的幅度与其相似，而心排血量几乎不减，说明异氟烷降低血压主要是由于周围血管阻力下降所致。异氟烷能减低心肌氧耗量及冠状动脉阻力，但并不改变冠状血管血流量。异氟烷使心率稍增快，但心律稳定，若麻醉前有室性心律异常，异氟烷维持期的频率不增加。异氟烷与氟烷在1.5 MAC 条件下，异氟烷引起50%的动物发生室性心律异常的肾上腺素剂量为氟烷麻醉时的3倍多[分别为6.7/(ig/kg) 和2.1/(ig/kg)]。Homi 等在异氟烷麻醉时观察到若 PaCO$_2$ 增至9.3 kPa(70 mmHg)，亦不产生室性期前收缩，而氟烷麻醉时则易产生；

④呼吸系统：异氟烷严重抑制通气量，使 PaCO$_2$ 增高，且抑制 PaCO$_2$ 升高的通气反应，与剂量相关。1975年 Flemming 等认为呼吸抑制作用小于氟烷，在1.1 MAC 时呼吸对 CO$_2$ 的反应仍为清醒时的85%，而同样深度的氟烷为清醒时的68%；约2 MAC 时所有麻醉药的反应曲线均等于零。麻醉浓度增高时呼吸停止。异氟烷和其他吸入麻醉药一样，抑制人和犬对 PaCO$_2$ 下降的呼吸反应。所有麻醉药的浓度大于0.1 MAC 时，上述反应即受到抑制，1.1 MAC 时则完全消失。异氟烷麻醉增加肺阻力，并使顺应性和功能残气量稍减；

⑤肝脏：由于异氟烷的物理稳定性对抗生物降解，提示可能无肝毒性或毒性甚小。临床经验证明，异氟烷对肝无损害。肝酶血清水平(SGOT、SGPT、LDH)在异氟烷麻醉及手术创伤后，仅有轻度增加；

⑥肾脏：异氟烷降低肾血流量。肾小球滤过率和尿量，但麻醉后不残留肾抑制或损害。异氟烷由于代谢少和排出迅速，肾功能没有或少许损害。长时间麻醉后血清尿素氮、肌酐或尿酸不增加；

⑦子宫：异氟烷对子宫肌收缩的抑制与剂量相关。浅麻醉时并不抑制分娩子宫的收缩力、

收缩频率和最大张力，深麻醉时则有较大的抑制，因而分娩时易引起子宫出血。浅麻醉时胎儿能耐受；深麻醉时，由于子宫血液灌流降低，对胎儿可产生不利影响。在终止妊娠的手术中，异氟烷和氟烷一样增加吸宫术的子宫出血，故不宜选用；

⑧神经肌肉：异氟烷能产生满意的肌肉松弛，其作用大于氟烷。可增加非去极化肌松药的作用，随麻醉加深，肌松药用量可减少。正常人 2 MAC 异氟烷麻醉下，筒箭毒碱 EU，（减少肌颤搐幅度 50% 的剂量）为 1.6 mg/m²，EIX（减少 90% 的剂量）为 3 mg/m²，为氟烷麻醉下的 1/3～1/20。异氟烷还增强琥珀胆碱的作用，而恩氟烷及氟烷则无此作用。由于异氟烷本身有良好的肌松作用，并可免用或少用肌松药，故适用于重症肌无力患者的麻醉。

(2) 代谢：异氟烷组织溶解度低，化学性质稳定，在机体内代谢甚少，其最终代谢产物是三氟乙酸及无机氟。用 1.2% 异氟烷麻醉 4 h 后，在麻醉后 6 h 测定血清无机氟仅为 4，4 Mmol/L，24 h 内可恢复至正常值。

(3) 临床应用

①优点：诱导及苏醒快，不引起呕吐，无燃爆危险，循环稳定，肌松弛良好；

②缺点：价格贵，有刺激性味，影响小儿的诱导，高吸入浓度时冠状血管扩张，可能产生窃血综合征 (stealsyndrom)。

③适应证和禁忌证：适应证与恩氟烷相同，而优于恩氟烷，异氟烷对老年人、冠心病患者影响可能较小，可以考虑应用。对肝功能影响较少，目前肝移植手术麻醉多用此药。不引起抽搐，可用于癫痫患者。在临床麻醉深度对颅内压影响不大，可用于颅内压增高患者。禁忌证：因增加子宫出血，不适于产科手术。

(4) 麻醉方法：与恩氟烷相同。如吸异氟烷 5～10 min，肺泡气中异氟烷浓度为吸入浓度的 50%，诱导时所需的吸入浓度为肺泡气浓度的 2 倍。诱导时若肺泡气浓度大于 MAC 的 50%，便可加速脑平衡。与 70% N_2O 合并应用时肺泡气中异氟烷浓度仅需 1.1%，单纯吸氧时则需要 1.7%；按此推算吸入气中异氟烷浓度应分别为 2.2% 及 3.4%。麻醉维持期可降低吸气中浓度，只需要补偿组织异氟烷平衡所需量即可。肝脏移植手术，用异氟烷 $-O_2$ 麻醉，维持呼气末浓度 0.5%～1.0%，并用芬太尼即可维持稳定的循环功能。在监测呼气末异氟烷浓度保持为 1.3 MAC 的条件下，调节异氟烷的吸入浓度。

6. 七氟烷

(1) 药理作用

①中枢神经系统：用 4% 七氟烷、氧面罩吸入诱导两分钟，患者意识消失，脑电出现节律性慢波，随着麻醉的加深慢波逐渐减少，出现类似巴比妥盐时的棘状波群。用 1% 七氟烷慢诱导，10 min 时意识尚不消失，脑电也无变化。研究证明，七氟烷抑制中脑网状结构的多种神经元活动，且与剂量相关。七氟烷深麻醉也引起全身痉挛，但较恩氟烷弱，临床应用尚无顾虑。七氟烷增加颅内压、降低脑灌注压，但作用较氟烷弱；

②循环系统：对术用 0.9%～7%(约 0.4～3.0 MAC) 七氟烷，在一定的前负荷及心率条件下，左室收缩功能降低，此作用与剂量相关，其抑制程度与异氟烷相似，但较氟烷轻微。人吸入 2%(约 1.2 MAC) 及 4%(约 2.4 MAC) 七氟烷，心动超声证实左室收缩及心泵功能皆降低且与剂量相关，4%(约 2.4 MAC) 七氟烷的抑制与 1.5%(2 MAC) 氟烷的抑制大致相等或略轻；

③呼吸系统：七氟烷经面罩诱导证实，对气道刺激性低于恩氟烷，与氟烷相似。七氟烷随麻醉加深，呼吸抑制作用加重。用 CO 反应曲线及 $PaCO_2$ 指标判定呼吸抑制的结果是：1.1 MAC 的七氟烷与氟烷抑制程度相等。1.4 MAC 七氟烷下 $PaCO_2$ 可达 55 mmHg。检查左肺下叶证实七氟烷不抑制肺血管对低氧的收缩作用。七氟烷可松弛土拨鼠的气管平滑肌，可抑制乙酰胆碱、组胺引起的支气管收缩作用，此作用与氟烷、恩氟烷一样，与剂量相关。七氟烷可治疗实验性喘息，可安全使用于喘息患者的麻醉；

④肝脏：七氟烷麻醉后肝血流量有所下降，但麻醉结束后迅速恢复正常。门脉血流也减少，麻醉后恢复也较慢。七氟烷时总肝血流量尚维持正常，上述肝血流减少与七氟烷麻醉深度相关。七氟烷麻醉对肝细胞线粒体呼吸活性及细胞能量负荷均无明显影响。七氟烷麻醉后患者血清 γ-GT 有轻度增高，一周内恢复正常，GPT，LDH，ALP，LAP，γ-GTP，T-ch，TG，CH1 F，PT 则未见显著改变。大白鼠在卤化麻醉药低氧状态下可引起肝损害，在 12% 低氧状态时氟烷 100%、异氟烷 88.5%、七氟烷 86.8% 可出现肝损害，在 14% 低氧状态下的肝损害率分别为 95.7%、57.1% 和 42.3%，以七氟烷较其他两种麻醉药对肝损害少。麻醉及手术引起的肝损害因素较多，尚需继续研究；

⑤肌松作用：应用潘库溴胺和维库溴胺从剂量反应曲线求得 ED5 n，氟烷麻醉下泮库溴胺 ED5.为 1，七氟烷麻醉为 0.6。七氟烷可强化泮库溴胺的肌松弛作用，对维库溴胺的强化作用更强。各种吸入麻醉药加强维库溴胺作用的顺序是七氟烷＞恩氟烷＞异氟烷＞氟烷；

⑥肾脏：含氟麻醉药用药后，若在体内代谢很高，可使血清氟浓度明显上升，持续一定时间后便可造成肾脏损伤。七氟烷的组织溶解性较低，化学性质较稳定，体内代谢程度相应也低。与甲氧氟烷相比，七氟烷麻醉后血清氟离子浓度约为甲氧氟烷麻醉后的 1% 左右。

(2) 七氟烷的代谢：在自愿受试者七氟烷的主要代谢产物是六氟异丙醇、CO_2 和六氟异丙醇以葡萄糖醛酸结合物形式从尿中排出。该化合物和无机氟化物在停用七氟烷后 48 h 内几乎完全排尽。

(3) 临床应用

①优缺点：优点有诱导迅速，无恶味，麻醉深度易掌握。缺点是遇碱石灰不稳定；

②适应证及禁忌证：凡需全身麻醉的成人和小儿患者皆可用七氟烷。禁忌证个月内曾用吸入全麻并有肝损害的患者；本人或家属对卤化麻醉药有过敏或有恶性高热史者；肾功能差者。

(4) 麻醉方法：可用静脉诱导插管，或用七氟烷-氧、七氟烷-氧-笑气面罩诱导，插管后用高流量吸入 10～20 min 后改用低流量吸入维持。因其血溶解度低，诱导及清醒均快，故适用于小儿或成人的门诊手术或检查。因对气道刺激性小，适用于小儿吸入诱导。与地氟烷一样，麻醉后恶心、呕吐发生率高于异丙酚。七氟烷与碱石灰或钡石灰可发生化学反应，使温度升高，代谢产物生成也增加，故在用于较长时间全紧闭麻醉时，需要降低二氧化碳吸收器的温度。

二、静脉全身麻醉

(一) 常用静脉麻醉药

1. 氯胺酮及其异构体

氯胺酮是一种苯环己哌啶类衍生物。氯胺酮产生独特的"分离麻醉"状态，使患者进入一种强直的迷睡状态(常常睁开眼睛)，感觉与周围环境分离，这时常伴随深度的止痛。商业上应用的氯胺酮通常为两种光学异构体的消旋混合物，S(+) 氯胺酮和 R(−) 氯胺酮。

(1) 对中枢神经的作用：氯胺酮导致边缘系统和丘脑新皮质系统功能性的分离。催眠剂量的氯胺酮使视觉唤醒电位 (VEP) 明显变平，并且改变了听觉的唤醒反应。氯胺酮增加 ICP，静脉给药比肌内注射变化大。有颅内病变的患者，使用诱导剂量的氯胺酮后，患者的颅内压可短暂增加 1～60 mmHg。对于健康的志愿者也观察到有颅内压的变化，但是其变化小于有颅内病变的患者。给药前镇静可以降低颅内压的增加，对于健康人没有临床意义。氯胺酮使颅内压升高，主要通过降低脑血管阻力，使脑血流增加。由于颅内压的增高比相应的全身动脉压的增高明显，所以 CPP 将降低，有颅内病变和脑灌注不正常的患者应避免使用氯胺酮。

(2) 对心血管的作用：与其他静脉诱导药物不同，氯胺酮引起心率、平均动脉压以及血浆儿茶酚胺的升高。氯胺酮对循环系统的效应通过中枢交感兴奋而引起，并且可能对于低血容量和大出血的患者很有益处。较大单次剂量 (1.5 mg/kg) 或快速注射 (＞30 s) 氯胺酮可以抑制心肌。虽然在一些危重疾病的情况下，心肌抑制可能很难处理，但是在很多情况下，可以通过交感神经的兴奋补偿。交感兴奋介导的血管收缩作用可以补偿氯胺酮引起的血管平滑肌的扩张作用。氯胺酮增加冠状动脉的血流，但是这不足以补偿由于心率增快和血压增高引起的心肌代谢需求的增加。对于右室储备能力降低的患者禁用氯胺酮，由于它增加肺血管阻力 (PVR)、肺动脉压 (PAP) 和右室每搏功 (RVSW)。单肺麻醉时，氯胺酮可以维持缺氧性肺血管收缩反应。

(3) 呼吸作用：通常诱导剂量的氯胺酮，对呼吸抑制作用影响很小。但是大剂量的氯胺酮快速静脉注射 (2 mg/kg)，可以产生呼吸抑制，并且术前使用苯二氮䓬类药物可以加重呼吸抑制。与其他静脉诱导药物不同，氯胺酮能够较好地维持功能残气量、分钟通气量、潮气量以及对通气功能有影响的肋间肌功能。对于哮喘的患者，产生支气管扩张作用，主要由于直接扩张支气管平滑肌。

氯胺酮增加唾液腺和气管支气管的分泌，所以建议使用止涎剂 (例如，格隆溴铵 0.1～0.2 mg)。在氯胺酮麻醉时，由于可以保持咽喉气道反射，患者可以保持通畅的气道和吞咽。虽然与其他全麻药相比较氯胺酮引起误吸的可能性很小，但是仍然要注意保护患者的气道，防止发生肺部误吸的危险。

(4) 其他作用：氯胺酮在麻醉剂量 (1～2 mg/kg) 时，增加子宫的张力和子宫收缩的强度；止痛剂量时 (0.2～0.4 mg/kg) 无明显的影响。产科急诊麻醉时使用氯胺酮诱导可维持血压，并且有急性出血时可维持子宫的张力。

氯胺酮 IOP 的影响与硫喷妥钠和乙托咪酯相似。它可安全用于急性间歇性卟啉症、肌病和恶性高热的患者。

(5) 不良反应：当单独使用氯胺酮麻醉时，常出现梦幻现象 (愉快的和不愉快的)、视觉异常、幻觉、错觉、"怪诞的旅行"、漂浮感、心境的改变和谵妄。这些梦幻反应 (特别是幻觉) 发生率可达 90%。成年人、女性、常做梦者和以前有心理问题者出现较多。氯胺酮麻醉几周后偶尔出现药效幻觉重现。使患者在黑暗安静的房间中苏醒并不减少这些不良反应的发生。阿托品和其他抗迷走神经作用的药物增加这些类似精神病的不良反应发生。氟哌利多可减少氯胺酮的心脏兴奋作用，但是不减少它的类似精神病的不良反应。使用各种镇静药，可以减少这一不良反应。现在临床中最常辅用的是苯二氮䓬类药物，此药可以完全预防其循环和类似精神病的不良反应。

(6) 特殊应用：由于氯胺酮在心血管系统和精神方面的不良反应，其临床使用受到限制，临床常将氯胺酮与其他镇静-催眠药物(如异丙酚、咪达唑仑)同时使用。在一些特殊的临床情况下，氯胺酮仍然是一种有价值的药物。在战争、灾害时，氯胺酮是一种理想的药物。它可以肌内注射用药，并且不影响气道反射。氯胺酮有较强的止痛作用，一些短暂疼痛过程中常使用氯胺酮(例如更换敷料、骨髓活检、硬脑膜穿刺和儿童胸部引流管的取出)。

由于氯胺酮的心脏兴奋作用，对于心脏病患者不是一种理想的选择，但是当与苯二氮䓬类药物同时使用时，就可合适应用。使用大剂量的安定可以阻止氯胺酮引起的心率、血压的变化。在心脏麻醉中，可以观察到足够的麻醉深度时，对心脏、呼吸的影响较小。与苏芬太尼相比较，氯胺酮维持稳定的心脏指数和心率，但是对于有严重心肌病变和进行心脏移植的患者，氯胺酮增加心室壁的张力。当辅助芬太尼进行麻醉诱导时，与其他镇静药物(异丙酚、乙托咪酯)比较，氯胺酮对心血管系统的抑制作用较小。胸部手术后氯胺酮的术后止痛时间比芬太尼长。

对于心包填塞或缩窄性心包炎的患者，常选择氯胺酮，因为它维持交感神经的兴奋性。氯胺酮可能引起肺血管阻力的进一步增加，使全身血流动力学的变化很大。关于低血容量的患者使用氯胺酮的问题一直有争议。虽然氯胺酮在正常血容量的情况下，有明显的加压反应，但是在严重低血容量的情况下，氯胺酮使血压降低。

对于那些有反应性气道疾病的患者和需要胃肠外给以支气管扩张药的患者，氯胺酮是有益的。具有严重肺部疾病或血气分析不正常的患者进行单肺麻醉时，氯胺酮是有价值的维持用药。由于氯胺酮可以保护缺氧性肺血管收缩而且减少肺分流，可以提高氧合能力。

对于儿童，肌内注射氯胺酮(4～8 mg/kg)可以用于麻醉诱导、诊断性或小手术。儿童可以口服氯胺酮用于镇静。使用一个剂量氯胺酮大约6 mg/kg可以产生预期的镇静，大约为20～25 min，并且没有明显的不良反应。

2. 异丙酚

异丙酚最令人满意的是临床作用持续时间短，麻醉结束时清醒快，而且维持麻醉期间调节药物浓度，能够较快地出现相应的反应，使麻醉深度容易控制。

(1) 对中枢神经的作用：异丙酚对不同器官的影响及与其他静脉催眠药物比较。在神经外科麻醉中，为了可以快速从麻醉状态中苏醒，易于较早地进行术后中枢神经系统功能的评价，常使用异丙酚维持麻醉。异丙酚的输注是一种可替代挥发性麻醉药的方法，挥发性麻醉药导致脑血管扩张，因此使颅内压(ICP)增高。与挥发性麻醉药相反，异丙酚致脑血管收缩，降低脑血流，降低脑氧代谢率。虽然很多研究已经发现用异丙酚诱导后ICP降低，但是随着平均动脉压的降低也可以导致脑灌注压(C·PP)降低。在异丙酚麻醉时，脑血流的自动调节能力保持完整，并且脑血管对CO_2变化的反应是正常的。

虽然有关于异丙酚给药时会出现不自主的肢体运动和"抽搐"报道，但是一些研究已证实，在使用异丙酚后不自主运动时，不存在癫痫发作或EEG没有表现癫痫的征象。这些兴奋征象很有可能由于皮层下区域的优先抑制。即使是有复杂癫痫小发作的患者，使用异丙酚也不产生类似癫痫发作的症状，并且异丙酚已经成功地用来治疗癫痫状态。用异丙酚诱导时出现的兴奋症状(例如，肌阵挛、颤抖和肌张力障碍体位)明显少于使用乙托咪酯或硫喷妥钠。

(2) 对心血管的作用：在麻醉诱导期间，与其他麻醉诱导药相比，异丙酚降低血压的作用较强。但是对于健康的患者，这种血压降低的程度无临床意义，而且通过仔细缓慢地用药以及术前给予充分的补液，可以一定程度地减少低血压的发生。尽管如此，对于合并心脏病的患者，使用异丙酚时应该谨慎。在心脏麻醉中，异丙酚作为大剂量阿片类用药的补充以提高血流动力学的稳定性，减少术中知晓的发生，提高苏醒的速度。即使小剂量的异丙酚(0.5 mg/kg)联合阿芬太尼(50 μg/kg)麻醉诱导时，也可能导致血压降低。与其他麻醉诱导药物相比，异丙酚由于降低静脉的张力和外周血管阻力，更可能产生较大程度的低血压。

在心脏麻醉中，用异丙酚维持麻醉可以使患者从麻醉中较快恢复，与使用大剂量芬太尼相比可以较早的拔管，可以增强心脏手术患者较快活动的能力，并且减少患者在ICU停留的时间。例如，用异丙酚滴注维持麻醉[67～100 Hg/(kg·min)]使血流动力学稳定的心脏手术患者，在停止呼吸支持的同时即可恢复意识，拔管的平均时间为2 h(只有2.5%的患者需要持续通气24 h)，而另一组用阿片类药物作为基础药物麻醉，其拔管平均时间为7 h。

(3) 呼吸作用：异丙酚对支气管平滑肌有直接扩张的作用(类似于它对血管平滑肌的作用)。

(4) 其他作用：异丙酚对肾上腺类物质的抑制能力小于乙托咪酯1 500倍。使用异丙酚时，在临床上无明显甾类物质损害的征象。当电惊厥疗法(ECT)时，使用异丙酚与使用硫喷妥钠相比，前者更有利于缩短惊厥发作的持续时间。异丙酚作为基础的麻醉用药，用于易患恶性高热的患者是安全的，同时可以用于这类患者肌肉活检时的麻醉。异丙酚也可安全用于有急性间歇性卟啉病(AIP)的患者。

异丙酚最有益的作用是它的止吐作用，这主要是通过拮抗多巴胺D_2受体而实现的。与挥发性麻醉药相比较，使用异丙酚全麻可以减少术后恶心呕吐和/或减少止吐药物的需要。用异丙酚替代其他静脉诱导和/或维持麻醉药物时，也发现类似的结果。异丙酚的止吐作用通过使用亚催眠剂量滴注治疗恶心呕吐的能力而证实；使用异丙酚10～20 mg时，可以治疗81%恢复室患者的PONV，而那些给予脂溶性乳剂的患者只达到35%。异丙酚的止吐作用短暂，21个患者中有6人在给药30 min后复发。亚催眠剂量的异丙酚10 mg也可以治疗鞘内使用阿片类药物后出现的瘙痒，它的效应与2 μg/kg纳洛酮的效应相同，但是使术后疼痛的发生率降低。

(5) 不良反应：使用异丙酚时的主要问题是注射时疼痛，可在28%～90%的患者中发生。最有效的方法是辅助使用局麻药(1%～2%的利多卡因)。用异丙酚时辅助使用利多卡因，减少注射痛与剂量相关，利多卡因的最大剂量可以达到40 mg。利多卡因与异丙酚混合使用，或者用药前使用其效果相同。当利多卡因与异丙酚混合使用时，应该在混合后30 min内使用，否则利多卡因将很快分解进入脂类相，而降低游离利多卡因的浓度。虽然异丙酚的注射痛很普遍，但与安定和乙托咪酯不同，它不引起静脉炎。当由于疏忽而将异丙酚注入动脉或注入血管外组织，异丙酚并无明显的害处。

总之，由于异丙酚恢复快和相对不良反应较小，使异丙酚成为普遍应用的静脉催眠药物。快速的恢复有利于根据效应调节滴注速度，达到最佳的给药剂量。在各种临床情况下，异丙酚都具有止吐作用，同时也是一种广谱的麻醉药，它能够用于一些特殊患者(例如恶性高热、卟啉病)。虽然异丙酚可致低血压，但谨慎用药是可以避免的。其主要的不利方面-注射痛可以通过使用利多卡因减少。至今为止，在所有静脉催眠药物中，异丙酚的临床特征是最平衡的。

虽然在特殊条件下，某些药物可能比异丙酚更好，但对于大多数患者和常规麻醉过程，其他镇静药物的作用不如异丙酚。

3. 乙托咪酯

(1) 对中枢神经的作用：乙托咪酯的主要作用部位为新皮质系统，它的最初的效应是通过对 GABA-肾上腺素系统的抑制。如果未用术前药，用乙托咪酯麻醉诱导期间，可能出现较高的肌阵挛发生率。这可能是由于没有锥体外系统(调节不自主运动系统)的抑制作用。这种肌阵挛作用通过使用阿片类和/或可以较好地类药物可有一定程度的减少。肌阵挛不应该与癫痫发作相混淆。而且，与异丙酚合用时，几乎没有真正的病例能够提示乙托咪酯是"致癫痫的"。以前没有癫痫发作史的患者使用乙托咪酯，没有观察到临床或癫痫发作的 EEG 征象。在乙托咪酯麻醉期间，预计可能出现惊厥的患者(具有明显的惊厥史)癫痫发生的频率很低。甚至对于癫痫的患者，在乙托咪酯麻醉期间也未发现明确的惊厥活动的 EEG 征象。在一些动物模型上发现，乙托咪酯显示抗惊厥的特性。

对于 ICP 增高的患者用乙托咪酯麻醉诱导是安全的。它可以降低 CBF 和 CMR02，使后者 (45%) 比前者 (36%) 降低更多，并且可以较好地维持脑灌注压。

(2) 对心血管的作用：对于身体状况好的患者，乙托咪酯很少影响血流动力学和心肌的功能。通常的诱导剂量使 MAP 大约降低 10%，主要由于降低外周血管的阻力。用乙托咪酯诱导后，心率和心脏指数增加 10%，同时每搏量、左室舒张末压 (LVEDP) 和心肌收缩力维持相对不变。即使对于有中度心衰的患者，乙托咪酯 (0.3 mg/kg) 只产生少量心血管系统变化，通常心脏指数降低 8%～10%。使用乙托咪酯出现的心率增加，使心肌耗氧量轻微增加，但同时冠状血管阻力降低可以较好地补偿，使冠状动脉的灌注增加 20%，减少动静脉 O_2 摄取并且维持氧供和氧耗的比率。静脉麻醉药物中，乙托咪酯负性变力作用最小，成为有心血管系统并发症患者麻醉用药的首选。

(3) 呼吸作用：乙托咪酯通气抑制作用小，与硫喷妥钠、异丙酚相比，使用乙托咪酯很少出现呼吸停止。在麻醉药物中，乙托咪酯独有的特点是增加分钟通气量。

(4) 其他作用：乙托咪酯对肾脏、肝脏的功能影响较小。使用诱导剂量的乙托咪酯眼内压可以降低 60%。对于孕妇使用是安全的，未见不良作用的报道。

(5) 不良反应：乙托咪酯经常出现注射痛。同异丙酚一样，其发生率与使用的静脉大小以及静脉的位置有关，预先使用芬太尼或利多卡因可以一定程度减少注射痛的发生。除了导致疼痛，乙托咪酯还能导致血栓性静脉炎，并且可能持续几天。静脉炎一般发生在注射部位近端，剧烈疼痛部位的静脉，出现在给药后 3～4 d。乙托咪酯的这些静脉后遗症与丙二醇制剂有关，改变其溶剂能够减少发生。乙托咪酯已经被制成乳浊液，明显减少静脉的不良反应。乙托咪酯乳浊液注射肌阵挛的发生率是 10%。恶心呕吐是使用乙托咪酯后很普遍的不良反应，发生率为 30%～40%。

4. 硫喷妥钠

硫喷妥钠是巴比妥酸的衍生物。

(1) 对中枢神经的作用：硫喷妥钠抑制脑电活动和脑的代谢 ($CMRO_2$)，这种作用是剂量依赖性方式。CMRO 的降低导致脑血管收缩，降低脑血流 (CBF) 和颅内压 (ICP)。由于 ICP 降低程度多于 MAP，因此脑灌注压 (CPP) 维持正常或轻微升高。硫喷妥钠降低神经细胞的活性，导致剂量依赖性的脑电图 (EEG) 抑制，EEG 振幅增高和频率降低，产生爆发性抑制模式，然后在最大程度的抑制 ($CMRO_2$) 时，转变到等电位点。硫喷妥钠是一种有效的抗惊厥药物。

(2) 对心血管的作用：硫喷妥钠产生静脉扩张，使血液瘀滞在外周，对于身体状况好的患者，外周血管阻力和动脉血压常常维持相对不变。大剂量硫喷妥钠直接抑制心肌收缩力。硫喷妥钠通过压力感受器反射增加心率 (25%)。与其他静脉麻醉药相同，对于低血容量休克和心力衰竭的患者应该慎用。对于缺血性心脏病的患者，用药后会产生较大的血流动力学变化 (例如，后负荷、左室每搏工作指数、冠状动脉血流以及心肌的氧耗降低。

(3) 呼吸作用：硫喷妥钠可产生剂量依赖性的通气抑制，很多患者诱导剂量即可出现呼吸停止。

(4) 其他作用：硫喷妥钠正常麻醉诱导剂量，即使是对于有肝脏疾病的患者，也不影响肝功能。硫喷妥钠降低肾脏血流，使尿量减少，但是通过调整输液量不会出现临床上明显的症状。有肝硬化、尿毒症或正在进行透析的患者，硫喷妥钠与白蛋白的结合力降低。诱导时应该缓慢给药，以防止出现很高的游离硫喷妥钠水平。作用消除是由于较高比例的游离药物通过肝脏代谢，这时假如肝功能正常，硫喷妥钠的临床持续时间降低。

(5) 不良反应：硫喷妥钠偶尔发生过敏反应，是临床上很少出现明显的血流动力学和肺部的变化。硫喷妥钠降低血浆皮质醇的浓度，但不阻止对手术的应激反应。皮下或动脉内注射硫喷妥钠特别是使用较高浓度时，常导致疼痛、水肿、红斑以及从局部不适到组织坏死和坏疽。

5. 咪达唑仑

安定和劳拉西泮常用于术前用药，减轻焦虑。两药物持续时间较长，可致苏醒延迟。安定起效慢、苏醒延迟并且静脉血栓的发生率较高，限制了它的使用。咪达唑仑是短效的苯二氮䓬类药物，其作用强度是安定的 2～3 倍。

(1) 对中枢神经的作用：咪达唑仑产生广泛的中枢神经系统作用，包括催眠、抗焦虑、遗忘作用。虽然它们在临床上应用较多，在麻醉中常被用来作为术前用药和镇静，以减少术中知晓的可能性。咪达唑仑的作用是通过与 GABA 苯二氮䓬类受体结合，促进 GABA 对于神经元传导的抑制作用。咪达唑仑使脑代谢和脑血流的降低，是剂量相关的。常用于颅内压增高患者的诱导。其诱导速度较慢，同时随着意识的逐渐消失，有出现低氧血症和高碳酸血症的危险。咪达唑仑可以使惊厥有一定程度的提高。

(2) 对心血管的作用：当咪达唑仑用于麻醉诱导时，导致轻度、短暂的血压降低。对于有严重低血容量的患者，使用咪达唑仑使血压降低更明显，如同时使用阿片类药物可能更加加重低血压的发生，降低交感神经的张力，并且降低儿茶酚胺的释放。

(3) 呼吸作用：咪达唑仑相对较少引起中枢性呼吸抑制。对于慢性阻塞性肺部疾病的患者，呼吸抑制加重，咪达唑仑与阿片类药物合用时，对呼吸抑制有协同作用。

(4) 临床应用：临床上咪达唑仑常用来作为术前用药。在给药后 2～3 min 即起效，并且产生较深的遗忘，持续大约 20～30 min。在麻醉诱导时，静脉使用咪达唑仑可以降低其他静脉药物的用量，近来联合诱导这一概念被普遍接受。在静脉途径被建立之前，术前用咪达唑仑可以通过口服和肌内注射。目前没有商业上口服制剂，口服给药可用静脉溶液加入水果糖浆以掩盖它的苦味。

咪达唑仑也用于麻醉的静脉诱导,未用术前药的患者,所需剂量为 0.2～0.3 mg/kg。虽然它比其他静脉诱导药物作用慢,但是药物在 30～60 s 内注入时,在 2 min 之内意识消失。重复使用或较长时间的滴注,咪达唑仑可以蓄积,导致恢复延迟,这就是咪达唑仑用于维持麻醉或镇静时出现的问题。

(5) 苯二氮䓬类药物的拮抗剂:氟马泽尼是一种竞争性拮抗苯二氮䓬类受体拮抗剂,它可以逆转苯二氮䓬类激动剂行为上的、神经学的和电生理学的效应。它溶解于酸性亲水性溶液,与其他苯二氮䓬类药物一样,有较高的蛋白结合力。氟马泽尼从血浆中快速清除[5～20 mL/(kg·min)] 随后快速经肝脏代谢。它的 T1/2 cs 为 0.7～1.3 h,稳态表现分布容积为 0.6～1.6 L/kg。

氟马泽尼剂量为 0.1～0.2 mg 将部分拮抗苯二氮䓬类作用,而 0.4～1.0 mg 可以完全拮抗(假设使用苯二氮䓬类的镇静剂量时)。由于氟马泽尼的血浆清除率大于咪达唑仑(和其他苯二氮䓬类),当单次使用氟马泽尼逆转大剂量咪达唑仑引起的镇静作用时,可能出现再次镇静的可能性。如果使用咪达唑仑的量是最小有效剂量,再次镇静的可能性就很小。

6. 阿芬太尼、芬太尼、苏芬太尼、雷米芬太尼

(1) 吗啡样物质:经口吸收很慢,由于它有较高程度的首过效应,吗啡的生物利用度只有 20%,可待因高于吗啡为 60%。肌肉内用药吗啡达到最大血浆浓度时间为注射后 7～20 min,而哌替啶达到峰效应为 30 min。肌内注射后,各个患者之间达到峰效应的时间有很大的个体差异。吗啡与血浆蛋白结合较少,大约 25%。静脉给药后,血浆浓度呈 2 次方或 3 次方衰变函数下降。因为吗啡具有亲水性,它通过血脑屏障相对较慢并且在中枢神经系统的浓度明显落后于血浆浓度。事实上,静脉用药后 15～30 min 脑脊液浓度都难以达到峰值。由于酸性的脑脊液增加了吗啡的离子浓度,所以吗啡离开脑脊液的速度也较慢。因此吗啡的临床作用的持续时间较长,明显长于通过药代动力学计算所预计的时间。吗啡的这种血浆水平和临床效果之间的差异大于其他脂溶性的阿片类药物。吗啡基本上是通过肝脏代谢,它的清除率为 15～23 mL/(kg·min)。

苏芬太尼、芬太尼、阿芬太尼和雷米芬太尼的效能均高于吗啡。在一种阿片类药物改用另一种时,由于它们达到峰效应的时间和临床持续时间的差异,它们的需要量是不同的,相对剂量是有差异的。大约 80% 的芬太尼与血浆蛋白结合,具有较高的脂溶性,这使它的分布容积较大 (3～6 L/kg)。静脉给药后,芬太尼在脑脊液中达到平衡的速度快于吗啡,但是在脑脊液中的速度仍落后于血浆浓度 5 min。芬太尼的高脂溶性和大的分布容积以及其他药代动力学参数,使静脉给药后达到峰血浆浓度的个体差异较大。芬太尼的清除率较高 [10～20 mL/(kg·min)]。

苏芬太尼的效能大约为芬太尼的 10 倍,其脂溶性为芬太尼的 2 倍,与血浆蛋白的结合力高 (93%)。苏芬太尼药代动力学符合三室模型。其稳态时的表现分布容积大约为 3 L/kg,肝脏清除率 3 mL/(kg·min)。苏芬太尼通过肝脏途径代谢,其代谢产物无活性。它的作用时间短于芬太尼,滴注时间小于 6～8 h,其作用持续时间与阿芬太尼相似。这可能由于与血浆蛋白的结合力高而分布容积小。

阿芬太尼也具有高的蛋白结合力 (90%)，与其他的合成阿片类一样，大多数成为 α_1 酸葡糖蛋白。尽管它的脂溶性较低，阿芬太尼进入中枢神经系统的速度快于芬太尼。这种低的脂性亲和力使阿芬太尼不容易被非特异性的中枢神经系统组织吸收，所以临床效应持续时间较短。虽然阿芬太尼的清除率低于芬太尼，但是可以通过小的分布容积 (0.4～1.0 mL/min) 代偿，限制它的分布和组织内的蓄积。阿芬太尼通过与苏芬太尼相似的途径被代谢，产生几种无活性的代谢产物。

雷米芬太尼是一种新的、强效的合成阿片类药物，具有起效快的特点。它的独特之处在于它有一个脂性链，可以通过血液和组织中的非特异性的酯酶进行快速和广泛的肝外水解。雷米芬太尼的稳态分布容积 (22 L) 与阿芬太尼 (38 L) 近似。雷米芬太尼的衰减模式是三室模型，具有较高的清除率 (4.1～5.0 L/min)。雷米芬太尼的清除过程中，最大特点是它通过酯酶水解，其消除不依赖于使用剂量、患者年龄、给药过程、肝肾功能甚至遗传上的差异性。当停止雷米芬太尼滴注时，无论药物滴注几分钟或者几小时，只需要 3 min 其血浆浓度即可降低一半。用雷米芬太尼 – 笑气麻醉 3 h 之后，尽管在研究过程中，最高的滴注速度与最低的滴注速度之间相差 80 倍，苏醒的时间以及自主呼吸恢复的时间是一致的。

阿片类药物输注不同时间后，它的清醒速度受分布容积、清除率和消除之间复杂的相互作用影响。描述这些作用最好的指标是"半降时间"。对于所有的阿片类药物，其给药时间影响恢复的速度，但是不包括雷米芬太尼，因为它是至今为止在任何情况下实验均为短效的唯一的药物。

阿芬太尼的排除半衰期 ($t_{1/2}$ y99.7) 大大低于苏芬太尼，但输注 6 h 以内，苏芬太尼的"半降时间"却明显较阿芬太尼的短，即输注苏芬太尼清醒较快。这是因为苏芬太尼的三室 (V3) 容积较大，血药较易向周边室分布而使浓度降低较快。

苏芬太尼模型产生了大于异丙酚 2 倍的"稳态半降时间"，但苏芬太尼模型慢室充盈的时间常数是如此大，以至于在临床常用的输注时期里，"半降时间"仍然相当短。

虽然芬太尼模型的消除时间常数与其他阿片类药物相似，但芬太尼模型中巨大的慢室却不迟钝。输注停止后，芬太尼不断返回到中央室，使中央室消除机制难以迅速降低血芬太尼浓度，因而产生了大于 2 h 的"半降时间"。

效应室模型表明阿芬太尼血药浓度与脑电图变化没有分离，而芬太尼及苏芬太尼有中等程度分离。芬太尼与苏芬太尼的 keO 几乎是一样的，两药产生的曲线也几乎一样。

肝脏疾病可改变对阿片类止痛药的敏感性。中等度的肝功能损害，即应降低阿片类药的初始剂量。相反，如果患者酗酒，应该增加剂量。肝病使阿片类作用时间延长，维持剂量应相应降低。由于雷米芬太尼独特的代谢过程，这些问题相应对它影响很小，很可能对于严重肝病的患者雷米芬太尼是最好的药物。

肾脏疾病会导致阿片类代谢产物的蓄积，这是与肾脏损害程度呈比例的。对于具有活性代谢产物的阿片类药物，可以导致作用时间延长和／或增加毒性反应。虽然肾脏疾病对于芬太尼和苏芬太尼药代动力学是没有影响的，但个体差异较大。对于阿芬太尼其分布容积的降低以及游离药物成分增加，作用增强。由于肾脏的损害不影响阿芬太尼的清除，并不出现苏醒延迟。肾脏透析的患者 [36 mL/(kg·min)] 和健康的志愿者 [34 mL/(kg·min)] 具有相似的清除率，肾功能不全时雷米芬太尼的药代动力学改变很小。肾衰竭的患者,可能出现雷米芬太尼的代谢产物的蓄积,但是在这些情况下并未产生明显的活性或毒性。

(2) 对中枢神经的作用:阿片类药主要作用于中枢神经系统阿片受体,模拟内源性阿片肽的作用,选择性对疼痛刺激的阻断,产生镇痛的生理效应。本类药物镇痛作用强大,镇痛剂量对感觉无影响,所有其他感觉仍是完整的,是各种麻醉药中对主要器官功能作用最温和最良性的一类。阿片类药物产生与剂量相关的镇静、抗焦虑、止咳和意识消失的作用。虽然它们似乎可以产生麻醉作用,但是与其他催眠药物相比作用较弱,并且出现术中知晓和记忆的发生率高。阿片类药对 $CMRO_2$ 和 CBF 影响很小。有事实可以证明对于有头部创伤的患者大剂量的阿片类药可以使 ICP 增高,这种效应在低剂量时不可能出现。

阿片类镇痛麻醉药可产生明显瞳孔缩小,中小剂量对恶心呕吐中枢有明显兴奋作用。对脊髓的作用可引起全身骨骼肌张力增强,甚至胸壁僵直。它们抑制的唯一器官系统是呼吸系统,主要直接抑制呼吸中枢,随剂量增加先表现为频率减慢,后潮气量也降低;阿片类药降低呼吸中枢对 CO_2 的敏感性,出现不规则或周期性呼吸;阿片类药抑制咳嗽反射,因此降低插管刺激引发的心血管反射,提高对气管内导管的耐受性;所有其他麻醉药都增加阿片类药的呼吸抑制作用。中毒剂量可因呼吸抑制而死亡。

(3) 对心血管的作用,天然的阿片类药物有明显的组胺释放作用,可导致血管扩张和低血压。相反,合成的药物具有较好的心血管系统的稳定性,比其他任何药物作用都好。在中枢和外周心血管系统以及交感神经调节中枢普遍存在阿片类受体。合成的阿片类药物唯一的心血管系统影响是使心率明显减慢。在麻醉诱导时与其他麻醉药同时使用,对于有低血压和血管收缩的患者会出现低血压,同时在麻醉/止痛不足的患者可能会出现高血压。

除了哌替啶,阿片类药物不抑制心肌收缩,大剂量时可产生心动过缓,是其兴奋中枢迷走神经及直接抑制窦房结的结果,阿托品可以有效逆转这种作用;哌替啶 2 mg/kg 就可以产生明显心输出量降低及低血压,所以不应该用哌替啶作为麻醉的主要用药。除吗啡有一定的外周血管扩张作用,阿片类药对血管系统几乎无影响。主要在肝脏代谢,转化成无药理活性的产物随胆汁和尿排出。

(4) 呼吸作用:阿片类药物是一种强效的呼吸抑制剂,它能抑制呼吸驱动力同时还能抑制上呼吸道和气管的反射。这可能是有益的,可以帮助麻醉患者(ICU 的患者)耐受气管插管(ETTs),不出现呛咳或屏气。ETTs 刺激很强,可以产生高血压,咳嗽可继发颅内压增高,并且影响气体交换。阿片类止痛药物的使用能够减少全麻恢复时出现呛咳或屏气,却不延迟意识的恢复。但是阿片类药物引起的通气驱动力的抑制作用是很成问题的。对脑干呼吸中枢的直接抑制降低了它对 CO_2 的反应,增加静息动脉 PCO_2 和提高无呼吸的阈值。并且可以转变为无规律和周期样呼吸,进一步出现无呼吸。在意识消失之前患者可以出现无呼吸,如果提醒患者呼吸,患者可以呼吸。在没有疼痛和其他刺激,正常的睡眠或其他麻醉药物或镇静药物(如咪达唑仑)存在的情况下,这些阿片类效应可能被恶化。仔细调节剂量获得最小有效止痛剂量,使用最小有效剂量对于其安全性是重要的。阿片类可以降低支气管平滑肌张力,可以用于哮喘或具有反直性气道疾病的患者。它们对于低氧性肺血管收缩没有影响,可以用于单肺麻醉。

强效快速起效的阿片类药物普遍出现肌肉僵硬。在使用大剂量(苏芬太尼 0.3 μg/kg,芬太尼 3 μg/kg，阿芬太尼 30 μg/kg) 或者单次快速给药时，出现的效果和剂量相关。这种作用使患者很不舒服，可以干扰氧袋和面罩通气。除了小剂量的使用阿片类药物，唯一有效的处理方式是同时使用肌肉松弛剂，完全消除肌肉僵直。

(5) 其他作用：对肾的自主调节功能无影响，对基本器官无毒性。术后恶心呕吐 (PONV) 是使用阿片类药物后最重要的胃肠道反应。在平衡麻醉使用阿片类的患者中，发生率为 15%～60%。虽然疼痛是术后恶心呕吐的原因，但阿片类止痛药的作用也是术后恶心呕吐的重要原因。预防性抗呕吐药物的使用或应用其他止痛方法降低阿片类剂量对防止呕吐是有益的。在作用于化学性受体的触发区域的同时，阿片类药物也增加胃分泌、降低胃肠道的活动、延长了胃排空的时间并且降低了食道括约肌的张力。这些因素可以导致 PONV。阿片类延长术后肠梗阻并且也可以增加便秘。所有的阿片类药物通过增加 Oddi 括约肌的张力，而使胆总管的压力增高。这能够产生胆总管痉挛，引起 PONV。

(6) 不良反应：阿片类药物能持续降低应激反应。阿片类药物用药后，普遍出现瘙痒，可以通过抗组胺药物减轻这种反应。阿片类药物虽然可以出现尿潴留，但是它对肝肾功能影响很小。

(7) 临床应用：阿片类药物有广泛的作用，主要用途是作为术前药，麻醉中辅助药，麻醉用药，术后镇痛。它们通常用于减轻疼痛，降低对于伤害性刺激的应激反应并且能维持心血管系统的稳定性，增加对气管插管及呼吸道操作的耐受性。配合异丙酚麻醉时，通常阿芬太尼使用负荷剂量为 25～50 μg/kg，然后 0.5～2 μg/(kg·min) 静脉滴注。雷米芬太尼的滴注速度为 0.25～0.5 pg/(kg·min)，如滴注速度降为 0.1 μg/(kg·min) 时，可以提供足够的镇静，而不出现明显的呼吸抑制。

(8) 阿片类拮抗剂：纳洛酮是特异性的阿片类拮抗剂，能够逆转阿片类的所有作用，包括治疗作用和不良反应。它在静脉给药后 1～2 min 开始起作用，但是作用持续时间短。纳洛酮的作用时间小于阿片类药物的持续时间，这就意味着纳洛酮需要重复使用，否则不良反应可能再次发生。缓慢适量给予纳洛酮，可以仅消除阿片类药物的不良反应，而保留其止痛作用。另一种方法是使用纯的呼吸兴奋剂例如 deXa-pram，它可以克服阿片类引起的呼吸抑制，但不影响止痛作用。

7. 非甾类抗炎药物 (NSAIDS)

(1) 常用药物

①酮咯酸 (Ketorolac)：是第一种肠道外非甾类抗炎药物，用于术后止痛。它的作用为阿司匹林的 800 倍，酮咯酸也是现行应用最强的非甾类抗炎药物。酮咯酸快速吸收，首过效应可以被忽略，也可以口服或者肌肉内用药，用药后经过 30～45 min 达到最大血浆浓度，静脉用药后大约 20 min 可以达到最大效应。与其他非甾类抗炎药物一样，酮咯酸具有较高的蛋白结合率 (99%) 小的分布容积。它与一些药物 (例如，抗凝药物、地高辛和氨甲蝶呤) 竞争性的与血浆蛋白结合，从血浆蛋白置换这些化合物，明显增加它们的毒性反应。酮咯酸的血浆清除率范围在 0.02～0.04 L/(kg·h)，药物的大部分经肾脏排出 (60% 以原形排出，40% 在肾脏结合和羟化后排出)。酮咯酸的排出半衰期为 5.4 h，但是老年人或肾功能衰竭的患者清除率降低。酮咯酸既可以透过胎盘，又可以通过乳汁排出，但是在任何病例中，乳汁中的水平都远低于母体的

水平；

②双氯芬酸 (Diclofenac)：是一种苯基酰胺，其作用是阿司匹林的 100 倍。它不溶于水，溶解在丙二醇中。双氯芬酸肌肉给药时产生无菌性脓肿，静脉用药（不稀释）后 60%～80% 的患者出现静脉血栓。如果双氯芬酸被稀释成 100 mL 以上，并且不低于 30 min 输注，可以静脉使用。双氯芬酸也可以用于口服用药，大约 40% 首过效应。直肠给药避免了这些特殊问题，使止痛时间延长。与酮咯酸相同，双氯芬酸与血浆蛋白的结合程度较高 (99.5%)，分布容积较低 (0.12 L/kg)。虽然它几乎全部以结合形式存在，但是也主要是通过肾脏排出；

③其他：包括酮洛芬、Tenoxicam。Tenoxicmn 最大的益处在于清除较慢和作用持续时间较长。

(2) 术中应用和注意事项：在手术中使用非甾类抗炎药物，尚没有临床实验来比较各种药物的效果、止痛时间（和不良反应）。与阿片类止痛药明显不同，术中使用非甾类抗炎药物不产生挥发性麻醉药 MAC 二的降低。当它作为术中唯一的止痛药时，非甾类抗炎药物在手术刺激时，患者有目的的肢动发生率较高。尽管如此，它们对心血管系统的不良反应较少，与阿片类相比可以提供长时间的术后止痛。另外，门诊手术之后恢复较快并且恶心呕吐发生较少。

非甾类抗炎药物较佳的使用是联合小剂量的阿片类药物和局部麻醉药，可以明显提高术后止痛作用，并且很少出现与阿片类药物相关的不良反应。术后轻度到中度的疼痛，单独使用非甾类抗炎药物（局部麻醉）可以足够止痛，同时完全避免了阿片类不良反应。

当手术中使用非甾类抗炎药物时，它对于肾脏、胃肠道和凝血系统可产生严重的不利影响，如急性肾脏毒性或出血，但是这种作用的发生率很低。很多手术中肾脏的损伤涉及原有的肾功能不足或其他急性肾衰的危险因素（例如，低血容量、脓毒血症、心衰、肝硬化）。非甾类抗炎药物与其他肾毒性的药物同时使用（例如，抗生素）也会出现同样的问题。在足够的补液时，前列腺素对肾血流影响很小。

非甾类抗炎药物通过抑制环氧酶的活性，也能够抑制血小板的活性。在不同非甾类抗炎药物中，这种影响的严重程度不同。临床上明显的术中出血的报道在酮咯酸和双氯芬酸相对普遍，布洛芬较为少见。这些不利影响通常由于在治疗风湿病时长期大剂量用药，在短期使用很少出现。

NSAIDs 也能够增加哮喘患者的支气管痉挛的发生，这种患者应该禁用。在实践中，只有很小比例的哮喘患者在使用 NSAIDs 时情况恶化。

8. α_2 受体激动剂

α_2 受体的激动抑制了环磷酸腺苷，使 cAMP 和蛋白激酶减少，改变了调节蛋白，减少神经元的激活和抑制神经递质的释放。临床的常用药物为可乐定和右美托咪定。

可乐定是 α_2 受体的部分激动剂。口服给药很快被吸收，60～90 min 后可以达到峰水平。可乐定持续时间相对较长，经过肝脏代谢和经过肾脏排出几乎是相等的。右美托咪定是 m 受体的完全激动剂，并且比可乐定更有效和更具有明显的选择性。

α_2 受体激动剂可以用于术前用药。可乐定（例如，0.3 mg）产生镇静作用，具有抗焦虑的作用与苯二氮䓬类基本相似。受体激动剂可以降低静脉麻醉药和挥发性麻醉药的 MAC。如果术前使用这一药物，它的这一特征将最大限度地被发挥。可乐定可以将氟烷的 MAC 降低

50%，也使静脉催眠药物的诱导剂量降低，使阿片类药物的需要量降低 40%～45%。右美托咪定在这些方面更有效，据报道，在动物实验中可以使氟烷的 MAC 降低 95%。虽然这些药物可以降低麻醉药的需要量，但是它们本身不能够产生麻醉作用。

α_2 受体激动剂具有很强的抗交感神经作用，可能对于冠状动脉疾病和高血压的患者很有利。不幸的是，这些其他方面作用的扩展常导致严重的心动过缓和/或低血压。虽然心动过缓可以通过抗胆碱药物防止和治疗（例如，阿托品、格隆溴铵），但这可以导致一个不稳定的或不可预计的心率，这对于有心血管系统疾病的患者是不利的。至今，没有数据可以证明有严重心血管系统疾病的患者，术前使用与不使用处受体激动剂有什么不同。

α_2 受体激动剂也可以用于术后止痛。它们可以延长止痛时间和减少阿片类的需要量，同时也降低阿片类的不良反应，特别是呼吸抑制作用，但是它们单独使用不能产生足够的止痛作用。由于它可以产生很强的镇静作用，在术后止痛时可以延缓清醒，使恢复时间延长；另外，发生心动过缓也是一个问题。

总之，受体激动剂有很强的镇静、抗焦虑、止痛、降低 MAC 和维持心血管稳定性的特点。它们可以作为术前用药，特别是同时伴有心血管病理生理变化的患者。但是所存在的问题是，这些作用的进一步扩展可以导致不良反应。残留的镇静作用可以延缓恢复，同时心率减慢可以发展成为需要抢救的心动过缓。进一步的工作很明显的是需要确定这些药物在麻醉中的最佳地位。

(二) 静脉麻醉药人工输注方案

1. 静脉麻醉药人工输注方案设计的原则

在吸入麻醉时，吸入药物及挥发罐的特性确定了主要的给药方案。相反，在静脉输注麻醉，使药物分布及排除过程具体化成为所需浓度的方法，得靠麻醉医师来完成。任何方案临床应用时应根据患者的反应来决定麻醉是否足够，来调节药物输注速率。不同个体对同一药物量或浓度的反应明显不同，因而必须按患者个体情况维持足够的药物水平。提供足够麻醉的药物浓度会因为手术类型而不同（如体表手术和上腹部手术）。所以，应根据所面对的手术调整给药方案提供较高或较低的浓度。

麻醉药输注给予负荷量后，先给予较高的输注速率，然后逐渐下调到维持足够麻醉或镇静的最低速率。如果发现输注率不足以提供所需的麻醉深度，就需要重新给予新的负荷量并增加输注率以迅速提高血药（效应室）浓度。某些操作需要较大的药物浓度，但这些操作一般仅持续很短的时间（如喉镜显露气管插管、切皮）。所以，输注方案应与之配合，在这些强刺激操作时期给予较大峰值浓度。

与所有其他类药物应用原则一样，本章所推荐的输注方案在临床应用时应根据患者个体差异，对方案进行调整、补充。另外，实施本方案过程中，应保证患者呼吸道通畅，并具备基本的监护手段，需要时能提供有效的辅助或机械通气，根据手术的需要及麻醉医师的经验应用肌松剂。

2. 常用静脉麻醉输注方案

本方案设计是预计诱导后 3～4 min 内完成插管，在 10～20 min 里开始切皮。如果手术切皮的时间拖延，或患者在切皮前已经出现血压下降，则应切皮前下调输注速率。那么此后当切皮快开始时，就应增加一次负荷量并增加输注速率。

方案一和方案二结合起来，再加上吸入 N_2O 是常见的麻醉方法。插管时让各药物同时达到最大抑制反射的浓度，应按 $t_{1/2}keO$ 来安排给药的顺序及时间，同时给予肌松药。为了让阿片类药在效应部位更快达到较高浓度，可以增大阿片类药的负荷量(如给芬太尼 6 μg/kg)，降低镇静药的用药以减少血流动力学的影响。

(1) 方案一：输注镇痛量阿片类药作为其他麻醉的补充。在其他静脉或吸入麻醉情况下，吸入 66% 的 N_2O，阿片类药物的给予仅输注低-中等量(达到镇痛浓度)。某些手术操作或插管的恶性刺激是可以预见且刺激短暂，所以给予单剂量阿片类药就可以了。而多数操作使用输注阿片类药的方法更好。

为了保证术后通气量不受抑制，阿芬太尼及苏芬太尼应在手术结束前 10～20 min 停止输注，芬太尼应在手术结束前 20～30 min 停止输注。N_2O 的吸入应等待包扎及所有其他手术操作结束后才停止。

上述方案仅仅是提供一个镇痛的血药浓度，没有必要根据手术刺激的变化来调整其输注速率。需要加深麻醉时，应调节镇静药的给入。

(2) 方案二：有 N_2O 配合下，输注镇静药。

镇静药持续输注主要是为全麻提供一个基本要素，此方案是按同时给有阿片类药(或氯胺酮)及 66% N_2O 的情况而设计的。

1) 异丙酚：最适宜持续输注，为了使血药浓度达到 3～4 μg/mL，可采用 4 阶段输注方案。负荷量 1 mg/kg 在 20 s 内注入。接着 170 μg/(kg·min) 输 10 min，此后 130 μg/(kg·min) 输 10 min，最后 100 μg/(kg·min) 维持。简化方案是：负荷量 1～2 mg/kg，然后输注 140 μg/(kg·min) 维持至切皮，切皮后输注速率每隔 15～20 min 下降 10～20 μg/(kg·min)。对即将出现的强刺激，或患者对手术操作有疼痛反应，则应增加给药量。增加给药方法是给予负荷量 0.1～0.2 μg/kg，并增加输注速率 10 μg/(kg·min)。一般来说，异丙酚的输注速率不能低于 80 μg/(kg·min)。手术结束前 5～10 min 可以停止输注，但操作结束前不能停止 N_2O 的吸入。在手术最后 20 min 里如患者出现反应，则仅给予 0.1～0.2 mg/kg 的负荷量即可，而不必再增加输注率。

异丙酚与阿片类药联合进行全静脉麻醉时，输注速率与跟 N_2O 联合应用时一样，常用的联合有：芬太尼(负荷量 2～6 μg/kg，维持 0.01～0.04 μg/[kg·min])，阿芬太尼[负荷量 10～25 μg/kg，维持 0.005～0.02 μg/(kg·min)]。

异丙酚用于镇静时，负荷量 0.5 mg/kg 在 5 min 里注入，然后 25～75 μg/(kg·min) 维持，在 ICU 可维持镇静达数天。重症患者根据情况不同负荷量，输注从 10～50 μg/(kg·min) 开始，逐渐调节到适宜的镇静水平。

2) 咪达唑仑：可输注作为镇静，也可作为平衡麻醉的镇静成分。阿片药物加苯二氮䓬类药的麻醉效应是一种协同作用而不是相加作用。

用于镇静时，咪达唑仑负荷量 0.02～0.1 mg/kg，维持量在 0.25～1 μg/(kg·min) 之间进行调节。在较长时间(数天)输注后停药，可能会出现苯二氮䓬类的撤药综合征。

3) 乙托咪酯：持续输注是有争议的，乙托咪酯输注全麻应达到血药浓度 500 ng/mL，可采用两步或三步输注方案：两步方案是指 100 μg/(kg•min) 输 10 min，然后 10 μg/(kg•min) 持续输注，三步方案是指 100 μg/(kg•min) 输 3 min，接着 20 μg/(kg•min) 输 27 min，然后 10 μg/(kg•min) 持续输注。对心脏手术，负荷量 (诱导) 后，输注 20 μg/(kg•min) 产生 550～900 μg/mL 的血药浓度。一般不同于长时期镇静，短小手术镇静是可以的。镇静的负荷量是 15～20 μg/(kg•min) 输 10 min，然后 2.5～7.5 μg/(kg•min) 维持。

(3) 方案三：在镇静剂和肌松剂配合下，输注麻醉量的阿片类药。

该方案的应用，原则上与前面所谈的一致，主要是根据手术刺激大小、患者的反应进行调整，一般随着手术的进程，刺激会越来越小。而药物各室浓度渐趋平衡，因而输注速率就进行性下调，在手术结束前一定时间 (10～30 min 视药物而定) 停止阿片类药的输注。

阿芬太尼负荷量为 5 μg/(kg•min) 输 2 min，然后 0.5～2 μg/(kg•min) 持续输注，如果术中需要提高血浆浓度，再给予负荷量 7～15 μg/kg，输注率增加 0.5～1 μg/(kg•min)，如果麻醉诱导时镇静药与阿芬太尼联合应用，镇静药的用量可以大大降低。

苏芬太尼用于心脏手术时，药量大于上述表内的药量，负荷量 15 μg/kg，然后持续输注 0.75 μg/(kg•min)。

芬太尼用于非心脏手术时，负荷量可降到 5～15 μg/kg，然后持续输注 0.03～0.1 μg/(kg•min)，可获得血药浓度 3～10 ng/mL。这个血药水平结合 66% N_2O，可为腹内及体表手术提供足够的麻醉深度。用于心脏手术时，负荷量可用 50 μg/kg，或在 5 min 里快速输注 4～5 μg/(kg•min)。然后持续输注 0.1～1.0 μg/(kg•min)，可获得血芬太尼浓度 20～40 ng/mL。

(4) 方案四：全凭静脉麻醉。

1) 全凭静脉麻醉的优点：全凭静脉麻醉 (Tota lintravenous anesthesia, TIVA) 被认为可以避免挥发性麻醉药有关的危险性。对于单肺麻醉和有低氧血症及缺血危险的患者，不能应用 N_2O 时 TIVA 很有帮助。还有一些其他的情况 (支气管镜和高频喷射通气)，可以用 TIVA 确保麻醉和止痛。TIVA 也被认为由于避免了笑气的使用，可以减少术后恶心呕吐 (PONV) 的发生。但是，为了补偿笑气的作用，必须采用其他的方式提供止痛。与吸入麻醉比较，防止 PONV 需要较大剂量的静脉镇静药，除非使用短效的药物或者仔细调节给药的剂量，否则将会出现苏醒延迟。虽然我们希望快速苏醒、较短的术后停留时间和/或减少止吐药物以及治疗其他不良反应的药物应用，以此来减少患者的医疗支出，但是由于静脉药物用量的增加，使直接费用增加。

在所有的静脉药物中，除了氯胺酮，其他药物均可导致脑血管收缩。静脉镇静药物使脑代谢降低，并且对脑血管的自主调节和脑血管系统对 CO_2 的反应影响很小。因此，颅内压无变化或者降低，很少产生脑水肿，可以提供较好的手术条件。TIVA 可以提高氧的供求比例，对脑创伤和脑缺血的患者非常有利。

虽然每种药物可能有特异的或剂量相关的血流动力学效应，但是如果这些药物一起使用，其效应可以相加或者协同作用。这使 TIVA 可以较好调节血流动力学状态。乙托咪酯和阿片类止痛药对心血管系统的抑制很小，苯二氮䓬类所引起的外周血管阻力的降低也很小，巴比妥类药物可以导致血压、每搏量和外周血管阻力明显降低，异丙酚由于具有一定程度的负性变力作用，也有较明显的心血管抑制作用。尽管有很明显的心血管系统的不良反应，但是与使用挥发性药物相比较，TIVA可以维持较好的氧供和氧耗的比率。对于有冠状动脉疾病或高血压的患者，使用这些方法可以较好地避免心肌缺血。

很多静脉麻醉药产生潮气量、呼吸频率和分钟通气量的变化，这种变化是剂量依赖性的。与挥发性麻醉药不同，一些静脉止痛药和镇静药不损伤肺的缺氧性血管收缩反射，可以较好地代偿通气—血流比例失调。TIVA维持麻醉时可以用100%的氧气，在一些情况下很有好处，例如单肺麻醉、严重的肺部疾病的患者或者气体的传递系统出现问题时(如高频喷射通气)。

静脉麻醉药可以维持足够的肝脏、肾脏的灌注。尚无证据说明静脉麻醉药具有肝毒性和肾毒性。已经有报道氟烷、安氟醚、异氟醚和地氟醚具有一定肝毒性，使用甲氧氟烷后肾毒性发生相对较多，安氟醚也有潜在的问题。静脉麻醉药不引起恶性高热，并且有些药物对于卟啉病也是安全的。

2) 全凭静脉麻醉的调节：由于TIVA涉及镇静药物和止痛药两者的同时使用，各种滴注方式都是可能的。根据刺激的强度和患者的反应来改变止痛药的滴注速度时，镇静药的滴注速度在大部分手术过程中基本是恒定的。从另一方面来看，如果止痛药的滴注速度维持恒定，就要改变镇静药的速度或者两者均不断调整。

使止痛药在作用部位的浓度维持恒定，调节镇静药的速度，这在表面上看是合理的。但是，随着时间的变化伤害性刺激是不断变化的，如果设置止痛药的水平足以抑制最严重的疼痛反应，可能造成阿片类止痛药的相对过量，并且延缓手术结束时自主呼吸的恢复。当在手术过程中，意识消失所需药物水平不变，所需止痛药的水平就必须不断调整。当麻醉深度不够时，增加止痛药的血药浓度是一种很好的措施。在使用阿芬太尼和异丙酚TIVA时，麻醉相对过浅出现急性高血压时调节阿芬太尼(6 min)的滴注速度比调节异丙酚(10 min)作用更快。维持恒定的镇静药的速度，调节止痛药的速度也使术后苏醒较快。当决定改变滴注速度时，应该根据每种药物的药代动力学特点。作用时间较长的药物被维持稳态浓度，这一浓度应刚好高于在作用部位最小起效水平，这时调整起效快，作用消失快的药物是合理的。雷米芬太尼具有起效快、作用时间短的特性，所以用它在TIVA中止痛较容易调节。

现在没有普遍接受的可靠的"麻醉深度"监测方法。麻醉医师不得不依靠临床症状来判断麻醉深度，其中最可靠的是肌肉节律的改变和呼吸模式的改变。但当使用肌松剂和控制呼吸时，这种体征就不存在了。与吸入麻醉相比，静脉麻醉中用血压的升高来判断麻醉深度是不可靠的。麻醉中应用的很多药物，除它们的麻醉作用外，可以直接干扰自主神经系统的反应。

阿片类药物的剂量应与所预期的伤害性刺激的水平相符合，并且维持有效的睡眠水平，可以防止术中知晓。当血浆浓度出现较大范围的波动时，可能出现知晓。不幸的是很多静脉药物，有意识/无意识时的剂量-反应关系不清楚。尽管如此，异丙酚的血药浓度在3.3～5.4时，可能防止回忆。如果出现浅麻醉的表现时，立刻单次推注异丙酚加深麻醉。从发生浅麻醉至患者清醒到可以记忆时大约需要几分钟的时间，这就有足够的时间允许我们加深麻醉。因为苯二氮䓬类可以破坏清晰的和不清晰的记忆，可以用来防止回忆。

3) 全凭静脉麻醉的用药：至少有四种镇痛/镇静结合用于静脉麻醉：阿片类/异丙酚、阿片类/咪达唑仑、氯胺酮/异丙酚、氯胺酮/咪达唑仑。一般来讲，全凭静脉麻醉是方案一－镇痛方案与方案二－镇静方案的结合，只是两药的输注速率(特别是镇静药的速率略有增加)，但应注意麻醉诱导时应根据术前用药的轻重来调整镇静药的量。

用阿片类／异丙酚作全凭静脉麻醉时，气管插管后维持麻醉的主要目标是保持阿片类药相对恒定的镇痛水平血浓度，而根据患者情况调整异丙酚的输注速率。

用阿片类／咪达唑仑作 TIVA 时，则两类的输注速率都应调整，而在手术终止前 10～30 min 都停止输注，如患者对操作有反应，可单次给予小剂量的阿片类药（如芬太尼 10～20 μg。

TIVA 技术如采用氯胺酮，氯胺酮的输注速率可以较多的增加，因为它对术后的呼吸循环不会有太多的影响。氯胺酮虽然具有镇静及镇痛的特性，又具有较好的药代动力学特性，但由于目前应用其外消旋制品有致幻作用，故很少用于维持全麻。氯胺酮与异丙酚或咪达唑仑联合输注是很有价值的，这种方案对呼吸抑制小，又防止了谵妄的发生。诱导时负荷量 1～2 mg/kg(kg•min)。然后输注 10～50 mg/(kg·min)。在创面较大的手术，如果没有应用 N_2O，可能需要 30～100 μg/(kg•min)。在心脏手术可应用同样的输注速率，氯胺酮输注也可用于止痛或镇静，负荷量可降到 0.2～0.75 mg/kg，维持用 5～20 μg/(kg·min)。

值得强调的是，临床应用 TIVA 时，不应固执教条，必要时可以辅以其他的麻醉药，甚至吸入麻醉药。

(5) 方案五：静脉麻醉复合吸入麻醉。

由于患者对静脉麻醉药及手术刺激的反应具有较大的个体差异，静脉麻醉深浅的调节不太灵活，而恰恰吸入麻醉在这两方面具有显著的优点，因而以静脉麻醉为基础，复合吸入麻醉，是一种较方便、实用的复合麻醉方法。

以方案四作为基础，输注药量偏小，同时吸入低浓度的麻醉药（七氟醚、地氟醚或异氟醚）。当需要加深减浅麻醉时，仅简单地调节挥发器即可。

(三) 麻醉恢复

在停止麻醉药输注后，患者恢复清醒，恢复对时间地点的定向力以及正常精神运动行为的时间过程应尽量短，主要目的是尽快恢复患者内环境稳定机制。良好的恢复还应提供足够的术后镇痛，因为麻醉药或镇静药一般只是麻醉过程中许多药之一，它不是唯一影响麻醉恢复的药。诱导用药的不同造成清醒及定向恢复的差别仅仅是 5～10 min，这只具有统计学的意义，在临床上并不重要。按等效剂量给药，恢复的快慢顺序为：异丙酚、乙托咪酯、硫喷妥钠、咪达唑仑、氯胺酮。

良好的恢复除了迅速，还应没有不良反应，并尚存足够的镇痛作用。恢复期的不良反应如恶心呕吐也会干扰患者的恢复。

异丙酚的恢复期不良反应最小。使用氯胺酮及乙托咪酯后，苏醒期常出现躁动。咪达唑仑可以较好减少这些不良反应，但又延长了恢复期。氟哌利多可能会增加噩梦的发生率。患者在恢复期出现躁动，麻醉医师应首先排除缺氧或伤口痛。

苯二氮䓬类是唯一具有特异对抗剂的镇静药。毒扁豆碱 2 mg 与格隆溴铵 0.2 mg 联合应用，可非特异性逆转各种镇静药的镇静作用。

第三节 局部麻醉

局部麻醉适应于较表浅、较局限的中、小型手术。在这种麻醉下，患者保持清醒，重要器官功能干扰轻微，并发症较少，且简便易行，费用低廉，是一种很受欢迎的较安全的麻醉方法。

一、常用局部麻醉药

(一) 普鲁卡因

该药又名奴佛卡因，是一种弱效短时间作用但较安全的常用局麻药。其毒性较小，适用于局部浸润麻醉、常用浓度为 0.5%。

(二) 丁卡因

该药又名邦妥卡因，是种强效、长时间作用的局麻药。此药黏膜穿透力强，适用于表面麻醉，常用浓度为 1%～2%，一般不用于局部浸润麻醉。

(三) 利多卡因

该药又名赛罗卡因，是效能和作用时间均属中等程度的局麻药。它的组织弥散性能和黏膜穿透力都很好，可用于各种麻醉方法。用于表面麻醉的浓度为 2%～4%，局部浸润麻醉的浓度为 0.25%～0.5%。它最适用于神经阻滞，其常用浓度为 1%～2%。它起效较快，作用维持 1～2 h。

(四) 丁哌卡因

该药又名丁哌卡因，是一种强效和长效局麻药。此药用于神经阻滞时浓度为 175～200 mg(0.25%) 为限，较少用于局部浸润麻醉。

二、局麻药的不良反应及预防

(一) 不良反应

1. 特异质反应

小量局部麻醉剂注入后就出现严重的虚脱、惊厥，甚至死亡。临床上这种特异质反应是很少见的。

2. 中毒反应

单位时间内用量过大，以致血液中麻醉剂浓度超过机体耐受力，可出现各种中毒反应。

3. 过敏反应

患者以往曾使用过局部麻醉剂，但无中毒反应。再用时就引起不同程度的过敏症状，这样的患者以后不能再用该局麻药。

(二) 不良反应的预防

(1) 麻醉前应了解患者用过何种局部麻醉以及有无中毒反应。

(2) 尽量使用低浓度溶液，避免在单位时间内用量过大。

(3) 必须使用高浓度溶液时，最好加入适量的肾上腺素，以延长药物的吸收时间。

(4) 注射时要严格遵守"先吸后注"的操作规程，避免将局麻药注入血管内。

(5) 麻醉前给巴比妥类药物。

(6) 注射前先用低浓度溶液作皮丘试验,观察数分钟,看有无反应。

三、局麻方法

常用的有表面麻醉、局部浸润麻醉、区域阻滞和神经阻滞四种。

(一) 表面麻醉

将穿透力强的局麻药施用于黏膜表面,使其透过黏膜而阻滞位于黏膜下的神经末梢,使黏膜产生麻醉现象,称表面麻醉。眼、鼻、咽喉、气管、尿道等处的浅表手术或内窥镜检查常用此法。

(二) 局部浸润麻醉

将局麻药注射于手术区的组织内,阻滞神经末梢而达到麻醉作用。

(三) 区域阻滞

在手术区四周和底部注射局麻药,阻滞通入手术区的神经纤维的麻醉方法。它较适用于一些肿块切除术,特别是乳腺良性肿瘤的切除术。

(四) 神经阻滞

在神经干、丛、节的周围注射局麻药,阻滞其冲动传导,使受之支配的区域产生麻醉作用,称神经阻滞。操作较简便,只需注射一处,可获得较大的麻醉区域。操作时须熟悉局部解剖,以免发生严重并发症。

1.臂丛神经阻滞

臂丛神经支配上肢。它主要由颈$_{5\sim8}$和胸$_1$脊神经的前支组成。这些神经自椎间孔穿出后,经过前、中斜角肌之间的肌间沟。在肌间沟中它们相互合并组成臂神经丛,然后在锁骨上方第一肋骨面上横过而进入腋窝,在腋窝内已形成主要终末神经,即正中、桡、尺和肌皮神经。在肌间沟中,臂丛神经为椎前筋膜和斜角肌筋膜所形成的鞘膜包裹,此鞘膜在锁骨上方延伸为锁骨下动脉鞘膜,在腋窝则形成腋鞘。

阻滞臂丛神经,一般常在上述肌间沟、锁骨上和腋窝三处进行,其方法分别称为肌间沟径路、锁骨上径路和腋径路。阻滞时必须将局麻药注入鞘膜内才能见效。

(1) 肌间沟径路:患者仰卧,头偏向对侧,手臂贴身旁,使肩下垂。令患者略抬头以显露胸锁乳突肌的锁骨头,用手指在其后缘向外滑动,可摸到一小肌肉即前斜角肌,以及它和中斜角肌之间的凹陷即肌间沟。自环状软骨作一水平线与肌间沟的交点即为穿刺点。用7号针头与皮肤垂直进针,刺破椎前筋膜时可有突破感,然后针向内向下方向进入少许,至接近臂丛时,患者常诉异感,此时回抽无血或脑脊液,即可注射局麻药,一般用内含1:20万肾上腺素(简写为加肾)的1.3%利多卡因25 mL。

(2) 锁骨上径路:患者体位同肌间沟径路,但患侧肩下垫一小薄枕,以充分显露颈部。麻醉者站在患者头端,确定锁骨中点。许多患者能在锁骨上窝深处摸到锁骨下动脉的搏动,可估计臂丛神经即在其外侧。用一内装有1.5%利多卡因(加肾上腺素)20 mL的注射器并连接7号针头,在锁骨中点上1 cm处进针,并向后、内、下方向推进,当患者诉有放射到手指、腕或前臂的异感时即停止,前进,回抽如无血或空气,即可将注射器内的药液注入。如未遇到异感,针尖进入1~2 cm深度时将触及第一肋骨,可沿第一肋骨的纵轴向前后探索,直至引出异感后注药。

(3) 腋径路：患者仰卧，剃去腋毛，患肢外展 90°，前臂再向上屈曲 90% 呈行军礼姿势。麻醉者站在患侧，先在胸大肌下缘与内侧缘相接处摸到腋动脉搏动，并向腋窝顶部摸到搏动的最高点。操作时右手持 6 号针头，左手食指和中指按住皮肤和动脉，恰在动脉的桡侧缘或尺侧缘与皮肤垂直方向刺入，刺破鞘膜时可有较明显的突破感，即停止前进。松开手指，针尖随动脉搏动，表示位置准确。回抽无血后注入 3% 利多卡因 (加肾)，用量按 0.6 mL/kg 计算。

臂丛神经阻滞适用于上肢手术，肌间沟径路也用于肩部手术，腋路仅用于前臂和手部手术。

2. 肋间神经阻滞

胸 1～12 脊神经的前支绕躯干环行，称肋间神经，实际上是胸 2～11。在肋骨角处它位于肋骨下缘的肋骨沟内贴着动脉的下面向前伸进。过了腋前线神经血管位于内外肋间肌之间，并在腋前线处分出外侧皮神经。故阻滞应在腋中线以后距正中线 8 cm 处进行。患者侧卧或俯卧，上肢外展，前臂上举。上面的肋骨角距中线较近，下面的离中线远些。摸清要阻滞神经所处的肋骨后，用左手食指将皮肤轻轻上拉，右手持 7 号针头连接注射器在肋骨下端垂直刺入至触及肋骨骨质。松开左手，针头随皮肤下移。将针再向内刺入，滑过肋骨下缘后又深入 0.2～0.3 cm，回抽无血或空气后注入 1% 利多卡因 (加肾)3～5 mL。

3. 指 (趾) 神经阻滞

用于手指 (或脚趾) 手术，故应用十分广泛。支配手背及手指背侧的神经是桡神经和尺神经的分支，手掌和手指掌面的神经是正中神经和尺神经的分支。每指有 4 根指神经。指神经阻滞可在手指根部或掌骨间进行。趾神经阻滞可参照指神经阻滞法。

指根部阻滞：用 6 号针头在指根背侧部插入，向前滑过指骨至掌侧皮下，术者用手指抵于掌侧可感到针尖，此时后退 0.2～0.3 cm，注射 1% 利多卡因 1 mL。再将针退至恰在进针点皮下，又注药 0.5 mL。手指另一侧如法注射。

掌骨间阻滞，用 7 号针头自手背部插入掌骨间、直达掌面皮下。随着针头推进和拔出时，连续注射 1% 利多卡因 4～6 mL。

第四节 椎管内麻醉

椎管内有两个可用于麻醉的腔隙，即蛛网膜下隙和硬膜外腔，根据注入局麻药腔隙的不同，分别称为蛛网膜下隙阻滞 (简称腰麻) 和硬膜外阻滞，统称椎管内麻醉。在这类麻醉下，患者神志清楚，镇痛效果确切，肌松弛良好，但可能引起一系列生理紊乱，且不能完全消除内脏牵拉反应。

一、**药物作用部位**

椎管内麻醉的主要阻滞对象是神经根。蛛网膜下隙阻滞时，局麻药直接作用于脊神经根和脊髓表面，但主要部位是脊神经根。硬膜外阻滞的作用机制较复杂。

二、**阻滞作用和麻醉平面**

脊神经被阻滞后，相应区域出现麻醉现象。感觉神经被阻滞后，即能阻断皮肤和肌肉的疼痛传导；交感神经被阻滞后，能减轻内脏牵拉反应；运动神经被阻滞后，又能产生肌松弛。由于神经纤维的粗细不同，交感神经最先被阻滞，且阻滞平面一般要比感觉神经高 2～4 节段；运动神经最晚被阻滞，其阻滞平面比感觉神经约低 1～4 个节段。感觉神经被阻滞后，可用针刺法测定皮肤镇痛的范围，其上下界限称麻醉平面。上界为上平面，下界为下平面。

三、椎管内麻醉对机体的影响

(一) 对呼吸的影响

取决于阻滞平面的高度，尤以运动神经被阻滞的范围更为重要。

(二) 对循环的影响

椎管内麻醉时，由于交感神经被阻滞，引起小动脉舒张使周围阻力降低，静脉扩张使静脉系统内血容量增加，回心血量减少，心排血量下降而可能产生低血压。此外，由于交感神经被阻滞，迷走神经兴奋性增强，可使心率减慢。

(三) 对其他系统的影响

椎管内麻醉下，迷走神经功能亢进，胃肠蠕动增加，容易诱发恶心呕吐。肝肾功能可无明显影响。骶神经阻滞后，术后易发生尿潴留。

四、麻醉方法

(一) 蛛网膜下隙阻滞

其又称脊椎麻醉或腰麻。

1. 分类

根据局麻比重、阻滞平面高低和给药方式分类。所用药液的比重高于或低于脑脊液比重，分别称为重比重液和轻比重液，一般多用重比重液。阻滞平面达到或低于胸 10 为低平面。高于胸 10 但低于胸 4 为中平面达到或高于胸 4 为高平面腰麻。给药的方式有单次法和连续法。

2. 腰椎穿刺术

即蛛网下腔穿刺术，穿刺成功后，将装有局麻药的注射器与穿刺针衔接，注入药液后，将穿刺针连注射器一起拔出。

3. 常用局麻药

国内最常用的是利多卡因和丁卡因，近年也用利多卡因和丁哌卡因。

4. 麻醉平面的调节

局麻药注入蛛网膜下隙以后，应设法在极短时间内使麻醉平面控制在手术所需要的范围之内，不能任其自行扩散，这一措施称为调节平面。否则平面过低导致麻醉失败，平面过高又会危及患者的生命安全。影响麻醉下面的因素很多，但其中以剂量最为重要，此外如药液的比重和容积也都有密切关系。如果这些因素不变，则穿刺间隙、患者体位和注药速度等是调节平面的重要因素。

(二) 硬膜外阻滞

有单次法和连续法两种。它和腰麻不同，一般都用连续法。

1. 硬膜外穿刺术

和腰椎穿刺术相似，也有直入法和侧入法两种。除穿刺间隙的选择不同外，体位、进针部位和计所经过的层次均相同，仅硬膜外穿刺在针尖通过黄韧带后即须停止前进。

(1) 阻力消失法：针在穿刺过程中，开始阻力较小，当抵达黄韧带时，阻力增大，并有韧性感。这时可将针芯取下，接上内盛生理盐水留一小气泡的 2 mL 或 5 mL 注射器，推动注射器芯，有回弹感觉。空气被压小。此后边进针边推动注射器芯试探阻力，一突破黄韧带时阻力消失，并有落空感，注液小气泡也不再缩小，回抽注射器如无脑脊液流出，表示针尖已在硬膜外腔。

(2) 毛细管负压法：穿刺针抵达黄韧带后，同上法先用盛有生理盐水和小气泡的注射器试验阻力，然后取下注射器，在针蒂上连接盛有液体的玻璃毛细接管，继续缓慢进针，当针进入硬膜外腔时，除有落空感外，管内液体被吸入，此即便膜外腔特有的负压现象。确定针尖日在硬膜外腔后，可通过针管插入聚乙烯型料导管，超过针尖约 3～4 cm，退出穿刺针，留置型料导管，以后可按需要随时经导管给药。

硬膜外穿刺间隙的选择，一般取支配手术区范围中央的相应棘突间隙。

2. 常用局麻药和注药方法

常用药物为利多卡因、丁卡因和丁哌卡因。利多卡因一般用 1.5%～2%(250～300) mg 浓度，用药后镇痛的起效时间需 1～3 min，作用维持时间约 2～3 h。丁卡因用 0.15%～0.3%(40～50 mg) 浓度，起效时间 10～20 min，维持时间 1.5～2 h。丁哌卡因一般用 0.25%～0.37%(10～20 mL) 浓度 (虽也有采用 0.75% 者，但心血管毒性亦因此增加)，其起效时间 16～18 min，维持时间 3～6 h。

3. 麻醉平面的调节

主要决定于局麻药容积、穿刺间隙、导管方向、注射方式。

（金 驰）

第七章 骨科围手术期

手术是骨科疾病治疗的重要手段与环节，手术的成功与否，不仅取决于手术操作本身，而在相当大程度上与术前准备、术中及术后处理这些围手术期的环节密切相关。如果只重视手术，而忽视围手术期相关问题的正确处理，则有可能招致手术失败，甚至危及患者生命，这种教训已是屡见不鲜。因此，作为一个骨科医师，不但要正确选择手术适应证，熟练掌握手术操作，还要能正确处理围手术期的有关问题。

第一节 术前检查

手术前，医生应通过各种检查方法明确诊断，通过与手术及麻醉有关的检查，如心、肺、肝、肾功能、凝血机制及血糖、血压、血沉等项目的检查，对患者接受手术的能力、手术中、手术后可能发生的问题进行全面的评估，排除手术禁忌证。

一、急诊手术前准备

一般骨科急诊创伤患者多为复合伤，因此，需要有一组人员参加抢救，通常由普通外科医生领头，负责急诊患者快速有效地处理，然后骨科医生可按下列三个步骤处理，即：首诊检查、再次检查及有效处置。

（一）首诊检查

主要是保护生命体征，一般遵循 ABC 原则

1. 保持气道通畅 (airway，A)

在交通事故中，可预防性死亡的最常见原因为气道梗阻。急诊首诊医生应首先检查患者呼吸道是否通畅，排除任何气道梗阻因素。

2. 呼吸支持 (breathing，B)

对患者气道通气功能进行评价，检查有无危及生命的急症如张力性气胸、巨大血胸、反常呼吸及误吸等。张力性气胸可通过严重的气胸体征及胸膜腔正压引起的纵隔偏移、静脉回流减少而诊断，此时应立即行胸膜腔穿刺减轻症状，这需要在 X 线完成之前进行。反常性呼吸（连枷胸）表现为患者虽能自主通气，但患者有持续的发绀和呼吸困难，可通过观察胸壁的反常运动而诊断，需要通气支持治疗。对于呕吐物、血块、脱落牙齿，需要及时清除，处理的措施有患者颜面部向前托起，经鼻腔或口腔的气管插管和气管切开等，气管切开一般用于紧急情况，不能作为一种常规方法。另外，在急性窒息患者还可行环甲膜穿刺，但注意一般不适用于 12 岁以下儿童。

3. 循环功能支持 (circulation，C)

检查患者的生命体征，即刻进行循环功能的评价和支持是必需的。控制外出血，加压包扎，

抬高患肢，帮助减少静脉出血，增加静脉回心血量，而传统的头低位帮助不大。

4. 功能判定

对清醒患者，进行快速规范的神经系统检查是必要的。对不清醒患者，按照 Glasgow 评分 (GCS)，根据患者对光反射、肢体活动和痛觉刺激反应来评判患者病情和预后。

(二) 再次检查

再次检查的内容如下：

1. 病史

病史应包括外伤发生的时间、地点、损伤机制、患者伤后情况、治疗经过、转送过程及患者既往史，如患者神志不清，应询问转送人员和家属。为便于记忆，可按照"AMPLE"顺序进行：A. 过敏史 (allergies)；M. 药物 (medications)；P. 过去患病 (Pastillness)；L. 最后进食时间 (Lastmeal)；E. 外伤发生情况 (eventsofaccident)。

2. 详细的体格检查

体格检查应小心、全面，从头到脚依次进行。首先是神志情况，主要根据 Glasgow 评分 (GCS)，仔细检查头面部，注意检查可能隐藏在头发内的损伤。对于高位截瘫患者，要注意区分头外伤和颈髓损伤，常规 X 线检查是必需的，颈部在明确损伤前一定要固定；血胸、气胸是可预防性死亡的常见原因，注意要监测血压和肺通气功能，详细检查胸部，仔细阅读胸部 X 线片；腹部损伤也是可预防性死亡的常见原因，仔细检查腹部体征并监测生命指征变化，必要时行腹腔穿刺和灌洗术。四肢外伤一般比较明显，但要注意多发伤和合并血管、神经损伤的可能性。

3. 对任何可疑骨折行 X 线放射检查

对所有多发伤患者，在初次检查后，都应行胸片、颈椎侧位和骨盆像检查，如怀疑脊柱骨折，应行脊柱正侧位及颈椎张口位像检查，必要时进行 CT 检查。对意识有障碍的头部外伤患者，常规行头颅 CT 检查。

(三) 有效处置

在多发伤患者的诊治中，可能会包括许多专家参与的多次手术和操作。应该综合患者全身病情，适时讨论手术时机、类型和手术操作范围。

二、常规手术前准备

常规手术的术前准备应包括以下内容：

(一) 术前一般准备

(1) 了解患者一般情况，包括患者的心理状况；发现并治疗潜在感染灶。

(2) 了解活动情况，即患者术前活动能力的评定。

(3) 指导患者床上练习大小便。

(4) 术前晚灌肠，术前 6～8 h 应禁食水。

(5) 术后功能锻炼器械的学习与使用。由于骨科手术后患者大多需要配合康复锻炼，因此，术前应指导患者学习使用。

(6) 预防应用抗生素，一般于麻醉后、皮肤切开前静脉应用广谱抗生素。

(二) 必要的其他多系统术前检查及重要脏器功能评估

(1) 血、尿及生化常规检查，明确血红蛋白/红细胞容积、尿常规分析、肝肾功能等。

(2) 出凝血时间检查。

(3) 查血型，交叉配血试验。

(4) 常规心电图检查，如高龄或既往心血管病变，需行超声心动图检查；或根据专科会诊意见行相关特殊检查。

(5) 胸片检查。

(6) 根据需要进行肺功能／血气分析检查。

(三) 患者全身准备及必要的术前会诊

(1) 了解患者思想准备情况，征得患者及家属对手术的理解，并由患者及家属签署手术知情同意书。

(2) 麻醉前准备，如术前2周最好戒烟，练习卧位深呼吸、咳痰，如术前应用抗凝药物，则应在术前一定时间停用，必要时复查凝血功能。如出血在500～600 mL，可考虑准备吸引－收集－过滤－回输装置。根据患者具体情况可考虑术前预存自体血，以减少术后异体输血。

(3) 有骨科之外疾病如高血压、糖尿病的患者，应控制血压及血糖接近或达到正常水平，必要时请相应科室会诊。

(四) 明确诊断和手术指征

术者必须全面掌握病史，临床表现和影像化验检查资料，将资料归纳分析后，得出明确诊断，提出充分的手术指征，排除禁忌证。

(五) 手术方法的选择与设计

结合患者具体情况及手术者的经验、客观物质条件和文献经验教训选择合理手术方案，如牵涉到胸腹或盆腔脏器时，可联合专科会诊。术前要设计好手术途径、体位、麻醉方式和所需器械。

(六) 手术部位的皮肤准备

术前备皮，保证手术部位皮肤血供良好，切口尽量避开窦道、溃疡处，四肢手术剪指（趾）甲，术前沐浴更衣，如皮肤条件差，做好植皮或转移皮瓣的准备。

第二节 术中准备

术中准备应包括以下内容：

一、超净手术室（层流）

骨科的人工关节和一些脊柱外科大手术要求严格的无菌技术，需要超净手术室。

二、严格无菌技术

骨科手术对无菌技术要求更高，刷手、穿手术衣、戴手套均应正规操作。

三、准备手术部位

包括安放患者手术体位，四肢手术视具体情况需绑扎止血带，手术部位皮肤灭菌范围更为广泛，铺无菌巾既要求将手术部位以外皮肤严格隔离，又要求在变更体位时不被污染。

四、注意保护切口

切皮前再次酒精消毒，贴护肤膜或套用无菌棉织套。

五、严格掌握操作技术，把创伤降到最低

切口要整齐，操作要细致、轻巧，对重要部位多做锐性剥离，擦拭伤口要轻柔，使组织创伤减少到最低限度，尽量缩短手术时间，减少无效动作。

六、熟练骨科技术操作

如骨膜剥离技术、肌腱固定技术、植骨术、内固定技术等，熟练掌握各种骨科手术器械和设备的使用。

七、防止术中并发症的发生

术中需对重要血管、神经或周围重要脏器加以识别，予以保护，防止损伤，正确使用内固定器械，对术中可能要发生的意外情况做好应对的心理准备，术毕清点器械敷料，避免遗物存留。

第三节 术后处理

一、术后程序

1. 完成手术，根据手术情况，患者返回病房或ICU。

2. 患者一般情况。

3. 观察患者活动方式/体位。

4. 重要生命指征。

5. 1~4h翻身、咳嗽、鼓励深呼吸。

6. 术后引流管的护理和引流液的观察与记录。

7. 术后多数患者需要留置尿管，应加以保护，减少或防止泌尿系感染的发生。

8. 术后镇痛情况。

9. 给予镇静安眠药物。

10. 术后复查血红蛋白/血细胞比容。

11. 饮食方式。

12. 多种维生素和维生素C的补充。

13. 抗凝情况。

14. 严密监测生命体征，如血压低于90/60 mmHg、心率大于100次/分或体温＞38.0℃，要引起警惕。

15. 及时更换伤口敷料，根据引流量及时拔除引流管(条)。

16. 四肢手术后及包扎石膏的患者，应抬高患肢，严密观察指(趾)部血运情况，观察有无感觉运动障碍。

17. 术后X线复查。

18. 指导功能锻炼。

19.如有需要,建议患者申请社会服务救助。

二、预防性应用抗生素

应参照卫生行政管理机构的使用规范进行,开放性骨折和其他许多骨科手术都要求预防应用抗生素,如超过 2 h 的开放性骨折、植入假体手术或修复神经、肌腱的患者。预防性抗生素应用期限视具体手术情况而定,一般应用 24 h,少数可延长到 48 h,翻修术等术中情况复杂或怀疑有感染的患者根据具体情况选择合适的抗生素种类和应用时间。应用前一定要明确患者的过敏史。

三、止痛、镇静和催眠药物的应用

基本上所有骨科急症患者都会有疼痛和焦虑,使患者情绪尽快稳定下来非常重要。用药应根据患者体表面积、既往药物应用剂量和病情来决定。

(一)理想的止痛、镇静药物

用量应使患者保持规律的昼夜作息制度,即白天清醒无痛,夜间安然入眠。日间因可以分散注意力,轻度的疼痛不适可以忍受,而夜间不同,失眠可导致患者虚弱,可考虑在患者入院后应用非成瘾性止痛剂。

(二)止痛剂

应用前应了解患者疼痛的严重程度。最有效的止痛方法是使用由患者控制的胃肠外途径鸦片类止痛剂。胃肠外应用止痛剂,可在避免毒性作用同时,保持血液中最低有效浓度。吗啡和哌替啶是最常用的药物。

(三)麻醉剂

这些药物有共同的不良反应,持续应用 4 周后会产生成瘾性。药物作用和不良反应都有个体差异,要通过实验性应用药物尽快找出合适患者的最有效药物。注意:对于慢性疼痛病史的患者,麻醉剂不能有效控制疼痛,一般要联合应用止痛剂。药物的不良反应包括呼吸抑制和咳嗽反射、降低膀胱的敏感性和结肠活动、恶心呕吐等,要及早采取措施干预。

(四)镇静催眠药物

对于过度焦虑患者,镇静药联合止痛剂往往有效。如患者正在接受功能锻炼,要在当天避免使用肌松剂。

四、预防血栓和栓塞

1.老年人和卧床超过 1 d 者都应采取预防措施,包括抬高患肢,鼓励患者做肌肉收缩功能锻炼改善循环,有条件时可应用弹力绷带和弹力袜,或使用足底静脉泵。高危患者包括:既往有血栓病史,既往下肢手术史或慢性静脉曲张病史,口服避孕药,肿瘤或骨盆、股骨骨折,吸烟,下肢行关节置换后等。对这些患者应常规预防性治疗。腰麻或硬膜外麻醉可能会减少 DVT 发生的概率。对于高危患者术前应行多普勒超声检查。

2.肝素、低分子肝素、维生素 K 拮抗剂和 Xa 因子的抑制剂均可应用于预防性治疗。一旦发现新的血栓,就应将抗凝改为治疗量,并根据血栓具体类型选择合适的治疗方案,如抗凝、溶栓、取栓等。在预防血栓治疗的同时要注意抗凝引起的并发症(出血、感染等)。

3.对于骨科大手术如人工全膝和全髋关节置换患者,应按照《中国骨科大手术静脉血栓栓塞症预防指南》进行预防。

五、尿潴留

创伤或术后尿潴留并不少见，如果膀胱已经扩张，需要有数天的时间才能恢复至正常的敏感性，因此，如果患者需要导尿的话，应使用细尿管、5 mL 气囊、留置尿管接引流袋。尿管应根据患者排尿恢复情况拔除。

六、便秘

尽量采取有效的措施，保证患者大便习惯不受影响，饮食习惯改变和止痛剂应用常会引起便秘。如果患者正常进食后仍有便秘，可口服通便药物，必要时可用开塞露塞肛或灌肠。矿物油也会有所帮助，但会造成维生素吸收障碍。

七、皮肤

注意避免褥疮的发生。术后或创伤患者不能经常改变体位的，必须定时翻身。皮肤检查对截瘫或四肢瘫或合并脑部复合伤患者是必需的。如骨科情况不允许经常搬动体位，可用特殊气垫床或旋转床，以防褥疮。

八、功能锻炼

术后功能锻炼方式应制定详细计划并酌情调整。这不仅可有效恢复良好的功能，也有助于预防血栓的发生，并可改善心肺功能。规律翻身、帮助咳嗽排痰、深呼吸和四肢功能锻炼对早期功能恢复非常重要。

（金　驰）

第八章 骨科先天性疾病

第一节 先天性髋关节脱位

本病简称 CDH，又称发育性髋关节脱位或发育性髋关节发育不良 (DDH) 及髋发育不全，是较常见的先天性畸形，股骨头在关节囊内丧失其与髋臼的正常关系，以致在出生前及出生后不能正常发育。

一、病因

本病的发病率受很多因素的影响，如地域、生活习惯、民族等，我国不同地区发病率也不一致，但缺乏完整统计资料。但发病率也不会太低。该病好发于女孩，男女之比为 5∶1～7∶1。左侧发病大大超过右侧，两者之比为 10∶1。先天性髋关节脱位的病因至今尚未完全明确。总的说来，近年来大多数学者认为病因并不是单一的。有许多因素参与该病的发生。

（一）遗传因素

大规模的人群调查发现，此症有明显的家族史，尤其在双胞胎婴儿中更为明显，有家族史的患者发病率可以高达 20%～30%，而且姐妹中更为多见。可以出现完全脱位、半脱位与发育不良三种类型，倘若不进行详细的早期检查与 X 线片诊断，除第一类之外，后两类往往可以漏诊，而到 7、8 岁时髋关节已完全正常。

（二）韧带松弛因素

近年来，越来越多的报告证明关节韧带松弛是一个重要因素。Andreri 指出母体 X 线片中耻骨联合的分离在髋脱位病例中为正常婴儿的两倍，他认为这是母体在生产过程中需要分泌大量激素，使母体与胎儿均发生韧带松弛，超量的内分泌变化是引起髋脱位的一个重要因素。

（三）体位与机械因素

有人报道，髋脱位病例中臀位产高达 16%～30%，正常人中，臀位产仅占 3%，亦有人认为出生后的体位是引起此病的一个因素。如在瑞典和美洲印第安人的发病率高的原因是由于婴儿采用襁褓位有关。

二、病理

（一）骨质变化

髋关节发育不良是根本的变化，这种变化发生在包括髋臼、骨盆、股骨头、股骨颈，严重者还可影响到脊柱。

1. 髋臼

完全性髋关节脱位者，出生时外观尚属正常，而在髋臼外上缘外有切迹，随着生长发育，髋臼逐步变窄而浅，呈三角形。髋臼唇盂增厚，由于股骨头的不断挤压可造成内翻或外翻，髋臼后上方由于股骨头的挤压形成假臼，前缘内上方往往可见一缺损。由于没有股骨头的造模作用而使髋臼发育不良，髋臼逐渐变小、变浅，臼底充满脂肪纤维组织，圆韧带经过不断牵拉往往增厚、肥大，充塞于髋臼中。

2. **股骨头**

新生儿的股骨头表面有光滑的软骨面，而后由于脱位于髋臼外，股骨头的形状可逐步改变，头变扁平。股骨头骨骺出现延迟。有时由于强大暴力手术复位，髋臼与股骨头不相适应，对股骨头的压力过大，可造成股骨头无菌性坏死。

3. **股骨颈**

由于髋关节脱位，股骨颈一般变短而粗，是肢体缩短的一个原因。股骨颈前倾角变大，据Caffey报道，正常新生儿前倾角为25°，以后逐步减少至5°～15°，当股骨头外移后，由于正常肌力作用，股骨头向前旋转，前倾角因而增大，一般在60°～90°。如果能早期复位，前倾角多能逐步自行纠正。尤其在1岁以内得到复位者，几乎都能恢复正常。

4. **骨盆和脊柱脱位**

一侧的骨盆往往伴有发育不良情况，髂翼较斜，坐骨结节较分开。在两侧脱位时，除以上病变存在外，骨盆向前倾斜而使腰前突弧度增加，有时还可以出现侧弯。

(二) 软组织变化

这是指所有髋关节周围的软组织，包括皮肤、筋膜、肌肉、肌腱、关节囊、韧带以及髋关节内盘状软骨，其中以关节内盘状软骨、关节囊与肌腱变化最明显。

1. **盘状软骨 (Limbus)**

在手术中，3岁以上的患儿凡牵引后股骨头不能进入髋臼者，多半有肥厚的盘状软骨。这类软骨完全像膝关节中的盘状半月板一样，它遮住了很大一部分关节面，使股骨头与髋臼不能接触，引起两者的发育不良。

2. **关节囊**

正常的髋关节囊是一层纤维组织。股骨头脱离髋臼向外向上移位后，关节囊受到牵拉而增长、增厚，加上圆韧带、盘状软骨与关节囊之间粘连，形成一整片结缔组织，阻碍股骨头进入髋臼。关节囊在后期呈葫芦形，有狭窄的颈部，股骨头本身就不能通过。髂腰肌腱经过关节囊前面，有时在很早期就出现一个切迹，阻碍股骨头复位。

3. **圆韧带**

正常圆韧带连接股骨头中心凹与髋臼的内下方。髋关节脱位病例中，关节囊与圆韧带同时受到牵拉而增长、增厚，久而久之圆韧带与关节囊粘连成一片而消失。圆韧带内的中心动脉亦因牵拉增厚而过早闭塞。

4. **肌肉**

由于股骨头向上移位，凡是起自骨盆沿股骨向下行走的大部分肌肉都发生短缩，其中以内收肌及髂腰肌更为明显，而且许多肌腱有纤维变性。后侧肌群包括臀肌，亦有缩短，肌力减弱，影响关节稳定性，出现摇摆步态。

三、临床表现

患儿的母亲常发现患儿肢体不正常而来院求诊，若无炎症或外伤史，就应引起对本病的警惕。症状可大致归纳有以下几点：

(一) 关节活动受限

在儿童期，先天性髋脱位通常是以无痛和关节活动不受限为其特点。然而在婴儿和新生儿时期则恰恰相反，有暂时性关节功能障碍，呈某种固定姿势。典型症状主诉为患儿肢体呈屈曲状，不敢伸直，活动较健侧差，无力，牵拉下肢时则可伸直，但松手后又呈屈曲，少数婴儿下肢呈外旋位、外展位或两下肢呈交叉位，甚至髋关节完全呈僵直状态，少数患儿在牵拉下肢时有哭吵。

(二) 肢体缩短

单侧髋关节脱位常见患侧肢体缩短。

(三) 其他常见症状

有大阴唇不对称，臀部、大腿内侧或腋窝的皮肤皱褶增多、加深或不对称，会阴部增宽，有时可在牵动患肢时有"弹响声"或弹跳感。以上一些症状如能及时发现，进行仔细检查，则能做出及时的诊断与治疗，治疗效果将会大大提高。

四、诊断与鉴别诊断

(一) 诊断

主要依靠体征和 X 线检查和测量。新生儿的检查亦注意下列的各点：

1. 视诊

单侧后脱位时，患肢腹股沟及臀部内下方的皮肤皱纹较正常侧多而明显。患肢臀部扁平，两侧不对称。前脱位时，患肢有外旋畸形。单侧脱位，行走时出现跛行，并造成脊柱侧凸，双侧脱位时，脊柱异常前凸，臀部后翘，走路呈摇摆步态，即所谓的"鸭步"。

2. 触诊

后脱位时，股骨头不能摸到，大转子明显突出并上移，前脱位时，可以使患肢屈髋屈膝各 90°，一手握住小腿上端，另一手拇指置腹股沟韧带处，其他 4 指置臀部环跳处，用手旋转小腿，正常情况下在前面可以发现股骨头的活动与突起。脱位时，前面空虚而臀部后面的四指却感到股骨头在活动。

3. 加里阿齐征 (Galeazzi)

将患儿置于平卧位，两下肢屈膝到 85°～90°，两踝放平，呈对称位，发现两膝有高低，称为加氏征阳性。股骨缩短、髋脱位者均出现此征。

4. 外展试验 (Otolani 征)

将患儿置于平卧位，屈膝、屈髋 90°，医师面向小孩臀部用两手抓住两膝同时外展，正常情况下，两膝可以放平而触及桌面。但髋脱位中一侧不能到达 90°，往往是 65°～70°，内收肌明显隆起，称外展试验阳性。有外展至 75°～80° 出现滑动或跳动感觉，以后却可以更外展至 90°，称为 Otolani 跳动声，是一个重要的诊断依据。检查中有时候出现髋臼内外的弹响声，与膝关节的半月板跳动声必须分清，不能相互混淆。

5. 关节松动试验

检查关节松动的先决条件是股骨头周围软组织很松，肌肉不紧张，股骨头可以上下移动，进入以及退出髋臼。这类试验包括下列三种方法：

(1) 托马斯试验 (Thomas)：在新生儿中，将健腿屈至腹壁上使腰部前凸消失，将患侧腿伸直时可以完全呈一直线。而正常婴儿伸直时仍有30°左右的屈曲存在，又能完全放平成一直线。

(2) 巴罗试验(Barlow)：将患肢屈膝使足跟触及臀部。一手握住踝关节以及同侧的大小粗隆，另一手拇指推住耻骨联合，另外4指抵住骶骨。在外展中途时，大拇指用力可感到股骨头向后脱位，大拇指放松时股骨头复入关节。巴罗试验阳性说明关节松弛容易脱位，但并不是髋脱位。

(3) 套叠试验：小孩平卧，屈髋90°、屈膝90°，一手握住膝关节，另一手压迫骨盆的两侧髂前上棘，将膝关节向下推动，可感到股骨头向后突出，向上提升时，股骨头复入髋臼，称作套叠试验阳性。

以上三组关节松动检查法一般适用于新生儿，并且在患儿能合作不哭吵闹的情况下才能准确，否则往往不能检查，因此，尚有一定的限制。

6. 跛形步态

虽然早期诊断非常重要，但仍有不少病例是因跛行出现后才来就诊。此类步态在行走中稍加分析即可看出。当患肢在负重期时骨盆有下垂、晃动，不能上升；在摆动期时却不明显。此类检查一般在小孩行走之后才能进行以明确诊断，最早约2岁，但治疗上就比较晚了。两侧髋脱位患儿在行走中骨盆两侧撮动非常明显，常称作鸭步摇摆姿态，臀部向后突出，腰椎向前突增加。

7. 屈氏试验(Trendelenurg征)

这是一个古老的方法，目前已很少应用。小孩站立，当健侧单腿站立，患腿上举，骨盆同侧向上升高。相反，当患肢单腿站立时，因患侧股骨头不在髋臼内，加上臀肌萎缩，髋关节不稳，致使骨盆向下垂。

8. 大粗隆上升

正常婴儿自髂前上棘经大粗隆顶点至坐骨结节呈一条直线，称作奈氏线(Nelaton)。倘若股骨头不在髋臼内，而向上脱位时，大粗隆随之上升，这三点不在一条直线上。

9. X线检查

临床检查是诊断的第一步，它只能说明髋关节有问题，但最后做出诊断需用X线摄片。婴儿出生后2～3个月内，股骨头骨骺骨化中心尚未出现，X线检查只能依靠股骨颈的干近侧端与髋臼关系来测量。骨化中心出现后，摄包括双侧髋关节的骨盆片可以确定诊断，摄片时将双下肢并拢，患肢上推和下拉位各摄一张片以对比测量，则诊断结果更明显可靠。测量方法有以下几种：

(1) 连接双侧髋臼Y形软骨的水平线(称Y线或Hilgen-reiner线)和自髋缘外侧骨化边缘的垂线(称Perkin线或Ombre-dame线)，两线交叉将髋臼划为四区，正常股骨头骨化中心应在其内下区，若位于其他区域，则为脱位。脱位侧骨化中心常较小。

(2) 髋臼指数：自Y形软骨中心至髋臼边缘作连线，此线与Hilgenreiner线间夹角称髋臼指数，此角说明髋臼的斜度，亦可反映髋臼发育程度。出生时髋臼指数为25.8°～29.4°，6个月婴儿在19.4°～23.4°(Caffey, 1956)，2岁以上者在20°以内。多数学者认为超过25°即为不正常，也有一些学者认为，如超过30°，则有明显脱位趋向。近年来，对于正常新生儿的髋臼指数发现高达35°～40°，而绝大多数以后转化为正常髋关节。因此，在诊断时不能单看髋臼指数一项。但大于正常值者说明臼顶倾斜度增加，为髋臼发育不良的表现。

(3) 骨骺外移测定：自股骨头骨骺中心至耻骨联合中央垂线之间的距离，称为旁中心距，两侧比较，若距离增宽，表明股骨头向外移位，常用于判断有无髋关节半脱位，此法在测量轻度半脱位时很有价值，骨骺出现前，同样可用股骨颈内侧缘为点作测量。

(4) VonRosen 线：双侧大腿外展 45°～50° 并内旋，摄包括双侧股骨上端至骨盆正位片。作双侧股骨中轴线，并向近侧延长，即 VonRosen 线。正常时，此线通过髋臼外上角；脱位时通过髂前上棘。在股骨头骨化中心未出现前，对诊断有一定参考价值。

(5) 沈通 (Shenton) 线：正常骨盆 X 线片中，耻骨下缘的弧形线与股骨颈内侧的弧形可以连成一条完整的弧度，称作沈通线。凡有髋脱位、半脱位的病例中，此线完整性消失。此线在任何脱位中都消失，因此，不能区别炎症、外伤、先天性等情况。但是仍不失为最简单的诊断方法。

(6) 股骨颈前倾角摄片：偶尔需要 X 线摄片进一步明确前倾角的情况，最简单的方法是患儿平卧，髋部向上摄骨盆正位片。同样，将大腿完全内旋再摄骨盆正位片，将两片比较，可以看出完全内旋时，股骨颈全长出现，股骨头清楚，髋骨向上时，股骨头与大小粗隆重叠，可以估计前倾角的存在。

(7) 关节造影：一般情况之下，很少有必要进行关节造影来明确诊断，但是在某些情况下需要明确盘状软骨、关节囊狭窄、复位失败原因时，造影术仍有必要。在全身麻醉下，髋关节进行皮肤消毒无菌操作，在关节前做穿刺注射 1～3ml 35% 碘油造影剂 (diodonediodast)。在透视下可以发现髋臼外缘有无障碍、髋臼外缘的软骨情况以及关节囊有无狭窄，必要时手法复位后可以再次造影明确股骨头是否完全进入髋臼、盘状软骨的复位与变形。由于操作复杂，造影充盈不足，读片困难，近年来较少有人应用造影诊断。

(8) 中心边缘角 (CE 角)：随访病例时常需测定股骨头进入髋臼的程度，伟氏 (Wibeng) 取股骨头中心为一点，髋臼外缘为一点，连此两点成一直线。髋臼外缘作垂直线向下，两线成钝角于髋臼外缘，称边缘中心角。此角正常范围为 20°～46°，平均 35°；15°～19° 为可疑；少于 15°，甚至负角，表示股骨头外移，为脱位或半脱位。

10.B 超检查

发现股骨头在髋臼外，即可确诊为先天性髋关节脱位。进行普查时，用此法最为方便有效。

11.CT 与 MRI 诊断

CT 对了解髋臼的情况有很大帮助，但仅仅显示骨性结构或骨化中心的变化，对于软骨、软组织、盂唇、韧带变化却无帮助。MRI 主要可显示软组织变化，能够明确有无软组织嵌顿于股骨头与髋臼之间。

(二) 鉴别诊断

1. 先天性髋内翻畸形

同样有跛行，患肢短缩，屈髋自如，外展受限。X 线片显示颈干角小，Allis 征阳性，股骨头内下方近颈部可见三角形骨块。

2. 病理性髋脱位

常有新生儿期髋部感染史，X 线片示股骨头骨骺缺如，但髋臼指数正常。

3. 麻痹或痉挛性脱位

前者多为脊髓灰质炎后遗症，存在部分肢体瘫痪，有明显肌萎缩，肌力低，X 线片示"半脱位"，一般较易鉴别。后者多为早产婴儿或生后窒息者，出现半身瘫或截瘫的上神经元损伤的表现。

五、治疗

治疗方法因年龄而异，治疗越早，效果越好；年龄越大，病理改变越严重，疗效越差。

(一) 婴儿期 (0~6个月)

确诊后，国外多采用 Pavlik 支具(一种特制的尼龙吊带)治疗；国内采用特制的连衣袜套治疗。

(二) 幼儿期 (1~3岁)

对于不能自然复位者.1岁以后发现髋脱位，一般采用手法复位，支具或石膏外固定治疗。固定位置由过去的蛙式位(外展，屈髋、屈膝90°)改为人体位(外展60°，外延90°，屈髋90°)。该体位可大大降低股骨头缺血性坏死的发生率。

(三) 3岁以上儿童

一般均采用手术切开复位，骨盆截骨术。因为随着年龄的增长，机体的自我修复能力逐渐降低，保守疗法的效果欠佳，取而代之的为手术治疗。手术的目的是改变异常髋臼方向为生理方向，增加髋对股骨头的包容，使股骨头与髋臼达到同心圆的复位。常用手术方法如下。

1.Salter 骨盆截骨术

适用于6岁以下，髋臼指数在45°以下，主要以前缘为主的髋臼发育不良患儿。

2.Pemberton 环髋臼截骨术

适用6岁以下，"Y"形软骨骨骺尚未闭合，髋臼指数大于46°的患儿。通过在髋臼上缘上1~1.5 cm平行髋臼顶弧形截骨将髋臼端翘起，向下改变髋臼顶的倾斜度，使髋臼充分包容股骨头，达到髋臼形成正常形态，股骨头达到同心圆复位。

3.Chiari 骨盆内移截骨术

适用年龄大，髋臼指数大于45°的患儿。该手术主要将骨盆自髋臼上缘髂前上棘紧贴关节囊上方行内高处低的截骨，然后将远端内移1~1.5 cm，相对增加包容。该手术缺点是可使女性骨产道狭窄，增加的包容部分无软骨覆盖。

在以上各种术式中，如在手术中发现股骨前倾角大于60°、脱位较高者，应行转子下旋转、短缩截骨术。这样更有利于提高手术的成功率，使股骨头与髋臼达到同心圆复位，使患髋关节更稳定。上述手术后一般采用髋"人"字石膏固定6周，待截骨愈合后去除。负重时间一般在术后3~6个月。

第二节 先天性髋内翻

小儿先天性髋内翻，又称发育性髋内翻。在幼儿时发病，股骨颈的颈干角呈进行性减小，表现为日见加重的跛行，是小儿跛行常见原因之一。

一、病因病理

(一) 病因

先天性髋内翻的病因不十分明确。一部分人认为是宫内受压或分娩时创伤引起股骨上端骺软骨损伤，或血运障碍造成继发性生长畸形；一部分人认为是先天存在股骨头骨骺异常，直立行走后，由于重力和内收肌作用于薄弱部位而致髋内翻。

(二) 病理改变

股骨颈的颈干角是由股骨颈与股骨干两者的轴线构成。儿童的颈干角一般为135°～145°，到成人时逐渐减小到120°～140°。如颈干角＜120°，称之为髋内翻。先天性髋内翻的股骨头内侧与股骨颈交界处见三角形骨缺损区或称骨发育不全区，三角形骨块尖端与横过股骨颈的骨质疏松带相连，病理检查为骨化延迟的软骨组织。其位置正在股骨颈的主要负重力线径路上，这样就减少了股骨颈承受力量的能力，而骺线则在该线之近端。随年龄、体重的不断增加，患儿站立行走负重，加重了股骨颈的弯曲，导致股骨头骺向内倾斜，这样引起了不利于该股骨颈疏松部软骨组织的剪应力和弯应力，这些应力随股骨颈弯形而加大。髋内翻严重，颈干角进行性减小，甚至达到锐角的程度，股骨颈骨质疏松带增宽、大粗隆上移与髂骨相邻为止，最后髋内翻畸形呈一种手杖样的外形。

二、诊断

(一) 病史

患者多数无特殊病史。

(二) 症状与体征

患儿多在直立行走后就诊，一般身材矮小。单侧病变患儿行走时因臀中肌无力，表现为无痛性跛行；若双侧髋内翻则出现鸭行步态。有鸭行步态时，人体由一侧向对侧左右摇摆，容易疲劳，但多无疼痛。常有腰椎前凸增加，髋关节外展、旋内活动受限，其余方向可活动正常，大转子凸出，臀部两侧加宽，患肢短缩，其短缩程度决定于股骨头、颈被压缩的程度。屈德伦堡征阳性。

(三) X线检查

患侧股骨颈干角明显变小，正常儿童颈干角在130°上，髋内翻患儿进行性减小，4～7岁左右可达90°，一般就诊者多为小于90°。颈短，在颈部近股骨头处有一个三角形骨化阴影，并有两条透明带越过股骨颈，形成倒V形。内侧带为股骨头骨骺板，外侧带为异常透明带，标志着股骨颈的软骨成熟不良和骨化不规则。异常透明带的方向和宽度对髋内翻的进展速度和程度有重要影响。随着髋内翻畸形的发展，大转子增大并上移。股骨干变细，并可继发股骨和髋臼畸形。

三、鉴别诊断

(一) 后天获得性髋内翻

如股骨头缺血性坏死、股骨头骨骺滑脱、股骨上端骨纤维结构不良和严重肾性佝偻病等。

(二) 先天性短股骨和先天性弓形股骨

均可合并髋内翻，同属于股骨上端发育缺陷，但各有其不同特点。前者有明显股骨短缩，常伴有其他部位发育异常；后者以转子下骨干弯曲为特征，短缩和内翻程度较轻。

四、治疗

先天性髋内翻患者在股骨头与股骨颈干之间存在着非生理性的剪应力与变应力，治疗原则是应在儿童成长期减少弯曲应力使至达到正常或接近正常，变股骨头与颈之间剪应力为生理性的压应力。

对于轻度髋内翻可采用非手术治疗，而颈干角小于100°时多需手术矫形，增加颈干角，恢复其正常的生理压应力，消除剪应力。手术为粗隆下外展截骨矫形术，把原来垂直的骨骺线，变成水平骨骺线。由于截骨方式及固定方法不同，手术术式有多种，现主要介绍几种如下：

（一）股骨粗隆下斜行截骨术

麻醉之后仰卧，患髋垫高，大腿上部外侧纵形切口，显露股骨大粗隆及股骨上1/3，在大粗隆的骨骺稍下处斜向小粗隆下作一斜行截骨，与股骨干成有约35°～45°，将股骨近端的截骨面内的松质骨凿出一骨槽，外展大腿，将股骨截骨远端斜行尖端插入近端股骨粗隆的槽内。如不易插入，可将股骨干截骨远端上段斜面的两侧皮质骨边缘修理更加尖锐，修整后的尖端即能完全插入槽内。股骨干外展角度视术前髋内翻程度决定，并用两枚螺丝钉穿入股骨上端与小转子内侧皮质骨作固定。术后皮肤牵引，6～8周去除牵引，床上活动。待X线片证实愈合后，下地行走负重。

（二）股骨粗隆楔形外展截骨术

此法仰位及手术入路同上述。在粗隆下股骨干作一楔形骨块，术前先测量出楔形骨块的角度，即髋内翻度数＋楔形骨块度数等于或稍大于正常颈干角度。截除楔形骨块后，患肢外展，对合截骨面，将四孔钢板按大粗隆及股骨干接合处角度顺势弯曲妥帖，置于其外侧，用螺丝钉固定。术后用髋人字形石膏固定，骨愈合后拆除石膏，开始下地行走。

（三）股骨粗隆间倒"V"形插改角截骨法

仰卧位，患髋抬高，内收肌切断，在股骨外侧大粗隆处倒V形钻孔，股骨内侧小粗隆下作横形钻孔，骨凿连接骨孔截骨。刮匙除去粗隆近端松质量，固定骨盆，充分外展患肢，使远段倒V型骨尖端嵌插入预先凿好的股骨粗隆近端骨槽内。用半髋人字形石膏固定。由于切断内收肌，外展充分，术后复发少。

以上股骨粗隆部的外展截骨时应注意下列几点：

①对于髋内翻尚大于100°的患儿密切随访，如果髋内翻有进展应早期手术治疗，手术越迟，功能恢复越差。

②截骨后应充分外展髋部，因为髋内翻主要由骺板发育异常引起，多数为进行性，如果手术矫形不能消除其不利的力学因素，术后仍有不同程度的复发，故手术时矫枉要过正，防止髋内翻复发。

③手术时应避免损伤股骨近端骨骺，否则会引起骨骺早期融合；在股骨颈的病变区不能植骨，因为植骨不但不能促进骨化，反而使畸形加重。

第三节 先天性脊柱裂

先天性脊柱裂是小儿椎管发育过程中产生的各种异常表现，定义为躯干中线间质、骨、神经结构融合不全或不融合。将有椎管内容物膨出者称显性脊柱裂，反之则称隐性脊柱裂。临床上，先天性脊柱裂很常见，发生率10%，大部分没有症状，不需治疗。这种病通常是遗传因素和环境因素共同作用的结果，例如孕妇在怀孕早期受放射线毒物、激素类药物、体内维生素缺乏、缺氧酸中毒等不良刺激。

一、病因

先天性脊柱裂形成于母亲孕早期，约在孕40天左右，由于多种因素造成神经轴及中胚层发育缺陷，导致神经管和椎管闭合不全。

二、诊断依据

(一) 病史

1. 无明显神经症状期

脊髓受牵拉较轻，患者下肢无感觉运动障碍，有的仅表现为腰痛，显性脊柱裂仅表现为腰骶部的包块。

2. 神经损害期

随着生长发育，局部粘连，脊髓生长慢于脊柱，则脊髓受到牵拉，或者成人突然受到弯腰暴力，导致神经突然受牵拉，则出现下肢不同程度的感觉运动障碍及大小便功能障碍。

(二) 症状和体征

神经系统症状与脊髓和脊神经受累程度有关，较常见的为下肢瘫痪、大小便失禁等。如病变部位在腰骶部，出现下肢迟缓性瘫痪和肌肉萎缩，感觉和腱反射消失。下肢多表现马蹄足畸形，温度较低、青紫和水肿，易发生营养性溃疡，甚至坏疽。常有肌肉挛缩，有时有髋关节脱位。有些轻型病例，神经系统症状可能很轻微。随着患儿年龄长大，神经系统症状常有加重现象，这与椎管增长比脊髓快，对脊髓和脊神经的牵扯逐渐加大有关。

(三) 辅助检查

1.X线检查

一般可有以下五种表现。

(1) 单侧型：椎板一侧与棘突融合，另一侧由于椎板发育不良而未与棘突融合，形成正中旁的纵形(或斜形)裂隙。

(2) 浮棘型：椎骨两侧椎板均发育不全、互不融合，其间形成一条较宽之缝隙；因棘突呈游离漂浮状态，故称之为"浮棘"。两侧椎板与之有纤维模样组织相连。

(3) 吻棘型：下一椎节(多为第1骶椎)双侧椎板发育不良，棘突亦缺如；而上一椎节的棘突较长，以致当腰部后伸时，上节棘突嵌至下椎节后方裂隙中，在临床上称"吻棘"又称"嵌棘"。

(4) 完全脊柱裂型：双侧椎板发育不全伴有棘突缺如，形成一长裂隙。

(5) 混合型除椎裂外：尚有其他畸形，其中以椎弓不连及移型椎等多见。

2.MR 检查

(1) 单纯的脊膜膨出型：以腰部和腰骶部多见，脊膜通过缺损椎板向外膨出达皮下，形成背部正中囊样肿块，其内容物除少数神经组织外，主要为脑脊液充盈。

(2) 脊髓脊、膜膨出型：膨出物除脊膜外，脊髓本身亦突至囊内，见于胸腰段以上。

(3) 伴有脂肪组织的脊膜(或脊膜脊髓)膨出型：即在前两型的基础上，囊内伴有数量不等的脂肪组织，较少见。

(4) 脊膜脊髓囊肿膨出型：即脊髓中央管伴有积水的脊膜脊髓膨出。

(5) 脊髓外翻型：即脊髓中央管完全裂开、呈外翻状暴露于体表，伴有大量脑脊液外溢，表面可形成肉芽面。此为最严重的类型，因多伴有下肢或全身其他畸形，死亡率甚高。

(6) 前型：指脊膜向前膨出达体腔者，临床上甚为罕见。

三、治疗

(一) 非手术治疗

1.隐性脊柱裂一般病例无须治疗，但应进行医学知识普及教育，以消除患者的紧张情绪及不良心理状态。

2.隐性脊柱裂症状轻微者，应强调腰背肌(或腹肌)锻炼，以增强腰部的内在平衡。

(二) 手术治疗

1.显性脊柱裂

几乎均须手术治疗，如囊壁极薄或已破，须紧急或提前手术，其他病例以生后1～3个月内手术较好，以防止囊壁破裂，病变加重。如果囊壁厚，为减少手术死亡率，患儿也可年长后(1岁半后)手术。手术目的是切除膨出囊壁，松解脊髓和神经根粘连，将膨出神经组织回纳入椎管，修补软组织缺损，避免神经组织遭到持续性牵扯而加重症状。对脊膜开口不能直接缝合时，则应翻转背侧筋膜进行修补。包扎力求严密，并在术后及拆除缝线后2～3d内采用俯卧或侧卧位，以防大小便浸湿，污染切口。

对于长期排尿失常或夜间遗尿或持续神经系统症状加重的隐性脊柱裂，仔细检查后，应予以相应的手术治疗。手术的目的是切除压迫神经根的纤维和脂肪组织。在游离神经根时力求手术细致，或在显微镜下手术，可以避免神经损伤。

对于出生时双下肢已完全瘫痪及大小便失禁，或尚伴有明显脑积水的脊髓脊膜膨出，手术后通常难以恢复正常。甚至加重症状或发生其他并发症。脊髓膨出的预后很差，目前尚无理想的手术疗法。患儿多于生后不久即死于感染等并发症。

2.吻棘症伴有明显腰部后伸痛者，可行手术将棘突尖部截除之。

3.症状严重并已影响正常工作生活者，应先作进一步检查，确定有无合并腰椎管或根管狭窄症、腰椎间盘脱(突)出症及椎弓断裂等。对有伴发以上者，应以治疗后者为主，包括手术疗法。

4.浮棘症者不应轻易施术，单纯的浮棘切除术早期疗效多次满意，主要由于浮棘下方达深部的纤维组织多与硬膜囊粘连，此常是引起症状的原因。而企图切除此粘连组织多较困难，应慎重。一般在切除浮棘之同时，将黄韧带切开，并翻向两侧。

(三)药物治疗

1. 中药治疗

术后早期应用愈瘫 1 号,中期应用愈瘫 2 号。

2. 西药治疗

术后应用脱水剂和能通过血-脑脊液屏障的抗生素(磺胺类和三代头孢),有明显神经症状的应用神经营养剂与激素等药物。

(四)康复治疗

一般负重骨性结构破坏不大,术后 3 周下地活动。针刺、电疗辅助肌肉功能恢复。

第四节 成骨不全症

成骨不全症患者的标志性特征是骨骼脆弱,容易骨折。可分为先天型及迟发型两种。先天型指在子宫内起病,又可以再分为胎儿型及婴儿型。病情严重,大多为死亡,或产后短期内死亡。迟发型者病情较轻,又可分为儿童型及成人型。

一、病因

病因尚不清楚,多数学者认为与常染色体显性遗传有关,部分为常染色体隐性遗传。是由遗传性中胚层发育障碍造成的结缔组织异常累及巩膜、骨骼、韧带等而出现相应症状,由于结缔组织广泛分布于全身,所以患儿常有多组织、多器官的改变。

二、类型

成骨不全病,俗称"玻璃娃娃"或是"陶瓷娃娃"。一共有四大类型,最常见的是第一型,其次是第四型、第三型和第二型。

(一)第一型

第一型是由体染色体显性遗传造成,患者有蓝眼珠,齿质不良,部分患者伴随听力障碍。骨骼脆弱的原因来自正常的胶原纤维不足。

(二)第二型

这型的患者可能是由于体染色体隐性或显性遗传所致,常在子宫内时就有多发性骨折的现象,在出生前或生产过程中就死亡,依其症状还可分四种亚型。

(三)第三型

形成原因可能是体染色体发生突变所致,这个突变使第一型胶原蛋白的结构不正常。这类的患者多半体型短小,脸型呈倒三角形,生长迟缓,有些阅读能力会比一般人好,蓝色眼珠。

(四)第四型

和第一型一样,是由体染色体显性遗传造成,骨骼脆弱的原因来自胶原纤维的前驱物 α 键过短。

三、诊断

根据患者临床特征结合 X 线检查,不难做出诊断。产前诊断则依靠超声学检查、放射学检查、羊水及绒毛的基因分析。

(一) 临床表现

本病以骨骼发育不良，骨质疏松，脆性增加及畸形，蓝色巩膜及听力丧失为特征，但临床差异很大，重者出现胎儿宫内多发骨折及死亡，轻者至学龄期才有症状，并可存活至高龄。

1. 广泛采用的临床分类方法是 Sillence 的四型分类法：

①Ⅰ：常显蓝巩膜，轻至重度骨脆性，早期听力丧失，牙本质发育不全；

②Ⅱ：常显或散发极度骨脆性，宫内骨折，呼吸衰竭，新生儿死亡；

③Ⅲ：散发，常隐或常显中至重度骨脆性，明显骨畸形，脊柱侧凸，不同巩膜颜色；

④Ⅳ：常显巩膜颜色正常，轻中度骨脆性及畸形，牙本质发育不全。

2. 临床主要症状

①骨脆性增加：轻微的损伤即可引起骨折，严重的患者表现为自发性骨折。先天型者在出生时即有多处骨折。骨折大多为青枝型，移位少，疼痛轻，愈合快，依靠骨膜下成骨完成，因而常不被注意而造成畸形连接。长骨及肋骨为好发部位。多次骨折所造成的畸形又进一步减少了骨的长度。青春期过后，骨折趋势逐渐减少；

②蓝巩膜：约占 90% 以上。这是由于患者的巩膜变为半透明，可以看到其下方的脉络膜的颜色的缘故；

③耳聋：常到 11～40 岁出现，约占 25%，可能因耳道硬化，附着于前庭窗的镫骨足板因骨性强直而固定所致，但亦有人认为是听神经出颅底时受压所致。

④关节过度松弛：尤其是腕及踝关节；

⑤肌肉薄弱；

⑥头面部畸形；

⑦牙齿发育不良：牙质不能很好地发育，乳齿及恒齿均可受累。齿呈黄色或蓝灰色，易龋及早期脱落；

⑧侏儒；

⑨皮肤瘢痕宽度增加。

(二) 辅助检查

1. X 线表现

①骨骼：骨干过细或骨干过粗，骨呈囊状或蜂窝样改变；长骨皮质缺损毛糙；肋骨变细、下缘不规则或弯曲粗细不一；手指呈花生样改变；牙槽板吸收；脊椎侧凸，椎体变扁，或椎体上、下径增高，也可表现为小椎体、椎弓根增长；颅骨菲薄，缝间骨存在，前后凸出，枕部下垂；四肢长骨的干骺端有多数横行致密线；干骺端近骺软骨盘处密度增高而不均匀。早发型与晚发型成骨不全的骨损害表现有所不同。

②关节：主要有以下四种改变：部分患者因骨软化可引起髋臼和股骨头向骨盆内凹陷；骨干的膜内成骨发生障碍可致骨干变细，但由于软骨钙化和软骨内成骨依然正常，而使组成关节的骨端相对粗大；部分患者骨骺内有多数钙化点。可能由于软骨内成骨过程中软骨内钙质未吸收所致；假关节形成，由于多发骨折，骨折处形成软骨痂，X 线片上看上去很像假关节形成。

2. 超声检查

超声检查胎儿的骨骼系统可早期发现先天性骨发育障碍性疾病。Garjian 等的经验显示，三维超声可得到立体解剖定位，故优于二维超声检查，较后者更易发现头、面部和肋骨的畸形。

3. 实验室检查

患者一般无特异性实验室检查。患者血钙、磷和 ALP 一般正常，少数患者 ALP 也可增高，尿羟脯氨酸增高，部分伴氨基酸尿和黏多糖尿。有 2/3 的患者血清 T_4 升高。

四、治疗

（一）非手术治疗

预防骨折，改善负重力线，增加骨路强度。主要药物包括氟化物、维生素 D、降钙素等，但效果均不肯定。对于骨折患者，可行夹板、石膏、支具等固定，固定期间应加强功能锻炼以增加肌力并促进骨折愈合。

（二）手术治疗

骨科手术常用：

1. 多段截骨、重新对线 – 光滑髓内针固定术。

2. 截骨 – 望远镜式髓内针固定。

3. 截骨 – Russell-Taylor 髓内针固定：虽然愈合的长骨不如原来坚固，但截骨或骨折的愈合常相当满意。截骨和骨折后偶尔会见到过度增生的骨痂。为了固定骨折，增加脆弱骨的强度，婴儿期可采用经皮或胫骨折端髓内穿针处理，暂时维持骨的力线顺列，此时穿针要求不一定完全贯穿髓腔，部分在髓腔内，部分在骨旁，也有帮助，3～4 岁以后更换可延伸的髓内支杆。多段截骨髓内钉或可延伸髓内支杆矫形术是治疗因成骨不全复合畸形的一种行之有效的方法。可以一期矫正多处畸形，合理的重新排列骨顺列，加强脆弱骨的强度，明显改善功能。手术不宜选择非常严重的病例，应选择肢体畸形矫正后，有恢复站立、行走能力的病例。正确的估计判断畸形骨的实际状态非常重要。

五、预后

不同类型的成骨不全症严重程度和预后不同。严重者在子宫内死亡，或在娩出后 1 周内死亡。

六、预防

本病是一种先天遗传性疾病，应预防骨折，对患儿采取保护措施，避免造成骨折的伤害，训练柔韧性、耐力和力量，鼓励各种形式的安全主动运动，从而在最大程度上增加骨量、增强肌肉力量，促进独立生活功能，甚至胜任一些力所能及的工作，一直到骨折趋减少为止，同时要注意防止长期卧床的并发症，护理患儿，佩戴支具以保护并预防肢体弯曲畸形。

如夫妻一方有此病家族史，即使无发病症状，生育时也应找专家咨询，应考虑到生出有成骨不全症后代的可能。

第五节 先天性斜颈

先天性肌斜颈是指胸锁乳突肌的先天性单侧挛缩，导致头和颈的不对称畸形，头倾向患侧，下颌转向健侧。是一侧胸锁乳突肌纤维性挛缩、颈部向同侧偏斜的畸形。多因产伤、异常分娩或胎位异常，引起胸锁乳突肌损伤、血肿机化、挛缩而致。先天性肌斜颈是1912年Klippel和Feil报道，称为Klippel-Feil综合征。又称为先天性骨性斜颈或先天性颈椎融合畸形，系指两个或两个以上颈椎融合。主要表现为颈椎缩短。MRI能够明确地显示颈椎融合的节段，并可确定脊髓受压部位和严重程度。

一、病因及发病机制

(一) 病因

先天性斜颈的病因目前仍有许多不同意见，多数认为胎儿胎位不正或受到不正常的子宫壁压力，使头颈部姿态异常而阻碍一侧胸锁乳突肌的血液循环，致该肌缺血、萎缩、发育不良、挛缩而引起斜颈。也有认为，由于分娩时一侧胸锁乳突肌受产道或产钳挤压牵引而受伤出血、血肿机化挛缩而致，还有认为胸锁乳突肌的营养动脉栓塞，或静脉回流受阻，导致肌纤维发生退行性变，因而形成斜颈。

(二) 发病机制

临床观察发现，其中70%～80%的病例见于左侧，10%～20%的患儿伴有先天性髋关节脱位。在病理解剖方面，仅能证实形成胸锁乳突肌挛缩的组织主要是已经变性的纤维组织其中，病情严重者肌纤维完全破坏消失，细胞核大部分溶解部分残留的核呈不规则浓缩状；中间可能出现再生的横纹肌及新生的毛细血管亦可发现成纤维细胞。对这种现象的出现目前有以下几种见解。

1. 宫内胎位学说

早于Hippoerates时代即已提出畸形多系胎儿在子宫内姿势不正引起的压力改变所致。近年来的研究亦表明此种由于压应力改变所致的胸锁乳突肌发育压抑是斜颈畸形的主要原因之一。

2. 血运受阻学说

无论是供应胸锁乳突肌的动脉支还是其静脉支，当闭塞时即可引起肌肉的纤维化，此可从实验性研究中得到证实。此种见解尚未被大家普遍接受。

3. 遗传学说

临床调查发现，约有1/5的患儿有家族史，且多伴有其他部分的畸形。表明其与遗传因素亦有一定关系。

4. 产伤学说

先天性斜颈多发生于难产分娩的病例尤其是臀位产者，约占3/4病例。但反对者认为，在组织病理学检查时，从未在纤维化的胸锁乳突肌中发现有任何含铁血黄素痕迹可见，因此推测其并非因产伤所致。

二、临床表现

1. 颈部肿块

这是母亲或助产士最早发现的症状一般于出生后即可触及位于胸锁乳突肌内呈梭形长2～4 cm，宽1～2 cm质地较硬无压痛于生后第3周时最为明显，3个月后即逐渐消失一般不超过半年。

2. 斜颈

于出生后即可为细心的母亲发现患儿头斜向肿块侧(患侧)。半月后更为明显，并随着患儿的发育斜颈畸形日益加重。

3. 面部不对称

一般于2岁以后，即显示面部五官呈不对称状，主要表现为：

(1) 患侧眼睛下降：由于胸锁乳突肌挛缩，致使患者眼睛位置由原来的水平状向下方移位，而健侧眼睛则上升。

(2) 下颌转向健侧：亦因胸锁乳突肌收缩之故致使患侧乳突前移而出现整个下颌(颏部)向对侧旋转变位。

(3) 双侧颜面变形：由于头部旋转，致双侧面孔大小不一健侧丰满呈圆形患侧则狭而平板。

(4) 眼外角线至口角线变异：测量双眼外角至同侧口角线的距离显示患侧变短，且随年龄增加而日益明显。

除以上表现外患儿整个面部，包括鼻子、耳朵等均逐渐呈现不对称性改变，并于成年时基本定型，此时如行手术矫正，颌面部外形更为难看。因此对其治疗力争在学龄前进行，不宜迟于12岁。

4. 其他

(1) 伴发畸形：可检查有无髋关节脱位、颈椎椎骨畸形等。

(2) 视力障碍：因斜颈引起双眼不在同一水平位上易产生视力疲劳而影响视力。

(3) 颈椎侧凸：主要是由于头颈旋向健侧，因而引起向健侧的代偿性侧凸。

并发症：常引起颈椎向健侧代偿性侧凸。

三、诊断和鉴别诊断

根据有难产病史、临床症状及体征，诊断并不困难，但应摄颈椎X线片以排除骨质异常，并须与其他原因所致的斜颈相鉴别。

(一) 骨性斜颈

为先天性颈椎发育异常，胸锁乳突肌无挛缩，X线片检查可显示颈椎异常。

(二) 颈椎结核

颈部各个方向的主动及被动活动都受限，并伴有肌肉痉挛，但无胸锁乳突肌挛缩，颈部活动时引起不同程度的疼痛；X线片显示颈椎破坏和椎前脓肿。

(三) 颈椎自发性半脱位

有咽部或颈部软组织感染病史，而后发生斜颈。颈部活动受限、疼痛。X线摄片显示颈椎有半脱位现象，常见第1、2颈椎之间。抗感染治疗有效。

（四）眼肌异常

眼外肌的肌力不平衡，故患儿视物时需采取斜颈姿势，以避免复视。胸锁乳突肌无挛缩，斜颈可自动或被动矫正。

（五）听力障碍

由于一侧听力障碍，患儿于倾听时常表现为斜颈姿势，但无固定性斜颈畸形，无胸锁乳突肌挛缩或颈椎异常。

四、预后

治疗越早效果越好。在婴儿期如坚持采用非手术疗法，大部分患儿可以治愈；在儿童期或胸锁乳突肌挛缩不严重者，需手术治疗，可以治愈；胸锁乳突肌挛缩严重、颜面不对称很明显，且年龄较大患者，也可有明显效果，但不能达到正常。

五、治疗

（一）非手术疗法

包括局部热敷、按摩、卧位固定及手法扳正等。适于不满半岁的婴儿。目的在于促进局部肿块消散，防止肌纤维挛缩。患儿睡眠时取仰卧位，下颌向患侧，枕部向健侧，并用棉垫和洁净的小沙袋固定头部于上述位置。手法扳正于出生后 2 周才可开始，且须缓慢用轻柔力量进行。手法扳正时，须将下颌转向患侧，并逐渐将其抬高，同时把头偏向健侧。每日 3～4 次，每次手法前后应按摩患侧胸锁乳突肌或热敷，需坚持 3～6 个月。

（二）手术疗法

1. 病例选择

①一般手术适应证：以半周岁至 12 周岁的患儿为宜。

②相对手术适应证：指 12 岁以上患儿，因其继发性面部畸形已经形成斜颈纠正后面部外观可能更为难看，尽管随着人体发育可有所改善但仍不如年幼者手术治疗的疗效明显需由家长酌情考虑根据作者的临床经验，16 岁以前施术者，均可获得一定的改善；18 岁左右的患者选择手术治疗亦有疗效。但务必与家属反复说明术后外观不佳。

③不宜手术的病例：对因其他原因所致的斜颈，如椎骨畸形、结核、外伤等所致者应以治疗原发病为主。对成年人斜颈除非有其他特殊原因和要求一般不应随意施术。

2. 手术方法选择

①胸锁乳突肌切断术：此为传统的术式一般都在胸、锁乳突肌的胸骨及锁骨端通过 1～1.5 cm 长的横形切口将该肌切断。此术式简便有效易掌握，亦有人主张自乳突端将该肌切断以保持颈部外表美观，适用于女孩。

②胸锁乳突肌全切术：即将整个瘢痕化的胸锁乳突肌切除手术较大，适用于青少年患者。术中应注意切勿误伤邻近的血管及神经。

③部分胸锁乳突肌切除术：指对形成肿块的胸锁乳突肌做段状切除适用于年幼儿童局部肿块较明显者。

④胸锁乳突肌延长术：适用于肌肉组织尚有舒缩功能者。一般可延长 2～2.5 cm 年长者可稍长。

3.术后处理:

①斜颈畸形轻者:在术后可通过使头颈向双侧主要是向患侧旋转活动而达到矫正畸形的目的;但此法对不合作的幼儿不适用。

②斜颈畸形明显者:在术后均需以头-颈-胸石膏矫正与维持患儿体位。一般使其固定在能使胸锁乳突肌拉长的状态,即使头颈尽力向患侧旋转并向后仰。石膏制动4~6周后拆除。

第六节 先天性高肩胛症

先天性高肩胛症除表现患侧肩胛骨位置高以外,还表现为上肢的外展、上举功能受限,其病因是因为肩胛骨固定在不正常位置,而肩肱关节的活动不受限。

一、病因

(一)原因

这是胚胎期间肩胛带下降不全的结果。户胛带在胚胎期间是颈椎旁的一个肢芽,自胚胎的第四个月起逐渐从对应的颈4-颈6的位置下降至第2~7肋间。由于某种原因,肩胛带的正常下降过程受阻,就形成高肩胛畸形。可发生在一侧或者双侧。本症真正原因目前不明,学说很多。如:

1.与遗传因素有关;

2.与羊水量过多引起宫内压力过高有关;

3.与肌肉组织缺损或肩胛骨和椎体间的异常关节有关。

各种因素主要影响胚胎早期,尤其是颈脊柱及上肢芽发育和肩胛骨下降阶段。如于胚胎第3月内肩胛骨未完成下降进程,降至胸壁后侧,则会形成高肩胛症。

(二)病理改变

胚胎发育过程中,肩胛带随之下降,同时肩胛骨的横径与垂直径的比率逐渐减少。但由于下降过程中断或受阻,使肩胛骨处于胸廓后较高处,肩胛骨正常发育受到影响,发生了形态变化。常见的病理改变可分成两个方面:

1.骨和肌肉的变化

前者是肩胛骨位置高,最高时与枕骨相接触,上部向前弯曲超过胸廓顶部呈钩状,内缘及下角向脊柱内移,甚至与相邻的颈椎与上胸椎的棘突有骨性、软骨性或纤维性连接。形成全部骨性连接的称为肩椎骨,肩胛骨内上角与颈椎棘突与横突之间有一纤维束和软骨或骨性的束带,称之为肩椎骨桥。有的在骨桥与肩胛骨之间有发育较好的关节,有的仅见一些纤维组织连接在骨桥与肩胛骨之间。肩胛骨体一般发育很小。除肩胛骨畸形外,可合并脊柱侧凸、脊椎体缺如、肋骨融合及肋间隙变窄等畸形。

2.肌肉的变化

肩胛骨的诸组肌肉部分或完全缺损,肩胛提肌和菱形肌变得纤细并有不同程度的挛缩或纤维化。

二、诊断

临床表现主要为患侧肩胛部较高及患侧上臂外展高举活动受限，生下即可见明显畸形。此外，一般无严重功能障碍。上述功能障碍是因肩胛骨的固定所致。

固定原因有三：①肩胛骨内上角向前弯曲超过胸廓的顶部。②肩胛骨的内缘紧靠邻近椎体的棘突。③肩椎骨桥。功能障碍的大小因畸形程度不同而异。

Cavendlish 根据畸形程度分成四级：

一级：畸形不明显，两肩在同一水平，穿衣后外观近于正常。

二级：畸形较轻，两肩接近同一水平，但穿衣后可以看出畸形，颈蹼处可见隆起肿块。

三级：中等度畸形，患肩关节可高于对侧 2～5 cm，畸形则很容易看出。

四级：严重畸形，患肩很高，肩胛骨内上角几乎与枕骨相抵，有时常合并有短颈畸形。畸形的分级对治疗有一定的参考意义本病主要是采用 X 线检查，X 线表现为肩胛骨位置升高，抬高的肩胛骨内上角居第 1 胸椎至第 4 颈椎，肩胛骨发育较小，正位近似方形或三角形，其内上角变尖，内下角内收且逆时针旋转。患侧肩胛骨发育较小，下角升高，上界可超过胸廓高度，肩胛骨的腋缘与脊柱缘之间（横径）宽度增加，下角转向腋部，内上缘转向脊柱，可见肩胛骨与脊柱有骨桥相连以及其他的胸颈椎及肋骨畸形。

三、治疗

（一）非手术治疗

包括被动和主动的功能锻炼，伸展牵引短缩的肌肉，以改善上肢外展上举的功能。一级畸形患者适合非手术治疗。某些二、三和四级畸形不能手术的患者，也可进行非手术治疗。

（二）手术治疗

手术原则是松解肩胛骨周围软组织，使肩胛骨下降至正常位置，切除阻碍肩胛骨下降的骨性、肌性连接，注意避免血管、神经损伤。适用于功能障碍和畸形严重的学龄前儿童，但全身无其他畸形者。选择手术治疗时应考虑下列因素。年龄以 3～7 岁时手术效果较好。年龄太小则不能耐受手术。8 岁以上者，手术时过于注重矫正畸形，常引起臂丛神经牵拉而造成损伤，同时组织发育接近成熟，缺乏弹性，对肩胛骨位置的变化适应性差，故功能改善收效甚少，应慎重考虑。

畸形程度对畸形严重合并有功能障碍者应考虑手术，功能障碍不显著而仅有外观畸形可不考虑手术。

双侧畸形：如畸形对称可不考虑手术治疗。

如合并有其他脊柱及肋骨严重畸形，估计术后功能改善不大，不应手术治疗。

（三）几种常用的手术方法

1. 肩胛骨内上部的肩椎骨桥切除术

全麻，俯卧位，在患侧肩胛冈上作一横形切口，切口内自斜方肌上部纤维起，外于肩峰。将肩胛骨内上缘上方的斜方肌分离牵开，显著肩胛骨的上部和肩椎骨桥。在肩胛骨上切断肩胛提肌和菱形肌附着点。肩胛骨切除多少，因患者而异，原则是必须包括肩胛冈上部，肩胛冈内侧端和突出在肩胛骨内侧缘的结节，因此结节可能与棘突相抵触。切除部分肩胛时必须连同骨膜一并切除，以防骨质再生，影响术后疗效。最后切除肩椎骨桥，将维持肩胛骨高位的软组织切断后，肩胛骨可以有不同程度的下降。

2. 肩胛骨大部分切除术

McFarland 主张把肩胛骨大部分切除，仅留下关节盂和喙突部分，但必须充分保持肩胛骨对肩关节的稳定性。该法用于治疗畸形严重的患者。主要的缺点有：创伤严重，出血多，术后功能有一定程度影响，由于切除了大部分肩胛骨，外形不美观。

3. 肩胛骨下移固定术

主要步骤是切断附丽于肩胛骨上诸肌及肩胛骨内上角的骨桥及骨突，将肩胛骨下移并固定。此法目前临床上使用较多。全麻，俯卧位，自第一颈椎棘突至第九胸椎棘突作一正中切口，于棘突上切断斜方肌和大小菱形肌的起点，然后翻开游离的肌肉瓣，显露出肩胛骨的肩椎骨桥或附着于肩胛骨上角的纤维束带，连同骨膜切除肩椎骨桥，如无骨桥则切断纤维束带或挛缩的肩胛提肌，须注意防止损伤肩胛上神经与肩胛横动脉。肩胛骨内上角如向前弯曲超过胸廓顶部者应将内上角凿除。经以上处理，肩胛骨可比较容易地被推下移至接近正常位置，使术侧肩胛冈与健侧肩胛冈达同一水平。此时可用钢丝经肩胛冈到下角最后固定在髂后上棘或肋骨骨膜上。稳定肩胛骨在此矫正位置后，再将斜方肌、菱形肌缝回原起点以下的棘突，斜方肌的下部则应有过剩的部分。术后患肢用肩-肱绷带包扎，2～3 周后逐渐进行肩关节活动。内固定的钢丝可在肩胛骨位置稳定之后抽除。

(四) 康复训练

1 功能康复训练

外固定期的功能训练：术后早期 (1～14 d) 功能锻炼能防止关节粘连、僵直及预防肌肉萎缩等并发症。沈蓉认为，术后第 1 天就可以进行功能锻炼。为此，负责医院术后麻醉作用消失后即行患肢的被动按摩，按摩时由上至下按摩三角肌、肱三头肌及前臂肌群，每日 2～3 次，每次 30 min，此法对转移患儿的注意力、减轻疼痛也有一定效果，在切口疼痛缓解情况下，指导患儿行患肢屈指、握拳及伸屈腕、肘关节的活动，每日 3～4 次，每次 5～10 min，可以预防关节粘连，促进患肢血液循环，减轻肿胀。

2. 外固定拆除后的功能训练

手术 14 d 后，拆除 U 形石膏托，开始进行功能锻炼，主要进行肩关节前后左右的往复摆动运动，每日 3～4 次，每次 5～10 min，每分钟 15～20 下，并逐日增加运动的次数和摆幅。可以增加肩关节的活动度、松粘连，为后期康复打下良好的基础。

3. 恢复期的功能训练

术后 4～5 周开始训练，目的为预防软组织挛缩、关节粘连、创伤性关节炎等的发生，缩短康复时间，提高患儿的生活质量。方法：卧位旋臂操练法，患儿仰卧，肘部紧贴身旁，手掌向上，前臂逐渐向外，直至手背触及床缘，重复数次；爬墙运动，面墙而立，患肢的食、中指在墙上爬动，后做环旋运动，使患肢上抬，待不能再往上爬时，做好标记，保持于该位置至疲劳为止，每日 3 次，每次重复 5 遍，立位操练，患者站立，弯腰后患肢自然下垂，先做前后甩动，后做环旋运动，活动由小到大，每天操练 3 次，每次至少 5 min，自由活动，最初可做一些小游戏，如玩滚球、投圈等。

第七节 先天性胫骨假关节

先天性胫骨假关节 (CPT) 是一种罕见的疾病，其特征为胫骨节段性发育异常、无正常骨形成，伴随成角畸形、病理性骨折和骨不连接。由于发育异常所致胫骨的畸形和特殊类型的不愈合，最终形成局部的假关节。常合并有Ⅰ型神经纤维瘤病。本病预后极差，一旦骨折，几乎不能自愈。

一、病因

（一）神经纤维瘤学说

先天性胫骨假关节是由骨内性和骨外性的神经纤维瘤物质而引起，使局部骨质的正常发育障碍，骨折后也因此影响骨折的修复而造成假关节。Boyd 报告 14 例先天性胫骨假关节的病例中，9 例有皮肤的神经纤维瘤结节及皮肤色素斑。温习了 178 例中有 17 例有此情况。还有个别病例在胫后神经有些变化。天津医院所见 9 例先天性胫骨假关节与神经纤维瘤有许多相似之处，同时部分病例在假关节处的显微镜检查也符合神经纤维瘤。这两种病无疑有较为密切的关系。

（二）纤维异样增殖学说

Boyd 和 Sage(1958) 报告 15 例，其中两例假关节处，显微镜下呈纤维异样增殖的表现，提到与该病有关系。多数病例皮肤有咖啡色斑点，同时在假关节前期，囊性改变区的骨有弯曲畸形，甚至有些病例阴蒂较大，甚似纤维异样增殖的第三型即 Albright 病。X 线表现，在假关节是前期的囊性变区或假关节处残留的囊性变区呈磨砂玻璃样，骨小梁消失与纤维异样增殖相似，更主要的是局部病理变化也颇为相似。从以上关系看来，二者之间亦存在更密切的关系。

（三）神经学说

Aegerter(1995) 提出神经纤维瘤、纤维异样增殖和先天性胫骨假关节三者有许多共同之处，可能由一共同的原因所引起的纤维组织错构增殖。这些纤维组织的转化不良和紊乱使局部区域产生骨质的正常生长和成熟显得无能，这种变化的原因可能是局部神经通路不正常。在 Moore 的 78 例先天性畸形病例研究中有 91% 的病例周围神经有病理改变，支持了这种神经学说。

二、诊断

先天性胫骨假关节的病儿有些在出生时即有骨折，有些则在生后外观正常，常在病儿蹬动两腿时，偶然发生骨折，虽经正规治疗，其骨折仍久不愈合。在病儿发育过程中，骨折部逐渐出现成角畸形向前突出，患肢变短，久之小腿前后侧软组织缩短，徒手牵引不易将其成角畸形矫正。病儿局部一般无肿胀疼痛等不适感，全身皮肤常有浅棕色斑。先天性胫骨弯曲的病儿出生时，小腿中下 1/3 处向前外侧弯曲畸形，有些病儿的胫骨弯曲可维持多年不发生骨折，但偶然轻度外伤或误行手术矫正弯曲畸形后，即不愈合而形成假关节。典型的先天性胫骨假关节畸形是患儿的小腿中 1/3 处向前弯曲畸形或假关节外形，患肢短缩。根据胫骨形态，临床上一般分成三型。

（一）囊肿型

出生后在胫骨中下 1/3 处呈囊性改变，但骨干不细，轻微外力造成骨折后出现不愈合，形成假关节。

(二) 弯典型

出生后胫骨下段向前弯曲，但无假关节，胫骨前弓处皮质增厚，髓腔闭塞，胫骨端萎缩硬化。

(三) 假关节型

出生后即发现有胫骨中下段缺损，形成假关节。如果累及腓骨，亦发生同样变化。

本病主要是进行 X 线检查：X 线片可见胫骨中、下 1/3 前弯、成角、纤维囊性变和假关节形成，骨端变细呈锥形，骨端硬化髓腔闭锁，骨皮质变薄，骨萎缩，胫骨远端关节面可变形，腓骨可同时有假关节改变或弯曲畸形，小腿短缩。

三、治疗

应向家长介绍该病的发展过程和预后及治疗困难，需多次手术等基本知识，使之能与医生紧密合作。

1. 四岁以前作石膏或支架保护，不管是哪一型均应保护，防止外伤以避免骨折后形成假关节。一部分囊性型的病例，避免骨折，可以行刮除植骨术。部分弯典型的患儿在有效的防护下弯曲畸形可逐渐减轻，最后髓腔通畅，完全恢复到正常骨质，避免了假关节的形成。

2. 四岁以后可采用假关节切除植骨术。

对已经形成假关节的病例手术，目的主要是消除假关节达到骨性连接。植骨材料以自体骨最好，父母骨次之，异体骨较差。为了使植骨融合快而且坚固，一般均可用胫骨块和髂骨松质植骨。一般成功的病例中，有大部分都是经过两次以上的手术。手术后均需有坚强的外固定 3～6 个月左右，现将几种有代表性的手术方式简述如下：

(1) 髓内外植骨术

切除骨端硬化部分，打通髓腔。以腓骨块髓内嵌插植入，以髓内针固定，周围以松质骨小骨块充填。这是较经常用的一种植骨方法。

(2) 带血管腓骨移植术

显微手术技术迅速发展而广泛应用于外科各领域，在先天性胫骨假关节的治疗中带血管腓骨植骨已被采用，是目前较好的治疗方法之一。但再骨折形成假关节常有发生，尤其在骨远端融合处。

(3) 双重骨片植骨术

该方法由 Body 首倡，切除错构组织，剪除两端硬化的骨端，打通闭塞的髓腔，再以两片较大的骨块用螺丝钉固定于骨断端两侧，其优点是避免纤维组织再度充填假关节处，以压迫骨质影响骨质修复。

(4) 髓内外松质骨植骨钢板内固定

采用松质骨植骨及钢板固定术，愈合率较高。同时应及早手术取出钢板和螺钉减少或避免再骨折的发生。

第八节 先天性马蹄内翻足

先天性马蹄内翻足是由足下垂、内翻、内收三个主要畸形综合而成。以后足马蹄、内翻、内旋，前足内收、内翻、高弓为主要表现的畸形疾病。该病症是常见的先天性足畸形，男性发病较多，可为单侧发病，也可双侧。畸形明显，一出生就能发现，因此疏忽的病例较少见，多能及早治疗，效果也较好，但畸形也易复发，应定期随访至骨骼成熟（约14岁以后）。畸形的真正病因迄今不清，多数学者认为该畸形为胚胎早期受内、外因素的影响引起发育异常所致，也普遍与胎儿足在子宫内位置不正有关，但并无特殊药物治疗。

一、病因

关于马蹄内翻足的发病机制目前有多种学说，结合已经证实的依据，提示与以下多个因素相关。

（一）遗传学因素

目前的基因研究提示马蹄内翻足的发病与基因有明显的关系，在一定条件下起着决定性作用，但也受其他协同基因和外因的影响。目前初步证实HOX基因在先天性马蹄内翻足的发病中起着重要作用，最新研究定位在基因HOXD12和HOXD13上。

（二）宫内受压畸形学说

该学说最早由Hippocrates提出，得到了其他学者的证据支持，认为患儿在子宫内位置异常或者由于子宫的相对狭小，不能从早期正常的足内翻过程发展到足的功能位，停滞在内翻过程，导致足部持续的受压，从而引起软组织和骨骼的改变。

（三）软组织挛缩因素

有学者提出是软组织的改变导致骨骼的改变，最后出现马蹄内翻足畸形，其支持依据就是根据马蹄内翻足的关节囊和筋膜等纤维化改变。软组织挛缩究竟是原发性因素还是继发改变，需要进一步研究。

（四）神经肌肉学说

该学说目前比较流行，而且得到多数学者肯定。其主要观点认为由于肌肉力量的不平衡，特别是胫后肌和腓肠肌等改变，导致前后肌力失衡从而产生足的畸形，而且实验研究也提示肌肉的异常改变；进一步研究发现，导致肌力不平衡的首发因素是支配其营养和运动的神经，超微结构提示支配肌肉的神经终板和神经纤维有不同程度的发育障碍。但该学说也不能完全解释马蹄内翻足的发生，有待进一步地研究。

二、病理

先天性足内翻下垂的病理改变，初期以软组织异常，足内侧肌挛缩，张力增加，关节囊、韧带及腱膜肥厚，变短，以跗间骨关节为中心，导致足前部畸形：

1. 跗骨间关节内收；

2. 踝关节跖屈；

3. 足前部内收内翻；

4.跟骨略内翻下垂。

随年龄增长，体重越来越大，畸形更趋严重，跟腱、胫后、趾长屈，拇长屈等肌腱及跖腱膜极度挛缩，具有强的弹性阻力，足部外侧软组织及肌肉持续被牵拉而延伸，足外展功能基本丧失，但肌神经功能无损，肌电兴奋性尚存在。畸形矫正后，肌肉功能还可恢复，延误治疗者，逐渐产生骨骼畸形，跗骨排列异常，足舟骨骼变小内移，骰骨发育异常粗大，跟骨跖屈、内翻更加严重，距骨头半脱位及胫骨内旋等畸形。

三、临床表现

先天性马蹄内翻足出生后一侧或双厕足显示程度不等内翻下垂畸形。轻者足前部内收、下垂、足跖面出现皱褶，背伸外展有弹性阻力，至小儿学走路后，畸形逐渐加重，足部及小腿肌力平衡失调，健康肌挛缩，加之体重影响，足内分下垂加重，步态不稳，跛行，用足背外缘着地，延误治疗畸形愈加严重，足前部向后内翻，足背负重部位产生胼胝及滑囊，胫骨内旋加重。

四、影像学表现

X线检查可确定足部畸形的严重程度并评价疗效，一般拍摄患足正侧位片，必要时行正常对照。

1.正常足正位片上，距骨纵轴线通过第1跖骨（距骨头经舟、楔骨与第1跖骨成一直线）．跟骨纵轴线通过第4跖骨（跟骨经骰骨与第4跖骨成一直线），而且两者的连线夹角约30°～35°左右。侧位片上，距骨纵轴也通过第1跖骨，与跟骨轴交角为30°。患儿跟距纵轴连线夹角偏小，正位片两线交角10°～15°，侧位片5°～0°，而且有跟距骨重叠现象。

2.骨骼本身的异常改变为距骨头发育偏小，距骨颈细长；跟骨载距不明显或者消失，纵轴减少；舟骨发育偏小，骨化中心延迟出现。

五、治疗及预后

先天性马蹄内翻足的治疗原则，以矫正畸形为主，早期畸形矫正，足功能均可恢复。治疗可分为四个时期。

(一)1岁以内的婴儿

哺乳时，由母亲及一名助手共同协助进行手扳法矫正，婴儿屈膝（使跟腱松弛），助手固定患儿膝关节，操作者一手握患儿踝关节上方，一手托扶足前部跖面，用力使患足外翻，外展及背伸，每日2次，手法轻柔，免致骨伤，矫正适度即可。畸形矫正后用柔软绷带，由足内跖面向足背外方向缠绕，固定足于矫正位，严密观察，切莫过紧，以免影响足部血运，若是畸形矫正显著改善，脚的外展背伸弹性抗阻力消失，即可改换足托持续维持矫正位，这种方法应持续到患儿满1周岁后，一般疗效满意，如果畸形未完全矫正，也可使痉挛的软组织变得松弛，为进一步治疗奠定良好基础。

(二)1～3岁

分期手法矫正，石膏固定，全身麻痹下患儿仰卧屈膝15°，或俯卧屈膝90°，助手扶持膝关节及小腿。术者一手托足跟，矫正足跟内翻下垂，一手平推足前跖面，同时矫正下垂内翻内收畸形，在足矫正位，由股中部至跖趾关节，屈膝15°石膏管型固定。1～2岁，每2周更换1次，2～3岁，每月更换1次。术后注意石膏压迫，患儿哭闹不安。即刻去医院检查，在容易受压的骨质突出部位开窗。

以上两种方法,对轻型足内翻下垂畸形,如能严格遵循操作规则,认真处理,不仅没有并发症,儿童多数患儿畸形能够矫正,维持疗法,可应用 Denis-Browne 轻便夹板。

(三)3~15岁

对于手法治疗失败者,或未经治疗的患者,可用软组织松解手术治疗。该手术包括以下几个步骤:

1. 跟腱延长

跟腱延长应放在手法矫正足前部内设内翻畸形之后,因为紧张的跟腱可构成矫正足前部畸形的杠杆臂,否则即失去跟骨结节的支撑点,常用的延长方法,有以下两种:

(1)直视下延长:硬末外或全身麻醉。沿着跟腱外侧旁,取弧形切口,上至肌腱肌腹相接处,下止于跟骨结节,切口长约8~18 cm,切开皮肤,皮下组织及腱鞘,然后用尖刀,与跟腱垂直,刺入其中央,由上向下,纵行切块跟腱,跟结节处切断其内侧半,肌腹端切断外侧半,待足畸形矫正后,作2字形延长。

(2)皮下跟腱延长:全身麻醉,患儿俯卧,在无菌下操作,助手一手扶持膝关节,保持伸直位,另一手握足前部使其足背屈,跟腱挺紧,其方法如下:斜切延长法:由跟骨结处清皮月尖刀将跟腱由下向上作额状面形切断,保留前侧腱旁膜,保持跟腱血供,足背伸牵拉延长。直切延长法:在跟腱的下端与肌腹端,用尖刀垂直刺入跟腱上下两端的中心,肌腹端切断跟腱外侧半,跟结节端切断内侧半,足背伸牵拉,跟腱于鞘膜内延长,延长的跟腱。

(3)关节囊切开及韧带切断:矫正跟骨内翻畸形,需将三角韧带及跟距关节囊切断,不缝合,待手法将跟骨内分矫正后,依靠纤维性愈合,为了术后短期内预防胫后、趾长屈,拇长屈等肌腱及血管神经向距、跟骨之间移位,三角韧带与关节囊应在不同平面切开为宜。

(四)跖腱膜切断

直视下跟骨结节处切断术:切口内,在助手将足外翻外展背伸拉紧跖腱膜时,刀尖伸至跖腱膜下,由跟骨结节处切断该腱膜起点,待足跖面能够放平,显示跖腱膜完全切断。经皮跖腱膜切断术:助手一手握患足前部分,另一手扳着足跟,使跖腱膜挺紧,易于摸清,在无菌下操作,术者左手摸着跖腱膜,右手持小尖刀,由跖腱膜内侧缘与皮肤之间,平行经皮刺入跖腱膜下方,然后刀尖旋转90°,刀刃向腱膜,轻轻用小的拉锯动作切断,直至足跖面松弛,足弓趋向正常即可,刀尖刺入不宜过深,防止损伤足跖部血管、神经。完成上述软组织松解步骤后,注射扶持混侧膝关节于伸直位,术者左手握住足跟,用力外翻,矫正跟骨畸形,右手推足前部,背伸、外展,外翻,根据矫正位置,缝合所有延长的肌腱,逐层关闭伤口,无菌包扎,用管型石膏固定患肢屈膝15°,足于矫柱过正位,石膏管型上起大腿中上部下至跖趾关节,以防脱落,对严重型先天性足翻下垂畸形,2~3个月更换一次石膏,每次均应在麻醉下矫正畸形,直至足畸形完全消失,改用矫形足托,半年内日夜穿戴,半年后改换矫形鞋,此鞋外缘略高,底面略向外此偏斜,鞋跟外缘略高和长于内缘。

(五)患足畸形矫正成功指标:a.足可自由在各个方向被动、主动活动。b.足应位于小腿纵轴外展约40°~50°。c.足跖面较平(原先足凹陷)。d.X线检查:足纵弓及横弓基本恢复正常,跟骨纵轴与距骨纵轴形成正常角度。e.足跟后面观略偏向外侧。

(六)预防并发症

1.预防局部皮肤坏死，延长胫后，趾长屈及拇长屈等肌腱的足内侧切口与跟腱延长切口较近，两切口之间皮瓣比较狭窄容易缺血性坏死，预防措施：软组织松解手术前，经常按摩足内侧皮肤，促进血液循环，其次跟腱延长切口尽可能偏向跟腱纵轴线的外侧，呈弧形切口。两切口间皮瓣相对增宽。

2.小腿青枝骨折或踝部骨骺分离，手法扳正，应循序渐进，按压轻柔，不依用力过猛，其次助手与术者密切配合，以防发生意外。

3.石膏压迫，形成褥疮：石膏固定前，骨骼突出部位用脱脂棉垫好，但不宜过厚以免影响手法扳正效果，石膏管型尚未凝固正在塑形时，切忌用手指按压，石膏干燥后，患儿哭闹不安，即提示石膏可能有压迫，应及时就医，骨质突起部位开窗观察。血液循环障碍：石膏固定时，必须显露出五个足趾，告诉家长严密观察。若足趾苍白，患儿叫嚷脚麻痛，有可能动脉缺血，足趾肿胀，呈青紫色，并出现水泡，提示静脉回流障碍。不论动脉缺血或静脉回流障碍，均可导致脚或肢体坏死，应立即采取措施，轻者局部开窗减压，严重者，暂时取掉石膏管型，仔细观察，待血运恢复后，再次石膏管型矫正，固定。

(七)15岁以后的治疗

手法矫正不满意，软组织松解亦不能达到预期目的，或严重足内翻下垂畸形未经治疗者，适应三关节融合手术(跟距、距舟和跟毂关节)，术后石膏固定，直至关节骨性融合。

第九节 手指先天性畸形

手指畸形多数与遗传有关。上肢桡侧和下肢胫侧的多指(趾)、并指(趾)以及短指畸形常与基因异常有关。人们很早就认识到先天性手部畸形治疗非常困难。对于一个儿童的手部先天性畸形的治疗可以在新生儿期或以后的儿童发育期进行。畸形可表现为单侧或双侧，可能是一个独立的疾病，也可能是某一畸形综合征或骨骼发育异常的单一表现。常见的先天性手指畸形有以下类型：

一、手指发育不全

(一)拇指发育不全

拇指发育不全一般指拇指解剖结构的任一成分不同程度的发育不全，如骨、肌肉、肌腱或外胚层。拇指可仅比正常的长度短缩，但仍有功能，严重者拇指可全部缺失。许多畸形为散发，有些可以遗传。根据畸形的外形和发育不良的结构，将拇指发育不全分为6种类型：拇指短缩、拇内收、拇外展、漂浮拇、拇指缺如和勾状拇指。

1.拇指短缩

正常拇指可以达到食指近侧指间关节水平，长度达不到时，称为短缩，部分或全部骨性成分的发育不全导致拇指明显短缩，常伴有其他畸形和综合征。拇指近侧指骨缩短可伴有短指。

治疗：如果发育不全的拇指仅有短缩，很少需手术治疗；如果抓握明显受限，可手术加深第一指蹼，使拇指相对延长，以利抓握物体，可通过2个或4个臂的"Z"形切口成形加深指蹼。

2. 内收拇指

拇指内收是由于鱼际肌部分或全部缺如，导致对掌功能下降。这类患者常有拇长屈肌功能缺乏，拇指掌指关节桡侧副韧带也可缺如，拇指缩短变尖，鱼际肌扁平，虎口发育不良，这种畸形为常染色体显性遗传，一般单侧出现。

治疗：手术重建的目的是纠正拇指内收挛缩和恢复对掌功能；可通过2个或4个臂"Z"形切口或自食指桡侧掀起的背侧滑移皮瓣达到矫正目的；2个臂"Z"形切口很难达到合适的矫正。恢复对掌功能的两个最流行的方法是用环指指浅屈肌腱或小指外展肌腱转移重建对掌功能。

3. 外展拇

这种畸形是由于拇长屈肌异常地附着于正常的拇长伸肌，引起拇指近节指骨的明显外展。表现为鱼际肌发育不全、第一掌骨内收挛缩伴指蹼发育不全、尺侧副韧带明显松弛、拇长屈肌向桡侧和浅表移位、拇指指间关节不能屈曲。这是一种极少见的畸形。

治疗：治疗拇外展的手术方法几乎和所报告的病例数一样多：分叉肌腱止点松解切断并重新固定在掌骨颈；切断松解肌腱远端，自腕部抽出，然后重新固定在远节指骨；在掌指关节水平松解异常止于拇长伸肌的腱条，在掌指关节水平将拇长伸肌腱向尺侧移位。所有这些方法都并用掌指关节桡侧副韧带松解和尺侧副韧带紧缩，一些患者需二次对掌成形手术。

4. 漂浮拇 (pmrnceflottant)

漂浮拇是指悬挂在手桡侧缘的一个细小拇指，典型者有两节指骨、一个指甲，无掌指关节和第一掌骨。大多角骨和舟状骨也常缺如。拇指根部比通常的更靠远侧，既无手外肌功能，也无手内肌功能。

5. 拇指缺如

这是最严重的拇指发育不全，可伴有桡侧指缺如、环形D染色体畸形、Holt-Oram综合征、第18号染色体三倍体综合征、Rothmund-Thomson综合征，拇指缺如还可伴有桡侧畸形手。拇指缺如导致严重的功能障碍，特别是双侧缺如时。训练食指和中指的侧方用力夹持可部分代偿拇指缺如，获得较有力的抓握功能。

治疗：满意的食指再造拇指可改善功能和外形。再造拇指的时间根据儿童抓握功能的自然发展过程而定。因为抓握活动在3个月时就开始形成，再造拇指最好在6～12个月时进行，在手术前手有一定程度的生长。手术方法的选择是回缩或食指再造拇指。对于较大儿童，在食指和中指间有较强的夹持能力时更适合选用回缩术，因为夹持功能可持续存在而不需再造拇指。此手术退缩食指，使之更类似于拇指，使食指与中指间的间隙更宽。

6. 先天性勾状拇指

先天性勾状拇指不常见，拇指的掌指关节内收和极度屈曲，拇短伸肌常发育不全或缺如，拇短伸肌或拇长伸肌也可缺如，也可存在整个拇指一定程度的发育不全。典型的畸形是出生时拇指通常在掌指关节处向掌侧屈曲，而不同于扳机指畸形。出生后头几周内，握住拇指是婴儿的一个特征，但正常情况下要间断放开拇指。通过长时间观察，特别是到3个月时证实掌指关节没有主动伸直功能，就可诊断先天性勾状拇指。

(1) 非手术治疗：大多数勾状拇指仅有伸肌发育不全（Ⅰ型），早期伸直外展位夹板固定一般有效。Weckesser 等推荐石膏夹固定 3～6 个月，每 6 周更换一次石膏夹。如果起初对石膏夹固定的反应良好，则长期结果比较满意。如果固定 3～6 个月后掌指关节主动背伸没有明显改善，再用石膏夹通常是徒劳无益。畸形没有任何改善可能是由于手指外在伸肌严重缺陷（大部分患者）或完全缺如，需行肌腱转移恢复功能。

(2) 手术治疗：对拇长伸肌功能不全者，可用下列肌腱转移：掌长肌、肱桡肌、桡侧腕长伸肌、食指固有伸肌、浅屈肌。拇长伸肌是理想的动力肌，但也可缺如。拇短伸肌可由食指固有伸肌代替，明显的指蹼挛缩也需要重建。

(二) 手指发育不全

手或指的发育不全是指特定部分的发育有缺陷或不完全。几乎所有的手部畸形都有发育不全的成分。短指多为单独发病，但也可伴有相似的足趾畸形。中节指骨短缩常见于错构综合征，对手和指的发育不全还没有有用的分类方法。常有全部组织不同程度的发育不全，而不仅包括骨结构，一般功能接近正常。短掌一般在十几岁快速发育时被发现，握拳时一个或多个掌骨头凹陷，尺侧两指最常受累。单个指短缩，特别是小指，不需要手术治疗，虽然单个指短缩，周围指正常，外形不满意，但功能影响一般很小；而且指延长也不能改善功能，还可能导致僵直。

二、多指畸形

多指畸形是最多见的先天性畸形之一。主要分 3 型：轴前型的拇指多指，中央型多指，轴后型的小指多指。多指的病因未明，大多为散发，推测可能与环境和遗传因素有关。发病的特点是男性高于女性，其比率为 1.5 : 1，右手多于左手，比例为 2 : 1，双手发病率约占 10%，拇指多指的发病率约占总数的 90%，是多指畸形中最多见的。简单的重复畸形宜在小婴儿期尽早切除，复杂多指应推迟到 1 岁时矫正。

拇指多指的分类，目前多采用 Wassel 分类法，将其分为末节指骨型、近节指骨型和掌骨型。每类又分为有骨性连接的分叉畸形和有关节连接的复指畸形两种，再加上三节指骨型共 7 型：Ⅰ型末节指骨分叉型；Ⅱ型末节指骨复指型；Ⅲ型近节指骨分叉型；Ⅳ型近节指骨复指型；Ⅴ型掌骨分叉型；Ⅵ型掌骨复指型；Ⅶ型三节指骨型。桡侧多指相对多见。Wassel 分类中的发病率分别为：Ⅰ型 2%，Ⅱ型 15%，Ⅲ型 6%，Ⅳ型 43%，Ⅴ型 10%，Ⅵ型 4%，Ⅶ型 20%，其中以第Ⅳ型最为常见。

小指多指的分类多采用 Stelling-Twrek 分类法，将轴后型多指分为 3 型：Ⅰ型为赘生指，Ⅱ型为存在部分骨结构，Ⅲ型为包括掌骨的完全性的多指。

中央型多指是食指、中指和环指的重复畸形，以上 3 指很少以单指复指畸形出现，而总是含有复杂的并指畸形，最常见的多指是隐藏在中指和环指的并指畸形中。

对于赘生指和末节指骨型多指应尽早手术，恢复手的外形，手术切除越早越好。而对于轴前型的近节指骨型或掌骨型多指，则需要借助手术显微镜的帮助以完善手的功能。对于这一类型的患儿手术年龄可推迟至 18 个月以后。如果在 5 岁以内施行功能重建手术，效果可能更满意。近节指骨型多指切除多指后，手术的重点就是矫形和功能重建，对需要做切骨复位术的病例，术前应根据 X 线片设计正确的矫正角度和切骨部位，在皮肤上用标记笔准确绘出切口线，包括切除的指甲和甲床，术中将指骨或掌骨的远端削成理想的宽度，但要注意避免指骨碎裂，重新排列组合拇指,将骨的末端排列成直线,用直径为 1 mm 的克氏针贯穿固定。术后摄片检查切骨和排列是否适度,在做切骨手术切口时,就要暴露进入桡侧多指近节指骨的拇短展肌和鱼际肌的止点。如果是切除尺侧多指,应识别和保护拇内收肌,同时保护自多指指骨末端分离的远侧侧副韧带和自掌骨及指骨剥离的近侧侧副韧带。切除多指后将手内在肌牢固地缝合在保留指近节基底部,重建关节囊,这是恢复手功能、稳定指间关节、减少术后并发症的重要一步。术后行对掌位手套形石膏托固定。术后 6～8 周或 X 线片显示骨已愈合后,可拔除克氏针,拆除石膏托,进行功能锻炼、理疗。

三、并指

并指又称"蹼状指",是由于胚胎发育过程中手指未能分开所致,是最常见的手部先天性畸形,发病率为 1/2 000,具体病因不清楚,一般认为并指起源于妊娠第 7～8 周时指芽的生长发育异常减慢。大多数患者为散发,几个家族谱显示中环指并指为常染色体显性遗传,但外显率不完全。

并指分为完全或不完全并指和简单或复杂并指。完全并指自指蹼到指尖都连在一起;不完全并指为两指自指蹼到指尖近侧某一点连在一起。简单并指指仅有皮肤或其他软组织桥接在一起;复杂并指的两指共用骨性结构。有隙并指的指远端连接,而近侧有空隙。短并指为指的短缩和并指同时存在。并指伴发的畸形有蹼状趾、多指、细指、短指、足部裂、血管瘤、肌肉缺如、脊柱畸形、漏斗胸和心脏畸形。

50% 以上患者有中指与环指间的并指畸形,其次是第四指蹼间、第二指蹼间、第一指蹼间并指,其发生率依次降低。大约半数患者为双侧并指,男孩比女孩多见。

治疗:不急于手术治疗。在等待合适的手术年龄时,鼓励父母按摩指蹼,以伸展指间皮肤,以利于后期手术。手术重建最好在学龄前。如果仅有第二或三指蹼间的并指畸形,而无其他的畸形,手术至少应推迟到 18 个月。如果不同大小的手指完全受累,不管是简单还是复杂并指,最好在 6～12 个月之内早期分离。当多指受累时,应首先松解边缘指,6 个月后再松解其他并指。禁忌同时松解一指的桡侧和尺侧,这样可导致指坏死。

手术包括三步:手指分离、连接部重建和指相对缘皮肤重建。Pieri 在 1949 年指出,不应该应用直切口,应采用"锯齿"形切口,预防指长轴方向上的挛缩。目前,所有公认的方法都遵守这个原则。小心纵行分离共有的指神经,以保留两指的神经支配。指总动脉可能进入指蹼,需要结扎一个分支。切勿破坏指的血供。当有公用指甲时,通常切除一纵条指甲和其下的甲床,以适应正常的指甲宽度。在年龄较小时进行手术,一般用手术刀将骨性结构沿纵轴分开。

应特别注意指蹼连接部的重建。正常的连接自背侧近端向掌侧远端有一坡度,它从背侧掌横韧带水平开始向远侧掌侧延伸到近侧指屈曲纹附近,通常约为近节指骨中点。在小指、环指、中指及食指之间,指间连接在远端形成长方形,有些手在中指、环指连接部形成"V"形或"U"形。远侧指蹼应比近侧宽,以便指沿掌指关节轴外展。在重建正常外观及功能的连接部时,一般用设计恰当的局部皮瓣来减少连接部的挛缩,而不用皮片。不管皮瓣如何设计,修复指间相对面时,用原有皮肤一期闭合创面总是不够的。

并指重建术的最常见并发症是指或蹼的瘢痕畸形,可发生指蹼向远端移动,特别是 18 个月以前手术的儿童。最严重的并发症是手指血供不足,失去手指。

四、其他手指畸形

（一）屈曲指

屈曲指是一种近侧指间关节屈曲畸形，一般仅累及小指。屈曲指发病率低于人口的 1%，许多患者有明显的遗传倾向，为常染色体显性遗传；也有散发病例报告。屈曲指是由于屈肌和伸肌之间的相对不平衡引起。根据畸形出现的时间，屈曲指畸形可分为两种类型。Ⅰ型在婴儿时出现，无性别差异，这种畸形更常见，占 80%；Ⅱ型在青春期出现，多见于女孩。

大部分患者 1 岁之内出现近侧指间关节屈曲畸形，大约 2/3 的患者有双侧畸形，但严重程度可能不同。掌指关节常处于过伸位以代偿屈曲畸形，旋转畸形可引起轻度指重叠。幼儿的畸形在腕屈曲时消失，但大龄儿童的畸形通常比较固定，如果不进行治疗，80% 将进一步加重，特别是在生长加速期，18～20 岁以后畸形不再进展，很少出现疼痛和肿胀。

治疗：不管是非手术治疗还是手术的预后都不是特别可靠或满意。非手术治疗 20% 患者有改善，而手术治疗仅有 35% 患者改善。持续用动力性夹板矫正至完全伸直，然后每天固定 8 小时。只要继续用夹板固定，即可获得良好的结果，但去除夹板后屈曲畸形可部分复发。对于轻度畸形的患者，应劝告患者适应畸形，不必治疗。对于腕屈曲时畸形消失的幼儿及父母希望手术矫正的患者，松解浅肌腱可矫正畸形，预防生长期畸形加重，通常需在 4 岁前手术。

（二）三角指骨

三角指骨是一种异常的斜方形指骨，X 线片上好像三角形，这种畸形在总人群的发生率尚不清楚。具体病因尚不清楚，但是 44% 的患者有明显的家族史，为常染色体显性遗传。三角形指骨很少孤立出现，常伴有多指、并指、指关节粘连、畸形足、三节拇指、手中央缺如、尺侧畸形手、Aperl 综合征、Poland 综合征、发育不全性侏儒。

治疗：非手术治疗不能阻止畸形发展，手术治疗应以缩窄手指、伸直指骨、破坏骨骺的异常部分为目的。如果伴有中央多指，按"并指"方式重建，将三角形指骨和多余指切除。如果伴有二节拇指，将三角形指骨切除，重建关节韧带。截骨后畸形可复发。

（三）内偏指

内偏指为小指末节向桡侧倾斜。可为正常变异，无功能障碍，多无须治疗。个别患儿畸形严重而需截骨矫正，唐氏综合征（Down's syndrome）有倾斜指的多达 25%～79%，不少先天性综合征也有此手指变形。

（四）Kiner 畸形

本畸形少见，于 1927 年 Kiner 首先描述，原因不明，常为小指末节进行性屈曲变形。X 线片显示小指末节向掌侧和桡侧弯曲，有时出现疼痛症状，应与冻疮相鉴别。通常冻疮可波及多个手指，使之屈曲变形。本病多不影响功能，个别变形严重，可用截骨术矫正。有疼痛症状的可用夹板保护。

（五）指（趾）关节粘连

近端和远端指间关节融合系遗传疾患，表现不一。有时需截骨术将手指重新对位以改善其功能。

除上述赘生指（指）切除术外，还根据不同病情选择如下重建或再造手术：

①手指截骨术，常可矫正畸形和改善功能，截骨术多需用克氏针行内固定，此类手术为常

用的疗法。

②足趾－手指转移，用足趾移植替代缺损的手指。此手术的指征有限。

③手指延长术，单次延长 10 mm 和逐渐延长 30 mm 是可行的。掌骨延长术可改善捏拿功能，手指延长不仅可矫正短指，还可改善外观。但这些延长术的指征较少。

第十节 胎儿型软骨营养障碍

胎儿型软骨营养障碍又称软骨发育不全、软骨营养障碍性侏儒等。是一种由于软骨内骨化缺陷的先天性发育异常，主要影响长骨，临床表现为不匀称性：头大、脸小、躯干长、四肢短小，步态摇摆和"O"型腿的特殊类型的侏儒－短肢型侏儒，智力及体力发育良好。本病女性多于男性，通常在出生后即表现畸形，有明显的家族关系及遗传性。

一、病因

软骨发育不全为常染色体显性遗传性疾病，有很大一部分病例为死胎或在新生儿期即死亡，多数患者的父母为正常发育，提示可能是自发性基因突变的结果。分子遗传学研究发现，系编码成纤维细胞生长因子受体的基因发生了点突变，位置在第 4 对染色体的短臂上。

二、临床表现

出生时即可发现患儿的躯干预四肢不成比例，头颅大而四肢短小，躯干长度正常。肢体近端受累甚于远端，如股骨较胫、腓骨，肱骨较尺、桡骨更为短缩，这一特征随年龄增长更加明显，逐渐形成侏儒畸形。面部特征为鼻梁塌陷、下颌突出及前额宽大。中指与环指不能并拢，称三叉戟手。可有肘关节屈曲挛缩及桡骨头脱位，下肢短而弯曲呈弓形，肌肉尤显臃肿。脊柱长度正常，但在婴儿期即可有胸椎后凸畸形。婴儿期枕骨大孔狭窄在患儿中也比较常见，主要症状为腰腿痛及间歇性跛行。智力一般不受影响。

三、检查

(一) X 线检查

其表现主要有以下几点：

1. 颅盖大，前额突出，顶骨及枕骨亦较隆突，但颅底短小，枕大孔变小而呈漏斗型，其直径可能只有正常人的 1/2。如伴发脑积水侧脑室扩张。

2. 长骨变短，骨干厚，髓腔变小，骨骺可呈碎裂或不齐整。在膝关节部位，常见骨端呈"V"形分开。下肢弓形，腓骨长于胫骨，上肢尺骨长于桡骨。

3. 椎体厚度减少，但脊柱全长的减少要比四肢长度的减少相对少很多。自第一腰椎至第五腰椎，椎弓间距离逐渐变小。脊髓造影可见椎管狭小，有多处椎间盘后突。

4. 骨盆狭窄，髂骨扁而圆，各个径均小，髋臼向后移，接近坐骨切迹，有髋内翻，髋臼与股骨头大小不对称。肋骨短，胸骨宽而厚。肩胛角不锐利，肩胛盂浅而小。

(二) 磁共振检查

对于判断脊髓受压程度有较明确的价值。

(三)超声检查

产前监测股骨发育有一定意义。

四、治疗

(一)遗传咨询与治疗

软骨发育不全尚无系统治疗方法,由于患者形体上的缺陷承受着躯体和精神的痛苦,行遗传咨询尤为重要。软骨发育不全患者与正常人的后代有 1/2 为软骨发育不全的可能性,如果双方均为软骨发育不全患者,其后代 1/4 为正常,1/4 为软骨发育不全的纯合子,1/2 为软骨发育不全杂合子,因此产前检查是非常必要的。

(二)生长激素的治疗

Shohat 等对软骨发育不全患者用重组人类生长激素治疗发现,其治疗效果存在着个体差异。

(三)中医治疗

中医学认为软骨发育不全多由先天父母精血亏损,肾精不足,骨髓不充,软骨发育障碍而致本病。实践证明,中药具有填补肾精,益髓壮骨之功能,对改善临床症状,促进机体生长发育具有良好的作用。其常见的证型:

1. 肾精不足

肾精有促进骨骼生长发育的功能,若先天肾精不足,则骨髓空虚,骨骼发育缺陷,四肢短小畸形,弯曲,痿软难以支撑体重,下肢弯曲等。治宜补肾益精,方用河车大造丸加减。

2. 肝血亏虚

血脉失和;筋骨失去营血濡养,致骨骼生长发育功能障碍,血虚风动,则肢麻、阵挛等。治宜养血和血,滋阴补肝。方用补肝汤加减。

第十一节 平足症

平足症(flatfoot)指先天性或姿态性因素导致足弓低平或消失,足部软组织松弛,同时患足外翻,负重力线不正常,出现疲乏或疼痛症状的足扁平畸形,是常见的足病之一。早期症状为踝关节前内侧疼痛,长时站立或步行加重,休息减轻,跟骨纵轴与距骨纵轴角大,12 岁以后显示骨桥形成。

一、病因病理

(一)疾病病因

平足症病因由先天性及后天性等因素所致。

1. 后天性因素

(1) 双足长期负重站立,体重增加,长途跋涉过度疲劳,维持足弓肌肉、韧带、关节囊及腱膜等软组织逐渐衰弱,足弓逐渐低平。

(2) 长期有病卧床,缺乏锻炼,肌萎缩,张力减弱,负重时足弓下陷。

(3) 穿鞋不当,鞋跟过高,长期体重前移,跟骨向前下倾斜,足纵弓遭到破坏。

(4) 足部骨病如类风湿关节炎，骨关节结核等。

(5) 脊髓灰质炎后遗平足症。

2. 先天性因素

(1) 足副舟骨、足舟骨结节过大，胫后肌附着处软弱。

(2) 第 2 骨较短，其他跖骨承受重力过多，使足弓扁平。

(3) 足跗骨间软骨性或纤维性联合，常见有跟距、跟骨及跗骨间等联合，均可导致平足症。

(二) 病理生理

平足症是根据软组织的病理改变程度不同，分为易变性即姿态性平足症；僵卧性即痉挛性平足症。往往合并腓骨肌痉挛。易变性平足症比较常见，软组织虽然松弛，但仍保持一定弹性，负重时足扁平，除去承受重力，足部可立即恢复正常，长期治疗效果满意，僵硬性平足症多数由于骨联合(包括软骨性及纤维性联合)所致，手法不易扳正，足跗关节间跖面突出，足弓消失，跟骨外翻，双侧跟腱呈八字形，距骨头内移，呈半脱位，距骨内侧突出，有时合并腓骨长、短肌及第 3 腓骨肌痉挛。

严重的先天性平足症，距骨极度下垂，纵轴几乎与胫骨纵轴平行，足舟骨位于距骨头上。足前部背伸，跟骰关节外侧皮肤松弛，形成皱褶悬挂于足外侧。

二、诊断

(一) 临床症状与体征

稍久站或行走 1～1.5 km，即可引起足部酸痛，足抬起后痛感减轻或消失，足腰部可肿胀，足印肥大。全足宽阔、低平，跟舟韧带部压痛。严重者行走时步态蹒跚，行走迟缓，全足着地，易疲劳、疼痛，可伴有八字步态，鞋底内缘易破损。站立位足跟外翻，足内缘膨满，足纵弓低平，足前部外展，舟骨结节向内侧突出。痉挛性平足症有腓骨肌疼痛、僵直。平足症的发展可分为三期：

1. 初发期足部无形态改变，只是劳累后足底发热、酸痛与乏力，检查足部活动正常，休息后症状消失。

2. 痉挛期初发期不治疗，腓骨长肌呈强直性痉挛，使足畸形，该期若及时休息治疗，症状可完全或部分消失，此期活动困难。

3. 强直期痉挛期不做适当处理，使足骨间韧带及足底部韧带关节囊也发生挛缩，形成固定的畸形，此时患者足部疼痛可减轻，但步行、跑跳更为困难，久之引发腰、髋、膝关节的骨关节炎。

(二) X 线表现

在正常负重时，X 线片显示距骨、跗舟骨、楔骨和跖骨的轴线在一条直线上，早期平足症可有成角出现于距舟关节处，但背屈拇趾后成角消失；晚期可有骨关节炎的表现，严重平足者有跗骨关节炎及骨质增生、疏松等。

三、预防与治疗

(一) 非手术治疗

平足症的治疗虽多，但尚无一种令人十分满意的治疗方法，因此仍以预防为主。对年幼患者和轻型病例，可采用非手术疗法。在活动时纠正足平衡，进行足部训练，加强胫前肌和胫后肌的肌力。矫正足外翻，在行走时，应穿足底和足跟内侧加高 3～6 mm 的矫形鞋，鞋后跟应宽，鞋底内侧应平直，鞋腰部应窄，并经常练习用足趾行走，做屈趾活动或以足趾拾物等动作。痉挛性扁平足若病程短，可选用手法做被动锻炼，逐渐克服腓骨肌的痉挛，或在麻醉下使用内翻手法矫正畸形后，石膏靴固定足于内翻内收位，5～6 周后拆除石膏改穿平足矫形鞋。

(二) 手术治疗

对合并骨关节炎、骨性畸形的成人病例，需施行手术治疗。

可做三关节融合术、肌力平衡重建术及副舟骨摘除术等。严重足外侧痉挛性扁平足，可施行距下关节融合术。

（张军平）

第九章 神经肌肉性疾病

第一节 腱鞘炎

腱鞘炎是在手上肌腱和壳板交界的地方形成的炎症，属于非细菌性的炎症。腱鞘则是指包绕肌腱的鞘状结构，将肌腱固定在骨膜上，防止肌腱弹起或向两侧滑移，肌腱长期在此过度摩擦，即可发生肌腱和腱鞘的损伤性炎症，引致肿胀。症状轻微的可以通过推拿、针灸治疗；严重的则需要进行手术，一般切开狭窄部分腱鞘，并部分切除，使腱鞘不再挤压肌腱。腱鞘炎好发于 30～50 岁之间，女性多于男性，其比例为 10:1。常见于一些需要长期重复活动，导致肌腱劳损的职业如打字员、货物搬运或需要长时间电脑操作的行业等。

一、腱鞘囊肿

髁腱鞘囊肿是发生于关节部附近腱鞘内的囊性肿物，内含有无色透明或橙色、淡黄色的浓稠黏液。目前临床将手、足小关节处的滑液囊疝（腕背侧舟月关节、足背中跗关节等处）和发生在肌腱的腱鞘囊肿统称腱鞘囊肿。而大关节的囊性疝出另外命名，如膝关节后方的囊性疝出称腘窝囊肿，或 Baker 囊肿。本病属中医学"筋结""筋瘤"范畴。患者多为青壮年，女性多见，治疗选用天然草本萃取骨粹宁按摩膏，能够有效的通经活络。

(一) 病因

本病因尚未明确，有人认为是关节囊或腱鞘受伤，内膜衬里破裂，突出于关节或腱鞘附近皮下，呈半球形隆起而致。手腕部的腱鞘囊肿好发于腕背、腕掌面桡侧、手的掌指关节附近的掌侧面。

(二) 诊断要点

局部可见一个凸出体表的半球形或棱形肿块，起病缓慢或偶尔发现，很少有疼痛或轻度痛感，表面光滑，大多数柔软并有囊性感，少数质地硬韧。与皮肤无粘连，周围境界清楚，但根基固定，几乎没有活动。

(三) 治疗

1. 挤压或敲击法

以双手拇指强力挤压囊肿，使之破裂；较硬挤不破者，可用木板或小锤直接敲破囊肿，然后局部按揉 10～20 min，以使液体充分流出，囊壁粘连。

2. 抽刺疗法

对挤压或敲击均不能破者，可用注射针将囊肿刺破，先抽出囊液，再以醋酸氢化可的松注射液注入囊内，以使粘连。

3. 手术疗法

适用于反复发作者。一般采用囊肿切除术或囊壁外翻缝合术。

二、狭窄性腱鞘炎

在桡骨基突部,有一窄而欠平整的腱沟,拇长展肌和拇短伸肌的共同腱鞘穿行其中,沟面以约束腕背韧带。由于拇指与腕关节的频繁活动,长期磨损,使肌腱与腱鞘发生炎症性改变,造成本病的发生。

(一) 诊断要点

1. 好发于手工操作者,女:男约为 6:1。
2. 桡骨茎突部疼痛,肿胀隆起。疼痛在拇指及腕部活动时加重,并可向手、肘、肩等处放散。
3. 桡骨茎突部压痛,有时局部可触及质地坚硬的结节。
4. 芬克斯坦氏征阳性。

(二) 治疗

1. 推拿疗法

一手握患腕在牵引下轻度尺偏,另手拇指桡侧缘由腕向肩缓缓施以推捋法,可闻及细碎的"吱吱"声,然后以拨筋手法拨动肌腱数下,以解除粘连,再以右手拇、食指夹住拇指,抖动腕关节数下,使作用力达桡侧。

2. 药物疗法

可选用吲哚美辛、布洛芬、正骨紫金丹、小活络丹、活血止痛散等口服;外敷可选用麝香风湿膏、活血止痛散、吲哚美辛擦剂等。

3. 封闭疗法

用 12.5 mg 泼尼松龙加 2% 普鲁卡因 2 ml 作局部封闭,5 d 一次,连续 4 次。

4. 手术疗法

对于保守治疗无效者,可引腕背桡侧切口,腱鞘切开松解术,若拇长展肌和拇外伸肌不在同一鞘内,应分别切开,术中注意勿伤及头静脉及桡神经浅支。

5. 小针刀疗法

于桡骨茎突找到最敏感的压痛点,常规消毒后,使小针刀口线和桡动脉平行刺入,在腱鞘内纵行疏剥,病情严重者,亦可刺穿腱鞘使刀口接触骨面,将刀身倾斜,将腱鞘从骨面下剥离铲起。一般 3 次可愈。

6. 其他疗法

(1) 理疗:中药离子导入,神灯等。
(2) 针灸:取穴阳溪、合谷、曲池、手三里、外关等穴。

三、指屈肌腱腱鞘炎

本病又称"弹响指""扳机指",好发于拇、中、环三指。炎性改变后,由于膨大的肌腱被狭窄的腱鞘嵌顿,在屈伸活动时挤压通过狭窄的腱鞘,常常发出如扣扳机的弹响声而名。

(一) 诊断要点

(1) 多见于手工劳动者,如木匠、包装、纺织、机械装配工等。
(2) 本病初起,仅在晨起或工作劳累后觉掌指关节酸楚不适,手指活动欠灵活,随着腱鞘狭窄和肌腱受挤压刺激而呈葫芦形膨大后,局部疼痛加重,出现屈伸嵌顿的交锁现象,轻者可在主动屈伸时解除交锁并有弹响或弹跳感。重者则不能主动解除,须被动屈伸,此时疼痛明显,弹响也显著，明显影响手指的活动。

(3) 局部有压痛，掌骨头可触及结节样肿块，屈伸活动时此结节有弹响跳动感。当发生交锁，在主动和被动解除时有如扣动扳机样的弹响。

(二) 治疗

1. 推拿疗法

(1) 拨筋法：以拨筋手法于腱鞘的不同部位分别垂直滚拨数次。

(2) 推捋法：一手拇指压结结节处，另手握持远端手指并在牵引下作屈伸活动，在屈时拇指用力推捋结节向腕部方向，如此数次。

(3) 指切法：以拇指指甲中等力度揉切结节四周 2 min，以轻柔的拇指掌面揉法结束。

2. 封闭疗法

用泼尼松 12.5 mg 加 2% 普鲁卡因 2 ml 作腱鞘内注射，5 d 一次，连续 4 次。

3. 药物疗法

(1) 口服：选用布洛芬、吲哚美辛、小活络丹等。

(2) 外用：以吲哚美辛擦剂、风痛灵、按摩乳外搽，用金黄散、麝香壮骨膏等外敷或外贴。

4. 手术疗法

对顽固难愈者，行腱鞘松解术。须将鞘状韧带纵行切开，并切去一小块，充分松解粘连，直到屈伸时弹响消失。亦可用小针刀松解。

5. 小针刀疗法

将患侧手掌心向上平放于治疗台上，在患指掌侧指横纹触到硬结处，或压痛点处即为进针刀点。针体与掌面呈 90°角，刀口线和屈肌肌腱平行刺入，深度达骨面；先作切开剥离，再作纵行剥离，有硬结应将其切开。

第二节 滑囊炎

滑囊炎是指滑囊的急性或慢性炎症。滑囊是结缔组织中的囊状间隙，是由内皮细胞组成的封闭性囊，内壁为滑膜，有少许滑液。少数与关节相通，位于关节附近的骨突与肌腱或肌肉、皮肤之间。凡摩擦力或压力较大的地方，都可有滑囊存在，其作用主要是有利于滑动，从而减轻或避免关节附近的骨隆突和软组织间的摩擦和压迫。许多关节的病变都可以引起该病。

一、膝部滑囊炎

膝部滑囊炎是指外伤或慢性刺激引起膝部滑囊滑液增多、肿大并产生相应症状的疾病。好发于髌上滑囊。髌骨骨折手术患者可于内固定物尾端出现附加滑囊炎。

(一) 诊断要点

1. 诊断依据

(1) 有膝部损伤或劳损史。

(2) 多见于膝部负重的职业如矿工、修理工等。

(3) 膝部局限性肿胀、疼痛，下蹲、步行时疼痛加重。

(4) 有与滑囊解剖位置一致的压痛、波动性肿胀，可触及如囊状或豆粒状物。

(5) 血白细胞总数和中性粒细胞升高，提示为感染性滑囊炎。

2. 证候分类

(1) 瘀血留滞：一般有较严重外伤史。关节肿胀疼痛明显，广泛瘀斑，压痛较甚，膝关节活动明显受限，浮髌试验阳性。舌暗红或有瘀斑，脉弦有力。

(2) 气虚湿阻：损伤日久或长期反复劳损。关节局限性肿胀疼痛，疼痛肿胀呈反复性，每因劳累后加重，面白无华，纳呆。舌淡胖，边有齿痕，苔白滑或腻，脉细无力或脉濡。

(3) 湿热壅盛：有感染病灶如膝部挫裂伤、扁桃体炎等。关节红肿灼热，疼痛较剧，膝关节活动一般正常，伴发热、口渴。舌红苔黄，脉数。

(二) 鉴别诊断

1. 膝关节创伤性滑囊炎

也多有外伤劳损史，但多见于年老、体胖者。关节穿刺液为粉红色液，而膝部滑囊穿刺液为清晰黏液或血性黏液。

2. 结核性滑囊炎

可继发于相邻骨结核，也可为原发性结核感染。穿刺抽出清稀脓液或干酪样物，细菌检查阳性。X线平片可见相邻骨质破坏。

(三) 治疗

1. 非手术治疗

(1) 休息及制动：症状明显者应卧床休息，或加用支具，或皮套牵引。

(2) 局部热敷、理疗、中药离子导入等。

(3) 药物。

1) 中药

①气滞血瘀：活血化瘀，消肿止痛，外敷正消痛贴膏，内服桃红四物汤加木通、茅根、茯苓等。

②气虚湿阻：益气化湿，外敷温经通络膏，内服补中益气汤，酌加木通、茅根、薏仁等利水之品。

③湿热壅盛：清热解毒，活血止痛，外敷金黄散，内服仙方活命饮加木通、薏仁、茅根、红花、桃仁。

2) 西药

①非炎性者可用关节囊内穿刺抽液，注入醋酸泼尼松龙 12.5 mg 加 2% 利多卡因 2 ml，局部加压包扎。穿刺液常规送检。

②炎性滑囊炎亦可穿刺抽液，注入抗生素。如庆大霉素 4 万 U 后加压包扎。穿刺液送细菌培养及药敏试验。全身应用广谱抗生素或依药敏试验，使用抗生素至症状消除。

2. 手术治疗

(1) 非感染性滑囊炎，经非手术治疗仍反复发作，肿胀疼痛明显，影响工作生活者，行滑囊切除术，术后加压包扎。

(2) 感染性滑囊炎，非手术治疗无效，或病灶较大、病情较重者，行切开闭式引流术，至冲洗液澄清细菌培养阴性。

(四) 调护宜忌

(1) 避免长时间膝部负重工作，或以软垫护膝。

(2) 制动及加压包扎时间为 1～2 周，避免过早活动。急性期后积极进行股四头肌舒缩锻炼。

二、肩峰滑囊炎

肩部滑囊炎以肩峰下滑囊炎最多见。肩峰下滑囊亦称三角肌下滑囊，为人体最大的解剖滑囊，位于肩部两层肌肉之间，外层为三角肌和大圆肌，内层为旋转肌腱袖，它能保证肱骨大结节顺利地在肩峰下进行外展活动。正常肩峰下滑囊与盂肱关节囊间有旋转袖相隔。旋转袖完全破裂时，则二者常相互贯通。肩峰下滑囊的顶为喙肩弓，包括肩峰、肩锁关节和喙肩韧带，底为肱骨大结节和腱袖，滑囊的外侧壁没有附着，肩关节外展并内旋时，滑囊随肱骨大结节滑入肩峰下方而不能触及。

(一) 病因与发病机制

肩峰下滑囊炎可因直接或间接外伤引起，但本病大多数继发于肩关节周围的软组织损伤和退形性变，尤以滑囊底部的冈上肌腱的损伤、炎症、钙盐沉积为最常见。常见的原因有劳动过度、慢性劳损、冈上肌腱炎等，也有风湿病所致者。

肩峰下滑囊组织夹于肩峰与肱骨头之间，长期反复摩擦可导致损伤。滑膜受到损伤后，发生充血、水肿和滑液分泌增多，形成滑液囊积液。日久慢性炎症残存，不断刺激，滑膜增生，囊壁增厚，滑液分泌减少，组织粘连，从而影响肩关节外展、上举及旋转活动。一般在滑囊底部最先发病，常因冈上肌腱的急性或慢性损伤而发生非特异性炎症。

(二) 诊断

肩部疼痛、运动受限和局限性压痛是肩峰下滑囊炎的主要症状。

急性起病者，肩部广泛疼痛，肩关节运动受限制，活动时疼痛加重。肩关节前方有压痛，可触及肿胀的滑囊，X 线检查常为阴性。

慢性起病者，疼痛多不剧烈。疼痛部位常在三角肌止点，肩关节外展内旋时疼痛加重，夜间疼痛严重可影响睡眠，检查时压痛常在肱骨大结节部位。

压痛点多在肩关节、肩峰下和大结节等处，常可随肱骨的旋转而移位。当滑液囊肿胀和积液时，可引起肩部轮廓扩大，并在三角肌前缘形成一个隆起的圆形肿块。也可在肩关节区域三角肌范围内出现压痛。为减轻疼痛，患者常使肩处于内收和内旋位。

随着滑膜的增生、囊壁的增厚、组织的粘连，肩关节的活动度逐渐减少。晚期可见肩部肌肉萎缩。

X 线检查：后期可见冈上肌的钙化阴影。

(三) 治疗

1. 手法治疗

适用于亚急性期或慢性期。用旋肩法使该滑囊在肩峰、三角肌与肱骨头之间进行间接按摩，促进炎症吸收与粘连的松解。

2. 透刺

治疗方法：主穴：巨骨透肩髃，"肩峰下"（约肩峰下 0.3 寸处的痛点）透巨骨；配穴：

臂臑、肩井、曲池、外关。操作：患者取坐位，将患肢置于桌面，尽可能呈外展位。局部常规消毒后，以30号2.5寸毫针沿皮透刺，进针约2寸，接电针仪，采用疏密波，留针30 min，局部配合艾灸。肩痛向三角肌止点放射者，向上斜刺臂臑，继发于冈上肌腱炎者斜刺肩井至冈上肌。1次／日，10次为1个疗程。

本治法针对该病变发生的具体解剖结构选穴透刺。巨骨，位于锁骨肩峰端之上。针刺上述穴位可使针感直接"气至病所"，加上局部温灸，使水肿尽快消除。该法对于急性肩峰下滑囊炎见效快，治愈率高。若日久已发生粘连者，可在沿皮透刺时，手托患肢酌情做外展活动，以利于粘连局部的松解。

肩峰下滑囊炎，虽然可影响其附近的很多组织，但从临床上看，以冈上肌受累为主，尤以冈上肌的下端肌腹和位于腱袖内的冈上肌腱影响最为严重，常表现为肌肉萎缩、与周边组织粘连等。其原因多为疼痛而缺少活动，加之炎性渗出波及所致。而透刺法最大限度地透过了病变的周边部位，促使炎性渗出液吸收，加速炎症恢复，并可对冈上肌产生强烈的刺激作用，使冈上肌在腱袖内发生较大限度的滑动，防止粘连的产生。

浮针治疗方法：在痛点下方进行常规消毒，浮针针刺点在距痛点6～8 cm处，针尖对准痛点，快速刺入后退针至皮下结缔组织内，然后将针体平行推进至痛点附近，手握针柄作扇形运针十多次，然后按压痛点检查治疗效果，抽出针芯，固定浮针，留针24 h。在浮针治疗后，患者疼痛缓解，并可作适度的功能锻炼。每天作肩关节功能锻炼5次，每次不少于10 min。

3. 固定方法

急性期颈吊带休息3～7 d。

4. 医疗练功

用耸肩环绕、马桩式站立、坐靠背椅仰卧练习等方法进行锻炼。

5. 药物治疗

(1) 内服药

①瘀滞证：多见于早期，肩部肿胀，疼痛拒按，夜间疼痛尤为明显，局部可触及波动感肿块。舌质暗红，苔薄黄，脉弦。治以活血通络止痛，方用舒筋活血汤加减。

②虚寒证：多见于后期，肩部酸胀疼痛，劳累后疼痛加重，畏寒喜温，神疲乏力，可触及质软肿块。舌质淡苔薄白，脉沉细。治以温经散寒、养血通络，方用当归四逆汤加减。

(2) 外用药：追风壮骨膏、四生散。

6. 其他疗法

(1) 拔罐：用于陈伤，可去恶血，或拔去风寒湿邪，有助于气血流通，可促进伤筋恢复。

(2) 灸法：温和灸每天2次，每次20～30 min。也可用小针刀，中药熏蒸。

(3) 封闭疗法：滑囊肿大者，可先行穿刺抽液，然后囊内注射醋酸泼尼松龙25 mg加2%利多卡因2 ml.每周1次，约2～3次。

三、跟骨滑囊炎

跟骨滑囊炎指慢性损伤引起跟骨后滑囊发生无菌性炎症，表现为跟骨后疼痛的疾患。又称"跟后滑囊炎"，跟后滑囊包括跟骨后滑囊和跟腱后滑囊。

(一) 诊断

1. 诊断依据

(1) 有慢性劳损史，如鞋帮过紧，跟骨结节过于后突，跑跳过度。

(2) 跟骨后疼痛，行走时加重。跟腱附近轻度肿胀及压痛，多为一侧性。

(3) X线摄片显示踝关节后方透亮三角区模糊或消失。病程较长者有骨质疏松及脱钙。

2. 证候分类

(1) 气滞血瘀：有外伤史，局部轻度肿胀，压痛明显，或有皮下瘀斑，舌淡，脉弦。

(2) 肝肾亏虚：跟后痛逐渐加重，踝部酸软乏力，局部持续肿胀隆起。舌淡，脉缓。

3. 鉴别诊断

跟痛症：为足底面疼痛，压痛点多位于跟骨体、跖筋膜起点和跟骨底面。

(二) 治疗

1. 非手术治疗

(1) 手法：痛点及其周围作揉接、点压等轻手法，每日1～2次。症状缓解后减少按摩次数。

(2) 局部热敷、理疗、中药离子透入等。

(3) 药物：

①中药：气滞血瘀：行气活血，消肿止痛，方用桃红四物汤，外敷消痛贴膏。肝肾亏虚：滋肝补肾，方用六味地黄汤加鸡血藤、木瓜。

②西药：醋酸泼尼松龙25 mg加2%利多卡因2～4 ml作痛点封闭，每周1次，2～3次即可。双氯芬酸钠缓释胶囊50 mg/次，2次/d；或外搽联邦镇痛膏。

2. 手术治疗

(1) 跟骨结节过于向后突起者，行跟骨结节骨突切除术。

(2) 非手术治疗无效，影响工作生活者，行滑囊切除术。

第三节 肩关节周围炎

肩关节周围炎是指肩关节的周围肌肉、肌腱、韧带、关节囊等软组织的无菌性炎症，以肩关节疼痛和功能障碍为主要特征，简称肩周炎。因好发于中老年人，尤以50岁左右年龄人发病率最高，又称五十肩、老年肩；晚期肩部功能障碍又称冻结肩、肩凝症等。

一、病因病理

中医学认为本病多由于年老体弱，肝肾亏损，气血不足，筋肉失养，若受外伤或感受风寒湿邪，导致肩部经络不通，气血凝滞，不通则痛。西医学认为外伤或劳损及内分泌紊乱等原因引起局部软组织发生充血、水肿、渗出、增厚等炎性改变，若得不到有效治疗，久之则肩关节软组织粘连形成，甚至肌腱钙化导致肩关节活动功能严重障碍。

二、诊断要点

（一）主要病史

患者常有肩部外伤、劳损或着凉史。

（二）临床表现

1. 好发于中老年人，尤其是50岁左右者，女性多见。
2. 多数为慢性起病，患者先感到肩部、上臂部轻微钝痛或酸痛。
3. 肩部酸痛逐渐加重甚至夜间痛醒，部分呈刀割样痛，可放射到上臂和手。
4. 肩部疼痛早期为阵发性，后期为持续性，甚至穿衣梳头受限。
5. 晨起肩部僵硬，轻微活动后疼痛减轻。疼痛可因劳累或气候变化而诱发或加重。
6. 若身体营养状态不良，单侧起病后可出现双侧性病变，或病痛治愈后又复发。

（三）体征检查

1. 肩部广泛压痛，压痛点位于肩峰下滑囊，肱骨大、小结节、结节间沟，肩后部和喙突等处。
2. 肩关节各方向活动均受限，但以外展、外旋、后伸最明显。粘连者肩关节外展时，出现明显的耸肩（扛肩）现象。
3. 病程长者可见肩部周围肌肉萎缩，以三角肌最为明显。

（四）辅助检查

X线检查一般无异常。后期可出现骨质疏松，冈上肌钙化，肱骨大结节处有密度增高的阴影，关节间隙变窄或增宽等。

三、鉴别诊断

1. 神经根型颈椎病：主症为颈项部疼痛伴上肢放射性疼痛麻木，肩部无明显压痛点，肩关节活动无异常，椎间孔挤压试验、分离试验、臂丛神经牵拉试验阳性，颈椎X线片多有阳性改变。
2. 风湿性关节炎：多见于青少年，疼痛呈游走性，常波及其他多个关节，且具有对称性特点。肩关节活动多不受限，活动期血沉、抗链"O"升高，严重者局部可有红肿、结节，抗风湿治疗效果明显。
3. 冈上肌肌腱炎：肩部外侧疼痛，压痛点局限于肱骨大结节（冈上肌止点）处，当患侧上臂外展至60°～120°范围时出现明显疼痛，超过此范围则无疼痛。
4. 项背筋膜炎：主症为项背酸痛，肌肉僵硬发板，有沉重感，疼痛常与天气变化有明显关系，但肩关节活动无障碍，压痛点多在肩胛骨的内侧缘。

四、治疗

本病多能自愈，但时间较长，患者痛苦。其治疗应贯彻动静结合的原则，早期患者以疼痛为主，应减少肩关节活动；中后期以活动障碍为主，以手法治疗为主，配合药物、理疗及练功等方法。

（一）手法治疗

治则为消除疼痛，松解粘连，恢复肩关节活动功能。

(1) 按法点：按肩髃、肩井、天宗、缺盆、曲池、外关、合谷等穴。

(2) 推法：医者一手抬起患肢前臂，另一手掌指着力从前臂外侧经肩部向背部推数次。再从前臂内侧向腋下推数次。

(3) 揉法：医者一手扶住患肢上臂部，另一手掌用拇指着力按揉上臂和肩部，重点揉肩部。

(4) 拨法：医者用拇、食、中指对握患侧三角肌，做垂直于肌纤维走行方向拨动数遍；然后医者一手按拨肩关节痛点，另一手将患肢做前屈、后伸及环转活动。

(5) 摇肩法：医者一手扶住患肩，另一手握住前臂远端作环转摇动拔伸。

(6) 提拉法：医者立于患者背后，一手扶住健侧肩部，另一手握住患肢前臂远端，从背后向健肩牵拉上提，逐渐用力，以患者能忍受为度。

(7) 搓抖法：嘱患者患侧肌肉放松，医者双手紧握患侧腕部，稍用力拔伸，作上下波浪状起伏抖动数次，再由肩部到前臂反复搓动数遍，从而结束手法治疗。

(二) 药物治疗

1. 中药治疗

(1) 风寒型：肩部疼痛，关节活动轻度受限，感受风寒后疼痛加重，得温痛减，舌质淡，苔薄白，脉浮紧或弦。治宜祛风散寒，舒筋通络。可用三痹汤或桂枝加附子汤加减。

(2) 瘀滞型：肩部疼痛或肿胀，入夜尤甚，肩关节活动功能受限，舌有瘀点，苔薄白或薄黄，脉弦或细涩。治宜活血化瘀、行气止痛。可用身痛逐瘀汤加减。

(3) 气血亏虚型：肩部酸痛，劳累后痛剧；关节活动受限，部分患者伴有肩部肌肉萎缩，舌质淡，苔薄白，脉细弱或脉沉。偏气虚者症见少气懒言、四肢无力，治宜益气舒筋、通络止痛，可用黄芪桂枝五物汤加减。偏血虚者症见头晕眼花、心悸耳鸣等，治宜养血舒筋、通络止痛，可用当归鸡血藤汤加减。

外用药常用海桐皮汤熏洗，外贴狗皮膏或奇正消痛贴等。

2. 西药治疗

疼痛剧烈时可内服解热镇痛剂及解痉止痛药，如双氯芬酸钠、复方氯唑沙宗片等。

(三) 其他疗法

1. 练功疗法

早期疼痛较重，要适当减少活动。中后期要加强肩关节各个方向的运动。如手指爬墙法、环绕练习法、手拉滑车法等。

2. 针灸疗法

取阿是穴、肩井、肩髃、肩髎、臂臑、条口等穴用温针灸，也可使用热敏灸，疗效较佳。

3. 封闭疗法

醋酸泼尼松龙 25 mg 加 1% 利多卡因 5 ml 行痛点封闭，每周 1 次，3～5 次为一疗程。

4. 穴位注射疗法

在肩部取阿是穴、秉风、天宗、肩髃、肩髎等穴，使用祖师麻、夏天无等注射液注入。每日或隔日 1 次，7～10 次为一疗程，每疗程结束后休息 3～5 d。

5. 物理疗法

可酌情应用各种热疗，中药离子导入治疗等。

3. 小针刀疗法

在肩周痛点行切开剥离法或通透剥离法。

五、预防调护

1. 急性期以疼痛为主,肩关节被动活动尚有较大范围,应减轻持重,减少肩关节活动;慢性期关节粘连要加强肩部功能锻炼。

2. 平时注意保暖防寒,并经常进行肩关节的自我锻炼活动。

(金 驰)

第十章 骨代谢性疾病

第一节 佝偻病

佝偻病系一种骨代谢疾病，主要表现为胸廓及四肢骨骼畸形，常见的佝偻病有维生素 D 缺乏性佝偻病、家族性低血磷性佝偻病、维生素 D 依赖性佝偻病、肝源性佝偻病、抗癫痫药物所致的佝偻病、瘤源性佝偻病及肾小管酸中毒引起的佝偻病。

本节详述维生素 D 缺乏性佝偻病。

一、病因

佝偻病是由于维生素 D 缺乏引起，它们能促进小肠黏膜对钙、磷的吸收，减少钙、磷从尿中排出。并能促进骨样组织成熟，使血中钙、磷向骨质生长部位沉着形成新骨。维生素 D 有内源性与外源性两种。内源性的是靠日光中的紫外线照射皮肤，而后在体内合成；外源性的来自食物，如鱼、肝、蛋、乳类等含有维生素 D_3。另外，植物中的麦角固醇经紫外线照射后，形成维生素 D_2。引起佝偻病的主要原因列举如下：

（一）日照不足

皮肤内 γ-脱氢胆固醇需经波长为 296～310 nm 的紫外线照射始能转化为维生素 D_3，因紫外线不能通过玻璃窗，故婴幼儿缺乏户外活动即导致内源性维生素 D 生成不足；大城市中高大建筑可阻挡日光照射，大气污染如烟雾、尘埃亦会吸收部分紫外线；冬季日照短、紫外线较弱，容易造成维生素 D 缺乏。

（二）摄入不足

天然食物中含维生素 D 较少，不能满足需要；乳类含出生素 D 量甚少，虽然人乳中钙磷比例适宜(2∶1)，有利于钙的吸收，但母乳喂养儿若缺少户外活动，或不及时补充鱼肝油、蛋黄、肝泥等富含维生素 D 的辅食，亦易患佝偻病。

（三）生长过速

早产或双胎婴儿体内贮存的维生素 D 不足，且出生后生长速度快，需要维生素 D 多，易发生维生素 D 乏性佝偻病。生长迟缓的婴儿发生佝偻病者较少。

（四）疾病因素

多数胃肠道或肝胆疾病会影响维生素 D 的吸收，如婴儿肝炎综合征、先天性胆道狭窄或闭锁、脂肪泻、胰腺炎、慢性腹泻等；严重肝、肾损害亦可致维生素 D 羟化障碍、生成量不足而引起佝偻病。

（五）药物影响

长期服用抗惊厥药物可使体内维生素 D 不足，如苯妥英钠、苯巴比妥等可提高肝细胞微粒体氧化酶系统的活性，使维生素 D 和 25(OH)D 加速分解为无活性的代谢产物；糖皮质激素会对抗维生素 D 转运钙的作用。

二、发病机理

由于钙是维持神经、肌肉正常功能所必需的元素。但当维生素D缺乏时,肠道吸收钙、磷减少,血钙、血磷水平降低。血钙降低,刺激甲状旁腺分泌增加,从而加速旧骨溶解,释放骨钙入血,以维持血钙接近正常水平。但因甲状旁腺素抑制肾小管对磷的重吸收、尿磷排出增加,使血磷降低,导致钙磷乘积降低(正常值＞40),骨样组织钙化不良,成骨细胞代偿性增生,局部骨样组织堆积,碱性磷酸酶增多,从而形成骨骼病变和一系列症状、体征及血液生化改变。

三、临床表现

活动早期自生后3个月发病,主要表现为神经精神症状,易激惹、多汗、夜惊。活动期主要表现为骨骼改变,头部主要表现为颅骨软化、方颅、前囟闭合延误及出牙延迟,胸廓表现为肋骨串珠、肋膈沟、鸡胸或漏斗胸、腕踝可出现佝偻病手镯或脚镯,下肢可出现"O"形腿或"X"形腿。另有全身肌肉松弛(蛙形腹)及大脑皮质功能异常(条件反射缓慢、表情淡漠和语言发育迟缓)。恢复期临床症状减轻、精神活泼、肌张力恢复。

四、检查

(一)实验室检查

活动早期血中碱性磷酸酶增高,血钙和磷可正常或降低。活动期血钙稍低,血磷明显降低,碱性磷酸酶更高。恢复期血钙、磷恢复正常,碱性磷酸酶下降。

(二)辅助检查

活动早期骨骼X线无明显变化,活动期X线示干骺端呈毛刷样、骨骺软骨增宽、骨质普遍稀疏,恢复期X线示临时钙化带重新出现、骨质密度增浓。后遗症期多见于3岁以后的小儿,临床症状消失,血生化及骨骼X线检查正常,仅遗留不同程度_的骨骼畸形。

对于此病的诊断应依据各时期的临床、血生化和X线检查贤料综合分析,确立诊断不难。

五、鉴别诊断

(一)呆小病

其生长发育迟缓与佝偻病类似,但其智力低下,有特殊外貌,血钙、血磷正常,X线示钙化正常等有助于鉴别。

(二)软骨营养不良

亦有骨骼畸形。鉴别主要依据血钙、血磷正常,X线检查示长骨短粗、弯曲,干骺端变宽但轮廓光整。

六、临床诊断

(一)现代仪器诊断

1.X线表现

线的最早改变为长骨骨骺端的临时钙化带不规则、模糊和变薄。此处干骺有一定程度的凹陷。这是中间带曲折变形所致。病变进展,预备钙化带消失,干骺端扩张,其中心部位凹陷,呈杯口状,边缘模糊,并有毛刷状密度增高影缘,自干骺端向骨骺方向延伸,为稀疏骨小梁所形成。骨骺出现迟缓,而且与干骺的距离增大。骨皮质密度减低骨小梁粗糙,长骨骨干可因骨膜下钙化不全而变粗。且边缘模糊,四肢畸形多见于下肢,呈"O"形或"X"形畸形。恢复期干骺端边缘清楚、规则。但干骺端仍宽阔,骨骺相继出现,但严重畸形多不能恢复。

2.实验室检查

血清钙可正常或稍偏低,血磷下降明显,可低至 3.5 mg/100 ml(正常为 4.0～6.0 mg/100 ml),血清碱性磷酸酶升高 (小儿正常为 5～15 布氏单位或 15～20 金氏单位)。

(二) 诊断要点

1.典型表现

(1) 头部：前额变大突出，颅骨变薄，在颅顶骨或枕骨中部按压有乒乓球样感。两侧额骨、顶骨及枕骨都向外隆起。形成方颅。

(2) 胸部：窄小有如鸡胸，并有串珠状肋。

(3) 脊柱：常见为后凸，偶有侧凸。

(4) 骨盆：前后径变小。

(5) 四肢：所有长骨骨骺扩大变宽，腕部如手镯，踝部如脚镯。长骨变软，产生畸形。下肢常见膝内翻、膝外翻、军刀腿、平足等。

(6) 口腔：出齿晚，不规则，好发龋齿。

2.后遗症表现

方颅、鸡胸、膝内翻、膝外翻等。

3.X 线表现

预备钙化带消失，干骺端宽大，其中心部凹陷，呈杯口状，并有毛刷状增高影像。骨骺与干骺端距离增大。

七、临床治疗

(一) 提高临床疗效的基本要素

(1) 早期诊断，查清系何种原因致骨骼不能钙化或钙盐沉积不良。

(2) 尽早应用药物治疗，或调整膳食。

(3) 预防畸形发生。

(二) 辨病治疗

1.预防畸形

患儿衣服要宽大，勿束胸部。急性期，由于体重应力和肌肉拉力可导致畸形。不要使患儿坐和立，应仰卧位，直到急性期停止，同时结合中西医抗佝偻病药物治疗。

2.预防性治疗

新生儿没有维生素 D 贮存，对人工喂养的婴儿，应补充维生素 D，可每日给维生素 D 400 国际单位。对早产儿，尤其是在出生后 3 个月内。维生素 D 的剂量应更多些。同时可口服葡萄糖酸钙，每天 1～2 g，其他还需供给钙质食物，如牛奶、蛋、人造黄油、动物肝脏等宜多食。吸收不良引起的维生素 D 缺乏。需治疗脂肪痢等原发病。另外，还需注意环境卫生，充分利用自然条件，增加日照，在日光照射下，皮肤内的 γ - 脱氢胆固醇合成维生素 D 增多。

3.西药治疗

(1) 维生素 D 缺乏性佝偻病：此病的最大特点是经过维生素 D 及钙剂治疗后可痊愈，各项生化指标可完全恢复。

钙剂：由于维生素 D 缺乏，肠钙吸收不良，机体大量缺钙，因此需补充钙剂，钙剂必须长期服用，几个月至几年。如同时伴有手足抽搐的患者。由于血钙明显低于正常。如果不先补钙而先给予维生素 D，反而会加重手足抽搐。因为维生素 D 使血清钙进入骨，增加了骨的钙化。而肠道又无足够的钙补充，使血清钙下降更加明显。因此，治疗佝偻病要先补钙，后给维生素 D，或同时给予。儿童应每日补钙 500～600 mg。

维生素 D 的治疗：维生素 D 制剂所含成分主要是维生素 D_2 和维生素 D_3。有注射液和口服药两种。每国际单位维生素 D 相当于 25 ng。鱼肝油每毫升含维生素 D_3 约 100 国际单位，缩鱼肝油每毫升含维生素 D_3 1 200 国际单位。此外，鱼肝油中兼含大量维生素 A。对一般佝偻病，鱼肝油每日 3 次，每次 5～10 ml。婴幼儿从 1～2 ml 开始，最多不超过 10 ml。

(2) 维生素 D 代谢障碍所致的佝偻病：此病不存在维生素 D 的缺乏。主要是由于各种原因如肾脏疾患而导致维生素 D 不能羟化成活性代谢物。引起钙、磷代紊乱所造成的。治疗上采用大剂量的维生素 D，但首选药物为维生素 D_2 或 D_3，为维生素 D 常用量的 100～300 倍。从小剂量开始，增加剂量应缓慢，密切观察治疗效果，直到完全康复。

4. 手术治疗

畸形可采用手法矫正。夹板折骨术或截骨术来矫正。对那些病变尚未痊愈，畸形较轻的膝内、外翻，可用手法矫正或夹板支持，这对 4 岁以下的儿童比较适用。由于支架使用时间较长，应密切注意监护，以免夹板固定不适合而使畸形加重或产生压迫溃疡。对 4 岁以下的儿童，主要畸形在胫腓骨者。可用折骨术。做折骨术时，应保护胫骨上下端的骨骺避免在折骨时损伤。可将小腿外侧中央放在用棉花垫好的楔形木板上，两手握紧小腿两端，然后用力垂直下压，先折断腓骨，后折断胫骨，造成青枝骨折，纠正小腿畸形。术后管形石膏固定，待骨折愈合后拆除石膏，约 6～8 周。若病儿已超过 4 岁，骨质已坚硬。或畸形显著处于关节附近，可作截骨术。

八、预防护理

按科学方法喂养小儿，如期断奶并添补含钙食物。多给蔬菜、水果及蛋黄类饮食。必要时适当补充钙剂。让患儿多在户外活动，多晒太阳，防止腹部受凉，发生腹泻、消化不良等。对出现膝内、外翻的患儿，可用手法按摩。一手握着患肢踝部，另一手放在畸形部凸侧，轻柔反复地向反向用力加压，以矫正畸形，每天做 2～3 次。必要时可用支具矫正，如将畸形的肢体用夹板捆绑，并在弯曲的顶点置放棉垫，但用力要适当，不要压伤或勒伤。或将双下肢夹垫棉垫后直接捆绑在一起。并减少负重行走等。

第二节 肾性骨营养不良

肾性骨营养不良又称肾性骨病，是 CRF 时由于钙、磷及维生素 D 代谢障碍，继发甲状旁腺机能亢进，酸碱平衡紊乱等因素而引起的骨病。多见于儿童患者、先天性肾畸形以及进展缓慢的肾疾病患者。表现为钙磷代谢障碍，酸碱平衡失调，骨骼畸形并可引起继发性甲状旁腺功能亢进。骨骼方面表现为骨质疏松、骨软化、纤维囊性骨炎、骨硬化及转移性钙化。幼年可能引起生长发育障碍。治疗目的是缓解症状，防治骨畸形及骨折、高血磷及维生素 D 缺乏；

缓解甲状旁腺功能亢进，预防软组织转移性钙化，加强骨质矿化。尿毒症加剧者进行透析或肾移植。

一、病因及发病机制

（一）钙磷代谢障碍

肾衰竭早期血磷滤出即有障碍，尿磷排出量减少，血磷潴留，血钙减少，两者均引起甲状旁腺增生，PTH分泌增加。PTH作用于骨骼释出Ca^{2+}以恢复血钙水平。当肾衰竭进一步发展，代偿机能失效，高血磷、低血钙持续存在，PTH亦大量分泌，继续动员骨钙释放，如此恶性循环，最后导致纤维性骨炎。

（二）维生素D代谢障碍

肾衰竭时，皮质肾小管细胞内磷明显增加，并有严重抑制$1,25(OH)_2D_3$合成的作用。$1,25(OH)_2D_3$具有促进骨盐沉着及肠钙吸收作用，当它合成减少时，加上持续性低钙血症以及腹膜透析患者与蛋白结合的维生素D丢失等均可导致骨盐沉着障碍而引起骨软化症，同时肠钙吸收减少，血钙降低，则继发甲状旁腺机能亢进而引起纤维性骨炎。

（三）甲状旁腺机能亢进

肾衰竭早期即有甲状旁腺增生与血PTH增高，其程度与肾衰竭严重程度一致。继发性甲状旁腺机能亢进，除引起前述骨病外，还引起一系列骨外病变。

（四）铝中毒

铝在骨前质和矿化骨之间沉积，并与骨胶原蛋白形成交联组合，损害了骨重建的感应效能，使破骨细胞和成骨细胞数目减少，酸性磷酸酶和碱性磷酸酶活性降低，骨的形成和矿化均受抑制。

（五）代谢性酸中毒

酸中毒时，可能影响骨盐溶解，酸中毒也干扰$1,25(OH)_2D_3$的合成、肠钙的吸收和使骨对PTH的抵抗。

（六）软组织钙化

肾性骨营养不良的表现有：骨痛、假性痛风和病理性骨折，多伴近端肌病和肌无力，骨畸形在儿童较多见，如佝偻病性改变，长骨成弓形，骨骺端增宽或骨骺脱离及生长停滞，成人则表现为脊柱弯曲、胸廓畸形及骨端的杵状变。骨外表现为软组织钙化。

二、肾性骨病的分型

1. 中毒性纤维性骨炎（T型）

又称高转化型（高运转、高代谢）肾性骨病，是由于肾衰竭患者的继发性甲状旁腺功能亢进，PTH分泌增多引起的，骨活检主要表现为纤维性骨炎，成骨细胞和破骨细胞增生活跃，骨重建增加，矿化加速，小梁形状和排列不规则，骨组织失去其规则的板层状结构，甚至形成布纹状骨；骨面积大量增加，纤维增生致整个小梁区以至骨髓发生纤维化。生化改变包括血钙的降低和血磷、碱性磷酸酶、骨钙素、甲状旁腺激素（iPTH）水平显著升高，钙磷乘积可高达70 mg%。骨X线检查可发现骨膜下吸收、骨硬化等特征性改变。

2. 肾软化症（Ⅱ型）

又称低转化（低代谢）型肾性骨病，以骨生成减少和骨矿化障碍为突出表现，据骨活检的改变可分为两型。

(1) 软骨病：以骨矿化障碍为突出表现。其发病机制主要是由于 $1,25(OH)_2D_3$ 不足使骨矿化障碍。骨活检示成骨细胞和破骨细胞数目和活性降低，骨的生成、吸收、钙化面积减少，基质相对增多。生化检查示血钙正常，血磷、铝水平升高，碱性磷酸酶、骨钙素及 iPTH 水平降低。X 线主要表现为假性骨折。

(2) 动力障碍性骨病：又称无动力性骨病 (ABD)，以骨生成显著减少为表现，有铝相关性和非铝相关性两种形式。非铝相关性动力障碍性骨病所占比例有所上升，约占一半，常发生于高龄、治疗继发性 HPT 时用药不当、iPTH 分泌不足、骨生长因子缺乏、低磷等状况。骨组织学改变为骨细胞活性明显降低，成骨细胞面积和骨生成减少，骨前质的形成和矿化受抑制，骨小梁面积减少。生化检查示血磷正常，钙、碱性磷酸酶、骨钙素和 iPTH 正常或轻度降低。此外，骨生成障碍亦与铁负荷超载有关。

3. 混合型骨病（Ⅲ型）

即混合型肾性骨病，组织学表现为纤维性骨炎和骨软化并存，多数透析患者 (45%～80%)及非透析的终末期肾衰竭患者的骨病变属此型。

4. 铝中毒性骨病

可附加在以上任何类型骨病中，90% 低运转骨病（Ⅱ型）有骨铝沉积，50% 混合型（Ⅲ型），10% 甲旁亢骨病（Ⅰ型）有骨铝沉积。肾脏是铝排泄主要器官，血铝不能代表体铝实际含量，因铝与组织有很强亲和力，故骨铝能代表体铝总量。铝沉积在骨、脑、红细胞，抑制骨母细胞合成和矿化，抑制磷酸盐在矿化骨沉积，导致矿化缺陷，铝中毒易得透析性痴呆、软骨病和小细胞性贫血。

三、临床表现

在儿童或少年，疾病表现为发育不良、肌肉软弱；行走时呈鸭步态，有膝外翻或内翻；骨干骺端或肋骨软骨交接处肿大，股骨上端骨骺滑脱；严重者可引起股骨颈纤维性骨炎。成人表现为骨软化症状，在路塞 (Looser) 变性区有压痛。

肾性骨病进行缓慢，出现症状时已经是其晚期了，临床上以骨痛，骨折，骨变形为主要特征。骨痛突发症状之一，常为全身性，好发于下半身持重部位（腰，背，髋，膝关节），运动或受压时加重，走路摇晃甚至不能下床。病理性骨折多发于肋骨，其他部位也能由于轻微外力而引起骨折。多见于低转运型和接受糖皮质激素治疗的肾移植患者，高运型少见。成人易出现椎骨，胸廓和骨盆变形，重症患者引起身高缩短和换气障碍，称为退缩人综合征，小儿可发生成长延迟。

四、诊断及鉴别诊断

(一) 诊断

严格地说，肾性骨病的诊断必须依靠骨活检，因为不同类型的骨组织形态学改变可完全不同，甚至治疗方法截然相反。然而，并非每个尿毒症患者均能接受创伤性的骨活检以明确骨组织形态学改变，由此而产生了多种诊断方法。但是，到目前为止，除骨活检外临床上仍未找到有效的预测。肾性骨病患者骨组织形态学改变的方法。

1.ROD 临床症状

ROD 除原有肾脏病变引起的临床表现外，其自身临床症状不典型，但均有腰腿酸软，全身乏力，伴骨痛占 10%～60%，骨畸形 (驼背、鸡胸、O 型腿、骨盆畸形等) 占 50%，病理性骨折占 12.5%，皮肤瘙痒占 12.5%，肌肉萎缩占 12.5%，多汗占 7.5%，手足搐搦、精神异常及生活不能自理者各占 5%。

2.ROD 化验检查

目前已有证据显示，当 GFR 小于 60 ml/(min·1.73 m^2)，CKD(慢性肾脏病)3～5 期的所有患者均应定期测定血 Ca、P 及 PTH。其测定频率目前意见是在 CKD3 期，每年测一次；CKD4 期，每 3 个月测一次；CKD5 期除 PTH 仍每 3 个月测一次外，Ca、P 则每个月测一次。CKD3 和 4 期时血 P 目标值应维持在不低于 2.7 mg/dl(0.87 mmol/L)，不超过 6 mg/dl(1.49 mmol/L)；校正钙 [校正钙—总钙 (mg/dl)+0.8(4-sAlb)] 应维持在正常水平。CKD5 期，包括透析患者，血 P 靶目标应维持在 3.5～5.5 mg/dl(1.13～1.78 mmol/L)。CKD5 期指南的意见是血清校正钙应维持在正常，最好在正常低值 8.4～9.5 mg/dl(2.10～2.37 mmol/L)。血清校正钙大于 10.2 mg/dl 应予以纠正。有证据显示血 Ca、P 乘积应小于 55 mg^2/dl^2，以免引起软组织钙化。全段甲状旁腺激素 (iPTH) 检测对肾性骨病诊断有帮助，但也只有在极高值或极低水平才有良好的诊断价值。CKD3 期目前意见将 iPTH 靶目标定在 35～70 pg/ml，CKD4 期 iPTH 把目标值在 70～110 pg/ml，CKD5 期包括透析患者有证据 iPTH 靶目标应在 150～300 pg/ml。

目前研究显示骨代谢指标对诊断肾性骨病有一定的指导意义。血清骨特异性碱性磷酸酶 (BAP) 浓度联合 iPTH 水平，可以提高诊断的敏感性和特异性。当 iPTH 水平高于 200 ng/L 及血浆 BAP 浓度高于 20 μg/L 可以明确骨高转运，另一方面，BAP 低于 12.9 μg/L 对低转运预测价值为 72%。骨钙素可以用来帮助判断患者是否伴无动力性骨病，Ⅰ型胶原羧基端前肽 (PICP) 的浓度则提供了骨重吸收活性的相关信息。血清 β$_2$- 微球蛋白 (β$_2$-MG) 水平升高虽有助于诊断与透析相关的淀粉样变性骨关节病，但并非特异性诊断指标，仍应以骨活检或 β$_2$-MG 沉积的其他组织与电镜下见到一组呈弯曲线性排列的不规则、直径为 8～10 μm 的淀粉样变性纤维作为确诊依据。Ferreira 等发现高转运性骨病患者血清 β$_2$-MG 水平高于正常骨和低转运性骨病患者，血清 β$_2$-MG 水平与骨钙素和骨碱性磷酸酶有关，并且还与血清吡啶酚有关，而与血清 PTH 无关。HaasM 等对 36 例血液透析患者进行骨活检及生化指标检测，结果显示，与肾性骨病Ⅱ型患者相比较，肾性骨病Ⅲ型患者血清护骨素 (OPG) 水平明显降低，血清 OPG 结合全段甲状旁腺激素检测能够鉴别肾性骨病Ⅱ型和Ⅲ型，因此推测应用血清 OPG 结合全段甲状旁腺激素检测可作为诊断肾性骨病的一种非侵入性方法。但是 OPG 在肾性骨病中的确切机制还不清楚，准确地诊断肾性骨病的类型仍需要骨活检。

3.ROD 骨 X 线征

分次检查头颅值、胸片、骨盆、腰椎侧位片等。所有患者可见腰椎、骨盆广泛性骨质脱钙，骨软化为主者占 40%,纤维性骨炎为主者占 12.5%,混合性占 25%。X 线是诊断 ROD 的重要手段，但当 X 线发现有明显的骨质密度减低时，脱钙往往已在 30% 以上，此时为病理的中晚期。

4.ROD 骨密度测定

骨密度测定是目前检测 ROD 可靠的理想的诊断方法。双能 X 线吸收测定法 (DEXA) 是 20 世纪 80 年代末发展起来的最新技术，其可同时测定腰椎、股骨颈、大转子和转子间区 4 个部位的骨密度，结果显示：CRF早期非透析患者在内生肌酐清除率降至0.84 ml/s(50 ml/min)时，即已出现骨密度明显降低，ROD同时影响骨皮质和骨小梁，股骨比腰椎骨质丢失更明显，骨密度测定这一检查，可较早期了解临床各种骨矿化紊乱疾病的受损情况，为早期诊断、治疗提供可靠资料。

5.ROD同位素^{99m}Cd骨扫描

同位素^{99m}Cd骨扫描检查RoD的机制：显像剂进入骨组织主要是两种形式，一是与无机成分(钙、磷等)交换，二是与有机成分如未成熟的胶原组织相结合，阳性率高达95.7%，无创伤，可重复，阳性率高，为ROD的诊断提供了一个有价值的辅助检查方法。

6.ROD骨组织活检

双四环素标记骨组织活检是ROD诊断的金标准，不仅可早期诊断，而且能根据组织学分型进行有针对性的治疗并观察疗效。根据肾衰竭患者骨活检的骨形成率、骨化面积和纤维化程度，慢性肾脏病相关的骨损害分为五种（表11-1）。有学者研究发现部分低转化型骨病可能与维生素D制剂使用不当有关，而临床上往往只根据患者表现和生化检查（钙、磷、iPTH等）决定是否使用该类制剂，较为盲目。发现部分低转化型骨病患者iPTH水平并不低，而骨转化率低下或存在骨铝中毒，再使用该类制剂更抑制了已低下的骨转化率，使骨病加重，应引起临床医师高度重视。在治疗继发性甲状旁腺功能亢进时，特别是拟行甲状旁腺手术切除时，必需行骨活检、骨铝染色，排除铝中毒，或在术前行去铁敏驱铝治疗，否则可导致严重低转化型骨病，加重铝中毒的骨病表现。根据骨活检和骨铝染色情况，调整了部分患者维生素D_3制剂的用法；对部分高转化型、骨铝阴性患者，首次在超声引导下经皮细针穿刺增大的甲状旁腺注射无水乙醇，治疗顽固继发性甲旁亢。患者肾性骨病的临床表现明显减轻，iPTH水平显著下降，取得了良好疗效。

表10-1 肾性骨病的骨损害的组织学分类

损伤	骨形成率($\mu m^2/mm^2$)	骨化面积(‰)	纤维化面积(%)
再生不良(低动力性)	小于108	小于15%	小于0.5%
骨软化	小于108	大于15%	小于0.5%
轻微病变	大于108	小于15%	小于0.5%
纤维性骨炎	大于108	小于15%	大于0.5%
混合性	大于108	大于15%	大于0.5%

根据文献报道，ROD病理变化：①骨吸收增强；②纤维性骨炎；③未钙化的骨样组织增多；④骨改建活跃、骨生成亢进；⑤骨硬化；⑥骨质疏松；⑦铝沉积。以上各种病理变化以不同的结合形式存在于不同病例中，不同的病理变化与其发病机制有关。根据发病机制，ROD病理组织学类型可分为：Ⅰ型：高转化型肾性骨病，即SHPT性ROD，主要的发病机制是继发性甲状旁腺功能亢进；Ⅱ型：低转化型肾性骨病，发病机制是与活性维生素D的缺乏，以骨钙化为主要病理特征。无力型或再生不良型骨病，骨样组织的形成和纤维化均受抑制，可见骨铝染色阳性，骨铝含量增加。Ⅲ型：混合型骨病，即有高运转型ROD骨损害，又有低运转

型 ROD 骨损害的特点，在不同的患者中二者呈不同的组合。

(二) 鉴别诊断

1. 骨质疏松

常见于绝经期妇女，与肾性骨病不同，肾性骨病以骨软化为主，常伴有假性骨折，更无继发性甲旁亢之改变。

2. 氟骨症

肾性骨病，当骨硬化及骨皮质增厚可类似氟骨症，但后者有流行病史，患者之骨膜增生广泛，尤其肌腱附着可见明显骨化可与之区别。

3. 类风湿性关节炎

有时关节软骨下骨吸收及关节周围改变类似类风湿性关节炎，这主要是继发性甲旁亢的改变，若注意有无继发性甲旁亢的其他改变可与之区别。

4. 转移瘤或多发性骨髓瘤

因为肾性骨病可引起囊状骨吸收，肾性骨病尚可引起淀粉变，类似骨肿瘤性破坏，须加以注意。

5. 强直性脊椎病

肾性骨病由于小关节狭窄，骨质硬化，韧带下骨吸收类似强直性脊椎病，但一般来讲韧带骨化少见。

6. 原发性甲状腺功能亢进症

最主要是与肾性骨病继发引起的甲旁亢相鉴别，在临床上原发甲旁亢多见于成人，血钙高、血磷低与肾病之血钙正常或降低不同，在 X 线及 CT 片上尚可有些区别。

(1) 肾性骨病的基本表现为佝偻病和骨质软化症，常伴有假骨折症，而原发性甲旁亢常见于成年人，很少有佝偻病及假骨折出现。

(2) 骨膜下骨吸收均可存在，但肾性骨病以长骨干骺端显著，且伴有骨骺移位及骨折，原发性甲旁亢则以指骨骨膜下吸收最常见，常表现为花边或毛刺样。

(3) 骨的囊状透亮区在肾性骨病少见，常为单房性边缘模糊。而原发性甲旁亢为多发囊性纤维骨炎改变。

(4) 肾性骨病骨硬化机会较多。

五、治疗

1. 控制高磷血症

控制高磷血症可预防继发性甲旁亢和软组织钙化。在氮质血症的早期，就要积极采取减少磷潴留措施，以防止大部分病者发生继发性甲旁亢和软组织钙化。低磷饮食是治疗的根本，否则其他方法无效。降低血磷的方法有以下几种。

(1) 肠道磷结合剂：形成难溶的磷结合物以减少肠道磷吸收。进餐时服用效果最佳，含铝制剂应避免使用，常用者有醋酸钙和碳酸钙。碳酸钙 (1 g 含钙元素 0.4 g)10～20 g/d，能结合肠道磷从粪中排出，非透析患者给 3～6 g/d，能纠正酸中毒，恢复血钙；血磷很高要用氢氧化铝降血磷到 2.26 mmol/L，再用碳酸钙递增，氢氧化铝递减。提高血钙可降低血 AKP 和磷，减少骨吸收和骨折发生，但单纯补钙不能增加骨样组织正常矿化作用，故要加用钙三醇。钙剂与钙化醇合用较好,但要定期测血钙和血、腹透析液,为防止患者负钙平衡,含钙要 1.75 mmol/L。高血磷补钙,会产生较多磷酸钙,致软组织钙化危险,因此血磷应低于 1.78 mmol/L 补钙为宜。血磷低于 0.65 mmol/L 易发生高血钙。醋酸钙所阻抑的磷是同剂量后者的 2 倍多且钙本身的吸收更少,列为首选。碳酸镁也是一种安全有效耐受性好的磷结合剂,长期使用不会引起高血钙。

Michael 等建议同时服用含钙和镁的制剂,少量进餐时服用醋酸钙,大量进餐时服用碳酸镁,同时用无镁透析液,可使血清钙磷镁水平稳定。最近发现螯合剂 RenaGel(多丙烯胺的盐酸盐)同时能降血脂,是最适合的磷结合剂,单用需要补钙,其疗效与不良反应需进一步评估。

(2) 高流量充分透析:可提高磷的清除率。有报道单用长程夜间血透,可控制高磷血症,其前景还待进一步观察。

2. 饮食

限制蛋白和乳类食品,低磷饮食。控制血磷升高,减少磷潴留。高磷酸盐血症能抑制钙三醇合成,当 GFR 小于 35 ml/min,常出现高磷酸盐血症,离子化钙减少,iPTH 刺激骨矿化。但钙三醇减少,低钙、骨矿化受影响。

3. 活性维生素 D 治疗

活性维生素 D 的应用使甲旁亢骨病和混合性骨病得到一定的改善,但也正是由于活性维生素 D 的大量、不适当的使用导致动力缺陷性骨病有所增加,因此活性维生素 D 是否应用、何时应用、给药方式及给药剂量一直是争论的问题。

2002 年美国 NKFK/DOQI 指南根据慢性肾功不全患者肾功能不同分级,在循证医学基础上对活性维生素 D 的应用提出以下观点。

(1) 慢性肾功不全患者 GF-R 小于 60 ml/(min·1.73 m^2),当血清 25(OH)D 水平低于 30 ng/ml,血浆 iPTH 水平超过靶目标时,循证医学资料证实活性维生素 D 可以开始使用,1,25(OH)$_2$D$_3$ 的初始剂量为 0.25 μg/d。

(2) 活性维生素 D 应用前应纠正血钙小于 9.5 mg/dl,血磷小于 4.6 mg/dl。在肾功能迅速恶化,依从性不好或不能随诊的患者不要应用。在活性维生素 D 治疗过程中,前 3 个月至少每月一次复查血钙、磷水平,其后每 3 个月复查一次,前 6 个月血浆 iPTH 水平至少每 3 个月检测一次,此后每 3 个月复查一次。

(3) 在活性维生素 D 治疗过程中,剂量调节须遵循:①如果血浆 iPTH 水平下降至靶目标以下,暂停活性维生素 D,直到 iPTH 水平超过靶目标,然后减为半量活性维生素 D 治疗。②如果血清总钙超过 9.5 mg/dl,暂停活性维生素 D,直到血钙小于 9.5 mg/dl,然后减为半量活性维生素 D 治疗。③如果血磷水平超过 4.6 mg/dl,暂停活性维生素 D,开始使用并加用磷结合剂,直到血磷小于 4.6 mg/dl,继续以前的活性维生素 D 的用量。

4. 外科甲状旁腺切除术

适用于内科治疗无效,有明显 X 线、生化及组织学表现,并无铝中毒性骨病的继发性 HPT 患者,其手术指征为:①与其他原因无关的持续性或有症状的高血钙;②严重的顽固的皮肤瘙痒;③血钙、磷乘积持续超过 70～80,伴有骨外钙化症;④进行性骨、关节疼痛、骨折、变形;⑤成功肾移植后,症状性高磷血症;⑥钙化防御。

有 3 种手术方式:次全切;全切伴甲状旁腺组织前臂自体移植;全切不伴自体移植。临床资料表明：①②两种手术方式结果差异不大，术后 HPT 复发很普遍。目前认为第③种手术方式最好。"骨饥饿"所致的低血钙是术后最常见的不良反应，术前术后需应用 VD_3 和钙剂。

效果：①术后 2~4d 血钙、磷及碱性磷酸酶开始下降；②部分患者可能复发；③部分患者术后可能出现严重低钙血症；④全切除术后需给予钙和钙三醇治疗，以维持正常的血钙并避免再生障碍性骨病的发生。

5. 经皮注射无水乙醇（化学甲状旁腺切除术）

超声引导下经皮对增大的甲状旁腺内注射无水乙醇，使组织硬化，起化学甲状旁腺切除的作用，临床资料表明效果显著。

6. ROD 行肾移植治疗

ROD 行肾移植治疗可使肾功能恢复，通过恢复体内维生素 D 活性产物的生成而反馈抑制 PTH、血磷、钙恢复正常水平，缓解 ROD 病变，甚至痊愈。

7. 其他治疗

(1) 重组人类生长激素 (rhGH)：GH 对生长和骨矿化疗效显著，提高肠道钙吸收，增加骨质量，促进肾小管对磷再吸收和成骨细胞增殖，提高新骨形成和血清钙磷，降低 PTH。GH 直接作用于软骨内生长板细胞，引起软骨内钙化。肾病儿童正常骨发育钙三醇疗法是必要的，因此给 thGFI 期间应同时给予钙三醇。

(2) 去铁胺：与铝相关骨软化症，用钙三醇治疗无效，高血钙是毒性反应，用去铁胺是有效的。该药是铝铬合剂，能清除骨铝，减轻疼痛，骨矿化改善。肾脏是排铝的主要脏器。CRF 患者排铝减少以及透析液中高浓度的铝是铝中毒的主要原因。人们发现 CRF 患者骨组织中铝的含量是正常人的 40~50 倍，甚至 100 倍，有学者通过细胞培养证明铝直接影响骨母细胞的生物学行为，抑制基质的形成，抑制钙化，从而减少骨样组织的移走。应用碳酸钙或醋酸钙及加强透析纠正代谢性酸中毒的同时，应用去铁胺去除铝。以铝沉积为主的病理类型中的骨铝，可与铝络合剂去铁胺结合，动员骨铝进入血液，经血液透析或腹膜透析加以清除。血液透析患者用量为 15~20 mg/kg，每周 3 次，透析中静脉输注，2 h 输完，或透析前 12 h 肌注 1 g，每周 1 次。腹膜透析者可用 40 mg/kg 加入每袋 2 L 透析液中。一般 3 个月后骨铝显著降低，临床症状改善，不良反应少见。

(3) 二磷酸盐类：近 20 年来，二磷酸盐类 (BPs) 抗代谢性骨病药物已广泛应用于如恶性肿瘤骨转移引起的高钙血症、骨瘤和变形性骨炎及绝经后妇女骨质疏松的预防等非肾脏疾病患者。然而近年来，人们才逐渐关注到 BPs 药物在慢性肾衰竭 (CRF) 所致的高转运性骨病及肾移植后骨病中的应用以及对预防肾移植后骨质丢失及减少骨折产生的影响，研究表明，BPs 能够减少高转运状态下的骨质丢失。文献也报道低转运性骨病和骨钙化障碍者使用 BPs 制剂尤其是 etidr-onate 时可以加速骨病进展。Fan 认为，透析前和透析患者甚至在已存在骨量减少/骨质疏松的患者中，也无正常理由广泛使用 BPs 制剂。综合分析 BMD 和检测骨转运指标的结果，选择高转运性骨病患者进行治疗更有益，同时也应注意治疗甲状旁腺功能亢进。肾移植患者则需和血透患者区别对待，移植后第一年，使用 pamidronate 可以极大地减少骨质丢失，持续使用 BPs 制剂及其他治疗（如控制甲状旁腺功能亢进、维生素 D 代谢产物、性激素和氟化物等）则应取决于骨病的进展。BPs 在血液中的半衰期很短，一经吸收，迅速进入骨组织，吸附于羟磷灰石晶体表面，余经尿液以原型排出。其不良反应小，主要是胃肠道反应，对于维持性血液透析和肾衰竭晚期的患者而言，静脉给予大剂，量 pamidronate 可能会引起严重的手足搐搦、低钙和(或)低磷血症。

第三节 骨质疏松症

骨质疏松症是一类伴随年龄衰老或医学原因引起的以骨量丢失、骨组织显微结构为病理改变，骨强度下降、骨脆性增加、骨折危险频度增大为特征，以骨痛、易于发生骨折为主要临床表现的全身性骨代谢疾病。骨强度包括骨密度和骨质量。影响骨质量的因素主要有骨的有机质、骨矿化程度、骨微结构和骨的转换率，骨折是骨质疏松症最严重的后果。骨质疏松涉及内分泌学、老年医学、骨科学、妇科学、放射学、药学、营养学和康复医学等学科，是跨学科的复杂疾病，也是当前国际上研究最活跃的课题之一。

一、病因病机

危险因素有种族、性别、年龄、女性绝经年龄、体型、体重、骨质疏松的家族史、骨密度峰值和个人不良生活习惯(营养、酗酒、吸烟、运动)等。白种人比黑种人和黄种人更易发生骨质疏松，在所有种族中女性骨质疏松患病率均远高于男性。女性绝经年龄愈早骨质疏松发生愈早而程度愈重。肥胖、超重者骨量高于瘦弱纤细者，骨质疏松阳性家族史者发病率明显增高，发病年龄较低。酗酒、吸烟、长期饮用咖啡因饮料者均是骨质疏松症的发病的危险因素。此外，失重状态或长期卧床、制动都是导致骨量丢失的危险因素。缺乏日光照射，偏食习性，钙或维生素 D 摄入不足以及长期使用免疫抑制剂、糖皮质激素、肝素等抗凝剂或利尿剂都已被证实是骨质疏松的危险因素。凡是有原发性甲状旁腺功能亢进、甲亢、库欣病、糖尿病、类风湿关节炎、慢性肾功能不全、胃肠道吸收功能障碍、Paget 病、多发性骨髓瘤或转移瘤等病者，都应注意存在继发性骨质疏松症的可能。

(一)发病率

美国 80 岁以上的白人妇女中，有 80% 的人患骨质疏松症；绝经妇女中有 30% 的人患 OP，54% 的人骨量减少。在加拿大 1/4 的女性患骨质疏松症，男性为 1/8。骨质疏松症最大的危害不是它本身骨量的减少，而是与之相关的骨质疏松性骨折。骨质疏松性骨折的年发病率几乎是心肌梗死的三倍。50 岁左右的男性和女性在一生中患骨质疏松性骨折的可能性分别为 13.1% 和 39.7%。尽管男性的发病率低于女性，但是他们髋部骨折后死亡率为 21%，高于女性的 8%。在美国每年用于治疗髋部骨折的医疗费用可高达 100 亿美元。每年由骨质疏松症造成的直接和间接医疗费用估计在 180 亿美元。我国原发性骨质疏松症的人数约占总人口的 6.97%。由于人们生活水平的提高和保健事业的发展，平均预期寿命已由 1945 年的 35 岁增长到 70 岁，随着老年人群的增多，骨质疏松患者数急剧增加。预计我国 2050 年将达 2.5 亿，其中 25%～70% 患有骨质疏松。由于骨质疏松是致残率较高的疾病，其高昂的治疗费和较长的治疗周期给家庭和社会带来沉重的负担，所以掌握防治该病的康复治疗方法具有重要的现实意义。

(二) 病理生理改变

骨显微结构破坏、骨小梁变细、断裂、穿孔、数目减少、骨松质丢失明显及骨密度降低、骨脆性增加是骨质疏松的基本病理改变。骨量的丧失与骨的重建过程异常有关，这些异常状况包括骨转换加快、骨矿化延迟和局部的骨吸收和骨形成失衡，即骨吸收大于骨形成。此外，骨质疏松症尚有骨小梁结构的异常和不耐骨疲劳性损伤的病理变化。

二、临床表现

(一) 骨痛

原发性骨质疏松症常以骨痛为主要临床表现，其中女性患者骨痛的发生率最高占80%，男性占20%，骨痛的发生可在不同部位，不同程度，最常见于腰背疼痛，占67%，腰背伴四肢酸痛占9%，伴双下肢麻木感4%、伴四肢麻木，屈伸腰时背时肋间神经痛、无力者占10%。疼痛性质多呈冷痛、酸痛、持续性疼痛，有突发性加剧，部分患者可出现腓肠肌阵发性痉挛，俗称"小腿抽筋"。男性患者部分骨痛不明显，常表现为全身乏力，双下肢行走时疲乏，体力下降，精力不足等。若腰背突发性锐痛，脊柱后凸，躯干活动受限，不能站立，不能翻身，侧转，局部叩击痛，多为椎体压缩性骨折引起的骨痛。

(二) 驼背

表现为身高缩短，背曲加重。脊柱椎体结构95%由骨松质组成。因骨量丢失，骨小梁萎缩，使椎体疏松即脆弱，负重或体重本身的压力使椎体受压变扁致胸椎后突畸形，驼背多发生于胸椎下段。

(三) 骨折

因骨质疏松骨脆性增加而致椎体压缩性骨折。股骨颈骨折及少数桡骨远端及肱骨近端骨折，常在扭转身体，肢体活动时致自发性、倒地性轻伤性骨折。椎体压缩性骨折最常见，多发生于$T_1 \sim L_1$。表现突然腰背锐痛、脊柱后凸、不能翻身、局部叩击痛。常见有楔形、平行压缩、鱼椎样变三种类型骨折。股骨颈骨折表现为腹股沟中点附近压痛，病变下肢是内收或外旋畸形、不能站立和行走。

(四) 负重能力下降

骨质疏松症患者的负重能力常降低(约2/3)，甚至不能负担自己的体重。

(五) 腰背部活动障碍

主要表现为腰椎屈、伸、侧屈、旋转和腰背肌肌力下降。

(六) 日常功能水平障碍

主要表现为坐、站、行走和个人护理等功能障碍。髋部骨折的患者中有1/4需要长期卧床，其日常功能活动受到严重影响。

三、康复评定

(一) 生化指标检测

1. 骨矿代谢指标

主要检测血清钙、磷。原发性骨质疏松血清钙磷一般在正常范围内。

2.骨形成指标

骨碱性磷酸酶(ALP)、骨钙素(BGP)与Ⅰ型胶原羧基末端肽(CTX)。

3.骨吸收指标

主要检测抗酒石酸酸性磷酸酶(TRAP)、尿羟脯氨酸(HOP)。但HOP受诸多因素影响，其敏感性和特异性较低。近年来，把尿中吡啶啉(PYD)和脱氧吡啶啉(DPD)作为骨吸收的敏感和特异性生化标志物，有条件者可检测PYD和DPD。

4.钙调节激素

活性维生素D、甲状旁腺素(PTH)、降钙素(CT)等。

原发性骨质疏松Ⅰ型表现为骨形成和骨吸收指标均有增高，即高转换型；Ⅱ型骨形成和吸收生化指标多在正常范围或降低。属低转换型，PTH升高。

(二)X线评定

常根据骨皮质厚度、骨小梁粗细数量、骨髓腔横径与骨皮质厚度比及骨髓腔与周围软组织之间的密度差来初步判断有无OP、OP骨折的类型和程度和排除其他疾病。但X线估计骨密度误差或高达30%～50%。

(三)双能X线吸收法(DXA)

双能X线吸收法(DXA)是目前诊断OP的金标准。能明确诊断轻、中、重度骨质疏松。双能X线吸收法可以测量全身任意部位的骨密度和脂肪组织的百分比，测量的速度快、精度高、空间分辨率高、散射线少。国际上对骨质疏松症的诊断、抗骨质疏松疗效的观察，不同生理和病理状况的比较、动物钙磷代谢的研究、抗骨质疏松新药的研究都要求用双能X线吸收法或定量CT法观察。

根据1998年WHO规定的骨质疏松症诊断标准，如果骨量减少≤1 SD(一个标准差)者为正常骨量范围，1～2.5 SD者为骨量降低，≤-2.5 SD为骨质疏松症，≤-2.5 SD同时伴有脆性骨折为重度骨质疏松症。

由于种族、地域和环境的差异，因此更严格的标准应是用同地区、同种族、同性别的峰值骨量减去所测得的骨量值，以标准差的关系来判定骨质疏松程度。

四、临床治疗

目标：康复治疗目标是缓解骨痛，控制病情发展(减低骨丢失，降低骨转换率和压缩性骨折的加重)，提高骨质量，防止失用综合征，预防继发性骨折、降低骨折发生率以及改善ADL能力和生活质量。

原则：早期诊断、早期治疗的原则；甚而治疗、药物治疗、康复治疗、防跌倒宣教与运动治疗四者相结合的综合治疗的原则；长期治疗的原则。早期诊断主要根据患者是否属于骨质疏松高危人群或有无相应的临床表现或体征早期检测其骨矿密度；早期治疗指通过检测一旦发现骨量降低则应该开始治疗，而不要等到骨量降低已达到骨质疏松的诊断要求，甚至已发生骨质疏松性骨折才开始治疗。

(一)基础治疗

包括饮食营养防治、钙剂、维生素D及其衍生物。饮食以富含钙、低盐和适量蛋白质的均衡饮食为主，如果饮食源性钙入量不足，可选用钙补充。中国营养学会推荐成人每日钙摄入量为 800(元素钙量)，绝经后妇女和老年人可增至 1 000；维生素 D 及其衍生物既是基础治疗用药，又是治疗骨质疏松的重要药物。

(二) 药物治疗

以抑制骨吸收、促进骨形成为原则。药物应用要求早用药、长期用药、联合用药。抑制骨吸收药物如钙制剂、雌激素、降钙素、三磷酸盐、活性维生素 D 衍生物等；增加骨形成药物如活性维生素 D 衍生物、氟化物、同化性皮质类固醇(雄性激素及其衍生物)、孕激素、PTH 片段。生长激素、骨生长因子(BGP、BMP)。

(三) 物理治疗

物理因子具有较好的止痛效果。骨质疏松最常见的症状就是疼痛，如何缓解疼痛乃是当务之急，非甾体类消炎镇痛药对绝大部分身患骨质疏松的老年人来说是不可能长期使用的，因此选择性地运用各种物理因子(如中频、低频电疗)对骨质疏松引起的急慢性疼痛应作为首选方法。此外物理治疗还能减少组织粘连、增强肌力、防止肌肉萎缩、改善局部循环、促进骨折愈合、预防深静脉血栓形成和继发性骨质疏松、增加局部应力负荷、促进钙磷沉积、促进神经功能修复以及改善肢体功能活动。

1989 年 Bassett 预言脉冲电磁场将可能对骨质疏松症治疗产生影响。近几年众多的实验与临床研究结果都表明 PEMFS 能显著改善实验组去卵巢大鼠骨密度、骨钙含量、大鼠血清 E_2 的含量、骨形态计量学、骨代谢和大鼠股骨骨生物力学性能。尤其是在改善骨痛和骨密度方面具有良好的临床应用前景。方法可用 UNION-2 000 A 型骨质疏松治疗系统进行治疗，每天一次，每次 40 min，连续 30 d。

(四) 运动疗法

运动疗法可能阻止骨量丢失、增加骨量、改善骨密度和骨强度、改善 OP 患者运动功能、平衡功能。运动项目包括走路、奔跑、有氧操、跳舞、骑车、球类运动、体操及负重和抗阻训练等。最佳的运动强度为最大耗氧量的 60% 左右，运动强度要参考对象的年龄、身体状况及运动经验等制定。运动频度每天 20～30 min，每周 3～5 次即可；运动疗法首要原则是：超负荷：即在运动过程中加在骨上的负荷不同于且大于日常活动中的负荷。因为"超负荷"可以让本来骨量就非常低的个体产生最大的反应，运动时间和强度应随着患者能力的增加而相应的增加。

(五) 作业治疗

在对 OP 患者伤残情况进行全面评价以后，有目的、有针对性地从日常生活活动、职业劳动、认知活动中选择一些作业，指导患者进行训练，以改善或恢复患者躯体、心理功能和预防骨质疏松骨折。

(六) 矫形器、腰围技术

骨质疏松最常见的问题是椎体压缩性骨折、脊柱畸形、股骨颈骨折、桡骨远端骨折和肱骨近端骨折。因此在治疗中应用研究康复工程原理，为患者制作适合的支具、矫下畸形、预防骨折发生、配合治疗顺利进行的重要措施之一。如脊柱支具能限制脊柱的过度屈伸、又使患者有不定期的活动度、预防椎体出下周压缩性骨折，又如髋保护器对髋部骨折的预防作用。

(七) 饮食与营养调理

与骨质疏松关系密切的元素和营养素有钙、镁、锌、铜、锰、维生素 C、维生素 D 和蛋白质，其中最为缺乏的是钙和维生素 D。中国预防医学院调查的钙摄入量每日为 400～500 mg，维生素 D 在儿童和老年民缺乏尤为明显，应加大摄入量。国外研究股骨颈骨折者蛋白质摄入低于 70 mg/d 则影响愈合。故应多食含钙及蛋白质丰富的食物及蔬菜、水果，每日半斤以上牛奶，多食豆制品，戒烟酒等。

(八)康复教育

主要进行了防跌倒宣教与训练，要求患者戒除不良嗜好、坚持平衡饮食、多做户外活动和家庭自我运动训练，特别是静力性体位训练和步行锻炼。

1.坚持多做户外活动、多晒太阳，如每日户外散步 1 公里。

2.戒除不良嗜好如偏食、酗酒、嗜烟，长期饮用咖啡因饮料；每日坚持食用新鲜蔬菜、水果。

3.家庭自我运动训练：在医生的指导下，在家中长期坚持进行肌力、肌耐力、关节活动度和平衡功能训练，以提高运动的反应能力和对环境的适应能力、防止跌倒。

4.改造环境：尽量改造家庭和周边环境，以减少跌倒的机会；采取切实有效的防跌倒措施，如穿戴髋保护器。

5.步行锻炼：以每日步行大于 5000 步，小于 1 万步为宜(2～3 公里)。适合老年骨质疏松患者。日本学者发现，步行能有效维持脊柱及四肢骨盐含量、每日步行少于 5000 步，则骨量下降，大于 1 万步则骨量增加不明显，而两者之间则骨量明显增加，步行锻炼能防治下肢及脊柱的骨质疏松。

6.静力性体位训练：对骨质疏松患者首先应教会他们在日常生活中保持正确的体位和姿势，坐、卧或立位时由于某种原因重力和持久双重原因，一旦不能有意识地保持正确的姿势，就会加重，使脊柱变形甚至导致骨折，因此对骨质疏松患者进行静力性体位训练，使其在日常生活和工作中保持正确的体位和姿势是十分必要的。方法：坐或立位时应伸直腰背，收缩腹肌，臀肌，增加腹压，吸气时扩胸伸背，接着收颔和向前压肩，或坐直背靠椅；卧位时应平仰，低枕，尽量使背部伸直，坚持睡硬板床，对所有骨质疏松患者无论其有无骨折都应进行本项训练，使其习惯本训练所要求的姿势，以防骨折驼背的发生。

7.在骨质疏松的情况下，骨的力学强度明显减低，所以在扭身、持物、弯腰、下楼、汽车抖动、站立倒地等情况下都可以引起骨折。治疗初期应用双腋拐帮助行走，逐渐改为手杖。老年人如不训练，神经、肌肉的应急能力差，步态不稳，易于跌倒引起骨折，所以应帮助老人及骨质疏松患者神经肌肉系统的训练，增加灵活性和应急能力。

第四节 维生素 C 缺乏病

维生素 D 缺乏病 (vitamin D deficiency) 是由于日晒少(皮肤经紫外线照射后，可使维生素 D 前体转变为有效的维生素 D)、摄入不足(奶、蛋、肝、鱼等食物)、吸收障碍(小肠疾病)及需要量增加(小儿、孕妇、乳母)等因素，使体内维生素 D 不足而引起的全身性钙、磷代谢失常和骨骼改变。其突出的表现是小儿的佝偻病 (rickets) 和成人的骨软化症 (osteomalacia) 并同存骨质疏松症 (osteoporosis)，同时影响神经、肌肉、造血、免疫等组织器官的功能，严重影响儿童的生长发育。

一、病因及发病机制

(一) 病因

1. 日光照射不足

如果有充足的紫外线照射，人的皮肤能产生足够的维生素 D。产生维生素 D 的量与紫外线的强度、照射时间和皮肤暴露的面积成正比。在冬春季节因寒冷缺少户外活动或在多雾地区、工业城市空气污染严重、高楼林立都可使紫外线照射不足。

2. 维生素 D 摄入不足

多见于在 2 岁前未进食有维生素 D 强化奶制品的婴幼儿和长期母乳喂养又没有及时补充鱼肝油的孩子。小儿由于生长速度迅速易引起相对缺乏，尤其在早产儿、双胎和低出生体重儿出生时体内维生素 D、钙、磷储存少，出生后生长快易患佝偻病。多次妊娠和长期哺乳的母亲体内储备钙大量消耗，若维生素 D 摄入不足很快出现骨软化病。

3. 维生素 D 吸收不良及活化障碍

慢性乳糜泻、肝、胆、胰疾病影响维生素 D 的吸收利用。在老年人由于皮肤合成维生素 D 的效率降低和肠道维生素 D 的吸收率下降使骨质疏松症加剧。肝、肾严重病变影响维生素 D 羟化为活性的 25-(OH)D 和 1,25-(OH)$_2$D。

维生素 D 依赖性佝偻病为常染色体隐性遗传综合征，Ⅰ型为 25-(OH)D 1α 羟化酶的功能受损，Ⅱ型系基因突变致 1,25-(OH)$_2$D 受体损害。

苯巴比妥药物可诱导肝微粒体酶改变，使维生素 D 25- 羟化酶的活性下降，并促进胆汁分泌，使维生素 D 降解加快，从而降低血清中维生素 D 和 25-(OH)D 的浓度。

(二) 发病机制

维生素 D 缺乏时肠道内钙磷吸收减少，使血钙、血磷下降，血钙下降促使甲状旁腺分泌增加，后者有促进破骨细胞溶解骨盐作用，使旧骨脱钙，骨钙进入血中维持血钙接近正常。但甲状旁腺素可抑制肾小管磷的再吸收，以致尿磷增加，血磷降低，血液中钙磷乘积降低 (<40)，使体内骨骼成骨过程钙化受阻，成骨细胞代偿性增生，造成骨骺端及骨膜下骨样组织堆积，引起佝偻病及骨软化病。

如果甲状旁腺反应迟钝，骨钙不能很快游离到血中，则血钙下降。如血总钙下降到 1.75～1.87 mmol/L(7～7.5 mg/dl)，血游离钙低于 0.88～1.0 mmol/L(3.5～4.0 mg/dl) 以下，出现手足搐搦低钙惊厥。

二、病理

主要病变在血管与骨骼，血管壁内皮细胞之间的黏合质缺乏，通透性增加，引起出血倾向，也可使造血功能减退，重者引起没有出血的贫血症状。

在骨骼系统，软骨内骨化作用发生障碍，使暂时性钙化层不消失，反而累积增厚，不形成成骨细胞或骨样组织，骨质疏松变脆，易折断或受压成距状突起，骨干端因新骨生成不全而显稀松，骨干重被吸收，髓内纤维变性，骨膜下出血。

三、临床表现

任何年龄皆可发病，多见于 6～24 个月小儿。

(一) 维生素 C 缺乏口腔表现

维生素 C 缺乏的最重要和最早的表现是龈炎、龈出血和龈肿胀。牙龈肥大过长，松软如海绵，暗紫红色，稍按压即出血，肿大的牙龈可覆盖牙冠，可能出现表面糜烂、溃疡及继发感染，常有疼痛和血腥样口臭。若存在局部刺激因素或口腔卫生不良，可使症状加剧，逐渐发展成牙周炎，最后牙齿松动而脱落。除牙龈出血外，其他口腔黏膜亦可见出血或瘀斑。若颞颌关节内有出血，则患者在张口、闭口时有疼痛。此外伤口愈合障碍，对传染的易感性增加，易并发坏死性龈口炎。

(二) 全身症状

起病缓慢，自饮食缺乏维生素 C 至发展成坏血病约历时 4～7 个月。常先有一些非特异性症状如：激动、软弱、倦怠、食欲减退、体重减轻及面色苍白等，也可出现呕吐腹泻等消化紊乱症状，常未引起父母注意。此阶段可称为隐性病例。

一般都有低热，似与出血有关。有并发症时，体温可更升高。脉搏与体温成比例地增加，可能因腿痛致交感神经兴奋所致。呼吸亦较浅，可能与肋骨疼痛有关。

(三) 局部症状

下肢尤以小腿部肿痛最为常见。肿胀多沿胫骨骨干部位，压痛显著。局部温度略增，但不发红。病的较晚阶段，患部经常保持一定位置：两腿外展、小腿内弯如蛙状，不愿移动，呈假性瘫痪。由于剧痛，深恐其腿被触动，见人走近，便发生恐惧而哭泣。下肢肿的原因是骨膜下出血，手指压时不出现凹陷。

肋骨与肋软骨交接处，尖锐地凸出，形成坏血病串珠。在凸起部分的内侧可摸得凹陷，这是由于肋骨与肋软骨接合处的胸骨板半脱位。而佝偻病的串珠则因骨骺软骨带增宽，凸出处两侧对称，没有这种凹陷。

(四) 出血症状

全身任何部位可出现大小不等和程度不同的出血，最常见者为长骨骨膜下出血，尤其是股骨下端和胫骨近端；这种出血可能不易为 X 线检查所发现，直至痊愈期才开始伴有表面钙化。皮肤瘀点和瘀斑多见于骨骼病变的附近，膝部与踝部最多见。其他部分的皮肤亦可出现瘀点。牙龈黏膜下经常出血，绝大多数见于已经出牙或正在出牙的时候。在上切牙部位最为显著，也可见于正在萌出磨牙或切牙等处。牙龈呈紫红色，肿胀光滑而松脆，稍加按压便可溢血，如肿胀面积扩大，可遮盖牙齿，表面可有瘀血堆积。如续发奋森氏菌感染，可引起局部坏死、腐臭与牙齿脱落。眼睑或结膜也可出血，使眼部形成青紫色。眼窝部骨膜下出血可使眼球突出。病的晚期，偶有胃肠道、生殖泌尿道和脑膜出血，约 1/3 患者的尿中出现红细胞，但肉眼很少见到血尿。

此外，年长儿患坏血病时，有时表现皮肤毛囊角化，其外观与维生素 A 缺乏所致者难于区别。婴儿患者常伴有巨幼红细胞贫血，由于叶酸代谢障碍所致，可能同时也缺乏叶酸；因影响铁的吸收与利用，亦可合并缺铁性贫血。

四、诊断与鉴别诊断

(一) 诊断

根据营养史、临床表现及 X 线骨骼改变，诊断较易。

(二) 合并佝偻病时的 X 线诊断

二者有其共同处，都好发于骨骼生长最快的部位，且病变出现最早，也最明显。但由于受损害情况不同，X 线表现各异。

1. 佝偻病为主坏血病为次

由于缺钙，骨端的坏血病 X 线表现可被掩盖，但以下情况提示有坏血病的存在。

(1) 有出血倾向。

(2) 在佝偻病治疗过程中，可显示坏血病征象。

(3) 骨质极度疏松，骨小梁减少、皮质变薄、骨膜下出血均有参考意义。

2. 坏血病为主佝偻病为次

可能有以下征象。

(1) 在治疗坏血病过程中，佝偻病征象可显示出。

(2) 原表现不明显的佝偻病征象更加突出，大量补充维生素 C 后，大量骨样组织形成，而缺钙现象就占主要地位。

(三) 应与以下疾病鉴别

1. 急性骨髓炎

发病急，病情重，体温高，白细胞增多，局部炎症明显，X 线早期可见干骺端破坏，晚期骨膜反应性新骨及死骨形成。坏血病则是骨膜下血肿。

2. 小儿麻痹症

以发热、患肢痛及脑膜刺激症状为先兆，肢体麻痹，X 线正常，无出血现象。

3. 成骨不全

无发热及出血倾向，也无营养不良史，常伴发蓝巩膜、牙齿半透明及反复骨折史。

五、治疗

维生素 C 缺乏病轻症患者每天服维生素 C 200～300 mg，重症 300～500 mg，感染时剂量应增加，分 3 次在饭前或吃饭时服用。如患者不能口服或吸收不良时，可用肌内或静脉注射，1 次/d(婴幼儿 100～200 mg，成人 500～1 000 mg)，症状明显好转时，减至 50～100 mg，3 次/d，口服。此外，还要根据需要适当补充其他维生素，特别要注意补充同时缺乏的维生素 D。合并巨幼红细胞贫血者，维生素 C 治疗量应加大，另给适量叶酸。

对症处理，如保持口腔清洁，预防或治疗继发感染、止痛。有严重贫血者，可给予输血，服铁剂。重症患者，如果有骨膜下巨大血肿或有骨折，不需手术治疗，用维生素 C 治疗后血肿可渐消失，骨折自能愈合，但有骨骼错位者，恢复较慢，可经数年之久。骨骼病变明显的患儿，应安静少动，以防止骨折及骨骺脱位。有牙龈出血者应注意口腔清洁。有并发症者应针对病因和症状予以适当的处理。

(金　驰)

第十一章 骨关节缺血性疾病

第一节 儿童股骨头坏死

儿童股骨头坏死，又称股骨头骨骺软骨炎或扁平髋、或 Legg-Calve'-Perthes 综合征，多发于2～12岁儿童。本病开始患儿叫膝痛－髋关节痛，步行不便或跛行，患髋不能屈伸、内收。此时家长往往误认为扭伤，未加注意，拖延病程，造成股骨头压扁－"扁平髋"，造成终生残疾。因此，本症早期诊断早期治疗十分重要。

一、病因

目前认为该病是由于股骨头血供障碍导致股骨头骨骺不同程度的坏死，但其确切病因不明。本病的病因有许多学说，主要有：

(一) 外伤学说

一些学者认为外伤是本证的病因。

(二) 感染学说

但大部分研究未能从本症的关节液中培养出阳性致病菌。

(三) 遗传和体质学说

一些研究显示本症可能有潜在的发育不良的体质因素（如合并有肾的异常、疝气、早产、多臀位生、骨骼成熟延迟、幽门狭窄、先天性心脏病等），可能潜在者隐性特发性股骨头坏死，而在创伤之后引起病理性骨折才演变为真正的股骨头坏死；另有一些研究显示本症有家族性，提示本症与遗传有关。

(四) 关节内填塞学说

目前研究认为尽管部分儿童特发性股骨头坏死的早期有关节内滑膜炎，但一过性滑膜炎一般不会演变为股骨头坏死。

(五) 动脉阻断学说

有研究表明本症时造影显示进入股骨头的小动脉有阻断现象。

(六) 软骨发育不全学说

有研究认为本症早期出现的股骨头关节软骨增厚和骨骺板的扭曲是软骨发育不全的证据。

(七) 重复梗死理论

(略)。

(八) 静脉回流障碍和骨内压增高理论

(略)。

(九) 其他学说

如内分泌障碍和免疫异常等。

二、临床表现

起病隐匿，初期症状很轻，往往被患儿和家长忽视。只是由于其他原因摄片时才发现，或个别直到成年后发生骨性关节炎时才就诊。跛行和患髋疼痛是本病的主要症状。跛行为典型的疼痛性跛行步态，即患儿为缓解疼痛所采取的保护性步态，主诉的疼痛部位常在腹股沟部、大腿内侧和膝关节。跑步或行走过多时，可使疼痛加重，休息后明显减轻。

查体可发现髋关节各个方向活动均有不同程度的受限，尤其外展和内旋活动受限明显，而且髋关节活动能诱发疼痛。早期髋关节周围肌肉出现痉挛和轻度萎缩，髋关节前方可有深压痛，并出现轻度屈曲和外展畸形。晚期可有髋关节积液。

三、辅助检查

(一) 实验室检查

常规实验室检查多无特殊发现，仅血沉有轻度加快。

(二) X线检查

是临床诊断股骨头缺血性坏死的主要手段和依据。定期投照双髋关节正位和蛙位 X 线片，可动态观察病变全过程中股骨头的形态变化，且每一阶段的 X 线片均能反映出病理改变。

1. 滑膜炎期

X 线片上主要表现关节周围软组织肿胀，同时股骨头向外侧轻度移位，但一般不超过 2～3 mm。

2. 股骨头骨骺受累早期

即坏死前期的 X 线片征象，关节间隙增宽，股骨颈上缘呈现圆形凸起 (Gage 征)。正位 X 线片显示股骨头向外侧移位 2～5 mm。随后出现部分骨骺或整个骨骺密度增加。

3. 坏死期

X 线特点是股骨头前外侧坏死，在正位 X 线片上观察出现不均匀的密度增高影像。

4. 碎裂期

X 线片上显示出硬化区和稀疏区相间分布。

5. 愈合期或后遗症期

X 线片上可见股骨头呈卵圆形、扁平状或蘑菇形，并向外侧移位或半脱位。髋臼也出现代偿性扩大，内侧关节间隙增宽。

(三) 核素骨扫描

有助于早期诊断。在坏死早期，股骨头骨骺坏死部位显示放射性核素吸收明显减少，股骨头骺板和髋臼缘吸附增加，灵敏度达 95%～98%，比 X 线改变提前 3～6 个月。恢复期，放射性核素吸附增加。

(四) 磁共振成像 (MRI) 分为四种模式

1. 股骨头有均匀的低信号区，通常为边缘清楚并局限于股骨头最上部。

2. 较大片、不规则、不均匀的低信号区，常充满股骨头并向股骨颈延伸一段距离，在较大不规则区内可包含局限性高信号区。

3. 低信号带横行穿越股骨头，有时横越股骨颈。

4. 环形低信号带围绕着一个信号强度相对正常的中心。因 MRI 测定的是骨髓信号强度的改变,因此,当股骨头血供中断 2～5 d,骨髓脂肪坏死,MRI 即可显示股骨头信号强度减弱,无假阳性,比核素扫描更敏感。

(五)关节造影

对各阶段股骨变形,特别关节软骨异常的诊断有益。

四、分型

(一)Catterall 分型

对临床选择治疗和判断预后,具有指导意义。

1. Ⅰ型

股骨头前部受累,可见股骨头骨骺密度相对增高,但不发生塌陷。

2. Ⅱ型

部分股骨头发生坏死,超过 1/2,坏死部分密度增高,同时在坏死骨的内侧和外侧有正常的骨组织呈柱状外观,能够防止死骨的塌陷,对预后具有很大的意义。

3. Ⅲ型

约 3/4 的股骨头发生坏死。股骨颈宽粗,预后较差。

4. Ⅳ型

整个股骨头均有坏死。

(二)股骨头外侧柱分型

1992 年由 Hering 提出的一种新的分型方法。根据外侧柱受累的程度将本病分为三型。

1.A 型

外侧柱未受累,预后好,股骨头无扁平。

2.B 型

外侧柱受累,其被压缩塌陷的程度低于正常外侧柱 50%,预后尚好,股骨头无扁平。

3.C 型

外侧柱受累,其压缩塌陷的程度＞50%,预后差,股骨头扁平。总之,外侧柱受累程度越重,预后越差。

(三)磁共振

对诊断骨缺血性改变有重要价值,可以早期做出诊断。

(四)核素检查

既能测定骨组织的供血情况,又可反映骨细胞的代谢状态。

(五)关节造影

关节造影能够早期发现股骨头增大,有助于观察关节软骨的大体形态变化,并且可明确早期股骨头覆盖不良的原因。

五、治疗

(一)非手术治疗

病变处于 Catterall Ⅰ～Ⅱ型,HerringA 型,Salter-ThomponA 型且年龄小于 6 岁的患儿可用外展位牵引、石膏固定、外展支架或矫形器矫正等治疗。

1.卧床休息和牵引

可持续 4 周,能缓解疼痛、增加髋关节活动范围。这也是进一步手术治疗的基础,对不能立即确诊的病例，既是观察又是治疗。

2. 矫形支具

目前最常用的方法是使用外展矫形支具，其优点在于不固定膝关节和踝关节，患儿能够独立行走和活动。

3. 石膏固定

一般选择 Petrie 外展石膏固定制动。对Ⅰ、Ⅱ期病例，有显著疗效，这与早期股骨头病理改变轻，头臼包容较好，通过制动为其自愈提供静态修复环境，促其早期病例向然修复。每次固定时间以 2～3 个月为宜。若需继续固定，则要拆除石膏休息数日，然后再次石膏固定，这样能防止膝关节僵硬和关节软骨变性。双下肢管形石膏，外展 30°～50°，固定 1.5～2 年，效果良好。

4. 高压氧治疗

高压氧能明显促进毛细血管新生和骨质形成，增加血氧含量，改善缺血组织的供氧，此外高压氧能增强吞噬细胞的活力，有利于坏死骨组织的清除。高压氧治疗的疗程必须充分，通常需要连续治疗 2～3 个月，严格限制患肢负重也是治疗成败的重要因素。

(二) 手术治疗

1. 股骨头经皮钻孔术

可以达到减压目的，对于Ⅰ、Ⅱ期病例可以作为治疗选择之一。对于股骨头开窗植入松质骨，经股骨颈开窗减压，清除死骨，囊性变骨组织，在 X 线电视屏监视下达骺板远端，但不通过骺板，然后植入髂骨外板松骨碎屑，窗口处覆盖一大小适宜的髂骨外板，缝合固定在关节囊下方。此方法通过减轻股骨头内压，改善股骨头内骨结构，促使周围血管增生活跃，同时又刺激骨骺细胞增殖，以利坏死修复。该方法简单、易行，克服了单纯减压不能彻底清除死骨的弊端，同时也克服了髓芯减压术开窗处骨折的并发症。适用 Catteran Ⅰ、Ⅱ、Ⅲ期。

2. 滑膜切除术

髋关节滑膜切除为国内较早治疗儿童股骨头坏死的方法之一。

①手术指征：a. Ⅱ型和Ⅲ型病变；b. 12 岁以下的儿童；c. 早期的Ⅳ型病例。对合并有股骨头扁平畸形或半脱位的病例，除作滑膜切除外，有的学者主张同时做骨盆截骨术，使股骨头完全容纳在髋臼内，以利于股骨头与髋臼相互塑形。但对下列情况不宜行滑膜切除：Ⅱ型病变可经保守治疗治愈；12 岁以上儿童病变较轻者；Ⅳ型病变骨骺已闭合并有蘑菇状畸形者，滑膜切除无效。

②手术要点：前外侧入路显露髋关节，T 形切开关节囊，观察滑膜的病理变化。对病变较轻者，次全切除关节滑膜组织。若病变严重，则切除全部滑膜，将髋臼内纤维组织和脂肪组织彻底清除。

③术后处理：术后用单髋"人"字石膏固定 3 个月。去除石膏后练习髋关节和膝关节功能活动。待髋关节功能和坏死的股骨头恢复到一定程度后，即可逐渐负重行走。

3. 股骨上端内翻截骨术

①手术指征

a. Catterall 的Ⅱ、Ⅲ型和Ⅳ型但未合并严重扁平髋者。

b.8～10岁儿童因精神心理或其他因素,不能采用支具或石膏固定实现股骨头包容的Ⅱ型病变。

c.髋关节造影在下肢中立位X线片显示股骨头包容不好,但髋关节在外展内旋位时股骨头可完全被髋臼包容或伴有前倾角过大和CE角较小者。本术式由于可能发生股骨大粗隆上移,可产生臀中肌无力及肢体短缩和髋内翻等并发症,因此近年来,临床应用有逐渐减少趋势。

②手术方法:手术选择髋关节外侧入路显露大粗隆区。在大粗隆下用电锯或线锯截除一基底在内侧的楔形骨块。楔形骨块基底高度决定着内翻角度的大小。根据术前外展内旋位X线片,估计和计算内翻截骨的角度,多数学者的经验是,截骨术后颈干角在110°左右较为适宜。采用四孔钢板内固定。术后髋人字石膏固定6～8周,X线片证实骨愈合后拆除石膏,鼓励患儿下床活动。

4.Salter髂骨截骨术

具有增加髋臼对股骨头的包容,增长肢体长度和不需二次手术取内固定物等优点。

①适应证:整个骨骺受累的6岁以上儿童,或有髋关节半脱位者。但这一手术有不能充分覆盖股骨头、增加髋臼或股骨头的局部应力、加剧股骨头缺血性病理改变,产生患侧肢体相对延长等缺点。

②手术方法:采用髋关节前外侧途经显露,骨膜下剥离髂骨内外板,直达坐骨切迹。用直角钳把线锯通过坐骨切迹引出,然后在髂前下棘水平截断髂骨。当将髋关节和膝关节屈曲后,截骨处可自然张开,用巾钳向前外牵开截骨远端。同时在同侧或对侧髂骨翼切除 2 cm×3 cm 大小的楔形全厚骨块,嵌入截骨断端,并用2根螺纹针固定,针尾露出皮肤之外,以备日后拔除。也可使用钢板螺丝钉做内固定。

术后单侧髋"人"字石膏固定6周,X线片证实截骨愈合后拔除内固定针,拆除石膏固定。此时可令患儿负重行走。

5.带血管蒂、带肌蒂骨块移位术

其特点是清除死骨,彻底减压,重建头骺血循系统,可在股骨头坏死区植入大量成骨效应细胞,加速新骨形成。如选择缝匠肌骨瓣移植,切取髂前上棘骨块植入股骨头颈部,可取得一定疗效,但髂前上棘连带骨骺软骨被切除,可能会出现儿童骨盆发育形成相对不对称。缝匠肌移位对儿童下肢肌肉平衡发展亦有一定影响,因此应慎重应用。

6.吻合血管腓骨移植

取小腿中上1/3部位,腓骨连同腓动静脉植入股骨头颈部前外上方,腓骨动静脉与旋股外动静脉相吻合。腓骨植入可刺激骺板生长活跃。同时,腓骨为坚质骨,支撑力强,增强了股骨颈部的应力,可预防股骨头颈部变大变粗,甚至畸形,有利于压缩和变形的股骨头冉塑形。适应Cattera Ⅰ、Ⅱ、Ⅲ期病例。对于髋臼不能覆盖股骨头者,可同时附加骨盆截骨或粗隆下外展截骨,以改善股骨头的负重点和包容状态。

近年来还有用钽棒微创植入结合自身干细胞联合移植治疗Ⅱ～Ⅲ期股骨头坏死报告,近期效果满意,远期疗效有待观察。

7.介入治疗

通过介入治疗来解决股骨头的血循环障碍,直接将溶栓剂大量注入股骨头供血动脉内,疏通髋关节附近的微血管，改善患肢骨的血液供应，继而增加侧支循环和疏通股骨头血管，使坏死骨逐渐被吸收，新骨形成，股骨头得以修复。

六、预后

儿童股骨头坏死常有外伤史，疼痛多为轻痛或钝痛，常位于腹股沟、大腿内侧，并放射到膝部。查体时脱仑德兰堡试验征常为阳性，"4"字征试阳性。有的患孩可见到屈髋外展畸形。临床根据 X 线检查特征分为 Catteral 四期，对临床具有重要的指导意义。一般女孩或年龄越大，或Ⅲ、Ⅳ期患儿愈后较差。

由于股骨头坏死有一个复杂的病理过程，如早期不能得到及时有效的治疗，就会使股骨头塌陷，关节间隙变窄，最后导致骨关节炎，使患者髋关节功能障碍而致残致瘫。患者在遭受生理病痛的同时，还要遭受心理创伤的煎熬，也给家庭、单位和社会增添了沉重的负担。

七、预防

1. 小儿要加强髋部的自我保护意识。避免外伤，在进行体育运动的时候，一定要做好髋部的保护工作，先做热身，要四肢灵活的时候再进行运动。在扛、背重物时，要避免髋部扭伤，尽量不要负重过大。

2. 髋部受伤后（如股骨颈骨折）应及时治疗、切不可在病伤未愈情况下过多行走，以免损伤髋关节。

3. 合理使用激素类药物。因为相关疾病必须应用激素时，要遵从医嘱，并配合扩血管药、维生素 D、钙剂等，切勿不听医嘱滥用激素类药物。

4. 合理饮食，适当运动。饮食上应做到不吃辣椒，不过量饮酒，注意增加钙的摄入量，食用新鲜蔬菜和水果，多晒太阳，控制饮食不要使体重持续增加，经常活动等对股骨头坏死均有预防作用。

第二节 股骨头缺血性坏死

股骨头缺血性坏死是指由于不同原因使股骨头发生部分或完全性缺血，导致骨细胞、骨髓造血细胞及脂肪细胞坏死的病理过程。由于机体对坏死区具有自然的修复能力，当新生骨细胞随新生血管向坏死区生长并形成新骨的同时，坏死骨小梁将被逐步吸收。在此过程中骨的力学性能明显减弱，正常负重即可致股骨头塌陷变形。患髋出现以疼痛和活动障碍为主的临床症状。

股骨头缺血性坏死可分创伤性与非创伤性两大类创伤性的股骨头坏死多见于股骨颈骨折与髋关节脱位后，其次偶可见髋臼骨折、股骨头骺滑脱与粗隆间骨折后。非创伤性的病因主要有激素治疗、酒精中毒、减压病、血红蛋白疾病、放射治疗、胰腺疾病、高尿酸血症、动脉硬化等，以激素性骨坏死占最大比例，其中尤以系统性红斑狼疮和肾移植术后的激素性股骨头坏死为多见。

一、病因

本病可分为创伤性和非创伤性两大类，前者主要是由股骨颈骨折、髋关节脱位等髋部外伤引起，后者在我国的主要原因为皮质类固醇的应用及酗酒。

二、临床表现

股骨头缺血性坏死早期可以没有特殊的临床症状，而是在拍摄 X 线片时发现的，而最先出现的症状为髋关节或膝关节疼痛，疼痛可呈持续性或间歇性。疼痛性质在早期多不严重，但逐渐加剧，跛行。也可在受到轻微外伤后骤然疼痛。经过非手术治疗症状可以暂时缓解，但过一段时间疼痛会再度发作。行走困难，甚至扶拐行走。早期髋关节活动可无明显受限；随疾病发展，体格检查可有内收肌压痛，髋关节活动受限，其中以内旋及外展活动受限最为明显。早期腹股沟韧带下压痛，髋内收、外展痛，"4"字试验阳性；到晚期则各方活动皆受限，Thomas 征阳性，重者肢体缩短，并出现半脱位征。

三、临床分期

0 期：髋关节无症状，X 线片亦无异常，但因对侧已出现症状并确诊，而双侧受侵者又达 85% 以上，将此期称静默髋（silenthip），实际此时作同位素扫描，测骨内压或髓芯活检，已证明有改变，此时正是减压治疗的良好时机。

Ⅰ期：髋关节处有疼痛，可因外伤或劳累后发生，呈进行性，夜间重，内旋、外展略受限。X 线片可见部分区域稀疏，测压、活检皆表现阳性。此期减压治疗效果较好。

Ⅱ期：临床症状继续加重，X 线片表现为骨密度增高及囊样变，软骨下骨出现弧形透光带，称"新月状"征（Crescentsign），但股骨头外形仍正常。

Ⅲ期：病髋疼痛妨碍行动，各方活动已明显受限，X 线片股骨头边缘因塌陷而有重叠，或已失去圆形，硬化区明显。诊断虽易定，处理却已困难。

Ⅳ期：病程已至晚期，股骨头变形，关节间隙狭窄，髋臼硬化，出现明显的骨关节炎病征。

四、检查

(一) 临床检查

应仔细询问病史，包括髋部外伤、应用皮质类固醇、饮酒或贫血史等。对临床症状要明确疼痛部位、性质、与负重的关系等。查体应包括髋关节旋转活动情况。

(二) 影像学检查

1.X 线检查

股骨头缺血性坏死的诊断仍以普通的 X 线片作为主要的手段，但在 X 线片上看到股骨头密度改变，至少需 2 个月或更长时间。骨密度增高是骨坏死后新骨形成的表现，而不是骨坏死的本身。

①股骨头外形完整，关节间隙正常，但在股骨头持重区软骨下骨质密度增高，周围可见点状、斑片状密度减低区阴影及囊性改变。病变周围常见一密度增高的硬化带包绕着上述病变区。

②X 线片表现为股骨头外形完整，但在股骨头持重区关节软骨下骨的骨质中，可见 1～2 cm 宽的弧形透明带，构成"新月征"。这一征象在诊断股骨头缺血坏死中有重要价值。

③股骨头持重区的软骨下骨质呈不同程度的变平、碎裂、塌陷，股骨头失去了圆时光滑的外形，软骨下骨质密度增高。但关节间隙仍保持正常的宽度，Shenton 线基本上是连续的。

④股骨头持重区严重塌陷，股骨头变扁平，而股骨头内 T 方骨质一般均无塌陷。股骨头向外上方移位，Shenton 线不连续。关节间隙可以变窄，髋臼外上缘常有骨刺形成。

应用普通 X 线片诊断股骨头缺血性坏死时，采用下肢牵引拍摄 X 线片，可对诊断有所帮助，牵引下使"新月征"显示更加清楚。股骨头的 X 线断层检查对发现早期病变，特别是对"新月征"的检查有重要价值，因此对疑有早期股骨头缺血坏死者，可做 X 线断层检查。

2.CT 的表现

CT 在股骨头缺血性坏死诊断方面的应用可达到两个目的。早期发现微小的病灶和鉴别是否有骨的塌陷存在及其延伸的范围；从而为手术或治疗方案的选择提供信息１股骨头坏死继发忭病理改变在 CT 上可分三期：

早期：坏死骨开始被吸收时发生囊性变，骨小梁缺少；股骨头骨性关节面部分吸收、中断或增厚；有时髋臼可能有轻微骨质增生。

中期：股骨头内明确出现大小不等的囊状骨吸收区，单发或多发，囊状破坏区开始边缘模糊，逐渐表现囊变周围产生新生骨并形成硬化边，中心可见小块死骨或大块死骨，成像中可见中心死骨及环绕死骨的透亮吸收带、外围新生骨硬化带三层结构。

晚期：表现出股骨头塌陷变形。严重者整个股骨头 1/3 缺少，呈半脱位；髋臼亦发生囊变、增生、硬化和变形，髋臼盂唇骨化明显，整个关节变形。

诊断股骨头缺血性坏死，CT 较普通线片可较准确的发现一些微小的变化，但是在早期诊断股骨头缺血性坏死，则核素扫描和 MRI 比 CT 更为敏感。

3.MRI 表现

MRI 是一种有效的非创伤性的早期诊断方法。MRI 信号强度的改变是骨坏死的早期并且敏感的征象。在一些病例中当核素扫描结果尚来发现异常时，磁共振已出现阳性结果。但是 MRI 检查的发现可以不是特异性的，同样可见于骨髓内其他病变，如骨肿瘤等所引起的改变。

4.动脉造影

目前股骨头缺血性坏死的病因，多数学者认为是供应股骨头的血液循环受到损害所致。动脉造影中所发现动脉的异常改变，可为早期诊断股骨头缺血性坏死提供依据。

5.放射性核素扫描及 γ 闪烁照相

放射性核素扫描及 γ 闪烁照相对于股骨头缺血性坏死的早期诊断具有很大价值。特别是当 X 线检查尚无异常所见，而临床义高度怀疑有骨坏死之可能者作用更大。放射性核素扫描及 γ 闪烁照相与 X 线摄片检查相比，常可提前 3～6 个月预报股骨头缺血性坏死。

五、诊断及鉴别诊断

(一) 诊断

1.主要标准

(1) 临床症状、体征和病史：以腹股沟和臀部、大腿部位为主关节痛，髋关节内旋活动受限，有髋部外伤史、皮质类固醇应用史、酗酒史。

(2) X 线片改变股骨头塌陷，不伴关节间隙变窄；股骨头内有分界的硬化带；软骨下骨有透 X 线带 (新月征，软骨下骨折)。

(3) 核素扫描示股骨头内热区中有冷区。

(4) 股骨头 MRI 的 T_1 加权像呈带状低信号 (带状类型) 或 T_2 加权像有双线征。

(5) 骨活检显示骨小梁的骨细胞空陷窝多于 50%，且累及邻近多根骨小梁，有骨髓坏死。

2.次要标准

(1)X线片示股骨头塌陷伴关节间隙变窄,股骨头内有囊性变或斑点状硬化,股骨头外上部变扁。

(2)核素骨扫描示冷区或热区。

(3)MRI示等质或异质低信号强度而无T_1像的带状类型。

符合两条或两条以上主要标准可确诊。符合一条主要标准,或次要标准阳性数≥4(至少包括一种X线片阳性改变),则可能诊断。

3.其他

可通过询问病史、临床查体、X线摄片、磁共振成像(MRI)、核素扫描、计算机体层成像(CT)等方法对股骨头坏死进行诊断。

(二)鉴别诊断

对具有类似的X线改变或MRI改变的病变,应注意鉴别。

1.具有类似X线改变疾病的鉴别诊断

(1)中、晚期骨关节炎 当关节间隙变窄,出现软骨下囊性变时可能会混淆,但其CT表现为硬化并有囊形变,MRI改变以低信号为主,可据此鉴别。

(2)髋臼发育不良继发骨关节炎 股骨头包裹不全,髋臼线在股骨头外上部,关节间隙变窄、消失,骨硬化、囊变,髋臼对应区出现类似改变,与本病容易鉴别。

(3)强直性脊柱炎累及髋关节:常见于青少年男性,多为双侧骶髂关节受累,其特点为HLA-B27阳性,股骨头保持圆形,但关节间隙变窄、消失甚至融合,故不难鉴别。部分患者长期应用皮质类固醇可合并AVN,股骨头可出现塌陷但往往不严重。

(4)类风湿关节炎 多见于女性,股骨头保持圆形,但关节间隙变窄、消失。常见股骨头关节面及髋臼骨侵袭,鉴别不难。

2.具有类似MRI改变疾病的鉴别诊断

(1)暂时性骨质疏松征(ITOH)可见于中年男女性患者,属暂时性疼痛性骨髓水肿。X线片示股骨头、颈甚至转子部骨量减少。MRI可见T_1加权像均匀低信号,T_2加权像高信号,范围可至股骨颈及转子部,无带状低信号,可与本病鉴别。此病可在3~6个月内痊愈。

(2)软骨下不全骨折 多见于60岁以上老年患者,无明显外伤史,表现突然发作的髋部疼痛,不能行走,关节活动受限。X线片示股骨头外上部稍变扁,MRI的T_1及T_2加权像显示软骨下低信号线,周围骨髓水肿,T_2抑脂像显示片状高信号。

(3)色素沉着绒毛结节性滑膜炎 多发于膝关节,髋关节受累少见。累及髋关节的特点为:青少年发病,髋部轻中度痛伴有跛行,早、中期关节活动轻度受限。CT及X线摄片可显示股骨头、颈或髋臼皮质骨侵袭,关节间隙轻、中度变窄。MRI示广泛滑膜肥厚,低或中度信号均匀分布。

(4)股骨头挫伤 多见于中年有髋关节外伤史患者,表现为髋部痛及跛行。MRI位于股骨头内的T_1加权像中等强度信号、T_2加权像高信号,内侧较多。

(5)滑膜疝 此为滑膜组织增生侵入股骨颈部皮质的良性病变,MRI示T_1加权像低信号、T_2加权像高信号的小型圆形病灶,多侵袭股骨颈上部皮质,通常无症状。

六、治疗原则与方法

在股骨头缺血性坏死的治疗中首先应明确诊断、分期、病因等因素，同时也要考虑患者的年龄、身体一般状况、单髋或是双髋受损，以便选择最佳的治疗方案。

（一）非手术疗法

非手术方法大多能改善患者症状及功能，延缓病程进展，甚至治愈一定数目患者，对于早期的患者不失为一种较好的方法，适用于青少年患者，因其有较好的潜在的自身修复能力，随着青少年的生长发育股骨头常可得到改建，获得满意结果。对成年人病变属Ⅰ、Ⅱ期，范围较小者也采用非手术疗法。一般病变范围越小，越易修复。

1. 去除致病因素，如停止激素治疗、饮酒或放疗等。

2. 严格避免患肢负重

适用于Ⅰ、Ⅱ期病例。原则是减少或避免负重，以利于股骨头的自然修复，重建血运，防止塌陷。单侧者可扶拐、带坐骨支架、用助行器行走；双侧同时受累者，应卧床休息或坐轮椅；如髋部疼痛者，可卧床同时行下肢牵引常可缓解症状。这种治疗可配合理疗、股四头肌功能锻炼以避免肌肉萎缩，但持续时间较长，一般需6～24个月或更长时间。治疗中应定期拍摄X线片检查，至病变完全愈后才能持重。但单独减轻负重疗效欠佳。从文献报道看，单纯采取避免负重的治疗方法效果并不理想，成功率低于15%。

3. 药物治疗

只适用于早期病例，应用药物包括双氯麦角碱、长春胺、硝苯地平等，尚有一些血管活性药物及降脂药物正在试验中，比如大蒜素、川芎嗪、葛根素、银杏叶及辛伐他汀类药物。可选择应用抑制破骨细胞活性和骨吸收的药物，如降钙素类有鲑鱼降钙素和鳗鱼降钙素等，二磷酸盐类有阿仑磷酸钠和羟乙磷酸钠等，还有替勃龙和雌激素等。促进软骨修复的药物有氨基葡萄糖等。药物一定程度上影响肝肾功能，因此，用药过程中定期复查肝肾功能。

4. 电刺激治疗

电刺激可促进骨再生及新生血管形成，方法包括非侵入性的电磁场刺激、中心减压后插入电极进行直流电刺激、中心减压后进行非侵入性直流电刺激。这一方法的实验研究已取得了较好的效果。

5. 体外震波疗法

体外震波疗法的原理是将震波作用于坏死骨和正常骨交界的硬化区，以促进坏死区的血管化和骨组织修复。

（二）中药治疗

中医治疗遵循《黄帝内经》中"经脉畅通，气血即行"、"通则不痛"的痹证理论。活血化瘀中药有改善循环促进骨组织复原的作用。可提高组织从微循环血管中摄氧能力或在循环水平上促进机体对氧的利用。只有活血化瘀才能使瘀血散去，经络通畅，骨得营血之濡养；另根据肾主骨生髓的理论，肾精虚少，骨髓空虚，则骨骼失养，故还应注意补肾壮骨。在活血化瘀的同时，佐以补肾壮骨，扶正祛邪。临床按发展过程辨证分为三期：早期：活血化瘀、通经活络、消肿止痛；中期：和营生新、接骨续损；后期：补益肝肾、强健筋骨。近年来，国内中医应用的内病外治的理论和内服中药的方法配合按摩、针灸、理疗等疗法对骨缺血性坏死开展了大量的研究，并积累了丰富的经验，取得了良好的效果。

(三) 手术治疗

目前认为，手术治疗的疗效相对比较肯定，是股骨头缺血性坏死早期治疗的主要方法。

1. 髓芯减压术

髓芯减压术的主要目的是减轻股骨头颈内高压，改善血液循环，给股骨头内再血管化及再骨化创造条件，主要适合于Ⅰ～Ⅲ期患者。其操作简单，以直径8.0 mm环钻于大转子下2.0 cm通过股骨颈钻至股骨头软骨下2.0 mm取出骨栓，刮除坏死组织，肝素盐水冲洗，填入自体髂骨条，不妨碍日后行髋置换术。若由于种种原因不能做更大的手术时，可应用中心减压作为一种姑息性疗法，减轻疼痛。

2. 截骨术

可分为转子间和经转子下截骨两大类。该术式目的是转移股骨头的负重力线，由股骨头坏死区转到非负重区，由健康骨起负重作用，从而防止关节面进行性塌陷。适用于Ⅱ～Ⅲ期、45岁以下、有髋部疼痛、病灶小到中等旋转角<20°、无长期服用激素的病例，单纯截骨术效果不佳，应同时辅以植骨术。旋转截骨术后的股骨头进行组织学研究发现，坏死区几乎没有任何新骨再生，新的负重区均有不同程度的塌陷，故认为单纯截骨术效果不佳，应同时配合清除死骨植骨术。截骨术虽然能在一定程度上减缓股骨头的塌陷，但可能会进一步破坏了股骨头的血供，使坏死区的修复更为困难。若截骨失败，增加将来髋关节成形术的难度。并且容易引起下肢不等长或跛行、并发症发生率高、对股骨近端的扭曲不利于以后的全髋关节置换，故临床应慎重使用。

3. 死骨清除股骨头成形术

这是近年来治疗新技术，其原理是清除死骨后，用骨水泥或骨替代材料，如羟基磷灰石、脱骨钙等填充缺损，使塌陷的股骨头软骨面复位，恢复股骨头圆形轮廓。延迟全髋置换术。

4. 髋关节融合术

选用髋关节融合术治疗股骨头缺血性坏死应非常慎重。因为融合术后发生不愈合或延迟愈合机会较多，常需要再次手术。但如髋关节融合手术成功，则可解除髋关节疼痛，髋关节稳定，适于长时间站立或经常走动的工作。因此，对于不宜做其他手术的患者可选用髋关节融合术。

5. 不带血运的骨移植术

不带血管蒂的骨移植术用于Ⅱ～Ⅲ期，去除头内坏死骨，用自体松质骨和皮质骨填充，起减压、支撑和骨诱导作用。这一方法近期疗效较为肯定，远期疗效尚有争议。但借助骨移植加速股骨头修复是值得肯定的，结合生长因子、电刺激等促进骨愈合的方法可提高其疗效。但单独骨移植无血运，植骨愈合过程为爬行替代。术式较多，代表术式为：活板门植骨术 (Trapdoor)。软骨移植可用于Ⅲ～Ⅳ期的患者，但其疗效有待进一步研究。

6. 带血供的骨移植

带血供的骨移植方法较多，移植骨可来自髂骨、大转子等。带血管蒂的骨转移或移植术可降低骨内高压，去除阻碍再血管化的死骨。填充松质骨，增加骨诱导作用，填入带血运的皮质骨起支撑作用。其良好血运可满足股骨头血供，加速骨愈合。代表术式有：带血管蒂骨膜移植。其不但重建了股骨头血运，且增加了成骨效应细胞，去除了骨移植时皮质骨对骨膜生发层细胞增殖的抑制，经传导或诱导作用在坏死骨小梁表面形成新骨，骨膜内层细胞可分化为成骨细胞，对股骨头坏死的修复具有积极的促进作用。其不足之处是缺乏支撑力。其他常用如：吻合血管游离腓骨移植治疗股骨头坏死、带旋髂深血管蒂的髂骨瓣移植。

7. 人工关节置换术

对于晚期瓜期或Ⅳ期患者，全髋置换术是最佳选择，全髋假体有骨水泥固定型及非骨水泥固定型两种，两种假体各有优缺点，长期结果是相似的。有人主张对于 Ficat10 期髋臼较完整而且较年轻的患者行股骨头表面置换术，由于这一方法保留了完整的骨床，很容易进行返修术，可推迟行全髋置换术，因而是一种很好的过渡性疗法。一旦到晚期发生股骨头塌陷，人工全髋关节置换就成为缓解疼痛、重建关节功能唯一的、最佳的治疗方法。

①股骨头表面置换：股骨头表面置换是中晚期股骨头坏死行全髋关节置换的一种过渡方法，因其切除股骨近端退变的软骨和软骨下死骨，髋臼影响小、创伤小、股骨头颈正常骨得以保留，不影响远期行髋关节融合术或全髋关节置换。

②人工关节置换术：股骨头缺血性坏死晚期患者因髋关节疼痛、活动受限、股骨头严重塌陷、脱位或继发性骨关节炎，而又不适于做保留股骨头手术者，可考虑行人工关节置换。在50岁左右的股骨头缺血性坏死选择人工关节置换术可使髋关节获得不痛、稳定而持久的功能，这是其他任何一种类型的髋关节成形术所不能比拟的。

a. 半髋关节置换术：半髋人工髋关节置换有固定式人工股骨头、组合式人工股骨头和双动式人工股骨头。适用于病期较短、股骨头已塌陷，但髋未发生继发性骨关节炎者。

b. 全髋关节置换术：全髋关节置换术适用于有症状的股骨头缺血性坏死晚期患者，目前已成为临床治疗的标准手术之一。人工全髋关节置换术作为，一项成熟和经典的骨科治疗技术已经在髋关节疾病的治疗中取得了巨大的成功。

近年来，还有用钽棒微创植入结合自身干细胞联合移植治疗Ⅱ～Ⅲ期股骨头坏死报告，通过平均 12.7 个月随访，疼痛明显减轻，疼痛 Harris 评分可由术前 36.7(28～53) 分增加至术后 75.8(68～88) 分，股骨头塌陷未见进一步加重。为今后股骨头坏死的治疗提供了新的思路。

(四) 中西医结合介入治疗

近几年新采用的中西医结合的放射介入微创疗法。方法：在电视 X 线机监视下，采用动脉穿刺技术，选择性将导管置入供应股骨头坏死的血管中 (旋股内外侧动脉，闭孔动脉)，将多种有效药物直接注入供给股骨头血运的血管如旋股内、外动脉等，以达到治疗股骨头坏死的目的。局部应用溶栓、解痉及扩血管等药物，可以改善股骨头的血供，降低骨内压，促进坏死骨吸收及新骨形成，创造利于骨坏死区修复再生的环境。有缓解疼痛、改善关节功能。但此法尚处于尝试阶段，近期效果显著，其远期疗效尚需进一步观察。

第三节 腕月骨缺血性坏死

腕月骨缺血性坏死为上肢骨中很常见的缺血性坏死。

此病又称金佰克 (Kienbtick) 病，为上肢骨中很常见的缺血性坏死，好发于 10～30 岁的手工业工人，男性发病为女性的 3～4 倍，右侧好发，偶有双侧发病者，但以右侧为著。

一、病因及发病机制

有关腕月骨坏死的病因仍不清楚，各家报道不一但普遍认为与慢性损伤、骨折有关。

(一) 原因分析

(1) 损伤导致月骨滋养动脉闭锁，发生月骨缺血改变，进一步发展出现月骨缺血坏死。

(2) 另有认为，本病与尺骨末端较桡骨相对过短，桡骨作用于月骨的应力增加有关，长期的应力作用，导致月骨劳损，滋养动脉损伤，出现无菌性坏死。

(二) 发病机制

(1) 月骨血供损伤导致继发性骨坏死和骨折。

(2) 月骨骨折损伤月骨血供。

(3) 反复应力作用于三角纤维软骨附着桡骨缘相对应的月骨致皮质下骨微小骨折。Gelberman 闭用新鲜骨研究血管解剖，月骨的骨外血供是很丰富的。月骨内的血共分为三种类型，"Y""X""I"，月骨邻近桡骨的软骨下骨有相对缺血区，反复微小的创伤可能损伤骨内血供。

二、临床表现

本病好发于 20～30 岁的手工业工人。男性发病为女性的 3～4 倍，右侧发病为左侧的 5 倍。症状常出现于外伤之后，表现为腕背部轻度肿胀，无力，月骨处有持续、渐进性疼痛、腕关节主动活动和持重物后疼痛加剧。查体：腕背侧无肿胀或轻度肿胀，月骨背侧极压痛；腕关节活动度明显下降，以背伸活动受限明显；握力下降 (正常握力 30.7 kg)。腕中立位，沿第三掌骨轴向叩击，出现腕中部疼痛。

三、影像学检查

(一) X 线分期

最为常用，对指导治疗方案有重要作用。

以 Lich。tman 的分类方法很为常用，对指导治疗方案有重要作用。

Ⅰ期 X 线平片正常，在极少数病例可见线状压缩性骨折影。

Ⅱ期 X 线平片见月骨密度增高，但无骨结构改变，可见月骨桡侧面轻度塌陷。

Ⅲ期可分为 A 及 B 两种类型。

Ⅲ A：Ⅱ期的月骨表现加手舟骨可复性半脱位；

Ⅲ B：Ⅲ期的月骨表现加手舟骨不可复性半脱位，以及由于头状骨的近端移位，造成的腕高度减低。

Ⅳ期、Ⅱ期月骨表现加弥散性退行性关节炎。

Ⅲ A 与 Ⅲ B 是治疗的分界，Ⅲ期 A 以前的治疗以减轻月骨压力，促进血管再生为主要目的，可采用保守疗法如腕部固定，若效果不显可采用骨移植。Ⅲ B 以后的治疗则基于月骨已丧失其功能，而采取以关节固定术为主的制动治疗。

(二) MRI 表现

Ⅰ期：在 T1 加权像上可见坏死造成的局部或弥散性低信号区，除了在桡腕关节内有积液的 T_2 加权像高信号影外，在乃加权像上当无异常表现，在得到合理的治疗后，T_1 加权像上的低信号区可消失，骨髓图像恢复正常。

Ⅱ期：X线平片上所见到骨硬化在T_1加权像上表现为低信号区，在T_2加权像，尤其在STIR像上则呈高信号影，注射造影剂后若有增加现象，表明有新生血管存在，预后较好，在此期内一般没有月骨形态改变，但在Ⅱ期末病例可见月骨桡侧端高度下降。

Ⅲ期：在冠状面上可见月骨近远端间距缩小，腕骨塌陷，在矢状面上则见月骨前后间距拉长，同时头状骨向近侧移位。除此之外，在ⅢB病例显示伴有月舟骨韧带撕裂而造成的舟骨关节间隙增大（大于2 mm）及手舟骨旋转性半脱位。

Ⅳ期：以月骨和其他腕骨的退行性关节病为特征，坏死病灶呈弥散性低信号，月骨塌陷更明显，有时完全破碎，矢状面上可见由于月骨拉长而造成的指展肌腱向掌侧凸出，导致腕管综合征。

四、鉴别诊断

本病应与月骨结核、单纯性月骨骨折和二分月骨鉴别。月骨结核常侵犯其他腕骨并伴有关节间隙狭窄；单纯性月骨骨折可见透亮的骨折线，相邻骨质早期密度降低及随后的高密度及硬化；二分月骨为正常变异，常双侧对称发生，无任何症状，只是在偶然拍片中发现，2块骨边缘光整锐利，并有皮质包绕，密度正常。

五、治疗

月骨缺血性坏死的治疗方法较多，可根据缺血性坏死分期给予相应治疗，由于月骨在腕关节中的位置比较重要，发生月骨软化后，应做积极处理，骨折延迟愈合，尽量保留腕关节功能。这就要求在其治疗上要尽快采取切实可行的治疗方案。X线的ⅢA与ⅢB是治疗的分界，Ⅲ期A以前的治疗以减轻月骨压力，促进血管再生为主要目的，可采用保守疗法如腕部固定加中药内外兼治为好，若效果不显可采用月骨再血管化手术，如血管束月骨内植入或带血管蒂骨瓣月骨内植入或月骨去负荷手术，如尺桡骨均衡手术。ⅢB以后的治疗则基于月骨已丧失其功能，而采取以关节固定术为主的制动治疗或月骨切除和硅橡胶假体置换术。

下面介绍一种显微外科技术治疗腕月骨缺血性坏死方法。

带掌背血管蒂的骨瓣月骨内植入术：在第2掌骨背侧作弧形切口，从腕背侧到食、中指掌指关节平面，切开皮肤皮下组织后，向两侧掀起皮瓣。在切口近端，将拇长伸肌和拇短伸肌向桡侧牵开，指总伸肌和食指伸肌向尺侧牵开，暴露出腕背动脉弓。仔细寻找由动脉发出的第2掌背血管束，并向远端游离。在游离第2掌背动脉至接近掌指关节平面时，要仔细寻找进入第2掌骨头附近的营养动脉，切取包含血管周围组织、骨膜、骨皮质和骨松质一块，约0.5 cm×0.5 cm×1 cm。当带血管蒂骨瓣完全游离后，放松止血带，观察骨瓣出血，确认骨瓣血循环良好即可进行移位。移位前，在月骨的软骨下刮除骨质，以便有足够的间隙容纳植骨块。骨块植入月骨后不够牢固时可用克氏针固定。术后用石膏托固定4周，3个月内患手不持重物，6个月后可恢复正常活动。

第四节 腕舟骨缺血性坏死

舟骨在腕骨功能中起重要作用，腕舟骨的逆行血液供应和几何形状，骨折后容易发生缺血性坏死。

舟骨缺血性坏死又称 Preiser 病，全舟骨缺血性坏死发生率极低，而部分舟骨缺血性坏死在临床较为常见。

一、病因及发病机制

全舟骨缺血性坏死的原因不明，各种报道不一，但普遍认为与慢性损伤、某些疾病（如红斑狼疮）、长期服用激素、饮酒等因素有关。部分舟骨缺血性坏死在临床较为常见，多由舟骨骨折引起。舟状骨近侧 1/3 的血液供给系由远侧经舟状骨腰部而来，但约有 30% 腰部供血很差，由于舟骨骨折，供应近侧骨折端的血液中断，从而容易引起骨折不愈合和近侧骨折端的缺血性坏死。

二、临床表现

由 Preiser 病所致早期可无明显症状，发展到一定程度后，可出现腕部疼痛，常在腕背伸、桡偏时加重，活动后加剧。经第 1 掌骨纵轴叩击出现鼻烟窝疼痛。舟骨近端坏死常发生在舟骨骨折后，腕痛，活动时加重，腕关节活动明显受限。临床分期根据腕舟骨血运障碍情况，腕舟骨的 X 线表现及临床症状，将本病大致分为 4 期：

（一）Ⅰ期

仅表现为腕疼痛，尤以腕背伸时明显，X 线片无变化。

（二）Ⅱ期

腕疼痛进一步加重，手的握力较健侧减低，X 线表现为腕舟骨密度增高，骨小梁有不规则变化，但腕舟骨形态正常。

（三）Ⅲ期

表现为腕肿痛，疼痛可向前臂放射，腕背伸明显受限，X 线片表现腕舟骨受压变扁，骨密度明显不均匀，但无骨碎块。

（四）Ⅳ期

在Ⅱ、Ⅲ期病变的基础上合并右腕舟骨碎块，还可能伴有腕管综合征出现。

三、影像学检查

对怀疑有舟骨缺血性坏死的患者，均摄腕关节正、侧、斜和舟骨位片。可发现舟骨骨密度增加，软骨下囊性变，舟骨碎裂、骨折、变形；严重者可出现桡舟、桡月相邻软骨受损，关节间隙变窄，骨硬化，骨赘形成。CT 和 MRI 对了解坏死的形态和供血，可早期做出诊断。

四、治疗

（一）非手术治疗

通常采用保守治疗为制动，减少腕关节的活动，如：石膏管型或腕部绷带固定 6～8 周；或采用物理治疗，促进局部血循环；或口服扩张血管药物；中医药物治疗采取三期辨证治疗，早期宜活血化瘀、消肿止痛；中期宜接骨续损；后期宜养气血、补肝肾、壮筋骨等。全舟骨缺血性坏死少见，早期诊断比较困难，常难以做到早期诊断。待临床症状明显时才被发现，保守治疗已难以有效。

（二）手术治疗

由外伤引起的部分舟骨缺血性坏死保守治疗效果差，一旦明确诊断，大多要求手术治疗。

手术治疗方法很多，主要包括：

1. 血液循环重建术

如血管束植入术、带血管蒂骨瓣植入术等。

2. 切除术

如坏死的近侧部分舟骨切除术、桡骨茎突切除术、近排腕骨切除术等，手术方式采用开放手术或关节镜下手术两类。

3. 假体植入术或成形术

如舟骨假体置换术、部分舟骨假体植入术等。

五、预防

腕舟骨腰部或近端骨折时，近端血供丧失严重，容易导致骨折端硬化或近端缺血性坏死，另外如果骨折后制动不牢固或骨折未愈合中断制动，也会导致不良后果。因此，临床上应特别重视舟骨骨折后导致的缺血性坏死，在治疗过程中要特别重视固定的范围、石膏的质量和制动的时间。若无特别的药物治疗，有的病例需延长固定半年甚至一年以上，骨折始能愈合。

第五节 距骨缺血性坏死

距骨坏死，缺血性坏死较多见。距骨是全身骨骼中唯一无肌肉起止附着的骨骼，在踝关节遭受严重损伤时，可使距骨的血供遭到完全破坏而发生缺血性坏死。最终导致距骨体塌陷变形，造成踝关节骨性关节炎。因此，预防及早期处理距骨缺血性坏死，对其功能有很重要的作用。距骨骨折是距骨坏死的主要原因，其他原因引起距骨坏死的只占10%左右。距骨坏死要根据病因积极治疗，禁用糖皮质激素类药物（可导致骨坏死病）

距骨坏死距骨骨折、脱位后，治疗不及时，缺血性距骨坏死发生率50%～80%，Kenwright(1970年)报道58例距骨损伤，2侧距骨体骨折脱位，皆发生缺血距骨坏死。

一、病因及发病机理

（一）发病原因

距骨居于胫腓骨与跟、舟骨之间，是足部主要负重骨之一，对踝关节的活动有非常重要的作用。距骨脱位较骨折更多见。距肌的营养血管供给主要来自前后关节囊及韧带附着处，如骨折或脱位后营养血管供给断绝，复位后距骨坏死率可高达95%以上。

引起距骨骨折的原因：

1. 距骨颈部及体部骨折

多由高处坠地，足跟着地，暴力沿胫骨向下，反作用力从足跟向上，足前部强力背屈，使胫骨下端前缘插入距骨的颈、体之间，造成距骨体或距骨颈骨折，后者较多。如足强力内翻或外翻，可使距骨发生骨折脱位。距骨颈骨折后，距骨体因循环障碍，可发生缺血性距骨坏死。

2. 距骨后突骨折

足强力跖屈被胫骨后缘或跟骨结节上缘冲击所致。

(二) 发病机理

(1) 距骨颈骨折，约占距骨骨折的 30%。自高处坠落时，足与踝同时背屈，距骨顶撞在胫骨远端的前缘，发生垂直方向的骨折。

(2) 距骨后突骨折，发生在踝关节强烈跖屈。

(3) 距骨体骨折，占距骨骨折的 10%～20%。

(4) 距骨顶部骨软骨骨折。

(5) 距骨脱位，比距骨骨折多见，多由于足跖屈位，足强力内翻所致。

二、解剖生理分析

距骨发生缺血性坏死主要与血液供给及多关节面有关：

(一) 距骨无单独的营养血管，血供主要来源：

(1) 距骨头是由足背动脉分支至内上部；跗骨窦动脉供应外下部。

(2) 距骨体的血液供应为：跗骨管动脉供应中、外 1/3；三角支供应内 1/3；跗骨窦动脉分支供应外、部分。

(3) 另有少量不恒定的血管通过距骨后结节侧副韧带进入距骨。由于主要血管通过距骨颈进入距骨，因此颈部骨折时可严重损害血管，发生缺血性坏死。

(二) 距骨表面约有 3/5 为关节软骨所披覆，骨折时可多波及关节面。
①距骨表面几乎为关节软骨覆盖，并无肌肉附着，血管进入距骨内部有限，故易受损伤；
②距骨为松质骨，当受伤时可因被压缩损伤骨内血管。

三、骨折分型

(一) Ⅰ型

距骨颈骨折，骨折线垂直，无移位。其韧带未受损，血液供应尚完整，距骨体坏死不超过 10%。

(二) Ⅱ型

距骨颈移位，距下关节脱位或半脱位，骨间韧带受损伤，距骨体的血液应减少，则坏死上升至 20%～40%。

(三) Ⅲ型

距骨由踝穴及距下关节脱位，即胫距、距跟脱位。可能只有少数软组织附着以维持血供，若不及时复位，易发生坏死，高达 70% 以上。

四、影像学检查

拍摄距骨的正位片及斜位片对诊断及分型极为重要。依靠骨密度致密的 X 线片就可做出缺血性坏死的诊断。CT 及 MRI 可早期诊断。

五、治疗

一般认为缺血性坏死最终多可恢复，很少发生塌陷，故多主张非手术治疗。避免负重，延长固定时间，给予活血化瘀、补肾壮骨中药治疗，并复查 X 线、CT 或 MRI。

也有认为距骨体发生缺血性坏死后，即使不发生塌陷，也可诱发距或踝关节的创伤性关节炎，造成功能障碍，故主张采用四关节融合术。

第六节 跟骨骨骺炎

跟骨骨骺炎又称 Haglimd 病，是由于跟骨骨骺长期慢性损伤所致的缺血性病变，多见于 4～14 岁喜欢运动的男孩。

一、病因病理

跟骨后方的继发骨化中心在 5～12 岁时出现，14 岁发育成熟。骨凸处有跟腱和前方的跖筋膜和足内小肌的附着。多数患者的发病与跟骨骨凸部损伤有关。

(1) 骨骺部承受过多的牵拉应力。过多的行走、跑、跳的运动，使跟骨凸受到跟腱的过度牵拉，产生炎性反应。

(2) 足负重时，鞋跟或鞋帮对骨凸的过度摩擦，使骨凸受到过分的压力或剪力，引起骨骺的缺血坏死。

二、临床表现

主要为足跟后部疼痛，肿胀和压痛。严重者有跛行。休息后可好转，但行走后复痛，反复发作。

三、X 线表现

X 线片示跟骨骨骺有硬化和碎裂现象。

依据病史、体检和影像学检查即可确立诊断。

四、治疗

治疗以休息和减少劳损为主，或垫高后跟以解除疼痛，一般不需手术。

第七节 胫骨结节骨软骨炎

胫骨结节骨软骨炎又称 Osgood-Schlatter 病，为胫骨结节骨化失常所致。本病多见于 10～15 岁男孩，多喜欢剧烈运动，特别是踢球活动。

一、病因

胫骨结节是股四头肌通过髌骨和髌韧带附着的骨骺，肌肉的收缩使胫骨结节撕脱拉开，影响血运，致使胫骨结节发生缺血性坏死。

二、病理

病变表现为腱抵止部肿胀、肥厚、充血。因局部发生缺血改变，腱坏死与新生骨交替，胫骨结节不整齐，最后修复。

三、临床表现

主诉膝痛，行走时明显，上下楼梯时加重，检查发现一侧或双侧胫骨结节上端前方局限性肿胀，压痛明显，晚期胫骨结节肥大突起，对股四头肌抵抗阻力运动引起局部疼痛加重。

四、影像学检查

X 线片显示胫骨结节骨骺呈舌状，骨骺骨质致密，或骨骺边缘不规则，附近软组织肥厚，或见骨骺碎裂与骨干分离。

五、治疗

减少运动量，本病多可自愈。急性期可用石膏托将膝部保持伸直位或行局部封闭、按摩治疗。如胫骨结节过大，待骨骺完全闭合后，再考虑切除。

（一）一般治疗

本病自限，骨骺骨化后，症状自消，但时间很长。治疗以减少运动量为主。在急性期间，膝部于伸直位石膏托固定 3～6 周，患儿仍可行走，若局部疼痛严重，则卧床休息，疼痛消失为止。待症状缓解后，逐渐恢复活动。氢化可的松局部封闭，每周 1 次，2、3 次即停。同时可用热敷及按摩消除局部肿胀。

（二）手术治疗适应证

1. 局部凸起，明显畸形，影响美观者。
2. 骨骺分离及股四头肌挛缩致髌骨上移，有引起骨性关节炎可能者。
3. 骨骺闭合时间不良引起的膝反张。

若症状持续存在或有严重伤残，可考虑手术治疗。Bosworth 建议插一个骨栓进入胫骨结节，手术简单而且都能减轻症状。Thomson 和 Ferciot 建议通过在髌腱上行纵形切口，切除骨突，效果较好，术后也不会扰乱胫骨生长，为消除残余畸形及伸膝生理性的后遗症状，待骨骺完全闭合后，采用胫骨结节移位手术。

（冯永建）

第十二章 非化脓性关节炎

第一节 风湿性关节炎

风湿性关节炎是一种与溶血性链球菌感染有关的变态反应性疾病。它是风湿热的主要表现之一，以成人为多见，受累关节以大关节为主。开始侵及下肢关节者占85%，膝和踝关节最为常见，其次为肩、肘和腕，手和足的小关节很少见。

一、病因

风湿性关节炎的病因尚未完全明了。根据症状、流行病学及免疫学分析，认为与人体溶血性链球菌感染密切相关，目前注意到病毒感染与本病也有一定关系。

二、临床表现

(一) 关节表现

风湿热好发于冬春及阴雨季节，寒冷和潮湿是重要的诱发因素。关节症状对于天气变化十分敏感，多于天气转变前(特别是天气转冷或阴雨时)出现明显的关节疼痛，并可随气候的稳定而逐渐减轻。发病高峰期在5～20岁。

急性多关节炎是风湿热最常见(85%～95%)的首发症状。典型的风湿性关节炎受累关节呈现出多发性、游走性的特点。所谓游走性关节炎即指较短时间内(多为24～48 h)，关节炎/关节痛可从一个部位转移到另一个部位，多关节依次出现症状，但偶尔可数个关节同时发病。炎症好发于大关节，尤以膝、踝、肘、腕、肩关节为常见，但少数人亦可出现小关节症状，如手、足、颈、腰部疼痛。在急性炎症期，受累关节出现红、肿、热、痛、活动受限及压痛，症状通常比较严重，并急性发展，可在数小时或一夜之间出现或加重。伴随症状包括发热、肌痛、虚弱等。

症状不典型者，可仅有游走性关节痛而没有明显的红、肿、热、活动受限等炎症表现，髋、指、下颌及胸锁关节等均可受累。特别是胸肋关节的关节痛或关节炎，容易使患者产生胸痛、心前区痛或心前区不适感，若不仔细询问病史及体格检查，往往易误诊为心肌炎、心脏神经官能症、肋软骨炎或肋间神经痛等，故对轻症关节炎患者，检查时应特别注意，往往需要逐个关节进行触诊才能发现病变所在。

上述症状通常可持续2～4周，急性期后不遗留关节畸形。水杨酸制剂具有极佳的治疗效果，常于用药后48 h内病情缓解。但对于成年人，起效时间稍长而治疗效果较儿童为差，偶尔有患者在反复急性发作之后，可出现Jaccoud关节病。X线平片上几乎从未发现骨质破坏，关节间隙亦不受影响。偶尔可在掌骨头尺侧见到钩状病变。Jaccoud关节病通常不需要治疗。

(二) 风湿热的其他临床表现

典型表现除了关节炎以外，主要是发热、心肌炎、环形红斑、皮下结节及舞蹈症。

1. 发热

热型多不规则，可为弛张热、稽留高热，也可能是低热。一般来说，超过 39℃ 的高热多见于关节炎，而极少见于心肌炎。发热多于 2～3 周后自然消退，若使用阿司匹林后，可迅速消退。

2. 心肌炎

患者出现心悸、气短及心前区不适等表现。炎症累及瓣膜时出现相应的心脏杂音，如二尖瓣相对狭窄时的心尖部舒张期杂音。安静状态下或与发热不平行的心动过速常为心肌炎的早期表现。心肌炎严重时，可出现端坐呼吸、咳粉红色泡沫样痰、肺底湿啰音等充血性心力衰竭的症状和体征。心电图可有低电压、胸前导联 ST 段抬高等表现。X 线检查或超声心动图可提示心脏增大或心包积液。

3. 环形红斑

约 2.4% 的患者出现环形红斑，为指压褪色的淡红色环状红晕，彼此可互相融合，多分布于躯干及肢体近端。

4. 皮下结节

常在心肌炎时出现，出现率不到 2%。多见于关节伸侧的皮下组织，质地稍硬，与皮肤无粘连，亦无红肿炎症。

5. 舞蹈病

多见于 4～7 岁儿童，为炎症侵犯基底核所致，表现为一种无目的、不自主的躯干或肢体动作。

6. 眼部表现

眼部症状可先于全身症状数月或数年出现。有的则成为病程中的突出表现，病变可累及角膜、视网膜、色素层，症状有眼部干燥、眼内压增高、白内障、眶肌炎、眼肌麻痹、视力减退甚至失明。

7. 肺部表现

呼吸困难是常见主诉，原因有肺炎、嗜酸细胞肺部浸润、肺出血、局灶性肉芽肿形成、纤维化性肺泡炎、间质性肺炎和胸腔积液。

8. 消化系统表现

由于基本病理改变是广泛的小血管炎，消化系统受累范围亦广泛，如胃肠道出血、穿孔或肠梗阻，可危及生命，肝脏受累多见，且可能是本病的突出表现，表现为肝大、黄疸、肝区痛、恶心、呕吐，以慢性活动性肝炎形式出现。

9. 肾脏表现

肾病变相当普遍，有肾间质炎症、纤维化、膜性肾病、肾小球基膜增厚、淀粉样变等。出现浮肿、多尿或少尿、蛋白尿、高血压和急慢性肾功能衰竭。

10. 其他

可有溶血性贫血、血小板减少、口腔溃疡、腮腺肿大、中耳炎、色素沉着症等。

三、诊断及鉴别诊断

(一) 诊断要点

1. 病史

发病前 1～4 周可有溶血性链球菌感染史。

2. 临床症状与体征。

3. 实验室检查

白细胞计数轻度或中度增高，中性粒细胞稍增高，常有轻度贫血。尿中有少量蛋白、红细胞和白细胞。血清中抗链球菌溶血素"O"多在 500 单位以上。血沉多增快。

4. X线表现

风湿病伴关节受累时，不一定都有阳性 X 线征象。有的患者，其关节 X 线全无异常表现，有的患者则受累关节显示骨质疏松。有时风湿性心脏病患者的手部 X 线与类风湿关节炎的变化很相似，易出现掌骨头桡侧骨侵蚀面形成钩状畸形。

本病的诊断目前仍采用 1965 年修订的 Jones 标准，即以心肌炎、多发性关节炎、舞蹈病、环形红斑及皮下结节为主要诊断依据，以既往风湿热史或现在有风湿性心脏病、关节痛、发热、血沉增快、C 反应蛋白阳性或白细胞计数增多及心电图 P-R 间期延长作为次要依据。凡临床上有以上 2 项主要表现或 1 项主要表现加 2 项次要表现，并近期有乙型链球菌感染和其他证据等而做出诊断，如果抗"O"增高或拭子培养阳性者可以明确诊断。

(二) 鉴别诊断

1. 类风湿关节炎

类风湿关节炎通常呈隐匿发病，进行性关节受累，但也可急性发病，同时累及多个关节。炎症关节最敏感的体征是关节肿胀与压痛，多数活动性炎症关节最终出现滑膜增厚。典型病例手小关节(尤其是近端指间关节和掌指关节)、腕、足、肘及踝关节呈对称性受累，但首发症状可出现在任何关节。关节畸形可发展迅速，最终可出现严重的屈曲挛缩，功能完全丧失。约 60%～80% 的患者可测出 IgM 类风湿因子 (RF)。在发病前几个月内 X 线检查仅能看到软组织肿胀。随后出现关节周围骨质疏松、关节间隙变窄(关节软骨受累)及边缘侵蚀。

2. 强直性脊椎炎

强直性脊椎炎的特点有：①绝大多数为男性发病。②发病年龄多在 15～30 岁。③与遗传基因有关，同一家族有较高发病率，HLA-B27 阳性达 90%～95%。④血清类风湿因子为阴性，类风湿结节少见。⑤主要侵犯骶髂关节及脊椎，四肢大关节也可发病，易导致关节骨性强直、椎间韧带钙化、脊柱呈竹节状。⑥手和足关节极少发病。⑦如四肢关节发病，半数以上为非对称性。⑧属良性自限性疾病。

3. Reiter 综合征

又称 Reiter 病，多侵犯 20～40 岁男性，为反复发作的多关节炎，主要发生在下肢、骶髂关节及脊椎。患者伴有泌尿及生殖道炎症。腹泻、结膜炎、虹膜炎、黏膜及皮肤病变也较常见。关节炎以膝、踝、跖趾关节及趾间关节等受累较常见，多为急性起病，受侵关节不对称。皮肤出现红斑，压痛明显。跟腱炎或跖筋膜炎明显，可发生痛性后跟综合征。骶髂关节炎可引起强烈下部背痛。这些症状在 3 个月内自行缓解。复发常伴有结膜炎、尿道炎、膀胱炎或皮疹。

继之,逐渐发生脊椎炎。血清类风湿因子阳性。

4. 银屑病性关节炎

又称牛皮癣性关节炎,属血清阴性关节炎,伴有牛皮癣的皮肤表现。关节病变多发生在手指末端指间关节,拇指指间关节及足趾间关节,骶髂关节和脊柱也常受侵。当皮肤病变发展到指甲时,指间关节炎相继发生。早期的关节病变就可呈强直性变,后期累及骶髂关节及脊柱。脊柱中以颈椎受累较多见。无皮下结节,但血沉加快,有时血尿酸增高,在诊断银屑病性关节炎时,首先应肯定牛皮癣的诊断。

5. 肠病性关节炎

溃疡性结肠炎和局限性回肠炎,约20%合并关节炎,强直性脊椎炎约10%合并肠病,说明这些疾病在病因及发病机制方面有某些联系。

肠病性关节为可分两型:

①周围关节炎,先有慢性肠炎,后发生关节炎。不对称性关节炎,有自限性,一般不出现侵蚀性病变,若出现也很轻微。以膝、踝及腕关节最常受侵,但髋关节、肩及肘关节也可发病,往往同时伴发结节性红斑。血清类风湿因子呈阴性。

②肠炎并发强直性脊椎炎,病变主要在脊椎及骶髂关节,X线摄片与典型强直性脊椎炎没有区别。

6. 感染性关节炎

有两种类型:一为病原体直接侵犯关节,如金黄色葡萄球菌、肺炎链球菌、脑膜炎双球菌、淋球菌及链球菌等感染,尤其发生败血症时。在原发感染的基础上,患者出现寒战、高热、受累关节剧烈疼痛,关节肿胀,活动障碍。以下肢负重关节,如髋关节和膝关节发病最多,不对称,多为单关节炎。关节腔穿刺液呈化脓性改变,涂片或培养可找到细菌。X线关节摄片可见关节局部脱钙、骨质侵蚀及关节间隙变窄。易并发骨膜炎及骨髓炎。另一种为感染性变态反应性关节炎,在感染过程中,由于细菌毒素或代谢产物所致,如金黄色葡萄球菌败血症、亚急性细菌性心内膜炎、猩红热后关节炎、细菌性痢疾后关节炎、脑膜后关节炎及布氏杆菌性关节炎等,主要表现为四肢大关节游走性疼痛,可有局部红肿,一般经1～2周自愈。

7. 结核性关节炎

表现为全身性结核及低热、盗汗等结核病毒性症状。初期关节肿及瘘管形成。另一类型为结核变态反应性关节炎,好发于青年而有肺或淋巴结结核病者。急性期关节有轻度红、肿、热、痛,呈游走性,有周期性好转与恶化,主要侵犯指、腕、肩、踝及膝关节,可有结节性红斑,无骨质异常,血清类风湿因子阴性。结核菌素试验阳性。

8. 系统性红斑狼疮

本病多见于青年女性,面部有蝶形红斑,有心、肾、肺、脑等多脏器损害,雷诺现象常见,而皮下结节罕见,血清抗核抗体阳性,可找到狼疮细胞。

9. 痛风

痛风多见于男性,好发部位为第一跖趾关节,也可侵犯踝、膝、肘、腕及手指等关节。发作时多急骤起病,数小时内出现红、肿、热、痛,疼痛剧烈时不能触碰,还可出现酮尿酸血症,尿酸结晶沉积于关节附近或皮下,形成痛风结节。结节逐渐增大,致使局部畸形及骨质破坏。

血清尿酸常在 357 μmol/L 以上，关节腔穿刺或结节活检，可见到针状尿酸结晶。

四、治疗思路

现代医学对本病的治疗主要是针对急性风湿病，使用青霉素控制链球菌感染，水杨酸制剂解热消炎止痛改善症状，合并有心肌炎者考虑用肾上腺皮质激素。

(一) 一般治疗

急性期应卧床休息，加强护理，加强营养。症状消失及实验室检查正常 2 周后方可逐渐增加活动。

(二) 控制乙型链球菌感染

成人青霉素肌注 80 万 U，每日 2 次，共 10 ~ 14 d。青霉素过敏者，可改用红霉素、螺旋霉素等治疗。

(三) 控制症状药

1. 非甾体类抗炎药

可内服西乐葆 (痛博士)、美洛昔康胶囊、尼美舒利、扶他林 (双氯芬酸钠) 缓释片等。复合制剂：科洛曲片等。

2. 糖皮质激素

消炎作用强，用于有心肌炎或其他抗风湿药无效时。常用量：甲强龙 40 mg/ 天；地塞米松 5 ~ 10 mg/ 天；氢化可的松；200 ~ 300 mg/ 天。

第二节 类风湿性关节炎

类风湿性关节炎 (rheumatoid arthritis) 是一种以关节滑膜炎为特征的慢性全身性自身免疫性自身免疫性疾病。滑膜炎持久反复发作，可导致关节内软骨和骨的破坏，关节功能障碍，甚至残废。血管炎病变累及全身各个器官，故本病又称为类风湿病。目前主要的安全治疗方法是采用镇骨祛风贴，进行外敷治疗，通过调节人体的免疫功能，能有效地缓解病情，改善体质，减少激素撤减过程中复发的危险性，减少发作次数和发作严重程度，从而能有效地减缓甚至阻止疾病的进程。

类风湿性关节炎又称类风湿 (RA)，是一种病因尚未明了的慢性全身性炎症性疾病，以慢性、对称性、多滑膜关节炎和关节外病变为主要临床表现，属于自身免疫炎性疾病。该病好发于手、腕、足等小关节，反复发作，呈对称分布。早期有关节红肿热痛和功能障碍，晚期关节可出现不同程度的僵硬畸形，并伴有骨和骨骼肌的萎缩，极易致残。从病理改变的角度来看，类风湿性关节炎是一种主要累及关节滑膜 (以后可波及关节软骨、骨组织、关节韧带和肌腱)，其次为浆膜、心、肺及眼等结缔组织的广泛性炎症性疾病。类风湿性关节炎的全身性表现除关节病变外，还有发热、疲乏无力、心包炎、皮下结节、胸膜炎、动脉炎、周围神经病变等。广义的类风湿性关节炎除关节部位的炎症病变外，还包括全身的广泛性病变。

类风湿的概念须与风湿相区别。在 19 世纪中叶之前，人们往往将两者混为一谈。随着科技医疗发展，人们对类风湿也认识得越来越清楚。类风湿性关节炎这一病名是 1858 年由英国医生加罗德首先使用的。1896 年舍费尔和雷蒙将该病定为独立的疾病，同年斯蒂尔对儿童型的类风湿性关节炎作了详细的描述。1931 年塞西尔等人发现类风湿患者血清与链球菌的凝集率很高，1940 年瓦勒发现类风湿因子。1945 年卡维尔蒂、1961 年斯勒芬分别提出类风湿发病机理的自身变态反应理论，并得到确定。1941 年美国正式使用"类风湿性关节炎"的病名。目前，除中、英、美三国使用"类风湿性关节炎"病名外，法国、比利时、荷兰称之为慢性进展性多关节炎；德国、捷克和罗马尼亚等称之为原发性慢性多关节炎；苏联称之为传染性非特异性多关节炎；日本则称之为慢性关节风湿症。

一、病因

目前尚不完全清楚，一般认为本病为多种因素诱发机体的自身免疫反应而致病。

（一）遗传

大量研究证明本病与人类白细胞抗原（HLA）的某些表型相关联，而且在许多种族中得到证实。然而，由于对 HLA 分子的生理功能所知有限，HLA-DR 与本病相关联的真正原因尚不完全清楚。目前仅知在免疫反应中 HLA 分子可与短的多肽结合，并将后者呈递给 T 淋巴细胞。在胸腺中，HLA 分子通过与 T 细胞抗原受体的结合而参与选择释放到外周、血中的 T 细胞，并且 T 细胞在胸腺的发育过程中，致病的 HLA-DR 分子选择性地保留了某种携带特殊抗原受体的自身免疫性 T 细胞，在某些未知的环境因素作用下，产生自身免疫反应导致类风湿性关节炎。

本病常有家族史特点。对孪生儿发病率的研究提示遗传因素可能起一定的作用。但是同卵双生儿的共同患病率并非 100%，仅为 30%～50%，而异卵双生儿则更低，为 5% 左右。说明本病不是由单一基因所决定的，另一方面也提示了非遗传因素在发病中的作用。

（二）感染

此外，近年来有学者提出本病的临床特点与某些病毒感染所致的疾病在某些特征上有相似之处，可能系本病患者对某些病毒的高免疫反应所致。约 80% 的类风湿性关节炎患者血清中可检出高滴度的抗 LB 病毒抗体。EB 病毒是一种多克隆 B 细胞刺激物，可刺激 B 细胞产生包括类风湿因子（rheumatoid factor, RF）的免疫球蛋白。由于本病患者对 EB 病毒的细胞免疫反应低下，使其在受感染的 B 细胞内长期存活，驱使 B 细胞持续激活并产生自身抗体。另外，BB 病毒的咳抗原与自身抗原的抗原性相似，对 EB 病毒的免疫又导致对机体自身抗原的自身免疫反应。但是在感染了 EB 病毒者中只有极少数人患本病，而约有 20% 的本病患者并没有发现 EB 病毒感染的证据。免疫组织化学染色发现本病患者的滑膜组织中含有反转录病毒的 GAG 蛋白，提示本病的病因与之有相关性，但还需进一步研究。

有学者曾在类风湿性关节炎患者的关节内和区域淋巴结内分离出溶血性和非溶血性链球菌，认为该病系链球菌感染所致。但很多学者的研究结果不能互相证实，甚至互相矛盾。近年来的研究表明，至少有两种细菌被认为与本病的发病有关。其一为结核杆菌，结核杆菌蛋白与大鼠关节软骨的一个连接蛋白具有相似的序列，且具有交叉免疫原性，这似乎可以解释为什么本病的病变主要集中于关节。本病患者关节滑膜 T 细胞表现对 65 kD 结核杆菌蛋白的免疫反应。该 65 kD 蛋白属于 60 kD 应激蛋白家族，可被多种细菌所表达，而且亦存在于类风湿性关节炎患者滑膜和血管翳/软骨结合处。然而，人的应激蛋白作为自身免疫性 T 细胞的主要靶抗原尚缺乏确切的证据。其二为奇异变形杆菌。本病患者血清中含有高滴度的 lgG 型抗奇异变形杆菌的抗体。有学者认为细菌在尿路中（尤其妇女）的持续存在为机体提供了持久的免疫原，最后导致类风湿性关节炎的发生。

(三) 代谢和内分泌失调

鉴于使用糖皮质激素治疗类风湿性关节炎有效，提示糖皮质激素分泌的减少促使本病患者的抗炎能力下降而易患本病。有学者研究发现一组本病患者糖皮质激素的基础分泌量较对照组偏低，于手术刺激后无反应性增高。而用促肾上腺皮质激素刺激后糖皮质激素的分泌即正常，提示为下丘脑的促肾上腺皮质激素释放激素缺乏。性别与本病的发病有很大关系，女性为男性的 3 倍，且妊娠、口服避孕药可减轻本病的严重程度，甚至可防止发病。这些现象提示性激素在发病中的作用，即雌激素可能促进发病，而孕激素可能减缓发病。其他与本病发病有关的因素包括食物、应激反应等，但这些因素在触发疾病方面可能作用不大，而对疾病的发展可能有某些影响。

(四) 免疫病理反应

有关文献指出，类风湿因子参加的免疫反应存在，关节滑膜受到不明原因的刺激（可能为感染或外伤）后，在易感患者中产生 IgG 抗体。该抗体和抗原反应发而变性，因而机体不再认为此种变性的 IgG 抗体是自身的。患者滑膜内的淋巴细胞或浆细胞受到变性的 IgG（作为一种新的抗原）的刺激而产生针对此类 lgG 的抗体，即类风湿因子。类风湿因子再与变性的 IgG 结合，形成免疫复合物，分布于滑膜及滑液中。此种免疫复合物，分布于滑膜及滑液中。此种免疫复合物既激活补体，又为中性多核白细胞所吞噬，或附着在其表面，使其释放炎性介质，如免疫黏着因子、趋化因子、渗透因子及溶酶体到滑液中去。类风湿滑膜合成并释放大量的胶原酶。以上酶类与类风湿肉芽协同，不但再次引起滑膜的急性炎症反应，滑膜炎持续发展，而且因基质中的胶原和蛋白糖被降解，而使关节软骨、软骨下骨质、关节囊和韧带遭到破坏。由淋巴结和脾脏中的淋巴细胞和浆细胞产生类风湿因子与变性 IgG 和补体形成的免疫复合物可引其他脏器或组织而引起血管炎、肺脏、皮肤及眼部病变。

二、病理

类风湿性关节炎的病理变化主要存在于关节滑膜、关节软骨和软骨下骨。不同的关节病理变化可稍有不同，但具有如下共同特征。

(一) 关节滑膜增生性变化

表现在淋巴细胞和浆细胞的增生，有时呈淋巴滤泡样，但没有生发中心。浆细胞产生类风湿因子，可表现为致密而均质性的嗜伊红小体，称为 Rusell 小体。在 Rusell 小体内的类风湿因子可用免疫荧光法观察。增生的另一表现是富于血管的结缔组织增生。在炎症缓解时，这种肉芽组织很可能变为纤维组织。正常的滑膜衬里细胞层仅由 1～2 层细胞组成。而在类风湿性关节炎则可增厚多达 8～10 层细胞，并可形成乳头状绒毛。增多的细胞中以 A 型细胞（巨噬细胞样细胞）增加为主。增加的 A 型细胞并非局部细胞增殖的结果，而是来自骨髓的单核/巨噬细胞不断地浸润进入滑膜组织。与此相反，增加的 B 型细胞（成纤维样细胞）则来自局部细胞的增殖。两型细胞表面均高度表达激活抗原，表明处于激活状态。滑膜间质层有大量炎性细胞浸润，主要为淋巴细胞，且以T细胞为主。浸润细胞聚集在血管周围，常形成类似于淋巴结中的淋巴滤泡。滑膜中B淋巴细胞较少，主要集中在淋巴滤泡中心。但浆细胞却大量存在，主要散布在淋巴滤泡周边或之间。在增生的滑膜层或其下方有巨噬细胞出现，散在于淋巴滤泡之中，位于淋巴细胞之间，并常见于血管周围。滑膜内尚可见少量的树状突细胞散在于淋巴滤泡中和衬里细胞层。中性粒细胞于急性期较多，而于慢性期的滑膜腔中则不多见。

原发病理变化是一种非特异性滑膜炎。早期滑膜组织充血，血管内皮细胞肿胀、坏死并有血栓形成。中性粒细胞首先渗出。由于滑膜没有基膜，因此中性粒细胞很快从滑膜的疏松结缔组织进入滑液。滑液内含有大量中性粒细胞，比滑膜组织中的要多得多，滑液中还可见到大量的T细胞，少量的单核/巨噬细胞、树状突细胞和B细胞。在急性期，嗜中性粒细胞可达$1\times10^9/L$，单核细胞可达$(1\sim3)\times10^8/L$。可见滑液混浊，呈黄色或乳黄色，但细菌培养阴性。浸润渗出的细胞一部分来自血液，但主要在局部增生。除细胞渗出外，滑膜表面尚有纤维素性渗出物，并与滑膜浅层牢固黏着，有时很厚，不易刮下。纤维蛋白也见于滑液、滑膜凹陷处，以及透明关节软骨非负重面附近。纤维蛋白的持久存在被认为是引起慢性炎症反应的原因之一。

（二）关节软骨

滑膜炎症可以消退而不波及关节软骨，但当炎症反复发作并转为慢性时，关节软骨几乎都有损害。较早的侵蚀性病变开始于滑膜和软骨的交接处。交接处滑膜细胞及血管数量增加，长入软骨组织，形成一种特殊的结构，称为血管翳/软骨结合。在侵蚀性血管翳/软骨结合处，可见大量的巨噬细胞和成纤维细胞及新生血管，软骨破坏，软骨细胞及间质减少，蛋白多糖减少或完全缺失。此外，还可见到另一种类型的血管翳/软骨结合，常见于负重关节软骨的边缘。其形态学特点为，在炎症的血管翳和软骨之间可见由成纤维细胞和纤维组织构成的移行区。软骨的破坏不明显，软骨含蛋白多糖的量常在正常水平。纤维组织区的成纤维细胞合成硫酸角蛋白和硫酸软骨素以及Ⅱ型胶原。显然，这种组织形态代表纤维组织修复的过程。当炎症活动时，又有软骨被侵蚀，使大片软骨破裂，血管翳可到达软骨下骨。

（三）软骨下骨

在类风湿性关节炎的演变过程中，关节软骨下的骨组织也可被破坏，血管翳不仅破坏关节软骨，也可侵入软骨下骨形成血管翳/骨结合。软骨下骨的破坏可通过巨噬细胞和破骨细胞，一般没有新骨形成。关节附近的松质骨和远离关节的骨组织均可有骨质疏松。经过反复的损害和修复，关节内形成纤维性粘连，关节强直，有时可发生半脱位。

（四）关节外病变

骨骼肌可有广泛病变，骨细胞核增多、变大，肌纤维退化，失去横纹，并有水肿和淋巴细胞浸润，成为结节性多发性肌炎。以后退化的肌肉被纤维组织所替代，失去弹性，产生挛缩畸形。腱鞘和滑囊的滑膜也有同样病变。滑膜增生肥厚，滑囊内积液，肌腱被挤压，血供受到干扰，使肌腱活动受限，肌腱破坏，甚至断裂。

类风湿结节是类风湿性关节炎最具特征的关节外病理损害，最常见于前臂受压的伸面。几乎所有伴有类风湿结节的本病患者均为类风湿因子阳性。类风湿结节为典型的类风湿性病灶，由中央坏死区、"栅栏"包围、周围纤维组织包裹三部分组成。中央坏死区由多种残存的坏死组织积聚而成，包括胶原、网状纤维、纤维素样物质以及细胞器和脂肪小体，纤维素样物质常可向外延伸至细胞层。坏死区外围为多层里放射状或栅栏状排列的单核细胞。最近证实细胞层内绝大多数的细胞为单核/巨噬细胞，表达 HI-ADR 及各种单核细胞表面标记抗原。细胞层外为结缔组织层，该层周边为富含血管区，间有较多的淋巴细胞及浆细胞浸润，近细胞层区主要由单核/巨噬细胞组成，并渐与细胞层融合。

类风湿结节的形成可能始于局限组织损伤。坏死区内细胞的破坏可能与巨噬细胞释放的细胞毒性物质以及蛋白酶有关。如细菌脂多糖激活巨噬细胞释放的坏死素、精氨酸酶等，对多种细胞具有毒性作用。间质成分如胶原的破坏，则可能是成纤维细胞和巨噬细胞释放的胶原酶作用的结果。细胞层的形成至少可能与两方面的因素有关，一是坏死区的单核/巨噬细胞释放趋化因子，不断地吸引其他单核细胞向坏死区移动；二是单核细胞表面受体与坏死区的纤维素样物质如纤维连接素结合，而使它们滞留在坏死区的周围。

血管炎是类风湿性关节炎常见的关节外病变，伴有血管炎亦是类风湿性关节炎严重的表现，此类患者 90% 以上为类风湿因子阳性，同样，HLADR4 的检出率远高于一般的类风湿性关节炎患者。血管炎主要累及小动脉，亦可侵犯微静脉。病理特征为坏死性全层动脉炎，血管壁各层都有以单核细胞为主的单个核细胞浸润。亦见内膜增殖，栓塞形成。病变有时与典型的结节性多动脉炎无区别。认为血管炎的发生是免疫复合物在血管的沉积所致。近年发现部分类风湿血管炎患者血液中含有 IgG 和 IgF 型抗 C_1g 抗体。其致病作用可能是结合 Clq 使构象发生改变而利于形成免疫复合物。另有些患者含有抗血管内皮细胞抗体。IgG 型抗血管内皮细胞抗体通过激活补体引起血管内皮细胞破坏。

三、辅助检查

(一) 实验室检查

1. 常规检查

(1) 血红蛋白和红细胞 (Hb 和 RBC)：病情较重或较长者，血红蛋白和红细胞计数多有轻度降低，网织红细胞轻度增高，属于正血红蛋白或低血红蛋白性贫血。

(2) 白细胞 (WBC)：白细胞计数通常在正常范围内或仅轻、中度升高，升高一般发生在病情急性发作或突然加剧时，白细胞分类计数通常在正常范围内，但急性发作病例中性粒细胞可增加，病情严重者有约 40% 可见到嗜酸性粒细胞超过正常值 5%，少数可见到白细胞减少。

(3) 淋巴细胞 (L)：类风湿关节炎患者可见到淋巴细胞计数增加。淋巴细胞是一类有各种亚群的细胞群，每种亚群在免疫反应中的功能稍有不同，与类风湿关节炎有关的主要为 T 淋巴细胞和 B 淋巴细胞。有关淋巴细胞及亚群的实验室检查结果与类风湿关节炎的诊断关系目前尚处于研究报道阶段，还没最后结论。

(4) 血沉 (ESR)：尽管不是类风湿关节炎的特异性指标，却是一项简单、灵敏、反映炎症活动度和病情缓解的可靠指标。在类风湿关节炎活动期，血沉一般均为升高，经治疗缓解后下降；若关节炎临床表现已消退，血沉仍升高而不下降，表明本病有可能复发或恶化。

(5) C-反应蛋白 (CRP)：与血沉类似无特异性，但对判断炎症程度和治疗效果有较大意义。类风湿关节炎活动期，C 反应蛋白可升高，升高率达 70%～80%，经治疗病情缓解，C 反应蛋白则下降。

(6) 抗链球菌溶血素"O"(抗"O")：在类风湿关节炎活动期，部分患者抗链球菌溶血素

"O"可升高。

2.类风湿因子(RF)：检测 RF 是类风湿关节炎最常用的一种实验室检查方法，RF 可分为 IgM 型 RF、IgG 型 RF、IgA 型 RF、IgE 型 RF 四种类型。RF 是类风湿关节炎的诊断标准之一，但并不具特异性，许多风湿性疾病、感染性疾病和一些非感染性疾病亦可出现 RF 阳性，正常健康人群亦有 5% 阳性，相反，RF 阴性并不能排除类风湿关节炎，必须结合临床综合考虑。

3.关节液检查

类风湿关节炎患者受累关节关节液可明显增加，关节穿刺发现关节液为半透明，草黄色渗出液，白细胞 $(2～7.5)×10^9/L$，中性粒细胞增多，可达 50% 以上，细菌培养阴性。活动期应用免疫荧光法和电镜可见具有特征性的"类风湿细胞"。此"类风湿细胞"多为中性粒细胞吞噬 3～5 个补体结合免疫复合物而形成，而免疫复合物包含变性的 IgG 或 IgM 和 RF 等。关节液黏度较低，若加入数滴稀醋酸做凝固试验，就会出现凝块松散，称为黏蛋白缺少试验阳性。关节液糖含量减低，比血糖稍低，一般患者 < 3.9 mmol/L。关节液中还有 RF 可阳性，免疫复合物滴度升高，补体水平降低等改变。关节液检查能起辅助诊断作用。

(二) 关节镜及病理检查

关节镜、病理检查主要对象为滑膜，检查关节则以膝关节为主。

1.关节镜检查

类风湿关节炎早期的滑膜改变为非特异性，和一般滑膜炎一样，仅为滑膜充血、肿胀，有的滑膜绒毛增生，而其他关节内组织，如关节软骨面、半月板等无明显改变，诊断比较困难。进入渗出期可见有混浊细长绒毛增生、发红、水肿，有丝状、膜状及不规则块状渗出称之为"纤维素"。病程进展时，绒毛呈模样息肉或块状增生，关节腔内可见纤维素坏死的沉积。进入慢性期，则滑膜有纤维组织修复性绒毛新旧交替。

2.病理检查

典型的改变为淋巴滤泡形成，类纤维蛋白变性和炎性肉芽肿形成，滑膜中还有 IgG、IgM、补体及 RF 的沉积。

(三) 影像学检查

1.X 线检查

类风湿关节炎的 X 线表现，可因受累关节、病变程度和病程的不同阶段有较大差异，目前一般分为四期，即骨质疏松期、关节破坏期、严重破坏期及强直期。

(1) 骨质疏松期：主要表现为关节肿胀、骨质疏松、无关节破坏征象。X 线检查可见关节软组织肿胀，早期表现为局限性骨质疏松，严重时长骨干骺端、关节周围弥散性骨质疏松。

(2) 关节破坏期：主要表现为明显骨质疏松，关节间隙轻度狭窄，严重者可见局限性软骨下骨侵蚀破坏。早期仅有关节间隙轻度狭窄，较严重者则关节面边缘模糊不清，凹凸不平或囊状透亮区。

(3) 严重破坏期：关节间隙明显狭窄，多处软骨下骨破坏，广泛骨质疏松，关节变形。X 线检查关节间隙尚可见，骨质广泛明显疏松，关节呈现不完全性或完全性脱位，关节变形。

(4) 强直期：关节间隙完全消失，关节融合、强直。关节呈畸形位纤维性或骨性强直，在大关节可见骨质增生或硬化表现，关节功能严重障碍或全部丧失。

2.CT 和 MRI 检查

CT 对软组织的分辨能力远高于常规 X 线检查，且有助于早期发现骨侵蚀病变，特别是对一些关节畸形明显，且平片难以显示病变者可选用 CT 检查，如类风湿关节炎引起髋关节中心性脱位，颈椎环枢关节受累。MRI 对显示关节渗出的敏感性及以此判断疗效方面优于其他影像学检查，还可显示关节内软骨、肌腱、韧带、滑囊和脊髓等改变。而且许多研究表明 MRI 对发现类风湿关节炎患者的早期关节破坏很有帮助。目前随着影像学的发展及整个社会生活水平提高，CT、MRI 逐渐已用于类风湿关节炎患者的临床检查，对早期诊断类风湿关节炎应该会有很大的帮助。

3.高频超声检查

高频超声检查对软组织特别是含液体的软组织细微结构具有很高的分辨力，它能弥补 X 线检查对关节滑膜及周围软组织病变不敏感，不能显示类风湿关节炎早期改变的缺陷。因此高频超声检查是显示类风湿关节炎关节病变敏感而准确的方法，在显示滑膜渗出积液、滑膜增厚、血管增殖及早期骨质侵蚀等方面明显优于 X 线检查。

四、诊断标准

1988 年，中华医学会第三次全国风湿病学术会议上，建议采用 1987 年美国风湿学会（类风湿关节炎）在第 51 届年会上修订的诊断标准作为我国的类风湿关节炎诊断标准。诊断标准如下：

(1) 晨僵至少 1 h（1＞6 周）。

(2) 3 个或 3 个以上关节肿胀（＞6 周）。

(3) 腕、掌指关节或近端指间关节肿胀 06 周。

(4) 对称性关节肿胀（＞6 周）。

(5) 皮下结节。

(6) 手的 X 线改变。

(7) 类风湿因子阳性。

如具备四项以上指标即可确诊。

五、临床治疗

1.活动期治疗

本期康复医疗的总方针是缓解疼痛，防止或矫正畸形，控制炎症和全身症状，恢复和改善功能。

(1) 抗风湿性药物的选用

1) 第一线药物：常用有阿司匹林、布洛芬、吲哚美辛、萘普生、吡罗昔康等。这些药物主要作用为抑制炎症介质前列腺素的形成。因此不能改变本病原有的病理过程。应用时注意：药物剂量个体差异较大，不能一概而论。应根据每个人情况选择用药与剂量；由于无法改变本病原有的病理过程，同一种药物应用数月无效，即应改换，如 1～2 年内一线用药无效则改为二线用药。

2) 第二线用药：如金霉素、青霉胺、氯喹等，这些药物能影响本病的原有病理过程。故在一线用药无效的情况下可改用二线用药。

3) 第三线用药：主要为免疫抑制剂，常用的硫唑嘌呤、环磷酰胺等。当前多用甲氨蝶呤 (MTX)，采用小剂量 10～15 mg 每周肌注 1 次。一般认为对一、二线用药无效者有一定效果。这类药物毒不良反应大，应用宜慎重。常用的联合治疗方案包括：甲氨蝶呤 + 柳氮磺吡啶、甲氨蝶呤 + 羟氯喹、柳氮磺吡啶 + 羟氯喹。此外还有甲氨蝶呤 + 硫唑嘌呤、甲氨蝶呤 + 金诺芬、甲氨蝶呤 + 柳氮磺吡啶 + 羟氯喹、甲氨蝶呤 + 来氟米特、甲氨蝶呤 + 环孢素、环孢素 + 羟氯喹等，其中甲氨蝶呤 + 环孢素、环孢素 + 羟氯喹被认为是难治病例的联合治疗方案。

4) 肾上腺皮质激素：虽然用药后症状明显减轻，但并不能影响原有的病理过程。不良反应大，必须严格按适应证应用，切不可滥用。

5) 其他：如免疫调节剂左旋咪唑、胸腺素等可试用。血浆交换方法对重症患者有一定效果，表藤碱，昆明山海棠亦可用。雷公藤既有抗生育作用，又有免疫抑制作用，且出现疗效比较快，是一种比较有希望的药。应注意其毒不良反应。

(2) 运动与休息：适当的卧床休息结合全面主动运动的锻炼，对维持和改进关节、肌肉的功能，防止因长期卧床休息所造成的不良反应有一定好处。休息时间视病情而定。活动期患者需要完全卧床休息。某些患者持重关节受累即使不是活动期，也需有一定时间休息。关节处于炎症渗出期除卧床休息外，必要时用各种类型的夹板作短期固定。一般不超过三周。不论是否用夹板固定，每日均应在床上进行关节体操。休息是否适宜，可通过休息能否消除疲劳，消除关节局部炎症作为标准。

(3) 物理疗法

1) 温热疗法：其目的在于镇痛，消除肌痉挛，增大软组织的伸展性。有扩张局部血管使毛细血管内压上升，增大毛细血管通透性。增大胶原纤维伸展性。急性炎症期渗出明显，有发热等情况，不可使用。待炎症程度减退后可以逐渐加用。

2) 冷疗或寒冷疗法：用 20℃ 以下温度作用于人体。具有促进血液循环，改善营养状态。短时间作用减少组织液的渗出和外溢。长时间作用促组织水肿的吸收。加速局部新陈代谢。还能增加胶原组织的弹性，软化僵硬的肌纤维组织，有利于肌肉的伸屈功能锻炼。改善挛缩关节活动度，促进功能恢复。还有镇痛作用。适用于急性炎症期。治疗时注意避免引起冻伤。

3) 水疗法：利用不同水温、压力，水中所含不同成分的理化特性作用于人体。急性活动期患者，全身浸浴温度以 38～40℃ 为宜。有发热者不做全身水疗法。水疗法包括矿水浴、盐水浴、硫化氢浴、腐殖酸浴等。根据直流电离子导入方法的原理，急性期用枸橼酸钠、水杨酸钠等，也有合用锌离子导入。

4) 运动疗法：急性炎症期，关节肿胀，渗出明显，伴有全身症状的情况下，应当卧床休息。病变关节用夹板作短期固定。在此期外，患者每日坚持：关节体操目的在于增大或保持关节的活动度。每次关节活动均应尽量达到最大限度。如果肌力无明显减弱，以主动运动为主。固定关节：除每日定期除去固定作关节活动范围训练外，在固定期间每日应作到长肌收缩练习。

4.目的在于防止肌肉萎缩。按摩：病变关节及邻近软组织采用一定手法进行按摩。

5) 低频电疗法：直流电与直流电离子导入疗法：常用直流电离子导入法。如水杨酸负阴极导入。患者处于焦虑状态伴有自主神经功能紊乱者采用钙离子导入领区式或短裤式。低频脉冲疗法：具有止痛、促进血液循环，渗出物吸收作用。

6) 中频电疗法：干扰电疗法：有镇痛、缓解肌紧张、促使局部血液循环和渗出吸收作用，用于本病活动期。由于采用了将三路流动在三维空间的 5 kHz 的中频电流互相叠加交叉输入人体形成立体干扰电。改善血液循环、减轻疼痛要优于普通干扰电。调制中频正弦电疗法：采用间调、变调，具有镇痛，改善局部血液、淋巴循环，消炎作用。活动期有炎症者可采用。

7) 高频电疗法：短波、超短波、微波在急性炎症消退后，可以由无热量转为微热量。微波如用较大剂量则有利于增强组织吸收，促进再生。

8) 光疗法：红外线：有改善局部血液循环，促进局部渗出吸收，消肿止痛作用。急性炎症期应用小剂量。紫外线：对急性关节炎症渗出期，选择红斑量紫外线关节局部照射。或肾上腺区照射。具有改善血液循环、消炎、脱过敏作用。激光治疗：采用氦－氖激光，二氧化碳激光局部或穴位照射。

9) 磁疗法：选用旋磁或交变磁场法，有镇痛、消肿、消炎作用。

(4) 心理康复治疗

1) 支持疗法：使患者对医务人员有高度的信赖与合作。医务人员要同情患者，深入解释病情变化，安慰、鼓励、说服、开导甚至在某些问题上应做出保证。

2) 心理疏泄：给患者以安静、舒适的环境。无任何干扰，使患者无所顾虑地倾诉其内心的烦恼、苦闷、委屈、忧虑甚至对他人的怨恨，对生活的看法等。当患者内心之苦充分发泄之后，心情反而会舒畅些。此时可再给其他心理治疗方法。

3) 认识调整：对患者的错误认识，无端的焦虑，给以解释。灌输正确的新认识，使患者作认识的自我调整。逐渐使旧的错误的认识消除，建立新的认知，而达到治疗目的。

(5) 预防畸形

1) 采取正确体位，如卧床时床垫不宜太软，取仰卧位，枕头不宜过高。前臂保持外旋，经常做上肢伸屈运动。可能时每日取俯卧位 1～2 次，每次 5～20 min。髋关节、膝关节尽量伸直。膝下不要垫置枕头等物，以免屈曲挛缩。踝关节避免下垂，因此脚尖避免受被褥压迫，必要时可用支架保护。

2) 采用预防变形的各种支具如夹板等。

3) 强化病变关节伸肌肌力，以对抗屈肌挛缩所致畸形。

4) 已经产生畸形的病变关节，采用变形的矫正器，如适用于天鹅颈变形的近端指间关节屈曲辅助矫形器。

2. 稳定期治疗

(1) 运动与休息的调整此期患者应由以休息为主逐渐转为以运动为主

1) 病情趋于稳定后，患者关节活动范围练习由主动运动过渡到辅助运动，然后到被动运动。必要时作牵引，以增加关节活动范围。

2) 肌肉由等到长收缩转为等到张收缩。最后为抗阻运动以增加肌力。

3) 进行矫正练习，根据畸形的表现，编制体操，器械辅助运动以加强因畸形而降低的肌力，改善韧带的牵扯，牵伸挛缩的肌肉和韧带，使躯体肌力恢复平衡动作协调。

4) 当患者可以起床时，应注意坐姿，避免跪坐、盘腿坐。座椅高矮需适宜，使两脚能平置于地面。坐时尽量紧靠椅背。站立时双眼平视，下颌回收，避免颈部前屈，肩部放松，避免驼背和弯腰，使脊柱保持生理弯曲。髋膝关节不要屈曲，把体重平均分配在左右两脚。行走时，上肢肌肉要放松，举步时两手适当摆动。摆动时要注意脚尖离地面，不要拖着肢走路，也不要伸膝举步。在支撑期要尽量避免膝和髋关节屈曲。避免腰椎前屈。

5) 一些稳定期患者还可采用传统的运动疗法，如气功，一般采用松静功，其特点是练气时结合练意，默念"松静"二字，逐步用意识使全身放松。有精神分裂症、精神忧郁症、癔症，高热大出血等患者禁作气功。个别患者心理反应处于抑郁状态，应当慎重。太极拳是由练身、练意、练气三者结合而成。"练身"即全身放松，动作柔和和缓慢。根据自己身体情况动作由易到难，由简到繁地进行。"练意"是指练拳时心静神凝，专心一致。使大脑神经得到休息，做到身心俱健。"练气"是指练拳时达到自然深呼吸，特别是腹式深呼吸，从而起到康复医疗作用。

6) 训练时应该注意的问题：即使病情处于急性期，病变的关节每日也要进行了 1～2 次允许范围的关节活动。防止关节粘连。任何一种运动进行之后，如果在 24 h 内疼痛加重，关节肿胀，僵硬感增加，即应减量或改进方法。合适的运动不会使疼痛加剧。即使慢性期也不要进行连续一个小时以上的锻炼，中间需有短时间的休息。锻炼期间如有肌肉痉挛，应停止活动。主动运动量过大时，也可出现肌肉萎缩。各种运动应当缓慢地循序渐进。不应操之过急。各种锻炼后，一定有对等的休息时间。

(2) 药物与理疗的调整：急性活动期为了有效迅速控制全身症状与局部炎症，除了卧床休息外，应以药物治疗为主。随着病情的稳定，抗风湿药物逐渐减量直至完全停用。而物理治疗则应增加，以解决功能障碍的问题。前者以一般非甾体抗炎止痛药为主。后者可能考虑：

1) 中频电疗法：中音频电疗具有软化瘢痕和松解粘连的作用，对慢性炎症所致粘连有一定治疗作用。

2) 高频电疗法：中短波治疗选用温热量。

3) 超声波疗法：与其他理疗合用，能取得比单一治疗更好的效果。如超声与弱直流电或间动电流复合应用。

4) 温热疗法：本期患者可用各种温热疗法，如热袋疗法、石蜡疗法等。

5) 水疗法：包括部分药浴、电水浴等。所用水温较活动期略高。为了增加关节的活动范围，在全身水浴的同时可进行医疗体操。或施行按摩、各种手法治疗对关节功能恢复，改善畸形均有良好的作用。

(3) 心理的康复

1) 首先要被理解：需要人们理解残疾和残疾给患者带来的痛苦和困难，特别是医务人员，他们的任何言行会直接影响到患者的心理活动。其次是家庭成员，他们是患者出院后接触最密切的人，出院后仍然能受到同样良好的待遇，患者心理变化持续改善，病情随之好转。可行到最大限度的康复。

2) 需要被支持：要有效地康复医疗措施。需要给予合适的生活安排。要给予广泛及时的信息。要有合理的特制和商品供应，以适应残疾人日益增多的需要。要给残疾人提供文化、娱乐活动的方便条件。

3) 各种治疗必须切合患者的实际情况，心理治疗和肢体伤残治疗应同步进行：医务人员以自己高超技术，良好医德，上乘的服务态度，取得患者的信任与合作。在日常医务工作中同时进行广义的心理治疗，它包括支持疗法、暗示疗法、心理疏导、合理生活制度、适当文体活动、力所能及的社交活动，适合患者水平的文化学习都可充实患者的生活。使他们从忧虑、抑郁状态解脱出来，达到心理治疗目的。

(4) 作业疗法

1) 自助具、支具的选用：自助具是代偿或补充肢体功能的一种小工具。类风湿性关节炎患者只有经过日常生活活动训练后仍不能恢复的情况下才使用这些工具。如不经过认真的训练，轻易使用自助具，反而会助长关节挛缩和肌力的下降，同时患者也会产生依赖思想，反而有害。自助具要结合患者肢体功能障碍的情况进行设计和制造。如关节活动范围限制，不能将食物送至口中。此进可用长柄勺、长柄筷。

2) 日常生活训练：日常生活训练是处于物理疗法和作业疗法之间的康复内容，属于物理疗法范围的有床上动作，从床上起身、坐位、立位，从床上向轮椅移动以及步行等；属于作业疗法范畴的有穿脱衣服、进食、整容、排便、入浴以及家务活动等。

第三节 幼年类风湿关节炎

年龄较小的患儿往往先有持续性不规则发热，其全身症状较关节症状更为显著。年长儿或成年患者较多限于关节症状。本病临床表现差异较大，可分为不同类型。命名众多，如 Still 病 (1897)、幼年类风湿病反复高热型 (Wissler Fanconi 综合征)、幼年慢性关节炎 (JCA)、幼年类风湿病及幼年特发性关节炎 (JIA) 等。

一、病因

至今尚未完全清楚。

二、临床表现

根据最初 6 个月内关节受累的数量及全身受累的情况，将 JHA 分为三型。

(一) 少关节型

这一型占所有 JRA 的近 50%。5 岁前发病，引起关节的肿胀、晨僵。常累及单膝关节，也可累及肘关节、腕关节、踝关节，甚至可同时累及 4 个关节。一般分为两型。

1. I 型

一般 6 岁前发病，女孩多于男孩。以膝、踝、肘、腕关节最为常见，也可见于颞颌关节或指(趾)关节，髋关节极少受累。虽有受累关节滑膜病变，但对关节功能影响不大。有近一半的患儿发生虹膜睫状体炎，早期症状常不明显，需借助裂隙灯才能发现，可导致角膜病、虹膜后粘连，并且可出现白内障及青光眼，引起视力下降，甚至失明。对这类患儿最好每年定期做 3～4 次裂隙灯检查。

2. II 型

起病较晚，好发年龄在 8 岁以后，男孩多见。家族中常有类风湿关节炎、强直性脊柱炎、

Reiter 综合征等疾病，以下肢大关节受累为主，早期可发生骶髂关节炎。患儿常见跟痛症。

(二) 多关节型

此型以女孩多见，男女比约为 1∶2。该型临床症状与成人类风湿关节炎类似，表现为对称性多发性关节炎，受累关节多于 5 个，不但侵犯膝、踝、腕、肘等大关节，也侵犯手、足等小关节，表现为关节肿胀、疼痛、活动受限，并可有晨僵，出现手指梭形肿胀、鹅颈样畸形、拇外翻畸形及股骨头坏死等。颈椎受累时可出现寰枢椎半脱位。颞颌关节受累影响下颌骨发育，出现小颌畸形。除关节受累外，还可出现低热、疲乏、贫血、体重下降、生长发育迟缓。偶见类风湿结节，虹膜睫状体炎罕见。类风湿因子阳性的患儿预后较差。

(三) 全身发病型

全身发病型又称 Still 病，男女发病率无明显差异，以全身性急性发病为特征。该病发病初期可无关节症状，以全身症状为主，发热呈弛张热型，一日可有 1～2 次高峰，体温波动在 36～41℃。高热时可伴寒战，严重时可出现全身中毒症状，但退热后，症状很快消失。

发热的同时可出现类风湿皮疹，并随体温的下降而消失，具有诊断意义。皮疹散在性地分布于躯干和四肢，出现时间较短暂，容易漏诊。

常出现颈部、腋下、滑车上淋巴结肿大，有时也有肝脾大，但一般对肝功能影响不大。多数患儿在发病时或数月后出现关节症状，也有少数在全身发病数年后才出现关节症状，关节表现一般较轻微，很少引起关节破坏和功能障碍。但反复发作数年，部分患儿可出现腕部及掌指关节的强直。

三、辅助检查

本病缺乏特异性的实验室检查。活动期可有轻中度贫血、白细胞增多；血沉明显增快，C 反应蛋白大多为阳性；血浆清蛋白减低；类风湿因子只在多关节型中约有 15% 的发病率，在其他型中少见；抗核抗体阳性率约为 40%，与关节病变的程度及活动度无关；HLA-DR$_4$ 与类风湿因子阳性多关节型 JRA 显著相关。

关节 X 线检查：早期可见病变关节附近软组织和关节囊肿胀、骨质疏松、骨膜增生。骨过早愈合使骨骼生长停滞，或局部炎性刺激使骨骺生长加快而使长骨长度增加。长期慢性刺激可致关节面破坏，关节间隙变窄。

四、诊断及鉴别诊断

目前，国际上尚缺乏统一的 JRA 诊断标准。国内应用较多的为美国风湿病学会 1989 年修订的标准。

(一) 美国风湿病学会标准

1. 发病年龄在 16 岁以下。

2. 1 个或几个关节肿胀或积液，并具备以下 2 个以上体征如关节活动受限、疼痛或触痛及关节局部发热。

3. 病程超过 6 周。

4. 根据起病最初 6 个月的临床表现确定临床类型。

5. 除外其他类型幼年关节炎。

(二) 鉴别诊断

早期病例应与急性化脓性感染、骨髓炎、败血症、化脓性关节炎、结核病、白血病及恶性肿瘤、创伤性关节炎、病毒性关节炎相鉴别。另外，尚应与风湿热、系统性红斑狼疮等结缔组织病鉴别。与风湿热相比，本病关节病变大都两侧对称，也比较固定，游走性不如风湿性关节炎，皮下小结的发生率较少，并且很少发生心脏瓣膜病变。免疫缺陷病，特别是选择性IgA缺乏症和先天性伴性隐性遗传性低丙种球蛋白血症可表现为类似类风湿性关节炎，应加鉴别。另需与以下疾病鉴别：

1. 强直性脊柱炎

这是一种儿童时期较少见的脊椎疾病。与JRA的区别点如下：

(1) 本病主要累及骶髂、腰背关节，JRA的关节累及则涉及全身；

(2) 往往出现眼症状；

(3) 男童发病较多，家族中往往有类似关节及眼部症状的患者。

2. 莱姆病

由于蜱传播的螺旋体病，出现多系统疾病，包括暂时性急性关节炎，其症状近似类风湿关节炎、风湿热、传染性单核细胞增多症、无菌性脑膜炎及病毒性肝炎，须作鉴别。

五、治疗

JRA侵犯多器官，病情呈慢性进行性发展，缺乏特效治疗。治疗的原则是控制病情发展，维持关节功能。

(一) 一般治疗

注意休息，体育疗法和物理疗法。

(二) 内科药物治疗

内科药物治疗与治疗类风湿关节炎的药物类似。

1. 非甾体类药物首选阿司匹林，一般1～4周见效。病情缓解后可用最低有效量维持以减少不良反应。也可用其他非甾体类药物，如布洛芬、双氯芬酸、吲哚美辛等。

2. 慢作用抗风湿药这类药物作用较慢，毒副反应较大，适用于长期病情未得到控制的患儿。常用药物有金制剂、青霉胺、氯喹等。

3. 糖皮质激素对合并有心肌炎，心包炎及睫状体炎等，其他药物治疗无效者，可考虑使用激素治疗。但应慎用，更不宜长期使用。

4. 其他近年来使用甲氨蝶呤、柳氮磺吡啶及雷公藤等药物治疗JfRA取得一定疗效，但仍需进一步观察。

(三) 外科治疗

1. 早期治疗早期治疗与RA类似，但JRA患儿的骨骺尚处于发育阶段，关节长期非功能位固定会导致骨畸形发育，对日后手术矫形极为不利。因此，早期应尽量维持病变关节于功能位。晚间用夹板使病变固定在功能位，防止关节挛缩，白天应去夹板行理疗及适度功能锻炼，防止关节僵直。

2. 中晚期治疗

(1) 滑膜切除术：适应证与RA基本一致。应密切观察，定期检查，一旦患儿关节肿胀无法自行缓解或药物不能控制，病情进展迅速，即应手术切除滑膜，避免关节软骨进一步破坏。切除滑膜的最常见也是最有效的部位是膝关节，不仅能保护膝关节受进一步侵害，还可因切除了全身近一半的滑膜（双膝），从而改善全身症状。滑膜切除也可用于手、腕部诸关节，但目前已不常用。

(2) 骨骺融合术：用于治疗 JRA 引起的下肢不等长，由于患肢受炎症刺激而生长较健侧快，手术将患侧融合，从而延缓患肢生长发育，达到双下肢等长。由于很难准确预测骨生长速度，而且目前肢体延长术已日趋成熟，所以该手术已不常用。

(3) 关节置换术：由于人工关节假体存在磨损、松动、感染、影响骨骼发育等一系列问题，对年幼患者实施人工关节置换一定要严格掌握适应证。主要用于严重畸形和功能障碍而软组织松解、截骨术、滑膜切除术等不能解决问题时。主要手术为人工髋关节置换术、人工膝关节置换术。

第四节 痛风性关节炎

痛风性关节炎是由于尿酸盐沉积在关节囊、滑囊、软骨、骨质和其他组织中而引起病损及炎性反应，其多有遗传因素，好发于 40 岁以上男性，多见于第一跖趾关节，也可发生于其他较大关节，尤其是踝部与足部关节。

一、病因

发病有家族倾向，遗传模式尚不清楚。关于痛风性关节病的发病机理，许多学者普遍认为与多形核白细胞有关。痛风时滑膜组织和关节软骨释放的尿酸钠晶体被关节液的白细胞吞噬。白细胞又破坏释放出蛋白酶和炎性因子进入滑液。酶炎性因子使关节中的白细胞增多，于是有更多的吞噬了尿酸盐结晶的白细胞相继破裂释放出酶和炎性成分，形成恶性循环进一步导致急性滑膜炎和关节软骨破坏。痛风结石是围绕尿酸盐结晶产生的大小不同的晶体肉芽肿。

二、临床表现

（一）急性痛风性关节炎

典型的急性痛风性关节炎的特点是起病急骤，有时甚至呈暴发性，多在夜间发作，第 1 次发作通常在健康状况良好的情况下，突然出现关节肿胀和剧痛，在 24～48 h 达到高峰，受累关节及其周围软组织明显发红、发热和肿胀，剧痛难忍，局部甚至不敢接触被单，否则疼痛加重，以及关节活动受限。这一些特点可区别于其他种类的关节炎，具有很强的特征性。70% 的患者首发于拇趾第一跖趾关节，病程中该部位受累者达 90%，其次为足背、踝、膝、指、腕等关节，肩、髋和脊柱关节受累少见。病程初期 85%～95% 的患者仅累及单关节，这是典型的急性痛风性关

节炎又一特点。部分患者发病前可有疲乏、周身不适及关节局部刺痛等先兆。未经治疗的急性痛风性关节炎，病程通常持续 1 周左右而自行缓解。缓解期关节局部不遗留任何不适，这也是本病的另一特征。

(二) 慢性痛风性关节炎

随着急性发作次数的增多和病程的演进，尿酸盐在关节内外和其他组织中的沉积逐步加重，受累关节逐渐增多，关节炎症也逐渐演变为慢性，以致形成关节畸形。从最初发病至慢性关节炎形成平均为 10 年左右。也有少数病例没有急性发作，呈潜行慢性病变。由于尿酸盐在关节及其周围组织中沉积引起慢性炎症反应，受累关节呈非对称性不规则肿胀和进行性强直、僵硬，以致受累关节持续性疼痛，广泛破坏并有较大皮下结节形成，终致病变关节畸形而丧失功能。

(三) 痛风结节

痛风结节又称痛风石，是尿酸盐沉积于组织所致。由于尿酸盐不易透过血脑屏障，故除中枢神经系统外，几乎在所有组织中均可形成痛风结节，但以关节软骨及关节周围组织多见。体表痛风结节的好发部位是外耳，尤其以耳轮和对耳轮多见；其次为尺骨鹰嘴、膝关节囊和肌腱；少数见于指、掌、脚、眼睑、鼻软骨、角膜或巩膜。

痛风结节的特征：①突出表皮呈淡黄色或白色圆形或椭圆形结节；②数目 1～10 余个不等；③大者如鸡蛋，小者只有米粒大小；④质地坚韧或较柔软；⑤随体积增大，表皮变薄或损伤而破溃，可流出白色尿酸盐结晶。

三、辅助检查

(一) 实验室检查

1. 血、尿常规和血沉

(1) 血常规和血沉检查：急性发作期，外周血白细胞计数升高，通常为 $(10～20)\times10^9/L$，很少超过 $20\times10^9/L$ 中性粒细胞相应升高。肾功能下降者，可有轻、中度贫血。血沉增快，通常 < 60 mm/h。

(2) 尿常规检查：病程早期一般无改变，累及肾脏者，可有蛋白尿、血尿、脓尿，偶见管型尿；并发肾结石者，可见明显血尿，亦可见酸性尿石排出。

2. 血尿酸测定 急性发作期绝大多数患者血清尿酸含量升高。采用尿酸氧化酶法测定，一般认为男性 > 416 μmol/L，女性 > 357 μmol/L，具有诊断价值。若已用排尿酸药或肾上腺皮质激素，则血清尿酸含量可以不高。缓解期间可以正常。

3. 尿尿酸测定 在无嘌呤饮食及未服影响尿酸排泄药物的情况下，正常成人男性 24 h 尿尿酸总量不超过 3.54 mmol/L。原发性痛风患者 90% 尿尿酸排出 < 3.54 mmol/24 h，故尿尿酸排泄正常，不能排除痛风，而尿尿酸 > 750 mg/24 h，提示尿酸产生过多，尤其是非肾源性继发性痛风，血尿酸升高，尿尿酸亦同时明显升高。

4. 关节腔穿刺检查 急性痛风性关节炎发作时，肿胀关节腔内可有积液，以注射针抽取滑液检查，具有极其重要的诊断意义。即使在无症状期，亦可在许多关节找到尿酸钠结晶。约 95% 以上急性痛风性关节炎患者滑液中可发现尿酸盐结晶。

5. 痛风结节内容物检查 对于痛风结节进行活检或穿刺吸取其内容物，或从皮肤溃疡处采取白垩状黏稠物质涂片，按上述方法检查，查到特异性尿酸盐的阳性率极高。

(二) 影像学检查

痛风性关节炎患者多在发病数年或数次发作后才出现骨关节病变，故在早期常无明显的 X

线改变。早期急性关节炎时，仅表现为受累关节周围软组织肿胀，反复发作时可在软组织内出现不规则团块致密影，称为痛风结节。在痛风结节内可有钙化影，称为痛风石。由于痛风石在软骨的沉积，可造成软骨破坏和关节间隙狭窄，关节面不规则。病程较长的患者，在关节边缘可见偏心性半圆形骨质破坏，较小者似虫蚀状，随着病情进展，逐渐向中心扩展，形成穿凿样缺损，这也是慢性痛风性关节炎较为特征的改变之一。

四、诊断及鉴别诊断

中老年肥胖男性、有高嘌呤饮食或酗酒史，反复突然发作的单关节（多为第一跖趾关节）红、肿、剧痛，间歇期无症状，秋水仙碱有特效者，应考虑痛风的可能。目前诊断急性痛风性关节炎多采用美国风湿病协会1977年制定的标准：

1.滑囊液中查见特异性尿酸盐结晶。

2.痛风石经化学方法或偏振光显微镜检查证实含有尿酸盐结晶。

3.具备下列临床、实验室和X线征象等12项中的6项者。①1次以上的急性关节炎发作；②炎症表现在1 d内达到高峰；③单关节炎发作；④患病关节皮肤呈暗红色；⑤第一跖趾关节疼痛或肿胀；⑥单侧发作累及第一跖趾关节；⑦单侧发作累及跗骨关节；⑧有可疑的痛风石；⑨高尿酸血症；⑩X线检查显示关节非对称性肿胀；⑪X线摄片示骨皮质下囊肿不伴骨质侵蚀；⑫关节炎症发作期间关节液微生物培养阴性。

总之，急性痛风根据典型临床表现、实验室检查和治疗反应，不难诊断。而诊断慢性痛风性关节炎时，需要认真进行鉴别，并尽可能取得尿酸盐结晶作为依据。

急性痛风性关节炎应与化脓性关节炎、蜂窝织炎、外伤性关节炎、急性风湿病、其他结晶沉积性关节病等相鉴别。慢性痛风性关节炎应与类风湿关节炎、银屑病性关节炎、结核变态反应性关节炎相鉴别。关节附近的痛风石具有鉴别价值，秋水仙碱治疗有特效，也有助于鉴别。

五、治疗

治疗原则：控制急性炎症；预防反复急性发作；于静止期纠正高尿酸血症，以预防尿酸盐结晶进一步沉积而造成关节破坏和肾脏损害。

（一）一般治疗

1.低嘌呤饮食

虽然外源性嘌呤不是痛风发病的主要原因，用低嘌呤饮食1 d后也仅能使血尿酸值降低59.5～119 μmol/L，但高嘌呤饮食常可使血尿酸暂时增加，可诱发关节炎急性发作。因此，控制含嘌呤高的食物，减少关节炎的急性发作次数仍然是必需的。

2.严格忌酒

乙醇在体内产生乳酸，可降低尿酸的排出。啤酒也含有大量的嘌呤，多饮水可增加尿量，促使尿酸排出。

3.多食碱性食物

如油菜、白菜、胡萝卜与瓜类等，此类黄绿色蔬菜呈碱性，可使尿pH升高，促进尿液中尿酸溶解，增加尿酸排出量，防止形成尿酸性结石。

4.休息

在痛风性关节炎急性期，应注意休息，直至症状明显缓解。一般来说，在间歇期应多活动及锻炼，以便有利于减轻体重。

5. 避免使用抑尿酸排泄的药物

如呋塞米、阿司匹林、维生素 B_1 及维生素 B_{12} 等。

6. 避免急性痛风性关节炎发作的因素

如过度劳累、紧张、寒冷、穿鞋过紧、走路过多及关节损伤等。

7. 积极治疗与痛风相关疾病如高血脂、高血压、冠心病及糖尿病，防止体重超重。

(二) 急性期的治疗

关节炎的急性发作期应尽早使用抗炎止痛药，禁用降尿酸药物及影响尿酸排泄的药物，注意休息，多饮水，维持饮食治疗。

1. 卧床休息、抬高患肢，疼痛缓解后方可活动。

2. 抗炎止痛

由于秋水仙碱的毒性较大，而且非甾体类抗炎药具有与其相同的疗效。因而目前通常尽早给予非甾体类抗炎药物，常用的药物有舒林酸(奇诺力)、萘丁美酮(瑞力芬)、阿西美辛(优妥)及双氯芬酸(扶他林)等，都有较迅速的抗炎止痛作用，而且不良反应较少。具体用法：如舒林酸 0.2 g，口服，每日 2 次；萘丁美酮 1.0 g，每日 1 次，晚饭后服；双氯芬酸 25～50 mg，每日 3 次，饭前服；阿西美辛 90 mg，每日 1 次。以上药物只需选用一种，不应同时服用两种或多种，否则疗效不增加而增加不良反应。通常抗炎止痛药 1～2 d 可见效，症状消失即停用，多数患者的疗程不超过 2 周。

当关节炎反复发作，症状较重，以及对上述药物无效或产生不良反应时，可考虑使用肾上腺皮质激素，如泼尼松，10～20 mg/d，分 2 次服用，症状改善后及时减量或停用。一般认为短期应用皮质激素是安全的。

3. 秋水仙碱

对于症状较重或难治性病例，秋水仙碱具有快速控制疼痛和抗炎的作用。用法：口服，首剂 0.5～1.0 mg，其后每小时 0.5 mg，直至疼痛缓解或出现严重胃肠反应不能耐受时，改为维持量 0.5 mg，每日 1～3 次。一般在 10～12 h 内服用 5 mg，胃肠反应不大，效果甚佳。最大耐受量不宜超过 6～8 mg。静脉给药具有效果快和胃肠反应少的优点，特别适用于溃疡病或手术恢复期的急性发作者。用法为 2 mg 溶于 20 ml 生理盐水内缓慢静脉注射，视病情 4～6 h 后可再给药 1 mg，但于 1 次发作中，总量不应超过 4～5 mg。已接受预防性用药者，总量不得超过 2 mg。值得注意的是，静脉给药时胃肠反应少，中毒不易发现，需在给药前后检查血白细胞。本药局部刺激作用较强，故不得漏出血管外。

不良反应及其处理：胃肠反应如腹痛、恶心、呕吐、腹泻，常于症状缓解时出现。严重者可发生出血性胃肠炎，少数病例用药后可引起白细胞减少、再生障碍性贫血、脱发和肌病。出现腹泻尚需继续用药时，可服洛哌丁胺(易蒙停)或在每次便后服用复方樟脑酊 1～4 ml，一直至腹泻停止。长期服药必须观察血常规，骨髓功能低下者忌用，伴有肝、肾疾病者用量需要适当减少。本药可引起生育缺损，妊娠 3 个月前需完全禁用。另外，它可增强镇静、安眠、止痛和麻醉药的作用；亦可增强安非他明、肾上腺素和麻黄素的作用；降低抗凝剂及抗高血压药的作用。配伍用时，需注意药物相关作用，酌情调节其用量。

4.降尿酸药物

降尿酸药物不仅没有抗炎止痛治疗急性关节炎的药理作用，而且还会由于不正确的使用后使血尿酸下降，促使关节内痛风石表面溶解，形成不溶性结晶而加重炎症反应，因此，在关节炎的急性期也禁用抑制尿酸排出的药物。

(三)间歇期及慢性期治疗

关节炎发作期过后，对于无痛风石、无泌尿系结石和痛风性肾病患者，不必做特别的药物治疗。但如有其中任何一种表现或有频繁发作的关节炎则需要采用降尿酸治疗。降低血尿酸水平的药物有两类：一类是促进尿酸排泄的药物，另一类是抑制尿酸生成的药物。

1.促尿酸排泄药

此类药物的共同作用机制是阻滞肾小管对尿酸的重吸收，增加尿酸的排泄，从而降低血尿酸水平。一般认为，经饮食控制血尿酸仍 > 534.6 μmol/L，每年关节炎发作在 2 次以上，有痛风石及肾功能正常或仅有轻度损害者，可选用此类药物。该类药物主要有丙磺舒(又称羟苯磺胺)、苯溴马隆和磺吡酮，代表药物为丙磺舒。开始治疗时以丙磺舒 0.25～0.5 g，每日 1～2 次，然后每隔 1 周将日量增加 0.25～0.5 g，直至维持 1.0～10 g/l 最大剂量不超过 3.0 g/d 使用。由于多数患者为尿酸排泄不良型，故在肾功能正常或大致正常时可常规使用，也可根据 24 h 尿尿酸值来确定。此外，由于本品的作用部位在肾脏，要求患者的肾功能尚属良好，本品的不良反应较少，一般可长期使用。

2.抑制尿酸生成药

此类药物目前仅有别嘌醇。用法：别嘌醇 0.1 g/d，分 2 次服，以后每 2 周递增 0.1 g，直至 0.3 g/d，分 3 次服用。调整药物期间检查血尿酸水平，如降至正常可以此有效量维持；如尿酸水平仍高，还可递增，但一般剂量不超过 0.6 g/d，分 3 次服用。本品有一定的不良反应，以皮疹及药物热等较多见，通常在用药后数周发生，其中以毒性上皮溶解坏死和剥脱性皮炎最严重，病死率高；其次是肝、肾功能损害，严重者可发生急性肝细胞坏死。对骨髓也有一定的抑制作用。

(四)手术治疗

下列情况应进行手术处理：

1.痛风石影响关节(特别是负重关节)功能或压迫神经，如手足大块痛风石，可达乒乓球大小，引起刺激性症状或功能障碍，产生固定性疼痛。

2.皮肤膜道形成。

3.无法挽救的指、趾坏死或畸形。

为了预防手术激发急性痛风发作，宜先用药物控制，待血清尿酸正常后进行手术。术前 3 天至术后 7 d 给予秋水仙碱或布洛芬。

第五节 系统性红斑狼疮

系统性红斑狼疮 (SLE) 是一种有多系统损害的慢性自身免疫性疾病，其血清具有以抗核抗体为代表的多种自身抗体。SLE 的患病率因人群而异，全球平均患病率为 12/10 万～39/10 万，北欧大约为 40/10 万，黑人中患病率约为 100/10 万。我国患病率为 30.13/10 万～70.41/10 万，以女性多见，尤其是 20～40 岁的育龄女性。在全世界的种族中，汉族人 SLE 发病率位居第二。通过早期诊断及综合性治疗，本病的预后较前明显改善。

尽管 SLE 一度被认为是少见病，近年来随着诊断方法的提高，SLE 患病率呈上升趋势。SLE 患病率一般以 10 万分之几计算。1995 年，Hochberg 等报道患病率为 124/10 万；2002 年，Bongu 等报道美国和欧洲发病率为 (14.6～68)/10 万。一项研究显示，过去的 42 年中，Rochester，Minnesota 和 Uramoto 地区人群中 SLE 发病率增加了 3 倍，但病死率下降，生存率明显提高。1950—1979 年发病率为 1.51/10 万，而 1980—1992 年是 5.56/10 万（年龄、性别校正为 1970 年美国白种人群）。Ruiz-Irastorza 等对过去 19 个研究进行归纳分析发现，从 1995—2000 年发病率为 7.3/10 万。我国 20 世纪 70 年代在上海纺织系统中进行的调查显示 SLE 的患病率为 70/10 万，妇女中则高达 113/10 万。

一、病因

本病病因至今尚未肯定，大量研究显示遗传、内分泌、感染、免疫异常和一些环境因素与本病的发病有关。

在遗传因素、环境因素、雌激素水平等各种因素相互作用下，导致 T 淋巴细胞减少、T 抑制细胞功能降低、B 细胞过度增生，产生大量的自身抗体，并与体内相应的自身抗原结合形成相应的免疫复合物，沉积在皮肤、关节、小血管、肾小球等部位。在补体的参与下，引起急慢性炎症及组织坏死（如狼疮肾炎），或抗体直接与组织细胞抗原作用，引起细胞破坏（如红细胞、淋巴细胞及血小板壁的特异性抗原与相应的自身抗体结合，分别引起溶血性贫血、淋巴细胞减少症和血小板减少症），从而导致机体的多系统损害。

二、临床表现

（一）全身症状

起病可急可缓，多数早期表现为非特异的全身症状，如发热，尤以低热常见，全身不适、乏力、体重减轻等。病情常缓重交替出现。感染、日晒、药物、精神创伤、手术等均可诱发或加重。

（二）皮肤和黏膜

皮疹常见，约 40% 的患者有面部典型红斑，称为蝶形红斑。急性期表现为水肿、红斑色鲜红，略有毛细血管扩张及鳞片状脱屑，严重者出现水疱、溃疡、皮肤萎缩和色素沉着。手掌大、小鱼际及指端及指（趾）甲周围红斑，身体皮肤暴露部位有斑丘疹、紫斑等。出现各种皮肤损害者，约占总患病数的 80%，毛发易断裂，可有斑秃。15%～20% 的患者有雷诺现象。口腔黏膜出现水疱、溃疡，约占 12%。少数患者病程中发生带状疱疹。

（三）关节、肌肉

约 90% 以上患者有关节肿痛，且往往是就诊的首发症状，最易受累的是手近端指间关节，膝、足、踝、腕关节均可累及。关节肿痛多呈对称性。约半数患者有晨僵。X 线检查常无明显改变，仅少数患者有关节畸形。肌肉酸痛、无力是常见症状。

(四)肾脏

50%的患者有肾脏受损的临床表现,如蛋白尿、血尿、管型尿、白细胞尿、低比重尿、浮肿、血压增高、血尿素氮和肌酐增高等,电镜和免疫荧光检查几乎100%有肾脏病理学异常,依病理特点将狼疮肾炎分为局灶增殖型(轻型)(FPLN)、弥散增殖型(严重型)(DPLN)、膜型(MLN)、系膜型(微小变形)(MesLN)。各型的临床、转化、恶化、缓解、预后及死亡率各不相同。

(五)心脏

约10%~50%患者出现心脏病变,也可能由于本身就存在心脏疾患,也可能由于长期服用糖皮质激素所致。心脏病变包括心包炎、心肌炎、心内膜及瓣膜病变等,依个体病变不同,表现为胸闷、胸痛、心悸、心脏扩大、充血性改变、心脏杂音等,少数患者死于冠状动脉梗死。

(六)肺

肺和胸膜受累约占50%,其中约10%患狼疮性肺炎。胸膜炎和胸腔积液较常见,肺实质损害多数为间质性肺炎和肺间质纤维化,引起肺不张和肺功能障碍。狼疮性肺炎的特征是肺部有斑状浸润,可由一侧转到另一侧,激素治疗能使影消除。在狼疮性肺损害基础上,常继发细菌感染。

(七)神经系统

神经系统损害约占20%,一旦出现,多提示病情危重,大脑损害可出现精神障碍,如兴奋、行为异常、抑郁、幻觉、强迫观念、精神错乱等。并可出现癫痫样发作。偏瘫及蛛网膜下腔出血等较多见,约占神经系统损害的70%,提示病情重,预后不良,脊髓损害发生率3%~4%,临床表现为截瘫及排尿、排便失禁或感觉运动障碍,一旦出现脊髓损害症状,很少恢复。脑神经及周围神经损害约占15%,表现为肢体远端感觉或运动障碍。SLE伴神经精神病变者中,约30%有脑脊液异常,表现为蛋白或(和)细胞数增加。

(八)血液系统

几乎全部患者在某一阶段发生一项或几项血液系统异常,依次有贫血、白细胞减少、血小板减少、血中抗凝物质引起出血现象等,贫血的发生率约80%,正细胞正色素或轻度低色素性贫血。贫血的原因是复合性的,包括肾脏、感染、药物、红细胞生成减慢、骨髓铁利用障碍、溶血等。溶血常属自身免疫性溶血,部分患者Coombs试验直接阳性。缺铁性低色素性贫血多与服用阿司匹林或可的松引起隐匿性消化道出血有关。白细胞减少不仅常见,且是病情活动的证据之一。约60%患者开始时白细胞持续低于4.5×10^9/L,粒细胞和淋巴细胞绝对值均减少。粒细胞减少可能与血中抗粒细胞抗体和免疫复合物在粒细胞表面沉积有关。血中存在抗淋巴细胞抗体导致淋巴细胞(T、B细胞)减少。约50%的患者出现血小板减少伴轻重不等的出血倾向,血中有抗血小板抗体和循环免疫复合物固定在血小板表面,继之破坏它,是血小板减少的原因。10%患者血中有抗凝物质,当合并血小板减少或低凝血酶原血症时,可出现出血症状。

(九)其他

部分患者在病变活动时出现淋巴结、腮腺肿大。眼部受累较普遍,如结合膜炎和视网膜病变,少数视力障碍。患者可有月经紊乱和闭经。

三、诊断

1986年,中华医学会风湿病学专题学术会议在上海召开,并制订了我国系统性红斑狼疮诊断标准：①蝶形红斑或盘状红斑；②光敏感；③口腔黏膜溃疡；④非畸形性关节炎或多关节痛；⑤胸膜炎或心包炎；⑥癫痫或精神症状；⑦蛋白尿、管型尿或血尿；⑧白细胞少于 4×10^9/L、血小板少于 100×10^9/L 或溶血性贫血；⑨免疫荧光抗核抗体阳性；⑩抗双链 DNA 抗体阳性或狼疮细胞现象；⑪抗 Sm 抗体阳性；⑫补体 C3 降低；⑬皮肤狼疮带试验（非皮损部位）阳性或肾活检阳性。

符合上述 13 项中任何 4 项或 4 项以上者，可诊断为系统性红斑狼疮。

四、鉴别诊断

本病应与其他结缔组织病、细菌或病毒感染性疾病、组织细胞增生症、恶性网状内皮细胞增多症、血小板减少症、溶血性贫血、各种类型的肾脏病、肝炎、心肌炎、心包炎、神经系统疾病相鉴别。尤需与类狼疮综合征、新生儿红斑狼疮综合征鉴别。

1. 类狼疮综合征

其中最常见者为药物引起的系统性红斑狼疮。本综合征可见类似 SLE 的一些症状、体征及实验室检查结果，有时难以区别。以下一些情况有助于鉴别：服用有关药物史、性别差异不明显、临床症状轻、内脏受累、肾脏病变、蝶形红斑、口腔溃疡、脱发，以及白细胞、血小板减少、低补体血症等均少见，抗 Sm 抗体和抗 n-DNA(FARR) 抗体阴性，最主要的特点是停药后临床症状和实验室征象消失，再用药时复现。有时抗核抗体存在时间较长，一般预后良好。

2. 新生儿红斑狼疮综合征

本病见于 6 个月以下婴儿。患儿母亲中多数患 SLE 或其他结缔组织病，血清中存在 R0 抗原（干燥综合征 A 抗原）及 La 抗原（干燥综合征 B 抗原）。患儿生后即有症状，主要表现为先天性传导阻滞、狼疮样皮炎、自身溶血性贫血，体内 R0 及 La 抗原阳性。此外，常伴先天性心脏病、各种缺损及心内膜弹力纤维增生症、白细胞及血小板减少。皮损的典型表现为鳞屑状和环形红斑，见于暴露部位，即头顶、颈及眼睑处，似为盘状红斑。本病为自限性疾病，血液异常多在 6 周内好转，皮损可于 6 个月内消失。除伴心脏病的患儿外，一般预后良好。

五、治疗

系统性红斑狼疮的药物治疗有以下几种：

1. 非甾体类抗炎药在系统性红斑狼疮的治疗过程中，大多用于有发热、关节酸痛、肌痛、乏力等症状，而无明显内脏或血液系统受影响的轻症患者。正确地使用此类药物能缓解症状，减少肾上腺皮质激素的用量及其不良反应。布洛芬、怡美力、莫比可、双氯芬酸钠（包括扶他林、戴芬、英太青、奥斯克、双氯芬酸等）、萘丁美酮等都可以选择应用。但本类药物有消化道反应、肾脏损害、肝酶升高等不良反应，疗程不宜过长。对系统性红斑狼疮肾病患者应慎用，以免加重肾脏损害。

2. 抗拒药抗症药氯喹和羟氯喹，具有抗炎、免疫抑制、抗光过敏和稳定核蛋白的作用。尤其适用于系统性红斑狼疮患者的低热、关节炎、皮疹，并有减缓和稳定狼疮非致命性病变进展的作用。如与泼尼松（泼尼松）同用，则可减少泼尼松的剂量。以关节炎症状为主者，可与非甾体类抗炎药同用。常用剂量为氯喹 0.25 g，每日 1 次口服；羟氯喹 0.2～0.4 g，每日分 1～2 次口服。部分患者每周服 5 天即可。待症状控制后，可改为隔天服药，或每周服 2 d 维持。一般在服药后 1～2 个月达到疗效高峰。由于抗疟药物排泄慢，组织亲和性强，尤其在眼部，易引起角膜沉积和视网膜病变，如及时停药可以逆转。一般应服药后每隔6个月做一次眼科检查。

3.肾上腺皮质激素为治疗系统性红斑狼疮的主要药物，具有强力的抗炎、抗增生及免疫抑制作用。适用于急剧发病的多系统受损的狼疮、其他方法不能控制的非感染性狼疮引起的高热、明显血细胞减少、肾炎、中枢神经系统病变、间质性肺炎及重度肝炎。肾上腺皮质激素的用量、给药途径及疗程，需根据患者的病情轻重、全身状况、合并用药及对治疗的反应而定。一般为泼尼松(泼尼松)每日每千克体重0.5~2.0 mg。当急性活动性系统性红斑狼疮在临床上和血沉、蛋白尿、溶血等实验室指标得到良好控制后，即可考虑减量。经6~12个月的治疗后，大多数患者可减至每日少于15 mg，然后以最小量每日5.0~7.5 mg维持，必要时可与氯喹或羟氯喹合用。关于激素的给药时间，一般在急性期或活动期以总量分3~4次，每6~8小时给药1次为好，病情稳定时，可集中在每晨1次服用。对于急性重症患者，可用甲泼尼龙(甲基泼尼松龙)静脉冲击疗法：一般每日静脉滴注1 g，在3小时内滴入，连续2~3天或隔日一次，连续2~3次为一疗程。冲击治疗可有短期加强激素作用的效果。冲击给药时仍应口服一般剂量或原用剂量，停止冲击后继续原服用量。本疗法主要并发症为感染，因此有感染和营养极差者，不宜采用此法。此外，滴注过快可导致反应性关节病，甚至引起心律失常而死亡。

4.免疫抑制剂用于治疗系统性红斑狼疮的免疫抑制剂有：环磷酰胺、硫唑嘌呤、苯丁酸氮芥(又称CB1 348)、甲氨蝶呤、长春新碱和环孢素(环孢素)等，常用于重症和难治性系统性红斑狼疮，如狼疮性肾炎和中枢性狼疮。狼疮性关节炎几乎不需要这类药物治疗，除非极少数有破坏性关节炎者，则可选用甲氨蝶呤。

5.中医中药已广泛地用于治疗系统性红斑狼疮，多按辨证论治进行。单味药物目前以雷公藤多用。雷公藤总苷片每次10 mg，一日3次，对轻症系统性红斑狼疮的关节痛、肌炎、蛋白尿都有一定疗效，但停药后易复发。

此外，尚有一些与免疫学有关的治疗方法，如血浆置换和免疫吸附疗法、大剂量免蛋白静脉冲击治疗、白细胞置换疗法等。

第六节 强直性脊柱炎

强直性脊柱炎(Ankylosing spondylitis，AS)是一种以累及脊柱和骶髂关节为特征的系统性炎性疾病，在临床上多数表现为炎性腰背痛、僵硬与活动受限，部分患者可有外周关节炎、肌腱端病、眼炎及其他关节外表现。AS的特点是：病程长，进展慢；致畸率高；误诊、漏诊率高。如能早期发现，早期治疗可收到较好效果，一旦进展到关节及韧带骨化、畸形，病程便不可逆转，最终导致残疾。实际上，由于该病起病隐匿，往往导致该病在开始发生很久后才被确诊。由此，AS早期诊断是一个亟待解决的问题。

AS的病因到目前为止仍不明确，一般认为其和多种因素有关，其中遗传因素是该疾病的最重要因素。近年来，各国学者仍在不懈研究，在AS的发病机制、诊断等方面取得了一定进步。

一、病因病机

自类风湿因子在类风湿性关节炎患者中查出后,表明强直性脊椎炎与类风湿性关节炎是两种不同的疾病,前者为"血清阴性"多发性关节病。近年来在强直性脊椎炎患者中发现多数有组织相溶性抗原 $HI-A-B_{27}$,证明该病有遗传因素,并发现发病与感染,如克雷白杆菌属有关。

强直性脊椎炎和类风湿性关节炎的早期病理改变相似,但邻近的关节骨质增生较类风湿性关节炎多,软骨和关节下的皮质骨损毁,常有纤维和骨质融合,关节周围组织变性和钙化。病变最初在骶髂关节下 1/3 处,继后发生骨突炎及肋椎关节炎。脊柱的其他关节由下而上地相继受累,脊柱前纵韧带和椎间盘的周围部分显著钙化,在椎体之间形成骨桥,呈竹节样畸形。

二、临床表现

强直性脊椎炎起病缓慢,早期表现为不明原因的腰痛及腰部僵硬感,行走、活动后症状减轻。随着病程进展,疼痛逐步向上发展,胸椎及胸肋关节出现僵硬,呼吸时胸部扩张度减小并伴有较剧烈的疼痛,有时有肋间神经痛。病变发展到颈椎,出现颈椎伸屈受限,转头不便。本病经历 3~5 年,患者及医生往往未予重视而发生漏诊。病变长达十余年,其间有病变缓解期,疼痛缓解,但数月或数年后又复发,最后整个脊柱呈强直状态,疼痛症状消失。

三、诊断要点

(一) 本病多见于 15~30 岁的男性青年,多有家族遗传史。

(二) 病变

在骶髂关节和腰椎发生时,患者感腰骶部疼痛,晨僵或有髋痛和坐骨神经痛。病变发展至胸椎和肋椎关节时,可出现背痛或束带样痛。颈椎受累后,颈部疼痛和活动受限。病变的迁延使整个脊柱发生强直,常合并严重的屈曲畸形。

(三) 病程

可长达数年或数十年,活动期以疼痛和发僵为主要表现,并伴有食欲减退、乏力、低热、消瘦、贫血等症状,病变部位完全强直后,疼痛消失,后遗严重脊柱强直畸形。

(四) 一般检查

患者消瘦,面容疲乏,身体常成弓形,步态摇摆,胸部和腰部明显平坦或见硬背肌萎缩,呼吸运动时胸部扩张受限,颈、腰部不能旋转,侧视时必须转动全身,晚期呈驼背畸形。触诊时两侧骶棘肌显著痉挛,脊柱僵硬,颈、腰、膝、髋关节活动均受限,一侧或两侧骶髂关节及腰部有压痛或叩击痛。

(五) 实验室检查

轻中度贫血,活动期血沉加快,抗"O"值不高,类风湿因子多阴性,患者多数有 $HI-A-B_{27}$。

(六) X 线表现

骶髂关节最早出现改变在骶髂关节髂骨处出现硬化,关节边缘模糊不清。随后出现胝髂关节面边缘不整齐、硬化,两侧骶髂关节均出现改变。

胸腰椎体早期出现骨质疏松,以后出现骨增生,骨纹理增粗,椎小关节、肋椎关节处骨质模糊,边缘不清晰。椎间盘狭窄,椎间隙纤维环出现钙化。前纵韧带、后纵韧带均出现钙化,使相邻椎体相互连接,形成竹节样脊柱;在此病晚期,脊柱常呈驼背畸形。

髋关节常被病变侵犯、关节间隙逐渐变窄,而破坏区常只限于表面骨质。

(七)肺功能检查

肺活量明显减少。

四、诊断及鉴别诊断

(一)诊断要点

凡有典型的病理改变、并具有以下临床表现即可确诊:①中青年男性患者;②腰背痛、发僵感超过3个月并经休息不缓解;③颈、腰、骶、髂关节活动明显受限;④合并虹膜炎。

(二)鉴别诊断

1. 类风湿性关节炎

女性多见;20%患者出现皮下结节;70%～80%血清因子试验为阳性反应;无虹膜睫状体炎;极少侵犯骶髂关节。

2. 致密性髂骨炎

强直性脊椎炎早期,病变局限于骶髂关节时尤应与本病鉴别。本病足、髂骨耳状关节部分的骨质密度增高,且多见于经产妇;病变只侵犯髂骨,多为单侧,致密带整齐,界限清楚,关节间隙清晰;不发生任何关节强直。

3. 骶髂关节结核

一般表现单侧受累,以关节破坏为主,骨质硬化不明显,疼痛局限于医部。

4. 脊椎骨性关节炎

多见于40岁以上。X线改变为椎体缘增生和椎间隙狭窄,使小关节改变少,骶髂关节不受累。

五、治疗

重要的是保持和恢复脊柱、脊肋关节的活动度。虽然晚期的变化包括椎间关节的融合。而早期的僵硬和活动受限有相当部分是可以避免的,甚至是可逆的。

(一)抗风湿药物的选择

各种非甾体抗炎药均可选用。保泰松效果较好,甚至作为强直性脊柱炎诊断性用药。其主要缺点是引起粒细胞减少、贫血、血小板减少,个别可能引起白血病。在英国平均100万张处方中有16人死亡。因此国内已禁用。而国外仍有短期应用。

吲哚美辛效果好,较安全,可列为首选用药。每日用量100 mg较为安全。以下为强直性脊柱炎患者的治疗方案。

(二)休息与运动的平衡

总的原则是当疾病处于活动期、关节伴有明显炎症时,以休息为主。睡硬床垫,枕头不能过高,保持脊柱的生理弯曲。患者应当戒烟。

关节炎症明显时,也要用夹板作短期固定。每日要进行关节活动范围的运动。即使用夹板固定的关节,每日也要拆除夹板进行了关节活动范围的活动。

为了减轻或防止肌肉萎缩,保持最大限度肌力。关节炎症明显时由等长肌肉收缩活动开始,随炎症减轻转为等张收缩,直至采取阻抗运动。

患者关节有明显炎症时,各种活动均应在床上进行。以免导致关节创伤和疼痛。以后视病情离床活动。

(三) 物理疗法

1. 急性关节炎症期物理疗法的应用

炎症明显有渗出者采用冷敷法，用冰块加少量水置入塑料袋中，将口扎紧不漏水，置于患部。每次20～30 min，每日1次。必要时每日2～3次。红斑量紫外线病变处的照射，每日1～2次，5～7次为1疗程。

关节疼痛明显红外线以舒适的温热感为准，每次照射20～30 min。能促进炎症渗出的吸收、消肿、止痛。

高频电流中超短波、微波常用弱剂量于急性炎症期。如果有全身症状特别发热，各种热疗包括全身水浴均不宜进行。

2. 以解除疼痛为目的的所用的物理疗法

疼痛作为关节炎症的一种表现，一旦炎症消退后，疼痛相应减轻。但亦有部分患者，关节炎炎症不明显，而疼痛较为突出。此时采用干扰电、立体干扰电，调制中频正弦电，各种热疗法水疗，电水浴均可以应用。

疼痛因为肌肉痉挛所致，各种热疗如蜡疗、矿泥包敷以及高频电疗均有效。轻手法的按摩常能缓解肌痉挛。

3. 运动疗法

强直性脊柱炎患者中以规律性呼吸锻炼，姿势训练和脊椎运动锻炼，特别水中锻炼可作为物理疗法的基础。锻炼的目的在于保持关节的活动和建立对抗畸形方向的肌肉力量。

医疗体操是运动疗法首选的方法。强直性脊柱炎患者常用的医疗体操有：

(1) 深呼吸体操和上背部伸展体操。其目的在于使横膈活动代偿性增加，防止胸廓活动进一步受限。增加肺活量有利气体交换。背部伸展体操，可加强伸肌肌力。保持脊柱直立姿势。

(2) 颈椎活动体操，避免头部活动受限制。

(3) 髋关节体操，用来保持髋部伸肌、阔筋膜张肌和腘绳肌群的最大弹性。通过学习这些体操以保持髋关节的最大屈曲度提供了能在功能上代偿脊柱失去的屈曲度的灵活性。

(4) 如果关节间隙存在，而有明显功能障碍的患者，采用关节牵引常能取得一定效果。当然肌力的恢复更为重要。

(5) 常利用室内肋木练习下蹲，矫正脊椎畸形，并有助于肩关节的上举、后伸等动作的运动。

(6) 为了矫正脊柱后突，髋关节屈曲畸形，每日俯卧1～2次。每次5～20分钟。也可编制体操和器械辅助运动以加强因畸形而减少的肌力。改善韧带牵扯造成的慢性劳损。同时牵引伸屈所致的肌肉和韧带挛缩，促使躯体肌力恢复平衡动作协调。

(7) 病情稳定，疼痛不明显者，可做网球、羽毛球、高尔夫球等运动。有条件者参加游泳是最为理想的一种锻炼。因为游泳运动是全身性活动。

(8) 传统的体育疗法如气功、太极拳等，可根据病情加以采用。

4. 心理的康复

见类风湿性关节炎患者的康复内容。

(张军平)

第十三章 骨关节感染性疾病

第一节 急性血源性骨髓炎

在急性化脓性骨髓炎中，急性血源性骨髓炎最多见；约 80% 以上为 12 岁以下儿童，男女比例为 4：1。长骨干骺端为好发部位，其中以胫骨上下端、股骨下端及肱骨上端最多见。

在急性血源性骨髓炎发病前，身体其他部位常有明显或不明显的感染性病灶，若处理不当或机体抵抗力降低，感染灶内的致病菌经血液循环至骨内停留而引起骨组织的急性感染。

急性血源性骨髓炎的病理演变，至今尚未建立可靠的实验模型，所以仍以 Star 学说解释：由于儿童干骺端的骨滋养动脉在此处为终末端，血流缓慢，经血液循环散播的细菌易于在此停留，并在干骺端的松质骨内繁殖，引起局部急性炎症反应，如充血、水肿、白细胞浸润等，局部骨内压升高，引起剧痛。而后白细胞坏死，释放溶蛋白酶，破坏骨基质而形成脓肿，脓肿向压力低的方向扩展、蔓延。向骨髓腔方向扩张引起髓腔急性感染，再向 Havers 管和 Volkmann 管蔓延，引起骨密质感染。如脓液再穿破骨密质外层骨板蔓延到骨膜下，形成骨膜下脓肿。因干骺端骨密质较薄，此部位易被脓汁穿破。也可穿破骨密质外层骨板后顺着关节囊表面向皮下蔓延。骨膜下脓肿可穿破骨膜而进入软组织间隙，引起软组织蜂窝织炎，形成窦道。虽然干骺端脓肿极少穿破骨骺生长板、关节软骨和关节囊，引起关节感染，但常引起关节腔反应性积液。少数情况下，脓肿可穿破关节囊附着点处的外层骨板，或胫骨膜下进入关节腔，引起化脓性关节炎。发生于股骨上端的骨髓炎，因股骨颈位于关节囊内，脓肿常穿破股骨颈的骨密质进入关节腔，引起急性化脓性髋关节炎。

骨髓腔滋养动脉被炎性栓子栓塞后，可引起骨密质内层的骨坏死。骨膜下脓肿可使骨膜滋养血管栓塞，引起骨密质外层坏死。若骨密质内外层滋养血管均被栓塞，可导致大块骨密质或整段骨干的骨坏死。骨坏死在尚未与周围活组织脱离时，如炎症被控制，建立侧支循环，有再血管化而复活的可能；若与周围组织脱离，则形成死骨，可长期存留。骨膜在未被感染破坏时，炎症刺激骨膜下形成新骨，可包裹死骨及其上、下活骨段表面，保持骨干的连续性，不发生病理性骨折。如骨膜被感染破坏，无新骨壳形成，可发生感染性骨缺损及病理性骨折。

一、病理病因

多发生于儿童及青少年，起始于长骨的干骺端，成团的细菌在此处停滞繁殖。病灶形成后脓肿的周围为骨质，引流不好，多有严重的毒血症表现，以后脓肿扩大依局部阻力大小而向不同方向蔓延。

1. 脓肿向长骨两端蔓延，由于小儿骨骺板抵抗感染力较强，不易通过，所以脓液多流入骨髓腔，而使骨髓腔受累。髓腔内脓液压力增多后，可再沿哈佛氏管至骨膜下层，形成骨膜下脓肿。

2. 脓液突破干骺端的坚质骨，穿入骨膜下形成骨膜下脓肿。骨膜下脓肿逐渐增大，压力增高时，也可沿哈佛氏管侵入骨髓腔或穿破骨膜流入软组织。

3.穿入关节，引起化脓性关节炎。小儿骨骺板对感染抵抗力较强，因此由于直接蔓延而发生关节炎的机会甚少，但成人缺乏这道防线，就比较容易并发关节炎。若干骺端处于关节囊内时，感染就能很快进入关节内。如股骨上端骨髓炎并发髋关节炎。

二、临床表现

(一) 全身症状

最典型的全身症状是：恶寒、高热、呕吐，呈败血病样发作。新生儿及乳儿易兴奋、拒乳，换尿布时哭闹有发热及呕吐时常就诊于小儿科，最近，虽然呈现急性发作的患者有大幅减少，但仍能看到，即使在国际大城市北京仍能见到(见病例展示)。要警惕本病！！！早期投与大量敏感抗生素及中药。缺乏这种全身症状的患者较少见。

(二) 局部症状

按感染部位、范围、年龄等，表现不同的病象。首先是疼痛，细菌在骨干部骨髓内繁殖，局部炎性充血，因炎症性渗出物引起骨内压增高而出现自发痛，新生儿及乳儿因不会讲话，疼痛表现为患肢不动(假性麻痹)，换尿布时哭闹也是疼痛的表现。局限在骨干骺部的压痛最重要，是最早出现的局部表现。发热、发红是典型的急性炎症表现。因反应性炎症引起关节肿胀、关节液的潴留是无菌的，以后随病期的进行症状不断出现。骨髓内的脓肿向骨外排出，骨髓腔内内压下降而疼痛减轻，但肿胀、发红、发热持续，在骨包壳尚未形成的亚急性期，可出现可不出现骨膜增殖，死骨存在，甚至大段骨完全坏死、病理骨折、畸形、假关节；多发窦道形成。股骨近远干骺端、肱骨近端均包括在关节内脓液直接波及关节内形成化脓性关节炎。化脓性关节炎也可直接波及干骺端，引起干骺端及骨骺的骨髓炎。这一点在小儿特别重要。

三、诊断

(一) 病史

1.起病急，全身中毒症状重。有高热，体温常达39～40℃，伴寒战、精神不振、食欲不佳、心率加快，小儿可有惊厥。感染早期，局部剧痛，皮温升高，患肢半屈曲。幼儿被动活动肢体时疼痛加剧，常引起啼哭，但局部压痛可不明显。当骨脓肿穿破骨密质到骨膜下时，常伴剧痛，随后骨内压降低，疼痛也随之减轻。

2.波及骨膜下时，局部压痛明显。当脓肿穿入皮下时，局部红、肿、痛、热明显。

3.病情严重者可发生中毒性休克，出现多发感染灶等。

(二) 检查

1.高热，患肢疼痛剧烈，不敢活动，长骨干骺端有深压痛；血白细胞总数升高(10×10^9/L以上)，中性粒细胞比值增大，应考虑为急性骨髓炎。如局部肿胀，皮温升高，骨局部压痛明显，则应高度怀疑本病。

2.局部分层穿刺对早期诊断有重要价值。在肿胀及压痛最明显处，用粗针头先穿入软组织内抽吸，如无脓液再穿入骨膜下，如无脓液则穿破骨密质进入干骺端骨髓内。如在骨膜下或骨髓内抽出脓液，涂片检查有脓细胞则可明确诊断，应同时做细胞培养和药敏试验。

3.早期，X线片上无骨膜反应不能否认诊断。如仔细观察，常可见干骺端骨松质内，有模糊阴影，骨纹理不清。2周后逐渐出现骨松质虫蚀样散在骨坏死。病变继续发展时，可见分层骨膜增生。病变再发展，可见游离致密的死骨，围绕骨干形成骨包壳，是转为慢性骨髓炎的表现。

4. 感染灶在发病 48 h 内即可显示 ^{99m}Tc 浓集，影像较 X 线检查出现早，对早期诊断有帮助。

5. MRI 显示骨内病灶 T_1 信号加强，有早期诊断价值。

四、治疗

治疗原则是预防中毒性休克和并发多处感染。局部治疗应及早进行，力争在急性期治愈，防止死骨形成而转变成慢性骨髓炎。

(一) 全身支持疗法

提高机体免疫力，可少量多次输新鲜血或球蛋白。给予高蛋白高维生素饮食。高热时物理降温，保持体内水、电解质的平衡，纠正酸中毒。应早期大量联合使用广谱抗生素，依据细菌学药敏试验，再调整敏感抗生素，直到体温正常，局部炎症消失。

(二) 局部处理

早期引流病灶，降低骨内压，阻止炎症扩散及死骨形成，是防止急性骨髓炎转变成慢性骨髓炎的重要手段。引流越早、越彻底越好。方法：在病灶一侧切开暴露，不剥离骨膜，在骨膜外先对病灶钻孔，如有脓汁引出，表示已进入病灶，再钻一系列孔形成方框，沿骨孔方框凿一骨窗，使引流充分，促进滋养动脉恢复对组织的血流灌注，促进炎症消退。于骨窗内放置两根导管，一根导管用以连续滴注抗生素，另一根导管用以持续负压引流，缝合创口。维持 2 周后，如引流无脓汁，先拔滴注管；3 d 后可考虑拔除引流管。

(三) 肢体制动

患肢用石膏托或皮牵引制动，有促进炎症消退和减轻疼痛，防止病理性骨折和关节挛缩。

第二节 慢性化脓性骨髓炎

慢性化脓性骨髓炎又称附骨疽，是整个骨组织的慢性化脓性疾病。多数是由急性感染消退后遗留的慢性病灶或窦道而经发的。也有一开始就呈慢性病变过程。一般四周后为慢性期。急性病症消退后仍有死骨、窦道、无效腔，既为慢性骨髓炎。

一、病因

遗留的骨腔、死骨、坏死组织、细菌及局部血循环障碍是急性炎症发作的潜在因素，当患者抵抗力降低时，存留在病骨中的细菌大量繁殖，破坏骨质。再次形成骨脓肿。此时，患者可有畏寒、发热、患肢疼痛、白细胞计数及中性粒细胞增多、血沉增快等急性感染的全身症状。患肢局部疼痛、皮肤发红、发热、肿胀。原有窦道瘢痕出现高出皮肤表面的混浊水泡，或在附近皮肤出现有波动的肿块，肿块压痛明显。水泡或皮肤肿块破溃后，脓液流出，有时也可有小死骨块流出。之后，全身症状消失，局部症状消除，流脓窦道可暂时自行愈合或长期不愈合。

二、发病机制

急性期的症状消失后，一般情况好转，但病变持续，转为慢性期。

由于死骨形成，较大死骨不能被吸收，成为异物及细菌的病灶，引起周围炎性反应及新骨增生，形成包壳，故骨质增厚粗糙。如形成窦道，常经年不愈。如引流不畅，可引起全身症状。

如细菌毒力较小，或机体抵抗力较强，脓肿被包围在骨质内，呈局限性骨内脓肿，称布劳德脓肿(Bmdie'sabscess)。常发生在胫骨上下端，起病时一般无明显症状，仅于数月或数年后第一次发作时，才有局部红肿和疼痛。如病变部骨质有较广泛增生，使髓腔消失，循环较差，发生坚实性弥散性骨髓炎，称加利骨髓炎(sderosingosteomgelitisofGarre)。最常发生在股骨和肢骨，以间歇疼痛为主。

三、临床表现

临床上进入慢性炎症期时，可出现局部肿胀、骨质增厚、表面粗糙、有压痛。如有窦道，伤口长期不愈，偶有小块死骨排出。有时伤口暂时愈合，但由于存在感染病灶，炎症扩散，可引起急性发作，有全身发冷发热，局部红肿，经切开引流，或自行穿破，或药物控制后，全身症状消失，局部炎症也逐渐消退，伤口愈合，如此反复发作。全身健康状况较差时，也易引起发作。

由于炎症反复发作，出现多处窦道，对肢体功能影响较大，有肌肉萎缩；如发生病理性骨折，可有肢体短缩或成角畸形；如病灶接近关节，多有关节挛缩或僵硬。

X线片可显示死骨及大量较致密的新骨形成，有时有空腔，如系战伤，可有弹片存在。布劳德脓肿X线片显示长骨干骺端有圆形稀疏区，脓肿周围骨质致密。加利骨髓炎骨质一般较粗大致密，无明显死骨，骨髓腔消失。

四、分型

疾病的分型，是用综合分析的方法将疾病在发病学、病理学、临床学上的复杂性及多样性进行规律化和条理化的过程。一个好的分型，不仅能从不同角度反映各型的特点，也能体现出共性，其本身不但应该具有学术价值，更重要的是在临床工作及科学研究中应具有实用性。

（一）按致病菌侵入途经及感染形成过程不同分型

1. 慢性（血源性）化脓性骨髓炎

(1) 非典型慢性化脓性骨髓炎（亚急性骨髓炎）

①局限性骨脓肿(Brodie骨脓肿)。

②硬化性骨髓炎(Garre硬化性骨髓炎)。

③浆细胞性骨髓炎。

④非典型骨干型慢性化脓性骨髓炎（骨干型亚急性骨髓炎）。

⑤非典型干骺端并骨骺型慢性化脓性骨髓炎（干骺端并骨骺型亚急性骨髓炎）。

⑥非典型骨骺型慢性化脓性骨髓炎（骨骺型亚急性骨髓炎）。

⑦非典型不规则骨慢性化脓性骨髓炎（不规则骨亚急性骨髓炎）。

(2) 典型慢性化脓性骨髓炎：由急性血源性骨髓炎演变而来。

2. 慢性外伤性化脓性骨髓炎

典型的慢性外伤性化脓性骨髓炎多数由急性外伤性化脓性骨髓炎演变而来。也有少数病例一开始就是慢性炎症表现，即非典型外伤性化脓性骨髓炎。

(1) 开放性骨折后继发的慢性化脓性骨髓炎。

(2) 软组织损伤后化脓感染继发的慢性化脓性骨髓炎。

(3) 褥疮或其他感染组织化脓感染继发的慢性化脓性骨髓炎。

(4) 烧伤继发的慢性化脓性骨髓炎。

3. 医源性慢性化脓性骨髓炎 (手术后继发骨化脓感染)

医源性慢性化脓性骨髓炎也包括两种类型，术后发生急性感染，以后演变为慢性，即继发性慢性化脓性骨髓炎者占多数。也有无急性感染症状，但术后数月至一年，甚至数年出现慢性化脓性骨髓炎的表现者，即非典型慢性化脓性骨髓炎。

(二) 根据发病部位及病变范围大小分型

1. 四肢长骨的慢性化脓性骨髓炎

(1) 局限性病变 (累及全骨的 1/3 以下)

①干骺端慢性化脓性骨髓炎。

②骨骺慢性化脓性骨髓炎。

③骨干局限性慢性化脓性骨髓炎。

④局限性骨脓肿 (Brodie 骨脓肿)。

⑤局限性硬化性骨髓炎 (Garre 硬化性骨髓炎)。

(2) 广泛性病变 (累及全骨 1/2 以上)

①干骺端、骨干慢性化脓性骨髓炎。

②全骨慢性化脓性骨髓炎。

③广泛性硬化性骨髓炎 (Garre 硬化性骨髓炎)。

2. 特殊部位的慢性化脓性骨髓炎

特殊部位的慢性化脓性骨髓炎 (局限性或广泛性)：

①颅骨慢性化脓性骨髓炎；

②下颌骨慢性化脓性骨髓炎；

③脊椎慢性化脓性骨髓炎；

④胸骨、肋骨慢性化脓性骨髓炎；

⑤髂骨慢性化脓性骨髓炎；

⑥跟骨慢性化脓性骨髓炎；

⑦跗骨慢性化脓性骨髓炎；

⑧指、趾骨慢性化脓性骨髓炎；

⑨籽骨慢性化脓性骨髓炎。

五、诊断及鉴别诊断

(一) 诊断

1. 多数患者有急性血源性骨髓炎病史。

2. 常见发病部位为胫骨、股骨、肱骨的干骺部及骨干。患者多有消瘦、贫血等慢性消耗表现及精神抑郁、消沉等心理损害表现。局部检查常可见患肢肌肉萎缩，邻近关节僵硬，肢体增粗变形，不规则，可有过长、过短、弯曲等畸形。局部皮肤色素沉着，肤色暗黑、皮肤薄而易破，破后形成溃疡，愈合缓慢。瘢痕硬化，位于皮下的患骨易形成贴骨瘢痕。病变部位常可发现窦道口，窦道数目为一个或多个，窦道口有在病骨附近者，也有较远者。长期不愈和反复发作的窦道，窦道口常有肉芽组织增生，高出皮肤表面，表皮则向内凹陷，长入窦道口边缘。

3.X线表现

慢性化脓性骨髓炎基本X线表现可归纳为以下几点：

(1) 病变范围比较广泛，可累及骨端、骨干，甚至全骨。有的患者多骨发病，病变两端多有骨质疏松。

(2) 病变部位骨密度显著增高，大量的骨膜成骨使骨皮质增厚，骨髓腔变窄或消失。骨外形增粗，不规则或呈纺锤状。

(3) 在密度增高影像中可见单个或多个散在的骨质破坏区。有的已形成由骨包壳所包围的骨空洞影，表现为不规则的低密度腔，其中常可见死骨的影像。

(4) 死骨在X线片上为密度更高的不规则片块状影，边缘多为锯齿形。死骨周围有一密度较低的狭窄边界，代表周围的炎性肉芽组织。

(5) 可以发现病理性骨折或假关节形成。

(6) 当病变侵犯骨骺时，破坏了正在发育的骨化中心，影响了正常肢体的发育而发生患肢短缩的后遗症。

4.其他检查

(1) 红外线热扫描慢性化脓性骨髓炎在热扫描上显示病变部位为高温区。

(2) ^{99m}锝-照相：在X线像上因骨硬化使其中的骨空洞不明显时，进行该检查，可以清楚地显示骨空洞范围的大小。

(二) 鉴别诊断

该病主要需与关节结核和其他非感染性关节炎鉴别。关节结核发病较缓慢、病程长、局部症状和功能障碍不如化脓明显，患病关节骨破坏常呈边缘性小缺损，且常上下对称，有较明显的骨疏松，关节间隙呈缓慢狭窄，骨增生不如化脓严重。晚期骨端可破坏严重，关节半脱位或全脱位，且很少发生骨性强直。

其他非感染性关节炎(如风湿性关节炎、类风湿性关节炎等)以成年人或青年人多见，也大都缺乏急性病程和严重的骨破坏，有关实验室检查可协助鉴别，关节内穿刺抽液检查，可快速做出正确诊断。

六、治疗

慢性化脓性骨髓炎的现代治疗，必须解决两个问题：一是病灶的彻底清除和通畅的引流；二是有效地提高局部病灶的抗生素浓度。治疗上应达到三个目的，即缩短疗程、减少复发率及尽可能保存功能。

(一) 改善全身状况，提高机体抵抗力

1.慢性化脓性骨髓炎病程长期迁延，反复急性发作，有窦道形成者长期排出脓性分泌物，对患者机体产生慢性消耗性损害，因此患者往往有贫血和低蛋白血症。这些并发症进一步降低了全身及局部的抗病能力，使慢性化脓性骨髓炎更不易治愈，从而形成恶性病理循环。

2.进行系统的全身检查，了解患者重要脏器的功能状态，以便发现可能存在的慢性病，如糖尿病及慢性肝、肾损害。治疗中应加强营养，给予高蛋白食物，必要和可能情况下静脉滴入人体清蛋白或氨基酸制剂，补充B族、C族维生素。贫血者应予以纠正，必要时少量多次输血。最大限度提高患者的身体素质，增强机体对感染的免疫功能以及对手术的耐受能力，这是治疗慢性化脓性骨髓炎的基础。

(二) 抗生素的应用

在慢性化脓性骨髓炎的治疗中，应用抗生素是一个很重要的环节。选择抗生素的原则是采用最有效的抗生素，通常是通过细菌培养和药物敏感试验筛选出的，有时尚需通过临床验证。一般血源性感染的致病菌以金黄色葡萄球菌最多，外伤性感染以绿脓杆菌最多，局部抗生素的浓度应大大超过最小抑菌浓度。而且，使用抗生素时必须考虑耐药性问题。

1. 全身用药

抗生素应用于慢性化脓性骨髓炎的急性发作期、手术前的准备和术后处理，主要目的是预防和治疗炎症的扩散及血行全身感染。患者入院后应及时做脓液细菌培养和药物敏感试验，从而找出致病菌种和敏感的抗生素，选择最敏感的杀菌性抗生素，抗生素应联合应用，如青霉素类或头孢菌素类与氨基苷类联合应用可起到协同作用。

2. 局部用药

慢性化脓性骨髓炎由于局部血循环障碍，通过全身给予的抗生素很难或很少渗透到病灶内，病灶部位的抗生素含量达不到有效的杀菌浓度。局部应用抗生素可使病灶内抗生素浓度比全身用药高数倍，甚至数十倍，从而提高了疗效。

(1) 病灶清除后应用抗生素溶液冲洗和一次性局部药物撒布，上述方式可以在短时间内提高局部抗生素浓度。

(2) 病灶内留置药物链，近年来有将庆大霉素或先锋霉素类放入聚甲基丙烯酸甲酯中，制成直径 6～8 mm 的小球，用细不锈钢线串联起来，每串 30 珠即为庆大霉素链或先锋霉素链，将其置入病灶内，可在 2～3 周内不断释放有效浓度的庆大霉素或先锋霉素。3 周后取出或将链的一端置于切口外，每日拉出一颗，等待肉芽逐渐填充无效腔。

(3) 进行间歇性动脉加压灌注或静脉加压灌注抗生素，提高病灶局部抗生素浓度。前者上肢用肱动脉，下肢用股动脉，进行动脉插管，将全身应用剂量的抗生素溶于 50～100 ml 的生理盐水，用注射泵在 30～60 min 内加压注入动脉。静脉加压灌注系采用皮静脉穿刺法，近端上应用止血带，远端加压包扎，将抗生素用动脉输液加压器注入。

(三) 病灶清除和引流

病灶清除和引流需要手术来解决，病灶清除包括彻底切除窦道、摘除死骨、清除病灶中的脓液、炎性肉芽组织、坏死组织及无效腔壁，并适当扩大骨腔。病灶清除后可用肌肉瓣、大网膜、自体松质骨、抗生素血凝块等填塞以消灭残腔。在有效抗生素配合下，如病灶清除彻底，可以一期闭合伤口，但复发率较高。

1. 奥尔 (Orr) 手术

是一个经典的慢性化脓性骨髓炎手术，它的原理是清除病灶后，残腔用凡士林纱布填塞，通过慢性持续引流作用，使残腔通过肉芽的瘢痕化而治愈。

2. 闭合性持续冲洗 - 吸引疗法

国内外普遍采用的闭合性持续冲洗 - 吸引疗法，解决了病灶清除、通畅引流和局部高浓度抗生素作用三个基本问题，与其他疗法相比治愈率显著提高，疗程明显缩短，可以认为是效果较好的疗法。

(四)治疗方法上的其他进展

1. 高压氧 (HBO) 治疗

有单独进行 HBO 的,也有配合手术,于术前、术后应用的。一般用 2～8 个绝对大气压,每 60 分钟为 1 次,1 次 / 日,连续 30 次为 1 疗程,休息 1 周后可再治疗 1 疗程。动物试验证明,高压氧吸入可以改善骨病灶局部的低氧分压状态,促进机体对感染的抵抗力。

2. 显微外科技术

通过带血管蒂的或吻合血管的组织移植治疗慢性化脓性骨髓炎,可以改善病灶局部的血液循环,从而有效地发挥抗生素的杀菌作用。不仅可以解决慢性化脓性骨髓炎合并软组织缺损的覆盖问题,也同样可以行骨移植治疗骨缺损或骨不连。进行复合组织移植可同时解决骨骼和皮肤同时缺损,大网膜移植治疗慢性化脓性骨髓炎,也是一种疗效较好的方法。

3. 硝酸银离子电透入

据报道此方法有治愈窦道的良好效果,主要应用于无死骨者。以 3% 硝酸银溶液浸湿棉条,将其置入窦道深部,棉条远端露出窦道外,以 1～10 mA 直流电导入银离子,有杀菌作用。

4. 放射疗法

放射疗法主要是根据高能 X 线的电离效应使组织内产生大量自由基,而自由基非常活跃,它与增生细胞群的 DNA 结合并使之破坏,进而杀灭细菌、抑制肉芽组织和瘢痕组织增生达到控制炎症的目的。治疗技术的关键在于必须准确确定病灶的位置,设定合适的治疗体积,并要求剂量准确,以免欠量和损伤正常组织。

七、常见并发症和后遗症

慢性化脓性骨髓炎的并发症包括全身性并发症和局部并发症。

(一)全身并发症

1. 贫血、低蛋白血症

慢性化脓性骨髓炎病程迁延,长期反复急性发作,低热和窦道内脓性分泌物的排出,对全身将产生慢性消耗性损害。贫血和低蛋白血症是慢性化脓性骨髓炎的常,见并发症。

2. 全身性淀粉样变

淀粉样变是病理学上组织变性的一种,分全身性与局限性两种。全身性淀粉样变常并发于像慢性化脓性骨髓炎这样的长期反复化脓性炎症,病理学表现为全身脏器的细胞间隙、血管基膜上淀粉样物质的沉积。

(二)局部并发症

1. 病理骨折

当骨的破坏严重且广泛,而骨包壳尚未形成,或者骨包壳不牢固时,在外力作用下,即便是比较轻微的外力,也可造成骨折——病理骨折。

2. 骨不连

病理骨折发生后未进行及时正确的治疗,可发生骨不连。另外,在骨包壳尚未完全形成之前进行手术治疗,摘除大块死骨,亦可造成骨缺损或骨不连。由于局部血循环差,病骨的破坏仍在继续进行,这种骨折愈合十分困难,日久将形成假关节,使整个治疗更加复杂和困难。假关节分两种,一种为接触型,另一种为大块骨缺损型,后者治疗更为困难。

3.化脓性关节炎

干骺端化脓性骨髓炎，脓肿可经多个途经进入关节腔合并化脓性关节炎。一是通过骺板血管交通支，脓肿穿破关节软骨直接进入关节，形成化脓性关节炎，这种情况多见于婴幼儿及成人化脓性骨髓炎；另一种情况是干骺端位于关节囊内时（如股骨颈位于髋关节囊内），则脓肿可穿破干骺端骨皮质而进入关节一。关节内脓液破坏关节软骨，侵犯软骨下骨质，严重影响关节功能，甚至完全强直。

4.脊髓或马尾神经受压

化脓性脊柱炎尤其是椎弓、椎板破坏后，脓肿、坏死组织及新生的纤维组织可压迫脊髓或马尾神经引起截瘫或神经根受压，这种情况多见于颈段及胸段脊椎，感染亦可波及蛛网膜引起蛛网膜炎。

5.恶性变慢性化脓性骨髓炎

窦道周围皮肤因长期受炎性刺激可发生恶变，多数为角化的鳞状上皮癌。窦道内壁的类上皮细胞亦有发生恶变的，极少有肉瘤变。

（三）后遗症

1.关节强直

当病变侵犯邻近关节软组织时可形成瘢痕或纤维组织粘连，致使关节挛缩畸形。感染侵犯关节合并化脓性关节炎时，若治疗不及时或不得当，晚期可发生关节强直，尤其是发生非功能位强直时，严重影响关节功能，需要矫正治疗。

2.脊柱后突畸形

化脓性脊柱炎，因椎体被侵犯，破坏严重者后突畸形更明显。

3.肢体短缩畸形

发育期患慢性化脓性骨髓炎的患者，如病变侵犯骨骺和骺板，可影响受累骨的正常发育，随年龄增长会出现肢体短缩畸形，也可导致关节外翻或内翻畸形。如骺板中心部破坏严重，停止生长，而骺板的周围部分继续增长，在生长过程中逐渐将骨化中心埋入骨骺端，形成模样短缩畸形。

4.肢体增长畸形

有时骺板受炎症刺激而过度生长，使患骨长于健侧，骨干部偏向一侧的病变可使病骨呈弓状畸形。

第三节 脊椎化脓性骨髓炎

脊椎化脓性骨髓炎约占所有骨髓炎的4%，多见于20～40岁的男性，儿童和老年较少见。腰椎和胸椎发病率最高，其次为颈椎。

一、病因

（一）感染源

本病主要为血源性感染，其原发感染灶可为疖肿、脓肿和泌尿生殖系下端的感染，少数为外伤、椎间盘手术或腰椎穿刺术后感染所致，亦可由脊椎附近的软组织感染如肾周围脓肿，褥疮等蔓延而来，如全身其他部位有感染病灶，皮肤感染、咽喉感染等。根据血液供应的特殊性，脓栓或菌栓经血行，多先侵犯椎体中心或边缘，然后侵及椎弓，有的直接侵犯椎弓，然后向前侵犯椎管。

(二) 致病菌

致病菌以金黄色葡萄球菌最多见，其次为表皮葡萄球菌、链球菌、绿脓杆菌、变形杆菌，偶尔有伤寒杆菌与布氏杆菌等。

(三) 感染途经

脊椎化脓性骨髓炎也有沿肌间隙扩展者，如病变位于第2腰椎以下可向腰大肌鞘扩展，形成腰大肌脓肿或髂窝脓肿也是常见的。

二、分类

血源性感染临床可分急性、亚急性及慢性三种类型，而以急性者常见。

(一) 急性型

急性型多见于儿童突然发病，常有恶寒、高热、神志模糊、颈项强直、谵妄甚至昏迷症状，可持续1周左右。颈背或腰背部剧痛，疼痛可放射至下肢、腹股沟、会阴部或大腿等处。有时有腹胀，腹部两侧放射性疼痛，腹肌轻微紧张。背肌痉挛，脊柱活动明显受限，有持续性局限性棘突叩击痛，白细胞计数升高，血沉加快，血培养阳性。

(二) 亚急性型

亚急性型可出现于急性期后，亦可开始即为亚急性。起病较急性型稍缓慢，但仍有明确的发病日期，这一点与脊椎结核不同。全身毒血症较轻，局部疼痛、功能障碍仍较显著，有局部压痛，患者多不能起床或下地活动。

(三) 慢性型或潜伏型

慢性型发病缓慢，全身反应不显著，体温常不升高或间歇性低热，局部微痛，有压痛及活动受限，甚至发生脊柱畸形后或体检X线检查时才被发现，本型不易与脊椎结核相鉴别。本病病程为1年4个月至13年，大多数病例仍能叙述其发病日期，这对与脊椎结核的鉴别诊断有重要意义。

三、临床表现

急性期可出现寒战、高热、全身酸痛不适，腰背部剧烈疼痛及神经根受炎性刺激引起的肢体放射痛等症状。脊椎化脓性骨髓炎未得到正确诊断与及时治疗，可发生脓肿、窦道、病理性骨折和脱位，以及神经根受压与截瘫等并发症。

(一) 颈、胸椎病变

脊神经受压或炎性刺激所引起的症状为病变早期的突出症状，颈、胸椎化脓性骨髓炎易发生截瘫，椎弓化脓性骨髓炎更易引起截瘫。

(二) 腰椎病变

腰椎病变时，可发生根性股神经或坐骨神经痛，脊椎病变部位不同，可有不同的临床症状。如病变发生在腰椎，由于腹后壁腰神经丛受刺激后，可有腹痛、腹胀、腹肌紧张等症状，检查可发现，腰部活动受限，病变部位棘突有明显叩击痛，股神经牵拉试验阳性或直腿抬高试验阳性，少数患者可触及腰大肌或髂窝部脓肿包块。脓肿的扩散方式与结核性脓肿有所不同，常不沿肌间隙向远方扩散，而多位于病灶附近，易直接扩散到皮下，穿破皮肤，形成窦道，常见部位有椎管外脓肿及椎管内脓肿。

1. 椎管外脓肿

在颈椎，脓液穿破骨膜后，可流注至咽后壁形成咽后壁脓肿。在上胸椎可成为纵隔后间隙脓肿，在下胸椎为腹膜后间隙脓肿。

2. 椎管内脓肿

在椎管内，较小的硬膜外脓肿也可压迫脊髓或马尾神经引起一系列症状和体征，轻者引起受压平面以远肢体放射性疼痛，感觉迟钝，大小便困难，重者可引起肌肉瘫痪、大小便失控，感觉功能丧失等截瘫表现。当脓肿由椎间孔穿出椎管外后，引起神经根受压等并发症状，也有扩散到硬膜下腔隙，引起蛛网膜炎、脑膜炎或横断型脊髓炎，导致截瘫，甚至还可以扩散到颅内引起脑脓肿，这些并发症病死率很高，应特别重视。

四、诊断

X线检查在早期无明显改变，于病后 1～2 个月，由于发病部位不同，其 X 线表现可分为四型。

（一）椎间型

本型较少见，起病于两椎体上下缘的软骨下骨质，早期骨质疏松及溶骨性反应，呈溶骨样及虫蚀样骨质破坏，椎间隙早期狭窄，边缘模糊，相邻两个椎体甚至3～4个椎体常可同时受累。数周至数月后，病变进入慢性期，侵及椎体中央，但骨质破坏不超过椎体高度并随即出现成骨性反应，椎体骨质硬化，密度增高，并出现粗大骨桥，呈拱形跨越两椎体之间，最后产生骨性融合。如椎间盘病损较轻，则见椎间隙狭窄及骨桥形成而无骨性融合。部分病例的病变侵及椎体中央，其边缘硬化，表现为双弧形或半月形骨质缺损，又称边缘局限型，需与 Schmorl 结节相鉴别。

（二）椎体型

感染病灶起病于椎体中央松质骨内以后逐渐向四周蔓延，早期仅见骨质疏松，后见骨质破坏的透光区，但椎间隙仍保持正常。当病变继续发展时则发生病理性压缩性骨折，所压缩的椎体向前方及两侧膨出。侧位片显示压缩，而裂开的前后两半椎体，呈尖端相对的楔形硬化骨块，或压缩的椎体上缘呈倒置的等腰三角形凹陷。其塌陷处的凹面均在椎体上缘，系病椎承受来自从上而下的重力所致，这是一个具有特征性的征象。骨质破坏多局限于一个锥体或跳跃式侵犯数个椎体，随后出现骨质增生与硬化，上下相邻椎间隙可长期保持正常或仅有轻度狭窄。

（三）骨膜下型

骨膜下型病变最早位于椎体前缘或两侧缘的骨膜下，可累及两个以上的椎体。椎体皮质骨增厚前纵韧带和椎旁韧带钙化，椎体边缘有骨赘和宽大的骨桥形成，松质骨和椎间隙可无改变。

（四）附件型

附件型起病于椎弓或附件，由于脓肿易向邻近软组织穿破，病变不累及椎体，此型较少见。早期出现溶骨性反应，后椎弓及附件逐渐增生硬化，横突有边缘锐利的骨质缺损，圆形透明区及横突棘突有多数小唇状骨赘，亦可发生椎间小关节骨性融合。若椎弓及其附件的化脓性骨髓炎由椎体蔓延而来，既可见椎体破坏压缩，还可见到椎弓及其附件的破坏消失，或伴有不同程度的骨质增生。

五、鉴别诊断

急性型脊椎化脓性骨髓炎临床表现典型，诊断比较容易，亚急性及慢性型则因缺乏典型的临床及X线表现，给诊断带来困难。本病应与脊椎结核、布氏杆菌性脊柱炎、强直性脊柱炎、伤寒性脊柱炎等相鉴别。

（一）脊椎结核

(1) 脊椎结核起病缓慢，病程长，以月、年计算，往往追述不清具体起病时间，而脊椎化脓性骨髓炎多有明确的发病日期。

(2) 脊椎化脓性骨髓炎的骨质疏松比脊椎结核更明显，骨破坏进行更快。

(3) 脊椎化脓性骨髓炎在发病4~6周内可显示骨膜反应性增生，而脊椎结核在6~9个月后也很少看到此种现象。

(4) 脊椎化脓性骨髓炎病后2~3个月内受累椎体间可形成致密骨桥，而脊椎结核极少见。

(5) 脊椎化脓性骨髓炎邻近软组织受累轻微或不受累，而脊椎结核则常常出现椎旁脓肿。

(6) 脊椎化脓性骨髓炎临床症状、体征较多，白细胞升高，血沉加快等。

(7) 脊椎结核椎间盘常遭破坏，但发生骨性融合者少见，而椎旁脓肿则多见。

(8) 脊椎结核椎体病变以破坏为主，常常被压缩变扁，而脊椎化脓性骨髓炎则以增生硬化为主，椎体密度增高，多有骨桥形成，诊断困难者可做CT断层照片协助诊断。

（二）布氏杆菌性脊柱炎

患者有居住或来往于布氏杆菌病流行区，并有接触羊、牛的病史。具有布氏杆菌病的全身症状，如间歇性发热（波浪热）、多汗、无力、游走性关节疼痛，并有严重的腰背痛，疼痛程度与脊椎X线表现不相称。本病多发生于腰椎，少数发生于下胸椎或胸腰段。

（三）强直性脊柱炎

本病多见于青壮年，男性多于女性，男女之比约为10∶1。患者脊椎强硬板直，晚期呈圆形后凸畸形，脊柱各方向的运动均明显受限，程度比脊椎化脓性骨髓炎严重。患者体温不高，一般不超过37.5℃，不像脊椎化脓性骨髓炎那样高热、寒战，白细胞计数多数正常，血沉加快，类风湿因子阳性。早期X线平片仅见骨质疏松，无骨破坏，无死骨形成，晚期呈典型的竹节样改变，韧带及椎间盘钙化。此外，骶髂关节和髋关节也常被累及，患者绝无脓肿及窦道形成。

（四）伤寒性脊柱炎

伤寒性脊柱炎可发生在伤寒感染后期或伤寒痊愈后数月或数年内，患者有典型的伤寒病史，如缓起而呈梯形上升的体温，相对缓脉，特殊中毒症状、胃肠道症状、脾大，白细胞计数降低，嗜酸粒细胞减少或消失，肥达反应及细菌培养能确定诊断。同时，患者有腰背痛及向腹部及股部的放射痛，脊柱活动时加剧。X线表现椎间隙狭窄，以后脊椎韧带钙化和骨性强直。

（五）脊椎硬化型转移癌

椎体转移癌多见于前列腺癌、鼻咽癌，也可见于乳腺癌。患者患有原发病病史，临床可表现为腰背部疼痛，根性坐骨神经、股神经、肋间神经痛，有的患者可出现瘫痪症状。患者无高热、畏寒、白细胞计数增高等急性感染症状。X线检查椎体硬化呈弥散状，可呈絮状，但椎间隙多数无变窄，也无骨桥形成。

六、治疗

（一）保守治疗

急性期患者应绝对卧床休息，必要时石膏固定。加强营养，给予高蛋白、高维生素饮食，补充液体，必要时给予少量多次输血。早期大剂量应用有效的抗生素，脊椎化脓性骨髓炎多为金黄色葡萄球菌感染，应首先选耐青霉素酶的半合成青霉素，如苯唑西林、氯唑西林钠、头孢菌素与氨基苷类抗生素联合应用。若考虑为革兰阴性杆菌感染，如大肠杆菌、变形杆菌等则应选择广谱青霉素，如氨苄西林或第二代、第三代头孢菌素类。绿脓杆菌感染者选用羧苄西林、磺苄西林等。

（二）手术治疗

对多数脊椎化脓性骨髓炎的患者，用全身抗生素治疗，病变可控制，脓液被吸收，椎体逐渐融合。但对少数出现较大的椎旁脓肿或腰大肌脓肿，通过保守治疗无效者，可从腹膜外或椎旁途经予以切开排脓，清除病灶，摘除死骨，生理盐水反复冲洗后置入敏感的抗生素或行闭合性持续冲洗-吸引疗法，手术入路及操作方法同脊椎结核病灶清除疗法。若出现脊髓或马尾神经受压症状时，应及时做减压手术，防止截瘫发生。

第四节 化脓性关节炎

急性化脓性关节炎为化脓性细菌引起的关节急性炎症。血源性者在儿童发生较多，受累的多为单一的肢体大关节，如髋关节、膝关节及肘关节等。如为火器损伤，则根据受伤部位而定，一般膝、肘关节发生率较高。

一、病因学

急性化脓性关节炎的致病菌多为葡萄球菌，其次为链球菌。淋病双球菌、肺炎链球菌则很少见。细菌侵入关节的途径可为血源性、外伤性或由邻近的感染病灶蔓延而来。血源性感染亦可为急性发热的并发症，如麻疹、猩红热、肺炎等，多见于儿童。外伤性引起者，多属开放性损伤，尤其是伤口没有获得适当处理的情况下容易发生。邻近感染病灶如急性化脓性骨髓炎，可直接蔓延至关节。

二、发病机制

细菌侵入关节后，先有滑膜炎、关节渗液、关节肿胀及疼痛。病情发展后，积液由浆液性转为浆液纤维蛋白性，最后则为脓性。当关节受累后，病变逐渐侵入软骨及骨质，最后发生关节僵硬。关节化脓后，可穿破关节囊及皮肤流出，形成窦道，或蔓延至邻近骨质，引起化脓性骨髓炎。此外，由于关节囊的松弛及肌肉痉挛，亦可引起病理性脱臼，关节出现畸形，丧失功能。

三、临床表现

化脓性关节炎急性期主要症状为中毒的表现，患者突有寒战、高热，全身症状严重，小儿患者则因高热，可引起抽搐。局部有红肿、疼痛及明显压痛等急性炎症表现。关节液增加，有波动，这在表浅关节如膝关节更为明显，有髌骨漂浮征。患者常将膝关节置于半弯曲位，使关节囊松弛，以减轻张力。如长期屈曲，必将发生关节屈曲挛缩，关节稍动即有疼痛，并出现保护性肌肉痉挛。如早期适当治疗，全身症状及局部症状逐渐消失，如关节面未被破坏，可恢复关节全部或部分功能。

诊断主要根据病史、临床症状及体征，在疑有血源性化脓性关节炎的患者，应做血液及关节液细菌培养及药物敏感试验。X线检查在早期帮助不大，仅见关节肿胀；稍晚可有骨质脱钙，因软骨及骨质破坏而有关节间隙狭窄，晚期可发生关节骨性或纤维硬化及畸形等，有新骨增生现象，但死骨形成较少。

急性化脓性关节炎应与急性化脓性骨髓炎、风湿性关节炎、结核性关节炎以及类风湿关节炎相区别。

四、诊断要点

1. 患者可能有外伤史和身体其他部位感染史。

2. 全身症状：起病急骤，全身呈脓毒血症反应、食欲减退、高热可达40℃左右、畏寒、出汗等急性感染症状。

3. 局部症状：关节部位疼痛剧烈，不能活动，红肿，皮温增高，患肢不能承重。身体较表浅的关节，有明显红、肿、热和压痛，关节的积液亦较明显，常处于半屈曲位，使关节囊松弛，以减轻疼痛。在膝关节可有浮髌试验阳性。在髋关节等肌肉较多的关节，早期常不易发生肿胀。由于炎症和疼痛的刺激，患肢肌肉发生保护性痉挛。肢体多呈屈曲位，同时，随着炎症的发展和关节内脓液的增多，使关节常常固定在关节间隙充分扩大的位置。化脓性关节炎由于关节囊被关节内的积液膨胀而扩大，关节囊周围的肌肉因剧烈的痉挛而造成病理半脱位或脱位。尤其是髋关节和膝关节更容易发生。此时，关节的主动活动和被动活动均丧失。

4. 实验室检查：白细胞计数及中性粒细胞数增高，血沉加快。关节液可为浆液性、血性、混浊或脓性，随病变的不同阶段而异。关节液内含有白细胞、脓细胞和致病菌。

5. 关节穿刺：早期关节液混浊，晚期呈脓性，涂片可发现大量的白细胞和细菌培养可鉴别菌种和进行抗生素敏感测定。

6. X线表现：早期有关节囊和关节周围软组织肿胀，局部软组织密度增高，关节间隙增宽。关节内渗出液增多时，可出现关节半脱位，尤以婴幼儿的髋关节和肩关节最易发生。关节附近的骨质呈现疏松表现。关节的软骨破坏后，早期可出现关节间隙狭窄，继之出现关节面的骨质破坏。承受重量部位的关节软骨破坏最为明显。关节可有病理性脱位。在恢复期，骨质破坏区边缘可显示不规则的骨硬化，病变严重者，可形成纤维性强直或骨性强直。关节周围骨质密度和骨小梁结构恢复正常。

五、治疗

(一) 抗生素的应用

治疗原则上，开始先选用两种以上的抗生素，并给足够大的剂量，这样便可大大提高杀灭致病菌的疗效。而后根据血培养及药敏试验结果再调整抗生素的种类。如果没有条件做血培养及药敏试验，则给药观察3 d，若体温不降，症状不减，应调整抗生素。

(二)中医中药的应用

根据具体情况,以消、托、补三法,在发病不同时期,给予适当的方药,内外同治。

1. 急性期应清热解毒,活血通络。根据证候体征,可分别选用仙方活命饮、黄连解毒汤、五味消毒饮、犀角地黄汤等加减运用。外敷以金黄散、双柏散或骨炎拔毒膏等。

2. 脓已形成尚未破溃应清热解毒、托里透脓。如证见高热,肢端剧烈疼痛时,选用五味消毒饮、黄连解毒汤合透脓散加减以清热止痛;证见患肢肿胀,红热疼痛时选用托里消毒饮加减以托里止痛;证见神昏谵语,身现出血点时,选用犀角地黄汤合黄连解毒汤,配合安宫牛黄丸以清热解毒、凉血止血。外敷仍以如意金黄散、双黄散或骨炎拔毒膏。

3. 脓已破溃宜扶正托毒、祛腐生新。初溃脓多稠厚,略带腥味,为气血尚充实,选用托里消毒饮以托里排脓。溃后脓液清稀,量多质薄,为气血虚弱,以八珍汤、十全大补汤加减以补益气血。外治时,疮口可用冰黄液冲洗,并根据有无腐脓情况选用九一丹、八一丹、七三丹、五五丹生肌散药捻,以拔毒祛腐,外敷玉露膏或生肌玉红膏或骨炎拔毒膏,并保持引流通畅,勤冲洗换药。疮口腐肉已脱,脓水将尽时,选用八宝丹、生肌散换药,使其生肌收口。

(三)全身支持疗法

高热时降温、补液、纠正酸中毒,静脉滴注大量维生素 C,改善营养,供给高蛋白饮食,如中毒症状严重,可少量多次输鲜血。注意提高患者机体对感染的抵抗力。另外,有原发病灶者应同时加以治疗。

(四)局部制动

早期用持续皮牵引或石膏托固定于功能位,并抬高患肢,不失为有效措施之一。它有利于患肢休息,缓解肌肉痉挛,减少代谢,减轻疼痛,防止畸形和病理性脱位。

(五)手术治疗

1. 适应证

(1) 关节切开引流术:适应于较深的大关节,穿刺插管难以成功的部位(如髋关节)。

(2) 关节矫形术:适应于已有明显畸形者。

(3) 关节融合术:适应于已有关节非功能位强直者。

(4) 全关节置换术:适于已有严重关节炎的老年患者。

2. 手术方法

(1) 穿刺吸引术和注射抗生素疗法:可于急症期施以此方法,吸引脓液即刻做涂片染色检查和细菌培养,尽可能将脓液吸净后,注入稀释的抗生素。

(2) 切开引流术:在全身治疗 2~3 d 后或发病 6~7 d,全身症状未好转,局部肿胀未消退或反而增加,局部压痛明显或加重者,可行切开引流术。

(3) 闭合性持续冲洗—吸引疗法:关节打开后,清除脓肿,在关节腔内放置冲洗及吸引管,用抗生素生理盐水冲洗。有效的冲洗标志是:手术切口处无液体渗漏,无明显肿胀,体温下降,疼痛减轻。

第五节 跟骨骨髓炎

跟骨是人体最大的跗骨，主要由松质骨构成，其周围仅有一层较薄的皮质骨包绕。人体站立时，跟骨位于最低位，受重力影响血液回流缓慢，有利于细菌在该骨停留繁殖。特别在跟骨体部中心，骨小梁稀少的三角区，含有丰富的骨髓，是跟骨结构的薄弱处，因而是跟骨血源性骨髓炎易发部位。

一、病因

人体站立时，跟骨位于最低位，受重力影响血液回流缓慢，有利于细菌在该骨停留繁殖。

成人骨骺闭合后，血源性骨髓炎则多发生于红骨髓集中的椎骨，髂骨或跟骨，在该处形成病灶，并向四周扩展，由于跟骨骨膜紧密而坚固地附着其上，故在脓肿穿破前很少形成较大的骨膜下脓肿，穿破皮质后很容易形成窦道。

二、病理改变

成人骨骺闭合后，血源性骨髓炎则多发生于红骨髓集中的椎骨、髂骨或跟骨。在该处形成病灶，并向四周扩展。由于跟骨骨膜紧密而坚固地附着其上，故在脓肿穿破前很少形成较大的骨膜下脓肿，穿破皮质后很容易形成窦道。

三、临床表现

本病患者主要表现为起病急骤，常伴有高烧，跟骨肿胀，由于骨内压增高，跟骨剧烈痛，压痛及叩痛，早期断层摄片或 CT 扫描可见局灶性密度降低区，由于该处为松质骨，血运丰富，很少有死骨形成，随病变进展，可有较多钙质沉着及新骨形成，骨密度增高。

四、检查

本病的辅助检查方法可用断层摄片和 CT 扫描。

早期断层摄片或 CT 扫描可见局灶性密度降低区，由于该处为松质骨，血运丰富，很少有死骨形成，随病变进展，可有较多钙质沉着及新骨形成，骨密度增高，在患骨髓炎后，骨膜被剥离的少，包壳形成的也少，而穿孔的居多，加上局部软组织少，血供差，无效腔很难愈合。

五、诊断

本病需与跟骨骨折相鉴别。

跟骨骨折时主要表现为后跟疼痛，肿胀，瘀斑，足底扁平，增宽成外翻畸形，足跟可极度肿胀，踝后沟变浅，整个后足部肿胀压痛，易被误诊为扭伤，X 线检查，除摄侧位片外，应拍跟骨轴位像，以确定骨折类型及严重程度，此外，跟骨属海绵质骨，压缩后常无清晰的骨折线，有时不易分辨，常须依据骨的外形改变，结节 – 关节角的测量，来分析骨折的严重程度。

六、治疗

本病与其他部位急性骨髓炎相同，除应用有效广谱抗生素外，早期开窗引流，减低骨内压以防感染扩展。对病灶轻轻刮除，不可用力搔抓，否则会过多损伤骨松质，并形成较大骨腔，或使病灶扩大。跟骨为人体负重单元，故术后不宜过早活动，待新骨形成后方可负重行走。

跟骨骨髓炎采用常规的足部切口及手术方法，疗法常不满意，足内侧或外侧切口仅用于软组织脓肿，或跟骨急性骨髓炎"开窗"引流。而在慢性跟骨骨髓炎应采用特殊的足跟跖面切口。通常在足跖面做切口是禁忌的，这是因为足底瘢痕可引起负重时疼痛，而采用 Gaenslen 切口显露，即在足底跟部确切的正中线作一纵向切口。起自第五跖骨基底水平，向后直至跟腱远端，纵行劈开跟骨，清除病灶。如此治疗跟骨难以治愈的跟骨慢性骨髓炎，不仅引流十分充分，治愈率高，而伤口愈合后，两侧皮瓣内翻，并形成跟垫，负重时没有疼痛。即便偶尔出现跟部跖面不平，通过垫鞋垫，一般不会影响走路。

第六节 局限性骨脓肿

本病因最早由英国医生 Brodie(1880) 首先报道，故亦 Brodie 脓肿内为黄白色稠厚脓液或肉芽脓液培养可无细菌生长。脓肿中期为炎性肉芽组织所替代后期则形成感染性瘢痕组织。

本病多发于青少年，以胫骨下端及上端、桡骨下端等处多见，亦可见于股骨及肱骨。患者多有急性感染史，以后遗留有局限性疼痛。重者可有红热、肿胀等局部表现，但少有严重者。一般无全身症状可有间歇期，并呈急性发作。

血源性骨髓炎的病史病程，往往迁徙性持续数年之久，当劳累或轻微外伤后，局部有疼痛及皮温升高。罕见有皮肤发红使用抗生素后炎症表现迅速消退。少数病例炎症不能控制穿破流脓。X 线片表现为干骺端囊性病变，周围有硬化骨区需与骨囊肿，鉴别骨囊肿周围只有薄层成带状硬化骨。

一、病因及发病机制

（一）病因

目前大多认为局限性骨脓肿是由于细菌栓子通过血循环停留在干骺端，形成局部病灶。当患者抵抗力强或细菌毒力较低时则形成局限性脓肿。

（二）发病机制

目前大多认为局限性骨脓肿是由于细菌栓子通过血循停留在干骺端，形成局部病灶。当患者抵抗力强或细菌毒力较低时则形成局限性脓肿。这种病灶多有反复发作史，症状发生后使用抗生素多可缓解。而发生于骨皮质者。

经血源性感染病情长期稳定，劳累或轻微外伤可致发病。在感染时由于细菌毒力低而机体的抵抗力相对强时，感染可被局限于骨的干骺端，形成局限性脓肿。

产生 Brodie 脓肿的主要手术原因是细菌的毒力不大和病员的抵抗力较高脓肿的内容物初期为脓液或炎性液体中期为炎性内芽组织培养所替代后期则为感染性瘢痕组织诊断。

二、临床表现

局部隐痛、肿、热，有时毫无不适。一旦体质差，可局部急性发作。X 线片示干骺端囊样破坏，周围骨质硬化，直径 1～7 cm，有时在病灶内可能有小死骨碎片。经抗生素治疗和休息可好转，但不能根治，易复发。

三、辅助检查

对本病的辅助检查主要是进行 X 线检查和 CT 检查。

(一) X 线检查

表现为长骨干骺端有椭圆形密度减低区，边缘有清晰的骨质硬化，病变与邻近正常骨髓腔境界清楚。需与骨囊肿鉴别。骨囊肿周围只有薄层成带状硬化骨。

(二) CT 检查

CT 扫描显示病区为一卵圆形低密度影，其边界有骨质硬化环。

X 线片表现为骨端有局限性密度减低区，其周围骨质有炎性反应性增高阴影，且与周围骨质分界不清一般多无骨膜反应及死骨。此种状态应与骨囊肿鉴别后者主要显示为囊腔周围只有薄层带状硬化骨。

病员通常无急性血源性骨髓炎的病史。病程往往迁徙性，持续数年之久，当劳累或轻微外伤后局部有疼痛及皮温升高，罕见有皮肤发红，使用抗生素后炎症变化迅速消退。少数病例炎症不能控制穿破流脓。

四、鉴别诊断

本病需与骨样骨瘤、非骨化性纤维瘤和骨囊肿进行鉴别：

(一) 骨样骨瘤

骨样骨瘤多见于 20～40 岁成人，好发于胫骨股骨等长骨干，这与骨干皮质者相似。但是，骨样骨瘤有持续局限性疼痛，其疼痛程度较一般良性肿瘤明显，且夜间痛加重，阿司匹林可缓解。检查局部有压痛，病程长才有肌萎缩。X 线见硬化的骨皮质内有一卵圆形透光影 - 称为"病巢"，其长轴通常 < 2.0 cm。

(二) 非骨化性纤维瘤

非骨化性纤维瘤多见于青少年，亦好发于股骨胫骨等长骨，局部疼痛一般较轻微，这些与本症相似。非骨化性纤维瘤可位于干骺端，亦有位于骨皮质者。位于后者表现为向外突出骨壳变薄。而其基底有骨质硬化增厚。肿瘤区为低密影，其范围有大有小。这与骨感染病灶四围均硬化增厚有明显区别。

(三) 骨囊肿

骨囊肿是一种常见的良性骨肿瘤样病变，多见于青少年和儿童，好发于长管状骨干骺端，最常见部位是股骨、肱骨上端，其次是胫骨近端、股骨下端、腓骨、尺骨、桡骨、跟骨、距骨、髂骨等，病因不清。多数患者无明显症状，有时局部隐痛或肢体局部肿胀，绝大多数患者发生病理性骨折后就诊。X 线表现病变多位于长管状骨的干骺端，髓腔呈现出中心性、单房性、椭圆形透亮区，边缘清晰而硬化，骨皮质有不同程度膨胀变薄，且骨皮质越接近囊肿中心越菲薄。

五、治疗

(一) 急性发作期

急性发作时应全身应用抗生素常用林可霉素，0.6 g 肌内注射 2 次/d；或 1.8 g 静脉滴注。也可选用其他广谱抗生素。

(二) 非急性期

此期可偶有发作仍可以使用广谱抗生素。对反复急性发作的患者需手术治疗手术时间应选在两次急性发作的间歇期术前术后都需使用抗生素。手术方法为彻底刮除病灶内的炎性组织，冲洗干净后取自体髂骨骨松质咬成小粒，与抗生素粉剂混合后填充骨腔伤口缝合后可望一期愈合。也有分期植骨的即先在骨腔内填充庆大霉素-骨水泥珠链，2周后取出再植以自体骨松质粒。

局限性骨脓肿的治疗以手术为主。位于干骺端者，开窗将病灶刮除后，植以松质骨，位于皮质骨者将外层骨质切除后，将病灶刮除即可。一般可一期愈合。术后按病灶大小决定是否要石膏外固定。

局限性骨脓肿根据病程早晚，治疗原则不同。早期以排除郁积滞留骨脓肿液，防止骨脓肿积液再生为宗旨，晚期则以手术切除不能复原的病变组织或以分流术治疗局限性骨脓肿阻塞为目的。

第七节 硬化性骨髓炎

病因尚未完全确定，一般认为是骨发表组织低毒性感染，有强烈的成骨反应，亦有认为系骨组织同时内有多个小脓肿，张力很高；本病多发生在长管状骨骨干，以胫骨为好发部位。病因尚未完全确定，一般认为是骨进行组织低毒性感染，有强烈的成骨反应，亦有认为系骨医师组织内有多个小脓肿。硬化性骨髓炎起病时为慢性病程，局部常有疼痛及皮肤温度高，很少有红肿，更罕见有穿破的；使用抗生素后症状可以缓解。多次手术发作后可以摸到骨干增粗。X线片上可以看到多量骨密质增生，因X线片表现为大片浓白阴影，难以看出狭窄的骨髓腔与小透亮区。体层摄片与CT检查可以探查出普通X线片难以辨出的小透亮区。

一、病因

1891年Garre首先描述此病。系长管骨骨干发生低毒性感染产生强烈的成骨反应，无骨坏死或化脓形成。多见于股骨和胫骨。病程缓慢，局部持续隐痛，劳累后疼痛加剧，夜间尤甚。少有发热。血培养阴性。X线摄片可见长管骨骨干呈梭形增宽，皮质增厚，与正常骨质无明显界限，髓腔狭窄甚至闭塞。有时在硬化骨皮质内可见一小透光区。抗生素治疗常不奏效。需手术凿除一侧增厚、硬化的皮质骨，敞开髓腔与皮下相通，或者找到透光区刮除其内容物，包括肉芽组织或脓液，疼痛即可解除，骨质停止增生。

二、病理改变

本病为骨的进行性、广泛性和硬化性炎症，因炎性反应致骨髓腔内发生广泛纤维化，血液循环发生障碍，骨内的氧张力下降，促使骨内膜下骨样组织增生、沉积和钙化，Haver管阻塞出现反应性骨内膜增厚，骨皮质呈梭形增生等一系列病理变化。这种变化比较局限，也比较轻。与一般化脓性骨髓炎不同，它不会产生脓肿、死骨和瘘管。有少数伤口可能有些脓液和肉芽组织，培养可能有金黄色葡萄球菌生长。

三、临床表现

全身症状不明显，局部有时无症状，或有肿痛等炎性反应，压痛和胀痛夜间比白天为剧，病程发展漫长，因外伤或其他疾病可能激发加剧，但关节多数不受影响。

发病初期 1 个月内 X 线检查无异常表现，时间长可见骨皮质弥散性增厚、致密，呈硬化状，与正常骨无明显分界，骨髓腔较正常狭窄或闭塞，说明髓腔内膜也有增生和新骨形成。

四、检查诊断

X 线片上可以看到多量骨密质增生，因 X 线片表现为论文大片浓白阴影，难以看出狭窄的骨髓腔与小透亮区。体层摄片与 CT 检查可以探查出普通 X 线片难以辨出的小透亮区。

发病初期 1 个月内无异常表现，时间长可见骨皮质弥散性增厚，致密，呈硬化状，与正常骨无明显分界，骨髓腔较正常狭窄或闭塞，说明髓腔内膜也有增生和新骨形成。

（一）硬化性骨肉瘤

发生在青少年，见于干骺端而不在骨干，有放射状增生和骨膜三角存在。延误治疗可发生肺部转移。

（二）尤文氏肉瘤

患者年龄较小，病程发展快，似急性化脓性骨髓炎。有高热、畏寒，疼痛剧烈，血清 AKP 值较高。X 线片示骨皮质呈葱皮样改变，骨髓腔有破坏且扩大。

（三）骨样骨瘤

在骨干上端一边骨皮质增生，中间有小透亮区，为窝巢状。

（四）梅毒性骨炎

血华康氏阳性，无痛，呈多发性骨质增生，两侧对称。

（五）畸形性骨炎

又称 Paget 病，好发生于老年，多发性，和下肢部位，骨变粗变弯曲。病程进展慢，痛不剧烈，可能局部低热。X 线片示皮质骨增粗，髓腔也扩大，骨小梁纹理凌乱不规则，在凸侧骨呈代偿性增粗，血清 AKP 值增高，血钙正常。

五、鉴别诊断

（一）硬化性骨肉瘤

硬化性骨肉瘤发生在青少年，见于干骺端而不在骨干，有放射状骨膜增生和骨膜三角存在。延误治疗可发生肺部转移。

（二）尤文肉瘤

患者年龄较小，病程发展快，似急性化脓性骨髓炎。有高热、畏寒，疼痛剧烈，血清 AKP 值较高。X 线片示骨皮质呈葱皮样改变，骨髓腔有破坏且扩大。

（三）骨样骨瘤

在骨干上端一侧骨皮质增生，中间有小透亮区，为窝巢状。

（四）梅毒性骨炎

血华康反应阳性，无痛，呈多发性骨质增生，两侧对称。

（五）畸形性骨炎

畸形性骨炎又称 Paget 病，好发于老年，多发于下肢部位，骨变粗、变弯曲。病程进展慢，疼痛不剧烈，可能有局部低热。X 线片示皮质骨增粗，髓腔也扩大，骨小梁纹理凌乱、不规则，在凸侧骨呈代偿性增粗，血清 AKP 值增高，血钙正常。

六、治疗

(一) 非手术治疗

疗效极差,可使用抗生素、理疗和清热解毒、活血化瘀类中药。

(二) 减压术

钻孔引流或开槽括除术,去除髓腔内炎性肉芽组织,放置抗生素,创口可一期愈合。

(张之舜)

第十四章 骨关节结核

发病以青少年最多，一般为单发，常发生在脊椎，其次为膝、髋及肘关节等。发病缓慢，可有下午低热，患处疼痛、压痛、叩痛及肌肉痉挛，关节活动受限。稍晚期形成不红、不热脓肿，称为寒性脓肿；破溃以后，形成窦道，继发混合感染可出现关节强直。病变活动期血沉增快，白细胞分类中，淋巴球增高；脓液中可能找到结核杆菌，病理检查有助于确诊。X 射线检查可见骨质疏松及骨质破坏，椎间隙或关节间隙狭窄及脓肿阴影。治疗的关键是早期诊治，包括休息及局部制动，增加营养及应用抗结核药物，脓肿穿刺排脓并注入抗结核药物；必要时行病灶清除术、关节切除术、关节固定术及脊椎融合术。

一、骨关节结核诊断治疗原则

骨与关节结核是结核杆菌主要经血行引起的继发性感染性疾病。95% 继发于肺结核，80% 以上发生在 30 岁以下的青少年患者，好发于脊柱、髋、膝、肘等关节。骨与关节结核如未早期诊断和早期治疗，常导致脊柱和肢体畸形、关节功能障碍或残废。

(一) 病理

骨与关节结核根据组织病理学变化可分为三期：即渗出期、增生期和干酪样变性期。病理演变结果病灶可逐渐修复，由纤维化、钙化或骨化，趋向静止或愈合。另一种结果是病灶发展扩大，形成寒性脓肿，破坏加重。按其临床过程可分为单纯骨结核、纯滑膜结核和全关节结核三种类型。

结核菌经血运侵入骨或滑膜组织形成病灶，称为单纯性骨结核或滑膜结核。此时关节软骨尚完整，治愈后关节功能多可保全。

骨结核继续发展，侵入关节或滑膜结核穿透软骨，侵入骨组织，则演变成全关节结核。最终使关节软骨面完全游离，浮游于脓液或肉芽中，则治愈结核后关节功能将大部分丧失，致患肢残废。

病灶所产生的脓液可沿筋膜间隙流向远处，大部分则局限在病灶周围。脓肿破溃后形成窦道，流出稀薄脓液、干酪样物或死骨。

(二) 诊断

1. 仔细询问病史

本病为慢性病，早期症状少而轻，本病多见于儿童和青少年。当幼儿患者熟睡后，肌肉由保护性痉挛状态变为松弛，引起疼痛，因而产生"夜啼"现象。应了解患者现在病和既往健康史、结核病接触史。

2. 症状和体征

(1) 全身症状：儿童患者全身反应较明显，常有午后低热 (38℃左右)、食欲缺乏、盗汗、消瘦等反应。成人患者若无其他活动性结核，全身反应一般轻微。

(2) 疼痛：因起病缓慢，多逐渐感到关节部位疼痛，髋关节结核患者因刺激闭孔神经而表现为膝关节疼痛。

(3)关节肿胀畸形：四肢关节结核肿胀多见于关节周围。由于寒性脓肿聚集及关节软骨破坏，病症早期表现为关节梭形膨大、积液，晚期表现为脱位畸形及关节强直。

(4)寒性脓肿及窦道：局部皮肤一般无红、肿、热等急性炎症表现，当脓肿溃破时，流出干酪样灰白稀薄脓液，形成经久不愈的窦道。

3.X 线检查

单纯骨结核表现为坏死型和溶骨型。X 线检查对滑膜结核帮助不大。全关节结核早期为关节间隙增宽，晚期表现为关节间隙狭窄或消失。

4.血细胞沉降率（血沉）

当病灶活动时，血细胞沉降率增快。当病灶静止或愈合时，血细胞沉降率下降。

5.结核菌素试验

不常用。对 5 岁以下未接种过卡介苗的儿童可试用，阴性可排除结核感染。

6.豚鼠接种试验

方法繁杂，很少用。

7.结核菌培养

时间长，很少用。

8.细胞学穿刺活组织检查：对部分单纯性滑膜结核可行细胞学穿刺明确诊断。仍有可疑者，可待病理诊断决定。

9.鉴别诊断

(1)类风湿关节炎：本病常累及手足小关节，无寒性囊肿或窦道，血清类风湿因子常呈阳性。

(2)化脓性关节炎：急性期全身症状很严重，关节穿刺液培养较易诊断。

(三)治疗

骨关节结核的治疗原则是：①早期治疗，最大限度地保留骨关节功能，预防畸形，减少残废。②全身治疗和局部治疗相结合。③必要时采用手术疗法。

1.全身治疗：包括休息、营养和抗结核药物的应用等，病变活动期必须绝对卧床休息，营养以高蛋白、高维生素为主。抗结核药物首选异烟肼、利福平和链霉素，联合用药采用大剂量顿服的冲击疗法，系统用药 6 个月以上。有混合感染时，可选用敏感的抗生素。

2.局部治疗：可选用牵引、小夹板或石膏将肢体固定于功能位。链霉素、异烟肼和利福平可用于局部治疗，将上述药物注入病变的关节腔内或窦道内，形成局部高浓度杀灭结核杆菌。

3.手术治疗：骨关节结核病灶清除术可缩短疗程，提高疗效。

适应证是：①有明显的死骨，较大的脓肿或经久不愈的窦道。②脊柱结核合并截瘫。③单纯滑膜结核或单纯骨结核经非手术治疗无效的。④早期全关节结核为了抢救关节功能。禁忌证是：①合并其他脏器活动性结核或严重疾病。②全身中毒症状严重，伴有贫血、不能耐受手术者。③年龄过大或过小，体弱不能耐受手术者。

二、脊柱结核

脊柱结核占全身骨关节结核的首位，多见于青少年，绝大多数为椎体结核，椎弓结核仅占 1%。病变常单个椎体，仅 10% 侵犯二个以上椎体，偶有跳跃型病变者。椎体结核分两型：中心型，以儿童为主，椎体常呈楔形而椎间隙正常；边缘型，以成人为多，常累及邻近椎体，使椎间隙变窄或消失。脊椎结核中以腰椎最多见，胸椎次之，颈及骶椎少见，可能与负重、劳损、血供差有关。椎旁脓肿多见于胸、腰段，骶、颈椎次之。截瘫是脊柱结核的严重并发症。

(一) 临床表现

1. 病史

发病缓慢，病程长，多有全身症状，小儿常有夜啼，易哭闹。局部主要为疼痛、神经根放射性痛，如放射性颈肩痛、肋间神经或坐骨神经放射痛。有姿势异常、脊柱后凸畸形、运动障碍，胸椎结核可有胸部束带感，亦可出现截瘫。

2. 体征

棘突局部压痛、叩击痛，脊柱后凸畸形，活动受限，拾物试验阳性，儿童脊柱过伸试验阳性。寒性脓肿于颈椎一般在两侧，咽后壁脓肿常致呼吸困难；胸椎脓肿多在前外侧；腰椎常在腰大肌、腰三角区、腹股沟部、臀部、大腿下外侧，甚至可到达跟部；骶椎脓肿多在腰大肌或骶前。脓肿破溃即形成窦道。出现截瘫时，可有下肢或四肢运动、感觉及括约肌反射、自主神经系统、脑脊液动力试验改变，PPD实验阳性。

X线：生理前凸常消失，后凸增加，偶见侧凸。椎体破坏呈楔形变，可融合或消失，边缘模糊不整齐，密度不均匀，中央可有死骨或空洞。椎间隙模糊、变窄或消失。有脓肿者可见颈椎前方、胸椎旁或腰大肌出现软组织阴影增大，偶见钙化、死骨影。

本症应与慢性腰背肌劳损、陈旧性脊椎骨折、椎体骨骺无菌性坏死、扁平椎、脊柱侧凸症、腰椎间盘突出症、化脓性及其他细菌性脊椎炎、强直性或肥大性脊椎炎、神经性关节病、椎体畸形、肿瘤、梅毒、放线菌病等鉴别。并截瘫者应与癔病、脊髓肿瘤、炎症、硬膜外感染、蛛网膜炎及高位椎间盘脱出鉴别。

(二) 治疗

1. 全身疗法

必须注意休息、营养及抗结核治疗。

2. 局部疗法

(1) 非手术疗法：在全身疗养下，长期睡石膏床或硬板床，待病灶愈合后，再行后路植骨融合术。

(2) 病灶清除术：对有较大寒性脓肿或经久不愈的窦道或瘫痪患者，可行病灶清除术，二期再行后路椎板融合术。

三、肩关节结核

肩关节结核甚为少见，约占全身骨关节结核的1%，成人较多，且常为全关节结核，主要来自肱骨头结核。

(一) 诊断

1. 诊断依据

(1) 病史：长期肩部酸痛史，夜间或劳动后加重，病情逐渐进展，局部可有肿痛、运动障碍。

(2) 体征：肩关节活动受限，尤以外展外旋为著，常呈内收挛缩畸形，肱骨头周围压痛，晚期肩关节强直或半脱位，极少形成寒性脓肿及窦道。三角肌萎缩常见。

2.实验室及其他检查

X线：单纯滑膜结核见关节囊肿胀、骨质疏松。单纯骨结核于肱骨头、肩关节盂，大结节处可见骨质破坏区，常有死骨形成。全关节结核可见间隙变窄，边缘不整齐，甚至间隙消失，偶见病理性脱位。PPD强阳性。

3.鉴别诊断

本症主要与肩周炎、化脓性关节炎、类风湿性关节炎、小儿麻痹后遗症、神经性关节病、布氏杆菌性肩关节炎等鉴别。

(二) 治疗

关键是早期诊断和早期治疗。治疗的目的是要求增加全身抵抗力，消除局部病灶，缩短疗程，减少残疾，防止并发症，争取早日康复。在方法上，要求全身疗法与局部疗法相结合，非手术疗法与手术疗法相结合。

四、肘关节结核

肘关节结核发病居上肢大关节结核之首位，多见于青壮年，常为全关节结核，多来自骨骼（尺骨鹰嘴和肱骨外踝），约1/3有混合感染。

(一) 诊断

1.诊断依据

(1) 病史：起病缓慢，病程长，早期症状轻微。主要为胀痛、肿、功能障碍，可破溃、窦道经久不愈。

(2) 体征：肘部肿胀、压痛、活动受限，可有脓肿、窦道形成、畸形、纤维性或骨性强直。

2.实验室及其他检查

X线：单纯滑膜结核仅有关节囊肿胀与骨质疏松。单纯骨结核见尺骨鹰嘴、肱骨外踝有骨质破坏、空洞形成及死骨。全关节结核关节面破坏，间隙变窄。

3.鉴别诊断

本症主要与类风湿性关节炎、肱骨外上髁炎、化脓性关节炎、创伤性关节炎、骨髓炎、增生性关节炎、神经性关节病及剥脱性骨软骨炎等鉴别。

(二) 治疗

1.单纯滑膜或骨结核，用石膏托将肘关节固定90°屈曲和前臂旋转中立位，直至肘关节肌肉痉挛疼痛消失为止，每日取下石膏托，行肘关节屈曲活动2～3次。单纯骨结核特别位于关节外者，应及早手术清除。单纯滑膜结核，可关节内注射异烟肼治疗，可经肱骨外踝和桡骨小头间，或肘关节后侧尺骨鹰嘴和肱骨滑车间注入。

2.若滑膜结核保守治疗未见好转，可行滑膜切除术。早期全关节结核及时手术切除水肿增厚的滑膜和骨病灶，刮除关节软骨面边缘的病灶。晚期全关节结核适用于手术作病灶切除。12岁以上可做交叉状切除关节成形术。术后石膏托固定3周，拆线、拔针，开始功能锻炼。按适应证成人患者可施行人工关节置换术。

五、腕关节结核

在上肢大关节结核发病居第2位，青壮年多见，多为全关节结核，主要来自单纯骨结核。好发于桡骨远端、头状骨及钩骨。常有窦道形成或引起屈指肌腱鞘结核。

(一)诊断

1. 诊断依据

(1) 病史：发病缓慢，病程长，早期症状轻微，主要为局部肿痛，活动障碍，晚期破溃流脓及畸形。

(2) 体征：局部肿胀、压痛，活动受限，可有脓肿、窦道形成，或呈前臂旋前、腕下垂、手尺偏或桡偏畸形。

2. 实验室及其他检查

X 线：单纯滑膜结核仅软组织肿胀与骨质疏松。单纯骨结核见桡、尺骨下端骨质破坏，可有死骨及空洞形成。全关节结核腕骨轮廓不清、骨质致密、骨小梁排列紊乱。

3. 鉴别诊断

本症主要与类风湿性关节炎，腕舟、月骨无菌坏死，慢性骨脓肿，骨肿瘤，腕骨囊性变、痛风等鉴别。

(二)治疗

1. 全身治疗(同前)

2. 局部治疗

(1) 非手术治疗：适用于单纯滑膜结核、无明显死骨的儿童单纯骨结核及全关节结核不宜手术的成人。一般多用前臂石膏托固定腕关节于功能位。

(2) 手术治疗：有滑膜切除术、病灶清除术及腕关节融合术等。

1) 滑膜切除术：适用于单纯滑膜结核经非手术治疗无效者，术后前臂石膏托固定于功能位，3～4周后去托练习活动。

2) 病灶清除术：适用于单纯骨结核经非手术治疗无效或有明显死骨者。尺骨、桡骨下端结核，可于该侧作背侧纵向切口进入，腕骨、掌骨基底结核亦取背侧入路，必要时植骨。术后前臂石膏托固定于功能位3～4周，以后去托练习活动。

3) 关节置换术：为晚期全关节结核的常用手术。

4) 病灶清除加腕关节融合术。

适应证：大于12岁的全关节结核。

六、骶髂关节结核

骶髂关节结核少见，多发生于青壮年，女性较多，约半数合并其他部位结核，常为全关节结核，主要来自髂骨或骶骨结核。

(一)诊断

1. 病史

发病缓慢，病程长，主要为腰骶部或臀部肿痛，站立或行走时病重，偶有跛行、继发腰椎侧弯、坐骨神经痛样症状。

2. 体征

局部肿胀、压痛、叩击痛，可有寒性脓肿、窦道形成。脓肿可位于骶髂关节前方的髂凹、直肠周围，或脓液流至腹股沟、大腿根部。骨盆分离与挤压试验、"4"字试验，直腿抬高试验均阳性。肛诊可触及直肠周围脓肿。

3.X 线检查

可见骶骨或髂骨破坏、死骨形成,最好摄斜位片或断层摄影。全关节结核关节面模糊,间隙增宽、狭窄甚至消失。可有骨性强直、病理性半脱位等。

本症主要与腰椎间盘突出症、类风湿性关节炎、化脓性、肥大性或致密性关节炎、骨肿瘤等鉴别。此外,与腰骶部及髋关节结核鉴别。

(二) 治疗

1.全身治疗(同前)。

2.局部治疗

(1) 非手术治疗:适用于年老体弱、多发结核、无明显死骨者。卧床休息,痛重时患肢行皮牵引,亦可局部注射抗结核药物。

(2) 手术治疗:常以病灶清除术处理。

3.病灶清除术

适应证:适用于脓肿,死骨明显,窦道经久不愈,非手术治疗无效者。

麻醉和体位:全麻、硬膜外麻醉或腰麻。侧卧或半俯卧位,患侧在上。

手术方法:

①取骶髂关节后侧入路进入;

②彻底清除死骨、肉芽、干酪样物质、脓液、残余软骨面等,并用拳压同侧髂凹,必要时于其前方作切口进行清除;

③病灶冲洗后,必要时植松质骨,病灶内置抗结核药物,必要时加青霉素,将骨瓣复位后逐层缝合。

七、髋关节结核

髋关节结核较常见,占全身骨关节结核发病的第3位,仅次于脊柱和膝关节,居六大关节的第2位,多见于10岁以下的儿童及青少年,男性较多,少数累及双侧,多为全关节结核。主要来自单纯骨结核。

(一) 诊断

1.病史

发病缓慢,病程长,有结核接触史或其他结核病史,多有全身症状如低热、盗汗、食欲不振等,小儿可有夜啼、易哭闹,局部肿痛,跛行、活动障碍,亦可出现膝痛。

2.体征

腹股沟部肿胀,腹股沟韧带中点下方压痛,早期患肢外旋外展,晚期则内收内旋,可有跛行,不能负重,髋关节活动受限、肌肉萎缩,甚至强直、病理性脱位,可有寒性脓肿,窦道形成。儿童晚期累及骨骺,出现肢体短缩和畸形。跟部叩击试验阳性,托马斯征阳性,脱位后出现粗隆移位征、艾斯利阳性。

3.X 线检查

常作两侧对比。单纯滑膜结核见骨质疏松,关节囊肿胀,间隙宽窄不定,患侧闭孔变小。单纯骨结核可见髋臼、股骨头或颈部骨质破坏、死骨、空洞等。全关节结核关节骨质破坏,正常轮廓模糊消失,间隙变窄,可有骨性强直、脱位、股骨头颈部消失、畸形、硬化性骨髓炎等。

本症主要与急性化脓性髋关节炎、股骨头无菌性坏死、类风湿或风湿性关节炎、髋部肿瘤、先天性髋关节脱位、髋内翻、髋关节炎等鉴别，还应与髂凹寒性脓肿、大粗隆结核鉴别。

(二) 治疗

诊断一经确定后，应根据患者年龄、病理类型和不同发展阶段采取不同的治疗措施。早期治疗和综合疗法是治疗髋关节结核总的原则。

八、膝关节结核

膝关节为结核好发部位，国内统计仅次于脊柱，在六大关节中居首位。多见于10岁以下儿童，易累及骨骺，对生长发育影响较大，一般为单关节病变。病变由滑膜开始者占80%以上，髌骨结核很少见。

(一) 诊断

1. 症状

发病缓慢，病程长。早期主要为局部肿痛、功能障碍，以后出现肌肉萎缩、脓肿窦道，甚至畸形与发育障碍。全身症状较轻，合并其他部位结核时症状较重，儿童可有夜啼、易哭闹。

2. 体征

局部肿胀、压痛、活动受限，晚期膝关节呈梭形，可有脓肿、窦道形成、畸形等。浮髌试验阳性，皮肤皱褶试验阳性。

3. X线检查

(1) 单纯滑膜结核见骨质疏松，关节囊肿胀，髌上、下和膝后滑膜囊呈一致性增厚，积液时侧位片示髌上囊扩大，骨骺可增大、提前出现或过早融合，关节间隙宽窄不定。

(2) 单纯骨结核多见于股骨下端，胫骨上端较少，中心型早期呈磨砂玻璃状，以后可有死骨、空洞形成，边缘型见骨质边缘有单纯溶骨性缺损，多无死骨。

(3) 全关节结核具有单纯滑膜或骨结核的特点，尚可见关节面破坏、关节间隙变窄、消失、骨性强直、内或外翻屈曲畸形、骨骼发育障碍。混合感染者骨质增生硬化。

本症主要与类风湿性关节炎、创伤性滑膜炎、化脓性关节炎、增生性关节炎并腘窝囊肿、色素沉着绒毛结节性滑膜炎、血友病性关节病、神经性关节病、骨脓肿、亚急性骨骺骨髓炎、滑膜肉瘤及膝关节附近的肿瘤等鉴别。必要时行PPD试验或活检。

(二) 治疗

1. 支持疗法和抗结核药物治疗

改善全身健康情况。

2. 早期卧床及牵引

可迅速减轻症状，用皮肤牵引使关节伸直。

3. 滑膜型结核

早期关节内注射，如无效，应早期手术。

4. 手术治疗

(1) 骨型结核 应及早去除病灶，以免向关节扩散。

(2) 滑膜型结核 如大部分软骨完整，可做病灶清除术，去除病变滑膜、髌上脂肪，软骨面上肉芽；如半月板受累也需切除，术毕完全止血，置患肢于托马氏夹板上，行皮肤牵引，保持关节伸直。以后逐渐活动关节，但休息时将膝关节保持伸直位，抗结核药物治疗持续6个月以上，儿童多能保留全关节的一定活动度。

(3) 全关节结核　骨质明显破坏时，应在彻底清除病灶后，融合膝关节于功能位。儿童应融合在膝关节伸直180°位，注意勿伤骨骺。

九、踝关节结核

在下肢三大关节中最少见，多见于青壮年及10岁以下儿童，男性稍多于女性，单纯滑膜结核较多，常发展为全关节结核。

(一) 诊断

1.病史

发病缓慢，病程长，常有扭伤史，主要症状为局部肿痛和跛行。小儿可有夜啼。

2.体征

局部肿胀、压痛，踝伸屈或内外翻受限，晚期可有脓肿、窦道、足下垂畸形。

3.X线检查

单纯滑膜结核见关节囊肿胀及局限性骨质疏松。单纯骨结核见骨质破坏、死骨及空洞。全关节结核见关节面破坏，间隙变窄，混合感染后有骨质硬化。

本症主要与类风湿性关节炎、踝部扭伤、色素沉着绒毛结节性滑膜炎、化脓性关节炎、局限性骨脓肿及大骨节病等鉴别。

(二) 治疗

1.单纯滑膜结核

除总的治疗原则外，可自关节前方胫前肌和趾长伸肌腱之间做局部注射抗结核药物。滑膜切除术也是常用的方法。术后用小腿石膏托固定3周，后进行功能锻炼。

2.单纯骨结核

根据病变的不同部位选用合适的手术切口，显露病灶并清除。病灶清除后，如骨洞过大，可取自体髂骨植入。

3.早期全关节结核

及时做病灶清除，保留关节的功能，显露关节后，先切除水肿肥厚的滑膜，再刮除所有隐匿的骨病灶。应彻底刮除软骨关节面边缘的肉芽和被破坏的软骨面。术后处理同滑膜切除术。

4.晚期全关节结核

多需做病灶清除，对15岁以上的患者同时做踝关节融合，将踝关节融合于90°～95°位。手术方法包括腓骨固定法、胫骨片滑动植骨法、加压融合法等。

十、骨干结核

(一) 长骨骨干结核

长骨骨干结核很少见，其发病顺序为股骨、胫骨、桡尺骨干、肱骨干和腓骨干。10岁以下的儿童最多，且常为多发。30岁以上的则很少见。

1.诊断

(1) 临床表现：在儿童，病变多波及几个长骨干，常存在肺结核或其他骨结核。患者有明显的全身症状。单发病例的全身症状不明显，局部症状也轻微。早期，局部疼痛和肿胀都不明显，但有局部压痛。仔细触诊可发现骨干变粗。脓液流到软组织内，形成寒性脓肿，但很少有窦道形成。

关节多保持良好的功能，或仅轻微受限。只有当病变向骨端发展侵犯关节后，关节才引起肿胀和功能受限。下肢骨干结核患者，跛行多不明显。

(2) 病理：骨干结核的病理变化以增生为主，溶骨性破坏次之，死骨形成少见。除胫骨外，其他长骨干的周围都有丰富的肌肉包围，因而脓肿不易被发现，脓肿容易被吸收，窦道形成比较少见。由于病变离骨骺板和关节都较远，故对骨的生长影响不大，对关节功能也无明显影响。若骨干病变向骨端发展，可穿破骺板和关节软骨面而进入关节，造成关节结核。由于骨干结核以骨膜性新骨增生为主，一般不易发生病理性骨折。

(3) 实验室及其他检查：X线表现：X线片可见骨干周围有新骨形成，其边缘光滑整齐，有时呈葱皮样改变。髓腔内或新骨内可见单发或多发的椭圆形溶骨性破坏区。死骨较少见。

(4) 鉴别诊断：有明显结核病接触史的患者比较容易做出诊断，但有时也不易与慢性化脓性骨髓炎鉴别。根据脓液的细菌学检查和病理切片检查，可以确诊。此外从临床上与尤文肉瘤有时也很难区别，可作针吸或切取活检做出鉴别。还应与嗜酸性肉芽肿和维生素 C 缺乏病作鉴别。

2. 治疗

长骨骨干结核的诊断有时虽然很困难，但在治疗上却比较容易。经过适当的非手术疗法都能好转。局部有明显死骨或经非手术疗法无效者，也可采用手术病灶清除。手术切口和入路可根据病灶位置选择。到达骨干后，切开骨膜，凿开骨膜新骨及骨皮质，显露病灶，并加以清除。混合感染严重者，可作蝶形手术，或用带蒂肌肉瓣充填骨腔。术后一般不用外固定。

(二) 短骨骨干结核

手足短骨骨干结核较为常见。患者多为 10 岁以下儿童，成年人和老年人少见，病变也常多发。

1. 诊断

(1) 临床表现：不合并其他结核的病例，一般没有明显的全身症状。早期局部症状也轻微，晚期病变部位肿胀，病骨显著增粗，局部皮温升高，有压痛。脓肿易破溃，形成瘘管。局部淋巴结偶见肿胀或溃破。

(2) 病理：与一般坚质骨结核相同，短骨骨干结核也以增生为主，溶骨性破坏次之。

其病理变化不同于长骨骨干结核，表现为：

①骨气臌即骨皮质膨胀变薄，骨髓腔因溶骨性破坏而扩大。

②死骨形成较多，可能因为骨体细小，病变容易将骨干血运全部破坏。

③由于骨干细小，病变波及骨骺或骨端，以及侵入邻近关节的可能性要比长骨骨干大得多。

短骨的发病率高于长骨的原因可能是：

①短骨干周围肌肉较少，缺乏肌肉的保护作用。

②短骨干位于肢体的远端，营养血管较细，血流速度缓慢，细菌栓子容易在局部滞留而发病。

在手骨结核中，掌骨结核比指骨结核多见。在掌骨中，又以第 1、2、3 掌骨最多。在足骨结核中，第 1 跖骨和踇趾趾骨的发病率远超过其他四趾，约等于其他四趾的总和。

手足骨结核的脓肿溃破，形成窦道较常见，因为骨外的软组织覆盖较少。

(3) 实验室及其他检查：X 线表现：X 线片可见短骨骨干有骨膜新骨形成，或形成骨气臌。也有形成死骨的，老年患者新骨增生不明显，甚至出现病理性骨折。

(4) 鉴别诊断：根据病史，临床症状和 X 线所见，诊断无困难。但须与化脓性骨髓炎、内生软骨瘤、纤维异样增生、痛风、疲劳骨折、跖骨头骨骺坏死 (Freiberg 病)、指骨骨骺坏死 (Thiemann 病) 作鉴别。

2. 治疗

由于短骨骨干结核的自愈力强，一般都可采用非手术疗法。包括局部注射和石膏托间断固定。局部注射每周一次，每次注射异烟肼 100 mg，儿童减半，3 个月为一疗程。多数病例经两个疗程后可治愈。

非手术疗法无效，或有明显死骨的，也可采用手术治疗，清除骨病灶及死骨。术后用石膏托作短期固定。

十一、肌肉结核

继发于骨关节病变的肌肉结核是很常见的，如继发于脊柱结核的腰大肌脓肿，继发于骶髂关节或髋关节结核的臀肌脓肿，继发于肩关节结核的三角肌脓肿等。这些继发性病变的症状、体征和治疗都以骨病灶为主。

(一) 诊断

1. 临床表现

本病多见于 20～30 岁青壮年，但半数以上均合并肺或它处结核病。一般发病缓慢，病期都在 1 年左右。若单是肌肉结核，全身症状不明显，若合并它处结核或有多发病变，则可能有发热、食欲不振、消瘦、盗汗等全身症状。

局部症状主要是缓慢增大的包块。包块在肌肉内，随肌肉收缩沿肌纤维方向移动。触之多为实质样包块，很少有波动感。疼痛和功能障碍均很轻微，有的病例除局部肿块外无任何症状。

晚期肿块可互相融合，软化，脓肿或窦道形成。

2. 病理

全身任何肌肉都会被累及，但以股四头肌和腓肠肌为多见。一般多为一块肌肉受累，约为 70%，在一块肌肉内，可见只有一处或多处病灶；多发性肌肉受累较少，占 30%，个别的患者可有十余块肌肉同时受累，甚至全身多数肌肉受累。

肌肉结核可分为蕈菌型、结节型、冷脓肿型和硬化型，其中以冷脓肿型最多，结节型次之，硬化型最少。前三型多有干酪样坏死，而硬化型主要为纤维化。

病程一般较长，作者曾见到 1 例病史达 20 年。脓肿破溃后形成窦道，最后纤维化或钙化痊愈。

3. 实验室及其他检查

X 线表现：X 线片可见受累肌肉有肿块阴影，在肿块内可见不规则的钙化灶。

4. 鉴别诊断

本病由于极为少见，故诊断常很困难。因此本病的诊断常有赖于肿块穿刺或活体检查。应与肌肉包囊虫病、肌肉纤维瘤、肌肉脂肪瘤、化脓性肌炎等作鉴别。

(二) 治疗

对单发病变可作手术切除。手术切除既可诊断，又可根治，术后功能恢复良好。

多发病变可采用非手术疗法。对脓肿大的可定期穿刺排脓，并注入抗结核药物。经久不愈者，也可手术切除。

十二、腱鞘结核

与肌肉结核一样，腱鞘结核可分为继发于邻近骨关节病变和血源性两类，以前者为多见。如肩关节结核可蔓延到结节间沟，引起肱二头肌长头腱鞘结核，甚至可破坏肱二头肌长头肌腱；腕关节结核也可穿破邻近腱鞘而引起腱鞘结核。

血源性腱鞘结核也属少见，本病多见于成年人。血源性腱鞘结核多发生于腕部，其次为手指，足部较少。

(一) 诊断

1. 临床表现

发病缓慢，全身症状不明显。局部症状主要是沿腱鞘走向的肿胀，腱鞘的纵轴因受腕横韧带或踝支持带的约束而呈特有的葫芦形。

早期有轻微疼痛，待局部肿胀增加，并有脓肿形成或窦道发生混合感染，则疼痛加重。

沿腱鞘有轻微压痛。早期功能受限不明显，以后逐渐加重。有关肌腱活动时，触时可闻及"握雪音"。患手力量减弱，至晚期，因肌腱被破坏或形成粘连，则手指将发生畸形或功能障碍。

2. 病理

腱鞘滑膜结核与关节滑膜结核很类似。受累滑膜首先发生充血、水肿、炎性细胞浸润和渗出液增加。腱鞘内液量增加，脓液稀薄，不透明，黏度下降，渗液中的纤维素经肌腱滑动的塑形作用可变成许多瓜子仁样的米粒体，腱组织被破坏断裂、消失。

鞘内脓液增多，压力增大，脓液可穿破腱鞘，在皮下形成脓肿，溃破后形成窦道。病变吸收好转时，肌腱可发生粘连。

3. 实验室及其他检查

X线表现：早期仅见局部软组织肿胀，病期较长者，可见骨质疏松。

4. 鉴别诊断

根据病史、症状和体征，诊断并不难。鞘内穿刺液培养和活组织检查可明确诊断。但应与腱鞘囊肿、关节疝、狭窄性腱鞘炎、类风湿性腱鞘炎、腱鞘滑膜瘤、腱鞘黄色瘤和化脓性腱鞘炎作鉴别。

(二) 治疗

早期可采用全身和局部抗结核药物治疗，局部石膏托制动。

手术治疗包括局部滑膜切除、粘连肌腱的松解、被腐蚀破坏肌腱的切除和肌腱的修复等。

十三、滑囊结核

滑囊结核有血源性和继发性两种。血源性结核除大粗隆滑囊外，其他滑囊很少发病。继发性滑囊结核较常见。

血源性滑囊结核的症状主要是局部疼痛、肿胀。肿块边界多较清楚，常有波动感和轻度压痛。继发性滑囊结核的症状和体征都以骨关节病变为主,所以常被误认为寒性脓肿而被忽视。

穿刺液的细菌学检查和活组织检查可明确诊断。

确诊后,可采用全身及局部应用抗结核药物治疗,并可手术切除病变的滑囊。

(安永祥)

第十五章 骨肿瘤

第一节 概述

凡发生在骨内或起源于骨各种组织成分的肿瘤，不论是原发性，还是继发性或转移性肿瘤，均统称为骨肿瘤。

一、分类

骨肿瘤分类皆基于细胞来源，特别是根据肿瘤细胞所显示的分化类型及所产生的细胞间物质类型进行的。

1973年世界卫生组织公布的骨肿瘤分类法如表15-1。

表15-1 骨肿瘤、瘤样病变分类

类型	良性	中间性	恶性
成骨性肿瘤	骨瘤、骨样骨瘤、骨母细胞瘤	侵袭性（恶性）骨母细胞瘤	骨肉瘤：中心性（髓性）骨肉瘤、普遍性中心性骨肉瘤 细血管扩张性中心性骨肉瘤、骨内高分化骨肉瘤（低度恶性）、圆形细胞骨肉瘤、表面骨肉瘤、骨旁（近皮质）骨肉瘤、骨膜骨肉瘤、高度恶性表面骨肉瘤
成软骨性肿瘤	软骨瘤[内生软骨瘤、骨膜（近皮质）软骨瘤]、骨软骨瘤（孤立性骨软骨瘤、多发性遗传性骨软骨瘤）、 软骨母细胞瘤、软骨黏液样纤维瘤		软骨肉瘤：近皮质（骨膜＞软骨肉瘤、间叶性软骨肉瘤、去分化软骨肉瘤、透明细胞软骨肉瘤、恶性软骨细胞瘤骨巨细胞瘤
骨巨细胞瘤 骨髓肿瘤			尤因肉瘤、骨原始神经外胚层瘤、骨恶性淋巴瘤、骨髓瘤
脉管肿瘤	血管瘤、淋巴管瘤、球瘤（血管球瘤）	血管内皮瘤、血管外皮瘤	血管肉瘤、恶性血管外皮瘤
其他结缔组织肿瘤	良性纤维组织细胞瘤、脂肪瘤	韧带样纤维瘤（硬纤维瘤）	纤维肉瘤、恶性纤维组织细胞瘤、脂肪肉瘤、恶性间叶瘤、平滑肌肉瘤、未分化肉瘤
其他肿瘤	神经鞘瘤、神经纤维瘤		脊索瘤、长骨造釉细胞瘤
未分化肿瘤 瘤样病变	孤立性骨囊肿、干骺端纤维性皮质	动脉瘤样骨囊肿、嗜酸性	

续表

类型	良性	中间性	恶性
	缺损（非骨化性纤维瘤）、骨化性肌炎、巨细胞（修复性）肉芽肿	肉芽肿（孤立性）、甲状旁腺功能亢进性棕色瘤	

二、流行病学

男性比女性稍多，原发性良性肿瘤比恶性多见。良性肿瘤中以骨软骨瘤、软骨瘤多见。恶性肿瘤以骨肉瘤、软骨肉瘤和纤维肉瘤多见。骨肿瘤的发病年龄是很有意义的，如骨肉瘤多发生于儿童和青少年，而骨巨细胞瘤主要发生于成人。解剖部位对肿瘤的发生也有重要意义，许多肿瘤多见于长骨的干骺端，也是生长最活跃的部位，如股骨下端、胫骨上端、肱骨上端，而骨骺则通常很少受影响。

三、病史与体格检查

（一）病史

骨肿瘤的发病原因虽然非常复杂，但详细了解病史并结合全面检查，对其诊断仍有非常重要的作用。一般从以下几个方面进行询问。

1. 损伤史

有些肿瘤的发病可能与损伤有关，特别是轻微而持久的损伤往往是引起肿瘤的病因（例如骨巨细胞瘤）。损伤也可促使某些病变恶化（如骨化性肌炎及软骨瘤）。因此，应了解损伤的时间、部位、原因、程度及当时的局部情况，并了解伤后症状消失及肿瘤出现的相隔时间。

2. 家族史

有人认为肿瘤发病与遗传有关，多表现在各类软骨及骨发育过程中的变异（如软骨瘤、骨软骨瘤、软骨肉瘤和脊索瘤等）。

3. 感染史

某些肿瘤可能是慢性或亚急性感染的后果，此类感染是低毒性的，并不引起急性发作或化脓（如尤因肉瘤）。

4. 放射线

放射性物质（如锶、铂等）以及化学物质（如苯类等）均可能引致骨肿瘤发生。应了解患者的职业、工种是否经常接触放射性及化学物质。

5. 内分泌

内分泌紊乱和肿瘤的发生有关。

6. 年龄

任何年龄都有可能发生骨肿瘤，但在特定的年龄期内，往往有好发某种骨肿瘤的倾向。例如，儿童以急性白血病与神经母细胞瘤及骨肉瘤较多见，转移性骨肿瘤与骨髓瘤则往往发生在40岁以上。

7. 其他

还应了解起病时间、病变部位、初起症状与体征、疼痛与肿块的出现先后、肿块生长速度、疼痛的程度及性质、有无夜间疼痛加剧、疼痛与体位的关系、有无轻微外力导致的骨折、有无全身各系统症状（如发热、寒战、食欲减退、贫血、体重减轻、咯血、大便颜色异常及血尿等）、曾接受哪些治疗及其疗效，女性还需问月经史。

(二) 体格检查

1. 全面了解全身健康情况，注意有无贫血及恶病质。

2. 注意身体其他部位有无肿瘤（特别是甲状腺、乳腺、前列腺、肾、肺、胃、直肠、子宫、肝、脑等）。

3. 详细检查骨肿瘤的部位、形状、大小、硬度、边界及其与周围组织器官的关系，有无粘连、瘢痕、表面血管怒张、颜色改变、溃烂、杂音等。

4. 注意局部畸形、异常活动、功能障碍，注意检查相应淋巴结的情况。

四、临床表现

骨肿瘤的症状及体征主要是肿胀、肿块、功能障碍、疼痛与压痛等以及由于瘤体所产生的压迫与梗阻症状。损伤常常引起肿瘤的早期发现，但不会引起肿瘤。

(一) 疼痛与压痛

疼痛是生长迅速的肿瘤最显著的症状。良性肿瘤多无疼痛，但有些良性肿瘤，如骨样骨瘤，可因反应骨的生长而产生剧痛。恶性肿瘤几乎均有局部疼痛，开始时为间歇性、轻度疼痛，以后发展为持续性剧痛，并可有压痛。良性肿瘤恶变或合并病理骨折，疼痛可突然加重。

(二) 局部肿块和肿胀

良性肿瘤常表现为质硬而无压痛。肿胀迅速多见于恶性肿瘤。局部血管怒张反映肿瘤的血管丰富，多属恶性。

(三) 功能障碍和压迫症状

脊髓肿瘤不论是良、恶性，都可能引起截瘫。邻近关节的肿瘤，由于疼痛和肿胀而使关节功能障碍。

若肿瘤有丰富的血管，局部皮肤可发热，浅静脉怒张。

五、诊断

骨肿瘤的诊断必须是临床、影像和病理三结合。此外，生化测定也是一种必要的辅助诊断手段。

(一) 影像学检查

骨与软组织的 X 线表现往往反映了骨肿瘤的基本病变。有些肿瘤表现为骨的沉积，统称为反应骨。这种肿瘤细胞产生类骨，或称为肿瘤骨。有些肿瘤表现为骨破坏或骨吸收。也有的肿瘤两种表现兼而有之。

在骨内生长缓慢的病损也可侵蚀骨皮质，同时刺激骨膜产生新骨，骨膜增生呈袖口样或三角形沉积，形成膨胀性骨病损。若骨膜被瘤顶起，可在骨膜下产生新骨，这种骨膜反应称 Codman 三角，多见于骨肉瘤。若骨膜的掀起呈阶段性的，这样就形成同心圆或成层排列状骨沉积，X 线表现为"葱皮"现象，多见于尤文肉瘤。若恶性肿瘤生长迅速，超出骨皮质范围，同时血管随之长入，从骨皮质向外放射，肿瘤骨与反应骨乃沿放射血管方向沉积，表现为"日光放射"形态。

有些生长迅速的恶性肿瘤很少有反应骨，X线片表现为溶骨性缺损，常多见于溶骨性骨转移。但也有一些原发性肿瘤，如前列腺癌，可激发骨的成骨性反应，称为成骨性转移。有时骨因破骨性吸收而破坏，很容易发生骨折，X线片可见病理性骨折。

正、侧位线平片是不可缺少的诊断手段之一。恶性骨肿瘤常规拍胸片，了解有无肺转移。^{99m}Tc骨显像可明确病损范围以及转移病灶。CT可提供病损的横断面影像，因而对骨肿瘤可确定瘤骨以及软组织病变的范围。磁共振能更清楚反映软组织的累及范围。

(二)生化检验

凡患有恶性肿瘤的患者，除全面化验检查，包括血、尿、便常规及肝、肾功能等外，还必须对血钙、血磷、碱性磷酸酶和酸性磷酸酶进行测定。凡骨有迅速破坏时，如广泛溶骨性转移，血钙往往升高；血清碱性磷酸酶反映成骨活性，故成骨性肿瘤如骨肉瘤、尤文肉瘤及滑膜瘤，有明显升高；男性酸性磷酸酶的升高提示转移瘤来自晚期的前列腺癌。尿Bence-Jones蛋白阳性可能为浆细胞骨髓瘤。

(三)病理检查

这是确认肿瘤唯一可靠的检查，分为切开活检和穿刺活检两种。

1.切开活检

分为切取式和切除式两种。软组织的肿瘤可在术中做冷冻切片，立即得出病理报告；带骨的硬标本需经脱钙后石蜡包埋再做切片。

2.穿刺活检

此法简单、安全、损伤小，用于脊柱及四肢的溶骨性病损。

许多骨肿瘤和瘤样病损可有反应骨形成，行活检时应避免在此处取标本。如疑为尤文肉瘤时，活检标本不能用甲醛溶液固定，以免引起糖原溶解。

六、鉴别诊断

骨肿瘤诊断的确立，必须建立在充分的鉴别诊断的基础之上。不同的骨肿瘤需要与之表现相近的疾患仔细鉴别。我们还常常需要将良性骨肿瘤与恶性骨肿瘤区别开来(表15-2)。

表15-2 良性和恶性骨肿瘤的鉴别

	鉴别点	良性	恶性
症状	发病情况	先有肿块	先有疼痛
	生长速度	慢	迅速
	疼痛程度	无或轻	中度或剧烈，夜间痛重
	全身症状	无	发热、消瘦、晚期恶病质
局部症状	肿块界限	清楚	不清楚，周围组织有浸润
	肿块表面	多无改变	红、热、静脉充盈
	压痛	无或轻微	明显压痛
	听诊	一般无杂音	血循丰富的可有杂音

续表

	鉴别点	良性	恶性
X 线	转移	无	晚期可有
	生长方式	膨胀性	浸润性
	肿瘤界限	清楚	不清楚
	骨松质	多有存留,全溶骨的少	溶骨性不规则破坏,可有硬化区
	骨密质	完整或变薄	早期即有破坏或有虫蚀样缺损
	骨膜反应	无	早期即有,呈放射状三角形、葱皮样
	软组织阴影	无	有明显肿瘤浸润性阴影及骨质增生
化验		无异常	贫血改变,白细胞及碱性磷酸酶可增高,血沉可增快
病理		细胞分化成熟,近正常	瘤细胞异型明显、大小不一、排列紊乱、核大、深染、分裂

七、外科分期

用外科分期来指导骨肿瘤治疗,已被公认为是一个合理而有效的措施。治疗方案的制定目前已常规地按照外科分期。外科分期是将外科分级(grade, G)、外科区域(territory, T)和区域性或远处转移(me-tastasis, M)结合起来,制订手术方案。G 分良性(G_0)、低度恶性(G_1)和高度恶性(G_2)。

G_0(良性):组织学为良性细胞学表现,分化良好,细胞/基质之比为低度到中度;X 线表现肿瘤为边界清楚或穿破囊壁或向软组织侵蚀;临床显示包膜完整,无卫星病灶,无跳跃转移,极少远隔转移。

G_1(低度恶性):组织学显示细胞分化中等;X 线表现为肿瘤穿越瘤囊,骨密质破坏;临床表现为生长较慢,活动性区域可向囊外生长,无跳跃征象,偶有远隔转移。

G_2(高度恶性):组织学显示核分裂多见,分化极差,细胞/基质之比高;X 线表现为边缘模糊,肿瘤扩散,波及软组织;临床表现生长快,症状明显,有跳跃转移现象,常发生局部及远隔转移。

T 是指肿瘤侵袭范围,以肿瘤囊和间室为分界。T_0:囊内;T_1:间室内;T_2:间室外。

M 是转移。M_0:无转移有转移。

按 G、T、M 所组成的外科分期系统,可以分出良、恶性骨肿瘤的不同程度,指导治疗。

八、治疗

骨肿瘤的治疗原则是早治疗,采用综合性的措施(中西医结合治疗),手术切除要彻底,尽量保全肢体,术后严密观察、继续治疗。良性骨肿瘤手术治疗;恶性骨肿瘤手术为主,结合手术前后的化疗、放疗、免疫疗法、中药等。骨肿瘤的灭活治疗中,热疗(包括微波和超声治疗)有一定疗效,但尚属试验阶段。常用的治疗方法如下。

(一)手术切除

根据不同情况采用局部搔刮术、局部整块切除术、整段切除术(或加骨移植术)、截肢术等。

具体的手术方案应按照外科分期来确定。

对骨肿瘤的治疗，良性的采用手术治疗；恶性的应采用以手术为主的综合治疗方法结合术前与术后的化疗、放疗、免疫疗法、中药等。肿瘤的灭活治疗中，热疗（包括微波和超声治疗）有一定疗效，尚属实验阶段。采用手术治疗应按外科分期来选择手术界限和方法（表15-3），尽量达到既切除肿瘤，又保全肢体。

确定手术类型后，可制定手术方法，手术界限见表15-4。

表15-3 良性骨肿瘤的治疗依据

分期	分级	部位	转移	治疗要求
1	G_0	T_0	M_0	囊内手术
2	G_0	T_1	M_0	边缘或囊内手术+有效辅助治疗
3	G_0	T_2	M_0	广泛或边缘手术+有效辅助治疗

表15-4 恶性骨肿瘤的治疗依据

分期	分级	部位	转移	治疗要求
ⅠA	G_1	T_1	M_0	广泛手术：广泛局部切除
ⅠB	G_1	T_2	M_0	广泛手术：截肢
ⅡA	G_2	T_1	M_0	根治手术：根治性整块切除加其他治疗
ⅡB	G_2	T_2	M_0	根治手术：根治性截肢加其他治疗
ⅢA	$G_{1\sim 2}$	T_2	M_1	肺转移灶切除，根治性切除或姑息手术加其他治疗
Ⅲb	$G_{1\sim 2}$	T_2	M_1	肺转移灶切除，根治性解脱或姑息手术加其他治疗

表15-5 手术界限

类型	切除范围	镜下所见达到要求	保肢	截肢
囊内手术	在病损区	肿瘤限于边缘	囊内切除	囊内截肢
边缘手术	在反应区——囊外	反应组织+微卫星肿瘤	边缘整块切除	边缘截肢
广泛手术	超越反应区，经正常组织	正常组织+"跳跃病损"	广泛整块切除	广泛胫骨截肢
根治收拾	正常组织——间室外	正常组织	根治整块切除	根治解脱

(二) 放射治疗

必须与手术配合应用。单独的放疗只能抑制肿瘤生长、减轻疼痛及延长生命，不能根治病灶。不同的肿瘤对放射线的敏感度不同，因此，放射疗法并不适于所有的骨肿瘤，应根据瘤种对放射线的敏感度选择(表15-6)。

表15-6 骨肿瘤对放射线的敏感程度

敏感度	良性肿瘤	恶性肿瘤	其他
高度敏感	骨巨细胞瘤	骨网状细胞肉瘤	Hand-Schuller-Christian 病
中度敏感	动脉瘤样骨囊肿 良性软骨母细胞瘤骨血管瘤	尤因肉瘤骨髓瘤内皮细胞瘤 转移性神经母细胞瘤 骨内转移性肿瘤	骨嗜酸性肉芽肿 骨纤维异常增殖症
不敏感	骨瘤骨软骨瘤软骨瘤骨样骨瘤骨非骨化性纤维瘤	骨肉瘤软骨肉瘤骨纤维肉瘤骨牙釉质瘤滑膜肉瘤骨内转移性肿瘤	

(三)化学药物治疗

1. 全身药物疗法

①氨基甲酸乙酯，对多发性骨髓瘤有显效；

②氮芥及三亚胺嗪，适于恶性淋巴瘤、广泛转移的霍奇金病，尤文肉瘤及网状组织细胞肉瘤等；

③甲氨蝶呤，用于骨肉瘤、神经母细胞瘤及尤文肉瘤；

④环磷酰胺，用于淋巴肉瘤、多发性骨髓瘤等；

⑤抗瘤胺酸，用于转移性骨肿瘤、骨髓瘤；

⑥雄激素，用于青年妇女乳腺癌及老年妇女乳腺癌转移至骨者；

⑦肾上腺皮质激素，用于骨髓瘤、晚期乳腺癌及前列腺癌或骨转移者。

2. 局部药物疗法

主要是局部动脉插管抗癌药物灌注，可减少全身中毒反应、提高局部用药浓度及提高疗效。

(四)中草药治疗

中医认为肿瘤是邪毒聚积于经络、脏腑，导致气滞、血瘀、痰结、食积等而成。治疗从以下两个方面着手。

1. 正盛邪实

即肿瘤发病初期，尚无明显全身症状，患者一般情况尚好者。应驱邪扶正，以驱邪为主。如局部肿胀、疼痛明显者可行气祛瘀、化痰理湿、调理脾胃，常用中药如下：

①行气：木香、香附、川楝子、陈皮、乌药、荔核、砂仁、枳壳、厚朴、延胡索、紫苏梗等；

②祛瘀：红棉、桃仁、赤芍、川芎、活血藤、泽兰、乳香、没药、当归尾、蒲黄、五灵脂、刘寄奴、穿山甲、三棱、莪术、血竭、三七等；

③化痰：远志、半夏、礞石、浙贝母、瓜蒌、天南星、海藻等；

④理湿：茯苓、猪苓、茵陈、防己、苍术、车前子、泽泻、木通、藿香、薏苡仁等；

⑤调理脾胃：神曲、鸡内金、麦芽、谷芽、莱菔子、山楂、饴糖等。

2.正虚邪实

即骨肿瘤中晚期,全身情况恶化,一般情况差。应扶正祛邪,以扶正为主。如消瘦、贫血、虚弱无力、发热、盗汗时,可补阳滋阴、益气养血,常用中药如下:

①补阳:附子、肉桂、鹿角、淫羊藿、仙茅、肉苁蓉、巴戟天、补骨脂等;

②滋阴:生地黄、麦冬、天冬、沙参、玄参、龟甲、玉竹、天花粉、知母、枸杞子等;

③益气:黄芪、党参、黄精、白术、山药、紫河车、甘草等;

④养血:当归、熟地黄、白芍、桑葚、何首乌、龙眼肉、阿胶、枸杞子等。

3.具有增强免疫作用的中草药,如黄药子、白花蛇舌草、紫草、龙葵、农吉利、半支莲、半边莲、山慈姑、蟾蜍、斑蝥、地龙、山豆根、白英、蛇莓、夏枯草等,可以酌情使用。

第二节 骨肉瘤

综观历史。其有很多的名称。如经典骨肉瘤、成骨肉瘤、骨软骨肉瘤、成骨性骨肉瘤、成软骨性骨肉瘤、成纤维性骨肉瘤、骨纤维肉瘤、中心型骨肉瘤、中心形成骨肉瘤、传统中心型骨肉瘤、髓内骨肉瘤、硬化性骨肉瘤等。而现在则称之为骨肉瘤。

一、发病率、发病比率、发病年龄及部位

据统计,每100万人口中有2~3人发病。骨肉瘤在骨肿瘤中的发病比率较高。骨肉瘤占原发性骨肿瘤的12%~20%,占原发性恶性骨肿瘤的20%~40%,是我国居首位的恶性骨肿瘤。骨肉瘤可发生在几乎各年龄组,但多数发生在10~20岁,21~30岁次之。男女之比约2:1。主要发生在生长活跃的干骺端、股骨远端和胫骨近端是最常见的部位,50%以上的患者肿瘤发生在膝关节周围,次为肱骨近端,腓骨近端和髂骨等处。

二、病理

肿瘤组织为灰白色或暗红色,质脆,含沙粒样物,可见出血和坏死、液化、囊腔形成等,切面多为实性,软硬不一,可软如鱼肉,也可硬如大理石。有时在大体标本上可见到针状或层状骨膜反应。骨肉瘤是前成骨细胞发生的肿瘤,具有向成骨、成软骨、成纤维三个方向分化的特点,形状差异很大。

(一)一般型骨肉瘤(simple osteosarcoma)

肿瘤细胞异型性明显,呈卵圆形,梭形或多边形。核深染,偏于一侧呈炭块状,核分裂象多见,胞质呈嗜酸性,细胞周围可见花边状骨样组织即肿瘤成骨,此为诊断成骨肉瘤的重要依据。在肿瘤向软组织分化的区域,异形软骨细胞呈分叶状结构,小叶边缘细胞生长活跃,细胞密集、核大,可见双核或巨核软骨细胞,周围有大量淡蓝色软骨基质。在成骨区和成骨软骨区间杂有多少不等的肿瘤细胞和胶原纤维。以上肿瘤向三个方向分化的表现是骨肉瘤的特征,但比例不相同,按优势原则可将一般型骨肉瘤分为成骨型、成软骨型和成纤维型。

(二)特殊型骨肉瘤

1. 毛细血管扩张型

囊性空腔内为血液或坏死肿瘤组织，跨越在囊壁之间为恶性肿瘤组织，细胞丰富，异型性强，核呈炭块状，易见核分裂，细胞间有纤维花边状的骨样组织。肿瘤中富有含血裂隙和窦状血管，有时可见多核巨细胞。

2. 小细胞型

肿瘤由成片的小圆细胞组成，胞质少，微嗜酸性，核大呈圆或卵圆形，可见核仁。在细胞较多处有成囊排列的倾向，其间有花边状肿瘤性骨样组织，肿瘤中血管多少不一。电镜下见细胞体积小，核质比例很大，核形不规则，核膜内陷成锯齿状，有中等大的核仁，胞质极不分化，细胞器很不发达。

(三)皮质旁肉瘤

其基本细胞是由纤维组织所组成，其中有不规则的骨样组织和骨小梁，以分化较好的梭形纤维样细胞为主要成分。此类细胞核仁丰富，核分裂象少见，细胞间形成大量胶原纤维骨样基质和骨，骨小梁常由一层丰富的成骨细胞所包绕。肿瘤边缘有正常的肌肉、脂肪组织嵌入。

三、临床表现

疼痛伴有或不伴有可触及的肿块是传统骨肉瘤的主要症状，但是相对非特异性的。发病初期无典型的症状，仅有局部疼痛，为轻中度，并呈间歇性发作，活动后加重。早期症状时轻时重，最终变成持续性，夜间尤为明显。由于本病好发于青少年，其健康状况良好，且经常参加体育活动，早期四肢关节周围的疼痛与肿胀可能被认为与外伤有关，有时关节的疼痛可能被认为是风湿性关节炎或风湿性疼痛等，很少考虑给予X线检查，而仅给予了相应的治疗。这可能就是本病延误诊治的原因之一。

随着病情的进展，症状常常在几周或几个月的时间内逐渐加重，局部持续性深在的钝痛逐渐发展为持续性剧痛，尤其夜间为重，难以忍受，一般止痛药无效。

四、辅助检查

(一)实验室检查

1. 血沉

约半数患者血沉加快，多发生在肿瘤大，分化差，进展快的病例。血沉可作为对肿瘤发展或复发的观察指标之一，但特异型和敏感性不够强。

2. 碱性磷酸酶

50%～70%患者升高，骨肉瘤早期、硬化型骨肉瘤、分化较好骨肉瘤、皮质旁骨肉瘤的碱性磷酸酶可正常。进展快，发生转移的可明显升高。切除肿瘤和化疗后可降低，复发或转移再次升高，因此，碱性磷酸酶可作为复发和转移的监测和预后评估的指标之一。

(二)影像学检查

1. X线检查

典型的骨肉瘤表现为长骨干骺端浸润性、弥散性骨质破坏，骨质破坏可呈筛孔状、斑片状或虫蚀状等不同形态，破坏程度不同，范围不一，边缘不清，溶骨性或成骨性为主，或混合存在。可见骨皮质破坏、缺损，断裂，可发生病理骨折，但不多见。病变累及周围软组织，表现为软组织阴影，并可见各种形态的瘤骨阴影，可针状、棉絮状或高密度的象牙质样。

骨膜反应呈 Codman 三角或"日光"放射状。Codman 三角是在肿瘤边缘掀起骨膜与皮质相交处，形成新骨，表现为骨膜反应性三角。"日光"放射状阴影是肿瘤向软组织内浸润生长的表现，形成垂直于骨干的肿瘤性成骨。

胸片可显示肺转移灶。

2.CT

表现为不规则的骨质破坏、肿瘤骨的形成、骨膜反应、软组织肿块以及其中的瘤骨形成。可显示骨肉瘤在髓腔内、皮质和软组织受累的范围，有助于肿瘤分期的评估和保留肢体的手术设计，以及适用于脊柱、骨盆和部位较深的骨肉瘤。

多数骨肉瘤发现时已侵犯间室外组织，为ⅡB期。由于肿瘤的分化不同以及发现早晚，肿瘤累及的范围有程度上的不同。肿瘤大小不同、侵犯范围不同，对手术方式的选择和预后有所不同。

肺部 CT 可显示小的转移灶。

3.放射性核素全身骨扫描

可显示骨肉瘤的部位和范围以及骨转移灶的部位和数目，作为分期的评价之一，也可作为随访的检查内容。

4.血管造影

临床上可在术前辅助介入治疗时通过血管造影了解肿瘤血液供应特点，肿瘤与主要血管的关系，为设计手术方案提供参考依据，同时通过导管进行化疗栓塞。

5.磁共振

其作用与 CT 相似，尤其对髓内和软组织病变范围显示更为清楚，适用于脊柱、骨盆等位置深在的肿瘤。四肢保肢术前的 MRI 检查，了解肿瘤在髓腔扩散情况和软组织受累范围，有利于判断截骨平面和切除范围。

(三) 体检

查体可触及局限性压痛的肿块，这是肿瘤侵犯邻近软组织的结果。由于肿瘤本身血运丰富，邻近软组织受侵后，临床上表现为局部红肿，皮温增高，毛细血管扩张，有时局部听诊可有杂音，关节活动度降低，正常的功能受限。如果有突发的肿瘤体积增大，常常是继发改变，如囊内出血。但是，如果病变深在如大腿中上段、骨盆等部位，这些症状与体征可能就不那么明显，难以得到早期的诊断与治疗。

少数病例由于局部骨质破坏严重或病情进展迅速时，可以发生病理骨折，其发生率为 5%～10%。

骺板不是肿瘤侵入骨骺的屏障，极少数病例肿瘤侵入甚至穿透骨骺进入骨骺或关节，引起关节积液。

局部区域淋巴结肿大一般见于晚期患者或肿瘤进展迅速期，一般是因吸收而致的淋巴结炎，但是也有淋巴结转移或受侵。

发病初期患者的一般状况良好，消瘦、贫血等一般发生在肺转移的开始或以后。

五、治疗

(一) 化学治疗

术前化疗一般有两种途经,即静脉化疗和动脉化疗。目前常用的化疗药物为甲氨蝶呤(MTX)、多柔比星(阿霉素,ADM)、顺铂(CDDP)和长春新碱(VCR)。

术前化疗的意义在于:控制肿瘤的局部发展和全身亚临床病灶的扩大;由于局部肿瘤得以控制,使保肢手术成为可能;通过手术中肿瘤坏死率的评估,为术后化疗药物的选择提供根据。

(二) 放射治疗

骨肉瘤对放射治疗不敏感,使用高电压大剂量放疗曾有治愈者,剂量一般在 60～80 Gy 以上,需分期放射。

(三) 手术治疗

手术的方案应根据术前化疗的效果及肿瘤的外科分期而定。此外,还要参考患者、家属的意愿,患者的年龄、心理状态,肿瘤的部位、大小,软组织、神经血管束的情况,可预见的术后功能等。手术主要分两大类,即保肢和截肢。保肢手术包括瘤段骨灭活再植术、人工假体置换术、异体骨移植术及临时骨胶塑形术等。

六、预后

传统骨肉瘤患者如果不经过治疗将不可避免的死亡。表现为局部的侵袭性生长和血行性全身播散。尽管可以播散到很多部位,肺部仍然是最常见的和最有临床意义的转移部位。骨是第二常见的转移部位,但是常发生在病变的晚期。

以往根据患者的年龄、性别、病变部位、肿瘤大小、分期和不同的实验室检查结果来判断疾病的预后。而现在,应用手术切除的肿瘤标本评估术前化疗的反应是判断疾病预后的最敏感最重要的因素。当然单一的评估体系并不适用于所有的病例,如一些特殊的部位肿瘤,肿瘤对于治疗的反应并不能够完全反应预后,除非能够完整地彻底地切除肿瘤。

如果单纯仅行外科治疗,10 年的生存率仅为 10%～20%。随着有效的综合治疗的发展结果取得了明显的进步。

80%～90% 的骨肉瘤病例死于肺转移,即使及时的肺部病灶切除。尽管术前影像学检查显示肺部正常,但是大部分骨肉瘤的患者在诊断时已经有亚临床的肺部微转移。因此,必须在诊断时即将骨肉瘤作为全身性急病来对待。

由于重视了骨肉瘤的局部以及全身的表现,所以对于骨肉瘤患者采取综合的应用外科治疗以及化疗。通过综合治疗骨肉瘤的生存率可达 60%～80%,80% 以上的病例可行保肢手术。

最终的生存率与肿瘤对术前化疗的反应直接相关。>90% 肿瘤坏死率的患者(有反应者)长期生存率为 80%～90%;而肿瘤坏死率<90%(无反应者),且术后化疗也无明显疗效的患者,其生存率非常低,<15%。但是通过适当的调整术后化疗,可以延长部分的无反应者生存期,在某些病例甚至可以达到有反应者的水平。

第三节 软骨肉瘤

软骨肉瘤（chondrosarcoma）是由能产生软骨的间充质细胞形成的恶性肿瘤。从软骨肉瘤发生部位来看，可分为中央型和周围型，前者发生于骨髓腔或皮质内部，而后者发生于骨膜下皮质或骨膜。根据肿瘤的发展过程又可分为原发及继发两种。原发性软骨肉瘤很少见，生长在骨中心部位，常见于儿童，发病年龄早，恶性程度高，发展快，预后差；继发性软骨肉瘤由良性肿瘤如骨软骨瘤或内生性软骨瘤恶变引起，又可分为髓内型（由内生性软骨瘤发生）和表面型（由骨软骨瘤发生），发病较晚，发展缓慢，预后稍佳，占软骨肉瘤的4%。

一、病理

软骨肉瘤呈不规则圆形或葫芦状，为硬、脆有光泽的透明样组织。一部分在骨皮质外，一部分在骨皮质和骨松质内，切面呈灰白色、结节状，有光泽。镜下肿瘤呈分叶细胞团，核大深染、形状不一，巨形核、双核或多核细胞较多，有钙化区和成骨倾向。电镜下见膜表面有突起，胞质内细胞器少，粗面内质网扩张成池，胞质内可见聚集的糖原和脂滴。

二、临床表现

普通软骨肉瘤男女发病比例是3：2，一生都可发病，但主要是发生在30～60岁人群，平均年龄是40～45岁，外周型软骨肉瘤患者比中央型软骨肉瘤患者稍年轻。软骨肉瘤很少发生在儿童，如果儿童发生往往临床表现进展迅速，往往累及面部骨骼，往往是间叶细胞软骨肉瘤。首发症状往往是疼痛，可以单独发生，也可以伴随软组织肿块。约3%的患者原发症状为病理骨折。平均症状持续时间是1～2年。查体可以发现软组织肿块，伴红肿、发热，伴压痛。

发病部位：约45%的软骨肉瘤发生在长管状骨，股骨最常见，约占25%。下肢骨占35%，上肢骨占14%，其他常见的是髋骨、肋骨，少见的是脊椎、肩胛骨和胸骨，极少见的颅骨、上颌骨、下颌骨、腓骨、桡骨、尺骨、锁骨、髌骨和手足的小骨。

大多数发生在长管状骨的软骨肉瘤在于骺端，骺闭合后也有发生在骺端的。原发于骨干或骺端的少见。股骨、胫骨、肱骨和腓骨置的近端发病比远端多见，肱骨的远端发病尤其少见。

肩胛骨、肋骨、胸骨和手部小骨的软骨肉瘤是除了组织细胞瘤外最常见的恶性肿瘤。肋骨和胸骨的软骨肉瘤主要发生在肋软骨连接处。手部软骨肉瘤主要发生在指骨和腕骨的近端，远端少见。除距骨和跟骨，发生在足部的软骨肉瘤少见。上颌骨的软骨肉瘤比下颌骨多见，其他受累面部骨骼主要是鼻甲骨、鼻翼骨、鼻中隔和鼻旁窦（鼻旁窦）。颅骨软骨肉瘤也有报道，主要是发生在颅底，不过这些病变也许是类软骨样软骨瘤。脊柱的软骨肉瘤可以发生在任何节段，但胸椎最常见，主要累及椎弓和棘突。所以，几乎所有的骨骼都有可能发生软骨肉瘤，甚至包括喉软骨。

分化好的低度恶性软骨肉瘤与内生软骨瘤在组织学上很难区分，可以根据其发病部位辅助判断。手和足更容易发生内生软骨瘤，髋骨和股骨更易发生软骨肉瘤，长骨的软骨肉瘤是内软骨瘤的两倍。

三、辅助检查

(一)X线表现

中心型有广泛溶骨区，内有钙化影呈环状或斑点状，边缘不规则，且多形成部分致密阴影，皮质变厚，轻度膨胀。周围型有局限性皮质破坏，边缘不清，有软组织阴影，其间有环状钙化。

(二)CT表现

平扫时，中心型表现为髓腔内高、低密度混合病灶，其中破坏后的残余骨、瘤骨、钙化软骨呈高密度，囊变呈低密度。外周型表现与中心型相似，但整个病灶有蒂与骨皮质相连。病灶顶部有一软骨帽，密度低于同层肌肉组织。

(三)MRI表现

软骨肉瘤的钙化在T_1、T_2加权图像上均为低信号区，呈斑点状不钙化的软骨基质在T_2上是非常高的信号强度。MRI可显示软骨帽的厚度，如果T_1加权图像上为不均匀的低信号，T_2加权图像上为很不均匀的高、低混合密度病灶，表示软骨帽内钙化存在。

(四) 病理学检查

1. 肉眼所见

软骨肉瘤是相对比较大的肿瘤，绝大多数直径都>4 cm，有些甚至达25~35 cm，重达数公斤。有一个报道称超过一半的软骨肉瘤直径>10 cm。大的软骨肉瘤往往发生在扁平骨和不规则骨，尤其是髋骨、肋骨和肩胛骨，在有症状前可以长到很大。就算在手和足有时也能长到10 cm。中央型软骨肉瘤往往侵蚀骨皮质和周围软组织，以此可以与内生软骨瘤区分。由骨软骨瘤恶变而来的周围型软骨肉瘤即使侵犯了周围软组织，其边界也较易分辨。软骨肉瘤的软骨帽厚度通常>2 cm。成人骨软骨瘤的软骨帽通常<1 cm，但儿童和青少年可以是2~3 cm。骨软骨瘤的软骨帽均匀光滑，周围型软骨肉瘤的软骨帽往往是不规则的，粗糙或是有颗粒。

软骨肉瘤切面呈结节状半透明，蓝灰到灰白色，呈典型的透明软骨的闪光面，结构比较致密，但非钙化部分可以很容易地用手术刀切开。有时可见黏蛋白样或黏液样的病灶。有些病灶切开时有很厚的黏蛋白样基质，肉眼很难区分中央型软骨肉瘤在髓腔的界限，因为边界太模糊，这与骨肉瘤容易区分髓内界限不同。分化好的软骨肉瘤可以见到斑点状或针状的黄色或黄白的钙化灶。

2. 镜下所见

部分软骨肉瘤从组织学表现很容易诊断，而另一部分非常难诊断。高度恶性或是低分化的软骨肉瘤很容易诊断，但是低度恶性的软骨肉瘤与内生软骨瘤很难区分。根据其细胞特点，分化情况和分裂象活跃程度，软骨肉瘤有多种分类方法。

通常将软骨肉瘤分为Ⅰ~Ⅳ级。级别越低表明分化越好，多数是Ⅰ~Ⅱ级。也有直接将软骨肉瘤分为高分化、中分化、低分化的，多数是前两类的。

软骨肉瘤细胞多呈圆形或卵圆形，核大而圆，染色深，有大量的双核细胞，单核或是多核的巨大肿瘤细胞。高度恶性的软骨肉瘤细胞异型性明显，可以见到分裂象，但分裂象并不活跃，因为肿瘤细胞增生是靠无丝分裂。软骨肉瘤的通常诊断标准是：细胞增殖，肿瘤细胞增大，核增大，通常有双核或三核。手和足的软骨肿瘤没有这样的特征。部分内生软骨瘤有Ⅱ度软骨肉瘤的特征。

软骨肉瘤通常由软骨小叶组成，跟内生软骨瘤不同，其外周缺乏网状骨或板层骨组成的包膜。这些小叶往往融合。其内没有正常骨髓组织。内生软骨瘤的透明软骨小叶与正常髓质骨由纤维或纤维血管组织隔开。软骨肉瘤的恶性软骨侵犯正常髓质骨，进而包绕骨小梁。

低度恶性的软骨肉瘤含有大量的透明软骨细胞。有些肿瘤小叶也含有黏液样或黏蛋白样物质，跟内生软骨瘤和马方综合征的组织结构相似。黏液样软骨肉瘤发生在软组织比在骨骼常见。高度分化的软骨肉瘤也会发生钙化和恶化。这种钙化少见于低分化肿瘤，在非钙化区发生细胞坏死是诊断软骨肉瘤的重要线索。

组织学上，骨软骨瘤恶变后细胞很不规则，而良性的骨软骨瘤往往有规则的软骨细胞结构。而且恶变后细胞数也会增多。

高度分化的软骨肉瘤电镜下结构跟良性软骨肿瘤和非肿瘤的透明软骨类似。

细胞软骨呈分叶状，细胞分布均匀，胞核肥大，常可见双核细胞，偶见不规则形巨大的软骨细胞。细胞—基质比例随分级不同而异。低度恶性软骨肉瘤（G_1）此比例适中。高度恶性者（G_2）则比例增高。软骨肉瘤多采用三级分级法：即低度恶性、中度恶性及高度恶性三级。低度恶性即指外科分期系统中的G_1，高度恶性指G_2。在制订手术方案时，需结合临床、影像学资料以确定中度恶性软骨肉瘤是属于G还是G_2。对于那些很难界定其为活跃良性或低度恶性的情况，有些病理医生用$G_{0.5}$来特指这类情况。

四、自然病程

软骨肉瘤虽然认为是一组同源的肿瘤，但是自然病程及预后有很大的差别。软骨肉瘤能够局部浸润，有些能经血道发生远处转移，最常见是肺，其次是骨骼、肝、肾、心脏和其他器官。可以通过临床表现、影像学检查、病理和肿瘤标志物来综合评估肿瘤的行为特性。软骨肉瘤的局部侵犯表现包括点状或均匀的骨内扩张、跨关节扩散和软组织侵犯。肿瘤恶性程度越高，发生局部浸润和全身转移的可能性越大。分化良好的软骨肉瘤转移的极少见。肿瘤的复发也跟恶性程度高低和治疗方法有关。多数复发的软骨肉瘤其恶性程度跟原发的软骨肉瘤一致，约10%的复发软骨肉瘤有恶性增高的趋势，往往去分化成

恶性程度高的梭形细胞肉瘤。目前报道的软骨肉瘤10年生存率为30%～70%，脊柱软骨肉瘤和高度恶性软骨肉瘤死亡危险最大。

五、治疗

一旦确诊，应早期彻底清除。如果肿瘤病灶小，局限于骨内，组织学分级为Ⅰ级，可以做局部整块切除植骨术，其余考虑行截肢术或关节离断术。对放疗和化疗不敏感。早期切除软骨瘤和骨软骨瘤，以防恶变。

第四节 骨纤维肉瘤

骨纤维肉瘤是纤维原性恶性肿瘤。原发于骨髓腔内结缔组织者，称为中央型骨的纤维肉瘤，较多见。原发于骨膜的纤维组织者，称为周围型骨的纤维肉瘤，较少见。继发性骨纤维肉

瘤，往往继发于原有骨病。如 畸形性骨炎、骨纤维异样增殖症、动脉瘤样骨囊肿、慢性骨髓炎、复发的 骨巨细胞瘤等。

一、病理改变

(一) 肉眼所见

在分化和胶原化较好的标本中，纤维肉瘤的组织致密，呈白色，相当坚硬。在分化较差的标本中，由于肿瘤中的细胞明显多于纤维且血管较丰富，所以肿瘤组织较软、液化、充血，颜色可从白到粉红到灰色，外观可呈实质性或明显的髓样，常有出血、坏死或囊性区域，有时存在黏液样区域。

(二) 镜下所见

骨纤维肉瘤根据其恶性和分化程度进行分级，这种分级不明确，有主观性，但分级与预后和治疗有关。

Ⅰ级纤维肉瘤：

是从硬纤维瘤中区别出来的。特点是其肿瘤细胞更多，核更丰满，染色稍微过深，多形性较明显，有一些有丝分裂象，胶原纤维丰富。

Ⅱ级纤维肉瘤：

肿瘤组织致密、均匀，以成束和水流样的结构为特征，典型地排列成鲱骨样。细胞较丰富，体积相对大，为梭形。细胞核丰满，着色深，多形性较小，有丝分裂象常见，可不规则。胶原纤维相对稀少或很稀少，嗜银网状组织丰富而弥散，几乎环绕所有细胞，有时，纤维则形成大的束和玻璃样胶原环绕肿瘤细胞，将其包埋。血管相对丰富，有连续的血管壁。有时基质吸收液体后产生黏液样外观。Ⅲ～Ⅳ级纤维肉瘤：

胶原纤维稀少，排列成鲱骨样的特征性的束和水流样结构失去主导地位，而以细胞为主。细胞大，多形性明显。核着色过深，有异形性，偶有畸形或多个核。有丝分裂象多，且不规则。血管可呈空洞状，血管壁不连续。

在纤维肉瘤的各级中，可有良性 (反应性) 多核巨细胞和炎性细胞浸润，尤其是淋巴细胞的浸润。

二、临床表现

中心性纤维肉瘤是指发生于骨内的髓腔性纤维肉瘤。骨膜纤维肉瘤则发生在骨膜或骨旁软组织肿瘤，同时破坏邻近骨，与发生于软组织产生继发性骨质破坏的纤维肉瘤不同。骨纤维肉瘤大部分是原发性，只有少数系纤维异常增殖症、畸形性骨炎及骨巨细胞瘤等恶变而来。男性发病多于女性，中国为 1.8 : 1，美国则约为 7 : 6。可发生于任何年龄，以 30 岁年龄组多见。四肢长骨为好发部位，股骨和胫骨占全部病例的 55%。不足 1/3 的纤维肉瘤位于髂骨、肩胛骨、颌骨、颞骨、脊椎等。在 Dahlin 的研究中 26% 的肿瘤来自颅骨和下颌骨，而 Sloan-Kettering 纪念医院的病例中 15% 在颅面骨。主要症状为局部疼痛及肿块，疼痛及肿块硬度的差别很大，与肿瘤的分化程度相一致。有的生长缓慢，病程长，术后 5 年存活率高；有的生长迅速，病程短，预后甚差，并早期出现远隔转移。疼痛一般不甚严重，可达 1 年之久，肿瘤体积很大，肿瘤表面光滑，质硬韧，皮下静脉充盈，有的部位软化甚至破溃。纤维肉瘤易合并病理骨折，肿瘤穿破到软组织中，生长更快，形成巨大肿瘤。病理性骨折是常见的并发症。也常是一些病例的首发症状。

三、实验室及其他检查

(一)X线

1. 中央型纤维肉瘤

分化程度较好的纤维肉瘤引起的骨破坏为囊状溶骨性骨破坏。分化较差的纤维肉瘤形成斑片状溶骨性破坏，虫蚀状或筛孔样变，边缘不清，大小不等。破坏区内可见残留骨，极少有软组织包块。无骨膜反应，这也是纤维肉瘤与其他恶性骨肿瘤的不同表现。偶尔出现，也很不明显，可成平行状或多层状，密度低，范围小，肿瘤继续发展时骨膜反应可再被破坏而完全消失。极少病例可在肿瘤内出现瘤骨或瘤软骨。可侵袭骨端，破坏关节。表现为骨端关节软骨的破坏及关节间隙增宽。

2. 骨膜型纤维肉瘤

骨皮质受压、侵蚀、破坏及骨旁软组织肿块为骨膜型纤维肉瘤之主要X线征象。分化较好的纤维肉瘤，囊肿瘤生长慢，肿块呈球状或分叶球状，境界比较清晰，可借助于肌间脂肪层的推移而画出其轮廓。分化差的纤维肉瘤，肿瘤向软组织内弥散性侵入生长，境界不清晰。骨膜反应轻，少见且范围小，密度低，可呈层状、葱皮状，也可出现骨膜三角征。偶见有瘤骨和软骨钙化。

纤维肉瘤的血供来自病变周围软组织的异常血管，表现为血管增多，不规则，粗细不均，化疗药物试验时此种血管无变化。肿瘤的无血管区代表肿瘤的液化坏死和血肿区。

(二)CT表现

髓腔内的骨纤维肉瘤CT平扫时表现为局部骨轻度膨胀、皮质变薄，病灶区内密度减低，其内可见高密度点状钙化。发生于骨膜者常表现为密度不均匀的软组织肿块，其内有少数均匀的高密度钙化点。CT增强扫描时显示肿块密度可有不同程度的增高。

(三)MRI表现

T_1加权图像上常显示低信号强度，T_2加权图像上根据肿瘤的分化程度不同，可以是高信号、低信号或混合信号。

(四)病理学检查

骨膜型纤维肉瘤起源于骨膜的原始成纤维组织，形成卵圆形瘤块，分界一般清楚，位骨皮质外，骨皮质局部侵蚀破坏，中央型者起始于骨内膜或骨髓腔，在骨髓腔内形成瘤块。镜下骨纤维肉瘤与其他部位的纤维肉瘤的构造相似，是由肉瘤性成纤维细胞及胶原纤维构成，成纤维细胞为长梭形，胞膜界线模糊不清，核为梭形或卵圆形，细胞间为胶原纤维，排列成交互编织、束状或漩涡状。分化良好的纤维肉瘤为灰白色，质硬韧，其切面可见束状或漩涡状排列的纤维组织，并见出血，坏死及黏液变性，镜下细胞为梭形，呈旋涡状排列，核形状大小比较一致，核分裂少，间质胶原纤维数量相对较多。分化不良者可见广泛的坏死，有多数较大的血窦形成，肿瘤组织脆弱如肉芽样，质软呈粉红色或鱼肉样，有较多出血、坏死区。镜下呈高度间变，细胞呈圆形、椭圆形，胞质少，核深染，细胞与核的形状大小极不一致，常见多极核分裂及瘤巨细胞，细胞排列密集，间质胶原纤维相对减少。

骨的纤维肉瘤的组织学表现同软组织来源的相似，范围广泛，同肿瘤的侵袭性有关。

Jaffe(1958 年)将纤维肉瘤分为两种组织学类型，即分化良好的和分化不良的，后一种类型包括一些间变的类型。

应用 Broder 的分级方法，PritcharcK(1977 年)、Dahlin(1978 年)根据细胞学特征将纤维肉瘤分为四级，发现大多数为中等分化或分化较差，只有少数为分化良好。组织学结构和分化的等级常常与肿瘤的生物学行为和生长速度相关联。在分化好的类型中，肿瘤的成纤维细胞呈梭形和长圆形。卵圆形或长圆形的细胞核；细胞核感染，但缺乏细胞异形性或分裂象。肿瘤细胞的数目与丰富的细胞间胶原纤维相比最明稀少，偶尔可见细胞密集和透明样变。此类病例与韧带样纤维瘤有时很难鉴别。分化良好的纤维肉瘤生长缓慢，并且预后较好，而分化差的类型细胞成分很多，伴有明确的细胞异形性和活跃的细胞分裂象，细胞核感染并多见异形细胞核。细胞基质成分稀少，偶尔仅由网状纤维组织构成。但是，在分化差的纤维肉瘤的某些区域也可见丰富的胶原纤维，常见透明样变，所以在确定标本的组织学分级时应该在不同部位多次取材。同样对于只有少量肿瘤性成骨，在某些区域也许完全没有肿瘤骨的溶骨性骨肉瘤的诊断这一点也十分重要。许多肿瘤伴有退化，去分化的表现，存在有一个或多个异形核(肿瘤巨细胞)，在过去的概念称之为"多形性纤维肉瘤"，现在分类为"恶性纤维组织细胞瘤"。分化差的纤维肉瘤生长十分迅速，侵犯并破坏骨松质和骨皮质，出现多发转移，即使放疗也无效。

四、诊断

1. 好发年龄在 15 ~ 60 岁，多见于中年以后，无明显性别差异。
2. 好发部位：好发于长管状骨的干骺端或骨端，以股骨、胫骨、肱骨最多，扁平骨也可发生。
3. 起病缓慢，症状少，主要是局部肿胀和轻度疼痛。
4. 影像学检查可见溶骨性破坏，很少有骨硬化和骨膜反应。

五、鉴别诊断

低度恶性纤维瘤与纤维肉瘤难区分，而低度恶性纤维肉瘤又与韧带样纤维瘤难区分(Marks 及 Bauer，1989 年)。

(1) 骨原发性网状细胞肉瘤：二者有时在临床及 X 线表现极为相似，不易鉴别，但骨原发性网状细胞肉瘤除发生于长骨外，肩胛骨、肋骨、盆骨等处亦常发生。且症状较轻，病程较长。在 X 线表现则以溶骨性破坏为主，有时呈溶冰状，边界不清，范围广泛，不产生不规则形骨膜反应。网状细胞肉瘤，可用银染鉴别。纤维肉瘤缺乏Ⅲ型胶原织网。

(2) 骨髓瘤：多中心性纤维肉瘤，可同时侵犯颅骨、脊椎、肋骨、骨盆及股骨等，在 X 线表现为溶骨性破坏，很像骨多发性骨髓瘤，但经病理检查确诊为分化不良之纤维肉瘤，电子显微镜观察亦支持瘤细胞系成纤维细胞，特称为多发性弥散性纤维肉瘤。

(3) 骨巨细胞瘤：骨质破坏严重之骨巨细胞瘤于骨端呈膨胀性溶骨性破坏，且可穿破骨皮质。使骨壳消失，此时极易与发生在骨端的纤维肉瘤相混淆而被误诊，而骨巨细胞瘤之破坏程度与其病理分级有时不成正比，故治疗前须经病理证实排除骨巨细胞瘤的可能。

六、治疗

手术是治疗骨膜型和髓内型纤维肉瘤最有效的方法。手术方式包括截肢术、关节离断术、整块切除术，取决于肿瘤的组织学分级，局部条件和肿瘤部位。在四肢的分化好和较好的肿瘤，没有或有局限的侵犯骨旁软组织，可行瘤段切除，异体骨移植或人工关节重建。相反，对于分化差的和未分化的纤维肉瘤，手术治疗的方法与骨肉瘤相同，也可行广泛切除术和保肢治疗；截肢和关节离断术用于侵犯广泛伴有神经血管受累的病例。广泛切除术的保肢治疗术后出现肿瘤复发是行截肢术的指征。近几年来，伴随术前新辅助化疗的应用（Huvos1991 年），保肢手术得到了很大的发展。

放射治疗并非为有效的治疗方法，只被应用于外科手术不能切除的、中度分化或分化差的肿瘤，加用辅助化疗。

生存率和组织学分化的等级之间密切相关，分化差的肿瘤患者预后不良。

第五节 骨巨细胞瘤

骨巨细胞瘤是一种常见的侵袭性骨肿瘤，富含血管，瘤细胞呈肥大的梭形或卵圆形，并见大量散在均匀分布的破骨细胞样多核巨细胞。该瘤最常累及长骨的骨端，呈膨胀性、溶骨性破坏，局部刮除治疗易复发，少数病例可肉瘤样恶变，甚至发生肺转移。自从 Cooper 最早描述该肿瘤以来，有关其组织来源和良、恶性问题一直有所争议。我国自 20 世纪 50 年代开始研究骨巨细胞瘤，曾将其分为良、恶性两类。WHO 将骨巨细胞瘤归为一类，认为该瘤具有局部侵袭性或潜在恶性，原发恶性者极其罕见，多系放射治疗或反复刮除术后继发的恶变。

一、发病情况

骨巨细胞瘤系我国常见的骨肿瘤，据部分学者统计，良、恶性骨巨细胞瘤占原发骨肿瘤的 13.62%，仅次于骨软骨瘤和骨肉瘤，居第 3 位。该瘤在西方发生率相对较低，约占原发骨肿瘤的 4%。

骨巨细胞瘤发病年龄多在 20～40 岁，15 岁以下及 55 岁以上的病例较少见，无明显性别差异，多发生于四肢长骨的骨端，常见于股骨下端、胫骨上端和桡骨下端，绝大多数患者的骨骺板已闭合。长骨以外则以骶骨和脊椎多见。

二、临床表现

（一）症状、体征

主要症状为患部酸胀痛、钝痛与压痛。位于胫骨上端、桡骨下端等表浅部位者，可于早期即出现局限性隆起或肿块。患部功能活动受限，皮温可增高。肿瘤穿破骨皮质侵入软组织时，局部肿块更为明显，表面皮肤呈暗红色，静脉可充盈曲张。少数患者以病理骨折为始发症状。位于脊椎的肿瘤可产生不同程度的脊髓压迫症状。

（二）影像学表现

1.X 线表现

典型表现为长骨骨端偏心性、膨胀性透亮区，可有肥皂泡样分隔，骨皮质菲薄，无骨膜反应。破坏区直达软骨下骨，边界较清楚，无硬化及成骨反应。少数病例骨皮质穿破，关节面塌陷，并发病理性骨折。Campanaeci 等根据不同的 X 线表现将骨巨细胞瘤分为三期，即静止期（Ⅰ型）、活跃期（Ⅱ型）、侵袭期（Ⅲ型）。Enneking 将其作为外科分期的依据之一。静止期骨破坏主要局限于髓腔内，骨皮质无或很少累及，破坏区周围常有一个硬化边缘。活跃期骨皮质膨胀，变薄，边界欠清楚。侵袭期表现为边界不清的溶骨性破坏，骨皮质穿破，肿瘤侵入软组织。临床实践表明，所谓放射学上的侵袭特征，与组织学表现及肿瘤的生物学行为常不相吻合，其实质可能为肿瘤发展的不同阶段。

2.CT 与 MRI

骨巨细胞瘤一般采用普通 X 线检查即可明确诊断，在脊柱、骨盆和股骨颈等结构复杂，重叠较多的部位，CT、MRI 有助于了解肿瘤的破坏范围与浸润情况。CT 表现为溶骨性破坏，可发现骨皮质穿破部位。骨巨细胞瘤的 MRI 表现较有特征性，T_1 加权像呈低信号，T_2 像呈边界较清楚的高信号。肿瘤内出血时，T_1、T_2 像均可表现为高信号。

三、病理改变

（一）肉眼所见

肿瘤组织呈红褐色，质软而脆，常见出血、坏死或形成大小不等的空腔，内含棕黄色或紫红色液体。有时肿瘤组织大部分是巨大空腔，其间仅见薄层纤维间隔，很像动脉瘤样骨囊肿。肿瘤常侵犯至关节软骨下骨，致使关节软骨失去支撑而塌陷；穿破骨皮质时，则形成软组织肿块。股骨下端的肿瘤，可沿交叉韧带起止处侵入关节腔内。

（二）显微镜检查

骨巨细胞瘤主要由单核基质细胞和多核巨细胞两种瘤细胞成分构成。单核基质细胞呈圆形、椭圆形或梭形，较肥硕。多核巨细胞均匀散布于大量单核基质细胞之间，体积巨大，胞质红染，核多而圆，聚集于细胞中央。肿瘤富含血管，血管腔内有时可见瘤细胞。此外，肿瘤组织中常并发新旧出血、坏死、空腔形成及动脉瘤样骨囊肿。Jaffe 等曾根据骨巨细胞瘤的组织学表现将其分为三级：一级多核细胞较多，单核基质细胞分化良好，为良性；三级多核巨细胞少，基质细胞分化差，核分裂象多，为恶性；介于两者之间者为二级。临床研究发展，不少一级骨巨细胞瘤复发，甚至发生肺转移。因此，Jaffe 分级不能作为判断预后指标，已逐渐被淘汰。

四、诊断与鉴别诊断

强调临床、病理、影像学三者结合。放射学上应注意与骨囊肿、动脉瘤样骨囊肿、骨母细胞瘤、软骨母细胞瘤、纤维肉瘤、恶性纤维组织细胞瘤等溶骨性病变相区别。病理方面主要和含多核巨细胞的肿瘤及瘤样病变鉴别。

（一）动脉瘤样骨囊肿

囊壁内可见散在或聚集成群的多核巨细胞，但以含血液的大小不等的腔隙为主要成分。分隔腔隙的是厚薄不等的囊壁，在实质部位主要是纤维组织、骨样组织与成骨组织，并见含铁血黄素、组织细胞及数量不等的炎症细胞。

（二）甲状旁腺功能亢进引起的棕色瘤

临床上表现为广泛性骨质疏松、吸收，伴边缘清晰的囊性骨破坏，血中甲状旁腺素分泌增多等生化改变。另外，软骨母细胞瘤、软骨黏液样纤维瘤、非骨化性纤维瘤、骨样骨瘤、骨母细胞瘤、骨肉瘤、纤维肉瘤等瘤组织中有时可见散在的多核巨细胞，但不是主要的瘤细胞成分。

五、治疗

骨巨细胞瘤的治疗以手术为主。由于大部分恶变病例均与放射治疗有关，故放疗仅适用于脊柱等手术难以彻底刮除或切除肿瘤的部位。手术方法取决于肿瘤破坏范围、恶性程度、关节面是否塌陷及技术条件。对于肺转移灶，行楔形切除或瘤块摘除常可取得较好效果。

(一)肿瘤刮除瘤腔灭活植骨术

适用于关节面尚完整的初发病例和部分复发病例。行刮除术时，骨窗大小宜适度，力求直视下彻底刮除肿瘤，并注意保护手术野，以免造成软组织内瘤细胞种植。为了减少肿瘤复发，刮除后的瘤腔可酌情选用10%甲醛、95%乙醇或50%氯化锌处理，也可采用液氮冷冻灭活。在处理瘤腔前，先妥善保护周围毗邻的重要血管神经及正常组织，然后用纱布团蘸处理溶液，仔细涂擦瘤腔壁3遍，5～10 min后用大量生理盐水冲洗。近年来，有学者采用微波天线插入瘤体内原位加温50℃，灭活30 min后再刮除肿瘤，认为可明显降低局部复发率。经处理后的瘤腔可用自体骨、同种异体骨植骨，或采用羟基磷灰石、骨水泥等填充。对于瘤腔较大、刮除后残留的骨壳很薄弱、易出现关节面塌陷者，可用"T"形骨块支撑植骨，周围填充碎骨块；也可直接用骨水泥填充。

(二)肿瘤节段截除功能重建术

1.适应证

(1)肿瘤侵犯绝大部分骨端，关节面即将塌陷或已塌陷者。

(2)临床病理表现已有恶性倾向者。

(3)腓骨小头、尺骨小头等处的骨巨细胞瘤切除后功能影响较小者。

2.重建方式

瘤段切除后可根据情况选用不同方式重建肢体功能。

(1)关节融合术：适用于股骨、胫骨、肱骨和尺桡骨上、下端的巨细胞瘤，广泛性瘤段切除后作髋、膝、肩、肘或腕关节融合。股骨下端、胫骨上端肿瘤段切除后，可用髌骨、自体髂骨、带血管的游离腓骨植骨，行膝关节加压融合。此法重建了患肢的负重行走等功能，但丧失了关节的活动度。

(2)关节成形术

①异体半关节移植术：用同种异体的股骨下端、胫骨上端、肱骨上端移植，替代切除的瘤段骨。由于异体骨爬行替代缓慢，关节软骨易变性塌陷，故异体骨关节移植重建的关节功能常不理想，且有并发骨折、感染等风险。

②自体腓骨上端移植术：对于切除的肱骨上端、桡骨下端，可采用带血管的自体腓骨上端游离移植重建肩、腕关节，其功能优于异体骨关节移植，但创伤及手术难度较大。

(3)人工假体置换术：适用于股骨、胫骨、肱骨和桡骨下端的巨细胞瘤。术前根据影像学资料设计订制假体。广泛性瘤段截除后，可根据骨缺损情况，选用合适的人工假体置换，重建肢体和关节的功能。此法可早期恢复肢体功能，但因肿瘤假体杠杆长，易松动、断裂，远期效果大多不满意。

(4)异体骨和人工假体复合移植术：肿瘤广泛性截除后，根据骨缺损情况，采用复合大段异体股骨、胫骨或肱骨的人工关节重建肢体功能，既解决了骨缺损问题，又恢复了关节的活动度，兼具异体骨移植与人工关节两者之优点，更符合生物力学，近年来已广泛用于肿瘤保肢术。

(三) 截肢术

对于骨巨细胞瘤施行截肢术应十分慎重，仅限于有明确恶变证据或局部软组织神经血管广泛浸润无法彻底切除者。

六、预后

骨巨细胞瘤具有潜在恶性，刮除后有 25%～35% 局部复发，且多发生于术后 3 年内。瘤段广泛切除可降低复发率，但常影响肢体功能。少数病例发生纤维肉瘤样恶变，多与放射治疗有关，原发恶性骨巨细胞瘤罕见。1%～2% 的患者可发生肺转移，手术切除肺转移灶预后良好，只有极少数患者死于广泛肺转移。

有关骨巨细胞瘤生物学行为的影响因素和预后判断，目前知之甚少，有待于进一步深入研究。

第六节 脊索瘤

脊索瘤是局部的侵袭性或恶性肿瘤，是累及斜坡与骶尾部常见的硬膜外肿瘤，由胚胎残留或异位脊索形成。主要好发于 50～60 岁的中老年，亦发生于其他年龄。这些肿瘤可以发生于沿脊柱中轴的任何部位，但以斜坡嘴侧和骶尾部最常见，其生长缓慢，在出现症状前，往往已患病 5 年以上。脊索瘤的生长虽然缓慢，且很少发生远处转移（晚期可转移），但其局部破坏性很强，因肿瘤继续生长而危害人体，且手术后极易复发，故仍属于恶性肿瘤。

一、病因及发病机制

(一) 病因

脊索瘤是由胚胎残留的脊索组织发展而成，是一种先天性肿瘤。脊索是胚胎期位于背中央的中胚层组织，以后成长为都分颅底和脊柱，其残余的脊索组织即为脊索瘤的来源。脊索瘤好发于脊柱的两端中线。呈溶骨性膨胀性破坏。早期肿瘤表面呈分叶状或结节状，肿瘤大小不一，有不完整的包膜，色灰白或灰红。瘤组织中可残留碎骨性或骨小梁间隔，软组织钙化，晚期易出血、坏死和囊性变，以单发病灶者多见。

脊索瘤具有向硬脊膜内外，蛛网膜下隙和神经周围蔓延的特点，可引起难以抑制的疼痛。很少恶化转移，即使有，也多在肿瘤发现后多年才转移。一般转移仅见于骶尾部的脊索瘤。

(二) 发病机制

脊索瘤表现为光滑性结节肿瘤组织为白色半透明胶冻状含大量黏液伴广泛出血时呈暗红色。瘤体边缘常呈分叶状或结节状，表面有一层纤维组织包膜一般不穿破进入邻近脏器。镜下见肿瘤细胞较小，立方形、圆形或多角形，胞膜清楚胞质量多红染常见空泡，空泡大者可达到一般细胞体积的几十倍，即所谓"大空泡细胞"。胞核圆形或卵圆形，位于中央。细胞排列成索条状或不规则腺腔样期间为黏液偶见核大深染细胞、多核细胞和核分裂细胞。

脊索瘤可分为二个类型，即经典型和软骨型骶骨侵犯后，向前可侵入盆腔，向后可侵入椎管内，压迫马尾神经根，引起相应部位神经根受损症状。

二、病理

大体观为质软、凝胶状肿瘤，呈灰白色，有时瘤体很大，表面为高低起伏的形状，肿瘤呈明显的分叶现象。有不完整的假包膜，包膜很薄，紧贴于瘤体上。切面可见肿瘤组织为灰白色的胶状物，出血后可表现为暗红色，形成坏死区。部分区域可发生液化、囊性变和钙化。钙化越多，肿瘤的恶性倾向也越大。镜检下可见大小不等、形状各异的上皮样细胞，排列成束状或成片状，细胞间为黏液基质。大的瘤细胞的胞质内含有大量的空泡，这些大细胞多位于瘤小叶的中央，有时细胞的大空泡胀破或将胞核推到外围，形成印戒状空泡细胞。分化较差的脊索瘤，瘤细胞排列紧密，细胞体积较小，边缘清晰，细胞内外的黏液成分较少；小的细胞呈梭形或多边形，空泡较小，核和核仁清晰，若用特殊的染色法，可显示细胞内的空泡为黏液蛋白。凡肿瘤富于黏液者，其恶性程度一般较低，核分裂较少见。当肿瘤呈高度间变时，常可见到核分裂象，有时尚可见骨和软骨小岛，甚至出现骨肉瘤或纤维肉瘤的结核，故不能混淆，应予以鉴别。

三、临床表现

脊索瘤多见于 40～60 岁的中、老年人偶见于儿童和青年。肿瘤好发于脊椎两端即颅底与骶椎，前者为 35% 后者为 50%，其他椎骨为 15%。发生在纵轴骨以外者罕见，如椎骨横突、鼻窦骨等。较多以骶尾部疼痛为首发症状。绝大多数椎管内脊索瘤在诊断之前往往经历了相关症状数月至数年临床症状决定于肿瘤发生的部位：枕蝶部肿瘤可产生头痛脑神经受压症状（视神经最多见），破坏垂体可有垂体功能障碍向侧方或向下方突出可在鼻咽部形成肿块有堵塞鼻腔出现脓血性分泌物。发生在斜坡下端及颅颈交界处者常以头痛、枕部或枕颈交界区域疼痛为常见症状，头部体位改变时可以诱发症状加重；发生在胸椎者肿瘤可侵犯相应部位椎体结构经过椎间孔突入胸腔破坏肋间神经可引起节段性灼性神经痛甚至可引发肺部胸膜刺激症状。发生在骶尾部者骶部肿瘤压迫症状出现较晚常以骶尾部疼痛为主要症状，典型症状是慢性腰腿疼，持续性夜间加重病史可长达 0.5～1 年肿瘤较大时，肿块向前挤压盆腔脏器压迫骶神经根，引起大小便失控和排尿困难及其下肢与臀部麻木或疼痛肿块可产生机械性梗阻引起小便障碍和大便秘结。发生在椎管其他部位者，以相应部位局部疼痛为常见症状。

骶管脊索瘤临床上查体时可见骶部饱满，肛诊可触及肿瘤呈圆形光滑有一定弹性。缓慢生长的肿瘤包块多数向前方膨胀生长，临床不易发现只有在晚期，当肿瘤向后破入臀肌、骶棘肌或皮下才被发现，下腹部也可触及肿块。肛门指诊是早期发现骶骨肿瘤的常规检查尤其是久治不愈的慢性下腹疼痛患者怀疑有骶骨肿瘤时肛门指诊尤为重要。

婴儿期沿面、头颅或背部中线发生柔软可压缩的肿块，可有透照性或因哭泣而增大肿块上方可发生黑色毛发束或周围绕以黑色毛发圈的秃发区许多皮肤损害可推断其他脊髓和伴结构的畸形。脊柱闭合不全的皮肤表现包括凹陷性损害真皮损害色素异常性损害毛发损害息肉样损害肿瘤、皮下组织和血管损害。

脊索瘤出现转移的有肺部、眼睑及阴茎等手术治疗骶骨脊索瘤 87 例，5 例出现肺转移同时有盆腔淋巴结转移的 1 例，胫骨脊索瘤 1 例。

四、辅助检查

(一) X 线表现

X 线平片显示肿瘤以溶骨性破坏为主不见钙化及骨化。可见骶骨局部破坏及其钙化斑块。

位于骶、尾椎的肿瘤自骶椎中央或偏一侧产生局限性骨质破坏可使骨质扩张变薄消失位于胸腰椎椎体者椎体破坏压陷但椎间隙保持完整。

(二) CT 检查

CT 对确定肿瘤具有定位和定性价值，发现肿瘤有钙化或斑块形成，具有重要价值，并可指导手术静脉注药后能够明显强化，有助于阐明肿瘤的内容物及其周边包膜特征骶骨脊索瘤的骨扫描检查常为密度减低或冷结节检查时要除外重叠的膀胱阴影，为此检查前应使膀胱排空或做侧位扫描。CT 可清晰显示脊索瘤骨破坏和软组织阴影与马尾神经、大血管及周围组织的关系注射造影剂可增强 CT 影像的清晰度。据文献报道脊索瘤的囊性变可在 CT 中有斑点状和低密度区表现；血管造影对颈椎脊索瘤的诊断有帮助；脊髓造影可显示肿瘤在硬膜外扩展在椎管内的生长可超越骨质破坏范围对手术方案的制订有帮助。

(三) MRI 扫描

磁共振检查对肿瘤有定位和定性价值，是评价脊索瘤非常有益的手段。当 CT 扫描发现骨性破坏后，应常规进行磁共振检查。脊索瘤 T1 像上呈低信号或等信号 T_2 像上呈高信号分叶状的高信号病变与低信号分隔明显。值得提示的是磁共振可以区别肿瘤类型一般经典脊索瘤比软骨型脊索瘤呈更长的 T_1 和 T_2 信号。

(四) 实验室检查

血常规有时可见血色素偏低，呈贫血貌，白细胞有轻度升高。

五、诊断与鉴别诊断

本病好发于 40～50 岁，多位于骶椎及颅底蝶骨，发病缓慢，腰骶部疼痛，可引起直肠和膀胱压迫症状。查体可发现骶后叩击痛、压痛、局部隆起或肿块突起，骶神经分布区感觉减退、肌力减弱、肛门括约肌松弛。肛门指检时，可扪及巨大肿块。结合影像学检查有助于诊断本病。

鉴别诊断如下：

(一) 骶骨巨细胞瘤

20～40 岁为多见，更有年轻者出现。好发于骨骺端，类似于脊索瘤的部位。X 线片为一膨胀性骨破坏。在年轻患者易于鉴别，以骨巨细胞瘤可能性大。但在 40 岁以上甚至 50 岁以上患者，以脊索瘤的可能大。当然也不能排除骨巨细胞瘤，需在手术中或术后病理检查鉴别。

(二) 软骨肉瘤

为一恶性程度高于脊索瘤，病情发展较快的肿瘤。好发年龄大致与脊索瘤相同。X 线片为一密度减低的阴影，病灶中有斑点或块状钙化点，肿瘤生长过程中，周围皮质骨膨胀变薄，但很少有皮质骨穿破现象，有时不易鉴别，需依赖病理检查。

六、治疗

骶骨脊索瘤与骨巨细胞瘤均可行放射治疗，但骶骨部脊索瘤一般发现往往很大，放射治疗难以奏效因此常采用手术切除与术后放射治疗结合。骶骨脊索瘤的手术切除，因解剖复杂。肿瘤很大，与盆腔脏器及大血管广泛粘连，手术比较困难，所以手术也带有一定的危险性。

(一) 手术治疗

1. 肿瘤内刮除

能部分刮除肿瘤组织。但残留瘤体常可迅速复发或远处转移。

2.根治性肿瘤切除术

较刮除术彻底,是根治骶骨脊索瘤的理想方法。但由于脊索瘤所在部位毗邻的骶丛、大血管及神经根,手术时很难彻底根除肿瘤。位于骶2～3以下者,宜从骶2以下行骶骨大部分截除术,位于骶1～2者,宜做骶骨次全截除或骶骨全截除术。术后应行骨盆稳定性重建。

(二)放射治疗

术后可局部辅助放疗,剂量50 Gy左右。发现复发后应再手术切除,以提高疗效。

第七节 脊柱肿瘤

脊柱肿瘤并不少见,各种类型的骨肿瘤几乎皆可发生于脊柱,一般将其分成原发性和转移性两大类。原发性脊柱肿瘤又分为良性肿瘤、瘤样病变、中间性及恶性肿瘤。常见的原发良性肿瘤是骨血管瘤、骨样骨瘤和神经鞘瘤。常见的瘤样病变是嗜酸性肉芽肿和动脉瘤样骨囊肿。常见的中间性肿瘤是骨巨细胞瘤和骨母细胞瘤。常见的恶性肿瘤是骨髓瘤、脊索瘤和骨恶性淋巴瘤。转移性肿瘤占脊柱肿瘤的70%以上。常见的原发瘤是肺癌、乳腺癌、前列腺癌、甲状腺癌和胃肠癌。若按肿瘤的生物学特性,也可将脊柱肿瘤分为良性、中间性和恶性三大类,恶性包括原发恶性和转移性,占脊柱肿瘤的80%以上,足以引起大家的重视。

一、临床表现

1.病程

良性肿瘤发展慢,病程长,一般为1～2年。恶性肿瘤发展快,病程短,一般为2～10个月,而转移瘤一般为1～2个月。早期的症状轻微,缺乏特异性,常造成诊断困难,当典型的症状、体征出现时,已是后期的临床表现。

2.疼痛与叩痛

疼痛是脊柱肿瘤的主要症状,由轻到重,由间歇性到持续性,夜间为甚,休息无缓解。恶性肿瘤呈渐进性,开始为钝痛,局限于肿瘤部位,当压迫或侵袭神经根或神经丛时则为严重的烧灼痛或锐痛,沿神经放射,在神经根或神经丛分布区可出现麻木或痛觉过敏。上颈椎病变常为颈痛,向头枕部放射,屈颈产生触电样麻木痛;颈胸段病变常为前臂尺侧疼痛伴4、5指麻木无力;胸椎病变常为胸部周围疼痛、肋间痛伴束带感;胸腰段病变常为前腹部放射样疼痛;下腰椎病变常产生坐骨神经痛;骶椎病变常为腰骶痛,放射至会阴,随坐或卧位加重。疼痛的部位常有助于病变部位的判断,病变部位多有叩击痛。

3.活动受限

早期由于疼痛和肌肉痉挛常使脊柱活动受限,晚期由于肿块、病理骨折和畸形使脊柱活动受限加重。

4.神经功能障碍

晚期肿瘤压迫或侵袭脊髓、神经根或神经丛,产生不同程度的神经功能障碍,由神经麻痹、不全截瘫到完全截瘫。短期、轻度压迫,受压的脊髓可以产生局部脱髓鞘作用或水肿,解除压迫后可以恢复；长期、重度压迫或侵袭脊髓，受损的轴突不能完全恢复，甚至脊髓或神经发生缺血坏死，瘫痪将是不可逆的。

5. 肿块

由于脊柱的解剖部位深在，颈、背、腰出现肿块已是脊柱肿瘤的晚期表现。

6. 畸形

脊柱肿瘤晚期椎体破坏或发生病理骨折后常出现后凸畸形，严重的后凸畸形可导致脊髓受压；另一些肿瘤常因疼痛和肌肉痉挛造成脊柱侧弯和后凸畸形，如骨样骨瘤和骨母细胞瘤，侧弯畸形的发生率可高达70%。

二、辅助检查

(一) 实验室检查

良性和发展缓慢的低恶性脊柱肿瘤，血、尿常规，血沉，肝肾功，血清钙、磷及酶学定量检查都基本正常；恶性肿瘤大部分可出现贫血，血沉增高，白细胞可升高，肝肾功能偶有损害，碱性磷酸酶是成骨活跃程度的反应，恶性肿瘤对骨广泛破坏时常升高。儿童患者因生长发育活跃，碱性磷酸酶可超过正常值5%。广泛骨转移的患者，血清钙升高；骨髓瘤患者血清总蛋白增高，血球蛋白比例倒置，蛋白电泳异常，血清钙升高，尿中出现蛋白和管型，尿本周蛋白阳性；前列腺癌转移者酸性磷酸酶升高；嗜酸性肉芽肿患者血嗜酸性细胞可升高。

(二) 影像学检查

1. X线平片

是常规检查手段，能发现大部分脊柱肿瘤。良性肿瘤或瘤样病变多表现为囊状膨胀性破坏，边界整齐、轮廓清楚、无骨膜反应，椎间隙完整，椎旁多无软组织肿块影。椎体血管瘤常为栅栏状或蜂窝状阴影；神经鞘瘤或神经纤维瘤常为溶骨性破坏，合并椎间孔扩大，椎弓根间距加宽；嗜酸性肉芽肿常见椎体扁平等。中间性肿瘤如椎体巨细胞瘤常呈多房性膨胀性溶骨性破坏合并病理骨折；恶性肿瘤多为不规则的溶骨性破坏，边界不整齐，轮廓不清楚，椎体和椎弓可同时受累，椎间隙存在，椎旁可有球形软组织影，其中骨肉瘤可见成骨或骨膜反应；软骨肉瘤可见环状或云雾状钙化；转移瘤多为溶骨性破坏，但也有成骨性或混合性，椎弓根常受累后易合并脊髓受压。

2. CT

由于CT检查没有相邻解剖结构的重叠，对比分辨率高，因此能确切了锯肿瘤破坏的范围，边界是否清楚，骨皮质是否完整，瘤体内有无钙化和成骨，肿瘤是否侵犯椎管内和椎旁的软组织等，更有利于区别是肿瘤还是非肿瘤，是良性肿瘤还是恶性肿瘤。某些脊柱肿瘤有特征性的CT表现，如脊椎血管瘤，CT断面显示瘤椎骨松质呈粗大网眼状改变，残留骨小梁增粗呈稀疏排列的高密度点影，椎体外形正常或略膨胀。

3. 核素骨显像 (ECT)

一般而言，活跃而血运丰富的病变和成骨的过程都表现为积聚的显影，即热结节，而发展缓慢或静止、血运差的病变和无明显成骨的过程都表现为疏松或无显影，即冷结节，这两种异常的阴影在诊断脊柱肿瘤中无特异性，但它获得的阳性病变的时间比X线检查早3~5个月，可以早期发现脊柱肿瘤，并用于脊柱多发性肿瘤和转移瘤的定位。它对脊柱转移瘤的相对灵敏度约高于 X 线检查的 30%，在发生脊柱转移早期无症状时骨显像即可出现明确的阳性表现，可比 X 线平片早 8～15 个月发现转移灶。

4. 磁共振 (MRI)

除显示椎骨形态的改变外，更重要的是可准确反映骨髓内细胞密度和脂肪含量，利用病灶在骨髓内的空间占位，使正常骨髓信号消失而产生不正常信号，因此，只要骨髓脂肪受到侵犯，即可表现出 T_1WI 信号显著降低，易于早期发现 3 mm 以上的微小病灶，对脊柱肿瘤的早期诊断很有帮助。由于它能清楚地显示肿瘤部位、浸润范围与周围的毗邻关系，尤其能清楚地刻画出骨内浸润地特征，软组织受浸润的边界，可准确了解肿瘤与脊髓、神经根和大血管的关系。

另外，对老年腰背痛患者，当 X 线平片发现椎体压缩时，MRI 可以帮助鉴别其病因是单纯骨质疏松还是肿瘤，前者虽有椎体高度的改变，但骨髓脂肪信号保存，而后者骨髓脂肪信号降低。

(三) 活体组织检查

活体组织检查是脊柱肿瘤最确切的诊断手段，也是脊柱肿瘤的诊断依据，只有靠活检来证实或否定临床诊断。

1. 穿刺活检

随着穿刺活检成功率的不断提高，适应证也逐渐扩大，成功的关键是适应证正确，穿刺部位准确，病理科医生的技术与合作及操作者个人经验。穿刺针的选择决定于肿瘤是溶骨性、成骨性或混合性，是骨组织还是软组织，当穿刺需通过较厚的皮质骨时，可用环钻开窗，然后吸取或夹取肿瘤组织。对于部位深在，邻近重要器官者可在 CT 导向下安全到达椎体的困难部位，若后外侧入路困难，可经椎弓根进入椎体取活检。

2. 切开活检

脊柱肿瘤切开活检是一次较大的手术，往往与计划切除肿瘤的手术结合起来一次进行，用于穿刺难以达到的部位或穿刺活检失败者，术中先取组织做冷冻切片检查，决定良恶性后按计划行治疗性的手术切除肿瘤。

活检虽然是诊断的重要依据，但也存在一定的片面性，甚至诊断错误。一方面是到目前为止，显微镜仍以组织形态为基础，对未分化的细胞来说有时难以判断来源和种类，诊断难免有出入。另一方面，活检仅局限于一小块组织，不一定代表肿瘤全貌，因此，在分析病理所见时需结合临床、化验和影像学的表现综合考虑，必要时要作特殊染色、电镜观察、组织化学等，才能获得正确诊断的依据。

三、治疗

(一) 治疗原则

1. 脊柱良性肿瘤和瘤样病变的治疗原则

(1) 暂时观察。少数无症状，不发展，又不影响脊柱功能的良性肿瘤和瘤样病变，如脊柱血管瘤、动脉瘤样骨囊肿和向椎管外生长的小的单发性骨软骨瘤等，可暂时观察、定期随访，不急于手术。

(2) 非手术治疗。有症状，在发展，对射线又敏感的血管瘤，动脉瘤样骨囊肿和嗜酸性肉芽肿等，可根治性放疗或选择性动脉栓塞姑息治疗。

(3) 手术治疗。适用于：

①病变发展易引起病理骨折脊柱不稳定或向椎管内生长易引起脊髓神经受压者，宜早行肿瘤边缘性切除。如巨细胞瘤和向椎管生长的骨软骨瘤，应积极手术切除。

②已有截瘫和病理骨折致脊柱不稳定者，应尽早行肿瘤切除，脊髓减压，充分植骨与坚强的内固定，以解除对脊髓的压迫，恢复脊髓功能，重建脊柱的稳定性。对射线敏感者，术前术后辅助放疗。

2. 脊柱中间性肿瘤的治疗原则

以广泛性或边缘性切除肿瘤为主，手术前后辅助放疗，以减少复发。合并截瘫或脊柱不稳定者需作脊髓减压，椎间大块嵌入植骨或用内固定器加植骨，恢复神经功能，重建脊柱稳定性。

3. 脊柱恶性肿瘤的治疗原则

(1) 非手术治疗。对放、化疗敏感的肿瘤，如骨髓瘤、恶性淋巴瘤、尤因肉瘤等，应以放、化疗为主要治疗手段，效果明显。只在有截瘫或脊柱不稳定时，才手术切除肿瘤，脊髓减压，内固定重建脊柱稳定性。手术前、后辅助放疗或化疗。

(2) 手术治疗。适用于：

①原发恶性肿瘤对射线和药物均不敏感者，应广泛切除肿瘤，术后免疫治疗，以治愈或延长生存期；

②肿瘤组织或病理骨折畸形压迫脊髓致截瘫或濒临截瘫者，应切除肿瘤，解除脊髓压迫，改善瘫痪，手术前、后辅助放疗或化疗；

③肿瘤破坏了脊柱的稳定性者，应在切除肿瘤的同时重建脊柱的稳定性，手术前、后辅助化疗或放疗，以治愈或延长生存期。

4. 脊柱转移瘤的治疗原则

随着生活水平的提高和医疗观念的改变，对脊柱转移瘤的治疗已逐步由放弃治疗到积极想法恰当地治疗，以争取最后的机会，改变肿瘤的进程。

(1) 对症支持治疗：脊柱转移瘤已是各种癌瘤的晚期，多数患者有疼痛、消瘦、贫血、食欲不振，需要镇痛，输血输液，纠正水电解质紊乱，补充营养和各种维生素，增强免疫能力，改善全身情况和各器官的功能。

(2) 寻找原发灶积极治疗原发瘤：原发灶不明者，要在处理转移灶的同时寻找原发灶，对找到的原发灶实行根治性切除或姑息性切除，不能手术切除者可根治性放疗、介入治疗或选择性动脉栓塞治疗。去除原发灶，避免原发癌瘤继续向全身转移。

(3) 综合治疗转移瘤

①全身化疗：不管原发瘤是否切除或复发，均可联合运用对原发瘤有效的化疗药物，以消灭亚临床病灶和微小转移灶，降低转移率。

②内分泌治疗：乳癌转移者可切除卵巢，前列腺癌转移者可切除睾丸。

③放射性核素治疗：脊柱多发性转移瘤，放、化疗无效而疼痛剧烈者可用 ^{89}Sr(锶) 和 ^{153}Sm-EDTMP(钐) 治疗。

④局部放疗：原发灶已根治的单发转移瘤对射线敏感者可根治性放疗，晚期无法手术与化疗者，可姑息性放疗。

⑤手术治疗：适用于原发灶不明的单发转移瘤；对放、化疗不敏感的单发转移瘤；转移瘤致截瘫或濒临截瘫者；转移瘤致脊柱不稳定者。

(二) 手术治疗

由于脊柱的部位深在，解剖关系复杂，早期症状无特异性且体征常不明显，诊断多被延误到出现脊髓神经症状，此时肿瘤多已广泛浸润，手术既要切除肿瘤，解除对脊髓的压迫，防止损伤脊髓神经和血管，又要重建脊柱的稳定性，常存在一定的难度和危险性，有时可因失血过多而失败，术者必须高度重视并应有充分的准备，严格掌握手术目的、适应证、手术方法及辅助治疗。

1. 手术目的

(1) 广泛切除肿瘤，消灭病灶；姑息性切除肿瘤，缓解症状。

(2) 解除肿瘤对脊髓或神经根的压迫，改善瘫痪。

(3) 重建脊柱的稳定性。

2. 手术适应证

(1) 肿瘤发展引起病理骨折、脊柱不稳或压迫脊髓神经，而放、化疗无效者。

(2) 肿瘤已压迫脊髓或神经根致截瘫或濒临截瘫者。

(3) 肿瘤破坏椎骨致脊柱不稳定者。

3. 手术方法

(1) 脊柱肿瘤切除术：估计出血多的椎体肿瘤，术前可选择性栓塞瘤体的主要供血动脉，以减少术中出血。不同的部位，采用不同的手术入路。肿瘤主要侵犯椎体者，采用前路椎体肿瘤切除；肿瘤主要侵犯椎弓者，采用后路椎弓肿瘤切除；肿瘤同时侵犯椎体与椎弓者，可根据病情和部位，分前后两次手术，也可一次前、后路联合手术，行全脊椎肿瘤切除术。脊柱肿瘤的切除允许以边缘切除为主，除少数椎弓肿瘤外，一般很难达到广泛切除的手术边界要求，有些情况下只能进入肿瘤以大块切除为主，辅以瘤内刮除术。一般说来，后路手术简单易行，出血少，创伤小；前路手术复杂，出血多，创伤大；前后路联合手术就更复杂，出血更多，要求更高。多数学者认为，对于椎体肿瘤的切除前路优于后路。特殊部位，如上颈椎，由于病变邻近延髓、脊髓和颅神经，术中易出现呼吸骤停、高位截瘫、肿瘤和椎动脉出血等严重并发症随时危及生命，需在气管切开和颅骨牵引下，采用胸锁乳突肌前缘切口或前后联合的门洞形切口，以暴露寰枢椎肿瘤，包膜外分离，分块咬除或刮除肿瘤，磨钻磨掉坚硬的反应骨，认真止血，必要时可结扎单侧椎动脉。

(2) 脊髓神经减压术：脊柱肿瘤合并截瘫的主要原因是肿瘤组织破坏椎骨后进入椎管的直接压迫，其次是椎骨膨胀变形和病理骨折脱位的骨性压迫，因此，减压主要是彻底切除压迫脊髓神经的肿瘤组织和膨胀变形与脱位的骨块，然后复位固定，重建脊柱的稳定性。若肿瘤组织侵蚀到硬脊膜和脊髓，应尽量仔细将肿瘤组织从硬膜上剥离或轻轻刮下来清除干净，操作要轻柔，否则损伤脊髓，术后截瘫加重。少数由于脊髓血供障碍引起的截瘫，则手术效果不佳。

(3) 脊柱稳定性的重建术：脊柱肿瘤的治疗不单是切除肿瘤、重建脊柱的稳定性也是治疗的一个重要措施。维持或重建脊柱的稳定性可缓解临床症状，让患者起床活动，有利于放疗或化疗。不仅肿瘤切除后的缺损需要重建稳定性,有些肿瘤虽然不能完全切除,拟采用放、化疗为主要治疗手段以延长生命,亦宜在手术活检的同时作内固定,以维持脊柱稳定,缓解疼痛,预防病理骨折和截瘫,改善生活质量。根据肿瘤性质,预计生存期短的高恶性肿瘤,特别是转移瘤,主要通过各种内固定器加骨水泥固定来获得短期的稳定性。能治愈的预计生存期长的良性或低恶性肿瘤,需要通过椎间植骨融合或各种内固定器加植骨融合来获得永久的稳定性。

1) 前路手术稳定性的重建:适用于椎体原发性肿瘤或单发转移瘤边缘性切除后缺损椎体的重建。

重建的方式可选择:①椎间植骨融合术:多用于椎体原发良性和瘤样病变,彻底切除后椎体间大块嵌入植骨。②内固定器加植骨术:多用于椎体原发良性或低恶性肿瘤。前路内固定器械分为钢板系统和钉棒系统两类。钢板系统主要有Z型钢板、Kaneda钢板、AO钢板(DCP钢板)、Yuanl型钢板、Armstrong钢板、Dunn钢板、Kigix钢板。Z型钢板设计合理,操作简便,固定可靠,可通过加压、撑开矫正后突及侧方畸形,术后可行MRI检查,但其价格较贵;Kaneda钢板具有撑开或压缩之效,但其体积较大,安装复杂费时,易损伤周围组织;AO钢板(DCP钢板)属短节段固定物,操作简便,但螺钉可能滑出,故一般将其置于椎体侧方,以求避开前方的大血管;Arm-strong钢板、Dunn钢板的设计与Kaneda钢板相似,只是前者有多孔供选择,便于操作,后者钢板较厚,自身兼具撑开及压缩功能。钉棒系统涉及的技术主要有Kostuik-Harrington技术、"U"形钉技术、Zielke技术、TSRH技术等。术者可根据自身对以上内固定器械的熟悉程度酌情选用,国内外使用Z型钢板内固定系统者较多。

手术方法:以全椎体肿瘤切除,跨节段椎间Z型钢板(Z-Plate)内固定为例。

气管插管,全身全麻醉后,取右侧卧位,左侧入路。在胸段,切除病变部位以上的1～2根肋骨,经胸腔进入,显露欲切除之椎体及相邻上、下各一椎体侧前方;在腰段手术入路是通过第12肋下缘,从侧腹膜后进入,显露病变椎体。可先结扎欲切除肿瘤椎体相邻上、下正常椎体的节段血管,显露相邻上下椎体侧方,安放螺栓。胸腰椎上、下椎体螺栓进入点的解剖标志为,先于椎体后缘作一连线(A线),再在此线旁8 mm处作一与A线相平行之连线(B线),确定上、下椎体的上缘与下缘,上位椎体的螺栓进入点是距上位椎体上缘下8 mm处在椎弓根中央与B线相交处;下位椎体的螺栓进入点是距下位椎体下缘上8 mm处在椎弓根下缘与B线相交处。螺栓进入与椎体中轴呈100°角。

肿瘤椎体切除:达到椎管彻底减压后,通过上、下位椎体的螺栓用撑开器撑开复位,测量上、下相邻椎体间间隙高度后,取一块大小合适并具有三面皮质骨的骨块植入间隙,距椎体后缘5 mm,植骨块前方可追加植骨,这样可利用后方骨块阻挡骨块滑入椎管内。去除撑开器,植入合适钢板,拧上螺栓螺帽,并用加压钳加压,加压同时拧紧螺帽,使上、下椎体卡住植骨块。然后通过钢板的滑槽,拧入相应螺钉各一枚,达到辅助固定作用。Z-Plate内固定系统能有效地增加融合节段的稳定性,有助于植骨的融合,便于早期活动,避免后期的并发症。涉及胸椎、胸腰段脊椎椎体部分切除、次全切除和全切除并需重建脊柱稳定性的病例,均是Z-Plate内固定系统的适应证,特别是对椎体爆裂骨折、椎体肿瘤、椎管矢状面上被占据或大于50%时等尤为适用。

Z型钢板稳定性可靠:其高度稳定性是通过设计两根5.5 mm直径的松质骨带锁螺栓来完

成的，即在固定螺栓的尾端通过置入锁定螺栓帽使钢板、螺栓及椎体牢固连接成一体。在达到理想撑开，复位后植入骨块，再通过螺栓给予适当加压，从而完成节段间的稳定。由于固定节段有良好的稳定功能，因而术后通常不再需要牢固外固定，患者仅需在背心支架保护下即可早期坐起活动，有利于康复并减少了因外固定所致的并发症。固定物具有良好的生物相容性，故不必再次手术拆除内固定。

Z 型钢板操作简单、安全、并发症少：传统的 Kaneda、Dick 内固定系统的操作中最大的困难是，撑开与加压均是通过不断地纵向拧动螺丝来完成的，由于前路手术部位深，术野有限，加之椎骨的各种解剖突起、膈肌的阻挡等因素，往往使术中操作困难，手术时间延长，增加失血量。相反，Z 型钢板内固定装置均在垂直于椎体面上操作，钢板一端有两排沟槽，加之精制的操作工具，使操作大大简化、快捷。钢板固定于椎体侧方，与各种棍类固定装置相比，相对凸出骨面面积大大减少，无刺激膈肌、胸壁的问题，因而术后异物感明显减少。

Z 型钢板操作要领：①充分显露病变节段及其上、下各一个锥体，特别是椎体前缘要适当显露，确保钢板置于胸腰椎椎体侧方。②正确安放上、下位椎体的螺栓是完成本手术的关键。根据前述的进栓要领，可以做到一次成功。③螺栓、螺钉置入深度，以超过对侧皮质一个螺纹为适宜，过深易伤及对侧组织，过浅则影响力学强度。有条件时，应在"C"形臂 X 线机监视下进行。④正确使用撑开和加压装置，撑开与加压均作用于螺栓，把握好撑开与加压的力度至关重要。

内固定器加充填物：多用于原发恶性或转移性椎体肿瘤。内固定器同上述，充填物包括骨水泥和羟基磷灰石块等。

人工椎体置换术：各种金属椎体、生物陶瓷椎体、钛网加植骨等多用于中、下颈椎和中、下胸椎的原发性肿瘤，术中制作的钢棒加骨水泥人工椎体多用于转移瘤。

2) 后路手术稳定性的重建：主要适用于椎弓肿瘤边缘性切除后脊柱稳定性的重建，其次用于超过一个锥体的单发转移瘤或多发性骨髓瘤、多发性转移瘤，前路手术难以切除或预后差、切除价值不大者。后路椎板扩大切除后，从椎管后外侧绕到前外侧切除肿瘤和病理性后凸骨块，解除脊髓或马尾的压迫，恢复脊柱轴线。

重建方式可选择：

①椎弓根螺钉固定后外侧植骨术：生物力学稳定，固定确实，手术创伤小，现已成为最常用的后路内固定物。第 1 类是椎弓根螺丝钉加螺纹棒或棍或杆，如 Dick、APF、RF、AF。多用于 $T_8 \sim L_5$ 的短节段固定，TSRH、Trifix 和 lsola 可用于胸腰椎各段下达骶骨，上端与下端固定到正常椎体，连接长棒跨越病椎作长节段固定。第 2 类是椎弓根螺丝钉加钢板，如 Roy-Camille 和 Steffee 内固定系统，可作长短节段内固定。

②双 Harrington 棒或 CD 棒与椎板下节段钢丝固定后外侧植骨术：宜首选用于需作长节段固定者。

③矩形或 U 形 Luque 环与椎板下节段钢丝固定后外侧植骨术：可用于长节段固定，也可用于颈椎及上胸椎的短节段固定，但不具支撑与防压缩的作用。

3) 前后路联合手术稳定性的重建：适用于原发性肿瘤侵犯椎体和椎弓，也用于预后稍好的椎骨单发转移瘤，行全脊椎切除后椎骨缺损的重建。重建方式可选择：①前路肿瘤椎体切除后，用自体或异体长管骨植骨，加用或不用椎体内固定器；后路肿瘤椎弓切除后，用长段内固定器，如双 Harrington 棒或 CD 棒与节段钢丝固定。②全脊椎切除后，前路用钛合金人工椎体，后路用 TSRH、lsola 或 Trifix 后路内固定系统。

（安永祥）

第十六章 颈、腰椎退行性疾病

第一节 颈椎退变

一、颈椎退变

广义地讲，所有的颈部疼痛不适、活动障碍等表现均可诊断为"颈椎病"，这是从症状学的角度进行命名。但是，从专业角度或严格意义上诊断，颈椎病是特指因颈椎间盘退变及其继发性改变，包括韧带、骨质增生、椎间盘突出、后纵韧带钙化和继发性椎管狭窄等，刺激或压迫相邻组织如脊髓、神经根、血管等，并引起相应症状或体征者称为颈椎病。

(一) 流行病学研究

调查发现，50 岁左右的人群中有 25% 以上患过或正患颈椎病；60 岁左右的人群中有 50% 以上患过或正患颈椎病；70 岁左右的人群中患病率更高，几乎达到 100%，可见颈椎病的发病率是随着年龄的增长而成倍递增。

(二) 病因

从本病的定义可以看出它发病的病因是由于颈椎椎间盘退行性变所引起的。研究证实，我们人类椎间盘在 20 岁以后即开始退变，在绝大多数情况下，这种退变是缓慢、渐变和无症状的，当遇到劳损、外伤及感染等诱发因素后退变可明显加速，并在原有基础上出现一系列继发性改变，包括椎间盘髓核突出或脱出、韧带骨膜下出血骨化，连接颈椎的前、后纵韧带、黄韧带及项韧带发生松弛导致颈椎失稳，进而增生、肥厚，特别当后纵韧带及黄韧带增生情况下，减少了椎管和椎间孔容积，从而引起各种临床症状。

(三) 好发间隙

以 $C_{5\sim6}$、$C_{4\sim5}$ 椎间隙最高发，其次是 $C_{6\sim7}$ 椎间盘。

(四) 病理生理与发病机制

颈椎病的病理机制比较复杂，目前仍不完全清楚，它的发病是一个连续的过程。通常将其分为 3 个阶段。

1. 椎间盘变阶段

从 20 岁即已开始，由于椎间盘水分丢失，导致其生物力学性能改变，使纤维环的胶原纤维变性，纤维排列紊乱，出现裂纹和断裂，使纤维环出现裂隙。此种裂隙以后方居多，在外力作用下可诱发髓核从此裂隙向后方突出。从生物力学的角度来看，其特征是弹性模量改变，内压升高，椎间不稳和应力重新分布。

2. 骨刺形成阶段

骨刺形成阶段是上一阶段的延续，表明所在节段椎间盘退变已经引起椎间应力分布的变化，即代偿性反应，具体表现为骨赘形成以及小关节、黄韧带等组织结构的增生肥大，其结果是重建力学平衡，这是人体的一种防御机制。从病理角度看，多数学者认为骨赘来源于韧带和椎间盘退变损失后出血、无菌性炎症，最后导致机化、骨化或钙化。

3. 临床刺激压迫阶段

只有当两个病理阶段的改变对周围相邻组织脊髓、神经根和血管等产生影响而引起相应变化才具有临床意义。

(1) 前方压迫以椎间盘和骨赘为主：压迫脊髓前中央动脉或沟动脉，以运动障碍为主，下肢重于上肢。

(2) 前中央或前侧方的压迫：侵犯脊髓前角与前索，并出现一侧或两侧的锥体束征。

(3) 侧方和后侧方的压迫以黄韧带、小关节为主：表现为以感觉功能障碍为主。

(4) 脊神经根的压迫：来源于钩椎关节及椎体侧后缘的骨赘。关节不稳及椎间盘侧后方突出也可压迫神经根。

(5) 椎动脉：真正由于增生和压迫导致狭窄的很少见，但造影发现因椎动脉痉挛，使一颅内血供减少，产生眩晕，甚至猝倒。

(6) 各种小关节松动、脱位、增生、肥厚均可刺激位于关节周围的末梢神经纤维，产生颈部疼痛和不适。

(五) 临床分型与诊断依据

1. 症状与体征

颈椎病主要有以下 4 种类型。

(1) 神经根型颈椎病：神经根型颈椎病型最多见，占 50%～60%。由于颈椎退变，致压物压迫脊神经根或被动牵拉产生神经根性症状。表现为与受累神经一致的神经干性痛或神经丛性痛，同时有感觉障碍、感觉减弱或感觉过敏等。神经支配区的肌力减退，肌肉萎缩，以大小鱼际和骨间肌为明显，上肢腱反射减弱或消失。当颈椎间盘和骨赘压迫神经根，同时因脊神经根被膜的窦椎神经末梢受到刺激，则有明显的颈项痛和上肢痛。其中以 $C_{4\sim5}$、$C_{5\sim6}$ 和 $C_{6\sim7}$ 发病率最高。

(2) 脊髓型颈椎病：脊髓型颈椎病占颈椎病的 10%～15%。由于压迫脊髓，此型症状最严重。锥体束在脊髓内的排列由内及外，依次为颈、上肢、胸、腰、下肢及骶部的神经纤维。

依据脊髓受压部位，锥体束直接受压或因血供障碍可产生不同症状。

通常可分为 3 型：①中央型 (上肢症状为主型)，锥体束深部邻近中央管处先被累及，先出现上肢症状，以后出现下肢症状；②周围型 (下肢症状为主型)，锥体束表现受累，先出现下肢症状，当进一步发展累及锥体束深部，则出现上肢症状，但症状严重度仍以下肢为重；③前中央血管型 (四肢症状型)，脊髓前中央动脉受累，上、下肢同时出现症状。

患者出现上肢或下肢麻木无力、僵硬、双足踩棉花感，足尖不能离地，触觉障碍，束胸感，双手精细动作笨拙，夹东西、写字颤抖，手持物经常掉落。在后期出现尿失禁或排尿、排便困难等括约肌功能障碍。

检查时有感觉障碍平面，肌力减退，四肢腱反射活跃或亢进，而腹壁反射、提睾反射和肛门反射减弱或消失。Hoffman 征、髌阵挛及 Babinski 征等阳性。依据上、下肢感觉，运动和括约肌功能进行颈脊髓功能评分。目前国际通用的为日本整形学会 (JOA)17 分评分，可作为临床脊髓功能的评定。

(3) 椎动脉型颈椎病：椎动脉型颈椎病确诊困难。理论上由于颈椎退变性压迫因素或节段性不稳定，可致使椎动脉遭受压迫或刺激，使椎动脉狭窄、折曲或痉挛，造成椎-基底动脉供血不全，出现偏头痛、耳鸣、听力减退或耳聋、视力障碍、发音不清、突发性眩晕而猝倒。因椎动脉周围有大量交感神经的节后纤维，可出现自主神经症状，表现为心悸、心律失常、胃肠功能减退等。

(4) 交感型颈椎病：交感型颈椎病确诊困难，也有学者不承认此类型的存在，认为此类型就是椎动脉型颈椎病。由于此型以中年妇女为多见，因此常认为是女性更年期综合征的临床表现，根本就不是什么"颈椎病"。患者职业多与长期低头、伏案工作有关，主要表现为症状多，客观体征少；感颈项痛，头痛头晕，面部或躯干麻木发凉，痛觉迟钝；易出汗或无汗，感心悸、心动过速或过缓，心律不齐；亦可有耳鸣、听力减退、视力障碍或眼部胀痛、

干涩或流泪。或诉记忆力减退、失眠等女性更年期综合征症状。

2. 影像学检查

虽然影像学检查十分重要，但诊断必须依据临床表现结合影像学检查，而不能单独依靠影像学检查作为诊断颈椎病的依据。

(1) X线片：X线片可示颈椎曲度改变，生理前凸减小、消失或反弓，椎间隙狭窄，椎体后缘骨赘形成，椎间孔狭窄。在过伸、过屈动力位摄片时可显示颈椎节段性不稳定。表现为在颈椎过伸和过屈位时椎体滑移距离＞3 mm，颈椎管测量狭窄，矢状径＜13 mm。

(2) CT：CT可显示颈椎间盘突出，颈椎管矢状径变小，黄韧带骨化，硬膜间隙脂肪消失，脊髓受压。由于颈椎间隙相对腰椎间隙明显狭小，并且呈一定弧度，故CT扫描颈椎间盘突出有一定误诊率，临床上常常有患者行CT检查，报告显示"$C_{3\sim7}$椎间盘突出"，而患者没有任何表现，若行MRI检查却是完全正常。不过CT检查在显示椎间盘椎管钙化程度方面非常准确。

(3) MRI：MRI可确诊是否有颈椎间盘突出、脊髓受压程度和范围；T_2加权硬膜囊间隙消失，椎间盘呈低信号，脊髓受压或脊髓内出现高信号区加权示椎间盘向椎管内突入等。

(六) 颈椎病的自然史

颈椎退行性疾病在中老年人群中普遍存在，有症状、需要医学干预的仅仅占极少数人群比例。研究发现，50岁以上症状轻微的颈椎病患者，部分MRI上无异常发现；但在部分患者中却存在严重的脊髓压迫。此时，对于外科医生如何判断患者是否需要治疗，什么样的治疗措施是恰当的，这些问题的回答需要医生通过科学了解颈椎病的自然史以及对临床表现和物理检查结果的正确分析，才能做出科学理性的正确回答。

1. 神经根型颈椎病的自然史

神经根型颈椎病是临床最常见颈椎病类型，临床发现"软性"椎间盘突出的预后可能要比继发性椎间孔狭窄和硬性椎间盘(椎体后缘骨赘)压迫要好。因为症状的改善，通常与椎间盘的脱水和退变程度有关。但椎间盘的"软"和"硬"程度往往在手术中才能明确判断。

许多研究表明：少数神经根性颈椎病，在非手术治疗后常可能残留有神经系统症状。Lees和Turner发现在2/3患者中残留有神经系统症状。理疗中心提供的非手术治疗效果满意度明显高于临床中心的结果。典型的椎间盘髓核突出会随着时间的延长而逐渐部分脱水吸收、体积

缩小、压迫减轻，这就是许多"软性"椎间盘突出的患者经过一段时间的保守治疗后症状逐渐消失的原因。椎间孔狭窄和慢性侧方椎间盘突出引起的神经根型颈椎病的自然史目前尚不清楚，但两者的预后都较好，只有少数患者残留有神经系统症状。

2.脊髓型颈椎病的自然史

一般认为脊髓型颈椎病发病后神经系统功能恶化是非线性的，也即不可预测性。一些患者的病程中出现了平台期，但症状自然改善的病例很少，少数病例出现了相当快的神经功能恶化期。通常认为MRI检查T_2加权像上出现高信号影像曾被作为预测神经功能永久损害的依据，但与一些患者的临床随访表现并不一致。

典型脊髓型颈椎病的症状进展是缓慢和隐匿的，许多患者在病情进展期间都会出现一段稳定期，从出现症状到手术治疗的时间从几个月到数年不等。

手的感觉障碍是常见的主诉，患者描述指尖麻木感、刺痛感和手套感，前两者通常局限于手指。值得注意的是许多患者主诉所有手指均发生感觉障碍，而不是按照神经根皮节支配的模式出现。应该强调这是脊髓受压的症状，而不是数根神经根同时受压的根性放射痛症状。

脊髓型颈椎病出现步态异常，通常是下肢肌张力增高的结果，而不是肌力下降造成的。患者常主诉双下肢沉重感，并且不能精确控制双下肢的随意运动。早期颈椎病的患者出现步态异常，大多数患者自己可以非常敏感地察觉，但物理检查往往不能发现这种非常精细的本体感觉异常。在许多严重脊髓型颈椎病患者中，步态不稳发生急骤并且进展迅速，就诊时需要外力辅助或者需要轮椅才能行动。

手部症状的加重非常敏感，直接引起患者的关注。患者发现自己完成精细动作困难，如系纽扣、从移动目标上取物品，写字时笔迹发生变化；手部肌肉无力可能导致手的动作能力下降，生活自理能力困难。

以往认为脊髓型颈椎病是一种良性病变，但这种观点受到越来越多的质疑。临床上，许多脊髓型颈椎病造成严重的神经功能障碍，恢复起来十分困难。

总之，关于脊髓型颈椎病自然史的研究文章很多，比较一致的看法是：脊髓型颈椎病发病过程中常常有一个稳定期和随后的急骤功能恶化期。这就是为什么脊髓型颈椎病确诊后应该尽早手术治疗的理论依据。

(七) 诊断与鉴别诊断

1.诊断要点

诊断要点详见前文。

2.鉴别诊断

(1) 肩周炎、肘管综合征和腕管综合征。

(2) 胸廓出口综合征。

(3) 神经根肿瘤。

(4) 与颈椎骨折、脱位、结核和肿瘤所致的脊髓压迫症的鉴别。

(5) 侧索硬化症：好发于40岁，无感觉障碍、肌肉萎缩明显。

(6) 脊髓空洞症：好发于青年，出现感觉分离。

(7) 女性更年期综合征：50岁左右女性患者出现手指或者四肢远端麻木、夜间或早晨有明显症状时应该注意。

(八)治疗

颈椎病是一种慢性退变性疾病，其治疗应根据不同的病程和不同的病理类型而有所不同，分为非手术治疗和手术治疗两方面。非手术治疗是基本治疗方法，又是手术治疗方法的基础。

1. 非手术治疗

(1) 适应证

1) 轻度颈椎间盘突出症。

2) 早期脊髓型颈椎病。

3) 神经根型颈椎病。

4) 颈椎病的诊断依据不足，需边治疗边观察，进一步确诊的患者。

5) 全身情况差，不能耐受手术者。

6) 手术恢复期的患者。

(2) 非手术治疗的方法：非手术治疗包括颈椎牵引、理疗、改善不良工作体位和睡眠姿势。药物治疗以消肿止痛、活血、营养神经为主，急性发作期可用甘露醇、地塞米松（无糖尿病）缓解症状。

颈椎牵引是颈椎病非手术治疗的基本方法，其目的和作用有：

①限制颈椎活动，减少负重，减轻病变组织水肿、充血；

②使头部肌肉松弛，解除痉挛，减轻椎间盘压力负荷，有利于膨出椎间盘复位；

③有助于维持颈椎生理曲度，恢复颈椎正常序列和小关节功能。

牵引重量和注意事项：

①座位牵引一般 1.5～2 kg，卧位牵引要感觉舒服很多，可以适当增加牵引重量，病重者牵引时间可以持续 24 h；

②原则上无论何种伤病采用枕颌带牵引术，其最大牵引重量不超过 3 kg(也有认为不超过 5 kg)，否则有引起皮肤软组织压迫坏死可能，或者引起下颌关节综合征。

2. 手术治疗

(1) 手术适应证

1) 脊髓型颈椎病由于疾病自然史将逐渐发展，使症状加重，故确诊后应及时手术治疗。

2) 神经根型颈椎病经上述非手术正规治疗无效而症状逐渐加重者。

(2) 手术禁忌证：有严重心、肺、肝、肾功能障碍不能耐受手术者，术后发生心脑血管意外及肺栓塞可能性极大者，已发生严重瘫痪预计手术效果不佳者。

(3) 手术入路与手术方式选择

1) 前路手术是最常用的手术方式，具有切口小、损伤轻的优点；若压迫来自前方，节段不超过 3 个椎间隙、后方无压迫、无发育性椎管狭窄者可从前路手术；若发病为单个椎间盘，可行前路髓核摘除椎间植骨融合内固定术，有条件者可行人工椎间盘置换术；超过一个间隙者可行椎体次全切除髂骨植骨或钛网植骨钢板内固定术；若前方压迫情况严重或椎管严重发育性狭窄者，应先行后路减压，一期或二期行前路减压植骨内固定术。

2) 后路手术若压迫来自椎管后方，或以后方压迫为主，或者属于前方广泛椎管压迫，可选择后路椎管减压术，如后路椎管扩大成形术，根据具体情况可一期行后路侧块钉棒固定植骨融合术，也可行开门钢板固定术（非融合技术）等。

(4) 经验与教训：术前常规应摄颈椎正侧位片、颈椎 CT 平扫重建，了解骨性椎管是否有局部骨性狭窄，是否合并有发育性椎管狭窄或颈椎后纵韧带骨化及范围大小；行 MRI 检查了解脊髓是否有缺血变性，便于抉择手术方式及了解预后。文献中报道有术前不行 CT 检查，仅根据 MRI 检查行前路减压植骨内固定术，造成患者瘫痪加重甚至死亡者，术后查找原因时发现有严重的后纵韧带骨化、椎管狭窄、术中硬脊膜粘连严重，从而造成医源性颈髓损伤者，应引以为戒。

(九) 手术效果评估及其预后

1. 影响手术效果的相关因素

颈椎病的手术疗效是有多方面因素决定，无论是前路、后路或者侧前方手术，其手术目的无非是减压和稳定。因此，手术时机的选择是疗效好坏的首要问题。在受压的脊髓神经根组织未发生不可逆性损伤之前手术，有可能获得良好结果，反之即使减压彻底也无济于事。除手术操作的准确性以外，下列因素也应该高度注意。

(1) 诊断是否正确：临床上常常可以见到把脊髓侧索硬化症和脊髓空洞症错误地当作颈椎病进行手术，其效果可想而知。

(2) 手术部位和入路选择：术前应认真阅读影像学资料，以了解椎管压迫来自方向，前方压迫为主肯定选择前方手术效果最好，反之应该采取后路手术，或者是前后路手术，否则肯定不能达到最佳效果。

(3) 病程长短：神经组织长时间压迫导致缺血时间过久产生神经变性，甚至发生不可逆性改变，故一旦确诊，不宜长时间地进行保守治疗，尽早手术是关键。

(4) 减压范围：减压范围不够肯定影响术后疗效。

(5) 骨赘能否吸收：尽管有研究发现，椎间隙融合固定后骨赘经过 1 年时间可以有 50% 吸收或者变小，但是这种吸收是非常缓慢且不彻底的，肯定影响术后神经功能恢复。

2. 术后疗效的临床判断

大量的临床病例手术结果观察已经证明：神经根型颈椎病最好，术后优良率可达 90%（身前手臂疼痛消失、神经障碍恢复）；而脊髓型颈椎病的效果则非常不理想，前路手术减压的长期效果据报道，患者脊髓功能恢复满意率是 60%～70%，20% 有改进，10% 完全没有缓解。有学者认为脊髓型颈椎病的术后 2 年患者的满意率最高。这表明，虽然手术已经完成了充分减压，但由于脊髓内在的变化，仍将妨碍神经功能的康复。痉挛症状的恢复常常晚于感觉和运动功能的恢复。进一步的临床研究发现，在整个颈椎病术后当天至长期随访过程中，患者术后病情的变化主要有以下几种类型。

(1) 无反应型：术后仅有轻微变化，患者感觉身体有轻松感，但无感觉和运动功能改变，多数症状和体征不发生改变，术后 3～6 个月仍无改善迹象，多提示神经组织已变性，恢复困难，预后差。

(2) 缓慢恢复型：术后 1 周有某些症状改善，以后仍有缓慢好转，但功能的好转不明显，3～6 个月后往往不再有进步。此型预后也不乐观。

(3) 一过性反应型：术后数日症状明显减轻，并有部分功能恢复，1周后突然停止恢复，或者已改善的功能又回到术前状况。这种情况证明减压是有效的，但由于神经组织已有变性，故不能恢复，预后可能欠佳。

(4) 即刻反应型：术后数日，患者感到四肢轻松，躯体紧缩感和沉重感消失或减轻，关节功能明显改善，而且这些变化继续进展，提示脊髓血液供应恢复，脊髓变性不严重，预后良好。

(5) 延迟反应型：少数病例术后短期内无明显改善，而术后 1～2 个月症状缓慢改善，并且这种改善持续当长时间。这种情况多见于病程长的神经根型颈椎病或脊髓型颈椎病，预后较好。

二、颈椎管狭窄症

颈椎管狭窄的概念顾名思义为颈椎管各个方向径线减小，或者说容积减小。颈椎管狭窄可减少脊髓和神经的有效空间和血供，引起功能障碍。因此颈椎管狭窄症，是引起椎管狭窄脊髓压迫的各种疾病的统称，不是单一特定的疾病。

(一) 分类及流行病研究

颈椎管狭窄可分为原发性和继发性两种。原发性为先天发育性颈椎管狭窄，继发性主要为退变性颈椎管狭窄极少见的医源性颈椎管狭窄。常见狭窄部位在 $C_{4\sim5}$、$C_{5\sim6}$ 和 $C_{6\sim7}$ 节段。白种人的椎管一般比黄种人要粗，因此白种人出现脊髓性压迫的比例小，亚洲的黄种人就比较容易出现脊髓压迫。

(二) 临床意义

颈椎管狭窄症和过去一般的颈椎病概念的不同之处在于存在骨性狭窄因素，这一点很重要。临床研究提示骨性狭窄的存在对于手术方式的选择有重要参考意义。将"颈椎管狭窄症"从颈椎病的诊断中分离出来，目的在于强调它的先天因素、潜在危险性和手术方式的选择等方面的特殊性，从而引起临床医生的足够重视。

(三) 症状与体征

1. 发病特点

发病特点多见于中老年人，缓慢隐匿性发病。常因外伤而诱发。

2. 脊髓压迫症状

脊髓压迫症状可表现四肢麻木、无力、活动不灵，双手不能做精细动作，胸部有紧束感，下肢活动不灵，有踩棉花感，解大小便费力。检查可发现四肢及躯干感觉减退，肌力减弱，四肢腱反射活跃或亢进，Hoffmann 征和 Babinski 征阳性。脊髓功能状况亦可按 JOA 评分。

3. 颈神经根压迫症状

颈神经根压迫症状首先表现为沿着神经根分布区域的疼痛，经常相当严重，如同放电样的感受。为了缓解疼痛，患者常表现出上肢高举等被动体位。有神经根损伤障碍表现，Spurling 征阳性。神经根损伤的定位：$C_{3\sim4}$ 椎间为 C_4 神经根，$C_{4\sim5}$ 为 C_5 神经根，以此类推。

(四) 影像学测量

1. X 线颈椎管矢状径测定：系诊断颈椎狭窄的依据。颈椎管矢状径的测定为颈椎椎体后侧中央至相对椎板连线之最短距离。正常颈椎管矢状径为：C_1 20～34 mm，C_2 18～21 mm，$C_{3\sim4}$ 为 12～14.5 mm，$C_{6\sim7}$ 为 11～13.5 mm，颈椎矢状径临界值为 13 mm，≥13 mm 为正常，<13 mm 为颈椎管狭窄。

2. 颈椎管 CT 和 MRI 检查

CT 和 MRI 检查可确诊，除能观察上述椎体中部狭窄之部位，同时亦可观察颈椎管其他部位有无狭窄征象。颈椎椎管前后径<12 mm 为椎管狭窄。

3. 肌电图检查。

(五) 治疗

1. 治疗原则

由于颈椎管狭窄症常常表现为脊髓压迫，故确诊后最好的治疗方法就是迅速手术解除脊髓压迫。

(1) 保守治疗：保守治疗适用于术前准备阶段或不能耐受手术的患者。

具体方法：理疗、改善不良工作体位和睡眠姿势。药物可用西比林、颈痛颗粒、乐松等，急性发作期可用甘露醇、地塞米松(无糖尿病)缓解症状。不可行牵引治疗，可能加重患者的症状。

(2) 手术适应证：经正规保守治疗无效，病情加重，严重影响生活与工作者均可行手术治疗。

手术禁忌证：有严重心、肺、肝、肾功能障碍不能耐受手术者，术后发生心脑血管意外及肺栓塞可能性极大者，已发生严重瘫痪预计手术效果不佳者。

2. 手术方式

颈椎管狭窄良好的手术疗效有赖于手术方式的正确选择和脊髓的充分减压。

(1) 后路椎管减压术：后路椎管减压术是传统的手术方式。该术存在很多缺点，椎管狭窄病例因其缓冲间隙小，椎管内压力高，采用各种咬骨钳切除椎板时，咬骨钳反复撞击脊髓，易造成脊髓的直接损伤。术后因脊柱不稳可出现"鹅颈畸形"等并发症。

(2) 后路椎管扩大成形术：由日本学者所进行的各种椎管扩大椎板成形术替代椎板切除术，使疗效大大提高，尤其"单开门"椎管扩大成形术因其具有较多的优点而在临床上广泛地使用。但"单开门"手术有其自身缺点，如减压不彻底、颈椎反弓脊髓漂移幅度小、椎间盘突出和后纵韧带骨化重、脊髓漂移幅度大往往引起 C_5 神经根牵拉症状(表现为屈肘和肩外展功能障碍)等。

(3) 前路减压术或者联合后路椎管扩大成形术：前路减压较彻底直接，避免了后路手术的缺点，但对后纵韧带骨化重和椎体附件骨赘、黄韧带肥厚等不能充分减压。前路直接减压联合后路间接减压，脊髓漂移对重型颈椎管狭窄减压充分彻底。总之，前后路联合减压治疗重型颈椎管狭窄症疗效较好，其缺点是创伤大，手术时间长。

(4) 经验与教训：术前应根据患者影像学检查、症状、体征及手术耐受性抉择手术方式是单纯后路减压还是分期或一期后前路联合手术。术中可应用磨钻和薄枪钳减少对脊髓的干扰，若出渗血多时宜冷静压迫止血，切勿在血泊中操作而造成医源性脊髓损伤。必要时可在局部麻醉(局麻)下行后路减压，便于指导术中操作，防止出现脊髓损伤并发症。

三、颈椎管后纵韧带骨化症

颈椎后纵韧带骨化症是指因颈椎的后纵韧带发生骨化，从而压迫脊髓和神经根，产生肢体的感觉和运动障碍以及内脏植物神经功能紊乱的一种疾病。1960 年，日本学者尸解时发现颈椎后纵韧带骨化导致了脊髓压迫症。1964 年，Terayma 将该病理变化命名为"颈椎后纵韧带骨化",为人们所广泛接受,成为一种独立的临床性疾病。

(一)诊断依据

1.症状与体征

发病年龄多在 50～60 岁,男性多于女性。患者常主诉头颈痛,上下肢感觉异常、疼痛或功能障碍,少数患者胸腹部有缩紧感,不能行走,甚至大小便障碍。部分患者有轻度外伤即出现四肢无力,甚至瘫痪。

2.影像学检查

侧位 X 线片有时可见骨化阴影。CT 对诊断后纵韧带骨化具有重要价值,不仅能看到骨化的情况,而且能了解椎管狭窄的情况。MRI 能清晰显示脊髓形态及脊髓本身的某些病理改变。根据骨化的情况一般分为连续型、节段型、局灶型和混合型 4 型,以前两者多见。

(二)治疗

1.非手术治疗

非手术治疗包括休息、针灸、理疗、颈枕带牵引等,可缓解肌肉痉挛、止痛。非手术治疗无效时可行手术治疗。

2.手术治疗

(1)手术适应证上述正规保守治疗无效,脊髓压迫症状加重或 MRI 显示有脊髓变性或缺血信号时均应行手术治疗。

(2)手术禁忌证有严重心、肺、肝、肾功能障碍不能耐受手术者,术后发生心脑血管意外及肺栓塞可能性极大者,已发生严重瘫痪预计手术效果不佳者。

(3)手术方式常用的手术方法有下列几种

1)前路颈椎后纵韧带骨化块摘除术:如骨化块与硬脊膜粘连,切除骨化块将十分困难,手术操作对硬脊膜的刺激,有可能使脊髓压迫症状加重,手术时一定要谨慎、轻柔,术中行椎体间植骨融合。

2)前路颈椎间盘及后骨赘切除、椎体间礼骨融合术:适用于脊髓压迫症状单纯由非骨化区的颈椎病所致,而颈椎后纵韧带骨化尚未引起脊髓压迫时。

3)后路椎板切除减压术:对广泛颈椎后纵韧带骨化者、颈椎退变性椎管狭窄者、各节段颈椎后骨赘者,均可采用椎板切除减压术,减压彻底,近期疗效好,但数月后软组织瘢痕形成并发生挛缩,部分患者可形成瘢痕性椎管狭窄而重新压迫脊髓,故远期疗效不够理想。

4)椎管扩大成形术:可采用单开门式或双开门式椎管成形术,既可达到扩大椎管的目的,也可防止大量瘢痕组织进入扩大后的椎管重新压迫脊髓。

5)颈前路颈椎后纵韧带骨化块飘浮手术:由于后纵韧带骨化块可与硬脊膜粘连,或硬膜本身也发生骨化,手术切除骨化块十分困难,此时只将骨化块与周围组织松解、游离,使其变为漂浮状,并向前移位而不勉强切除,以防加重脊髓损害而又能达到减压的目的,同时行椎体间植骨融合术。后纵韧带骨化块漂浮手术难度较大,仅在骨化块局限而其矢状径较大时采用。

(4)经验与教训颈椎后纵韧带骨化症的手术意外发生率及死亡率明显高于一般颈椎病患者,故对手术治疗应慎重对待。颈椎后纵韧带骨化症以保守治疗为主,非必要者一般不宜手术治疗,而对无临床症状的颈椎后纵韧带骨化患者无须治疗,因其病变发展缓慢,可长期观察,避免其颈部外伤，不宜从事颈部容易受伤的职业及运动项目，当出现临床症状时应积极进行治疗。

第二节 胸椎退变

一、胸椎管狭窄症

胸椎管狭窄症是胸椎管横断面减小而产生的胸段脊髓压迫综合征，多见于中年男性，其病因主要来自发育性胸椎管狭窄和后天退行性变所致的综合性因素。早在1911年Teacher通过尸检证实胸椎间盘突出可以引起脊髓损害。黄韧带骨化导致胸椎管狭窄最早是Le Double于1912年提出的。在脊椎椎管狭窄症中胸椎管狭窄症远较腰椎和颈椎少见。

(一) 流行病学

黄韧带骨化多见于亚洲人，特别是日本人，发病率为5%~25%；黑种人、高加索人也有少量报道，但在白种人中极少见。该病为老年性疾病，50~70岁发病率高，并有随着年龄增长发病率增高的趋势，男女比例为(2~3):1。好发部位以下胸椎为主，而累及上胸椎少见。累及多节段者占大多数，而病变仅累及1~2个节段者少见。

(二) 病因

到目前为止胸椎管狭窄症的确切病因尚不完全明确，现在认为可能与以下几种因素有关。

1. 慢性退变

临床统计研究表明，黄韧带骨化老年人多发，且以下胸椎居多，同时常伴其他病理变化如后纵韧带骨化、小关节肥大和椎体增生等，这些变化与脊柱其他部位的退变相一致。

2. 积累性劳损

下胸椎段活动度较大，黄韧带在附着点处受比较大的反复应力而导致慢性积累性损伤，最后导致黄韧带骨化。

3. 代谢异常

目前研究较多的是氟与黄韧带骨化间的关系密切，低磷血症也被认为与黄韧带骨化有关，机制不详。

4. 其他

炎症、家族性因素等也被认为是本病的发病机制之一。已有研究发现，位于人类第6条染色体上Rimx2基因启动子区的单核苷酸构象多态性和位于染色体21 q22.3上的COL6 A1启动子区的单核苷酸构象多态性与OLF的发病均具有相关性。也有实验证实了应力刺激可诱发黄韧带细胞向骨化方向转化，在此过程中瘦素、谷氨酰转移酶等一些骨化因子均参与其中。

(三) 病理分型

按脊柱病理因素可分为先天性、获得性和混合性三类。胸椎管的病理改变导致椎管前方突出的椎间盘或增生骨赘与后方增厚的椎板、黄韧带骨化(又称黄韧带骨化症)和肥大的关节突形成环状压迫脊髓，其中胸椎黄韧带骨化症最为常见。病程中，随着时间的延长，脊髓受压进行性加重，晚期会导致严重的不可逆性的脊髓损伤。

(四) 临床表现

1.胸椎管狭窄症的临床表现复杂多变,临床资料显示胸椎管狭窄症病例中的40%合并有脊髓型颈椎病,10%合并腰椎管狭窄症。这一临床特征导致了其临床表现复杂多样,易于误诊误治或漏诊漏治。

2.典型胸椎管狭窄症主要表现为胸髓不全压迫造成的胸段脊髓的血液循环、感觉和运动传导障碍的一系列综合征,包括:①下肢的感觉异常,如麻木、感觉迟钝、脚踩棉花感、感觉障碍平面的出现;②下肢肌力异常:如无力、行走困难;③下肢肌张力增高:出现肌紧张、折刀样痉挛;④神经反射异常:如膝、踝反射活跃或亢进,髌阵挛、踝阵挛,Babinskin征阳性;⑤神经根刺激症状:如胸背部束带感、疼痛;⑥脊髓、马尾功能障碍:出现神经源性间歇性跛行,括约肌功能障碍,解大小便困难,晚期脊髓完全性压迫,出现截瘫、大小便失禁等。

一般而言,胸椎管狭窄症起病隐匿,发展缓慢,外伤可使已存在胸椎管狭窄的患者病情加重。

(五) 影像学表现

影像学检查是诊断胸椎管狭窄症的重要手段。其显著的临床影像学特征是常常并存多种致病因素,可在某一节段形成"前后夹击"或在不同节段呈"交错式"压迫,还经常并存多个节段狭窄,呈连续型或跳跃型分布。这些给临床诊疗带来的一个直接的挑战就是很难准确地确定责任病变或责任节段。

1.X线片

X线侧位可见胸椎退行性改变,如关节突肥大、椎体骨赘形成,甚至呈竹节样改变,椎间隙可有轻度变窄,椎间孔投影中可见钩形或鸟嘴状高密度影;可见多节段黄韧带骨化(OLF)、多节段的后纵韧带骨化(OPIJL)、多节段前纵韧带骨化(OALL)。连续几个节段黄韧带骨化时椎管后壁呈锯齿状,引起节段性狭窄,可根据骨化物形态进行X线表现,将黄韧带骨化分为5型:①游离型;②上棘型;③下棘型;④上下棘型;⑤板块型。其中以下棘型为最多。

2.CT扫描

CT扫描可见椎体后方或椎板腹侧及单侧或双侧小关节内侧突入椎管内的骨化块影像,严重者与增厚的椎板融成一体,使椎管呈三角形或三菱形;致压物密度大部分与骨皮质相近似,但在未完全骨化的黄韧带部位和受累椎体后缘,突出物中央有低密度区。典型黄韧带骨化表现为两侧椎板前缘呈"V"形高密度影像突入椎管内,双侧骨化可以不对称,也可互相融合或与椎板及后关节囊融合,严重时可使椎管呈三叶草状或窄菱形。

3.MRI扫描

MRI扫描可见椎间隙变窄,椎间盘信号减弱,受累椎体后缘存在信号减弱的致压物及包壳样结构;胸髓局部弯曲、变扁或向一侧移位,有的脊髓信号增强,有的则脊髓变细、信号减弱。黄韧带骨化,在矢状面图像上,常为三角形或半圆形,呈低信号影突向椎管,使硬膜外脂肪移位,连续性中断,脊髓受压形成切迹,如"V"形或大锯齿状受压,脑脊液高信号影消失;在轴位图像上,表现为脊髓后方两侧受压,脑脊液高信号亦消失,脊髓变小,变形。

(六) 诊断与鉴别诊断

正确的诊断首先依靠详细的病史及全面的神经系统检查。本病相对少见,基层医院和没有经验的临床医生常容易误诊，强调早期诊断尤为重要。依据症状体征，特别是神经学检查和影像学检查及电生理检查，可以做出正确诊断。

1. 病史和发病年龄

病史均较长，系慢性发病，多为中年以上，男性多见。

2. 症状与体征

多数患者早期表现为进行性双侧下肢麻木无力、僵硬不灵活、间歇性跛行、胸腹部束带感。X线片检查常常误诊为"骨质增生"而进行非手术治疗，直至病情严重。所以CT和MRI检查对于确诊是十分重要的。

3. 鉴别诊断

(1) 腰椎管狭窄症：典型的胸椎管狭窄症表现为下肢的上运动神经元损害，而腰椎管狭窄症则表现为下肢的下运动神经元损害，两者通常不难鉴别。但当胸腰段椎管狭窄致脊髓圆锥损害时，临床表现可为上、下运动元混合性损害或者广泛的下运动神经元性损害，易于与腰椎管狭窄症相混淆，需特别加以关注。

(2) 椎管内肿瘤。

(七) 治疗

1. 手术适应证

通常认为非手术治疗胸椎管狭窄症均无效，手术治疗是目前唯一有效治疗方法。病情进行性加重，一经确诊应立即手术治疗，避免脊髓进行性受压导致更严重的不可逆性脊髓损伤。

2. 手术目的与手术方式

造成胸椎管狭窄症的后方因素主要为肥厚的黄韧带、椎板及肥大的关节突；而前方因素主要为胸椎间盘突出和后纵韧带骨化，但是单独的OPLL压迫脊髓而无后方病理改变少见。因此，胸椎管狭窄症的手术治疗主要目的就是后路椎管减压。

(1) 后方减压方法对来源于后方的压迫，宜采用后方减压法。包括椎板开门术、椎板开窗术、全椎板切除术、半椎板切除术和半关节突全椎板整块切除术等。

(2) 前方或侧前方入路对来源于前方的压迫，可经前方或侧前方入路进行手术，是否同期行椎体间融合及内固定，应根据手术对脊柱稳定性影响的程度决定，如仅经单侧行胸椎间盘切除，一般不需行内固定及椎体间融合。

(3) 前后方同时减压对前后方同时有压迫的患者治疗比较困难，因胸段硬膜被齿状韧带固定，单独从后方或前方手术都难以达到充分的减压效果，而前后方同时减压则具有相当高的风险。

(4) 微创化和内镜化手术目前的手术方式正在朝微创化和内镜化的趋势发展，如"削薄""打磨""漂浮""蚕食"等微创操作的后路椎板切除椎管减压术和胸腔镜技术等。应用胸腔镜进行胸椎前路手术，具有创伤小、术后疼痛轻、植骨融合快、康复快等优点。

3. 是否进行内固定

黄韧带骨化多较局限，故切除减压的范围较小，因而术后一般无须植骨及内固定，但如切除范围较大，特别是胸腰节段或者颈胸交界区的后路广泛椎管减压将影响脊柱稳定性，应一期行植骨融合及内固定。

(八)并发症及其防治

1.术后脊髓损伤或者"瘫痪"

因为胸髓的血供较差,尤其是中段胸髓,受压后血供将进一步受到损害,轻微的震荡或刺激也可能导致严重后果。有报道认为胸椎管狭窄症外科手术的瘫痪率可高达20%。因此,必须严肃地正视此问题,术前与患者及其家属做好充分交流沟通。

(1)手术麻醉与术中监护:对后路或侧前方入路手术,麻醉的选择尚有争论。如采用局麻,其目的是为防止术中神经损伤,便于术中监测神经功能,避免了全身麻醉(简称全麻)手术的术中唤醒困难;选择全麻,可使手术操作过程平稳,但术中最好有诱发电位监护,因为全麻下术中体感诱发电位(SEP)监护可较好地监测脊髓功能,而且通过SEP监护,不但可以敏感地反映麻醉状态下的神经功能,还能更安全、更及时地预示术中的神经损伤,具有实时性、敏感性较高的特点。

(2)必要时的甲泼尼龙冲击疗法和奥美拉唑的应用:预计手术时间长、狭窄节段多、原发性脊髓损伤重、减压范围广的患者,术中或术后可能发生脊髓损伤,如脊髓的再灌注损伤等,术中打开椎管前30 min采用甲泼尼龙冲击疗法,可有效地保护脊髓功能,而奥美拉唑有很好的胃黏膜保护作用。

(3)由于黄韧带骨化灶常与椎板缘连续且与硬膜囊粘连,甚至椎板间隙常消失,故在手术操作时要十分仔细。应先从邻近正常椎板间隙进入,以神经剥离子小心将硬膜与粗糙的骨化物分离或一侧椎板开槽,另侧切开,在开槽侧将椎板翻开切除,或将椎板磨薄后,以超薄型咬骨钳逐渐将骨化黄韧带切除,防止脊髓损伤及脑脊液漏的发生;有硬膜囊破损时,应用补片进行手术修补。条件许可时最好请神经外科医师配合手术,在显微镜下将粘连的硬脊膜及骨化的黄韧带一并切除,尽量减少对脊髓的干预。术中采用磨钻操作可提高手术安全性。

2.术后硬膜损伤和脑脊液漏

最常见的并发症是硬膜损伤和脑脊液漏,其主要原因是黄韧带骨化常合并硬膜骨化。为达到彻底减压的效果,完整切除黄韧带骨化块是必要的,而临床资料显示黄韧带骨化合并硬膜骨化的比例高达25%左右,因此术中并发硬膜损伤是一个不可避免的结果。

术后处理方法:术后患者俯卧位,伤口持续引流5～7 d后绝大多数(95.5%)可一期痊愈或者请麻醉医师采取硬膜外置管7～10 d,少数病例伤口张力过高或伤口裂开,需行穿刺抽液、清创缝合术等处理。

3.其他并发症

其他并发症:术后血肿压迫、假性脊膜囊肿。

二、胸椎间盘突出症

胸椎间盘突出症多见于40～50岁成年人,男性多于女性,但无明显种族差异,常见的发病部位为T_8～L_1,以T_{11}～T_{12}、T_{12}～L_1最多见。由于其临床表现多变,其诊断也较困难。近年来由于一些先进诊断方法的应用,如CT、MRI,尤其是MRI,使得本病能早期诊断。

(一)病因和病理

1.椎间盘及其部分纤维环的营养不足。

2.椎体间的运动造成椎间盘纤维环的磨损,并逐渐发生纤维性变。

3.各种外伤，如扭伤、损伤、负重等。

由于胸椎椎管属于脊髓组织，因此胸椎间盘突出症常常压迫脊髓神经，导致中枢性神经有压迫表现，即脊髓慢性或者急性损伤症状。

（二）临床表现

患者早期出现胸背部、下腰部疼痛，呈现胸、腰部压迫感或束带感，疼痛向两季肋、腹部放射，常误以为胸、腹部疾病长期诊治难以奏效。随着压迫加重，使脊髓缺血逐渐加重，呈现间歇性跛行，双下肢麻木、无力、感觉过敏，鞍区感觉障碍，步态不稳，脚踩地缺乏实体感，似踩棉花样，膝跟腱反射亢进，踝痉挛、巴宾斯基征阳性。大小便功能障碍，表现为尿失禁、尿潴留、便秘，可伴有性功能低下。部分患者一开始即出现完全性截瘫，或突然出现脊髓半切损伤综合征。

（三）诊断要点

胸椎间盘突出症因发病率低，症状不典型，易被临床医师忽视，常易误诊、漏诊。临床上只有症状、体征、影像学相符时，本病才能确诊。

1.病史

胸椎间盘突出症在40岁左右的成人中较，常见。

2.临床表现

临床表现如上述。

3.影像学检查

临床上要多利用MRI、CT、CTM和其他检查手段的优点，相互补充，以协助诊断。

(1)X线片胸椎间盘突出表现为椎间隙变窄、椎间盘钙化，但X线检查通常不能确定髓核突出的节段。

(2)CT可显示髓核的突出范围和部位，且CT对突入椎管内骨赘及钙化物显示特别清楚，还能清楚地显示椎弓根、关节突及所组成的椎间孔。

(3)MRI能辨认硬膜内和硬膜外肿瘤、椎间盘退行性变、神经根压迫和椎间盘突出。

（四）鉴别诊断

1.早期表现为胸背痛，双下肢困沉，易与疲劳性胸背痛相混淆。

2.患者主诉大小便失禁，偶可出现腹痛和腿痛，容易与泌尿系疾病相混淆。

3.患者主诉单侧或双侧肢体麻木无力，除腿部肌力减弱外，且可出现下腹部肌力减弱，易与颈椎病相混淆。

4.有些患者表现出类似远端的腰椎间盘突出的症状，易与腰椎间盘突出症相混淆。

5.部分患者主诉腹部或胸部发紧感、束带感，易与上腹部疾病相混淆。

（五）治疗

1.非手术疗法

主要用于轻型病例，其主要措施包括以下内容：

(1) 休息根据病情轻重可选择绝对卧床休息、一般休息或限制活动量等。前者主要用于急性期患者，或是病情突然加剧者。

(2)胸部制动胸椎本身活动度甚微，但为安全起见，对活动型病例可辅加胸背支架予以固定，此对病情逆转或防止恶化具有积极意义。

(3) 对症处理包括口服镇静药、外敷镇痛消炎药膏、理疗、活血化瘀类药物及其他有效的治疗措施等，均可酌情选用。可尝试使用硫酸氨基葡萄糖和硫酸软骨素进行支持治疗。硫酸氨基葡萄糖与硫酸软骨素在临床上用于治疗全身各部位的骨关节炎，这些软骨保护剂具有一定程度的抗炎抗软骨分解作用。基础研究显示氨基葡萄糖能抑制脊柱髓核细胞产生炎性因子，并促进椎间盘软骨基质成分糖胺聚糖的合成。临床研究发现，向椎间盘内注射氨基葡萄糖可以显著减轻椎间盘退行性疾病导致的下腰痛，同时改善脊柱功能。有病例报告提示口服硫酸氨基葡萄糖和硫酸软骨素能在一定程度上逆转椎间盘退行性改变。

2.手术疗法

用于胸椎椎间盘切除及融合术的术式主要有以下三类：

(1) 前路手术即通过胸腔或胸腹联合切口抵达胸椎椎节前方施术切除突出的髓核并同时予以内固定(融合)术。

(2) 后路手术此种传统的术式已沿用多年，大多数骨科或神经外科医师都熟悉这一手术途经，操作上也较容易。但若想切除胸椎椎管前方的髓核则相当困难，尤其是在中央型病例。

(3) 侧后方手术胸腰椎椎管次全环状减压术途经：此种手术入路较易切除椎管前方的致压物且损伤小，基本上不影响椎节稳定性。

（六）预后

胸椎椎间盘突出症手术的预后较好，对出现脊髓压迫或者难治性根性痛患者应该手术治疗，但是该疾病的手术中脊髓损伤的风险仍然很高，应该引起手术医生的高度警惕。

第三节 腰椎退变

一、腰椎间盘突出症

腰椎间盘突出症是较为常见的疾患之一，主要是因为腰椎间盘各部分(髓核、纤维环及软骨板)，尤其是髓核，有不同程度的退行性改变后，在外力因素的作用下，椎间盘的纤维环破裂，髓核组织从破裂之处突出(或脱出)于后方或椎管内，导致相邻脊神经根遭受刺激或压迫，从而产生腰部疼痛，一侧下肢或双下肢麻木、疼痛等一系列临床症状。腰椎间盘突出症以腰4～5、腰5～骶1发病率最高，约占95%。

（一）发病率

统计表明，瑞典人腰痛的发病率在轻体力劳动者中占53%，在重体力劳动者中占64%，患腰痛者35%将发展为腰椎间盘突出症。本病占下腰痛患者的10%～15%，占因腰腿痛住院者的25%～40%。

（二）好发年龄

本病多见于青壮年，其中80%为20～40岁，老年人发病率极低，20岁以内者占6%，男女比为(7～12):1，这与男性劳动强度大及外伤机会多有关。

(三) 好发部位

虽然腰椎各节段均可发生，但由于腰骶椎活动度大，处于活动的脊柱与固定的骨盆交界区，其承受的应力最大，椎间盘容易发生退变和损伤，故 $L_{4～5}$ 椎间盘和 $L_5～S_1$ 椎间盘突出发生率最高，可占90%以上。国外报道以 $L_5～S_1$ 最多见，国内以 $L_{4～5}$ 最多见，高位椎间盘突出占 3%～5%，两处同时突出者占 5%～10%，3处以上同时突出者少见。

(四) 椎间盘解剖要点和退变突出的病理过程

1. 椎间盘成长和退变

当出生后6个月，纤维环和髓核尚未完全形成；20岁时椎间盘基本成熟，纤维环和髓核方可以分离，髓核此时保持胶冻样性质，弹性很好；30岁时髓核水分减少，但仍保持柔软和韧性；40岁时椎间盘失水更多，髓核失去胶冻样特性，呈现面团样；50岁椎间盘呈一硬团，髓核大部分纤维化而减少；60岁以后椎间盘髓核逐渐纤维化，故不容易发生椎间盘髓核突出或者容易发生高位椎间盘髓核突出。

2. 椎间盘的解剖生理概要

(1) 组成：椎间盘是体内最大无血管组织。

1) 上下软骨板无血供、无感觉纤维。

2) 髓核含水80%，以蛋白黏多糖为主，含有少量胶原纤维。具有高度弹性和膨胀性，无血供、无感觉纤维。

3) 纤维环由胶原纤维 (50%～70%) 和纤维软骨组成。表面有血供和感觉纤维 (属窦椎神经支配——腰痛的原因)。

4) 椎间盘细胞占1%，合成、维持适当的大分子物质 (如蛋白黏多糖、蛋白酶及抑制剂)，保持椎间盘组织的动态平衡。来源：纤维环 - 间质细胞和髓核细胞 - 脊索。

(2) 胶原蛋白和蛋白黏多糖的功能特性

1) 膨胀压力、机械负荷及水化作用

①蛋白多糖可产生很高的膨胀压填充于椎间盘中。

②椎间盘所含水分的多少依赖于椎间盘所承受外加负荷的大小和蛋白多糖含量的多少；高负荷时，可使椎间盘内20%～25%的水分流出，在晚上休息时再进入 (水化作用)。

③机械负荷主要由胶原纤维维持。

2) 溶质渗透性蛋白黏多糖带负电荷，故带正电荷的抗生素如庆大霉素或托布霉素能更大程度进入椎间盘组织内 (青霉素和头孢霉素带负电荷)。

3. 临床病理分期

腰椎间盘突出主要的病理基础是腰椎退行性变，病理学上分为以下5种类型。

(1) 纤维环膨出：在其附着于相邻椎体骺环之间，纤维环呈环状凸起，纤维环完整，而无断裂，由于均匀性膨出至椎管内，可引起神经根受压。

(2) 纤维环局限性突出：纤维环局限性隆起，内层纤维环断裂，髓核向内层纤维环薄弱处突出，但外层纤维环仍然完整，产生临床症状。切开外层纤维环，髓核并不自行突出。

(3) 椎间盘突出：突出的髓核为很薄的外层纤维环所约束，产生严重的临床症状。切开外层纤维环后髓核自行突出。

(4) 椎间盘脱出：突出的髓核穿过完全破裂的纤维环，位于后纵韧带下，髓核可位于神经根的外侧、内侧或椎管前方正中处。

(5) 游离型椎间盘：髓核穿过完全破裂的纤维环和后纵韧带，游离于椎管内甚至位于硬膜内蛛网膜下隙，压迫马尾神经或神经根。

(五) 基本病因与诱发因素

1. 基本因素

基本因素为椎间盘退行性变。积累伤力是椎间盘变性的主要原因。应该注意：无论椎间盘是否退变，急性损伤都会发生椎间盘突出；在非急性损伤时，椎间盘突出的先决条件是发生了退变性改变。

2. 诱发因素

(1) 遗传：有阳性家族史的患者21岁以前发病率比正常的高5倍。

(2) 妊娠。

(3) 身高和体质量：过高过胖者。

(4) 年龄：中年最高，20～50岁占64%，40岁以上占36%。

(5) 外伤和职业：司机。

(6) 脊柱畸形和生理曲度的改变：外伤骨折导致畸形。

(7) 吸烟。

(8) 糖尿病。

(9) 种族：印第安人、非洲黑人发病率极低。

(六) 症状与体征

1. 腰痛和坐骨神经痛

95%的腰椎间盘突出症发生在$L_{4\sim5}$或$L_5\sim S_1$椎间盘，故患者多有腰痛和坐骨神经痛。

有关突出椎间盘压迫神经根引起疼痛的机制，目前主要的理论：①机械压迫学说；②化学性神经根炎学说；③椎间盘自身免疫学说。

2. 下腹部痛或大腿前侧痛

在高位腰椎间盘突出，$L_{2\sim4}$神经根受累，可出现这些神经根（股神经）支配区的下腹部、腹股沟区或大腿前内侧疼痛。

3. 麻木

当椎间盘突出刺激了本体感觉和触觉纤维，引起肢体麻木而不出现下肢疼痛，麻木感觉区按受累神经区域皮节分布。

4. 间歇性跛行

患者行走时，随着距离的增多而出现腰背痛或患侧下肢放射痛或麻木加重。行走距离短者仅10米多，多为数百米，取蹲位或座位休息一段时间症状可缓解，再行走症状又复出现，称为间歇性跛行。这是因为椎间盘组织压迫神经根或椎管容积减小，使神经根充血、水肿及炎性反应所致。当行走时，椎管内受阻的椎静脉丛逐渐扩张，加重了对神经根的压迫，引起缺氧而出现症状。

5. 马尾综合征

马尾综合征多见于中央型腰椎间盘突出症患者。患者可有左右交替出现的坐骨神经痛和会阴区的麻木感。有些患者在重体力劳动后或在机械牵引和手法"复位"后，突然出现剧烈的腰骶部疼痛，双侧大腿后侧疼痛，会阴区麻木，排便和排尿无力或不能控制，出现严重的马尾神经受损的症状。以后疼痛消失出现双下肢不全瘫，括约肌功能障碍，解大、小便困难，男性出现阳痿，女性出现尿潴留和假性尿失禁。

6. 肌瘫痪

神经很严重受压时出现神经麻痹，受累肌瘫痪。$L_{4\sim5}$椎间盘突出，L_5神经根麻痹，胫前肌，腓骨长、短肌，拇长伸肌及趾长伸肌瘫痪，出现足下垂。其中以拇长伸肌瘫痪，拇趾不能背伸最常见。$L_5\sim S_1$椎间盘突出，S_1神经根受累，腓肠肌和比目鱼肌肉力减退，但小腿三头肌瘫痪罕见。

（七）体征

1. 腰椎侧凸和脊柱外形变化

腰椎前凸减小、消失或后凸，$L_{4\sim5}$椎间盘突出常出现腰椎侧凸，$L_5\sim S_1$侧凸不明显临床上患者行走呈姿势性侧凸。腰椎侧凸与腰椎间盘突出组织和相邻神经根的部位有关。突出物在神经根内侧——腋部，腰椎凸向健侧，使神经根松弛，减轻神经根所受突出椎间盘的压力。突出物在神经根的外侧——肩部，腰椎凸向患侧，使患侧纤维环紧张和髓核部分还纳，达到减轻椎间盘对神经根的压迫。腰椎侧凸也受到骶棘肌痉挛的影响。但腰椎棘突偏歪不能作为腰椎间盘突出症的特有体征，约50%的正常人有棘突偏歪。

2. 压痛点

在后侧椎旁病变间隙有深压痛，压痛点多在病变间隙的棘突旁。有时向同侧臀部和下肢沿着坐骨神经分布区放射。深压痛刺激了骶棘肌中受累神经的背根神经纤维产生感应痛。压痛点在$L_{4\sim5}$椎间盘突出较$L_5\sim S_1$椎间盘突出更为明显，但也有部分患者仅有腰背部压痛而无放射痛。

3. 腰椎运动受限

在腰椎间盘突出症时，腰椎各方向的活动度都会减低。有腰椎侧凸时，腰椎向凸侧侧弯受限。根据椎间盘突出的类型，腰椎的前屈后伸运动受限程度也不同。纤维环在未完全破裂时，腰椎后伸受限。

4. 肌肉萎缩与肌力的改变

受累神经根所支配的肌肉，如胫前肌，腓骨长、短肌，拇长伸肌及趾长伸肌、腓肠肌等，皆可有不同程度的肌肉萎缩与肌力减退。椎间盘突出症，拇趾背伸肌力明显减弱，严重时距小腿关节(也称踝关节)背伸无力。椎间盘突出症可见小腿三头肌萎缩或松弛，肌力亦可改变但多不明显。

5. 感觉减退

感觉障碍可表现为主观麻木与客观的麻木。神经感觉障碍按受累神经根支配区分布。其中以固有神经支配尤为明显，L_4神经根受损，大腿内侧和膝内侧感觉障碍；L_5神经根受损，足背前内侧和拇趾感觉障碍；S_1神经根受损，足外侧及小趾感觉障碍。

6.腱反射改变

$L_{3\sim4}$椎间盘突出，膝反射减弱或消失 $L_5 \sim S_1$ 椎间盘突出，跟腱反射改变。

(八) 特殊体征

(1) 直腿抬高试验阳性正常神经根在直腿抬高 50°～70°时有 3～5 mm 的移位。

(2) 直腿抬高加强试验 (Bragard 征)。

(3) 仰卧挺腹试验患者仰卧，做挺腹抬臀的动作，使臀部和背部离开床面，出现患者坐骨神经痛者为阳性。

(4) 股神经牵拉试验患者取俯卧位，患肢膝关节完全伸直。检查者上提伸直的下肢，使髋关节处于过伸位，当过伸到一定程度时，出现大腿前方股神经分布区域疼痛者为阳性。此方法用于检查 $L_{2\sim3}$ 和 $L_{3\sim4}$ 椎间盘突出的患者。

(5) 屈颈试验 (Lindner 征) 患者取坐位或半坐位，两下肢伸直，此时坐骨神经已处于一定的紧张状态，然后向前屈颈，引起患侧下肢的放射性疼痛者为阳性。

(九) 影像学检查

影像学检查是诊断腰椎间盘突出症的重要手段，但正确诊断腰椎间盘突出症必须将临床表现与影像学检查相结合，仅以影像学检查为依据或片面强调影像学检查的重要性是不正确的。也就是说仅有影像学检查证实而无相应腰椎间盘突出的临床表现，则不能诊断"腰椎间盘突出症"。

1.腰椎 X 线平片

腰椎 X 线平片有以下征象：①腰椎正位片正常或者可呈侧弯；②腰椎侧位片椎间隙狭窄、生理前凸变小或消失，严重者甚至反常后凸。

2.CT

CT 主要是观察椎管不同组织密度的变化。表现为硬膜外脂肪组织消失，椎间盘组织从后方压迫硬膜囊或从后外侧压迫神经根，硬膜囊向一侧推移，神经根向不同方向移位。较大的椎间盘突出，神经根由突出椎间盘影所覆盖，硬膜囊受压变扁。

3.MRI 检查

从 MRI 图像上所表现的信号，大体上分为高、中和低强度。通常在 T_1 加权像,骨皮质、韧带、软骨终板和纤维环为低信号强度；椎体、棘突的松质骨因含骨髓组织，故表现中等信号；椎间盘介于前两者之间；脂肪组织和血管为高强度信号，脊髓和脑脊液次之。T_2 加权像对椎间盘组织病变显示更明显。正常椎间盘在 T_1 加权像上显示较均匀减低信号，在 T_2 加权像上呈高信号。而 T_2 加权像上退变椎间盘呈中度信号，在严重退变呈低信号，称为黑色椎间盘。由于 T_2 加权像脑脊液信号强而发亮，椎间盘突出压迫硬膜囊显示更加清楚。

(十) 诊断

诊断需结合年龄、病史、症状、体征、X 线片、CT 片，必要时 MRI 片可确诊，仅有 CT、MRI 片资料不应诊断为本病。

(十一) 鉴别诊断

1.与腰痛为主要表现的疾病的鉴别

(1) 腰肌劳损、韧带炎、急性腰扭伤。

(2) 第三腰椎横突综合征。

(3) 椎弓根峡部不连与脊柱滑脱症。

(4) 腰椎结核或椎体骨肿瘤。

(5) 陈旧性腰椎骨折后遗症。

2. 与腰痛伴坐骨神经痛的疾病的鉴别

(1) 神经根及马尾肿瘤：呈现持续性疼痛，夜间痛明显。

(2) 腰椎管狭窄症：年龄较大 (50 岁以上多见，间歇性跛行，详见相关章节)。

3. 与坐骨神经痛为主要表现的疾病的鉴别

(1) 梨状肌综合征

①以臀部和坐骨神经痛为主，症状与活动有明显关系；

②髋关节外屈、外旋位抗阻力时可诱发本病症状；

③坐骨神经 84.2% 从梨状肌下缘穿过，15.8% 从梨状肌中间穿过下行。

(2) 盆腔疾病：以腰痛为主，可能有牵涉痛。

(十二) 治疗

腰椎间盘突出症的治疗有保守治疗方法、介入手术和外科手术治疗。

1. 非手术治疗

(1) 适应证：适用于初次发作，病程较短 (3 个月以内) 及经休息后症状明显缓解，影像学检查无严重突出者。

(2) 目的与效果：目的是使椎间盘突出部分和受到刺激的神经的炎性水肿加速消退，从而减轻或解除对神经根的压迫。80%～90% 的患者可以经非手术治疗而愈。

(3) 方法

1) 绝对卧床休息：可以减少椎间盘承受的压力，缓解原先髓核对神经根局限性的压迫，达到临床症状减轻或消失。卧床休息甚为重要，一般卧床 3～4 周症状大多能缓解。

2) 牵引：可使椎间隙增大及后纵韧带紧张，有利于突出的髓核部分还纳。

3) 推拿、按摩：可缓解肌痉挛，松解神经根粘连，或者改变突出髓核与神经根的相对关系，减轻对神经根的压迫。

4) 硬膜外腔注入少量激素和麻醉药物，可抑制神经末梢的兴奋性，同时改善局部血运，减轻局部酸中毒，从而起到消炎作用，阻断疼痛的恶性循环，达到止痛目的。但如系巨大的椎间盘突出压迫神经根，因机械性刺激未能解除，故症状也难以缓解或消失。

5) 静脉用脱水、激素及消炎止痛药。

2. 介入手术 (也称有限手术或"微创"手术) 治疗

目前主要方法：①髓核化学溶解法 (胶原酶注射疗法)；②臭氧疗法；③经皮髓核切吸术；④激光消融术。

(1) 髓核胶原酶化学溶解法：经皮化学髓核溶解术 (chemonucleolysis，CNL)：1963 年 Smith 首次采用经皮椎间盘穿刺注入木瓜凝乳蛋白酶治疗腰椎间盘突出症，开创了微创脊柱治疗的先河，随后胶原酶被广泛地用于临床。

1) 方法与原理：即将胶原酶注入椎间隙或者突出髓核区域，通过使髓核的主要成分软骨黏多蛋白解聚释放硫酸软骨素，从而达到溶解髓核，解除对神经根压迫的目的。

2) 临床价值：其运用价值一直存在着争议。其毒性反应及远期疗效还需在临床上进一步验证，争议较大。McCulloch 统计北美近 17 000 例髓核化学溶解疗法，并发症发生率为 3.2%，常见的并发症有变态反应、椎间盘炎、灼性神经痛、继发性椎间孔或椎管狭窄。

由于蛋白酶所具有的专一性，即使准确地注入突出髓核部位，也只能达到部分溶解，故效果有限。

3) 适应证：初发、轻度突出或脱出患者，因为各种原因暂时不能进行开放手术的患者。

4) 效果：由于髓核的主要有形成分是蛋白黏多糖，其次才是胶原蛋白，因此胶原酶仅仅能够溶解少部分突出髓核，并且受到手术者技术条件限制，其最终临床效果是非常有限的。

(2) 臭氧治疗腰椎间盘突出症

1) 臭氧：是 3 价氧原子 (O^{3+})，是一种强氧化剂，是手术室、化验室、换药室等医疗场所进行空气消毒的一种常用消毒气体。常温下半衰期约 150 min，在水中的溶解度是空气的 13 倍。

2) 应用原理与现状：臭氧髓核消融术是通过注射少量臭氧气体，使髓核组织脱水萎缩，不损伤髓核周围组织及神经，达到使椎间盘减压的目的。它的优点是安全系数高、风险小、见效快，无变态反应及其他明显并发症，对高龄患者安全。缺点是适应证局限，只适用于单纯性腰椎间盘突出症患者。

目前在欧洲，臭氧主要应用于腰椎间盘突出和骨关节疾病的治疗、创伤及难治性溃疡 (如糖尿病足) 的治疗、癌症的辅助治疗、抗自由基防衰老、脑卒中及病毒性肝炎等疾病的治疗。

3) 镇痛机制：抑制无髓损伤感受器纤维，激活机体的抗损伤系统，并通过刺激抑制性中间神经元，释放脑啡肽而起作用，类似于化学针灸的作用。

4) 国外统计显示经皮穿刺臭氧注射术治疗椎间盘突出症的有效率为 68%～80%。

5) 适应证以椎间盘源性 (椎间盘膨出) 腰痛为主、初发轻度突出患者。

(3) 经皮腰椎间盘切吸术 (APLD)

1) 方法和作用：1975 年 Hijikata SJ 首次报道采用经皮穿刺技术治疗腰椎间盘突出症，开辟了一条介于开放手术和保守治疗间的新途径，由于其优越的性能和操作的改进，使之在全球迅速被推广。

2) 适应证：初发、轻度突出或脱出患者，各种原因暂时不能进行开放手术的患者。

3) 治疗效果：各家报告的治疗有效率为 70%～97%。有研究发现：在临床上经 APLD 治疗的大多数突出间盘治疗后并无明显回缩，因此临床症状改善不明显。

(4) 经皮激光椎间盘减压术

1) 应用现状：经皮激光椎间盘减压术 (PLDD) 是继化学溶核术、PD、PAD 和 AMD 之后腰椎间盘突出症经皮穿刺治疗的又一项新进展。1986 年在奥地利最先将 PLDD 技术用于临床，并于 1987 年首次报道了这一临床应用结果。迄今为止，世界范围内实施 PLDD 的病例数已愈万例。国内于 20 世纪 90 年代初开始在临床上应用此项新技术。最近几年来报道较多的波长为 2.1 的钬激光，其辐射范围更易控制、精确度高、安全性大。

2) 方法与原理：PLDD 是指在 C 形臂 X 线或 CT 的引导下，用 16 G 或 18 G 穿刺针刺入病变的颈或腰椎间盘，通过穿刺针导入 200～800 ptm 光纤，然后启动激光？治疗系统发射激光，将椎间盘部分髓核汽化，从而降低椎间盘内压力，达到治疗椎间盘突出症目的的一种微创手术方法。它的优点：①手术操作简单，在局麻下进行治疗，而且手术时间很短；②手术造成的创伤很小（针眼 1 mm）；③同期可进行多个椎间盘病变的治疗；④因为无椎管内的操作，因此术中及术后并发症很少；⑤住院时间短；⑥手术治疗后常见的瘢痕形成和出血问题不会出现；⑦患者痛苦小，恢复快。它的缺点同样是适应证较局限。

其作用机制是激光汽化一定量的髓核组织后，椎间盘内压显著降低，从而缓解对神经根及周围痛觉感受器的压迫和刺激，进而达到缓解和消除症状的目的。

3) LDD 的治疗效果：目前各家报道的有效率为 70%～95%，其中在 PLDD 创始人之一 Ascher 的一组报道中，333 例平均随访 26 个月，疗效为 78.4%。

4) 适应证：初发、轻度突出或脱出患者，各种原因暂时不能进行开放手术的患者。

3. 手术治疗

临床研究已经证实，绝大多数腰椎间盘突出症患者经过正规的保守治疗，其临床症状和体征可以得到明显缓解甚至痊愈，仅有 10%～20% 的患者需手术治疗。

(1) 外科手术指征

1) 确诊后经过正规保守治疗（1 个月左右，有的认为应有 3～6 个月）无效者；或保守治疗有效，但是经常复发，严重影响工作生活者。

2) 急性腰椎间盘突出症，根性疼痛剧烈，无法缓解且持续性加重者。

3) 出现典型的神经根受压定位损伤体征者或马尾神经受压症状和体征者。

4) 影像学检查显示为明显或破裂型巨大突出、脱出者；对神经或硬膜囊有明显严重压迫者。

5) 老年患者，腰椎间盘突出合并有严重腰椎椎管狭窄者。

6) 青少年患者（可能有遗传因素或外伤史）保守治疗无效者。

(2) 手术方法

1) 后路腰椎间盘突出髓核摘除术包括半椎板切除椎间盘切除术、全椎板切除椎间盘切除术、椎板间开窗椎间盘切除术。此术式的优点是术野清楚、操作方便，术后效果肯定。缺点为半椎板、全椎板椎间盘切除，会造成脊柱后柱结构的破坏，对脊柱稳定性有一定影响。开窗式椎间盘髓核摘除术对脊柱稳定性影响较小，但手术操作难度较大。

2) 后路椎间盘髓核摘除术 + 腰椎融合术脊柱融合的基本目标是防止进一步的节段运动，包括横突间植骨融合术、椎间植骨融合术及椎间融合器融合术，同时一期行内固定术，以达到腰椎在正常序列融合的目的。此术式是目前国际最为常用的手术方法。

横突间植骨融合术的优点为技术方法简单，融合率较好。缺点是完整保留椎间盘可成为潜在的疼痛源，后方入路可损伤后方椎旁软组织。

经后路腰椎间融合术 (posteriorlumbarinterbodyfusion，PLIF) 的技术是指采取后方入路进行后外侧及前方椎体间融合。显露后方结构并进行广泛的椎板切除，目前多采用椎弓根螺钉技术来提供坚强的后方固定，防止植骨块向后漂移，并在植入椎间融合装置时作临时撑开。该术式的优点包括：大量切除了作为疼痛源的椎间盘；增加了椎间高度，协助恢复矢状面力线，增加神经根管的垂直高度；植入椎间骨块并加压。

后路椎间融合器融合术的方法是切除病变椎间盘后，把充满骨粒的椎间融合器 (cage) 植入病变的椎间隙中。该术式的优点是保持椎间隙高度，提供前柱支撑，增加了融合率，患者可早些下床活动。

3) 经前路手术方式经前路途经有经腹膜和经腹膜外两种方式，以后者多见。前路手术其优点在于：能良好地暴露整个椎间隙和软骨盘；可同时处理 $L_{4\sim5}$ 和 L_5-S_1 椎间盘；可在椎间盘摘除后植入大块髂骨，椎间融合面积远远大于 PLIF；保持椎间隙宽度，并能达到骨性融合。但前路经腹入路因需进入腹腔，术后易发生胃肠消化功能紊乱，也有术后发生肠粘连者。其缺点是手术入路过程中可发生灾难性的血管损伤和腹部脏器损伤，无法可靠地解除对神经根的压迫，如损伤自主神经丛，造成逆向射精。

4) 微创手术后路显微内镜下腰椎间盘切除术 (MED) 是现代脊柱微创技术之一，为治疗腰椎间盘突出症的有效手术。它的优点是对局部软组织破坏小，手术视野清晰，由于减少了显露和切口闭合时间，故实际手术时间 20 min 左右，出血少，损伤轻微，缩短患者术后住院和康复时间。微创可扩张通道系统 (quadrant) 可同时完成椎间盘髓核摘除、侧隐窝神经根管减压术和椎间植骨融合术。

5) 人工椎间盘置换术 (artificiallumbardiscreplacement，ADR) 是近年来治疗腰椎间盘退变性疾病的新方法，从 20 世纪 80 年代开始临床应用。它不仅切除了病变椎间盘，而且同时恢复了该节段的稳定性和活动功能，理论上可避免腰椎融合带来的相邻节段退变加速。其优点是并发症少，伴的病理改变少，保留椎间隙更高，关节突关节影响较小。缺点是人工假体材料需要改进和完善。

6) 人工髓核置换术 (prosthetic discnucleus，PDN) 单纯髓核置换的优点：①手术操作简单，创伤小，易被患者接受；②可以用微创技术，甚至在内镜下置入。缺点是不适用于严重椎间盘退行性病变和椎间隙变窄者，只适用于早、中期椎间盘退行性病变者。

4. 手术效果评估与并发症防治

(1) 常规外科手术的远期疗效 (侯树勋报道)

1) 单纯性开窗髓核摘除手术患者优良率达 83.8%。

2) 半椎板切除髓核摘除手术优良率为 77.3%。

3) 全椎板切除髓核摘除手术优良率仅为 43.5%。

4) 影像学改变：所有患者术后均有不同程度的椎间高度丢失，术后 9 年平均丢失 36%，绝大多数患者并没有出现腰椎不稳症状。因此，髓核摘除术仍然是治疗腰椎间盘突出症的可靠有效的治疗方法。

(2) 腰椎间盘突出症手术的常见并发症

1) 术中神经根损伤。

2) 硬脊膜损伤及脑脊液漏。

3) 切口感染和椎间隙感染。

4) 术后复发：国外报道为 5% ～ 20%，国内报道为 1.8% ～ 6.3%。复发原因：节段定位错误和 (或) 髓核摘出减压不彻底。近年研究发现脊柱不稳是复发的主要原因。先行保守治疗，必要时再次手术，手术时应考虑椎间植骨融合术，特别是节段因承受应力较大，最好行原位椎间植骨融合术。

5) 术后神经根粘连。

6) 椎间隙塌陷和脊柱不稳。

3. 对于以腰痛为主要症状患者的注意事项

1) 首先评估过程应更加小心,应想到引起腰痛的其他原因。

2) 拍摄腰椎屈伸位动态 X 线片以判断有无腰椎不稳（矢状位滑移 3 mm 或伸屈角度位移＞11°）。

3) 理论上腰椎间盘造影术有助于诊断椎间盘源性下腰痛。

4) 单纯的髓核摘出术不能解除患者的长期腰痛,再次手术时应行椎间植骨融合术。

(4) 腰椎间盘突出症手术内固定指征

1) 首先应明白:是否行内固定,在脊柱外科领域仍存在争议。

2) 髓核突出是造成腿痛的主要原因,单纯髓核摘除即可获得很好疗效;当髓核突出伴有更长时间(超过 6 个月)的腰痛,并经过检查证实有腰椎节段不稳时,应考虑行椎间植骨融合术。

3) 在复发性腰椎间盘突出,二次手术时可考虑行融合术,因为复发本身就说明有腰椎不稳,而且显露这个节段时需要做更大的切口和暴露有可能加重不稳。

综上所述,腰椎间盘突出症的手术治疗在不断发展,但传统术式仍是目前最常用且疗效可靠的方法。显微外科技术的应用使得手术损伤更小。必须综合考虑患者的病情和医院的技术水平等因素来决定患者的治疗方案和手术方式。

二、特殊类型腰椎间盘突出症

(一) 儿童腰椎间盘突出症

1. 流行病学

发病率很低,病因有外伤史、先天性脊椎畸形、家族性和营养因素。诊断前症状的持续时间从几个月到 1 年不等。

2. 临床表现

主要症状是机械性背痛和腿部肌肉紧张。主要体征是直腿抬高试验阳性,有时以侧凸畸形或者腰部肌肉痉挛表现为主。其他神经学症状和表现不常见,亦即没有"坐骨神经痛"的临床表现。

3. 影像学检查

CT 和 MRI 检查有助于确诊。

4. 治疗

(1) 保守治疗早期口服激素、外固定、理疗和对症。

(2) 手术治疗保守治疗无效时需要手术治疗(髓核摘除 + 椎间隙融合术)。

5. 预后

无论是否手术,其预后好于成人。

(二) 青少年腰椎间盘突出症

1. 流行病学

据文献报道,手术治疗腰椎间盘突出症患者中,19 岁以下者占 1%～15%。在西方国家发病率为 0.8%～3.8%,日本人的发病率明显高于白种人,为 7.8%～22.9%。患者身材往往比同龄人高大。多有明确外伤史，半数以上患者合并有其他脊椎疾病，故先天性畸形和遗传因素已被认为是病因之一。

2. 发病机制

早期椎间盘退变是主要原因，也有认为与椎体终板骨软骨无菌性炎症有关，故目前应用较多的诊断是"腰椎椎体终板骨坏死症"，导致椎间盘过早退变或者无菌性炎症－椎间盘髓核突出（或膨出）－压迫刺激神经根。

3. 临床表现与诊断

主要症状是脊柱僵硬、继发性脊柱侧弯，活动后下腰部疼痛和肌张力增高，常常没有典型坐骨神经痛症状。其症状可以是间歇性，可以没有腰痛症状或者较轻，神经系统体征非常少见。确诊需要 CT 和 MRI 检查。

4. 治疗

(1) 初期可采取保守治疗，包括限制体育活动，甚至卧床休息，给予消炎止痛药物和外固定。

(2) 无效时手术治疗，特别是出现神经系统表现者。

由于青少年患者特殊的发病机制，手术中发现患者病变椎间盘呈现弥散型突出，很难用髓核钳大块摘除，故手术方案宜选择髓核摘出＋椎间隙植骨融合术。

5. 预后

由于青少年特殊的生理特点，如果单纯采取髓核摘出术，将可能导致远期椎间隙狭窄、椎间关节严重退变而引发后遗症。

（三）老年性腰椎间盘突出症

老年腰椎间盘突出症系指 60 岁以上的患者，其发病率在 4%～4.7%。老年腰椎间盘突出症不同于青壮年患者，具有以下特点。

1. 很少有严重的典型腰背痛。腰椎代偿性侧凸不明显，神经根张力试验如直腿抬高试验常常表现为阴性。

2. 因老年人腰椎退变严重，故常常合并有腰椎管狭窄症表现即间歇性跛行。

3. 由于下腰椎椎间盘蜕变后自我稳定，腰椎活动应力上移，故高位（$L_{3\sim4}$ 和 $L_{2\sim3}$ 椎间隙）较多，表现为股神经根受压或刺激，即大腿前外侧疼痛麻木。老年人巨大椎间盘突出相对较多，原因不明，这可能与老年人髓核水分减少，椎间盘缓冲作用减弱，容易形成巨大破裂突出物有关。

4. 确诊后以手术治疗为主。

（四）极外侧型和椎间孔型腰椎间盘突出症

1. 极外侧型和椎间孔型腰椎间盘突出症的诊断主要依靠 CT 和 MRI 检查。当临床患者症状严重和体征典型时，CT 和 MRI 检查在椎管内未发现异常，此时应注意观察在椎间孔和椎间孔外有无椎间盘突出阴影，同时依据此影像学阴影异常对照临床表现做出诊断。

2. 极外侧型腰椎间盘突出症也是临床椎间盘髓核摘出术效果失败原因之一。向极外侧突出髓核实际上是压迫上位神经根而引起相应症状体征。

3. 此型椎间盘突出病例临床相对少见，有研究报道显示极外侧型腰椎间盘突出症病例占临床病例的 2.2%～3.8%，多发生在 $L_{4\sim5}$ 椎间隙，其次是 $L_{3\sim4}$ 椎间隙，极少发生在 $L_5\sim S_1$ 椎间隙。

4.临床表特点

发病急,病程相对较短(1个月左右),以根性痛(突出破裂髓核刺激椎间孔外上位神经根所导致剧烈化学免疫刺激症状)为主要症状;因为不累及后纵韧带及前方硬膜,故腰痛症状不明显,90%的患者直腿抬高试验阴性,但是椎旁压叩痛明显。

5.手术入路

采取后正中入路,手术中需要切除小关节突,以便显露极外侧突出髓核,由于椎间关节稳定性遭到破坏,手术需同时行椎间植骨融合术。

比较方便的入路是采取椎旁入路,即从多裂肌间隙进入椎旁,在"可扩张通道脊柱微创手术系统"下完成手术,可同时完成椎间植骨融合内固定术。也采取侧路椎间盘镜手术系统。

三、腰椎管狭窄症

腰椎管因骨性或纤维性增生、移位导致一个或多个平面管腔狭窄,压迫马尾或神经根而产生临床症状者,称为腰椎管狭窄症。

本病起病缓慢,病程长,多发生于中老年人。主要的临床症状是间歇性跛行、慢性反复的腰痛和下肢痹痛。

(一)病因和发病机制

本病多属中医的痹证范围。主要的病因是劳役伤肾,筋骨懈弱,肾气亏虚,风寒湿等外邪内舍腰府,或内有痰瘀,诸邪阻遏肾督经脉,气血不通故疼痛、麻木。此病肾气亏虚为本,有以阳气亏虚者,亦有阴血亏虚为主者,或阴阳俱虚。风、寒、湿、痰、瘀诸邪作祟为患,此为实为标。现代医学认为,腰椎退行性变是腰椎管狭窄症的主要原因,如椎体后缘的骨赘增生、黄韧带及椎板肥厚、小关节突增生、椎间隙狭窄、椎节松动、滑脱及椎间盘的突出等等,引起腰椎管的容积减少。此外,发育性的腰椎管狭窄,如发育性的短椎弓根和椎弓根内聚,先天性脊柱裂等亦使椎管的容积变小,是椎管狭窄的另一个病因。此在青少年时多无症状,中老年时由于退变进一步引起椎管的容积变小而发病。医源性腰椎管狭窄,如手术引起疤痕组织增生和粘连、术后椎节失隐引起椎体和小关节突以及纤维组织增生,可导致腰椎管狭窄症。以上的原因,导致中央椎管或侧隐窝、神经根管的狭窄,中央椎管狭窄则压迫马尾神经,后两者狭窄则压迫神经根,部分患者也可出现全椎管的狭窄,从而出现相应的临床表现。

(二)临床表现

1.症状

主要的症状是反复发作的腰痛、腿痛。典型的间歇性跛行,即久站及行走之后,因出现下肢疼痛、麻木加剧而跛行,痹痛难忍之时下蹲或坐下后痹痛可缓解。腰痛以下腰部为主,常牵及一侧或双侧的臀部,腿痛也可以是一侧或双侧发病。严重的中央椎管狭窄患者,因马尾神经受压,出现大小便功能障碍及会阴部的麻木。如单纯的侧隐窝狭窄或(和)神经根管狭窄则嵌压神经根,其根性神经痛往往比腰椎间盘突出症更严重,且多为持续性。

2.体征

腰椎管狭窄症的患者,临床体征主要表现为间歇性跛行,病情轻者,在医院检查时可能见不到跛行,但在患者步行活动后则跛行较为明显。患者腰部体征不突出,但多数腰部后伸时会诱发下肢痹痛,而前屈则无碍。下肢可出现肌肉萎缩和感觉障碍。中央椎管狭窄者直腿抬高试验多为阴性，股神经试验亦常为阴性，但侧隐窝狭窄或（和）神经根管狭窄者神经根受压明显，临床症状和体征则较为明显，如腰4神经根受压，则股神经牵拉试验阳性，腰5或骶1神经受压，则直腿抬高试验阳性，并有相应节段的神经损伤的体征。

(三) 影像及其他检查

1. X线片

患者有不同程度的脊椎退行性变的表现。如腰椎正位片，可显示不同程度的骨质增生，关节突密度增高，或脊柱侧弯等。侧位片见椎间隙的改变，椎弓根短粗，椎间孔狭窄，椎节松动或滑脱等。

2. 椎管造影

腰椎管造影能反映病变椎管狭窄的情况，表现为不同程度的碘柱充盈缺失甚至完全梗阻。侧位片上，下腰段前后径小于8 mm时，可诊断为椎管狭窄。老年患者常是多节段的椎间盘突出或椎体后缘骨赘形成，其碘柱表现为椎间隙水平的狭小如蜂腰状。

3. CT

CT及螺旋CT能准确地测定椎管的形状和管径。椎体后缘的骨赘、椎间盘的突出、小关节的增生内聚、黄韧带的增厚、侧隐窝的狭窄，以及椎管的形状改变和狭窄，这些是腰椎管狭窄常有的病理改变，在CT片上都能清楚显示。

对于腰痛及下肢的一侧或双侧根性神经痛，直立行走时加重，腰后伸试验阳性，弯腰、蹲下、屈膝侧卧时可缓解，年龄在40岁以上者，首先考虑为腰椎管狭窄症。中央椎管狭窄者，有上述的典型表现，但体征较轻，而侧隐窝狭窄或神经根管狭窄者，则往往有严重的根性神经痛的临床表现。结合临床、X线平片及CT或椎管造影片的其中之一，可做出明确诊断。

(四) 治疗

1. 非手术治疗

早期的腰椎管狭窄症，狭窄尚未形成持续性的压迫，可用非手术治疗。在这一阶段，休息及体位合适时，症状可减轻甚至消失，但如果体位不当或劳累则易反复发作。非手术治疗不能消除椎管的骨性与纤维结构增生，但可消除神经根、马尾及硬膜外组织的水肿，从而解除压迫并使症状缓解。

非手术治疗包括中医辨证用药、消炎止痛的西药、针灸、卧床休息、骨盆牵引、腹肌锻炼、理疗、按摩、腰围制动等。急性发作时，休息是缓解症状的有效方法，应尽量卧床休息，同时可给予针灸和消炎止痛的西药治疗，以尽快消除神经的水肿。腰部的理疗、按摩及适当重量的牵引，有助于腰部肌肉的放松，增加椎管的长度。切忌大重量的牵引和重手法的过伸按压和旋转，防止神经根或马尾神经的医源性损伤。

慢性期要注意保健，适当的腹肌锻炼，防止过度劳累等，均是减少症状复发的重要手段。中医辨证用药，能调补肾气，强壮筋骨，同时祛邪以活络，起到标本兼顾的作用。肾阳虚者，治宜温补肾阳，方用右归丸；肾阴虚者，滋补肾阴，方用左归丸；寒湿阻络者，用独活寄生汤；以寒为主者，用温经汤；痰湿偏重者用独活寄生汤加川乌、白芥子、僵蚕；瘀血作痛者，用补阳还五汤苏木、乳香、没药等。

2.手术治疗

而已产生持续性压迫的腰椎管狭窄症，应采用手术治疗。手术的目的是解除压迫的因素。当然手术后的非手术治疗对神经功能的恢复是很有帮助的。因狭窄的病理因素不同，手术的方法也应有所不同，术前对狭窄的节段压迫的性质要尽量了解清楚，尤其是多节段椎管狭窄者，要鉴别哪些节段是临床表现的作祟者，哪些节段尚无出现临床表现。对于不引起临床表现的节段，一般不予手术减压。

(1) 全椎板减压术：适用于中央椎管狭窄症或全椎管狭窄者。显露好，减压彻底，但对脊柱的稳定性有破坏。常在减压的同时给予内固定和植骨手术。

(2) 半椎板减压术：适用于单侧的侧隐窝狭窄或神经根管狭窄者。此法对一侧的椎管减压作用确切，对脊柱稳定性的影响小，多数的腰椎管狭窄症病者可采用此法。而双侧侧隐窝狭窄出现双侧下肢痛者，可用双侧半椎板减压的手术方法。

四、腰椎间盘源性腰痛

椎间盘源性下腰痛，在临床上是极为常见的多发病，是椎间盘内紊乱(IDD)如退变、纤维环内裂症、椎间盘炎等刺激椎间盘内疼痛感受器引起的慢性下腰痛，不伴根性症状，无神经根受压或椎体节段过度移位的放射学证据，可描述为化学介导的椎间盘源性疼痛。

(一) 诊断依据

1.症状与体征

表现为 $L_{4\sim5}$、$L_5\sim S_1$ 椎棘突间、髂后、臀后、腹股沟、股前、股后、大转子等处的酸胀痛。活动后，尤其脊柱垂直应力加大后症状加重，不能久坐、久站，坐位症状重于站位，咳嗽、打喷嚏等可使疼痛加重。症状一般易反复发作，持续时间长，可达数月以上，可产生根性放射痛，但无麻木、无力等神经损伤表现。

一般无明显腰部触痛，有或无腰肌痉挛，伸屈、侧屈、旋转受限。直腿抬高试验一般阴性，或做直腿抬高试验时出现腰痛或腰痛重于腿痛。一般无神经损害的体征。有时腹部触诊可诱发腰痛。

2.影像学检查

椎间盘造影是确诊椎间盘源性腰痛的关键检查。

(1)X 线检查除外腰椎峡部裂、腰椎滑脱和腰椎不稳定。

(2)CT 影像除外椎间盘突出、腰椎管狭窄和其他异常。

(3)MRI 影像显示 $L_{4\sim5}$ 和(或)$L_5\sim S_1$ 髓核信号降低，纤维环后部出现高信号区。

(二) 治疗

1.保守治疗：对疼痛程度不是特别严重、发病时间较短的患者可采取非手术治疗。方法包括卧床、牵引、按摩、药物治疗、腰围、理疗、S_2 脊神经根周围交感神经阻滞术。

2.椎间盘内激素治疗。

3.经皮射频髓核成形术和椎间盘内电热环成形术 (IDET)。

4.手术治疗

适应证：①症状反复发作，持续 1 年以上；②非手术治疗无效；③椎间盘造影阳性。

(1) 单纯椎间盘切除术：单纯椎间盘切除术对腰痛的缓解率较低，复发率也较高。

(2) 后外侧融合术：融合率较高，但临床满意率偏低。

(3) 椎体间融合术：腹腔镜下 Cage 融合术，术后融合率、临床满意率均较理想，且手术时间短，出血少，恢复快。

(4) 人工椎间盘置换术 (ADR)：是脊柱外科的新技术，它可以恢复脊柱功能单位的运动学能力和载荷特性。置换退变的椎间盘可使此椎间隙的功能得以保持，不仅可以治疗腰痛，而且可以预防相邻节段继发性退变的发生，是治疗椎间盘源性腰腿痛较有前途的方法。

（贾怀祥）

第十七章 骨科急救

第一节 创伤现场救护的目的和原则

一、现场救护的目的

创伤现场环境各种各样,均为突发事件,现场条件差,给救护带来困难。明确现场救护目的,有助于迅速选择救护方法,从而正确救护,防止惊慌失措,延缓抢救。现场救护是转向医院进一步治疗的基础,其目的是:

（一）维持生命

创伤伤病员由于重要脏器损伤(心脑肺肝脾及脊髓损伤)及大出血导致休克时,可出现呼吸、循环功能障碍。在循环骤停时,现场救护要立即实施心肺复苏,为医院进一步治疗赢得时间。

（二）减少出血,防止休克

严重创伤或大血管损伤出血量大。血是生命的源泉,现场救护要迅速用一切可能的方法止血,有效的止血是现场救护的基本任务。

（三）保护伤口

开放性损伤的伤口要妥善包扎。保护伤口能预防和减少伤口污染,减少出血,保护深部组织免受进一步损伤。

（四）固定骨折

现场救护要用最简便有效的方法对骨折部位进行固定,以减少骨折端对神经、血管等组织结构的损伤,同时缓解疼痛。颈椎骨折如予妥善固定,对防止搬运过程中脊髓的损伤具有重要意义。

（五）防止并发症及伤势恶化

现场救护过程中要注意防止脊髓损伤、止血带过紧造成肢体缺血坏死、胸外按压用力过猛造成肋骨骨折以及骨折固定不当造成血管神经损伤及皮肤损伤等并发症。

（六）快速转运

现场经必要的止血、包扎、固定后,用最短的时间将伤病员安全地转运到就近医院。

二、现场救护的原则

创伤程度各不相同,救护时要根据现场条件和伤情采取不同救护措施。尽管如此,创伤的现场救护又有其共同规律,需掌握以下原则:

1. 树立整体意识,重点、全面了解伤情,避免遗漏,注意保护自身和伤病员的安全。
2. 先抢救生命,重点判断是否有意识、呼吸、心跳。如呼吸、心搏骤停,首先进行心肺复苏。
3. 检查伤情,快速有效止血。
4. 优先包扎头、胸、腹部伤口以保护内脏,然后包扎四肢伤口。
5. 先固定颈部,再固定四肢。

6.操作迅速准确,动作轻巧,防止损伤加重,关心体贴伤病员。

7.尽可能佩戴个人防护用品,戴上医用手套或用几层纱布、干净的毛巾、手帕、塑料袋等替代。

第二节 急救与救护

一、创伤急救

急救的目的是抢救伤员生命,紧急处理损伤,及时正确转送伤员。如遇大批伤员,应按先重后轻,先急后缓,先近后远的原则进行急救。

(一)伤情判断

急救时,可根据伤员生命体征的改变情况,初步判断伤情。

1.轻伤

伤员神志清醒,呼吸正常,脉率50~119次/min,收缩压高于11.2 kPa。

2.重伤

伤员神情淡漠或烦躁,呼吸费力或呈浅呼吸,每分钟低于10次,脉率每分钟120次以上,收缩压10.0~11.05 kPa。

3.危重伤

伤员神志不清,呼吸微弱,脉率每分钟低于50次,收缩压低于9.6 kPa或测不到。

(二)急救措施

1.保持呼吸道通畅

及时清除伤员口腔、咽喉部、鼻部的血块、分泌物、异物等,恢复呼吸道通畅。如有舌后坠,应及时用舌头牵拉器拉出并固定,并将患者置于侧卧位。

2.人工呼吸

用于伤员呼吸骤停。

(1)口对口人工呼吸法

①将患者仰卧,头部后仰,清除口腔内分泌物;

②术者一手托住患者下颌并翻开嘴唇,另手捏住患者鼻孔,术者深吸气后,对准患者口部吹气,吹毕,术者侧转头部,松开捏鼻孔之手,让其自行呼气,反复进行至抢救结束;

③成人每分钟吹气13~15次,婴儿每分钟20~30次。

(2)口对鼻人工呼吸法:用于患者牙关紧闭时。体位及方法同口对口人工呼吸法,吹气时,将患者口唇闭紧,术者对准鼻孔进行吹气。

(3)面罩加压人工呼吸法:将普通麻醉橡皮面罩扣于患者口鼻上,接上呼吸囊,将面罩接上氧气,进行加压呼吸,效果较好。

3.胸外心脏按压术

(1)患者仰卧硬板床,呈头低10°位。

(2) 术者位于患者一侧，双手叠放，以掌根部置于患者胸骨体下段，双臂伸直，用身体的重力向脊柱方向作有节律的按压。

(3) 按压时用力适度，使胸骨下陷 3～4 cm 时，随即放松双手，让胸骨自行复原。

(4) 成人每分钟按压 70～80 次，儿童 100 次，应同时配合人工呼吸。

按压无效时，应立即向心腔内注射心三联或其他药物。

4. 防治休克

出现休克者，应积极进行抗休克治疗。现场急救时，可静脉输入复方氯化钠注射液（林格注射液）或平衡盐水，以补充血容量；针刺或指压人中、合谷、十宣等穴，可兴奋呼吸、循环功能，提高患者的应激能力。

（三）创伤后心搏骤停的抢救

1. 病因

(1) 严重创伤出血：心肌灌注量降低而引起心搏骤停。

(2) 窒息或呼吸衰竭：长期缺氧，造成心搏骤停。

(3) 创伤刺激迷走神经：可反射性引起心搏骤停。

(4) 胸部创伤：心脏、纵隔等脏器受伤，可诱发心室纤颤而至心搏骤停。

(5) 严重挤压伤：可因急性肾衰竭所致的高钾血症而诱发心搏骤停。

2. 治疗

(1) 心前区敲击法：握空拳敲击心前区，若 2～3 次仍不能使心搏复跳，应另择它法。

(2) 胸外心脏按压。

(3) 电击除颤：心室纤颤所致的心脏骤停，可用电击除颤恢复心搏。一般可电击 3～4 次，电量不超过 400 W·S。过多电击，可造成心肌损害，除颤前应进行有效的人工呼吸与胸外心脏按压，方易成功。

(4) 心内注射：注射部位多选用右心腔。于胸骨左缘外 2 cm，第 4 肋间隙处垂直进针，回抽有血液表明进入心腔。注射针头应长于 5 cm。

常用药物为：

①心三联：肾上腺素 1 mL，异丙肾上腺素、去甲肾上腺素各 1 mg，混合后做心腔内注射；

②钙剂：10% 氯化钙或 10% 葡萄糖酸钙 5～10 mL，心腔内注射，可增加心肌应激性，用于肾上腺素类药物无效时；

③乳酸钠：可纠正酸中毒，增加心肌应激性和收缩力，常用量为 11.2% 乳酸钠 20～40 mL；

④人参注射液：有益气固脱作用，可用人参注射液 2 mL 心腔内注射或静脉注射。

(5) 针刺：可回阳固脱。针人中、内关、合谷、十宣等穴。

（四）创伤后呼吸骤停的抢救

1. 病因

(1) 颈部外伤：刺激迷走神经，引起呼吸骤停。

(2) 颈椎骨折：呼吸肌麻痹，导致呼吸骤停。

(3) 外伤性气胸：肺叶萎陷，发生窒息或呼吸骤停。

(4) 严重外伤：心搏骤停，导致呼吸停止。

(5) 溺水、中毒：均可出现呼吸骤停。

2. 治疗

(1) 人工呼吸。现场抢救时，多采用口对口、口对鼻、面罩加压人工呼吸法。有条件者，亦可采用气管插管加压人工呼吸法。

(2) 呼吸兴奋剂。能促进自主呼吸的恢复，常用药物有：①洛贝林 3～6 mg，静脉或心腔内注射；②尼可刹米 0.375 g 静脉注射，可重复使用；③二甲弗林 8～16 mg，肌内注射或静脉注射；④戊四氮 0.1～0.2 g，静脉注射。

3. 针刺

能回阳开闭，激发呼吸功能。可刺人中、内关、中冲、涌泉等穴。

二、创伤救护

止血，伤口处理，包扎，固定，搬运是创伤救护的基本技术。

(一) 止血

1. 加压包扎止血法

适用于静脉或小动脉损伤出血。用无菌纱布覆盖伤口，绷带加压包扎，进行止血。

2. 指压止血法

适用于四肢及头面部的动脉损伤出血，属临时应急措施，不宜长时间使用。

(1) 指压肱动脉止血法：在上臂中上段肱二头肌内侧沟处，将肱动脉压在肱骨干上，可止住同侧的手部、前臂、上臂中下段的动脉出血。

(2) 指压股动脉止血法：在腹股沟韧带中点，将股动脉向后压在股骨上，可止住同侧下肢的动脉出血。

(3) 指压颞动脉止血法：用拇指在耳前将颞动脉压在颧弓上，可止住同侧头顶及额颞部出血。

(4) 指压面动脉止血法：在下颌角前方 2 cm 处，将面动脉压在下颌骨上，可止住同侧面部下半部的出血。

3. 止血带止血法

适用于四肢动脉损伤出血，有橡皮止血带和气压止血带两种。现场急救多用橡皮止血带止血。

(1) 结扎部位：上肢扎于上臂上 1/3 处，下肢扎于大腿上 2/3 处。

(2) 注意事项：①止血带结扎处应垫以布类，不可直接扎在皮肤上；②止血带压力以刚好阻断动脉血流为妥。过松达不到止血目的，过紧可造成血管、神经损伤；③扎好后系一标记，注明止血带时间，使用止血带的总时间不宜超过 3 小时，并且每小时应松开一次，避免肢体缺血时间过长；④严重挤压伤或远端肢体有缺血征象者，忌用止血带。

(二) 伤口处理

1. 一般伤口

去掉伤口表面的大块异物，消毒敷料覆盖创面，绷带包扎固定。

2. 开放性气胸

应及时进行密封包扎，阻断气体从伤口进出。

3. 开放性骨折

外露的骨折端，不应回纳，以免将污染物带入深层，可用消毒纱布覆盖后包扎伤口。

4. 内脏组织脱出

不可还纳，不可直接压迫脱出组织，应以消毒碗罩住脱出组织，再包扎固定。

（三）包扎

1. 绷带包扎

(1) 环形包扎法：适用于小伤口或固定敷料。包扎时，绷带重叠环绕数圈。

(2) 螺旋包扎法：适用于肢体粗细变化不大的部位，如上臂、足部等。包扎时，由远向近环绕，后圈压住前圈的2/3。

(3) 螺旋反扎包扎：适用于肢体粗细不等的部位，如前臂、小腿等。包扎时，每圈反折一次，再斜向上环绕。

(4) "8"字包扎法：适用于关节部位，如肩、肘、髋、膝、踝等部位。

2. 三角巾包扎法

包扎面积大，效果好，适用于身体各部位，如头、面、胸、腹、髋、臀等部位。

3. 多头带包扎法

适用于头面、胸腹等部位。包扎时，多头带中心对准伤口，各头分别打结固定。

（四）固定

1. 固定范围

应包括伤处上下两个关节。

2. 固定器材

常用敷料、绷带、三角巾、夹板等，必要时可就地取材。

3. 固定方法

(1) 上肢骨折：夹板固定后，用三角巾将前臂悬吊于胸前。如无固定器材，可用布带将上肢与躯干固定，或将患者伤侧衣襟向上反折，托起前臂，固定于纽扣或扣眼上。

(2) 下肢骨折：夹板置于伤肢外侧。大腿骨折，从足跟至腋下固定；小腿骨折，从足跟至大腿固定。如无夹板，亦可将双下肢伸直、并拢，使伤肢固定在健肢上。

（五）搬运与转送

1. 搬运

脊柱骨折应采用平卧式或滚动式搬运法，禁止扭曲脊柱。颈椎损伤，应自一人牵引头部，以保持头颈部与躯干长轴的一致。

2. 转送

体位多取仰卧位，但昏迷伤员应取半卧位或俯卧位，保持呼吸道通畅，避免分泌物或舌根后坠堵住呼吸道。脊柱骨折要用木板担架运送，颈椎骨折应将头颈部固定，骨盆骨折应将臀部两侧固定。

第三节 创伤的全身性并发症

一、急性呼吸窘迫综合征

急性呼吸窘迫综合征 (ARDS) 是指肺内、外严重疾病导致以肺毛细血管弥散性损伤、通透性增强为基础，以肺水肿、透明膜形成和肺不张为主要病理变化，以进行性呼吸窘迫和难治性低氧血症为临床特征的急性呼吸衰竭综合征。ARDS 是急性肺损伤发展到后期的典型表现。该病起病急骤，发展迅猛，预后极差，死亡率高达 50% 以上。ARDS 曾有许多名称，如休克肺、弥散性肺泡损伤、创伤性湿肺、成人呼吸窘迫综合征。其临床特征为呼吸频速和窘迫，进行性低氧血症，X 线呈现弥散性肺泡浸润。本症与婴儿呼吸窘迫综合征颇为相似，但其病因和发病机制不尽相同，为示区别。一种急性呼吸衰竭综合征，特色在于相称的发作病史，带有严重血氧不足的重度呼吸窘迫，肺部顺从度 (compliance) 下降，且在胸腔 X 线上有广泛的肺部浸润（非因性肺水肿）。

(一) 病理改变

ARDS 的病理改变在不同病程中表现不同，主要特点如下。

1.渗出期

指伤后 24～48 h，为本病的早期阶段。在病理解剖上主要表现为肺泡和质水肿，肺毛细血管充血，Ⅰ型肺泡细胞破坏，早期透明膜形成。

2.细胞增殖期

为病后 3～10 d，属中期阶段。镜下可见Ⅱ型肺泡上皮细胞增加，肺泡隔有炎性细胞浸润及透明膜开始纤维化等。

3.纤维增殖期

指伤后 7～10 d 以上，为后期阶段。此时，透明膜和肺泡隔已纤维化，病变典型，肺泡管纤维化。

(二) 分期及临床表现

在原发病基础上，出现突发性、进行性呼吸窘迫，呼吸频率增快、气促、发绀、常伴有烦躁、焦虑表情、出汗等。其呼吸窘迫不能用通常的氧疗法改善，也不能用其他原发心肺疾病解释。早期由于过度通气所引起二氧化碳分压降低，如病情继续恶化，肺水肿和肺不张加重，加上呼吸肌疲劳，则导致二氧化碳潴留。

Moore 曾把 ARDS 临床过程分为 4 期，其分期与实验室检查关系密切，现就各期的临床特点概括如下。

1.第Ⅰ期（急性创伤期）

伤后数小时，临床表现为通气过度，呼吸性碱中毒，胸片和肺部体检多正常。此期在临床上不易被认识，应注意密切观察。

2.第Ⅱ期（潜伏期）

在创伤后最少 6～48 h，患者临床表现稳定，有通气过度和持续性低碳酸血症，由于动静脉短路开放,血氧分压下降。X 线胸片和胸部体检轻度异常。有经验的临床医师,此期应能发现。

3. 第Ⅲ期(急性呼吸衰竭期)

明显的心动过速和呼吸困难,肺顺应性下降,双肺弥散性肺间质浸润,肺体检异常,须借助于机械通气。对此期患者应积极救治,否则将转至后期,其后果将不堪设想。

4. 第Ⅳ期(生理反应功能不可逆损害期)

静脉血掺杂＞30%,严重低氧血症,对吸氧治疗无效,代谢性和呼吸性酸中毒,心动过速,室性早搏,最终可致心脏停搏。对此类病例仍须认真救治。

(三)诊断

1. 胸片

早期无缺氧体征,无肺部体征,X 线胸片无异常。中晚期 X 线胸片呈斑点状阴影或融合成片状,双肺可闻及散在或弥散性湿啰音。

2. 实验室检查

实验室检查是确定诊断、分析病情、指导治疗及估计预后的重要依据。

(1) 动脉血氧分压(PaO_2):低氧血症是诊断 ARDS 的必备条件,且其虽经提高氧浓度后仍难以纠正。一般小于 8.0 kPa(60 mmHg),并呈进行性下降。

(2) 动脉血 CO_2 分压($PaCO_2$):早期 PaO_2 下降明显,晚期则因气体弥散障碍严重而出现 $PaCO_2$ 增高。

(3) 肺泡-动脉血氧分压递差及肺内分流 QS/QT 增大:由于通气/灌注比例失调,肺内右向左分流增加以及肺泡-毛细血管弥散障碍,可使 ARDS 时,Aa-dO_2 值增大。

QS/QT 系指右心的静脉血在肺内未经过氧合而进入左心动脉系统的无效灌注部分,正常低于 6%,ARDS 时超过

(4) pH 值:依据不同的病理阶段可有降低或升高。

(5) VD/VT:VD/VT 为无效腔通气与潮气量之比,正常值为 0.28～0.36,大于 0.36 表示 VD 增大或 VT 下降。

(6) PaO_2/FiO_2(通气-灌注指数):正常值为 500,可反映通气-灌注比例或气体弥散功能,ARDS 时减少。

(7) Pr O_2(混合静脉血氧分压):正常值为 5.3～6.0 kPa(40～45 mmHg)DARDS 患者的 PvO_2 均小于 5.3～6.7 kPa(40～50 mmHg)。

(8) 肺循环力学监测及意义:ARDS 患者平均肺动脉压 mPAP 升高,肺血管阻力 PVR 加大。

(四)处理

1. 治疗原则

(1) 辅助氧合,维持组织充分氧合,支持受损肺组织的恢复。

(2) 积极防止并发症。

2. 具体治疗措施

(1) 给氧及机械性通气:以呼气末正压通气(PEEP)最为有效。

(2) 肺移植:人工肺移植尚在动物实验阶段。

(3) 低温疗法:目的为降低氧耗及 CO_2 的产生,从而减轻肺损伤。

(4) 控制液体输入及利尿剂的应用，酌情应用白蛋白、肾上腺皮质激素等。

对 ARDS 的其他药物治疗，如肝素、抑肽酶、硝酸异山梨酯、酚妥拉明、洋地黄类药物、呼吸兴奋剂等可酌情使用。另外，即使原发病无感染，在发生 ARDS 后，应使用抗生素以防止感染。

二、创伤性休克

创伤性休克是由于机体遭受剧烈的暴力打击重要脏器损伤、大出血等使有效循环血量锐减，微循环灌注不足；以及创伤后的剧烈疼痛、恐惧等多种因素综合形成的机体代偿失调的综合征。因此创伤性休克较之单纯的失血性休克的病因、病理要更加复杂。创伤性休克在平时及战时均常见，发生率与致伤物性质、损伤部位、致伤能量、作用时间、失血程度、患者平时生理状况和伤后早期处理均有关。随着高速公路的发展及暴力犯罪的增加，严重创伤及多发伤的发生率日益增多，创伤性休克的发生率也随之增高，多发伤中休克的发生率可高达 50% 以上。

(一) 病理

休克的原因很多，类型也不相同，但各种休克的病理生理过程却基本相同。

1. 休克时的血流动力学变化

正常机体血压的维持有赖于 2 个基本因素，即心输出量和外周血管阻力的稳定其和血压的关系为：血压＝心输出量 × 外周阻力

休克是一个复杂又相互连续的病理过程，但为了叙述的方便，通常将其分为 3 个阶段：

(1) 休克代偿期：当机体受到致休克因素侵袭后 (如大出血)，心输出量随着血容量的减少而下降，机体要维持血压的稳定唯有增加外周血管阻力，亦即使周围血管收缩。机体这种代偿反应是通过中枢和交感神经系统的兴奋和体液因素等综合作用形成的。儿茶酚胺类等血管收缩物质的大量分泌，可以引起周围血管强烈收缩，使血液重新分配，以保证心、脑等重要脏器的血流灌注此时心输出量虽然下降，但通过代偿血压仍可保持稳定，这一阶段称为休克代偿期 (微循环收缩期)。若能及时补充液体，纠正血容量不足，休克可能好转，因此该期又称可逆性休克。

(2) 休克期：如休克代偿期不能及时有效地纠正，皮肤和周围脏器血管长期持续痉挛，发生血液灌流不足，引起周围组织缺血、缺氧，组织代谢由有氧氧化变为无氧酵解丙酮酸、乳酸等代谢产物积聚，使组织处于酸性环境，同时被破坏的组织释放大量血管活性物质如组胺、缓激肽等，都将作用于微循环，使毛细血管前括约肌麻痹血管短路打开毛细血管网可全部开放但由于微静脉平滑肌和毛细血管后括约肌对缺氧和酸中毒的耐受性强，仍处于关闭状态，因而毛细血管床的容量扩大大量血液瘀积在毛细血管床内血管内静水压增高，液体外渗，有效循环血量进一步减少。进入休克中期亦即微循环扩张期。

(3) 失代偿期：随着休克中期血流在微循环中瘀滞缺氧严重，组织细胞损害，毛细血管通透性增加水和小分子的血浆蛋白因而渗至血管外第三间隙血液浓缩，黏性增大，凝血机制发生紊乱，甚至形成微血栓，进而导致弥散性血管内凝血 (DIC)，进入休克晚期即微循环衰竭期。如果 DIC 不能制止，可以发生血管阻塞，形成细胞和组织坏死，导致多脏器功能衰竭因此晚期休克属于失代偿期，休克难以逆转。

创伤性休克时，血流动力学改变亦可能有体液因子参与。

体液因子中除儿茶酚胺外，还有一些物质和系统对休克微循环病理变化起重要作用其中

肾素－血管紧张素系统中的血管紧张素可引起内脏血管收缩，并可引起冠状动脉收缩和缺血，增加血管通透性因而发生心肌缺血和病损，使心肌收缩力下降，加重循环障碍；并可与儿茶酚胺、血栓素等共同作用造成肠系膜血液减少使肠壁屏障功能丧失，肠腔内毒素进入血液此外，血管紧张素还可使胰腺灌流减少，促使心肌抑制因子形成和高血糖分泌，抑制或损害心肌等，使休克加重。

前列腺素类物质中除前列腺素体系(PGs)外，血栓素(TXA_2)和前列腺环素(PGI_2)也有重要作用 TXA_2 是极强烈的血管收缩物质，并可引起血小板进一步聚集导致血栓形成 PGI_2 的作用与 TXA_2 相反，可以扩张血管和抑制血小板凝聚休克时 TXA_2 增加，PGI_2 减少，故可加重血栓形成。

休克时，由于细胞缺氧和酸中毒，溶酶体膜稳定性降低，并可破裂，释放出酸性蛋白水解酶，分解蛋白质，产生心肌抑制因子(MDF)。后者除可使心肌收缩力减弱外，还可引起内脏血管收缩，循环阻力增高。

休克刺激可使腺垂体大量释放β-内啡呔，从而引起血压下降和心率减慢另外，自由基增多(如氧自由基和羟自由基等)可引起脂质过氧化，使血管内皮受损伤，血管通透性增加。

2. 休克时组织代谢变化

(1) 细胞代谢障碍：近年来对休克的研究已深入到细胞和亚细胞水平。现已知道休克时体内实质细胞和血细胞代谢发生变化，可产生一系列血管活性物质并使血液流变学发生改变从而造成微循环紊乱，使休克病情加重。

细胞产能减少，是休克时细胞代谢的基本改变。现已提出休克细胞的概念。由于缺氧葡萄糖酵解增加代谢产物通过无氧酵解，转变为乳酸，细胞内ATP大量减少，细胞膜和亚细胞膜(细胞内线粒体和溶酶体膜等)不能维持正常功能和细胞膜电位下降，使细胞膜钠－钾泵作用失效，细胞膜功能障碍，形成休克细胞。细胞外液中的 Na^+ 和水进入细胞内，造成细胞肿胀。细胞内 K^+ 外移，使血 K^+ 升高，引起心肌损害，又可成为反馈因素，使休克加重。细胞膜损害，还可使细胞外液中的 Ca^{2+} 进入细胞内，细胞内 Ca^{2+} 升高，可抑制线粒体膜，使ATP的利用更加受阻，形成恶性循环。细胞损害继续加重最终导致细胞死亡。

细胞功能障碍的同时，亚细胞膜也同样受到损害，线粒体膜肿胀变形，线粒体能量产生率下降高尔基体和内胞质网状结构膜也受到损害，影响蛋白质的合成。溶酶体膜破裂后，可释放出大量溶酶体酶，从而激活多种激肽，导致更多细胞死亡，形成恶性循环。

(2) 酸碱平衡紊乱：由于缺氧，休克时糖酵解增加，可造成乳酸、丙酮酸和其他有机酸性产物的堆积，从而发生代谢性酸中毒首先发生于细胞内继而至细胞外液中，动脉血中出现代谢性酸中毒时，说明休克已进入晚期。

休克末期由于肺微循环的严重损害，气体交换障碍，O_2 不能进入体内，CO_2 不能排出，血中 CO_2 分压($PaCO_2$)升高，发生代谢性酸中毒，同时使 HCO_3^- 下降血pH下降，形成合并呼吸性酸中毒的复合性酸中毒，治疗效果极差。

3. 休克时机体免疫功能的变化

在休克初期机体免疫系统具有防止休克恶化的作用，但当休克发展到一定阶段，由于血供减少和多种有害物质的作用，导致暂时性免疫抑制表现为免疫球蛋白和补体量减少，巨噬细胞和细胞内氧化过程不同程度的抑制。中性粒细胞趋化性降低，淋巴细胞及各种抗原反应低下。当 G^- 细胞死亡或破裂时释放出具有抗原性的内毒素，并形成免疫复合物沉淀于肾、肝、肺、心等脏器内皮细胞上，使细胞膜破裂和细胞超微结构改变，影响细胞内氧化，使 ATP 形成减少；也可使溶酶体破裂，释放多种溶酶，使细胞崩解死亡，免疫功能更加低下。

4.休克时各种脏器的改变

休克时可以造成心血管肾、肺、肝、脑、胃肠道等多种脏器代谢和免疫防御功能衰竭它们可以同时或先后发生给休克救治带来很大困难。其发生机制主要是低灌流造成的诸脏器微循环衰竭、缺氧和内毒素，死亡率很高。

(1)肾脏：休克时最易受影响的主要器官之一，休克早期即可由于循环血量不足，加之抗利尿激素和醛固酮分泌增多，出现肾前性少尿。如休克持续时间长，肾皮质血流锐减而造成损伤肾小管坏死出现急性肾衰竭。此外肌红蛋白、血红蛋白沉淀于肾小管可以形成机械性阻塞。毒素物质损害肾小管上皮细胞，也可促成急性肾衰竭。

(2)肺脏：肺微循环功能障碍，肺内动、静脉短路的大量开放，造成大量动静脉血掺杂缺氧，可使肺泡上皮细胞损伤，肺泡表面活性物质减少，血管通透性增加造成肺水肿和出血肺泡萎缩和肺不张，使通气和血液灌注比例失调。低氧血症持续性加重及呼吸困难并可进而发生急性呼吸窘迫综合征(ARDS)休克时的肺部表现亦称休克肺。

(3)心脏：休克晚期，心脏可由于低血压、心肌内微循环灌流量不足心肌缺氧而受损害，可发生心力衰竭。

(4)肝脏：休克时，肝脏血流量明显减少，肝脏低灌注可导致肝细胞坏死，空泡变性，线粒体肿胀，Kupffer细胞损害，解毒能力降低导致防疫功能削弱临床上可出现高胆红素血症和转氨酶升高严重时出现肝功能衰竭和肝性脑病。肝脏的消化、合成、解毒、转化功能可完全丧失。

(5)胰腺：休克时胰腺细胞内溶酶体破溃，释出水解酶、胰蛋白酶，可直接激活数种凝血因子，易引起肺血栓形成。心肌抑制因子可直接造成心肌损害，组织蛋白脂酶、磷脂酶更与不可逆休克的产生有密切关系。

(6)胃肠道：休克时的消化道低灌注可引起胃肠道黏膜缺血，发生糜烂和应激性溃疡等。

(7)脑：对缺氧最敏感，临床上休克早期脑缺氧表现为过度兴奋，烦躁不安，缺氧加重可发生脑水肿及其他继发性改变患者可由兴奋转为抑制，最后导致昏迷。

(二)临床表现

创伤性休克与损伤部位、损伤程度和出血量密切相关，急诊时必须根据伤情迅速得出初步判断，对重危伤员初诊时切不可只注意开放伤而忽略极有价值的创伤体征。注意观察伤员的面色、神志、呼吸情况、外出血、伤肢的姿态以及衣服撕裂和被血迹污染的程度等。

1.休克早期,脑组织缺氧尚轻,伤员兴奋、烦躁、焦虑或激动随着病情发展,脑组织缺氧加重,伤员表情淡漠、意识模糊，至晚期则昏迷。

2.当周围小血管收缩、微血管血流量减少时皮肤色泽苍白，后期因缺氧、瘀血，色泽青紫。

3.当循环血容量不足时，颈及四肢表浅静脉萎缩。

4.休克代偿期，周围血管收缩，心率增快。收缩压下降前可以摸到脉搏增快，这是早期诊断的重要依据。

5.周围血管收缩,皮肤血流减少肢端温度降低四肢冰冷。

6.用手按压患者甲床,正常者可在1秒内迅速充盈,微循环灌注不足时,则说明毛细血管充盈时间延长,提示有效循环血量不足。

7.临床上常将血压的高低作为诊断有无休克的依据。但在休克代偿期由于周围血管阻力增高,收缩压可以正常,可有舒张压升高,脉压可<4.0 kPa(30 mmHg),并有脉率增快,容易误诊因此应将脉率与血压结合观察。

休克指数=脉率/收缩压(mmHg):一般正常为0.5左右。如指数=1,表示血容量丧失20%~30%;如果指数>1~2时,表示血容量丧失30%~50%。

通过临床观察总结出血压脉率差法正常值为30~50,数值由大变小,提示有休克的趋势。计算法为:收缩压(mmHg)-脉率数(次/分钟)=正数或>1为正常;若等于0,则为休克的临界点;若为负数或<1,即为休克。负数越小,休克越深。由负数转为0或转为正数,表示休克好转。

总之,对血压的观察应注意脉率增快脉压变小等早期征象,如待休克加重、血压下降、症状明显时很可能失去救治时机。

8.正常人尿量约50毫升/小时。休克时,肾脏血灌流不良,尿的过滤量下降,尿量减少是观察休克的重要指标。可采用留置导尿管持续监测尿量,电解质、蛋白比重和pH。

(三)诊断与鉴别诊断

有明确的创伤史;创伤后出现皮肤苍白,四肢湿冷,心跳增快,脉微弱,意识障碍,尿量减少,血压偏低,收缩压低于12.0 kPa(90 mmHg);中心静脉压低(正常值为0.588~1.177 kPa),如低于0.588 kPa时,表示血容量不足。

创伤性休克宜与低血容量休克、感染性休克、心源性休克等相鉴别。

(四)治疗

1.抗休克治疗

(1)紧急治疗:积极处理引起休克的原发伤、病,如制动、止血、保持呼吸道通畅等。采取头和躯干抬高20°~30°,下肢抬高15°~20°体位,以增加回心血量,及早建立静脉通路,面罩吸氧,注意保温。

(2)补充血容量:补充血容量是纠正休克引起的组织低灌注和缺氧的关键。应在连续监测动脉血压、尿量和中心静脉压的基础上,结合患者的皮肤温度、末梢循环、脉搏及血管充盈时间等情况,判断血容量。通常首先采用晶体液,其维持扩容作用的时间仅1小时左右,故还应准备全血、血浆、浓缩红细胞、白蛋白或血浆增量剂等胶体液输注,通过高渗液的渗透压作用,吸出组织间隙和肿胀细胞内的水分,起到扩容的效果。

(3)积极处理原发病:在尽快恢复有效循环血容量后,及时进行手术处理原发病变,才能有效地治疗休克。有的情况下应在积极抗休克的同时进行手术,以免延误抢救时机。

(4)纠正酸碱平衡失调:休克患者由于组织灌注不足和细胞缺氧,常有不同程度的酸中毒,而酸性内环境对心肌、血管平滑肌和肾功能均有抑制作用。给药后应按血气分析的结果调整剂量。

(5) 血管活性药物的应用

严重休克时，单用扩容治疗不易迅速改善微循环和升高血压。若血容量已基本补足，但循环状态仍未好转，表现为发绀、皮肤湿冷时，则可选用下列血管活性药物：

1) 血管收缩剂

①去甲肾上腺素：是以兴奋 α 受体为主、轻度兴奋 β 受体的血管收缩剂，能兴奋心肌，收缩血管，升高血压及增加冠状动脉血流量，作用时间短。常用量为 0.5～2 mg 加入 5% 葡萄糖溶液 100 mL 内静脉滴注；

②间羟胺（阿拉明）：间接兴奋 α、β 受体，对心脏和血管的作用同去甲肾上腺素，但作用弱，维持时间约 30 分钟。常用量 2～10 mg 肌注或 2～5 mg 静脉注射；

③多巴胺：最常用的血管收缩剂，具有兴奋 α、$β_1$ 和多巴胺受体作用，其药理作用与剂量有关。小剂量 [低于 10 μg/(min·kg)] 时，主要是 $β_1$ 和多巴胺受体作用，增加心肌收缩力，并扩张肾和胃肠道等内脏器官血管；大剂量 [高于 15 μg/(min·kg)] 时，则为 α 受体作用，增加外周血管阻力。

2) 血管扩张剂

有 α 受体阻滞剂和抗胆碱能药两类。

① α 受体阻滞剂：包括酚妥拉明，能解除去甲肾上腺素所引起的小血管收缩和微循环瘀滞并增强左心室收缩力。作用快，持续时间短，剂量为 0.1～0.5 mg/kg 加于 100 mL 静脉输液中；

②抗胆碱能药物：临床上较多使用治疗休克的是山莨菪碱 (654-2)，可对抗乙酰胆碱所致平滑肌痉挛而使血管舒张，改善微循环。

三、脂肪栓塞综合征

创伤后脂肪栓塞综合征是创伤，特别是长管状骨骨折后的严重并发症。是由来自骨髓与其他组织的脂肪、脂类物质，在乳化能力减弱、理化性质失常的血液中积成较大体积，栓塞于肺、脑、皮肤等器官的血管中而引起的以呼吸窘迫及中枢神经系统功能障碍为主要表现的综合征。

(一) 病因

1. 骨折

主要发生在脂肪含量丰富的长骨干骨折，尤以股骨干骨折为主的多发性骨折发生率最高。

2. 骨科手术

如髓内针内固定、关节置换及骨折复位等。

3. 软组织损伤

多由手术或外伤累及脂肪及软组织所致。

4. 其他原因

如烧伤、乙醇中毒、感染及糖尿病合并高血脂病所致的脂肪栓塞，偶见报道。

(二) 临床表现

1. 主要表现

(1) 呼吸功能不全：常表现为呼吸急促，每分钟 25 次以上，可有胸闷、发绀、咳嗽、咳痰，听诊有水泡音。

(2) 脑症状：主要表现为头痛、不安、失眠、易怒、谵妄、昏迷、痉挛、尿失禁等，或出现斜视、瞳孔不等大。也可伴有呕吐，尿失禁及自主神经功能紊乱等症状。

(3) 皮下出血：伤后 2～3 d 左右，双肩前部、锁骨上部、前胸部、腹部等皮肤疏松部位出现，也可见于结膜或眼底，伤后 1～2 d 可成批出现，迅速消失，也可反复发生。

2. 次要表现

(1) 发热：是脂肪栓塞综合征的常见症状之一，体温在 38℃以上即有诊断意义。

(2) 心动过速：心率常在 120 次 / 分以上，有时可达 140/ 分。

(3) 视网膜变化：表现为白色绒毛状渗出、细小出血纹和痣点状水肿，如见有暗点，诊断即可明确。

(4) 黄疸。

(5) 肾变化：可有少尿，甚至无尿。

3. 辅助检查

(1) 实验室检查

①血红蛋白下降，血小板减少，红细胞沉降率 (血沉) 加快，白蛋白降低。

②尿中出现脂肪滴。

③血清脂肪酶上升。

④血中有游离脂肪滴。

⑤血气分析显示明显的低氧血症。

⑥凝血物质改变，如纤维蛋白分解产物增加，凝血酶原及凝血酶时间延长。

(2) 胸部 X 线检查：表现为弥散性肺泡间质密度增加，或融合成斑片状阴影，以肺门及下肺野为主，呈"暴风雪"样影像或类似肺水肿改变。

(3) 心电图检查：可显示心肌缺血及心肌劳损的 ST 改变。

(三) 影像学及其他检查

1. 实验室检查

血红蛋白、血小板下降，血沉增快；尿、痰脂肪球染色阳性；血脂代谢紊乱；凝血机制指标紊乱，如血小板计数、纤维蛋白定量和凝血酶原时间测定，对并发血管内凝血的早期诊断有一定意义。

2. 动脉血气分析

有确诊价值，常在临床症状出现之前已出现低氧血症。

3. 胸部 X 线片

在伤后 48～72 h 出现明显征象，具有多变的进行性肺部阴影改变，典型者呈"暴风雪"样或类似肺水肿的影像，两肺湿变，完全不透光，被称为"白肺综合征"。

(四) 诊断和鉴别诊断

对本病发病特点要保持高度警惕，并结合外伤史、临床表现、X 线及实验室检查综合分析，如能排除胸部损伤的呼吸系统症状和颅脑损伤的中枢神经系统症状，可依据以下 3 项主要标准、2 项次要标准和 7 项参考标准做出诊断。

1. 主要标准

(1) 呼吸系统症状：胸闷、胸痛、咳嗽、发绀等，肺部 X 线显示分布均匀的斑点状影。

(2) 点状出血：多出现在颈前、胸前、双肩或眼睑结膜处。

(3) 头痛、谵妄、烦躁甚至神志不清或昏迷 (非颅脑损伤引起)。

2. 次要标准

(1) 动脉血氧分压降低，低于 8 kPa 有诊断价值。

(2) 血红蛋白低于 100 g/L，若 12 h 内下降 40～50 g/L 则更有诊断意义。

3. 参考标准

(1) 脉搏 100～120 次/分以上。

(2) 发热或高热 (38～40℃)。

(3) 血小板减少。

(4) 尿、血中有脂肪滴。

(5) 血沉高于 70 mm/小时。

(6) 血清脂酶增加。

(7) 血游离脂肪滴阳性。

确诊条件：主要标准 2 项以上，或主要标准仅有 1 项，次要标准和参考标准 4 项以上。

可疑诊断条件：无主要标准，只有次要标准 1 项及参考标准 4 项以上。

(五) 治疗

1. 呼吸支持治疗治疗

重点应放在间质性肺炎和急性肺水肿方面。不完全型 (部分症候群) 可以鼻管或面罩给氧，完全型 (典型症候群) 应迅速建立通畅气道，必要时行气管切开。进行性呼吸困难、低氧血症患者应尽早择用机械辅助通气。

2. 中医治疗

瘀阻肺络型可选用清上瘀血汤；瘀贯胸膈型可选用犀角地黄汤加田七；瘀攻心肺型可选用犀角地黄汤并冲服血府逐瘀汤，必要时亦可冲服紫雪丹或苏合香丸。

3. 其他疗法

(1) 维持有效循环容量：维持有效循环容量以纠正休克；补充血液和白蛋白，以提高血液的携氧能力和减轻肺间质水肿。

(2) 药物治疗：药物治疗包括激素、抑肽酶、高渗葡萄糖、血清蛋白等。糖皮质激素尤其是甲基泼尼松龙的早期应用已获得认同。

(3) 辅助治疗：头部降温或冬眠疗法以防治脑缺氧，抗生素预防感染；对骨折尽早进行有效固定等。

四、挤压综合征

挤压综合征是指四肢及躯干肌肉丰富的部位受到长时间挤压，造成肌肉组织缺血坏死，出现以肢体肿胀、肌红蛋白尿、高血钾、急性肾衰竭和低血容量性休克等为特点的一系列症候群。临床上，骨筋膜室综合征和挤压综合征具有相同的病理基础，骨筋膜室综合征救治不及时就会发展成为挤压综合征，因而两者同属一个疾病范畴，骨筋膜室综合征是挤压综合征一个局部类型或过程。

(一) 病因病理

挤压综合征多发生在空袭、地震、事故、房屋、矿井倒塌时。伤员被埋，四肢或躯干肌肉丰富的部位遭受广泛的挤压而引起下述病理改变。

1. 低容量

受伤部位毛细血管壁的通透性升高，大量血浆渗出至组织间隙，使血容量缩减，组织低灌流，造成肾、脑、肺等器官的功能失常，其中以肾脏最易受累。

2. 毒素吸收

大量组织细胞的裂解产物和骨骼肌溶解后从红细胞膜或肌细胞释放的毒性物质进入血液循环中，造成急性肾衰竭。由于肢体水肿，局部压力增高，阻碍血液循环，肌肉组织进一步坏死、溶解，产生更多的毒素。

(3) 肾小管堵塞：细胞碎片、肌红蛋白等堵塞肾小管，使滤液减少，导致少尿或无尿。

中医学认为其病理变化是：挤压伤后，瘀阻气机，水湿潴留，继而造成气阴两伤。

(二) 临床表现

肢体有掩埋或挤压史，解除压力后伤肢呈苍白色，或有紫斑、皮肤感觉丧失，自主运动丧失，肢体肿胀发展迅速，表皮起水泡，肢体温度下降；伴有呃逆、恶心、呕吐、神志淡漠、嗜睡，甚至休克；进行性肾功能降低者初为少尿，后可出现无尿，血氮质潴留，血钾增高。中医辨证分为瘀血停积、湿浊上泛、瘀阻经络、气血虚弱。

(三) 影像学及其他检查

1. 尿液检查

早期逐量少，比重在 1.020 g/cm³ 以上，尿钠低于 60 mmol/L，尿素高于 0.333 mmol/L。在少尿或无尿期，尿量少或尿闭，尿比重低，固定于 1.010 g/cm³ 左右，尿肌红蛋白阳性，尿中含有蛋白、红细胞或见管型。尿钠高于 60 mmol/L，尿素低于 0.1 665 mmol/L，尿中尿素氮与血中尿素氮之比低于 10∶1，尿肌酐与血肌酐之比低于 20∶1。至多尿期及恢复期一般尿比重仍低，尿常规可渐渐恢复正常。

2. 血色素、红细胞计数、红细胞压积

以估计失血、血浆成分丢失、贫血或少尿期水潴留的程度。

3. 血小板、出凝血时间

可提示机体凝血、溶纤机理的异常。

4. 谷草转氨酶 (GOT)、肌酸磷酸酶 (CPK)

测定肌肉缺血坏死所释放出的酶，可了解肌肉坏死程度及其消长规律。

5. 血钾、血镁、血成红蛋白测定

了解病情的严重程度。

(四) 治疗

1. 现场急救处理

及早解除重物压迫，患肢制动，将患肢用凉水降温或暴露在凉爽的空气中。有开放伤口和活动出血者应止血，但避免加压包扎和使用止血带。凡受压患者一律饮用碱性饮料（每 8 g 碳酸氢钠溶于 1 000～2 000 mL 水中，再加适量糖及食盐），不能进食者则用 5% 碳酸氢钠

150 mL 静滴。

2.患肢处理

一旦确诊,应早期按照骨筋膜室综合征手术方法切开每一个受累的骨筋膜室以充分减张。截肢不是早期常规处理措施,也不能降低发病率和死亡率,指征是:患肢肌肉已坏死,并见尿肌红蛋白试验阳性或早期肾衰竭迹象;全身中毒症状严重,经切开减压仍不能有效缓解,已危及生命;并发特异性感染,如气性坏疽等。

3.急性肾衰竭抢救

急性肾衰竭抢救包括纠正水和电解质紊乱,酸中毒和低钠血症,抗生素应用,营养和饮食调护,透析疗法等。

五、创伤后伤口感染

随着社会的发展,工业机械化进程的加快和交通事业的发达,其致伤程度亦随之增加,在临床上开放性创伤经常可见,并有不同程度的污染,一些即使经过认真处理的创伤,仍有不少病例发生感染,形成感染性开放性创伤。创伤后局部伤口感染多为化脓性感染,如果未能得到及时正确的治疗,伤口的感染还会逐渐扩散,不仅可使局部感染加重,而且会引起严重的全身感染或中毒症状。局部感染的进一步发展可并发骨髓炎、化脓性关节炎,全身感染的加重可发生中毒性休克,甚至危及患者的生命。

(一)病因和发病的机制

1.局部因素

创伤感染有别于其他感染,因感染大都来源于组织损伤和污染,故局部条件就更为重要。创伤后由于皮肤、黏膜呈开放性损伤,因此损伤的部位、伤口的性质和类型、暴露的时间及伤口内细菌数量的多少是决定伤口是否感染和感染程度的重要因素。

(1)损伤部位:损伤的部位不同,导致创口感染的比率不一样,有关调查表明:口腔损伤细菌感染率为50%,腹部穿透伤、四肢开放骨折的感染率各为

(2)伤口的性质与类型:伤口的性质与类型是创感染中的重要因素。一般来说,刀刺伤、枪弹伤,组织遭受破坏少,污染较轻,因此感染率低。反之,外伤暴力大,爆炸性强,如爆炸伤、汽车撞击伤、机器绞轧伤或碾挫伤等组织损伤和开放伤范围大,伤口污染严重,伤口感染率高。

(3)伤口暴露的时间:伤口暴露的时间是指受伤后到获得治疗所经过的时间,这个时间的长短与伤口感染的关系很大。有人主张"污染"一词仅适用于伤后8 h以内的伤口,超过8 h就应视为感染伤口。一般认为,伤口从被污染伤口发展到感染伤口的时间是6~8 h。但这个时限是相对的,并非绝对的。鉴于开放性损伤的一些特点,再加上细菌毒力强弱,形成感染的时间可能有较大的差异。

(4)伤口内细菌数量:一般来说,污染创面细菌的数量愈大,形成感染的机会愈多。

2.全身因素

创伤后伤口感染的发生、发展与患者的全身情况密切相关,除与患者的年龄、营养状态、伤前疾患(如糖尿病等)等因素有关外,还与创伤造成机体正气虚弱密切相关。因为创伤后往往造成失血,发生气血的病理变化和脏腑的功能改变,导致机体正气下降,毒邪乘虚而入。实验研究中证实,严重创伤或失血性休克时,组织的血液灌注量低下,导致机体组织的缺血、缺

氧，使机体内部正常的防御机制遭受破坏，故对细菌感染的易感性增高。还有学者观察创伤对免疫功能的影响，结果发现伤口分泌物中存在有一种免疫抑制因子，可能是由创伤部位的单核巨噬细胞所分泌。由于创伤局部的免疫抑制作用，故易诱发感染或使感染蔓延加重。

(二) 治疗

1. 感染创口的换药

(1) 换药的目的：换药的目的是清洁创面和周围皮肤，检查伤口感染是否已经控制，愈合过程是否正常，引流是否通畅，有无妨碍正常愈合的因素，消除各种不利于伤口愈合的因素，采取医疗措施促进伤口顺利愈合。

(2) 换药的时间：一般伤口每天换药1次，天气炎热，脓液多者每日换药2次。有些易污染的伤口，或引流物多者，在敷料浸湿后应随时更换。即将愈合的伤口可隔日换药1次。

(3) 换药的方法：采用清洁换药法，先用无菌盐水棉球擦净创面周围皮肤上的污物和脓迹，后用酒精棉球消毒，创面内用无菌棉球蘸净分泌物，清除坏死组织，勿擦拭肉芽组织，以免损伤出血。然后将所选的中药膏剂摊在消毒的纱布或棉花片上，厚度1～2 mm，务使均匀，面积略大于创面。如创面尚需应用提脓去腐平腐类药，则用探针的尖端捻上少许无菌脱脂棉，蘸取所需提脓去腐平腐类药均匀地弹撒在创面上，再将带有膏剂的纱布或棉花片敷于创面上，务使药膏与创面紧密接触，以发挥药效。

对存在窦道的伤口，可用在探针尖端捻有无菌脱脂棉的探针，插入窦道，探求方向，顺其探取深度，了解所触组织的情况，清洁分泌物，最后根据窦道深度用探针将药线、凡士林纱布条或橡皮膜置入窦道内引流脓液。如果窦道的管壁已瘢痕化者，最好用提脓去腐的药线使其将管壁腐蚀软化有利伤口愈合。

(4) 伤口感染的局部辨证用药法

1) 感染的初期：失去清创缝合时机的开放性创伤伤口感染初期，创面充血，脓未成或分泌不多，周围皮肤可见红肿热痛，一般浅平伤口，可选用清热解毒、消肿止痛类软膏外敷无菌敷料，如小檗碱软膏、金黄软膏等，亦可选用生肌散、九华粉弹撒于创面上，再加清热解毒、消肿止痛类软膏外敷无菌敷料。

2) 感染的坏死期：伤口感染坏死组织形成腐肉，脓液多而腥臭难闻。宜选用提脓去腐平腐生肌药。一般浅平创面，在清洁创面后如有创面坏死组织不易去除时，可在创面上弹撒拔毒生肌散或九一丹、黑虎丹之类的提脓去腐药，药粉弹撒不可过多，薄薄的一层覆盖即可，有骨质裸露者，不可将去腐药撒在骨面上。然后创面外敷金黄膏、银灰膏或生肌象皮膏加无菌敷料覆盖。若为脓腔较深的伤口，用探针卷少量棉花擦净深处的脓液，进出探针时要始终保持向一个方向捻转。较大的深在伤口可用止血钳夹消毒棉球擦净脓液，必要时可用3%过氧化氢溶液(过氧化氢)和生理盐水冲洗伤口，已形成窦管者可用黏附提脓去腐的药线插入到伤口深处，但不要使药线接触骨面，然后用生肌象皮膏或金黄膏外敷。

3) 生肌长肉期：此期创面感染基本得到控制，坏死组织基本脱尽，新生的肉芽组织难生长，坏死组织脱落后基底处仍有界限不清者。可在伤口表面弹撒祛腐生肌类药粉，如生肌散、八宝丹、九一丹之类，外敷生肌象皮膏无菌敷料敷盖，以促进肉芽组织的覆盖和(或)骨肉芽岛的滋生。

4) 收敛愈合期：当肉芽组织充满创面后，肉芽组织逐渐老化、收缩、颗粒变得细小，颜色变深,创缘开始有白色的上皮组织生长,中央又有白色的上皮岛滋生,创面逐渐收缩,趋向愈合,此期在肉芽组织上弹撒珍珠散以生肌收敛,外敷生肌象皮膏无菌敷料覆盖。

中医治疗感染性伤口是按照"煨脓长肉"的理论,在创面上外敷中药制剂、散剂,使创面脓液增多,载毒外出,起到促进伤口愈合的作用。实验研究证明外用中药生肌象皮膏治疗感染性创面,可增加创面脓液中的溶菌酶含量和巨噬细胞数量,以及对其激活作用、吞噬作用,趋化性和移动抑制作用的加强,起到提高创面的免疫能力,即达到中医扶正祛邪的目的。中药外敷还可增加创面肉芽组织的血供和促进成纤维细胞的分裂,起到加速肉芽组织生长和促进创面愈合的作用。

2.感染性开放性骨折的治疗

对已感染的开放性骨折,除须注意已感染的伤口治疗原则外,还须兼顾骨折的治疗原则。

(1) 骨折的处理:在感染开放性骨折急性炎症反应较重时,不宜过多干扰骨折断端,可暂时行石膏托或其他外固定方法予以制动,下肢可行骨牵引固定。待急性感染稍缓解后,应尽早在适当的麻醉下,对移位的骨折施行整复和固定。对感染性开放性骨折最理想的固定方法,是采用骨外固定器固定,便于创面换药,对那些尚无条件施行骨外固定器治疗的骨折,可选用克氏针或骨圆针交叉固定,再辅以石膏托或其他外固定方法予以固定,尽可能减少二期手术整复骨折的痛苦。伤口仍用中药换药,注意保持伤口引流的通畅。

(2) 裸露骨及软组织缺损的处理:凡没有软组织覆盖而裸露的游离骨片必须去除,对骨片较大虽已感染失去活力的骨,因对肢体起有一定的支撑作用,可暂时保留,待其周围骨膜下新生骨再生,形成包壳后再行处理。对局部裸露骨一般都血运良好,经过中药换药裸露部分可被周围生长的肉芽组织爬行覆盖,同时在裸露骨上也可滋生出骨肉芽岛,加速其覆盖过程。亦可在裸露骨皮质上钻数个小孔,或用骨刀削除一层皮质,如有鲜血溢出,常可有助于骨肉芽岛的长出,覆盖骨面,使创口逐渐愈合。在创面较大的肉芽组织上可采用游离皮片植皮,植皮后仍可外敷生肌象皮膏。

对于病程长,病灶区周围软组织缺损较大,存在较广泛的骨质外露;或经病灶切除溃疡瘢痕,清除死骨无效腔后软组织缺损较多者,可根据情况同时选用带蒂肌瓣或肌皮瓣充填术,带血管蒂皮瓣或肌皮瓣移植术,必要时可行吻合血管的皮瓣或肌皮瓣,填充无效腔覆盖创面。

3.中药内治法

(1) 毒邪郁表证:宜用清热解毒法,常选用五味消毒饮加减。热重加黄连;口渴加淡竹叶;便秘加生大黄;伤口红肿灼热严重加半枝莲、白花蛇舌草等。

(2) 毒热炽盛证:宜用清热解毒、凉血降火法,常选用黄连解毒汤,加生地、赤芍、丹皮以清热凉血;有外伤瘀血者加桃仁、红花以活血化瘀;伤口灼热红肿者加金银花、天花粉以清热降火;兼有里热实证,大便燥结者,方用内疏黄连汤以解毒通里,泻热降火。

(3) 热入营血证:宜用清营凉血解毒法,常选用清营汤或犀角地黄汤。如见神昏谵语或昏沉不语者,当加用清心开窍之药如安宫牛黄丸、紫雪丹等,或用清开灵注射液 40~60 mL 加入等渗注射液 500 mL 内,每日 1~2 次,静脉滴注。

(4) 热腐成脓证:宜用清热托里排脓法,常选用托里消毒散,是由补益气血、清热解毒之药加皂角刺所组成,既有消散之效,又有托毒之功。

(5) 正虚不敛证：宜用益气生血法，常选用人参养荣汤、八珍汤或十全大补汤加减。

4. 抗生素的应用

抗生素是治疗创伤后伤口感染的手段之一，但它不能代替伤口的处理和充分引流。要发挥抗生素最大效能，关键在于合理使用，首先要对感染有正确判断，以及对抗生素特点，面对的病原菌及其耐药状态的准确把握。创伤污染伤口主要的细菌通常是金黄色葡萄球菌、链球菌或绿脓杆菌，偶尔可有革兰阴性厌氧菌和梭状芽孢杆菌。合理使用最理想的办法是根据细菌培养和药物敏感试验结果选用抗生素，但在临床上运用抗生素治疗一般是在获得细菌培养和药物敏感试验之前已开始，基本上是经验治疗。其原则是根据感染部位的污染情况估计最为可能的病原菌，有针对性地选择应用有效抗生素。如果对病原菌的判断比较有把握，感染又不十分严重，应尽量选用窄谱抗生素。如果伤口感染（或污染）严重，又无法判断是哪种细菌，可选用广谱抗生素。重症感染时所用抗生素对细菌的覆盖率越高，治疗成功的可能性就越大。近年来多项调查表明，覆盖率名列前茅的抗菌药依次是亚胺培南、头孢他啶、阿米卡星、环丙沙星和其他第3代头孢菌素。在着手经验治疗的同时，应积极收集标本做细菌培养和药敏试验，争取尽早从经验治疗过渡到针对性治疗。细菌培养和药敏结果出来后，要仔细研究以前的治疗效果和所用药物是否适宜，必要时可进行调整。

六、骨筋膜室综合征

骨筋膜室综合征又称筋膜间隔区综合征，是指四肢骨筋膜间室内的肌肉和神经因急性缺血而发生肌肉坏死、神经麻痹等一系列症状和体征，如不及时诊断和抢救，可迅速发展为坏死，导致肢体残废，甚或引起肾衰竭而危及生命，此综合征可由严重骨折、挤压伤引起，好发于小腿和前臂。

（一）病因

1. 骨筋膜室容积骤减

(1) 外伤或手术后敷料包扎过紧。

(2) 严重的局部压迫：肢体受外来重物或身体自重长时间的压迫。

2. 骨筋膜室内容物体积迅速增大

(1) 缺血后组织肿胀：组织缺血毛细血管的通透性增强，液体渗出、组织水肿、体积增大。

(2) 挫伤、挤压伤、烧伤等损伤引起毛细血管通透性增强、渗出增加、组织水肿、容积增加。

(3) 小腿剧烈运动，如长跑、行军。

(4) 骨筋膜室内出血，血肿挤压其他组织。

（二）临床表现

骨筋膜室综合征的早期临床表现以局部为主。只在肌肉缺血较久，已发生广泛坏死时，才出现全身症状，如体温升高、脉率增快、血压下降，白细胞计数增多，血沉加快，尿中出现肌球蛋白等。

1. 创伤后肢体持续性剧烈疼痛，且进行性加剧，为本征最早期的症状。是骨筋膜室内神经受压和缺血的重要表现。神经组织对缺血最敏感，感觉纤维出现症状最早，必须对此予以足够重视，及时诊断和处理。至晚期，当缺血严重，神经功能丧失后，感觉即消失，即无疼痛。

2. 指或趾呈屈曲状态，肌力减弱。被动牵伸指或趾时，可引起剧烈疼痛，为肌肉缺血的早期表现。

3. 患室表面皮肤略红，温度稍高，肿胀，有严重压痛，触诊可感到室内张力增高。

4. 远侧脉搏和毛细血管充盈时间正常。但应特别注意，骨筋膜室内组织压上升到一定程度：前臂 8.66 kPa(65 mmHg)、小腿 7.33 kPa(55 mmHg)，就能使供给肌血运的小动脉关闭，但此压力远远低于患者的收缩血压，因此还不足以影响肢体主要动脉的血流。此时，远侧动脉搏动虽然存在，指、趾毛细血管充盈时间仍属正常，但肌已发生缺血，所以肢体远侧动脉搏动存在并不是安全的指标，应结合其他临床表现进行观察分析，协助诊断。

以上症状和体征并非固定不变。若不及时处理，缺血将继续加重，发展为缺血性肌挛缩和坏疽，症状和体征也将随之改变。缺血性肌挛缩的五个主要临床表现，可记成 5 个 "P"，字：①由疼痛 (pain) 转为无痛；②苍白 (pallor) 或发绀、大理石花纹等；③感觉异常 (paresthesia)；④麻痹 (paralysis)；⑤无脉 (pulselessness)。

(三) 诊断

1. 典型 "5 P" 征

(1) 无痛 (Painless)：早期疼痛特点是呈进行性，在肌肉完全坏死之前持续加重，不因骨折固定或止痛药而减轻，被动牵拉痛。晚期由于神经功能丧失则无疼痛。

(2) 苍白 (Pallor) 或发绀：早期可出现发绀、大理石花纹，肿胀按之硬实等，晚期由于动脉关闭出现皮肤苍白。

(3) 感觉异常：受累神经支配的区域出现感觉过敏或迟钝，晚期感觉消失。其中两点分辨率的消失和轻触觉的异常出现较早，有诊断意义。

(4) 肌肉瘫痪 (Paralysis)：患肢肌力起初减弱，活动无力，进而功能逐渐消失。

(5) 无脉：组织压升高到一定程度时，虽然小动脉关闭，或许尚不足以影响主要动脉，并可在肢体远端扪及动脉搏动和毛细血管充盈，但若任其发展，组织内压继续升高，则会逐渐出现无脉。

2. 临床表现

(1) 小腿各骨筋膜室

1) 小腿后浅骨筋膜室：内有比目鱼肌、腓肠肌，受压多由于股动、静脉及腘动、静脉损伤，主要体征是强直性马蹄足畸形，背伸踝关节时引起上述肌肉疼痛，小腿后方肿胀和压痛。

2) 小腿后深骨筋膜室：内有屈趾肌、胫后肌、胫后神经和血管，主要体征是屈趾肌及胫后肌无力，伸趾时疼痛，胫后神经支配区皮肤感觉丧失，小腿远端内侧、跟腱和胫骨之间肿胀、压痛。

3) 小腿外侧骨筋膜室：内有腓骨肌群和腓浅神经，主要体征是足底外侧、足背皮肤感觉丧失，足部内翻时疼痛，小腿外侧肿胀、压痛。

4) 小腿前外侧骨筋膜室：内有伸趾肌、胫前肌和腓深神经，主要体征是小腿前侧肿胀，腓深神经支配区皮肤感觉丧失，伸趾肌及胫前肌无力，被动屈趾痛。

(2) 前臂各骨筋膜室

1) 前臂背侧：伤后肿胀、压痛，伸拇及伸指无力，被动屈曲拇指和手指牵拉痛。

2) 前臂掌侧：伤后肿胀、压痛，屈拇及屈指无力，被动伸拇及伸指牵拉痛，尺神经和正中神经支配区皮肤感觉丧失。

3. 肌间隔压力测定

筋膜间隔区组织压 Whitesides 法测定：当组织压升至较患者舒张压低于 1.3～4.0 kPa(10～30 mmHg) 时，应施行筋膜切开术。

(四) 治疗

本病的病情十分严重，神经及肌肉坏死致肢体畸形及神经损伤，且修复困难。唯一有效的方法是：早期彻底切开减压。在发生后 12 小时内行减压术，约 68% 患者的肢体功能有可能恢复正常；若超过 12 小时或更长时间，则恢复概率可能不到 8%。

切开方法：前臂掌侧采用长弧形 (S) 切口从肱二头肌腱内侧开始，斜行跨过肘横纹，向远侧直达手掌，以便打开腕管。背侧从外上髁下方开始，在指总伸肌和桡侧伸腕短肌之间切开，向远侧延长约 10 cm。小腿筋膜减压多采用 Matsen 首倡的腓骨周围筋膜切开减压术，从腓骨头到外踝取外侧切口可切开小腿四室。

第四节 创伤医学进展

尽管近二十年来，随着对创伤后病理生理学、分子生物学、影像诊断学、手术策略、手术技术等方面研究的不断深入，以及创伤中心构建标准、创伤团队培养等多方面的探索与规范，创伤医学得到了长足的发展。但随着高速交通运输日益频繁，现代战争不断升级，导致患者严重创伤时病情异常复杂，仍然是人类死亡的主要原因之一，也是 1～44 岁年龄段儿童和成人死亡的首位原因。创伤作为一门极具社会价值的新型学科专业，对其进行研究有重要的意义。

一、创伤救治体系

严重创伤患者病情危重、复杂，具有高的病死率和并发症发生率，对救治的时间和专业都有很高的要求。20 世纪六七十年代，由于在朝鲜和越南战场上美军的创伤救治体系发挥了非常积极的作用，美国外科医师学会 (America college of surgeons，ACS) 才提出了建立创伤中心设想及其构建标准，并逐步在欧美形成了相对完善的创伤救治体系。要建立一个高效、完整的创伤救治体系，实现患者从受伤开始到院前急救、急诊室、手术室、JCU 和康复治疗的整个过程中都能够及时接受最专业的医疗服务，这是一个系统的社会工程，任何环节的缺失或不足都会影响最终的救治效果。大量的临床数据显示，创伤中心的建立可以大大提高创伤患者的住院期间生存率、远期生存率，甚至明显改善创伤患者恢复后的功能状态。而且，回顾性分析显示，随着创伤中心内部流程的完善，体系内医疗人员对创伤救治临床实践的规范，更多创伤亚专业医生的加入，完整的专业的创伤医师团队的出现，创伤中心对严重创伤患者的专业化救治的优势正在逐年增加。对创伤患者进行分级救治是重要的一个环节，Bouzat P 等人研究及时采用区域性的创伤治疗网络化信息，能够筛选出严重骨盆外伤的患者，尽早送入一级或创伤中心后，他们的死亡率将低于预期。对重症外伤患者，尤其有严重损伤导致出血性休克患者迅速转运到创伤中心已无异论，但在院前评估收缩压 > 90 mmHg 的钝性外伤患者中，常会因检伤分类过低出现错误转运，确立客观的评估指标是一个重要课题。尤其决定重症外伤患者是否启用急救直升机转运，该检伤分类的指标有重要意义。英国创伤救治体系中目前院前救治人员开始进行重组，在英国西部建成了 24 h 的医疗事件应急响应团队 (MERIT)，包括医生、护士、急救员、驾驶员飞行员的综合急诊团队，主要从事临床的各种操作、包括麻醉等，结果显示政府框架下组织下的，具备综合熟练操作的 MERIT 能够提高院前急救的成功率，而与其原先医务人员所在的科室无关。近年来欧美国家的研究发现，创伤的死亡分布已经逐渐从三峰向双峰或者单峰转变，这归因于创伤救治体系的不断完善，使得第 2、第 3 个高峰的死亡数明显减少。成熟的创伤救治体系的核心是实施创伤分级救治制度，对严重创伤实行专业化救治，集中优势资源和专业队伍处理最危重的伤员。国外大量的研究已经证实，创伤分级救治体系能够降低严重创伤患者的病死率，缩短 ICU 住院时间和总住院时间，减少伤后急性呼吸窘迫综合征、呼吸机相关性肺炎等各种并发症的发生率，而且具有很好的社会成本效益比。Leung GK 研究证明，多学科创伤团队的组建可以改善创伤患者的预后。

二、创伤辅助检查进展

快速现代影像学技术的进步已使得创伤诊断变得快捷简单，传统的诊断性腹腔灌洗、平片已被床旁超声、多层螺旋 CT 扫描所代替，新型的一些方法也在临床广泛应用。

创伤重点超声评估法 (FAST) 是胸腹部创伤的非侵入性检查中重要方法之一，早期使用可以帮助减少创伤患者的处置时间。FAST 通过判断患者的胸腹腔是否存在游离液体，并动态观察游离液体的变化情况，从而为后续的放射检查以及是否急症手术提供决策依据。FAST 不需要专业超声医生操作，可以随时随地在床旁进行，不必担心过多的放射剂量暴露。FAST 检查可针对所有的创伤患者，特别对危及血流动力学的创伤患者检查有重要作用，来自南非夸祖鲁纳塔尔医院急诊医学科的 Smith ZA 等人的一项研究发现，FAST 对钝性创伤的敏感度和特异度分别达到 93.1% 和 100%，对穿透性创伤的敏感度和特异度分别达到 90.0% 和 100%，对气胸的敏感度和特异度分别为 84.6% 和 100%。作为临床新的急救医师床旁检测必备工具，与其他血流动力学检测相比，它能快速提高急救医师的诊断水平和能力。近年来在既往 FAST 基础上追加包括气胸的探查 EFAST(extendedFAST)，与胸部 X 线比较敏感度分别为 48.8% 和 20.9%，特异性分别为 99.6% 和 98.7%，极高的特异性在鉴别诊断上有效。Jorgensen 等人在院前对胸部和腹部外伤患者利用超声波检查 (EFAST)，寻求可提高外伤患者生存率的证据，认为院前急救可以使用 US 进行检查，瞬间可确定血性腹水和血性心包液潴留。与单纯依靠临床表现或血流动力学诊断准确度较低的方法相比，US 值得信赖。Elizabeth L 等人还报道了超声在创伤性心搏骤停中的应用价值，创伤后无脉性心搏骤停的存活率极低，但超声检查无心脏活动的患者存活率更低。心脏超声检查预测患者存活至入院的阴性预测值为 100%，对于院前心肺复苏延长的患者，超声评估有助于判断停止复苏。院前对胸部外伤患者的处理，尤其锐器导致的外伤行胸腔穿刺或闭式引流救命处置，Davies CE 等人、带来 13 例弥足珍贵的报告。美国麻省总医院创伤中心回顾了 19 940 例创伤患者的病例资料后，认为 FAST 可以作为创伤患者的早期筛选性检查，并可以减少不必要的放射暴露及治疗费用。意大利悉尼的 Duchateau FX 等人叫使用新型设备超声波心输出量监测仪 (USCOM) 对休克患者进行评估，测定每搏输出量、全身血管阻力、心室血流等。且利用该设备的监测结果对患者的治疗也会产生一定的影响。USCOM 在院前急救的应用被认为是可行的,具有广阔的临床应用前景。

毫无疑问,计算机断层扫描(computerized tomography,CT)是影像诊断学发展的里程碑,它的出现极大地推进了创伤医学的发展。然而,在创伤诊断中CT是进还是退一直是争论的焦点。20世纪90年代,螺旋CT技术的问世实现了CT多部位、快速增强扫描以及后期图像三维重建。CT可以帮助创伤诊治医生更加快速、全面和细致的了解损伤情况,逐渐成为创伤患者首选的检查方式,在过去20年中临床CT年扫描量增长了将近60倍。随着CT的高速发展,高昂的医疗费用、过大的放射剂量暴露以及因放射所致肿瘤发病率的增高,逐渐引起了人们的思考。近年来出现的个性化、低剂量照射等扫描技术,让CT变得不再那么"危险"。为了能更加全面、准确地对创伤患者进行诊断、筛查,早期全身CT扫描成为研究的热点。然而早期全身CT扫描能改善患者预后的观念并没有得到荟萃分析的支持。目前一项旨在探讨创伤患者早期全身CT扫描必要性的多中心随机对照前瞻性研究(randomized studyof early assessment by CT scanning in trauma patients2,REACT-2)正在开展中。

出血占创伤病死率的30%~40%,并且几乎50%的死亡都发生在创伤发生的最初24 h内。在门诊,25%~35%的创伤患者显示具有凝血病,该病使得病死率和发病率增加数倍。文献报道,在创伤患者中使用常规的基于血浆的凝血测试,如凝血酶原时间、活化部分促凝血活酶时间,以及国际通用的归一化比值来检测凝血病和指导灌注治疗是不够的。可能的解决办法是将血栓弹力图整合到创伤患者的治疗中,以作为患者是否需要大量输血的治疗指征。血栓弹力图分析提供了止血的全部过程图,这要优于单独的静态常规测试。该方法可以更快地得出结果,并且可以进行更为有效的治疗,还可以改善临床结果、帮助使用正确的血液制品和进行药物治疗。Sherren PB等人研究多发伤患者常可引起凝血功能障碍,引起凝血障碍的原因主要是上皮组织受损和细胞低灌注损伤所致,因此建议早期处理烧伤患者时要将患者的凝血功能障碍考虑在内。

三、创伤治疗进展

创伤复苏策略的变化:研究表明,约20%创伤所致的死亡是可以挽回的,而其主要与大量失血及不恰当的液体复苏有关。在过去的十年中,创伤后复苏策略发生了极大的改变,逐渐形成了损伤控制性复苏(damage control resuscitation,DCR)的概念。DCR的策略包括:可容许性低血压、更积极的输血及纠正凝血功能障碍、改善组织的灌注以及损伤控制性手术(damage control surgery,DCS)。主动脉内球囊导管血管阻断术(intra-aortic balloonocclusion,IABO)、使用抗休克裤、经导管动脉栓塞术(trans catheter arterial embolization,TAE)、主动脉放置支架术、骨折外固定术等治疗方法也属于DCS的广义范畴。传统复苏策略对复苏目标血压值要求较高,需要大量的晶体溶液的输入。由此可能导致血液成分的过度稀释、低体温、血液携氧能力下降等继发性病理生理变化。可容许性低血压策略适当降低了复苏时对平均动脉压的要求从而减少扩容量,可以明显减少血液稀释、低体温的发生,更有利于出血部位的血栓形成。一项随机对照前瞻性研究显示,复苏中将平均动脉压控制在50 mmHg左右,可以显著减少整个复苏过程中患者的血制品输入量,减少创伤后凝血功能障碍的发生,提高患者的生存率。尤其对损伤控制复苏在院前的应用,即对多发伤进行输液治疗的议论颇多,遗憾的是有多篇发表的论文否定其有效。Haut等人在美国外伤学会利用数据库对院前静脉输液患者的生存率是否提高进行调查,数据取得311 071名,对院前静脉输液与死亡率的相关性进行多变量分析,其结果发现

输液群比非输液 (4.8% vs 4.5%，$P<0.001$) 死亡率有意增高。死亡率增高原因，第一，因输液在现场和救护车内滞留时间延长；第二，输液等物理性因素冲击凝血块和导致稀释性凝血障碍。因此得出未采取外科止血不需要进行输液的结论。Maegele 等对 8 724 例多发伤患者进行回顾性分析，研究显示，复苏时输入超过 2 000 mL 晶体溶液后约有 40% 的患者出现凝血功能障碍，而当输入量增加到 4 000 mL 后约有 70% 的多发伤患者出现凝血功能障碍。由此可见，不正确的复苏策略可能导致医源性的创伤后凝血功能障碍。随后多项回顾性研究显示，对于需要大量输血 (大于 10 U/24 h) 的创伤患者，更积极的早期输血治疗、高血浆 (或血小板) 红细胞比 (1：1) 可以显著提高失血性休克患者的救治成功率。为了证实这种更积极的输血策略是否可以挽回更多严重创伤患者的生命，多项随机对照前瞻性研究正在开展中。一项刚刚完成的小样本前瞻性研究显示，固定红细胞、血浆、血小板输注比例 (1:1：1) 治疗失血性休克患者在临床上是安全的，但是，其对死亡率和并发症发生率无明显影响，要得到更可靠的结论尚有待大样本量同类研究。

脊柱脊髓损伤的早期治疗原则为稳定脊柱、维持充分的脊髓灌注和抑制脊髓早期继发损害。一些维持脊髓灌注和防止早期继发性损害的措施或药物，如基质金属蛋白酶抑制剂和神经生长克隆强化剂等已进入临床试验阶段。在患者病情稳定的前提下，进行早期手术减压有助于脊髓功能恢复和减少脊髓损伤并发症。微创理念已运用于脊柱创伤治疗，椎体成形术、后凸成形术和经皮微创技术获得更广泛应用，并随着内镜技术和计算机辅助导航系统的应用而得到快速发展；头部外伤占外伤死亡的第一位，存活后遗留的后遗症也是临床面对的难题，Dewall 等人引强调对重症头部外伤早期在院前急救的重要性，在美国每年大约有 140 万人因头部外伤就诊，其中 25 万人入院治疗，约 5 万人死亡。钝伤患者约有 1% 死亡，如合并有头部外伤则死亡率升高到 30%。头部外伤患者死亡约 50% 出现在受伤 2 小时以内，为此，加强院前急救对头部外伤的处理，不仅可降低死亡率，对减轻继发性的脑损伤也极为重要。尤其及早开放呼吸道，在 Brain Trauma Foundation(BTF)Guide-line 中推荐 end-tidalCO_2(ET-CO_2) 为 30～35 mmHg，在急救现场对重症颅脑外伤患者行气管插管有重要价值。研究发现，急性重型颅脑损伤合并严重颅内压增高采用标准外伤大骨瓣减压术既简单又安全，疗效优于常用开颅骨瓣。急性颅脑损伤后的继发性损伤已引起广泛重视，内源性损害因子如乙酰胆碱、兴奋性氨基酸、内源性阿片肽、氧自由基以及炎症反应失控等可能是继发性脑损害发生的主要机制。目前已从颅脑损伤患者的脑挫伤组织中分离出神经干细胞，体外增殖后再输入脑挫伤区，期望能促进脑功能恢复；在骨盆骨折的救治方面主要通过损害控制手术对出血、致命性创伤进行处理，并用微创方法暂时稳定骨盆骨折，使患者的一般情况得到改善，同时避免加重损伤和急诊手术的"二次打击"，为骨折固定创造条件；在胸部创伤救治方面：治疗原则是尽快对潜在致命性部位伤做出早期诊断和处理决策，并警惕是否合并有颅脑损伤，以便及时救治。心脏大血管穿透伤唯一的治疗方法是及时行开胸手术，不必先行心包穿刺。利器穿透胸腔时应争取作紧急剖胸探查，术中做好控制出血准备再拔出外露伤器；在腹部创伤救治中，要及时准确评估，及早发现存在的问题，决定是否需要紧急手术等治疗。微创手术早已成为现代外科学发展的方向。得益于手术器械以及术中辅助定位系统的进展，骨创伤的微创治疗首先被引入创伤患者的手术治疗中。血管内介入也逐渐由一种诊断手段转变为控制创伤后体内活动性出血的治疗方式；目前约有 22% 的患者可以通过介入治疗达到微创止血的目的，尤其是骨盆内出血、实质性脏器破裂出血等方面。对于胸腹部损伤，由于手术视野、操作器械等限制，胸腹腔镜在很长一段时间内无法应用于创伤的治疗中。然而，随着影像诊断学和胸腹腔镜技术本身的发展，这一禁区也在逐步被打破。

四、创伤急救教育培训

在创伤体系管理中有一种通用"语言"，所有参与创伤评估和处理的人员都应懂得。对医学生（包括消防员）、护士和医生都开办有创伤课程，如北美开办的创伤课程有：国际创伤生命支持(inter national trauma life support，ITLS)适合于所有参加人员；高级创伤生命支持(advanced trauma life support，ATLS)适合于医生；创伤护士核心课程(trauma nurses corecourses，TNCC)适合于护士。虽然不同的主管部门提供和教授这些课程，创伤处理的这些"语言"仍然是相同的，为了给创伤患者提供最佳的救治，创伤管理体系中所有参与者熟知这种"语言"显得尤为重要。新学生或住院医师的培训也发生了许多变化。最近的发展是利用模拟项目，学生置身于真实时间和空间中。模拟培训不仅提供给学生生命体征参数或其他生理学数据，也模拟真实场景，包括与患者和其他团队成员互动。马来西亚吉隆坡马来亚大学医学中心创伤和急诊医学系的Bustam A等人对急诊科受训者在经过网络学习和3个小时实操训练后，接受技术操作和信息解读的测评。结果发现受训者与专业心脏病科医师对左室功能目视测试结果的一致度达到93%，得出急诊科受训医生在经过短期培训后能够准确地使用并解读床旁检查的结论。模型也更加先进和复杂，其他医疗专业和医助的培训都已广泛使用。以模拟为基础的学习提高了危机处理能力，特别是接触和处理伤员的行为技能。

创伤救治是一门古老的职业，却是一门新型的学科。应透过这些"围墙"认识到在创伤基础建设、临床服务等方面我们和国外的差距，为更快地发展我国创伤医学提供更多值得借鉴的线索和题材。

（马学良）

第十八章 上肢创伤

第一节 锁骨骨折

锁骨是上肢与躯干的连接和支撑装置，呈 S 形，远端 1/3 为扁平状凸向背侧，利于肌肉和韧带的附着、牵拉，其最远端与肩峰形成肩锁关节，并有喙锁韧带固定锁骨；而近端 1/3 为菱形凸向腹侧，通过坚强的韧带组织与胸骨柄形成胸锁关节，并有胸锁乳突肌附着。

一、病因与分类

锁骨骨折 (fracture of the clavicle) 多发生在儿童及青壮年，主要为间接暴力引起。发生率约占全身骨折的 2.2%，肩关节损伤的 44%，其中男女比例约为 2∶1。常见的受伤机制是侧方摔倒，肩部着地，力传导至锁骨，发生斜形骨折。也可因手或肘部着地，暴力经肩部传导至锁骨，发生斜形或横形骨折。直接暴力常由胸上方撞击锁骨，导致粉碎性骨折，但较少见。儿童锁骨骨折多为青枝骨折，而成人多为斜形、粉碎性骨折。1967 年，Allman 等将锁骨骨折分为三型：Ⅰ型为中 1/3 骨折，约占所有锁骨骨折中的 62.0%，由于胸锁乳突肌的牵拉，近折端可向上、后移位，远折端则由于上肢的重力作用及胸大肌上部肌束的牵拉，使骨折远折端向前、下移位，并有重叠移位；Ⅱ型为外 1/3 骨折，约占 34.9%，常因肩部的重力作用，使骨折远端向下移位，近端则向上移位，移位程度较大者，应怀疑喙锁韧带损伤；Ⅲ型为内 1/3 骨折，仅占 3.1%，治疗时需了解胸锁关节有无损伤。一般而言，锁骨开放性骨折的发生率较低。

二、临床表现

锁骨位于皮下，位置表浅，一旦发生骨折，即出现局部肿胀、瘀斑，肩关节活动使疼痛加剧。患者常用健手托住肘部，减少肩部活动引起的骨折端移动而导致的疼痛，头部向患侧偏斜，以减轻因胸锁乳突肌牵拉骨折近端活动而导致疼痛。检查时，可扪及骨折端，有局限性压痛，有骨擦感。根据物理检查和症状，可对锁骨骨折做出正确诊断。在无移位或儿童的青枝骨折时，单靠物理检查有时难以做出正确诊断，上胸部的正位 X 线平片是不可缺少的检查方法。锁骨后有臂丛神经及锁骨下血管经过，若暴力作用强大，骨折移位明显，局部肿胀严重，有可能合并其他部位的骨折、肺部损伤、血管损伤和臂丛神经的损伤，因此在体检时应仔细检查上肢的神经功能及血供情况，以便对锁骨骨折合并神经、血管损伤做出正确诊断。

三、检查

本病的辅助检查方法主要是影像学检查，锁骨骨折常发生在中段。多为横断或斜行骨折，内侧断端因受胸锁乳突肌的牵拉常向上后移位，外侧端受上肢的重力作用向内、下移位，形成凸面向上的成角、错位缩短畸形。

1.X 线检查

疑有锁骨骨折时需摄 X 线像确定诊断。一般中 1/3 锁骨骨折拍摄前后位及向头倾斜 45°斜位像。拍摄范围应包括锁骨全长，肱骨上 1/3、肩胛带及上肺野，必要时需另拍摄胸片。前后位像可显示锁骨骨折的上下移位，45°斜位像可观察骨折的前后移位。

婴幼儿的锁骨无移位骨折或青枝骨折有时在原始X线像上难以明确诊断，可于伤后5～10天再复查拍片，常可呈现有骨痂形成。

外1/3锁骨骨折中，一般可由前后位及向头倾斜40°位X线像做出诊断。锁骨外端关节面骨折，常规X线像有时难以做出诊断，常需摄断层X线像或行CT检查。

锁骨内1/3前后位X线像与纵隔及椎体相重叠，不易显示出骨折。拍摄向头倾斜40°～45°X线像，有助于发现骨折线。在检查时，不能满足于X线正位片未见骨折而诊断为软组织损伤，需仔细检查是否有锁骨内端或对局部骨折征象，以便给予正确的诊断。

2.CT检查

CT检查多用于复杂的桡骨骨折，如波及关节面及肩峰的骨折。尤其对关节面的骨折优于X线检查。

四、诊断

患者有上肢外展跌倒或局部被暴力直接打击等外伤史，伤后肩部出现疼痛上肢不敢活动。X线片可确诊，并显示骨折移位及粉碎情况。

五、治疗

1. 儿童的青枝骨折及成人的无移位骨折可不作特殊治疗。仅用三角巾悬吊患肢3～6周即可开始活动。

2. 对有移位的锁骨中段骨折，手法复位满意的，可采用横形"8"字绷带固定。

治疗后应严密观察双侧上肢血液循环及感觉运动功能，若出现肢体肿胀、麻木，表示固定过紧，应及时放松。术后1周左右，由于骨折区肿胀消失，或因绷带张力降低，常使绷带松弛而导致再移位，因此复位后2周内应经常检查固定是否可靠，及时调整绷带的松紧度。

3. 在以下情况时，可考虑行切开复位内固定：①患者不能忍受"8"字绷带固定的痛苦；②复位后再移位，影响外观；③合并神经、血管损伤；④开放性骨折；⑤陈旧骨折不愈合；⑥锁骨外端骨折，合并喙锁韧带断裂。切开复位时，应根据骨折部位、骨折类型及移位情况选择钢板、弹性钉、克氏针等固定。钢板固定时，应根据锁骨形状进行预弯处理，并将钢板放在锁骨上方，尽量不放在前方。

第二节 肩锁关节脱位

肩锁关节由肩峰的锁骨关节面与锁骨外端的肩峰关节面构成关节，部分关节内存在纤维软骨盘。关节面多呈垂直方向，关节囊薄弱，由周围的韧带维持其稳定性。维系肩锁关节的主要韧带是肩锁韧带和喙锁韧带。

一、病因与分类

肩锁关节脱位(dislocation of theacromioclavicular joint)十分常见，多见于青年。暴力是引起肩锁关节脱位的主要原因，以直接暴力更多见。肩峰受到打击时，肩峰及肩胛骨猛然向下，使关节囊及周围韧带断裂而发生脱位。当跌倒时，肩部着地，力传导至肩锁关节而发生关节脱位，为间接暴力所致。依据暴力的大小，可仅发生关节囊挫伤、破裂，韧带挫伤、部分断裂、完全断裂，撕脱骨折或半脱位、完全脱位。根据损伤程度，可将肩锁关节脱位分为三型。

二、临床表现

Ⅰ型：肩部有打击或跌倒受伤史，肩锁关节处疼痛、肿胀、肩活动时疼痛加重，局部压痛明显。肩锁关节X线平片未发现明显移位。

Ⅱ型：除有Ⅰ型的临床表现外，用手指按压锁骨外端有弹性感。X线平片可见锁骨外端向上撬起，为半脱位。

Ⅲ型：除有Ⅰ型的临床表现外，肩外上方肿胀严重，与对侧比较有时可发现患侧明显高起，按压时弹性感更加明显，肩活动受限。X线片可见锁骨外端完全离开肩峰的相对关节面，为完全性脱位。

三、检查

X线检查，可明显显示锁骨外端向上移位，肩锁关节半脱位，其向上移位轻及肿胀不明显，诊断较困难，有时需同时向下牵引两上肢摄两侧肩锁关节X线片，或使患者站位两手提重物拍摄两肩锁关节正位X线片对比检查，方可明确诊断。

四、诊断

根据外伤史，局部疼痛，肿胀及压痛；肩前屈、后伸活动受限。X线检查可确诊。

五、治疗

对于Ⅰ型损伤，用三角巾悬吊患肢2～3周后开始肩关节活动，可获得较好功能。Ⅱ型损伤有学者主张手法复位、加垫外固定，但固定常不可靠，易并发压疮，或演变为陈旧性脱位。对有症状的陈旧性半脱位及Ⅲ型患者，尤其是肩锁关节移位超过2 cm者，可选择手术治疗。手术方法可选择切开复位钩状钢板或张力带钢丝固定。在切开复位的同时，可修复断裂的韧带。对喙锁韧带无法修复者，可行韧带重建术。

第三节 肩关节脱位

参与肩关节运动的关节包括肱盂关节、肩锁关节、胸锁关节及肩胸（肩胛骨与胸壁形成）关节，但以肱盂关节的活动最为重要。习惯上将肱盂关节脱位称为肩关节脱位(dislocation of the shoulder joint)。

肱盂关节由肱骨头与肩胛盂构成。肩胛盂浅，由周围的纤维软骨及盂唇加深其凹度，再加上肩峰在肱骨头及肩胛盂的上方形成的臼窝样结构(有学者称为第二关节)，在一定程度上增加了肩关节的稳定性，并使肩关节有最大范围的活动。

一、病因与分类

创伤是肩关节脱位的主要原因，多为间接暴力所致。当上肢处于外展外旋位跌倒或受到撞击时，暴力经过肱骨传导到肩关节，使肱骨头突破关节囊而发生脱位。若上肢处于后伸位跌倒，或肱骨后上方直接撞击在硬物上，也可发生肩关节脱位。

根据肱骨头脱位的方向可分为前脱位、后脱位、上脱位及下脱位四型，以前脱位最多见。由于暴力的大小、力作用的方向以及肌肉的牵拉，前脱位时，肱骨头可能位于锁骨下、喙突下、肩前方及关节盂下。

二、临床表现

有上肢外展外旋或后伸着地受伤史，肩部疼痛、肿胀、肩关节活动障碍，患者有以健手托住患侧前臂、头向患侧倾斜的特殊姿势即应考虑有肩关节脱位的可能。检查可发现患肩呈方肩畸形，肩胛盂处有空虚感，上肢有弹性固定；Dugas征阳性：即将患侧肘部紧贴胸壁时，手掌搭不到健侧肩部，或手掌搭在健侧肩部时，肘部无法贴近胸壁；X线正位、侧位片及穿胸位片可确定肩关节脱位的类型、移位方向及有无撕脱骨折。目前对怀疑有肱骨头骨折者临床可行CT扫描。

严重创伤时，肩关节前脱位可合并神经血管损伤，应注意检查患侧上肢的感觉及运动功能。

三、检查

肩关节后脱位时常规肩关节前后位X线摄片报告常为阴性。由于肩峰下型后脱位最为常见，且肩前后位X线摄片时肱骨头与关节盂及肩峰的大体位置关系仍存在，故摄片报告常为阴性。但仔细阅片仍可发现以下异常特征：①由于肱骨头处于强迫内旋位，即使前臂处于中立位，仍可发现肱骨颈"变短"或"消失"，大、小结节影像重叠；②肱骨头内缘与肩胛盂前缘的间隙增宽，通常认为其间隙大于6 mm，即可诊断为异常；③正常肱骨头与肩胛盂的椭圆形重叠影消失；④肱骨头与肩胛盂的关系不对称，表现为偏高或偏低，且与盂前缘不平行。

高度怀疑肩关节后脱位时应加摄腋位片或穿胸侧位片，则可发现肱骨头脱出位于肩胛盂后侧。必要时作双肩CT扫描，即可清楚显示出肱骨头关节面朝后，且脱出关节盂后缘；有时可发现肱骨头凹陷性骨折并与关节盂后缘形成卡压而影响复位，或关节盂后缘的骨折。

四、诊断

1. 有肩部或上肢外伤史。
2. 根据上述症状和体征。
3. X线摄片可明确脱位类型及有无骨折。

五、鉴别诊断

本病需与肩周炎进行鉴别，肩周炎与肩关节脱位均有肩部的剧烈疼痛和肩关节功能明显受限。但肩周炎是一种慢性的肩部软组织的退行性炎症，早期以剧烈疼痛为主，中晚期以功能障碍为主。而肩关节脱位则多有急性损伤史，如过力或突发暴力的牵拉及冲撞，跌倒时手掌和肘部着地，由于突然的暴力沿肱骨向上冲击，使肱骨头脱离关节盂。

另外，还需对脱位的类型进行鉴别，脱位后根据肱骨头的位置可分为3型：①盂下型：肱骨头位于关节盂下方，此类少见；②冈下型：肱骨头位于肩胛冈下，此类亦少见；③肩峰下型：肱骨头仍位于肩峰下，但关节面朝后，位于肩胛盂后方，此类最常见。

六、治疗

无论肩关节脱位的类型及肱骨头所处的位置，均应首先采用手法复位、外固定方式治疗。手法复位前应准确判断是否有骨折，可行CT扫描检查，以防漏诊。

1. 手法复位

一般采用局部浸润麻醉，用 Hippocrates 法复位：患者仰卧，术者站在患侧床边，腋窝处垫棉垫，以同侧足跟置于患者腋下靠胸壁处，双手握住患肢于外展位作徒手牵引，以足跟顶住腋部作为反牵引力。左肩脱位时术者用左足，右肩脱位时则用右足。牵引须持续，用力须均匀，牵引一段时间后肩部肌逐渐松弛，此时内收、内旋上肢，肱骨头便会经前方关节囊的破口滑入肩胛盂内，可感到有弹跳及听到响声，提示复位成功，再做 Dugas 征检查，应由阳性转为阴性。

2. 固定方法

单纯性肩关节脱位复位后可用三角巾悬吊上肢，肘关节屈曲 90°，腋窝处垫棉垫固定3周，合并大结节骨折者应延长 1～2 周。部分病例关节囊破损明显，或肩带肌肌力不足者，术后摄片会有肩关节半脱位，此类病例宜用搭肩位胸肱绷带固定，即将患肢手掌搭在对侧肩部，肘部贴近胸壁，用绷带将上臂固定在胸壁，并托住肘部，这种体位可以纠正肩关节半脱位。

3. 康复治疗

固定期间须活动腕部与手指，解除固定后，鼓励患者主动锻炼肩关节向各个方向活动。配合作理疗按摩，效果更好。锻炼须循序渐进，不可冒进。

对于陈旧性肩关节脱位影响上肢功能，可选择切开复位术，修复关节囊及韧带。合并神经损伤者，在关节复位后，大多数神经功能可以得到恢复。若判断为神经血管断裂伤应手术修复。

第四节 肱骨近端骨折

肱骨近端包括肱骨大结节、小结节和肱骨外科颈三个重要的解剖部位。肱骨外科颈为肱骨大结节、小结节移行为肱骨干的交界部位，该部位是松质骨和密质骨的交接处，易发生骨折。在解剖颈下 2～3 cm，有臂丛神经、腋血管通过，有发生骨折合并血管神经损伤的可能。

一、病因与分类

肱骨近端骨折可发生于任何年龄，但以中、老年人为多。其发生率占全身骨折的 2.34%。骨折多因间接暴力引起，由于暴力作用的大小、方向、肢体的位置及患者的骨质量等，可发生不同类型的骨折。

临床较为常用的肱骨近端骨折分型为 Neer 分型。根据肱骨四个解剖部位，即肱骨头、大结节，小结节和肱骨干，及相互之间移位程度即以移位＞1 cm 或成角畸形＞45°为移位标准来进行分型，而并不强调骨折线的多少。

一部分骨折：肱骨近端骨折，无论骨折线数量是多少，只要未达到上述移位标准，说明骨折部位尚有一定的软组织附着连接，有一定的稳定性。这种骨折为无移位或轻微移位骨折，或称为一部分骨折。

两部分骨折：当肱骨近端4个解剖部位中，仅一个部位发生骨折或移位者，称为两部分骨折；它有4种形式，即解剖颈骨折、大结节骨折、小结节骨折或外科颈骨折。

三部分骨折：当肱骨近端4个部位中，有2个部位骨折并且移位时，称为三部分骨折，它有 2 种形式，常见的是大结节、外科颈骨折、另一种是小结节、外科颈骨折。

四部分骨折：当肱骨近端 4 个部位都发生骨折移位时，形成 4 个分离的骨块，称为四部分骨折。此时肱骨头向外侧脱位，成游离状态；血液供应破坏严重，极易发生缺血坏死。

二、诊断

根据骨折多因间接暴力所致的病史、X 线和 CT 检查（包括 CT 三维重建），可做出明确诊断。X 线检查除了正位（或后前位）外，应进行腋间位 X 线拍片。

三、治疗

肱骨近端骨折可根据骨折类型，移位程度等采用非手术治疗和切开复位固定等手术治疗。

1. 非手术治疗

对于 Neer 一型肱骨近端骨折，包括大结节骨折，肱骨外科颈骨折，可用上肢三角巾悬吊 3～4 周，复查 X 线平片后，可逐步行肩部功能锻炼。

对于有轻度移位的二型骨折，患者功能要求不高者也可使用三角巾悬吊 3～4 周，复查 X 线片后，可逐步行肩部功能锻炼。

2. 手术治疗

多数移位的肱骨近端骨折的特点是二部分以上的骨折，应及时行切开复位钢板内固定，大部分患者可获得良好的功能恢复。对于 Neer 三部分、四部分骨折，也可行切开复位钢板内固定术，但对于特别复杂的老年人四部分骨折也可选择人工肱骨头置换术。

第五节 肱骨干骨折

肱骨外科颈下 1～2 cm 至肱骨髁上 2 cm 段内的骨折称为肱骨干骨折。在肱骨干中下 1/3 段后外侧有桡神经沟，有由臂丛神经后束发出的桡神经经内后方紧贴骨面斜向外前方进入前臂，此处骨折容易发生桡神经损伤。致伤因素可能是骨折端直接撞击，也可能由于外侧肌间隔的卡压所致。

一、病因与分类

肱骨干骨折（fracture of the shaft of the humerus）可由直接暴力或间接暴力引起。其发生率占全身骨折的 2.11%。直接暴力常由外侧打击肱骨干中份，致横形或粉碎性骨折。间接暴力常由于手部着地或肘部着地，力向上传导，加上身体倾倒所产生的剪式应力，导致中下 1/3 骨折。有时因投掷运动或"掰腕"，也可导致中下 1/3 骨折，多为斜形或螺旋形骨折。骨折端的移位取决于外力作用的大小、方向、骨折的部位和肌肉牵拉方向等。在三角肌止点以上、胸大肌止点以下的骨折，近折端受胸大肌、背阔肌、大圆肌的牵拉而向内、向前移位，远折端因三角肌、喙肱肌、肱二头肌、肱三头肌的牵拉而向外、向近端移位。当骨折线位于三角肌止点以下时，近折端由于三角肌的牵拉而向前、外移位；远折端因肱二头肌、肱三头肌的牵拉而向近端移位。无论骨折发生在哪一段，在体弱患者，由于肢体的重力作用或不恰当的外固定物的重量，可引起骨折端分离移位或旋转畸形。肱骨干下 1/3 骨折的移位方向与暴力作用的方向、前臂和肘关节所处的位置有关，大多数有成角、短缩及旋转畸形。

二、临床表现

(一)疼痛

表现为局部疼痛及传导叩痛等，一般均较明显。

(二)肿胀

完全骨折，尤其粉碎型者局部出血可多达 200 ml 以上，加之创伤性反应，因此局部肿胀明显。

(三)畸形

在创伤后，患者多先发现上臂出现成角及短缩畸形，除不完全骨折外，一般多较明显。

(四)异常活动

多于伤后立即出现。

(五)血管神经损伤症状体征

患者神经干紧贴骨面走行，甚易被挤压或刺伤；周围血管亦有可能被损伤。因此在临床检查及诊断时务必对肢体远端的感觉、运动及桡动脉搏动等加以检查，并与对侧对比观察。

三、检查

在检查上，主要有以下几个方面：

1. 查体可发现异常活动，骨摩擦感。
2. X 线摄片可确定骨折的类型、移位方向。
3. 对怀疑有神经损伤的患者，注意神经探查。

四、诊断

外伤史，局部肿胀，疼痛及传导叩痛，异常活动及成角、短缩畸形。正侧位 X 线能确诊骨折部位及移位情况。

五、鉴别诊断

本病的鉴别诊断主要有以下的几种情况：

(一)病理性骨折

上臂部 X 线正侧位片可明确骨折的部位、类型和移位情况，注意有无骨质破坏，鉴别是否为转移癌、骨囊肿等所致的病理性骨折。

(二)上臂软组织损伤

有牵拉痛，压痛局限于损伤部位，但无纵向叩击痛及异常活动。X 线片可以除外骨折。

(三)桡神经损伤

若出现桡神经损伤，要鉴别清楚是术前损伤还是术中损伤，通过询问病史、发病时间和发病经过、临床表现则不难诊断。如果术前无桡神经损伤表现而术后立即出现者考虑为牵拉伤和粗暴操作所致，如果术后渐进性出现桡神经损伤表现应考虑为骨痂或瘢痕粘连所致。

六、并发症

1. 神经损伤

以桡神经损伤为最多见，肱骨中下 1/3 骨折，易由骨折端的挤压或挫伤引起不完全性桡神经损伤，一般于 2～3 个月，如无神经功能恢复表现，再行手术探查。在观察期间，将腕关节置于功能位，使用可牵引手指伸直的活动支架，自行活动伤侧手指各关节，以防畸形或僵硬。

2. 血管损伤

在肱骨干骨折并发症中并不少见，一般肱动脉损伤不会引起肢体坏死但也可造成供血不足，所以仍应手术修复血管。

3. 骨折不愈合

肱骨中下 1/3 骨折易发生故骨不愈合，导致骨折不愈合的原因有很多，其中与损伤暴力、骨折的解剖位置及治疗方法有较大关系。骨折愈合是一个连续不断的过程，在整个过程中应无发生再移位的不良应力的干扰，尤其是剪切及旋转应力，因此骨折端必须得到合理的固定。

4. 畸形愈合

因为肩关节的活动范围大，肱骨骨折虽有些成角、旋转或短缩畸形，也不大影响伤肢的活动功能，但如肱骨骨折移位特别严重，达不到骨折功能复位的要求，严重地破坏了上肢生物力学关系，以后会继发肩关节或肘关节创伤性关节炎，因此对青壮年及少年伤员，在有条件治疗时，还是应该施行截骨术矫正畸形愈合。

5. 肩、肘关节功能障碍

多见于老年伤员。因此对老年伤员不宜长时间使用广泛范围固定，尽早加强肌肉、关节功能活动，若已经发生肩或肘关节功能障碍，更要加强其功能活动锻炼，并辅以理疗和体疗，使之尽快恢复关节功能。

6. 肩肘关节功能受限。

7. 医源性骨折

肱骨大结节骨折、外科颈骨折、骨折端劈裂骨折、进钉入点处劈裂常与操作不当有关。

8. 锁钉断裂

若患者多发伤，双下肢不能随意活动，床上活动主要靠上肢支撑，骨折未愈合，过多负重可导致近端锁钉断裂。

9. 其他

中下 1/3 骨折易合并桡神经损伤，下 1/3 骨折易发生骨不连。

七、治疗

肱骨干横形或短斜形骨折可采用非手术和手术方法治疗。

1. 手法复位外固定

(1) 麻醉：局部麻醉或臂丛神经阻滞麻醉。

(2) 体位：在骨科牵引床上仰卧位。

(3) 牵引：助手握住前臂，在屈肘 90°位，沿肱骨干纵轴牵引，在同侧腋窝施力作反牵引。经过持续牵引，纠正重叠、成角畸形。若骨折位于三角肌止点以上、胸大肌止点以下，在内收位牵引；若骨折线在三角肌止点以下，应在外展位牵引。

(4) 复位：在充分持续牵引、肌放松的情况下，术者用双手握住骨折端，按骨折移位的相反方向，矫正成角及侧方移位。若肌松弛不够，断端间有少许重叠，可采用折顶反折手法使其复位。畸形矫正，骨传导音恢复即证明复位成功。凡有条件者均应行 X 线拍片，确认骨折的对位对线情况。

(5) 外固定：复位成功后，减小牵引力，维持复位，可选择石膏固定。

石膏固定：复位后比较稳定的骨折，可用 U 形石膏固定。若为中、下份长斜形或长螺旋形骨折、手法复位后不稳定，可采用上肢悬垂石膏固定，但有可能因重量太大，导致骨折端分离，宜采用轻质石膏，并在固定期中严密观察骨折对位对线情况。

2.切开复位内固定

(1) 手术指征：在以下情况时，可采用切开复位内固定术：

1) 手法复位失败，骨折端对位对线不良，估计愈合后影响功能。

2) 骨折有分离移位，或骨折端有软组织嵌入。

3) 合并神经血管损伤。

4) 陈旧骨折不愈合。

5) 影响功能的畸形愈合。

6) 同一肢体有多发性骨折。

7) 8～12 h 以内的污染不重的开放性骨折。

(2) 手术方法

1) 麻醉：臂丛阻滞麻醉、高位硬膜外麻醉或全麻。

2) 体位：仰卧，伤肢外展 90°放在手术桌上。

3) 切口与暴露：常采用后外侧入路和外侧入路暴露骨折端，从肱二头肌、肱三头肌间切口，沿肌间隙暴露骨折端。若为上 1/3 骨折，切口向上经三角肌、肱二头肌间隙延长；若为下 1/3 骨折，切口向下经肱二头肌、肱桡肌间隙延长。注意勿损伤桡神经。

4) 复位与固定：在直视下尽可能达到解剖复位。用外固定支架或加压钢板螺钉内固定，也可用带锁髓内钉固定。术后可不用外固定，早期进行功能锻炼。肱骨干下 1/3 骨折对骨的血液循环破坏较重，若再加上手术操作，易导致骨折不愈合。近年来采用锁定钢板微创手术固定，因减少了对血供的影响，有利于骨愈合。

对于有桡神经损伤的患者，术中探查神经，若完全断裂，可一期修复桡神经。若为挫伤，神经连续性存在，则切开神经外膜，减轻神经继发性病理改变。

3.康复治疗无论是手法复位外固定，还是切开复位内固定，术后均应早期进行康复治疗。复位术后抬高患肢，主动练习手指屈伸活动。2～3 周后，开始主动的腕、肘关节屈伸活动和肩关节的外展、内收活动，但活动量不宜过大，逐渐增加活动量和活动频率。6～8 周后加大活动量，并做肩关节旋转活动。在锻炼过程中，要随时检查骨折对位、对线及愈合情况。骨折完全愈合后去除外固定。内固定物可在半年以后取除，若无不适也可不必取出。在锻炼过程中，可配合理疗、体疗等。

第六节 肱骨髁上骨折

肱骨髁上骨折系指肱骨远端内外髁上方的骨折。其中伸直型占 90%左右。以小儿最多见，多发年龄为5～12岁。当肱骨髁上骨折处理不当时容易引起Volkmann缺血性肌挛缩或肘内翻畸形。虽然各种治疗方法都有改进或提高，使危害严重的Volkmann缺血性肌挛缩已明显减少，但仍不断发生肘内翻畸形，发生率仍然较高，治疗时必须加以注意。

一、伸直型肱骨髁上骨折

近折端向前下移位，远折端向上移位，但肘后三角关系正常。此骨折容易造成肱动脉损伤，出现前臂骨筋膜室综合征，导致前臂缺血性肌挛缩。受伤时间短，局部肿胀轻，没有血循环障碍者，可进行手法复位外固定。

（一）病因

多为间接暴力引起。当跌倒时，肘关节处于半屈或伸直位，手掌着地，暴力经前臂向上传递，身体向前倾，由上向下产生剪式应力，使肱骨干预肱骨髁交界处发生骨折。通常是近折端向前下移位，远折端向上移位。如果在跌倒时，同时遭受侧方暴力，可发生尺侧或桡侧移位。

（二）临床表现和诊断

儿童有手着地受伤史，肘部出现疼痛、肿胀、皮下瘀斑，肘部向后突出并处于半屈位，应想到肱骨髁上骨折的可能。检查局部明显压痛，有骨擦音及假关节活动，肘前方可扪到骨折断端，肘后三角关系正常。在诊断中，应注意有无神经血管损伤，应特别注意观察前臂肿胀程度，腕部有无桡动脉搏动，手的感觉及运动功能等。必须拍肘部正、侧位X线片，这不仅能确定骨折的存在，更主要的是准确判断骨折移位情况，为选择治疗方法提供依据。

（三）治疗

1.手法复位

外固定受伤时间短，局部肿胀轻，没有血液循环障碍者，可进行手法复位外固定。麻醉后仰卧于骨科牵引床上。在屈肘约50°位、前臂中立位，沿前臂纵轴牵引。以同侧腋窝部向上作反牵引。在持续牵引下，纠正重叠畸形。根据X线片表现，若有尺侧或桡侧移位，应首先矫正。在持续牵引情况下，术者双手2～5指顶住骨折远折端，拇指在近折端用力推挤，同时缓慢使肘关节屈曲90°或100°，即可达到复位。也可用拇指顶住骨折远端，向远侧推挤，同时用2～5指挤压近折端同时缓慢屈肘，达到复位。经X线证实骨折对位对线良好，即可用外固定维持复位位置。复位时应注意恢复肱骨下端的前倾角和肘部提携角。屈肘角度的多少以能清晰地听到桡动脉搏动，无感觉运动障碍来决定。一般情况下，在超过100°位时，复位后骨折端较稳定，但要注意远端肢体的血液循环情况。

复位后用后侧石膏托在屈肘位固定4～5周，X线拍片证实骨折愈合良好，即可拆除石膏，开始功能锻炼。需要强调的是，如果经2～3次复位对位不佳者应及时行切开复位克氏针固定。伤后时间较长，局部组织损伤严重，出现骨折部严重肿胀时，不能立即进行手法复位者也应行切开复位克氏针固定术。

2.手术治疗

(1) 在以下情况可选择手术治疗

1) 手法复位失败。

2) 小的开放伤口，污染不重。

3) 有神经、血管损伤。

(2) 手术方法：在肱骨内下方切口，向肘前方延伸，切开深筋膜及肱二头肌腱膜，检查正中神经及肱动脉，若为血管痉挛，在骨折复位后大多数可以缓解，或切除血管外膜，进行液压扩张，可缓解血管痉挛。若为血管破裂，可进行修补术或血管吻合术。对有正中神经挫伤，应切除外膜，减轻神经内压力。骨折在准确对位后用交叉克氏针作内固定。若有尺神经或桡神经损伤，在进行骨折复位时，应仔细检查神经，进行松解或修复手术。

3. 康复治疗

无论手法复位外固定，还是切开复位内固定，术后应严密观察肢体血液循环及手的感觉、运动功能。抬高患肢，早期进行手指及腕关节屈伸活动，有利于减轻水肿。4～6周后可进行肘关节屈伸活动。

在手术切开复位，内固定稳定的患者，术后2周即可开始肘关节活动。

伸直型肱骨髁上骨折由于近折端向前下移位，极易压迫肱动脉或刺破肱动脉，加上损伤后的组织反应，局部肿胀严重，均会影响远端肢体血液循环，导致前臂骨筋膜室综合征。如果早期未能做出诊断及正确的治疗，可导致缺血性肌挛缩，严重影响手的功能及肢体的发育。在对肱骨髁上骨折的诊治中，应严密观察前臂肿胀程度及手的感觉运动功能，如果出现高张力肿胀，手指主动活动障碍，被动活动剧烈疼痛（剧烈疼痛是诊断骨筋膜室综合征的主要临床表现），桡动脉搏动扪不清，手指皮温降低，感觉异常，即应确定骨筋膜室高压存在，应紧急手术，切开前臂掌、背侧深筋膜，充分减压，辅以脱水剂，扩张血管药等治疗，则可能防止前臂缺血性肌挛缩的发生。如果已出现5P征(painlessness 无痛，pulselessness 脉搏消失，pallor 皮肤苍白，paresthesia 感觉异常，paralysis 肌麻痹）则为时已晚，即便手术减压也难以避免缺血性挛缩。

二、屈典型肱骨髁上骨折

（一）病因

多为间接暴力引起。跌倒时，肘关节处于屈曲位，肘后方着地，暴力传导致肱骨下端导致骨折。

（二）临床表现和诊断

受伤后，局部肿胀，疼痛，肘后凸起，皮下瘀斑。检查可发现肘上方压痛，后方可扪到骨折端。X线拍片可发现骨折的存在及典型的骨折移位，即近折端向后下移位，远折端向前移位，骨折线呈由前上斜向后下的斜形骨折。由于肘后方软组织较少，折端锐利，可刺破皮肤形成开放骨折。由于暴力作用的方向及跌倒时的体位改变，骨折可出现尺侧或桡侧移位。少有合并神经血管损伤。

（三）诊断检查

检查可发现肘上方压痛，后方可扪到骨折端，X线拍片可发现骨折的存在及典型的骨折移位，即近折端向后下移位，远折端向前移位，骨折线呈由前上斜向后下的斜形骨折。由于肘后方软组织较少，折端锐利，可刺破皮肤形成开放骨折，由于暴力作用的方向及跌倒时的体位改变，骨折可出现尺侧或桡侧移位。少有合并神经血管损伤。

（四）治疗

治疗的基本原则与伸直型肱骨髁上骨折相同，但手法复位的方向相反。在肘关节屈曲40°左右行外固定，4～6周后开始主动练习肘关节屈伸活动。

儿童期肱骨髁上骨折复位时，桡侧或尺侧移位未得到纠正，或合并了骨骺损伤，骨折愈合后，可出现肘内、外翻畸形。因此，应尽量达到解剖复位，如达不到解剖复位可采用切开复位克氏针固定。经过观察，畸形有加重的趋势，合并有功能障碍者，在 12～14 岁时，可做肱骨下端截骨矫正术。术中应避免桡神经和尺神经的损伤。可先解剖神经，再做截骨矫正术。

第七节 肘关节脱位

肘关节由肱骨下端、尺骨鹰嘴窝、桡骨头及关节囊、内外侧副韧带构成。主要完成屈伸活动及很小的尺偏、桡偏活动。在肩、肘、髋、膝四大关节中发生脱位的概率列第二位。

一、病因及分类

外伤是导致肘关节脱位 (dislocation of the elbow) 的主要原因。当肘关节处于半伸直位时跌倒，手掌着地，暴力沿尺、桡骨向近端传导，尺骨鹰嘴处产生杠杆作用，前方关节囊撕裂，使尺、桡骨向肱骨后方脱出，发生肘关节后脱位。当肘关节处于内翻或外翻位时遭受暴力，可发生尺侧或桡侧方脱位。当肘关节处于屈曲位时，肘后方遭受暴力可使尺、桡骨向肱骨前方移位，发生肘关节前脱位。肘关节脱位常会引起内外侧副韧带断裂，导致肘关节不稳定。

二、临床表现

上肢外伤后，肘部疼痛、肿胀、活动障碍；检查发现肘后突畸形；前臂处于半屈位，并有弹性固定；肘后出现空虚感，可扪到凹陷；肘后三角关系发生改变；应考虑肘关节后脱位的存在。肘部正、侧位 X 线摄片可发现肘关节脱位的移位情况、有无合并骨折。侧方脱位可合并神经损伤，应检查手部感觉、运动功能。

三、检查

常规 X 线检查可获得初步的诊断，CT 及三维重建可获得准确的骨折脱位信息。

四、诊断

X 线检查可确定诊断，是判断关节脱位类型和合并骨折及移位状况的重要依据。CT 及三维重建对判断病情、确认诊断及手术具有重要的作用。

五、治疗

1. 非手术治疗

(1) 手法复位：可以采用一人复位法，不用助手。2% 普鲁卡因或 1% 利多卡因 10 ml 肘关节内麻醉或臂丛麻醉。术者站在患者的前面，将患者的患肢提起，环抱术者的腰部，使肘关节置于半屈曲位置。以一手握住患者腕部，沿前臂纵轴作持续牵引，另一拇指压住尺骨鹰嘴突，亦沿前臂纵轴方向作持续推挤动作直至复位。也可用双手握住上臂下段，八个手指在前方，两个拇指压在尺骨鹰嘴突上，肘关节处于半屈曲位，拇指用力方向为前臂的纵轴，其他八指则将肱骨远端推向后方。复位成功的标志为肘关节恢复正常活动，肘后三点关系恢复正常。

(2) 固定：用长臂石膏托或支具固定肘关节于屈曲 90°，再用三角巾悬吊胸前 2～3 周。逐步行肘关节功能锻炼，以防止肘关节僵硬。

2.手术治疗

(1) 手术适应证：①闭合复位失败者，或不适于闭合复位者，这种情况少见，多合并肘部严重损伤，如尺骨鹰嘴骨折并有分离移位的；②肘关节脱位合并肱骨内上髁撕脱骨折，当肘关节脱位复位，而肱骨内上髁仍未能复位时，应施行手术将内上髁加以复位或内固定；③陈旧性肘关节脱位，不宜试行闭合复位者；④某些习惯性肘关节脱位。

(2) 开放复位：臂丛麻醉。取肘后纵向切口，肱骨内上髁后侧暴露并保护尺神经。肱三头肌腱做舌状切开。暴露肘关节后，将周围软组织和瘢痕组织剥离，清除关节腔内的血肿、肉芽和瘢痕。辨别关节骨端关系加以复位。缝合关节周围组织。为防止再脱位可采用一枚克氏针自鹰嘴至肱骨下端固定，1～2周后拔除。

(3) 关节成形术：多用于肘关节陈旧脱位、软骨面已经破坏者，或肘部损伤后关节僵直者。臂丛麻醉。取肘后侧切口，切开肱三头肌腱。暴露肘关节各骨端。将肱骨下端切除，保留肱骨内、外髁一部分。切除尺骨鹰嘴突的顶端及部分背侧骨质，喙突尖端亦切小一些，保留关节软骨面，桡骨头若不影响关节活动可不切除，否则切除桡骨头。根据新组成的关节间隙，如狭窄可适当将肱骨下端中央部分切除0.5 cm，呈分杈状。理想的间隙距离应在1～1.5 cm。

关节间衬以阔筋膜的关节成形术，对于骨性强直的肘关节有良好作用。注意衬缝阔筋膜作关节面及关节囊时，要使阔筋膜的深面向关节腔一侧，将阔筋膜衬于关节面缝合后检查伤口，将肘关节对合，观察关节成形的情况，逐层缝合伤口。术后用上肢石膏托将肘关节固定于90°，前臂固定于旋前旋后中间位。抬高伤肢，手指活动。几天后带上肢石膏托进行功能锻炼，3周左右拆除固定，加强伤肢功能锻炼，并辅以理疗。

第八节 桡骨头半脱位

桡骨头呈椭圆形，最近端为浅凹状关节面，与肱骨小头凸面形成关节，与肱尺关节一起完成屈伸活动。桡骨头的尺侧与尺骨鹰嘴半月切迹形成上尺桡关节，有环状带包绕，与下尺桡关节一同完成前臂旋转活动。桡骨头及颈位于肘关节囊内，没有韧带、肌腱附着，因此稳定性较差。

一、病因与分类

桡骨头半脱位(subluxation of the radial head)多发生在5岁以下的儿童，由于桡骨头发育尚不完全，环状韧带薄弱，当腕、手被向上提拉、旋转时，肘关节囊内负压增加，使薄弱的环状韧带或部分关节囊嵌入肱骨小头与桡骨头之间，取消牵拉力以后，桡骨头不能回到正常解剖位置，而是向桡侧移位，形成桡骨头半脱位。

绝大多数情况下，桡骨头为向桡侧的半脱位，完全脱位的很少发生，向前方的脱位更为少见。

二、临床表现

儿童的腕、手有被向上牵位的受伤史，患儿感肘部疼痛，活动受限，前臂处于半屈位及旋前位。检查时肘部外侧有压痛，即应诊断为桡骨头半脱位。X线摄片常不能发现桡骨头有脱位改变。

三、病理生理

桡骨头向远端滑移，恢复原位时，环状韧带的上半部不及退缩，卡压在肱桡关节内，成为桡骨头半脱位。随着小儿逐渐长大，桡骨头良好发育，环状韧带也增厚增强，以后即不再发生半脱位。

四、诊断检查

1. 有上肢被牵拉病史，

通常是年轻的父母搀着小儿上街，小儿的上肢上举，父母的上肢下垂，遇有台阶时，父母的手突然提起小儿之手帮助小儿走过台阶，次之立刻出现症状，或用强制手段为小儿套上羊毛衫，粗暴的牵拉力量也会出现桡骨头半脱位。

2. 小儿诉肘部疼痛不肯用该手取物和活动肘部，拒绝别人触摸。

3. 检查所见体征很少，无肿胀和畸形，肘关节略屈曲，桡骨头处有压痛。

4. X 线检查阴性。

五、治疗

不用麻醉即可进行手法复位。术者一手握住小儿腕部，另一手托住肘部，以拇指压在桡骨头部位，肘关节屈曲至 90°，作轻柔的前臂旋后、旋前活动，反复数次，并用拇指轻轻推压桡骨头即可复位。复位成功的标志是可有轻微的弹响声，肘关节旋转、屈伸活动正常。

第九节 前臂双骨折

尺桡骨干双骨折较为多见，占全身骨折的 6% 左右。多见于青少年。由于解剖功能的复杂关系，两骨干完全骨折后，骨折端可发生侧方，重叠，成角及旋转移位，复位要求较高。必须纠正骨折端的种种移位尤其旋转移位并保持复位后良好的固定，直至骨折愈合。前臂双骨折：尺桡骨干双骨折较为多见，多见于青少年。由于尺骨和桡骨均有一定的弯曲幅度，使尺、桡骨之间的宽度不一致，最宽处为 1.5～2.0 cm，前臂处于中立位时，骨间膜最紧张，处于旋转位时较松弛，骨间膜的纤维方向呈页尺侧下方斜向桡侧上房，当单一尺骨或桡骨骨折时，暴力可由骨间膜传导到另一骨干，引起不同平面的双骨折，或发生一侧骨干骨折，另一骨的上端或下端脱位，尺、桡骨干有多个肌肉附着，起、止部位分布分散，当骨折时，由于及的牵拉，常导致复杂的移位，使复位时十分困难。

一、病因与分类

前臂骨由尺骨及桡骨组成。尺骨近端的鹰嘴窝与肱骨滑车构成肱尺关节，桡骨小头与肱骨小头构成肱桡关节，尺桡骨近端相互构成尺桡上关节，尺骨下端为尺骨小头，借助三角软骨于腕骨近侧列形成关节，桡骨下端膨大，与尺骨小头一起，与近侧列腕骨形成桡腕关节，桡尺骨下端又相互构成下尺桡关节。尺桡骨之间由坚韧的骨间膜相连。由于尺骨和桡骨均有一定的弯曲幅度，使尺、桡骨之间的宽度不一致，最宽处为 1.5～2.0 cm，前臂处于中立位时，骨间膜最紧张，处于旋转位时较松弛，骨间膜的纤维方向呈页尺侧下方斜向桡侧上房，当单一尺骨或桡骨骨折时，暴力可由骨间膜传导到另一骨干，引起不同平面的双骨折，或发生一侧骨干骨折，另一骨的上端或下端脱位，尺、桡骨干有多个肌肉附着，起、止部位分布分散，当骨折时，由于及的牵拉，常导致复杂的移位，使复位时十分困难。

1. 直接暴力

多由于重物打击、机器或车轮的直接压榨，或刀砍伤，导致同一平面的横形或粉碎性骨折，由于暴力的直接作用，多伴有不同程度的软组织损伤，包括肌、肌腱断裂，神经血管损伤等。

2. 间接暴力

跌倒时手掌着地，暴力通过腕关节向上传导，由于桡骨负重多于尺骨，暴力作用首先使桡骨骨折，若残余暴力比较强大，则通过骨间膜向内下方传导，引起低位尺骨斜形骨折。

3. 扭转暴力

跌倒时手掌着地，同时前臂发生旋转，导致不同平面的尺桡骨螺旋形骨折或斜形骨折。多为高位尺骨骨折和低位桡骨骨折。

二、临床表现和诊断

受伤后，前臂出现疼痛、肿胀、畸形及功能障碍。检查可发现骨擦音及假关节活动。骨传导音减弱或消失。X线拍片检查应包括肘关节或腕关节，可发现骨折的准确部位、骨折类型及移位方向，以及是否合并有桡骨头脱位或尺骨小头脱位。尺骨上 1/3 骨干骨折可合并桡骨头脱位，称为孟氏(Monteggia)骨折。桡骨干下 1/3 骨折合并尺骨小头脱位，称为盖氏(Galeazzi)骨折。

三、治疗

1. 手法复位

外固定尺、桡骨骨干双骨折可发生多种移位，如重叠、成角、旋转及侧方移位等。若治疗不当可发生尺、桡骨交叉愈合，影响旋转功能。因此治疗的目标除了良好的对位、对线以外，特别注意防止畸形和旋转。

麻醉后，仰卧位，在肩外展90°，屈肘90°位，沿前臂纵轴向远端牵引，肘部向上作反牵引。远端的牵引位置以骨折部位而定。若为桡骨在旋前圆肌止点以上骨折，近折端由于旋后肌和肱二头肌的牵拉而呈屈曲、旋后位，远折端因旋前圆肌及旋前方肌的牵拉而旋前，此时应在略有屈肘、旋后位牵引；若骨折线在旋前圆肌止点以下，近折端因旋后肌和旋前圆肌力量平衡而处于中立位，骨折端略旋前，应在略旋后位牵引；若骨折在下 1/3，由于旋前方肌的牵拉，桡骨远端多处于旋前位，应在略旋后位牵引。经过充分持续牵引，取消旋转、短缩及成角移位后，术者用双手拇指与其余手指在尺桡骨间用力挤压，使骨间膜分开，紧张的骨间膜牵动骨折端复位。必要时再以折顶、反折手法使其复位。在操作中还应注意以下几点：

(1) 桡骨上 1/2 骨折(旋前圆肌止点以上)

(2) 桡骨下 1/2 骨折(旋前圆肌止点以下)

1) 在双骨折中，若其中一骨干骨折线为横形稳定骨折，另一骨干为不稳定的斜形或螺旋形骨折时，应先复位稳定的骨折，通过骨间膜的联系，再复位不稳定的骨折则较容易。

2) 若尺、桡骨骨折均为不稳定型，发生在上 1/3 的骨折，先复位尺骨；发生在下 1/3 的骨折先复位桡骨。发生在中段的骨折，一般先复位尺骨。这是因为尺骨位置表浅，肌附着较少，移位多不严重,手法复位较为容易。只要其中的一根骨折复位且稳定,复位另一骨折较容易成功。

3) 在 X 线平片上发现斜形骨折的斜面呈背向靠拢,应认为是远折端有旋转,应先按导致旋转移位的反方向使其纠正,再进行骨折端的复位。

手法复位成功后采用石膏固定：手法复位成功后,用上肢前、后石膏夹板固定,待肿胀消退后改为上肢管型石膏固定,一般 8～12 周可达到骨性愈合。

2.切开复位内固定

(1) 手术指征

1) 手法复位失败。

2) 受伤时间较短、伤口污染不重的开放性骨折。

3) 合并神经、血管、肌腱损伤。

4) 同侧肢体有多发性损伤。

5) 陈旧骨折畸形愈合或畸形愈合。

(2) 手术方法：麻醉后,仰卧,患肢外展80°置于手术桌上。驱血后,在止血带控制下手术。根据骨折的部位选择切口,一般均应在尺、桡骨上分别作切口,沿肌间隙暴露骨折端。在直视下准确对位。用加压钢板螺钉固定,也可用髓内钉固定。可不用外固定。由于桡骨存在弓形,髓内钉固定应慎用。

3.康复治疗

(1) 无论手法复位外固定,或切开复位内固定,术后均应抬高患肢,严密观察肢体肿胀程度、感觉、运动功能及血液循环情况,警惕骨筋膜室综合征的发生。

(2) 术后 2 周即开始练习手指屈伸活动和腕关节活动。4 周以后开始练习肘、肩关节活动。8～10 周后拍片证实骨折已愈合,才可进行前臂旋转活动。

尺骨上 1/3 骨折合并桡骨头脱位 (Monteggia 骨折) 可由于来自背侧的直接暴力和手腕着地的间接暴力所致。由于暴力大小、方向、受伤机制不同,可产生不同的移位,其治疗方法也因不同的移位而有所不同。大多数患者可用手法复位外固定治疗。先复位桡骨,恢复前臂长度,随着桡骨头的复位,可撑开重叠的尺骨,使尺骨复位较易成功。在手法复位失败,陈旧骨折畸形愈合或不愈合,有神经血管损伤时,可作切开复位、钢板螺钉内固定术。

桡骨下 1/3 骨折合并尺骨小头脱位 (Galeazzi 骨折),可因直接打击暴力或间接传达暴力引起。通过临床检查和 X 线拍片,诊断不困难。首先采用手法复位、石膏固定。若复位不成功,可行切开复位,加压钢板螺钉固定。

第十节 桡骨远端骨折

桡骨远端骨折非常常见,约占平时骨折的 1/10。多见于老年妇女,青壮年发生均为外伤暴力较大者。骨折发生在桡骨远端 2～3 cm 范围内。常伴桡腕关节及下尺桡关节的损坏。

这个部位是松质骨与密质骨的交界处,为解剖薄弱处,一旦遭受外力,容易骨折。桡骨远端关节面呈由背侧向掌侧、由桡侧向尺侧的凹面,分别形成掌倾角(10°～15°)和尺倾角(20°～25°)。桡骨茎突尺侧与尺骨小头桡侧构成尺桡下关节,与尺桡上关节一起,构成前臂旋转活动的解剖学基础。桡骨茎突位于尺骨茎突平面以远1～1.5 cm。尺、桡骨远端共同与近排腕骨形成腕关节。

【病因与分类】

多为间接暴力引起。跌倒时,手部着地,暴力向上传导,发生桡骨远端骨折。根据受伤的机制不同,可发生伸直型骨折、屈典型骨折、关节面骨折伴腕关节脱位。

一、伸直型骨折

伸直型骨折(Colles骨折)多为腕关节处于背伸位、手掌着地、前臂旋前时受伤。

1．临床表现和诊断

伤后局部疼痛、肿胀、可出现典型畸形姿势,即侧面看呈"银叉"畸形,正面看呈"枪刺样"畸形。检查局部压痛明显,腕关节活动障碍。X线拍片可见骨折远端向桡、背侧移位,近端向掌侧移位,因此表现出典型的畸形体征。可同时伴有下尺桡关节脱位及尺骨茎突骨折。Colles骨折发生率占全身骨折的4.6%。

2．治疗

以手法复位外固定治疗为主,部分需要手术治疗。

(1)手法复位:外固定麻醉后仰卧位,肩外展90°,助手一手握住拇指,另一手握住其余手指,沿前臂纵轴,向远端牵引,另一助手握住肘上方作反牵引。经充分牵引后,术者双手握住腕部,拇指压住骨折远端向远侧推挤,2～5指顶住骨折近端,加大屈腕角度,纠正成角,然后向尺侧挤压,缓慢放松牵引,在屈腕、尺偏位检查骨折对位对线情况及稳定情况。使用石膏将复位满意的前臂固定,2周水肿消退后,可在腕关节中立位更换石膏托或前臂管型石膏固定。

(2) 切开复位内固定

1) 手术指征

①严重粉碎骨折移位明显,桡骨远端关节面破坏。

②手法复位失败,或复位成功,外固定不能维持复位。

2) 方法经腕掌桡侧切口暴露骨折端,在直视下复位,T形钢板固定。若骨折块碎裂、塌陷,有骨缺损,经牵引复位后,分别用克氏针有限固定,用外固定支架维持复位和固定。6～8周后可取消外固定支架。

3．康复治疗

无论手法复位或切开复位,术后均应早期进行手指屈伸活动。4～6周后可去除外固定,逐渐开始腕关节活动。骨折愈合后,桡骨远端因骨痂生长,或由于骨折对位不良,使桡骨背侧面变得不平滑,拇长伸肌肌腱在不平滑的骨面反复摩擦,导致慢性损伤,可发生自发性肌腱断裂。可作肌腱转移术修复。

二、屈典型骨折

屈典型骨折又称史密斯(Smith)骨折,临床少见。跌倒时,腕关节呈掌屈位,手背着地,传达暴力作用于桡骨远端而造成骨折。骨折平面同伸直型骨折,但移位方向相反(骨折远端向掌侧移位)。典型的屈典型骨折可出现腕部锅铲状畸形。桡骨远端的背侧被外力直接打击,亦可造成此型骨折。

(一) 临床表现及诊断

受伤后，腕部下垂，局部肿胀，腕背侧皮下瘀斑，腕部活动受限。检查局部有明显压痛。X 线拍片可发现典型移位，近折端向背侧移位，远折端向掌侧、桡侧移位。可合并下尺桡关节损伤、尺骨茎突骨折和三角纤维软骨损伤。与伸直型骨折移位方向相反，称为反 Colles 骨折或 Smith 骨折。其发生率占全身骨折的 0.4%。

(二) 治疗

主要采用手法复位，夹板或石膏固定。复位手法与伸直型骨折相反，基本原则相同。复位后若极不稳定，外固定不能维持复位者，行切开复位，钢板或钢针内固定。

三、桡骨远端关节面骨折伴腕关节脱位

桡骨远端关节面骨折伴腕关节脱位 (Barton 骨折) 是桡骨远端骨折的一种特殊类型。在腕背伸、前臂旋前位跌倒，手掌着地，暴力通过腕骨传导，撞击桡骨关节背侧发生骨折，腕关节也随之而向背侧移位。其发生率占全身骨折的 0.10%。临床上表现为与 Colles 骨折相似的"银叉"畸形及相应的体征。X 线拍片可发现典型的移位。当跌倒时，腕关节屈曲、手背着地受伤，可发生与上述相反的桡骨远端掌侧关节面骨折及腕骨向掌侧移位。这类骨折较少见，临床上常漏诊或错误诊断为腕关节脱位。只要仔细阅读 X 线片，诊断并不困难。无论是掌侧或背侧桡骨远端关节面骨折，均首先采用手法复位、夹板或石膏外固定方法治疗。复位后很不稳定者，可切开复位、钢针内固定。

第十一节 上肢其他损伤性疾病

一、肩关节周围炎

肩关节周围炎是一种以肩痛、肩关节活动障碍为主要特征的筋伤，简称肩周炎。主要是指肩关节及其周围韧带、肌腱和滑囊等周围软组织因退行性改变、在感受风寒侵袭，慢性劳损，扭伤等外在因素的作用下，以肩关节疼痛、活动受限、肌肉萎缩等为主要特征，导致肩关节周围肌肉发生非特异性炎症，逐渐发生粘连而形成肩关节的活动受限的一组疾病，简称肩周炎，亦称粘连性关节炎，俗称五十肩或冻结肩，又称为"肩痹""漏肩风""五十肩""关节周围炎"和"肩凝症"等。经过一定时间后，多数患者疼痛可消失，但关节功能恢复不全，病程一般都在一年以内，较长者可达 1~2 年。本病以 45~60 岁发病率最高。女性多于男性，约为 3：1，多为单侧，少数双侧同时发生，体力劳动者较为少见。

(一) 病因病机

五旬之人，肝肾渐衰，肾气不足，气血虚亏，筋肉失于濡养，加之外伤劳损、风寒湿邪侵袭肩部而引起本症。外伤劳损为其外因，气血虚弱、血不荣筋为其内因。肩关节的关节囊与关节周围软组织发生了范围较广的慢性无菌性炎症反应，而引起软组织的广泛性粘连，致使肩关节活动发生障碍。

肩部的骨折、脱位，臂部或前臂的骨折，因固定时间太长或在固定期间不注意肩关节的功能锻炼亦可诱发肩周炎。

(二) 诊断要点

1. 临床症状

多见于中老年人，多数患者呈慢性发病，少数有外伤史。初时肩周微有疼痛，常不引起注意。12周后，疼痛逐渐加重，肩部酸痛，夜间尤甚，肩关节外展、外旋活动开始受限，逐步发展成肩关节活动广泛受限。外伤诱发者，外伤后肩关节外展功能迟迟不恢复，且肩周疼痛持续不愈，甚至加重。

检查肩部肿胀不明显，肩前、后、外侧均可有压痛，病程长者可见肩臂肌肉萎缩，尤以三角肌为明显。肩外展试验阳性，即肩外展功能受限，继续被动外展时，肩部随之高耸。此时一手触摸住肩胛骨下角，一手将患肩继续外展时，可感到肩胛骨随之向外上转动，这说明肩关节已有粘连。重者外展、外旋、后伸等各方向功能活动均受到严重限制，此病病程较长，一般在1年以内，长者可达2年左右。根据不同病理过程和病情状况，可将本病分为急性疼痛期、粘连僵硬期和缓解恢复期。X线检查多属阴性，但对鉴别诊断有意义。有时可见骨质疏松、冈上肌腱钙化或大结节处有密度增高的阴影。

2. 影像学检查

肩周炎是软组织病变，所以X线检查多属阴性，对直接诊断无帮助，但可以排除骨与关节疾病，有时可见骨质疏松、冈上肌腱钙化，或大结节处有密度增高的阴影。

(三) 鉴别诊断

1. 风湿性关节炎

有游走性疼痛，可波及多个关节，肩关节活动多不受限，活动期血沉、抗"O"值升高，用抗风湿药物显效。

2. 冈上肌腱炎

疼痛以大结节处为主，肩关节外展60°～120°时产生疼痛。

3. 颈椎病

颈椎病可引起肩部疼痛，疼痛与颈神经根的分布相一致，肩关节活动功能正常。肩周炎能自愈，而颈椎病往往呈进行性加重。

肩周炎只是一种肩关节周围软组织急性或慢性的非细菌性炎症。其诊断主要是依靠临床症状和体征，绝大多数肩周炎患者患侧肩关节的X线片上可没有什么阳性表现。肩关节X线片虽然对肩周炎和其他肌腱炎的诊断没有直接帮助，但是作为常规的诊断程序，为排除肩关节组织本身的病变，以利于鉴别诊断，在治疗前拍摄肩关节X线片是很有必要的。老年人肩关节及周围软组织的疾病较多，肩周炎尤其要与肩关节本身的肿瘤（或转移至肩部的肿瘤）相鉴别，都离不开X线片的帮助。此外，对于骨折以后因长期固定、活动减少而造成的继发性肩周炎，拍X线片就更有必要了。因为只有在X线片显示骨折完全愈合后，才能对骨折后继发性肩周炎进行适量的手法治疗。

(四) 治疗

以手法治疗为主，配合药物、理疗及练功等治疗。

1. 理筋手法

患者端座位、侧卧位或仰卧位,术者主要是先运用滚法、揉法、拿捏法作用于肩前、肩后和肩外侧,用右手的拇、示、中三指对握三角肌束,做垂直于肌纤维走行方向的拨法,再拨动痛点附近的冈上肌、胸肌以充分放松肌肉;然后术者左手扶住肩部,右手握患手,做牵拉、抖动和旋转活动;最后帮助患肢做外展、内收、前屈、后伸等动作,解除肌腱粘连,帮助功能恢复。手法治疗时,会引起不同程度的疼痛,要注意用力适度,以患者能忍受为度,隔日治疗1次,10次为一疗程。

2. 药物治疗

(1) 内服药:治宜补气血、益肝肾、温经络、祛风湿为主,内服独活寄生汤或三痹汤,体弱血亏较重者,可用当归鸡血藤汤加减。

(2) 外用药:急性期疼痛、触痛敏感,肩关节活动障碍者,可选用海桐皮汤热敷熏洗或寒痛乐热熨,外伤湿止痛膏等。

(3) 中药治疗《素问·举痛论篇》广寒气入经而稽迟,泣而不行,客于脉外则血少,客于脉中则气不通,故猝然而痛。"夜为阴,邪气盛,故夜间痛重;病发日久,风寒湿邪流连筋骨关节,经脉拘挛不得屈伸,气血运行不畅,不通则痛",舌质有瘀斑,苔白或薄黄,脉弦或细涩。证型:风寒瘀滞治则:温经通络、散寒除湿、活血止痛为主,方药:活血止痛散加减:当归、红花、苏木、白芷、姜黄、灵仙、羌活、五加皮、牛膝、土茯苓等、桂枝各15 g,乳香6 g,花椒9 g,透骨草12 g,黄苗30 g,防风12 g,水煎分服、一日一剂、早晚分服。

3. 物理疗法

可采用超短波、磁疗、蜡疗、光疗、热疗等,以减轻疼痛、促进恢复。对老年患者,不可长期电疗,以防软组织弹性更加减低,反而有碍恢复。

4. 西药

萘丁美酮1.0 g/次,每晚1次;尼美舒利0.1 g/次,2次/天。联邦镇痛膏外敷。

5. 痛点封闭

醋酸泼尼松龙12.5 mg加2%普鲁卡因4 ml做痛点封闭,每周1次。

6. 练功活动

练功疗法是治疗过程中不可缺少的重要步骤,早期患者肩关节的活动减少,主要是由于疼痛和肌肉痉挛所引起,此时可加强患肢的外展、上举、内旋、外旋等功能活动。粘连僵硬期,患者可在早晚反复做外展、上举、内旋、外旋、前屈、后伸、环转等功能活动,如"内外运旋""叉手托上""手拉滑车""手指爬墙"等动作。

7. 小针刀疗法

在喙突处喙肱肌和肱二头肌短头附着点、冈上肌抵止端、肩峰下、冈下肌和小圆肌的抵止端或肩周其他压痛点进针刀,行切开剥离或纵形疏通法,在肩峰下滑囊做通透剥离法。

对于那些容易继发肩周炎的相关疾病的患者,如糖尿病患者、颈椎病患者、肩部和上肢损伤患者、胸部外科手术患者、神经系统疾病患者,应早采取预防肩周炎的措施。对于这些患者,要密切注意观察是否产生肩部疾病症状,肩关节运动范围是否减小,并应开展肩关节的主动运动或被动运动,以保持肩关节活动度。一旦发生肩关节疼痛、活动受限时,应及早积极地进行治疗，以最大限度减少肩关节发生挛缩的可能。此外，对于心肌梗死、颅内出血等需要较长时期卧床的患者，应鼓励或协助他们开展一些力所能及的肩关节活动，并经常调整卧床姿势，以避免长期制动造成肩周炎。

对已发生肩周炎的患者，应该在积极治疗患肩的同时，对健侧肩关节也应该采取针对性的预防措施。因为有研究结果表明，约40%的肩周炎患者在患病后的5～7年内对侧肩关节也会发生肩周炎，约12%的肩周炎患者，会发生于双侧肩关节。所以，对于肩周炎患者而言，健侧肩关节也应进行适当的运动。

肩周炎的康复评定着重对肩部功能障碍的动态观察，通常依据肩关节3个轴位的活动功能进行评定，测定外展内旋和外旋、前屈、外展、后伸等指标的变化，也可按照日常生活自理能力进行评定，选择一些能反应功能的动作，例如屈肘内旋以手摸背、举手梳头和摸耳等作为指标。

另外，医生对肩关节软组织损伤的治疗要及时、恰当，对肩关节脱位、上臂骨折等的复位手法要轻柔，肩关节外科手术中要尽量减少出血、减少组织损伤。这些对预防继发肩周炎是有益的。

二、冈上肌腱炎

冈上肌腱炎常因劳损、外伤或感受风寒湿而引起。损伤部位多在此肌起点，也有在肌腹处和肌腱部者。

冈上肌腱退行性病变或由于外伤后导致的冈上肌腱断裂，通常裂断处发生于肱骨大结节1.25 cm以内。从事强体力劳动的中年患者，在外伤后感觉肩部尖锐疼痛，出现典型的肌力消失，无力外展及抬举上臂，自动性外展较被动性外展更受限制，肢体不能抗阻力外展。但是如果由别人帮助将上臂外展90°后，患者就能自动再往上抬举，或患者自己先俯身向前，也能自动外展上臂。根据破裂的程度可分为部分的和完全的两种：部分破裂多为冈上肌腱内在的纤维撕裂，或为其与肩关节囊或滑囊壁融合的纤维破裂；完全破裂者则为肌腱整个横径破裂。

（一）病因病机

1.急慢性损伤肩部突然外展或慢性劳损。使冈上肌腱与肩峰相互摩擦，使局部反复遭受损伤而发病。

2.肌腱退行性变随着年龄的增长，肌腱组织本身可逐渐发生退行性变，甚至部分肌腱断裂，随之可发生钙化而发病。

3.风寒湿侵袭冈上肌在肩关节的肌群中，是肩部力量集中交叉点，当肩关节外展外旋时，冈上肌腱经常受肩峰和喙突韧带的挤压和摩擦。当肩关节静止时，冈上肌腱则承受上肢重力的牵扯。故容易发生变性，日久形成劳损，最终导致慢性损伤性炎症，引起肌腱炎。

（二）诊断要点

(1) 多由肩部外伤、劳损或感受风寒湿邪所致。

(2) 好发于中老年人，多数呈缓慢发病。

(3) 肩部外侧渐进性疼痛，活动受限。

(4) 肱骨大结节处或肩峰下有明显压痛，肩关节外展60°～120°出现疼痛弧。部分病例有冈上肌肌腱钙化存在，应摄X线片明确诊断。

(5) X线表现一般无异常，但X线片可排除钙化性冈上肌腱炎和肩锁关节骨关节病。

(三) 治疗

1. 药物治疗

(1) 中药治疗

1) 瘀滞型：多见于急性发作期，肩部疼痛肿胀，夜间明显，快频率作用关节外展活动，有时可触到肌筋"咿轧"作响，舌质淡或有瘀斑，苔薄白或薄黄，脉弦或细涩。

治则：活血舒筋止痛。以舒筋活血汤加减。

成药：三七伤药片，3次/日，3片/次；活血止痛散，2次/日，每次1/2瓶。

2) 虚寒型：多见于后期，臂部酸胀，劳累后明显，遇寒加重得温减轻，舌质淡，苔薄白，脉沉细或沉迟。

治则：益气养血，温经通络。用小活络丸加减。

成药：舒筋丸，2次/日，2丸/次。小活络丹，2次/日，2丸/次。

(2) 西药治疗：布洛芬 0.2～0.4 g，2次/日。吲哚美辛 25 mg，每日三次饭后服。

(3) 外用药：选用舒筋止痛之药外洗，药物为：宽筋藤 30 g，石南藤 30 g，透骨消 15 g，姜黄 30 g，桂枝 30 g，防风 15 g，艾叶 15 g。

2. 局部封闭

用 0.2% 普鲁卡因 4 ml，泼尼松龙 0.5 ml 于痛处注射，1次/周，三到五次为一疗程。

3. 针灸

(1) 治法：调气活血，舒筋通络。

(2) 处方：巨骨、天宗、肩贞泉、阿是穴；常用的穴位有天宗、肩髃、肩髎、曲池。

(3) 方法：提插旋转，以肩臂酸胀为度，留针 15～20 min，针后可加艾灸。亦可在上穴位注射当归液 0.5 ml，每次选 2～3 个穴位，1次/3天，连作 3～5 次。

4. 理疗

可用红外线灯照射患处，每日一次，每次 30 min。

5. 手法治疗

有活血散瘀，消肿止痛、疏通经络、理顺筋结的作用。急性期以轻柔手法为主，慢性期手法稍重。

(1) 急性期手法

1) 摩法：患者坐位。医者将患者肩关节轻轻外展 90°，一手托扶患侧肘关节，一手四指或全掌在周关节周围轻轻摩动。

2) 揉：医者手托患臂，使肩部疼痛部位的软组织松弛，再开始进行揉动。如患者肩袖前侧损伤，医者手扶患肘使其内收、前屈，另一手在肩前侧疼痛点以拇指轻轻揉按、逐渐再使肩关节外展、后伸。

3) 抖法：患者坐位，医者一手按扶患侧肩，另一手沿肩部各方向在 60°～120° 范围内轻轻抖动，在疼痛方位重点抖动，新伤患者抖动手法频率宜快，力量宜轻。

4) 搓法：患者坐位，肩臂放松。医者以两手虎口处分别对置患者肩部及上臂相对反复搓动 2 min 左右。

肩部新伤患者，手法后宜注意休息，手法次数不宜频繁。

(2) 慢性期手法

1) 滚、揉法：患者坐位，医者以滚法揉法在患侧将颈部、肩部、胸背、患侧上臂广泛性滚、揉 3～5 min。

2) 点按法：医者以拇指点按或以拇指揉按患侧命盆、肩贞、痛点(阿是穴)。肩关节前外侧痛，加云门、肩髃；肩关节外侧痛，加巨骨、肩髎；肩关节后侧痛，加肩井、秉风。

3) 上肢运动法：患者坐位，医者手掌按压患者肩部疼痛点不停地揉按，另一手握患者肘关节使肩关节充分内收或握患者肘关节使患肩充分内旋、后伸。

4) 提弹：患者坐位，医者一手拿患侧臂使肩略外展，一手捏拿患者背阔肌、胸大肌、岗上肌、肱二头肌分别向外扯动，然后用力拉弹，强刺激患者肩部软组织。

5) 推法：医者两手拇指对置于患侧肩，若患者肩部损伤，疼痛部位在外后侧，则采用推上臂三阳经法，若疼痛在前侧，宜采用推上臂三阴经法，反复推动 3～5 遍。

6) 腋下提肩法：患者坐位，医者屈时以手臂插于患者腋下，向上抬肩，另一手捏患者手腕在外展 60°～120° 范围内向下牵拉，最后极力内收患臂，使肩带受到牵张。

7) 擦、搓法：医者以拳按压患肩疼点，另一手握拳对置，两拳相对反复掐、搓患部，以肩部皮肤及深部软组织有发热感为宜。

8) 叩六法：医者以空拳或掌背广泛叩击患者肩关节周围，包括颈肩、胸背、上臂部。

6. 功能锻炼肿胀缓解，疼痛减轻后开始做肩关节前屈、后伸、外展、内收、内旋、外旋活动，每次做五到十次，力量由轻到重，范围从小到大，循序渐进，不可操之过急，可预防用于关节周围炎的发生。

三、肱骨外上髁炎

肱骨外上髁炎，肘关节外侧前臂伸肌起点处肌腱发炎疼痛。疼痛的产生是由于前臂伸肌重复用力引起的慢性撕拉伤造成的。患者会在用力抓握或提举物体时感到患部疼痛。网球肘是过劳性综合征的典型例子。网球、羽毛球运动员较常见，家庭主妇、砖瓦工、木工等长期反复用力做肘部活动者，也易患此病。

临床上见于肱骨外上髁炎又名网球肘病，肱样关节滑膜炎、肱骨外踝骨膜炎、桡侧伸腕肌腱起点损伤、肘外侧疼痛综合征、桡骨头环状韧带的退行性变性。

在前臂背侧，除伸拇长、短肌与外展拇长肌外，其他主要伸腕和伸指的肌肉全部起自肱骨外上髁时主要屈前臂的肌肉（肱桡肌）也起自外上髁。所以伸腕伸指的动作，就对外上髁产生了比较集中的牵拉应力。在屈肘时，虽然伸肌对外上髁的牵拉作用消失，而屈前臂的肱桡肌又对其产生丁牵拉力。不论肘和腕的屈伸，都在外上髁处有牵拉的应力产生，这就成了外上髁容易损伤的解剖生理学因素。

伸腕肌群中，桡侧腕短伸肌对伸腕起主要作用。

而桡侧腕短伸肌的起点，恰好在其他诸肌肉起点的中心（也在外上髁的中间处）。所以，在前臂背侧诸肌中，桡侧腕短伸肌的损伤就经常发生，最早出现，症状也最明显，影响也较大。

肘桡侧副韧带起自肱骨外上髁，其纤维向下、与桡骨环状韧带的纤维相融合。所以凡是前臂旋转的动作和肘内翻的动作，都对外上髁经常发生作用。

此病多发于、钳工、木工、电工、铁皮工、厨师、手工编织、理发师等从事手工作业的人，特别是在举臂状态下从事以手工作为主的人，男多与女，比例约 3：1。

肘关节囊下与桡骨环状韧带相连，上与肱骨内外上髁相接，同时肘外侧副韧带下端也与环状韧带相融合，上端与外上髁相接。所以，一旦其中一个组织受到损伤，就将很快向周围其他组织蔓延，形成了整个肘外侧疼痛的病症。

(一) 病因病机

由于前臂频繁的反复旋转、腕关节同时背伸尺偏的机械性运动摩擦、牵拉，引起前臂伸肌总腱附着点、肱桡关节外侧滑囊、肱骨外踝骨膜的扭伤、撕裂、水肿、充血、钙化的无菌性炎症、桡骨头环状韧带的退性行变化、皮下血管神经束的绞窄及桡神经关节干的神经炎。后期滑膜皱襞的纤维组织形成过度肥厚与粘连等。

多因慢性劳损致肱骨外上髁处形忧急、慢性炎症所引起。本病的发病原因，目前说法不统一。但多因前臂长期反复做旋转运动或前臂过度剧烈旋转而引起。

中医认为本病主要是：体虚感邪：中年以后，气血渐亏，人体正气开始衰弱，加之身劳汗内当风或衣着冷湿，使风寒湿之邪，从皮毛传至经络，引起经绝不通。人体经脉中的气血是周流全身，循环不息的，寒气侵入经脉后，经脉受阻，经血留滞，经筋凝涩不畅，而发生本病。湿邪重浊凝滞，由外浸淫肌表，留滞关节，则清阳不开，营卫不和，而致肘关节僵滞疼痛。跌扑闪扭：由于外伤，伤及人体经络气血，气血运行不畅，气血留滞不通，"不通则痛"，由于长时间用力，进一步伤及肘部筋脉，筋脉损伤日久，则导致气血瘀滞，筋脉失养。

1. 网球肘病因包括

①击网球时技术不正确，网球拍大小不合适或网拍线张力不合适、高尔夫握杆或挥杆技术不正确等。

②手臂某些活动过多，如网球、羽毛球抽球、棒球投球；其他工作如刷油漆、划船、使锤子或螺丝刀等。

2. 网球肘发病的危险因素

打网球或高尔夫；从事需要握拳状态下重复伸腕的工作；肌肉用力不平衡；柔韧性下降；年龄增大。

(二) 诊断要点

1. 症状与体征

本病多数发病缓慢，网球肘的症状初期，患者只是感到肘关节外侧酸痛，患者自觉肘关节外上方活动痛，疼痛有时可向上或向下放射，感觉酸胀不适，不愿活动。手不能用力握物，握锹、提壶、拧毛巾、打毛衣等运动可使疼痛加重。一般在肱骨外上髁处有局限性压痛点，有时压痛可向下放散，甚至在伸肌腱上也有轻度压痛及活动痛。局部无红肿，肘关节伸屈不受影响，但前臂旋转活动时可疼痛。严重者伸指、伸腕或执筷动作时即可引起疼痛。有少数患者在阴雨天时自觉疼痛加重。

(1) 肱骨外上髁有敏感压痛：压痛点位于肱骨外上髁、环状韧带或肱桡关节间隙处，桡尺环状韧带处和延伸肌走行的部位。在压疼的部位可以触摸到增厚、变硬的片块状的病理组织。

(2) 米耳斯(Mills)试验阳性：前臂稍弯曲，于半握拳，腕关节尽量屈曲，然后将前臂完全旋前。再将肘伸直时，肱桡关节的外侧发生终痛，即为阳性。

(3) 前臂伸肌紧张试验阳性：患者握拳、屈腕，检查者以手按压患者手背，患者抗阻力伸腕，如肘外侧疼痛则为阳性。

2. 影像学检查

X线拍片检查多无明显改变，少数病例有骨膜不规则和骨膜外少量钙化点或肱骨外上髁深处骨质增生等改变。

(三) 治疗

1. 手法治疗

慢性损伤后期软组织增厚、肌纤维层发生粘连者，可采用中医按摩推拿手法治疗，以舒筋活血、撕离组织粘连，促进损伤恢复。推拿方法：

(1) 按揉法：患者坐位，医者一手捏拿住患者腕部，另一手拇指按于肱骨外上髁部位，沿前臂伸肌走向进行轻手法按揉。以舒通筋络、调达气血、放松肌肉。

(2) 弹筋法：患者坐位，医者一手握其患者腕部固定，另一手拇指触于肘外侧前臂伸肌总腱，进行横向弹拨2～3次。以分离肌纤维层组织粘连。

(3) 摇转法：医者一手握其患者的部，另一手捏拿住肘部，以肘关节为轴心，进行顺向前臂旋前活动，在前臂极度旋前，肘关节掌屈位，将肘关节逐渐接近伸直位时，双手突然交错用力一扳，使肘关节急剧伸直。此时可听闻到软组织撕离声，使组织粘连得到解脱，然后制动休息。

(4) 旋转撬拨法：医者立于患肢后侧，一手握腕，另一手托肘部，先用拇指指腹按患处2～3分钟，然后将患肘屈90°，并作顺、逆时针划圆运动，同时用拇指在患处行拨筋治疗5～10次。继将前臂旋前、旋后5～10 min。在旋前位迅速伸直肘关节。最后屈伸患肘、用拇指在患处上下推筋治疗2～3 min后，再以双手掌面扶住患侧上肢快速按揉5～10次，结束治疗。最好能在做手法的同时，使前臂做屈曲和旋转运功，要反复多次。在做手法以后，要对局部加压制动。

2. 手术疗法

如果是网球肘的晚期或顽固性网球肘，经过正规保守治疗半年至1年后，症状仍然严重、影响生活和工作可以采取手术治疗。手术方法有微创的关节镜手术和创伤亦不大的开放性手术，以清除不健康的组织，改善或重建局部的血液循环，使肌腱和骨愈合。

3. 药物治疗

(1) 中药治疗：肱骨外上髁炎是由于患者气血亏虚使伸腕肌失去滋养，或反复运动致劳损或感受风寒而经脉闭阻而疼痛。本病急性期多属气滞血瘀型，治宜活血祛瘀、理气止痛，而慢性期以虚寒型为主，治宜祛风散寒、养血固肾。气虚血滞型治法补气活血，养血柔肝。虚寒型治则养血祛风、散寒通络。

(2) 西药治疗：口服非甾体抗炎药。

4. 封闭疗法

用醋酸泼尼松龙悬浊液12.5 mg，加2%利多卡因2 ml痛点封闭，关键是找到最明显的压痛点，亦可采用多点或五点注射法，即肱骨外上髁、肱桡关节腔内、肱桡韧带处、桡侧伸腕肌腱及肌腹上做深部注射，每周一次，3～5次为1个疗程。

5. 小针刀疗法

用三角针从压痛点进针刺入，行纵行疏通剥离及瘢痕刮除刀法。

6. 物理治疗

用红外线、远红外线、超短波中频电脉冲疗法对局部进行对症治疗：将正负电极分别放触于肱骨外上髁、前臂背侧中 1/3 伸肌群部位。先采用密波通电 5 分钟，以舒筋活络、消炎止痛，然后改用疏波通电 5～6 分钟，进行肌肉兴奋刺激，以调理恢复肌肉纤维组织弹性，促进组织恢复。

7. 针灸治疗

(1) 治法：活血养筋，通经活络。

(2) 处方：曲池、手三里、合谷、阳陵泉、阿是穴。

(3) 操作：曲池直刺 1～15 寸，手三里针 0.5 寸，施平补平泻法；合谷针 0.5 寸，令局部酸胀为度；阳陵泉针 1.5 寸，施捻转泻法。酌情可针后加灸。留针 15 min，每日 1 次，7 次为一疗程。

8. 刺络拔罐法

于局部膨胀处以三棱针点刺 2～3 针，加拔火罐，以出血 3～5 ml 为度；起罐后以消毒干棉球擦净，隔日 1 次，5 次为一疗程。注意事项：治疗期间并减少肘部活动，勿提重物，以免加重病情。

慢性期采用封闭疗法虽可使病情减轻，但多次封闭治疗患者可能使肌腱硬化而迁延反复，但很难达到治愈与理想效果。因此封闭疗法最好运用于初期治疗。后期应以中药治疗为主，局部多种治疗结合以温经止痛，推拿手法一定要轻柔，以免在组织退变的基础上加重损伤。有时候可以自我治疗与调养。

四、肱骨内上髁炎

肱骨内上髁炎，又名肘内侧疼痛综合征，俗称高尔夫肘。以肘关节内侧疼痛，用力握拳及前臂作旋前伸肘动作（如绞毛巾、扫地等）时可加重，局部有多处压痛，而外观无异常为主要肱骨外上髁炎又称肱骨内髁症候群、肱骨内髁骨膜炎、肱桡关节内侧滑囊炎、高尔夫肘等。肱骨内上髁部是前臂伸肌群的起点，由于肘、腕反复用力长期劳累或用力过猛过久，使前臂伸肌总腱在肱骨外上髁附着点处，受到反复的牵拉刺激造成该部组织部分撕裂、出血、扭伤而产生的慢性无菌性炎症。有时还可以导致微血管神经束绞窄及桡神经关节支的神经炎等。

肱骨内上髁炎主要表现为肘关节外上部疼痛，有时疼痛会向前臂内侧放射；病情较严重者，可反复发作，疼痛为持续性，致使全身无力，甚至持物掉落。

(一) 病因病机

由于人的屈腕、屈指和内旋前臂的活动频繁，使前臂主要屈肌的工作量加重，特别是某些职业常使屈肌频繁承受较大强度和超生理负荷的工作量，从而集中牵拉了肱骨内上髁，久之即可能形成一种异常的刺激，引起慢性组织损伤而发病。另外，直接暴力也可以使肘被动外翻，使内侧副韧带牵拉肱骨内上髁，从而引起损伤。

中医认为本病是由于扭挫伤及劳伤感邪所致：由于外伤，伤及人体经络气血，导致气血运行不畅，气血瘀滞，"脉道不通"，"不通则痛"；劳伤感邪：由于长时间用力，伤及肘部经脉，筋脉损伤日久，导致气血瘀滞、筋脉失养；身劳汗出感受外邪浸淫，使外邪从皮毛传至经脉，郁阻经脉，瘀血留滞经筋，凝涩不畅而发生本病。

由于急性损伤而发生内上髁的炎症反应者，比较少见。如果发生，常以腱纤维和韧带的裂断变、撕脱骨折和周围组织的急性炎症为主要变化。由于反复屈腕、伸腕，前臂旋前的动作，使前臂屈腕肌群牵拉，引起肱骨内上髁肌腱附着处的劳损性损伤，产生慢性无菌性炎症。或在跌仆受伤，使腕关节背伸、前臂外展旋前时亦可引发本病。

慢性损伤者，有末端病样改变，即腱止装置有腱纤维变性和断裂，纤维软骨发生玻璃样变性，潮线前移向纤维软骨层凸入，或潮线破裂使钙化软骨层伸入到纤维软骨层，有些还可以延伸到腱纤维内。这样，肌肉起点处就会发生骨质增生，形成骨刺，也可以并发周围组织无菌性炎症，如血管增生、扩张、渗出增加、组织肿胀从而刺激或挤压尺神经皮支；还可以发生小的骨膜下出血、血肿形成、血肿机化、瘢痕形成、骨膜增生等以及骨膜的肥厚等病理变化。

由于前臂屈肌反复牵拉收缩，如反复屈腕、伸腕，前臂旋前的动作，发生持续性劳损。肱骨内上髁为尺侧腕屈肌、掌长肌、指浅屈肌及旋前圆肌总肌腱所附着，屈肌长期持续的劳损、致肌肉发生撕裂而出现出血或充血、水肿、渗出、粘连、滑膜增厚、滑膜炎等病理变化，同时肱骨内上髁较外上髁明显突出，腕关节背伸、前臂外展、旋前位姿势时碰撞机会较多，加上年龄增长，内上髁发生退行性变，而出现疼痛、功能障碍。

骨强壮，才能从根本上改善组织的退变，预防和治疗肱骨外上髁炎。肱骨外上髁炎的早期治疗，采用封闭疗法具有疗效高、见效快的特点。一般 1～2 次封闭即可获愈。

(二) 诊断要点

1.症状与体征

主要症状是肘关节内侧疼痛。起病缓慢，无急性损伤史。但劳累可诱发疼痛。如一次大量洗衣、拎重物等是中老年肱骨内上髁炎的常见诱因。疼痛为持续性，呈顿痛、酸痛或疲劳痛。疼痛可放射到前臂内侧。严重时握力下降，拧毛巾时疼痛尤甚，是该病的特点之一。检查时局部无红肿，关节功能不受限。肱骨内上髁有局限性压痛。仔细检查可发现敏感的压痛点伸肌腱牵拉试验：肘伸直，握拳、屈腕。然后将前臂旋前，能诱发肘内侧剧痛者为阳性。肱骨内伤髁炎由于有肌筋膜炎，做该试验时疼痛明显。X 线片检查能排除感染、损伤、结核及肿瘤等疾病。诊断要注意与颈椎病相鉴别。神经根型颈椎病可表现面上肢内侧疼痛，为放射性痛，手及前臂有感觉障碍区。无局限性压痛。有时，肱骨内上髁炎可被误诊为神经根型颈椎病，必然延误治疗。

2.X 线表现

X 线拍片检查时，在内上髁处常常可以见到轻重不等的骨质增生，骨赘形成，或者表现有局部的骨膜反应。

(三) 治疗

1.非手术治疗

(1) 按摩法：患者端坐，肘微屈曲，术者站于患侧，左手托住患侧前臂，右手拇指指腹于内髁部作轻揉按摩反复 4～6 次，然后术者拇指端于内髁高突处周围作分筋理筋动作反复 4～6 次，术者右手拿住患侧手指将肘部极度屈曲，前臂极度旋前将肘关节牵拉伸直反复 4～6 次。接着分别牵拉手指。每隔 2～3 d 一次，连做 6～10 次。

(2) 摇法：一手置肘部，中指指腹按于痛点，另一手置于腕部，使前臂旋后同时屈肘、伸直、来回摇晃 6～7 次，然后将肘关节屈曲，手指触到同侧肩部，在将伤臂伸直，此时、肘内侧中指与拇指相对互挤。

2. 手术疗法

比较少用，非手术治疗无效者，可行伸肌总腱附着点松解或皮下神经血管切除术。但对病程长、症状重、反复发作的患者，常可采用。经过手术，松解粘连组织和切除变性组织等，都可以收到一定效果。

3. 封闭疗法

以肱骨下端内上髁处为中点，针刺触及骨质面，然后根据压痛方向将针滑向近侧及远侧肌筋膜及肌肉，贴近骨面，由深而浅进行注射，内上髁处的前臂屈肌总起点必须全部浸润。用 1%～2% 的普鲁卡因 2～6 ml，加醋酸泼尼松龙 12.5～25 mg，在痛点处和其周围进行注射，3～5 d 注射一次，2～3 次为一疗程，效果很好；用 10% 的维生素 C1～2 ml，加维生素 220/ig，在终点处注射，亦有良好作用。

4. 针灸治疗

(1) 治法：活血养筋，通经活络。

(2) 处方：少海、阳陵泉、阿是穴。

(3) 操作：小海直刺 0.3～0.5 寸；少海直刺 0.5 寸，施平补平泻法；阳陵泉直刺 1.5 寸，施捻转泻法；阿是穴可用一针多向进刺（如合谷刺、恢刺法）或一穴多刺（如齐刺、扬刺法），施平补平泻法。留针 20 min，亦可针后加灸，1 次 / 日，10 次为一疗程。

5. 拔罐疗法

局部疼痛肿胀者，可用三棱针点刺 2～3 针，加拔火罐，出血为度，隔日 1 次，5 次为一疗程。

6. 物理疗法

用红外线、远红外线、超短波、离子导入、酒醋热敷、蜡疗、中药熏洗或外敷（麝香虎骨膏）、敷药烤等，都有一定效果，可以选用在局部对症治疗。

7. 小针刀治疗

用小针刀从压痛点进针刺入，行纵行疏通剥离及瘢痕刮除刀法。

8. 药物治疗

由于伤及经络，脉道不远，气血运行不畅，"不通则痛"，伤及筋络，血溢脉外，瘀血内停，故肿胀外伤或劳损，伤及经筋、气血，肘内侧的筋膜失其后养，故束骨无力，不能提重物、拧衣服、前臂旋前、屈腕等。感受风寒之邪，流注关节，闭阻经筋，气血不能周流全身，濡养四肢百骸，故无名指小指间歇性麻木。

(1) 内服药：早期宜活血化瘀、消肿止痛，用桃红四物汤加味、延胡索、桑枝、防风、灵仙等。或跌打丸、云南白药、三七粉。晚期内服大小活络丹。

(2) 外用药：外敷金黄膏、跌打膏。

五、桡侧伸腕肌腱周围炎

由于腕部伸屈活动的劳损，引起桡侧伸腕肌周围腱膜、筋膜炎症改变，以腕桡侧部疼痛、乏力，在前臂中下 1/3 段桡骨背侧肿胀疼痛明显，作腕关节的伸展活动时疼痛加剧，以单拇指按在患处屈伸腕关节时，可感到或听到有"吱吱"的捻发音为主要表现的疾病。中医统称"筋聚""筋肿"。

(一) 病因病机

发生于频繁紧张地伸腕运动操作，或猛烈的牵拉，扭伤所致。损伤多发生于前臂背侧中上 1/3 处。此处的外展拇长肌和伸拇短肌从桡侧伸腕长肌、桡侧伸腕短肌之上面斜行跨过，该处没有腱鞘，仅有一层疏松的筋膜覆盖。由于无腱鞘保护，在频繁与剧烈的伸腕运动中，肌膜过度的摩擦，发生充血水肿，形成无菌性炎症。

(二) 诊断要点

1. 临床症状

一般有明显的频繁操作损伤史，前臂桡背侧软组织肿胀，局部酸胀疼痛。休息时疼痛减轻，重者腕关节伸屈活动及握拳活动时局部可听及捻发音。

2. 体征检查

损伤部位明显压痛，令患者伸屈腕部，可服感到轧韧性摩擦音。

(三) 治疗

1. 手法治疗

(1) 拔伸法：医者一手拇指与其余四指捏拿住患者前臂上 1/3 处，另一手拇指与其余四指捏住掌部，用力拔伸牵引，使筋络伸展。

(2) 推拶法：医者一手握住患者 2～4 指，另一手触于桡侧伸腕肌，用拇指向上顺其推拶反复操作 3～4 次，用以理顺筋络。

(3) 小针刀疗法：患者坐位，前臂放于桌上，掌心向上，压痛点常规消毒，小针刀刀口线与桡侧伸腕肌纤维走向平行刺入，直达骨面，先纵向后横向剥离，如有硬结应做切开剥离，务必将硬结纵向切开，而后出针。48 h 后用食醋热敷，每晚 1 次，每次 10～15 min。

2. 药物治疗

(1) 内治：瘀滞型，宜活血通络止痛，方用舒筋活血汤；虚寒型，宜补气活血，温经通络，用当归补血汤合桂枝汤。

(2) 中药外敷：辨证要点：清热凉血，消炎止痛。用于肌腱炎急性期。方组：丹皮 12 g，生地 12 g，川芎 9 g，黄芪 12 g，白艾 12 g，乳香 9 g，生石膏 9 g，黄檗 6 g，儿茶 6 g。用法：研成细末、温水调成糊状外敷于患处，隔日换药一次 (每次换药后均进行固定)。另外，可用韭菜根与鲜蒲公英捣烂外敷。在疼痛肿胀处用纸板加压，用绷带包扎固定。肘关节屈曲 90°悬吊胸前，每 3 d 换药 1 次。

3. 封闭疗法

采用 2% 利多卡因 1.5 ml，泼尼松龙 0.5 ml，混合进行局部封闭。以吸收软组织水肿，消除无菌性炎症。

4. 固定

固定制动为本病治疗的重要环节。首先避免了由于腕指活动不利于组织修复的因素，又可使肌腱的水肿与无菌性炎症得到静止，从中获得良好的组织恢复条件。因此制动在前臂桡侧腕伸肌腱炎的治疗中，有着不可忽视的重要作用。

采用纸板或石膏托，固定于掌侧自前臂中下 1/3 位至第一掌指关节。使腕伸肌处于制动状态进行组织恢复。两周后可解除固定。

5.物理疗法

采用超声疗法，每日一次，具有消炎止痛、促进康复的作用。

前臂桡侧腕伸肌腱炎的临床治疗，手法推拿目的在于理顺、调整、舒展筋络，为损伤恢复创造基础条件。一般手法治疗只在患者初次治疗时施用，一次即可达到目的，不宜反复施行推拿，以免影响炎症吸收与组织修复。

六、腱鞘囊肿

腱鞘囊肿 (thecal cyst) 是发生于关节部腱鞘内的囊性肿物，是由于关节囊、韧带、腱鞘中的结缔组织退变所致的病症。囊内含有无色透明或橙色、淡黄色的浓稠黏液，囊壁为致密硬韧的纤维结缔组织，囊肿以单房性为多见。多发于腕背和足背部。患者多为青壮年，女性多见。起病缓慢，发病部位可见一圆形肿块，有轻微酸痛感，严重时会给患者造成一定的功能障碍。

本病可发生在任何年龄，但以 15～20 岁者较多见，女性多于男性。最好发的部位是舟月韧带背侧，腱鞘囊肿通常在第 2 和第 4 伸肌腱室之间可触及；次发部位是腕部桡侧腕屈肌肌腱的掌桡，腕背部腱鞘囊肿一般比较硬，表面光滑，呈圆形，可移动。

（一）病因病机

由于劳损或外伤，累及筋脉，血行不畅，气机壅遏，气血郁滞不散，筋膜聚结，津液内停，发为囊肿。虽然腱鞘囊肿的病因不清，但常有急性损伤或反复的慢性创伤史，特别是重复性损伤而致本病者最为常见，故多见于产业工人和家庭妇女。尤其是腕部关节囊很薄弱者，损伤能引起腱鞘或关节间的部分纤维破裂，导致滑膜疝出而诱发本病。

有人认为是关节囊周围结缔组织退化的结果。我们认为本病与关节经常活动，日久劳损，肌腱与腱鞘反复摩擦有一定的关系。

（二）诊断要点

1.症状

(1) 一般症状：腱鞘囊肿可发生于任何年龄，多见于青年和中年，女性多于男性。囊肿生长缓慢，圆形，直径一般不超过 2 厘米。也有突然发现者。少数可自行消退，也可再长出。部分病例除局部肿物外，无自觉不适，有时有轻度压痛。多数病例有局部酸胀或不适，影响活动。囊肿大小与症状轻重无直接关系，而与囊肿张力有关，张力越大，肿物越硬，疼痛越明显。

(2) 局部症状：检查时可摸到一外形光滑、边界清楚的圆形肿块，表面皮肤可推动，无粘连，压之有酸胀或痛感。囊肿多数张力较大，肿块坚韧，少数柔软，但都有囊性感。囊肿的根基固定，几乎没有活动。

1) 手腕部腱鞘囊肿 多发生于腕背侧，少数在掌侧。最好发的部位是指总伸肌腱桡侧的腕关节背侧关节囊处，其次是桡侧腕屈肌腱和拇长展肌腱之间。腕管内的屈指肌腱鞘亦可发生囊肿，压迫正中神经，诱发腕管综合征。少数腱鞘囊肿可发生在掌指关节以远的手指屈肌腱鞘上，米粒大小，硬如软骨。

2) 足踝部腱鞘囊肿 以足背腱鞘囊肿较多见，多起源于足背动脉外侧的趾长伸肌腱腱鞘。跗管内的腱鞘囊肿可压迫胫神经，是跗管综合征的原因之一。

2.体征

发生于手背的囊肿，当腕掌侧屈曲时肿块更明显突出。触之边界清楚，有饱满感，与皮肤不粘连，但基地固定，可滑动多为囊性感，有时有波动。

(三) 治疗

1. 手法治疗

(1) 理筋手法：对于发病时间短，囊壁较薄，囊性感明显者，可用按压疗法按破囊肿。有时在发现肿块之前就有不适感，有时囊肿会自行消退，有时破裂或穿刺后囊肿会复发。

(2) 腕背部囊肿可用手指挤压或用书打击屈曲的腕关节使囊肿破裂：患者取坐位，医者站于患者对面，屈曲腕关节，使囊肿局部呈高度紧张状态，术者用双手拇指对囊肿作强力挤压，可有"扑落"的感觉，囊肿随之消失。挤压破溃后加压包扎数日，以后每日揉按数分钟、使液体充分流出和破裂囊壁相互粘连，以防止复发，适用于中小囊肿或病程短者。

2. 注射疗法

(1) 对于病程长、囊壁厚、囊壁挤破困难者，可用注射针将囊肿刺破，先抽出囊液，再与囊内注射泼尼松龙 12.5 ml，每周一次，使其粘连。

(2) 3%碘酊注射疗法：常规碘酒消毒肿块及周围皮肤，取 5%利多卡因在腱鞘囊肿表面行，部浸润麻醉，用带 12 号针头消毒注射器，从肿块边缘呈 45°刺入囊肿，抽尽囊液。保留针头囊内不动，取安徽省蚌埠市科卫消毒剂厂生产的皖 31 萍消准字 4 号 3%碘酒消毒液适量，注入相当于抽出囊液 60%的碘液量。拔针后按压止血，创可贴外敷。2 周后若肿块不消，可再次注射，3 次注射肿块不消为无效。本治疗方法操作简单，可以消炎消肿，但应用时必须确保碘液注射在囊内，切忌注入血管及囊外组织中，以防其他并发症发生。

3. 手术治疗

囊肿摘除术为常用的可靠方法，非手术治疗不能成功或反复再发者，可作手术切除，手术必须彻底、在清晰地显露下，局部浸润麻醉后，于腕关节背侧囊肿表面，按皮肤纹理做一横切口，切开皮肤、皮下组织沿囊肿周围分离，将整个囊肿连同周围部分正常的腱鞘、腱膜组织彻底切除，最后缝合切口，效果极佳。

七、桡骨茎突狭窄性腱鞘炎

桡骨茎突狭窄性腱鞘炎是由于拇指或腕部活动频繁，使拇短伸肌和拇长展肌腱在桡骨茎突部腱鞘内长期相互反复摩擦，导致该处肌腱与腱鞘产生无菌性炎症反应，局部出现渗出、水肿和纤维化，鞘管壁变厚，肌腱局部变粗，造成肌腱在腱鞘内的滑动受阻而引起的临床症状。其临床表现主要为桡骨茎突部隆起、疼痛，腕和拇指活动时疼痛加重，局部压痛。本病多见于中年以上，女多于男(约 6∶1)，好发于家庭妇女和手工操作者(如纺织工人、木工和抄写员等)，哺乳期及更年期妇女更易患本病。起病缓慢。本病经非手术治疗，多能获满意效果。个别反复发作或非手术疗法无效者，可行手术切开狭窄的腱鞘，疗效良好。

属中医"伤筋"的范畴。桡骨茎突部有外展拇长肌和伸拇短肌相汇的共同腱鞘，该鞘外侧及背侧覆右腕总韧带，内侧紧贴桡骨茎突，形成纵行骨纤维性管道。该管道的管腔相对狭窄，且缺乏弹性，部位又表浅，拇指活动度又大，当腕关节背生桡偏、拇指外展时，肱二肌腱在经过桡骨茎突部易于磨损。

(一) 病因病机

当腕部频繁活动时，桡骨茎突腱鞘容易受到摩擦而致水肿，继而腱鞘增厚，以后纤维化和挛缩，造成管腔狭窄，由此引起肌腱在其中滑动的障碍。病理变化有几个方面：

(1) 腱鞘水肿肥厚，并呈浆液状滑膜炎，甚则有钙质沉着。

(2) 肌腱因滑动受限而水肿，后因长期受挤压而变细，甚或有断裂现象。

(3) 腕部韧带充血及细胞浸润反应。

(4) 桡骨茎突骨膜炎。

桡骨茎突处的腱沟狭窄而且变浅，底面凹凸不平，沟面覆盖以腕背韧带，包于同一腱鞘内。当二肌腱通过鞘管后，折成一定角度，当拇指及腕部活动时，此折角加大，从而增加肌腱与管壁的摩擦。特别是当拇指内收和腕向尺侧屈时，更易引起摩擦，长期的机械性刺激，可使肌腱和腱鞘发生慢性损伤性病变。初期为水肿，鞘内有浆液渗出，日久增厚而呈纤维性病变，致使腱鞘狭窄，形成腱鞘炎。

人体正常时血液流于体内，运行畅通周流不息，营养全身及脏腑，温照四肢百骸，滋养经脉。由于腕部经常劳作，伤及经脉，而致气血运行不畅，不通则痛；久伤则持续性钝痛，血溢脉外，恶血留内，血行之道阻滞不通，瘀积不散，为肿为痛；瘀血内停，阻滞于经脉的通道，郁久化热，故局部温度略高。

(二) 诊断要点

多有腕部劳累史，腕桡侧部疼痛，劳累加重，休息减轻。提物乏力，桡骨茎突外侧部及胫骨下部压痛压痛，拇指对掌及尺侧屈受限，Finkelstein 征阳性。

(1) 少数可有弹响现象，后期可有大鱼际肌的轻度萎缩。局部压痛明显，拇指及腕部活动障碍，腱鞘狭窄严重者，外展和伸拇时，可于桡骨茎突处触知摩擦感。

(2) 桡骨茎突部肿胀，并有压痛，可触及豌豆大小的结节，有时可出现捻发音。岩菲征阳性、握拳尺偏试验或拇长伸肌牵拉试验阳性（患者拇指屈于掌内，四指握于拇指上，然后再使腕关节向尺侧偏斜，患者即感觉到桡骨茎突处剧烈疼痛。）此征为本病的特有体征。产生疼痛的原因是伸拇短肌及外展拇长肌因握拳呈紧张状态。若再使腕部倾斜，则紧张更甚，与腱鞘摩擦加剧，故产生剧烈的疼痛。

(3) 影像学检查：X 线检查多无异常发现，个别病例于桡骨茎突处有轻度脱钙或钙质沉着现象。彩色 B 超示腱鞘水肿肥厚。

(三) 治疗

1. 手法治疗

(1) 理筋手法：患者前臂及手呈中立位，医者一手托拿患肢，一手自肘关节沿前臂桡骨侧至第 1、第 2 掌骨背侧指摩、指拨、指推，反复数遍。

(2) 点穴法：用拇指指腹压、揉曲池、手三里、合谷、太渊、鱼际等穴，然后按压手三里、阳溪、合谷等穴，并弹拨肌腱 4～5 次；再用左手拇指固定阳溪穴部，右手食指及中指后挟持患肢拇指，余指握住患者其余 4 指，并向下牵引，同时向尺侧极度屈曲，然后医者用拇指捏紧桡骨茎突部，用力向掌侧掌屈，最后用右手拇、示二指捏住患手拇指末节，向远心端拉伸，起舒筋解黏，疏通狭小的作用，结束前再按摩患者一次，手法可每日或隔日 1 次。

(3) 推挤法：医者用一手拇、食指拿第一掌骨，另一手拇指及食指拿患者拇指近节（拇指第 1 指骨）并用中指抵住患者第一掌骨远端掌侧，用力屈曲掌指关节，拿第一掌骨的手顺势向下推挤桡骨茎突鞘。

2.药物治疗

(1)内服药：桡骨茎突腱鞘炎是由于患者气血亏虚使之失去滋养，前臂反复运动致使骨茎突腱鞘劳损或感受风寒而经脉闭阻而疼痛。本病属于气滞血瘀型者治宜活血化瘀、理气止痛；而气血亏虚型者治宜益气固肾、养血祛风。

1)气血亏虚型：

治法：益气固肾、养血祛风；方药：八珍汤加减。

2)气滞血瘀型：

治法：活血化瘀、行气止痛；方药：活血通络汤加减。

(2)中药外敷：方组：三七粉6g，红花9g，川草9g，地龙6g，南星9g，桂枝9g，生川乌12g，生草乌12g，黄柑3g，儿茶3g。用法：研为细末，白酒调敷，每天1次。辨证要点：活血舒筋、祛风通络、软坚散结。

(3)中药外治：方组：透骨草15g，鸡血藤12g，乳香9g，伸筋草12g，艾叶12g，羌活12g，秦艽12g，生川乌15g，生草乌15g，桂枝12g。用法：煮水熏洗，每日1剂，每天1～2次。辨证要点：活血舒筋，祛风通络，软坚散结。

3.封闭治疗

用1%普鲁卡因1 ml，加泼尼松龙12.5 mg作鞘管内注射，5～7 d 1次。

4.物理治疗

可用红外线、远红外线、超短波等物理治疗。

5.小针刀治疗

消毒皮肤，在局麻下刺入皮内，抵达腱鞘，顺肌腱方向切开开腱鞘、起针后用消毒纱布包扎。

6.手术治疗

对于病程长，经非手术治疗无效，多次复发者可行腱鞘切开松解术；在摸清桡骨茎突的增厚腱鞘后，局部浸润麻醉后，沿皮纹横向切开皮肤约2 cm、3 cm长的纵"S"形切口，分开皮下组织和避开桡神经浅支与头静脉，显露腕背韧带，纵向切开腕背韧带和腱鞘并暴露肌腱，使肌腱彻底松解，缝合手术切口，7 d拆线，检查外展拇长肌与伸拇短肌是否同在所切开的腱鞘内，若因变异各有腱鞘，则还须再切开另一腱鞘，否则症状仍不能解除。

桡骨茎突腱鞘炎初起的炎症期，为治疗的最佳时期。此期采用封闭疗法具有见效快，病程短的特点，其疗效极佳。

慢性期腱鞘发生增厚、狭窄、粘连，肌腱在鞘管内滑动困难出现弹响，运用手法理筋、撕离粘连，可改善肌腱与腱鞘的滑动功能。在手法治疗的基础上，配合康复疗法中的中药熏洗或中药外敷，对于损伤后的组织变化有一定的恢复作用、一般效果良好。

八、腕管综合征

腕管综合征(Carpal Tunnel Syndrome)是最常见的周围神经卡压性疾患，也是手外科医生最常进行手术治疗的疾患。腕管综合征的病理基础是正中神经在腕部的腕管内受卡压。其发病率在美国约为0.4%，我国尚无明确统计。

Paget医生于1854年最早描述了两名桡骨远端骨折患者出现了正中神经卡压的临床表

现。1913年，法国学者Marie和Foix医生首次报道了低位正中神经卡压症状患者的神经病理检查结果，并提出如果早期诊断并切开腕横韧带，或许可以避免出现神经的病变。1933年，Learmouth报道了手术切开屈肌支持带治疗腕管神经卡压的病例。1953年，Kremer首次在公开出版物中使用了"腕管综合征"来命名这一疾患，并一直被沿用至今。

(一) 病因病机

1. 腕管内压力增大

凡能使腕管内压力增高的原因，出现正中神经受压的症状称为腕管综合征或腕管狭窄症。常见的原因有：

①桡骨远端或腕骨骨折畸形愈合，或月骨脱位未能复位者；

②腕部扭挫伤或慢性劳损，使横韧带增厚，腕管内的肌腱肿胀、膨大；

③腕背内腱鞘囊肿、脂肪瘤等。

2. 腕管内容积减少

如月骨脱位，桡骨下端骨折畸形愈合等都可使腕管内腔减少，腕横韧带的增厚亦可使腕管缩小，压迫正中神经。

3. 腕管内容物增多

上述诸因导致腕管内增加了容积，腕管相对狭窄，正中神经受压而出现症状，如病情进一步发展即有局部组织炎症，纤维化瘢痕增生，甚至组织变性，正中神经造成严重损害。

(二) 诊断要点

1. 症状

腕管综合征在女性的发病率较男性更高，但原因尚不清楚。常见症状包括正中神经支配区(拇指、食指、中指和环指桡侧半)感觉异常和/或麻木。夜间手指麻木很多时候是腕管综合征的首发症状，许多患者均有夜间手指麻醒的经历。很多患者手指麻木的不适可通过改变上肢的姿势或甩手而得到一定程度的缓解。患者在白天从事某些活动也会引起手指麻木的加重，如做针线活，驾车，长时间手持电话或长时间手持书本阅读。部分患者早期只感到中指或中环指指尖麻木不适，而到后期才感觉拇指，食指，中指和环指桡侧半均出现麻木不适。某些患者也会有前臂甚至整个上肢的麻木或感觉异常，甚至感觉这些症状为主要不适。随着病情加重，患者可出现明确的手指感觉减退或散失，拇短展肌和拇对掌肌萎缩或力弱。患者可出现大鱼际最桡侧肌肉萎缩，拇指不灵活，与其他手指对捏的力量下降甚至不能完成对捏动作。

2. 体征

(1) 大鱼际肌出现不同样皮萎缩，拇对掌肌、拇外展肌肌力减弱，甚至不能对掌，病程长者，可有皮肤干燥、脱屑、指甲脆变等现象。

(2) 叩击实验(Tinels征)阳性，即轻叩腕管正中神经，于正中神经分布的手指可有触电样刺痛。表现为屈腕试验阳性，压脉带试验阳性：即充分屈腕达1分钟，麻木疼痛加重，且向示、中指等放射。

3. 影响学检查X片检查：可能有骨性关节炎、桡腕关节狭窄或陈旧性骨折或月骨脱位等征象。

另外，肌电图检查，可有大鱼际神经变性改变。

(三)治疗

以手法治疗为主,配合练功、药物、针灸等,必要时行手术治疗。

1. 非手术治疗

腕管综合征非手术治疗方法很多,包括支具制动和皮质类固醇注射等。

医生常常建议患者采用支具制动来控制病情发展,缓解症状。常用的是预制好的支具,佩戴后腕关节被控制在背伸30度位。但这样的背伸角度会增加腕管内压力。有研究证实,腕管综合征患者腕管内压力增高,腕关节背伸时压力进一步增加。控制症状的最有效体位是中立位。将腕关节固定于中立位,可以降低腕管内压力,但最利于手功能发挥的腕关节位置是背伸30度位。考虑到中立位不利于手工能发挥,因此,一般的建议是白天不固定,晚上用支具将腕关节固定在中立位。

口服消炎药和局部注射皮质类固醇药物也是常用方法,文献报告成功率不一。Celiker等通过随机对照研究,对比了皮质类固醇注射与非类固醇类消炎药联合支具制动的疗效。结果显示两组患者症状都明显改善。但因仅随访8周,结论没有足够说服力。Edgell等和Green都认为如果局部注射可以暂时缓解症状,则手术成功率很高。也有文献报道激素注射存在并发症,如损伤正中神经等。通过啮齿类动物试验模型研究发现,即使将地塞米松直接注射到神经内部,也不会损伤神经。所有其他类固醇药物注射到大鼠坐骨神经内时,都会损伤神经。因此,尽管可以暂时缓解症状,但皮质类固醇注射不建议常规应用。

2. 手术治疗

如果保守治疗方案不能缓解患者的症状,则要考虑手术治疗。1924年,Herbert Galloway做了第一例腕管松解手术。之后,出现了多种手术方法,包括各种切开手术、小切口减压及内窥镜手术等。尽管手术目的是松解正中神经,但也可能因医源性原因造成一束甚至几束正中神经损伤。因此,无论偏爱何种手术方式,都应当以可以充分显露正中神经为前提,以免伤及神经。对于腕部结构有损伤、有占位性病变、有滑膜病变、需二次松解减压者,最好还是做切开松解减压,而且还是长切口,以便能实施附加手术。使用短切口出现问题时,如操作困难、难于直视等,也应该延长切口,变短切口为长切口,以免发生意外。

内窥镜技术是一种"微创"手术治疗方法,切口小,创伤小,可以避免术后切口不适等问题。目前,使用各种内窥镜技术的文献很多,不过,也存在一定问题,例如,医源性神经损伤,视野欠佳,不能辨别解剖变异,松解不充分以及费用较高等。如果视野不充分,应改为切开手术。也有一些医生则认为小切口切开减压手术也是"微创技术",也可以减少术后并发症率。

内镜"微创"腕管松解手术分为双入路(Chow法)和单入路(Agee法)两大类。双入路为在腕管近侧和远侧各切开一个约25 px的小切口,在内镜指导下,用小钩刀切开屈肌支持带。单入路则只从腕管近侧切开一个小切口,在内镜的指导下,用特殊切刀切开松解屈肌支持带。

3. 药物治疗

早期肿胀明显者,外敷治疗做成消炎止痛丸,内服活血化瘀、软坚散结之药,如复原活血汤加皂角刺、鳖甲等,亦可用泼尼松龙1 mg,1%普鲁卡因4 ml作腕管内封闭,3~6 d 1次,注射3次为一疗程,一般作1~2个疗程。

对腕部的创伤要及时、正确的处理,尤其是腕部的骨折、脱位,要对位良好。已发生腕管综合征者,施行理筋手法之后要固定腕部,可用纸壳夹板,也可以将前臂及手腕部悬吊,不宜做热疗,以免加重病情。经保守治疗无效者应尽快决定手术治疗,防止正中神经长时间严重受压而变性。

(贾怀祥)

第十九章 下肢创伤

第一节 股骨颈骨折

股骨颈骨折是老年常见病，儿童及青壮年较少见，如发生多为强大暴力所致，如车祸、高处坠落。文献报道女性发生股骨颈骨折的平均年龄是 77 岁，男性是 72 岁，随年龄的增长，发病率逐年增长。股骨颈骨折的治疗相对简单，但较高的骨折不愈合率和股骨头坏死率又使其成为治疗困难的骨折。目前认为骨折不愈合、股骨头坏死的发生与最初创伤程度、供应血管损坏程度以及骨折复位程度相关。

股骨近端的血共分为三组，一组称之为关节囊外环，位于股骨颈基底；第二组为关节囊外动脉升支，位于股骨颈表面；第三组是股骨头圆韧带中的血管。骨折后第一、二组血管受到破坏，第三组即使未受到损伤，也可能因股骨头圆韧带的扭转而阻断，即使无股骨头圆韧带的扭转，其血供也不足维持股骨头的血供。

一、病因病机

大多数股骨颈骨折所受外力较小，多为传达暴力，极少数是因为严重的创伤。常见的有三种受伤机制。第一种是摔倒后股骨大转子的直接撞击，嵌入型骨折多见；第二种是外旋肢体所造成的，骨折多呈现外旋且股骨头后倾；第三种是所谓的应力骨折，反复的负重造成骨小梁细微骨折，当骨的强度超出其生理承受范围后出现完全的骨折。

老年患者因气血不足，骨折部血运不良，加之创伤后血供的破坏，常造成骨折愈合慢或者不愈合，或骨折愈合后的股骨头坏死的出现；又因长期卧床，易引起一些危及生命的并发症，如坠积性肺炎、心力衰竭、血管栓塞、尿路感染、压疮等。儿童及青壮年骨折则多为强大暴力所致，骨折破坏严重，外周血管损伤概率大增，良好的复位和固定即使能使骨折愈合，但不能避免的出现部分患者的股骨头坏死。

二、分型

分型与治疗方法的选择和预后的判断有较密切的关系。股骨颈骨折有多种不同的分型方法，概括起来有以下三种分型方法。

(一) 按骨折解剖部位分型

1. 头下型

骨折面完全在股骨头下，整个股骨颈皆在骨折远段。这类骨折对血运的损伤较严重，但骨折复位后，可保持一定的稳定性。

2. 头颈型

骨折面的一部分在股骨头下，另一部分则经过股骨颈，故称头颈型。最常见的是骨折面的外上部通过股骨头下，而内下方带有部分股骨颈，有时如鸟嘴状，此型最常见。由于遭受剪应力而稳定性最差，骨折复位后的稳定性亦差。

3. 经颈型

全部骨折面均通过股骨颈，此型骨折少见，在老年患者中更为罕见，甚至有人提出在老年患者中不存在这种类型，而 X 线平片所显示的经颈骨折是一种假象，往往在重复摄片或复位后摄片时证实为头颈型。

4. 股骨颈基底型

骨折位于股骨颈基底部，属关节囊外骨折，股骨头血供受损较少，骨折容易愈合，并发症少。

(二) 按骨折线走行分型

根据 X 线平片所显示的骨折线与双侧髂前上棘连线所呈角度 (Pauwels 角) 的大小分型。主要是用骨折线的倾斜度来反映所遭受剪应力的大小。角度小于 30°者为 I 型，最稳定；角度在 30°~50°者为 II 型，稳定性次之；角度大于 50°者为 III 型，最不稳定。由于该分型受X 线投照的影响较大，目前临床中已很少应用。

(三) 按骨折移位程度分型

Garden 于 1961 年提出按骨折移位程度分型的方法。近年来国内外学者多根据骨折移位程度 (即 Garden 分期法) 作为疗效比较和评定的方法，Garden 将骨折移位的程度分为四期。

1. I 期

不完全骨折。即压缩骨折或通常称为嵌插骨折，如不予保护，将成完全骨折。

2. II 期

完全骨折无移位。如不予固定，骨折可出现移位。

3. III 期

完全骨折部分移位。骨折远端的外旋和向上移位，由于尚未断裂的后下支持带的牵拉，使股骨头内旋并外展，可从 X 线平片上股骨头骨小梁判断。

4. IV 期

完全骨折完全移位。可因外力作用，亦可因 III 期骨折未及时复位，远折端持续外旋和向上移位，使后下支持带自股骨颈骨折的近折端剥离，股骨头失去其牵拉作用恢复至中立位。

(四) AO 分型

在 AO 的分型系统中，股骨颈骨折被分为：无移位或移位很少的头下型骨折 (B1 型)、经颈型骨折 (B2 型)，或伴移位的头下型骨折 (B3 型)。

1. B1 型骨折

嵌插伴大于或等于 15°外翻 (B1.1 型)；嵌插伴小于 15°外翻 (B1.2 型)；无嵌插 (B1.3 型)。

2. B2 型骨折

颈基底部 (B2.1 型)；颈中部伴内收 (B2.2 型)；颈中部伴剪切 (B2.3 型)。

3. B3 型骨折

中度内翻、外旋移位 (B3.1 型)；中度垂直、外旋移位 (B3.2 型)；明显移位 (B3.3 型)。B3 型骨折的预后最差。

三、临床表现与诊断

中、老年人有摔倒受伤史，伤后感髋部疼痛，下肢活动受限，不能站立和行走，应怀疑患者有股骨颈骨折。检查时可发现患肢出现外旋畸形，一般在 45°~60°。伤后少有出现髋部肿胀及瘀斑,可出现局部压痛及轴向叩击痛。

肢体测量可发现患肢短缩,Bryant 三角较健侧缩短。

X 线检查可明确骨折的部位、类型、移位情况,是选择治疗方法的重要依据。髋部的正位摄片不能发现骨折的前后移位,需同时摄照侧位片,才能准确判断移位情况。

四、治疗

(一)非手术疗法

无明显移位的骨折,外展型或嵌入型等稳定性骨折,年龄过大,全身情况差,或合并有严重心、肺、肾、肝等功能障碍者,选择非手术方法治疗。可采用穿防旋鞋,下肢皮肤牵引,卧床 6~8 周,同时进行股四头肌等长收缩训练和踝、足趾的屈伸活动,避免静脉回流障碍或静脉血栓形成。卧床期间不可侧卧,不可使患肢内收,避免发生骨折移位。3 个月后骨折已基本愈合,可逐渐扶双拐下地,患肢不负重行走。6 个月后骨已牢固愈合,可逐渐弃拐行走。对全身情况很差的高龄患者,应以挽救生命、治疗并发症为主,骨折可不进行特殊治疗。

(二)手术疗法

1.手术指征

(1)内收型骨折和有移位的骨折,由于难以用手法复位、牵引复位等方法使其变成稳定骨折,应采用手术切开复位,内固定治疗。

(2)65 岁以上老年人的股骨头下型骨折,由于股骨头的血液循环已严重破坏,头的坏死发生率很高,再加上患者的全身情况不允许长期卧床,应采用手术方法治疗。

(3)青少年的股骨颈骨折应尽量达到解剖复位,也应采用手术方法治疗。

(4)由于早期误诊、漏诊,或治疗方法不当,导致股骨颈陈旧骨折不愈合,影响功能的畸形愈合,股骨头缺血坏死,或合并髋关节骨关节炎,应采用手术方法治疗。

2.手术方法

(1)闭合复位内固定:在硬膜外麻醉下,患者卧于骨科手术床上,在 X 线机监视下,复位及固定均可靠,术后骨折不愈合及股骨头坏死的发生率均较低。

(2)切开复位内固定:手法复位失败,或固定不可靠,或青壮年的陈旧骨折、不愈合,宜采用切开复位内固定术。

(3)人工关节置换术:对全身情况尚好的高龄患者的股骨头下型骨折,已合并骨关节炎或股骨头坏死者,可选择单纯人工股骨头置换或全髋关节置换术治疗。

3.术后处理

手术后骨折端增强了稳定性,经过 2~3 周卧床休息后,即可在床上起坐,活动膝、踝关节。6 周后扶双拐下地不负重行走。骨愈合后可弃拐负重行走。对于人工股骨头置换或全髋关节置换术者可在术后 1 周开始下地活动。

第二节 股骨转子间骨折

股骨转子间骨折,又称股骨粗隆间骨折,系指由股骨颈基底至小转子水平以上部位所发生的骨折。是老年人常见的损伤，约占全身骨折的3.57%，患者年龄较股骨颈骨折患者高5～6岁，青少年极罕见。男多于女，约为1.5：1。由于股骨转子部的结构主要是骨松质，周围有丰富的肌肉包绕，局部血运丰富，骨的营养较股骨头优越得多。解剖学上的有利因素为股骨转子间骨折的治疗创造了有利条件。因此，多可通过非手术治疗而获得骨性愈合，骨折不愈合及股骨头缺血性坏死很少发生，故其预后远较股骨颈骨折为佳。临床上大多数患者可通过手术治疗获得良好的预后。但整复不良或负重过早常会造成畸形愈合，较常见的后遗症为髋内翻，还可出现下肢外旋、短缩畸形。另外长期卧床易出现压疮、泌尿系感染、坠积性肺炎等并发症。

一、病因病理与分类

（一）病因病理损伤原因及机制

与股骨颈骨折相似，多发生于老年人，属关节囊外骨折。因该处骨质疏松，老年人内分泌失调，骨质脆弱，遭受轻微的外力如下肢突然扭转、跌落或转子部遭受直接暴力冲击，均可造成骨折，骨折多为粉碎性。

（二）骨折分类

根据骨折部位、骨折线的形状及方向将股骨转子间骨折分为顺转子间骨折、逆转子间骨折。

1. 顺转子间骨折

骨折线自大转子顶点的上方或稍下方开始，斜向内下方走行，到达小转子上方或稍下方。骨折线走向大致与转子间线或转子间嵴平行。依暴力方向及程度，小转子可保持完整或成为游离骨片。由于向前成角和内翻应力的复合挤压，可使小转子成为游离骨片而并非髂腰肌收缩牵拉造成。即使小转子成为游离骨片，股骨上端内侧的骨支柱仍保持完整，支撑作用仍较好，移位一般不多，髋内翻不严重。远端则可因下肢重量及股部外旋肌作用而外旋。若暴力较大，骨质过于脆弱，可致骨折片粉碎。此时，小转子变成游离骨片，大转子及内侧支柱亦破碎，成为粉碎性。远端明显上升，髋内翻明显，患肢外旋。其中顺转子间骨折中Ⅰ型和Ⅱ型属稳定性骨折，其他为不稳定性骨折，易发生髋内翻畸形。此型约占转子间骨折的80%。

按Evan标准分为4型：Ⅰ型：顺转子间骨折，无骨折移位，为稳定性骨折。Ⅱ型：骨折线至小转子上缘，该处骨皮质可压陷或否，骨折移位呈内翻位。ⅢA型：小转子骨折变为游离骨片，转子间骨折移位，内翻畸形。ⅢB型：转子间骨折加大转子骨折，成为单独骨块。Ⅳ型：除转子间骨折外，大小转子各成为单独骨块，亦可为粉碎性骨折。

2. 逆转子间骨折

骨折线自大转子下方，斜向内上方走行，到达小转子上方。骨折线的走向大致与转子间嵴或转子间线垂直，与转子间移位截骨术的方向基本相同。小转子可能成为游离骨片。骨折移位时，近端因外展肌和外旋肌群收缩而外展、外旋；远端因内收肌、髂腰肌牵引而向内、向上移位。

根据骨折后的稳定程度AO的Mtiller分类法将转子间骨折分为3种类型。A1型：是简单的两部分骨折，内侧骨皮质仍有良好的支撑。A2型：是粉碎性骨折，内侧和后方骨皮质在数个平面上破裂，但外侧骨皮质保持完好。A3型：外侧骨皮质也有破裂。

二、临床表现与诊断

患者多为老年人，青壮年少见，儿童更为罕见。有明确的外伤史，如突然扭转、跌倒臀部着地等。伤后髋部疼痛，拒绝活动患肢，患者不能站立和行走。局部可出现肿胀、皮下瘀斑。

骨折移位明显者，下肢可出现短缩、髋关节短缩、内收、外旋畸形明显，检查可见患侧大转子上移。无移位骨折或嵌插骨折，虽然上述症状较轻，但大转子叩击和纵向叩击足跟部可引起髋部剧烈疼痛。一般说来，股骨转子间骨折和股骨颈骨折的受伤姿势、临床表现及全身并发症大致相同。因转子间骨折局部血运丰富，所以一般较股骨颈骨折肿胀明显，前者压痛点在大转子部位，愈合较容易而常遗留髋内翻畸形。后者压痛点在腹股沟韧带中点下方，囊内骨折愈合较难。髋关节正侧位X线片可以明确骨折类型和移位情况，并有助于与股骨颈骨折相鉴别及对骨折的治疗起着指导作用。

骨折后，常出现神色憔悴。面色苍白，倦怠懒言，胃纳呆减诸症。津液亏损，气血虚弱者还可见舌质淡白，脉细弱诸侯。中气不足，无水行舟，可出现大便秘结。长期卧床还可出现褥疮、泌尿系感染、结石、坠积性肺炎等并发症。老年患者感染发热，有时体温不一定很高，可仅出现低热，临床宜加警惕。

三、治疗

股骨转子间骨折的治疗方法很多，效果不一。骨折的治疗目的是防止髋内翻畸形，降低死亡率。国外报道，转子间骨折的死亡率，在10%～20%。常见的死亡原因有：支气管肺炎、心力衰竭、脑血管意外及肺梗死等。具体选择何种治疗方法，应根据患者的年龄、骨折的时间、类型及全身情况，还要充分考虑患者及家属的意见，对日后功能的要求、经济承受能力、医疗条件和医生的手术技术和治疗经验等，进行综合分析后采取切实可行的治疗措施。在积极地进行骨折局部治疗的同时，还应注意防治患者伤前病变或治疗过程中可能发生的危及生命的并发症，如压疮、泌尿系感染、坠积性肺炎等。争取做到既保证生命安全，又能使肢体的功能获得满意的恢复。

（一）非手术治疗

1. 无移位股骨转子间骨折

此类骨折无须复位，可让患者卧床休息。在卧床期间，为了防止骨折移位，患肢要保持外展30°～40°，稍内旋或中立位固定，并避免外旋。为了防止外旋，患足可穿"丁"字鞋。也可用外展长木板固定（上至腋下7～8肋间，下至足底水平），附在伤肢外侧绷带包扎固定或用前后石膏托固定，保持患肢外展30°中立位。固定期间最好卧于带漏洞的木板床上，以便大小便时，不必移动患者；臀部垫气圈或泡沫海绵垫，保持床上清洁、干燥，以防骶尾部受压，形成压疮；如需要翻身时，应保持患肢体位，防止下肢旋转致骨折移位。应加强全身锻炼，进行深呼吸、叩击后背咳嗽排痰，以防坠积性肺炎的发生；同时应积极进行患肢股四头肌舒缩锻炼、踝关节和足趾屈伸活动，以防止肌肉萎缩和关节僵直的发生。骨折固定时间为8～12周。骨折固定6周后，可行X线片检查，观察骨生长情况，骨痂生长良好，可扶双拐保护下不负重下地行走；若骨已愈合，可解除固定；若未完全愈合，可继续固定3～5周，X线片检查至骨折坚固愈合。如果骨折无移位，并已连接，可扶拐下地活动，至于弃拐负重行走约需半年或更长时间。

2. 牵引疗法

适用于所有类型的转子间骨折。由于死亡率和髋内翻发生率较高，国外已很少采用，但在国内仍为常用的治疗方法。具体治疗应根据患者的骨折类型及全身情况，是否耐受长时间的牵引和卧床。一般选用牵引，可用股骨髁上穿针或胫骨结节穿针，肢体安置在托马架或勃朗架上。对不稳定骨折牵引时注意牵引重量要足够，约占体重的 1/7，否则不足以克服髋内翻畸形；持续牵引过程中，髋内翻纠正后也不可减重太多，以防止髋内翻的再发；另外牵引应维持足够的时间，一般 8～12 周，对不稳定者，可适当延长牵引时间。待骨痂良好生长，骨折处稳定后，练习膝关节功能，嘱患者离床，在外展夹板保护下扶双拐不负重行走，直到 X 线片显示骨折愈合，再开始患肢负重。骨折愈合坚实后去除牵引，才有可能防止髋内翻的再发。牵引期间应加强护理，防止发生肺炎及压疮等并发症。据报道，股骨转子间骨折牵引治疗，髋内翻发生率可达到 40%～50%。

3. 闭合穿针内固定

适用于无移位或轻度移位的骨折。采用局部麻醉，在 C 形臂 X 线透视下，对移位骨折，先进行复位，于转子下 2.5 cm 处经皮以斯氏针打入股骨颈，针的顶端在股骨头软骨下 0.5 cm 处，一般用 3 枚或多枚固定针，最下面固定针须经过股骨矩，至股骨颈压力骨小梁中。固定针应呈等边三角形或菱形在骨内分布，使固定更坚强。固定完成后，针尾预弯埋于皮下。在 C 形臂 X 线透视下行髋关节轻微屈曲活动，观察断端有无活动。术后患肢足部穿"丁"字鞋，保持外展 30°中立位。术后患者卧床 3 d 后可坐起，固定 8～12 周后，行 X 线片检查，若骨折愈合，可扶双拐不负重行走，练习膝关节功能。

近年来越来越多的人主张在条件许可的情况下，为了防止骨折再移位，避免长期卧床与牵引，早期使用经皮空心钉内固定。但也不能一概而论，应视具体情况而定，因内固定本身是一种创伤，且还需再次手术取出。

(二) 切开复位内固定

手术治疗的目的是要达到骨折端坚固和稳定的固定。骨折的坚固内固定和患者的早期活动被认为是标准的治疗方法。所以治疗前首先应通过 X 线片来分析骨折的稳定情况，复位后能否恢复内侧和后侧皮质骨的完整性。同时应了解患者的骨骼情况，选择合适的内固定器械，达到骨折的坚固和稳定固定的目的。转子间骨折常用的内固定物有两大类：带侧板的髋滑动加压钉和髓内固定系统。如 Jewett 钉、DHS 或 Richard 钉、Gamma 钉、Ender 钉、Kirintscher 钉等。

1. 滑动加压髋螺钉内固定系统

滑动加压髋螺钉系统在 20 世纪 70 年代开始应用于一些转子间骨折的加压固定。此类装置由固定钉与一带柄的套筒两部分组成，固定钉可在套筒内滑动，以保持骨折端的紧密接触并得到良好稳定的固定。术后早期负重可使骨折端更紧密的嵌插，有利于骨折得以正常愈合。对稳定性骨折，解剖复位者，130°钉板；对不稳定性骨折，外翻复位者，用 150°钉板。常用的有带侧板的髋滑动加压钉固定。在 Richard 加压髋螺钉操作时，应首先选择进针点于转子下 2 cm 处，一般在小转子尖水平进入，于股骨外侧皮质中线放置合适的角度固定导向器，打入 3.2 mm 螺纹导针至股骨头下 0.5～1 cm 内，C 形臂 X 线正侧位透视检查，确认导针位于股骨颈中心且平行于股骨颈，并与软骨下骨的交叉点上。测量螺丝钉长度后，沿导针方向行股骨扩孔、攻丝，拧入拉力螺丝钉，将远端的套筒钢板插入滑动加压螺钉钉尾，然后以螺钉固定远端钢板。固定完毕后行髋关节屈伸、旋转活动，检查固定牢固，逐层缝合切口。术后患者卧床 3 d 后可坐起，2 周后可在床上或扶拐不负重行膝关节功能练习。固定 8～12 周后，行 X 线片检查，若骨折愈合良好，可除拐负重行走，进行髋、膝关节功能锻炼。

2. 髓内针固定系统

髓内针固定在理论上讲与切开复位比较有以下优点：手术操作范围小，骨折端无须暴露，手术时间短，出血量少。目前有两种髓内针固定系统用于转子间骨折的固定，即髁-头针和头-髓针。

(1) 头-髓针固定：包括 Gamma 钉、髋髓内钉、Russell-Taylor 重建钉等。Gamma 钉，即带锁髓内钉。在股骨颈处斜穿 1 枚粗螺纹钉，并带有滑动槽。该钉从生物力学角度出发，穿过髓腔与侧钢板不同，它的力臂较侧钢板短，因此在转子内侧能承受较大的应力，以达到早期复位的目的。术中应显露骨折部和大转子顶点的梨状肌窝，以开口器在梨状肌窝开孔并扩大髓腔，将髓内棒插入股骨髓腔，在股骨外侧骨皮质钻孔，以髓内棒颈螺钉固定至股骨头下，使骨折断端加压，然后固定远端螺钉，其远端横穿螺钉，能较好地防止旋转移位。适用于逆转子间骨折或转子下骨折。

(2) 髁-头针固定：如 KirintSCher, Eiider 和 Harris 钉。Ender 钉的髓内固定方法，20 世纪 70 年代在美国广泛应用。Ender 钉，即多根细髓内钉。该钉具有一定的弹性和弧度，自内收肌结节上方进入，在 C 形臂 X 线透视检查下，将钉送在股骨头关节软骨下 0.5 cm 处，通过旋转改变钉的位置，使各钉在股骨头内分散，由于钉在股骨头颈部的走行方向与抗张力骨小梁一致，从而抵消了造成内翻的应力，3～5 枚钉在股骨头内分散，有利于控制旋转。原则上，除非髓腔特别窄，转子间骨折患者最少应打入 3～4 枚 Ender 钉；对于不稳定的转子间骨折且髓腔特别宽大时，可打入 4～5 枚使之尽可能充满髓腔。其优点有：①手术时间短，创伤小，出血量少；②患者术后几天内可恢复行走状态；③骨折部位和进针点感染机会少；④迟缓愈合和不愈合少。主要缺点为：控制旋转不绝对可靠，膝部针尾外露过长或向外滑动，可引起疼痛和活动受限。

3. 加压螺丝钉内固定

适用于顺转子间移位骨折。往往在临床应用中需采用长松质骨螺钉固定，以控制断端的旋转。术后患肢必须行长腿石膏固定，保持外展 30°中立位，以防骨折移位，造成髋关节内翻。待骨折完全愈合后，才可负重进行功能锻炼。固定期间应行股四头肌舒缩锻炼，防止肌肉萎缩，有利于关节功能恢复。现此种方法在临床上已应用很少。

4. 人工关节置换

股骨转子间骨折的人工关节置换在临床上并未广泛应用。术前根据检查的结果对患者心、脑、肺、肝、肾等重要器官的功能进行评估，做好疾病的宣教，向患者和家属说明疾病治疗方法的选择、手术的目的、必要性、大致过程及预后情况，对高危人群应说明有多种并发症出现的可能及其后果，伤前病变术前治疗的必要性和重要性，使患者主动地配合治疗。在老年不稳性转子间骨折，同时存在骨质疏松时，可考虑行人工关节置换。但对运动要求不高且预计寿命不长的老年患者，这一手术没有必要。而对转子间骨折不愈合或固定失败的患者是一种有效的方法。作者在严格选择适应证的情况下，对部分股骨转子间骨折患者行骨水泥人工股骨头置换术，取得了良好的效果，使老年患者更早、更快地恢复行走功能，减少了并发症的发生。

(三) 围术期的处理

股骨转子间骨折与股骨颈骨折都多见于老年人，且年龄更大。治疗方法多以手术为主，做好围手术期的处理，积极治疗伤前病变，提高手术的安全性，注重术后处理以减少并发症，在本病的治疗中占有十分重要的位置。

第三节 股骨干骨折

股骨干骨折系指股骨小粗隆下 5～6 cm 至股骨髁内收肌结节上 6 cm 之间的骨折。此种骨折多发生于儿童、青壮年，是临床中常见的骨折。

一、病因病机

强大的直接暴力是股骨干骨折的主要原因，如车祸、碾压、重物打击。间接暴力，如跌、扑、闪、堕也可造成股骨干骨折。前者以成年人居多，骨折常为粉碎性、横断形、短斜形，往往合并有严重软组织损伤。后者多见于儿童及青壮年，骨折常为螺旋形或斜形。股骨周围有强大的肌群包绕，其中伸肌、屈肌互相拮抗保持平衡，因外展肌群止点较高，位于大粗隆处，不足以与止于股骨上中段的内收肌群对抗，故股骨中上段骨折其近端常向外、向前，远端向内、向上移位。股深动脉的穿支在后方贴近股骨并穿经肌肉，所以骨折后可能合并血管损伤导致较大出血，甚至可造成休克。

二、病理分类

（一）上 1/3 骨折

骨折发生在股骨干上段，骨折近段受因髂腰肌、臀中肌、臀小肌牵拉而屈曲、外展外旋，远段受内收肌牵拉而向后、向内上移位，易发生向前外侧成角。

（二）中 1/3 骨折

骨折发生在股骨干中部，其移位多因暴力方向而异，骨折远端多向外成角和向内后移位。

（三）下 1/3 骨折

骨折发生在骨干下段，骨折远端多向后移位。

三、诊断

（一）病史

多有明显外伤史。多数骨折由强大的直接暴力所致，如打击、挤压等；一部分骨折由间接暴力引起，如杠杆作用、扭转作用、高处跌落等。前者多引起横断或粉碎性骨折，而后者多引起斜形或螺旋形骨折。儿童的股骨干骨折多为不全或青枝骨折，成人闭合性股骨干骨折后，内出血量可达 1 000～1 500 ml，开放性骨折则出血量更多。

（二）症状和体征

伤后肢体剧烈疼痛，不能站立，主动活动丧失，被动活动剧痛。局部严重肿胀、压痛，功能障碍，大多数患者可有明显短缩、成角及外旋畸形，以及骨异常活动及骨擦感。上段骨折可合并髋关节脱位；下段骨折可合并血管神经损伤及膝部损伤；部分患者早期因失血量大或剧烈疼痛可发生创伤性休克，极少数患者有发生脂肪栓塞综合征的可能；因交通创伤造成的股骨干骨折常合并其他部位的损伤，如髋关节脱位、股骨颈及股骨转子间骨折。

(三)辅助检查

X线检查可明确诊断及骨折类型,特别重要的是检查股骨转子及膝部体征,以免遗漏同时存在的其他部位的损伤。

四、治疗

(一)非手术治疗

1. 小夹板固定

(1)适应证:无移位或移位较少的新生儿产伤骨折。

(2)操作方法:将患肢用小夹板固定2~3周。对移位较大或成角较大的骨折,可行牵引配合夹板固定。因新生儿骨折愈合快,自行矫正能力强,轻度移位或成角可自行矫正。

2. 悬吊皮牵引法

(1)适应证:3岁以下儿童。

(2)操作方法:将患儿的两下肢用皮肤牵引,两腿同时垂直向上悬吊,其重量以患儿臀部稍稍离床为度。牵开后可采用对挤、叩合、端提捺正手法使骨折复位,然后行夹板外固定,一般牵引4周左右。

3. 水平皮牵引法

(1)适应证:4~8岁的患儿。

(2)操作方法:用胶布贴于患肢骨折远端内、外两侧,用绷带缠绕患肢放于垫枕或托马架上,牵引重量2~3 kg。上1/3骨折屈髋50°~60°,屈膝45°,外展30°位牵引,必要时配合钢针撬压法进行复位固定;中1/3骨折轻度屈髋屈膝位牵引;下1/3骨折行屈髋屈膝各45°牵引,以使膝后关节囊、腓肠肌松弛,必要时行一针双向牵引,即在牵引针上再挂一牵引弓向前牵引复位,减少骨折远端向后移位的倾向。4~6周X线复查视骨折愈合情况决定是否去除牵引。

4. 骨牵引法

(1)适应证:8~12岁的儿童及成年患者。

(2)操作方法:中1/3骨折及远侧骨折端向后移位的下1/3骨折,用股骨髁上牵引;骨折位置很低且远端向后移位的下1/3骨折,用股骨髁间牵引;上1/3骨折及骨折远端向前移位的下1/3骨折,用胫骨结节牵引。儿童因骨骺未闭,可在髌骨上缘2~3横指或胫骨结节下2~3横指处的骨皮质上穿针牵引。儿童牵引重量约为1/6体重,时间约3周;成人牵引重量约为1/7体重,时间8~10周。上1/3骨折应置于屈髋外展位,中1/3骨折置于外展中立位,下1/3骨折远端向后移位时应置于屈髋屈膝中立位,同时用小夹板固定,第一周床边X线照片复查对位良好,即可将牵引重量逐渐减轻至维持重量(一般成人用5 kg,儿童用3 kg)。若复位不良,应调整牵引的重量和方向,检查牵引装置和夹板松紧,保持牵引效能和良好固定,但要防止过度牵引。对于斜形、螺旋形、粉碎性及蝶形骨折,于牵引中自行复位,横断骨折的复位可待骨折重叠纠正后施行,须注意发生"背对背"错位者,应辅以手法复位。牵引期间应注意患肢功能锻炼。

(二)手术治疗

1. 闭合髓内针内固定

(1)适应证:股骨上及中1/3的横、短斜骨折,有蝶形骨折片或轻度粉碎性骨折及多发骨折。

(2) 操作方法：术前先行骨牵引，重量为体重的 1/6，以维持骨折的力线及长度，根据患者全身情况，在伤后 3~10 d 手术。在大转子顶向上作短纵形切口，长 3~4 cm，显露大转子顶部。在大转子顶内侧凹陷的外缘，在 X 线电视监视下插入导针，进入骨髓腔达骨折线处，复位后，沿导针打入髓内针通过骨折线进入远折端。

2. 切开复位，加压钢板内固定

(1) 适应证：股骨干上、中、下 1/3 段横形、短斜形骨折。

(2) 操作方法：手术在平卧位进行，大腿外侧切口，在外侧肌间隔前显露股骨干外侧面，推开骨膜后，钢板置于股骨干外侧。

3. 角翼接骨板内固定

(1) 适应证：对髓内针不能牢固固定的股骨下 1/3 骨折。

(2) 操作方法：同切开复位加压钢板内固定，此接骨板有角翼，可同时在两个平面进行固定，此钢板应置于股骨干的外侧及前外侧。

4. 带锁髓内针内固定

(1) 适应证：适用于几乎所有类型的股骨干骨折，尤其适用于股骨中下 1/3 骨折及各段粉碎性骨折。

(2) 操作方法：术前实施骨牵引 1 周，患者平卧或侧卧位，在牵引及 G 形或 C 形臂 X 线机监视下进行，手法复位后从大转子内侧插入导针，胫骨折部达骨髓腔远端。借助瞄准器于大转子下向小转子方向经髓内针近侧横孔穿入 1~2 枚螺丝钉，锁住髓内钉。在髁上横孔经髓内针穿入 1~2 枚螺丝钉锁住远端。术后即可在床上活动，4~5 d 依据骨折类型可适当扶拐下地活动。

(三) 药物治疗

对开放性骨折出血过多或休克者，应用敏感抗生素抗菌消炎及液体支持疗法，输入成分血或全血。择期手术治疗，术前半小时预防性应用抗生素，术后一般应用 3 d。合并其他内科疾病应给予对症药物治疗。

(四) 康复治疗

早期进行股四头肌舒缩锻炼及踝关节伸屈活动，2~3 周行牵引的患者则可撑臀、抬臀，逐渐大范围伸屈髋膝关节。行手术内固定者，视固定的可靠程度及折端愈合情况决定下床活动时间。去除牵引或外固定架后，可在小夹板保护下在床上锻炼 1~2 周，然后扶双拐下床逐渐负重活动。

第四节 股骨髁上骨折

股骨髁上骨折指发生于腓肠肌起始点上 2~4 cm 范围内的骨折。多发生于青壮年患者。不应包括内外踝部骨折和髁间骨折 (AO 股骨远端 A 型骨折) 髁上骨折一般为关节囊外骨折，而髁部骨折 (股骨远端 B 型骨折) 及髁间骨折为关节囊内骨折但髁上骨折与髁间骨折常相互波及又称经髁间的髁上骨折或股骨远端 C 型骨折。

一、病因病机

直接外力或间接暴力均可引起股骨髁上骨折，如重物撞击膝部，车祸的碰撞，高处坠下足或膝部着地。有膝部疾患，如严重的骨性关节炎，膝关节强直，膝部失用性骨质疏松者，因膝部杠杆作用的增加和骨质抗骨折能力减弱，在遭受上述暴力时更易引起股骨髁上骨折。

二、分型

股骨髁上骨折可分为屈典型和伸直型，而屈典型较多见。屈典型骨折的骨折线呈横形或短斜面形，骨折线从前下斜向后上，其远折端因受腓肠肌牵拉及关节囊紧缩，向后移位。有刺伤腘动静脉的可能。近折端向前下可刺伤髌上囊及前面的皮肤。伸直型骨折也分为横断及斜行两种，其斜面骨折线与屈典型者相反，从后下至前上，远折端在前，近折端在后重叠移位。此种骨折患者，如腘窝有血肿和足背动脉减弱或消失，应考虑有腘动脉损伤。其损伤一旦发生，则腘窝部短时间进行性肿胀，张力极大，伤处质硬，小腿下 1/3 以下肢体发凉呈缺血状态，感觉缺失，足背动脉搏动消失。发现此种情况，应提高警惕，宜及早手术探查。如骨折线为横断者，远折端常合并小块粉碎骨折，间接暴力则为长斜行或螺旋形骨折，儿童伤员较多见。

三、临床表现与诊断

(一) 外伤史

伤者常有明确的外伤史，直接打击或扭转性外力造成，而间接暴力多由高处跌地，足部或膝部着地所造成。

(二) 肿痛

伤肢由于强大暴力，致使骨折周围软组织损伤亦很严重，故肢体肿胀明显、剧烈疼痛。

(三) 畸形

伤肢短缩，远折端向后旋转，成角畸形。即使畸形不明显，局部肿胀，压痛及功能障碍也很明显。

(四) 失血与休克

股骨髁上骨折合并股骨下 1/3 骨折的出血量可达 1 000 mL 以上，如为开放性则出血量更大。刚入院的伤员常有早期休克的表现，如精神紧张、面色苍白、口干、肢体发凉、血压轻度增高、脉搏稍快等。在转运过程中处理不当及疼痛，均可加重休克。

(五) 腘动脉损伤

股骨髁上骨折及股骨干下 1/3 骨折，两者凡向后移位的骨折端均可能损伤腘动脉，腘窝部可迅速肿胀，张力加大。若为腘动脉挫伤，血栓形成，则不一定有进行性肿胀。原动脉损伤症状可有小腿前侧麻木和疼痛，其下 1/3 以下肢体发凉，感觉障碍，足趾及踝关节不能运动，足背动脉搏动消失。所有腘动脉损伤患者都有足背动脉搏动消失这一特点，因此在骨折复位后搏动仍不恢复者，即使患肢远端无发凉、苍白、发绀、感觉障碍等情况，亦应立即行腘血管探查术。若闭合复位后仍无足背动脉恢复者，是危险的信号。所以不应长时间保守观察，迟疑不决。如腘动脉血栓形成，产生症状有时较慢而不典型，开始足背动脉搏动减弱，最后消失，容易误诊，延误手术时机。

(六)合并伤

注意伤员的全身检查,特别是致命的重要脏器损伤者,在休克时腹部外伤症状常不明显,必须随时观察,反复检查及腹腔穿刺,以免遗漏,对车祸,矿井下事故,常为多发性损伤,应注意检查。

(七)X线摄片

对无休克的伤员,首先拍X线片,以了解骨折的类型,便于立即做紧急处理。如有休克,需待缓解后,再做摄片。

四、诊断

(一)病史

本病有明显外伤史,多为高速损伤及由高处坠落所致。

(二)症状和体征

1. 伤后患肢疼痛明显,移动肢体时显著加重。
2. 不能站立与行走,膝关节功能障碍。
3. 患侧大腿中下段及膝部高度肿胀,可见皮肤瘀斑。
4. 大腿下段压痛剧烈。
5. 骨折局部有骨异常活动及骨擦感。
6. 骨折局部可出现不同程度的成角、短缩及旋转畸形。

(三)辅助检查

常规应给予前后位与侧位X线检查,可明确诊断及骨折类型。

五、鉴别诊断

(一)股骨下端急性骨髓炎

发病急骤、高热、寒战、脉快,大腿下端肿痛,关节功能障碍,早期局部穿刺可能有深部脓肿,发病后7～10 d拍片,可见有骨质破坏,诊断便可确定。

(二)股骨下端病理骨折

股骨下端为好发骨肿瘤的部位,如骨巨细胞瘤、骨肉瘤等。患者有股骨下端慢性进行性肿胀史,伴有疼痛迁延时间较长,进行性加重,轻微的外伤可造成骨折,X线片可明确诊断。

六、治疗

(一)保守治疗

1. 手法整复

有移位的骨折,应进行手法整复,整复前应先在严格的无菌操作下抽吸关节内积血,以防止日后关节纤维性粘连。整复时,一助手癫住小腿下段,方向向下或在骨折下方垫一沙袋,在助手用力牵引下,术者用双手环抱住骨折远端,对于嵐典型骨折,将骨折远端向前(上)提,助手向后(下)方牵拉,骨折可复位;同时要注意在复位时保持膝关节屈曲位,以松她小腿腓肠肌利于骨折复位;对于伸直型骨折,手法整复方法则相反。复位后用内外下端分叉的夹板固定,此叉嵌在牵引针上,4～6周后拔去牵引,改用超关节夹板固定,X线片出现骨折愈合时,去掉夹板。

2. 外固定

对青枝骨折或无移位的裂纹骨折，应将膝关节内的积血抽吸干净，外敷伤科药膏，然后用四块夹板固定。前侧板下端至髌骨上缘，后侧板的下端至腘窝中部，两侧板以带轴活动夹板超膝关节固定，小腿部的固定方法与小腿骨折相同，膝上用布带固定，膝下亦用布带固定，将患肢略提高，腘部垫以软枕使膝关节保持在微屈位。这样既起到了固定作用，又可保持膝关节屈伸活动。亦可用石膏托固定。

对于有移位的屈典型骨折，可采用股骨髁部冰钳或克氏针牵引；伸直型骨折，则采用胫骨结节牵引。骨牵引后只要稍加提捺即可复位，整复时要注意保护腘窝神经血管，用力不宜过猛，复位困难者，可加大牵引重量后整复。骨折对位后局部用夹板固定，两侧板的下端呈叉状，骑在冰饼或克氏针上。4～6周后解除牵引，改用超膝关节夹板固定，直至骨折愈合。

（二）手术治疗

切口入路与术式常选用改良膝外侧或前外侧入路。

1. 开放复位动力髁 DCS 内固定术。
2. 开放复位解剖型钢板内固定术。
3. C 形臂监视下闭合复位带锁髓内钉内固定术。
4. 合并血管、神经损伤者行探查、血管、神经修补或吻合术。

（三）药物治疗

一般按骨折三期辨证论治原则处理，初期以活血化瘀、消肿止痛为主，可选用新伤续断汤、复原活血汤、和营止痛汤、活血止痛等。若骨折局部出血多，血肿严重，故宜加重活血化瘀药。若此期出现血发热，症见口渴、汗出，可采用清热凉血，利气导滞等法，局部可敷消定膏等，后期加服补肾健骨之品。解除固定后，用中草药熏洗。

（四）功能锻炼

功能锻炼与股骨干骨折基本相同，但因骨折靠近关节，易发生膝关节功能受限，所以应尽早进行股四头肌锻炼和关节屈伸功能锻炼。持续牵引 3 d 后开始作第一期（愈合期）康复治疗。做卧位保健体操，包括上肢支撑练习，健侧下肢支撑的背肌和臀肌练习；患肢踝与趾主动练习，股四头肌静力性收缩练习和腹肌练习；第 3 周以后增加 1 S 屈伸运动，靠坐练习；第 4 周，使用牵引继以石膏固定，作石膏固定者宜做坐位躯干练习，上肢肌力尤其是支撑力练习，下肢带石膏做髋屈伸负重练习。

1. 第 5～7 周解除牵引后，改用超膝关节夹板固定直至愈合。X 线检查显示骨折线模糊，有少量骨痂形成时开始。增加下列练习：仰卧位，踝背屈和膝伸直做髋外展、内收练习和屈髋练习，足不离床做屈髋屈膝、再伸直的练习；俯卧位主动伸髋、屈膝练习。练习过程中由医护人员扶持，防止膝部侧倒，床沿上坐，主动屈伸膝练习。

2. 第 2 周，增加坐位膝屈伸抗阻练习，卧位髋屈伸的抗阻练习，斜板床上站立练习。

3. 第 3 周，开始患肢不着地的双拐单足站立和平行杆中健肢站立练习；有膝关节活动范围障碍者可开始做恢复关节活动范围的牵引治疗。

4. 第 4 周，开始患肢不着地的双腋杖和平行杆内步行。

5. 第 6 周起，双下肢站立扶杆作踝主动运动，下蹲起立练习；健肢负重站立，患肢做髋屈、伸、外展练习，双腋杖四点步行。第8周开始做健侧持腋杖的单杖步行。

6. 第9周改患侧持腋杖步行。第10周改健侧持手杖步行。第11周改患侧持手杖步行。第12～13周开始徒手行走。其他练习同股骨颈骨折后。

避免外伤。在有保护措施的条件下，行功能锻炼。对股骨髁上骨折，其治疗上不能片面强调非手术或手术，也不能拘泥于一种治疗方法。因为创伤的复杂性及受伤个体的差异决定了治疗时必须结合患者具体情况权衡各种方法的优缺点，合理选用治疗方法才能提高治愈率。股骨髁上骨折时应特别注意有无血管损伤，手法整复时要预防动脉、神经的损伤。

第五节 股骨髁间骨折

股骨髁骨折占全身骨折的0.4%，但其疗效却不满意。股骨髁周围有关节囊、韧带、肌肉及肌腱附着。骨折块受这些组织的牵拉，不易复位也不易维持复位。股骨髁骨折，可并发腘动脉、神经及其周围软组织的广泛损伤。在伴有相邻支持结构如侧副韧带、交叉韧带损伤时，可造成膝关节不稳定，也因股四头肌、髌上囊损伤而造成伸膝装置粘连，损害膝关节功能。骨折可造成股骨髁与胫骨平台、髌骨与股骨关节面之间，相应关节的破坏，改变了正常膝正常的解剖轴与机械轴，破坏了膝关节正常负荷与传导。股骨髁骨折易发生骨块分离而不产生塌陷，易于产生"T"或"Y"形骨折。

一、病因病机

股骨髁间窝是解剖上的薄弱点，三角形髌骨如同楔子指向它，在膝关节屈曲位遭受来自前方的撞击暴力时，髌骨的应力转变成楔形力，可造成髁间粉碎骨折。高处跌下，足部着地，身体重力沿股骨干向下传导，地面反作用力经胫骨向上传达，将股骨髁间劈裂，股骨干向下插入两髁之间造成股骨髁"Y"形或"T"形骨折。膝关节过度外翻或内翻可造成单髁骨折。在引起骨折的同时，暴力可产生膝稳定结构如副韧带、十字韧带损伤，造成膝关节不稳，折端以及关节内软组织损伤可造成关节内积血，移位的骨折端还可压迫或刺伤其后的腘动脉和神经组织。

二、诊断

(一) 病史

有明显外伤史。

(二) 症状和体征

1. 伤后患肢疼痛明显，移动肢体时显著加重。

2. 不能站立与行走，膝关节局部功能障碍。

3. 患侧大腿中下段及膝部高度肿胀，可见皮肤瘀斑。

4. 股骨髁部压痛剧烈。

5. 骨折局部有骨异常活动及骨擦感。

6. 伤膝可有内、外翻畸形，并可能有横径或前后径增宽，骨折局部可出现不同程度的成角、短缩及旋转畸形。

(三)辅助检查

(1)X线检查:常规应给予前后位与侧位X线摄片,可明确诊断骨折类型。

(2)怀疑有复杂关节软骨或韧带损伤者可给予CT或MRI检查。

三、分型

AO骨折分类法。股骨髁上骨折即为AO股骨远端骨折(代码33)之B型(部分关节骨折)和C型(完全关节骨折),其分型如下:

(一)B型(部分关节骨折)

1.B_1:股骨外髁,矢状面。①简单,穿经髁间窝。②简单,穿经负重面。③多折块。

2.B_2:股骨内髁,矢状面。①简单,穿经髁间窝。②简单,穿经负重面。③多折块。

3.B_3:冠状面部分骨折。①前及外片状骨折。②单髁后方骨折(Hoffa)。③双髁后方骨折。

(二)C型(完全关节骨折)

1.C_1:关节简单,干骺端简单

(1)T或Y形,轻度移位。

(2)T或Y形,显著移位。

(3)T形骨骺骨折。

2.C_2:关节简单,干骺端多折块

(1)完整楔形。

(2)多折块楔形。

(3)复杂。

3.C_3:多折块关节骨折

(1)干骺端简单。

(2)干骺端多折块。

(3)干骺端及骨干多折块。

四、治疗

(一)手术治疗

1.切开复位螺钉、螺栓内固定法

(1)适应证:B_1、B_2和B_3型骨折。

(2)操作方法:常选用硬膜外阻滞麻醉,依骨折部位选用膝部前内、前外、后内、后外侧入路,清理骨折端,复位骨折,用螺钉、螺栓或松质骨螺钉内固定。注意用螺钉内固定时近端孔应钻成滑动孔使之成为拉力螺钉,用松质骨螺钉内固定时螺纹必须全部穿过骨折线,钉尾及钉尖不能露出关节面外。

2.切开复位动力髁螺钉内固定法

(1)适应证:部分C_1、C_2型骨折。

(2)操作方法:采用连续硬膜外麻醉,患侧大腿下段前外侧绕髌切口,显露并清理骨折端,首先复位髁部骨折,骨圆针临时固定,再复位髁上骨折,动力髁螺钉固定。主螺钉应距远端关节面2 cm,方向与远端关节面及内、外髁前侧关节面切线相平行。

3. 切开复位股骨髁部支撑钢板内固定法

(1) 适应证：C_1、C_2、C_3 型股骨髁部骨折。

(2) 操作方法：切开复位方法同上。选择合适长度的钢板，要求骨折近端应至少置入4枚螺钉。注意钢板的准确放置，远端放置不能偏前，以免高出于股骨外髁关节面，影响髌骨关节活动。

4. 切开复位逆行交锁钉内固定法

(1) 适应证：部分 C_1、C_2 型骨折。

(2) 操作方法：采用硬膜外麻醉或全麻，选择合适长度及直径的逆行交锁钉，首先复位髁部骨折，骨圆针临时固定，再复位髁上骨折，置入髓内钉。要求置钉时进针点必须准确，骨折良好复位，必要时一期良好植骨，术后早期进行功能锻炼。

(二) 非手术治疗

1. 皮肤牵引

(1) 适应证：患者全身情况不能耐受手术或整复，血糖控制不佳的糖尿病患者及小儿，简单骨折，皮肤必须完好。

(2) 操作方法：将宽胶布条或乳胶海绵条黏贴在患肢皮肤上或利用四肢尼龙泡沫套，利用肌肉在骨骼上的附着点将牵引力传递到骨骼上，牵引重量不超过 5 kg。皮肤有损伤、炎症及对胶布过敏者禁用。牵引期间应定时检查牵引的胶布黏贴情况，定期复查 X 线片，及时调整牵引重量和体位。一般牵引时间为 2~4 周，骨折端有纤维性连接后，更换为石膏固定，以免卧床时间太久，不利于功能锻炼。

2. 骨牵引

(1) 适应证：不愿手术或皮肤条件不具备外固定支架以及手术治疗的股骨髁部骨折患者，B_1、B_2、C_1、C_2 型骨折。

(2) 操作方法：局麻下行患侧胫骨结节骨牵引，将伤肢置于牵引架上，屈髋 20°~30°，屈膝 15°~25° 牵引，牵开后视情形行手法整复，夹板外固定。或先采用推挤叩合手法使双髁复位，局麻下用钳夹经皮将双髁固定，将牵引绳连于钳夹上，使之变为股骨髁部牵引，将患肢置于牵引架上视情况行半屈膝位或屈膝位牵引，待牵开后行手法整复夹板外固定。骨折端有纤维性连接后，更换为石膏固定。

3. 手法整复外固定

(1) 适应证：闭合或未合并血管神经损伤的部分 B_1、B_2、C_1 型骨折。

(2) 操作方法：根据受伤机制，采用推挤叩合手法使骨折复位，可用超膝关节夹板或石膏托固定患膝于功能位，一般固定 6~8 周。通常在胫骨平台后外侧缘以及腓骨颈的部位容易造成腓总神经的压迫致伤，因此石膏固定的时候一定在此部位多垫一些石膏棉。固定期应注意夹板和石膏的松紧度，并定时行 X 线检查，发现移位应随时调整夹板，或重新石膏固定。

4. 手法整复经皮钢针内固定法

(1) 适应证：适用于 B_1、B_2 和部分 C_1 型骨折。

(2) 操作方法：行坐骨神经、股神经阻滞麻醉，严格无菌，透视下先采用推挤叩合手法使骨折复位，然后经皮将 3 mm 骨圆针击入固定，一般需要 2~3 枚骨圆针。

5.骨外固定器固定法

(1) 适应证：适用于 B_1、B_2 和 C_1、C_2 型骨折。

(2) 操作方法：可选用单边外固定器、股骨髁间调节固定器、孟氏骨折复位固定器或半环槽复位固定器行整复固定。

6.经皮钳夹固定法

(1) 适应证：适用于 B_1、B_2 型骨折。

(2) 操作方法：行坐骨神经、股神经阻滞麻醉，严格无菌，透视下先采用推挤叩合手法使骨折复位，经皮钳夹固定，术后用长腿石膏固定 4～6 周。

(三) 药物治疗

围绕骨折各个时期应用西药对症处理。

第六节 胫腓骨干骨折

胫腓骨干骨折甚多见，尤多发于儿童。10 岁以下儿童尤为多见，其中以胫腓骨双骨折最多，占全身骨折的 5.1%，胫骨次之，占全身骨折的 3.85%。腓骨干骨折最少占全身骨折的 0.59%。直接与间接外力均可引起。胫骨上段与腓骨中下段有时可见疲劳骨折。间接外力引起者（如跌跤，扭转等），多为大斜形或螺旋形骨折。往往胫骨下段螺旋，而在腓骨中上段斜形骨折。儿童胫骨单折多见，而且多表现为骨膜下或青枝骨折。直接外力引起者（如压轧、挤撞、打击等），骨折多为横形或粉碎形。两骨骨折线在接近同一水平位，很易在胫骨前内侧形成开放性损伤。有时则为多段骨折，腓骨干单骨折几乎均由直接外力引起。胫腓骨疲劳骨折，可见于长跑运动员或球类运动员。骨折的移位，决定于外力方向、肌肉牵拉或下肢重力的影响。单骨折时，移位往往较小。双骨折则多有移位。中、下段骨折远端多向外、向背侧移位，断处多向后外侧成角。上段骨折时，近端多向前内侧翘起。骨折之远端因足的重力影响，多向外旋转。疲劳骨折则无移位，表现为局部大量骨痂形成，而骨折线仍清晰可见。

一、病因病理与分类

直接暴力或间接暴力均可造成胫腓骨干骨折。

(一) 直接暴力

常常是交通事故或工农业外伤等所致。暴力多由外侧或前外侧而来，骨折多是横断、短斜面、蝶形、多段、粉碎。胫腓骨两骨折线都在同一水平，软组织损伤较严重。因整个胫骨的前内侧面位于小腿的皮下，易造成开放性骨折。

(二) 间接暴力

常是生活或运动中因扭伤、摔伤所致。骨折多为斜形或螺旋形。双骨折时，腓骨的骨折线较胫骨为高，软组织损伤轻，开放性骨折则多为移位的骨折尖端自里而外穿出，故污染较轻。

骨折移位趋势既和外力有关，也和肌肉收缩有关。由于直接外力致伤时，外力方向多来自外侧，而扭转的间接暴力也多为身体内旋，小腿相对外旋，而小腿肌肉又在胫骨的外后侧，因此，胫腓骨双骨折的移位趋势多为向前内成角，或远骨折段外旋。而胫骨干单独骨折则往往出现向外成角移位。通常最能指导临床治疗的分类是分为稳定型与不稳定型两种。一般地说，横断、短斜骨折属于稳定型；粉碎、长斜、螺旋骨折属于不稳定型。这种分类必须根据每个病例的不同特点，不能一概而论。按照创伤的严重程度，将胫腓骨折分为3度。

Ⅰ度，骨折无粉碎骨片或仅有极小的粉碎骨片。骨折移位程度小于骨干横截面的1/5。软组织损伤轻，无开放性创口或仅有微小的开放伤口。

Ⅱ度：骨折的粉碎性骨片较小。骨折移位程度在骨干横截面的1/5～2/5。软组织有中等程度损伤。开放性伤口小，污染轻。

Ⅲ度：骨折呈严重粉碎，完全移位。软组织损伤严重，开放性伤口较大，甚至有皮肤缺损，污染严重。

损伤的严重程度直接关系到预后，据统计轻度损伤者，正常愈合的病例占90%以上，而重度损伤正常愈合率低于70%。

二、发病机制

（一）直接暴力

胫腓骨干骨折多见于交通事故和工伤，可能是撞击伤、车轮碾压伤、重物打击伤。暴力常来自小腿的前外侧，所造成的胫腓骨骨折往往在同一水平面上，骨折线多呈横断形或短斜形，可在暴力作用侧有一三角形的碎骨片。骨折后，骨折端多有重叠、成角、旋转等移位。较大暴力或交通事故伤多为粉碎性骨折，有时呈多段，因胫骨前内侧位于皮下，骨折端极易穿破皮肤，肌肉也会有较严重的挫伤。即使未穿破皮肤，如果挫伤严重，血运不好，亦可发生皮肤坏死、骨外露，容易继发感染。巨大暴力的碾锉、绞轧伤可能会有大面积皮肤剥脱、肌肉撕裂、神经血管损伤和骨折端裸露。

（二）间接暴力

多为高处坠落、旋转暴力扭伤、滑跌等所致的骨折，骨折线多呈长斜形或螺旋形，胫腓骨骨折常不在同一平面上，即胫骨中下端而腓骨可能在上端，一般腓骨骨折线较胫骨骨折线高。软组织损伤一般较轻，有时骨折移位后骨折端可戳破皮肤形成开放性骨折，这种开放性骨折比直接暴力所造成的污染好得多，软组织损伤轻，出血少。

骨折的移位取决于外力的大小、方向，肌肉收缩和伤肢远端重量等因素。暴力较多来于小腿的外侧，因此可使骨折端向内侧成角，小腿的重力可使骨折端向后侧倾斜成角，足的重量可使骨折远端向外旋转，肌肉收缩又可使两骨折端重叠移位。儿童胫腓骨骨折遭受的外力一般较小，而且儿童的骨皮质韧性较大，多为青枝骨折。

三、临床表现及诊断

临床检查局部疼痛明显，肿胀及压痛，可有典型的骨折体征，骨折有移位时畸形明显，可表现为小腿外旋、成角、短缩。应注意是否有神经、血管损伤，检查足趾伸屈活动是否受影响，足背动脉和足跟内侧动脉搏动强度及小腿张力是否增高。

骨折引起的并发症往往比骨折本身产生的后果更加严重，应避免漏诊，需尽早处理。小腿远端温暖以及足背动脉搏动未消失绝非供血无障碍的证据，有任何可疑时，都有必要进行多普勒超声检查，甚至动脉造影。对小腿的肿胀应有充分的警惕，尤其是触诊张力高、足趾伸屈活动引起相关肌肉疼痛时，有必要进行筋膜间室压力的检查和动态监测。

软组织损伤的程度需要仔细地检查和评估，有无开放性伤口，有无潜在的皮肤剥脱、坏死区。捻挫伤对皮肤及软组织都会造成严重的影响，有时皮肤和软组织损伤的实际范围需要经过数天的观察才能确定。这些对于骨折的预后有重要的意义。

儿童青枝骨折或裂缝骨折临床无明显畸形，受伤小腿可抬举，仅表现为拒绝站立及行走，临床检查时使伤侧膝关节伸直，在足跟部轻轻用力叩击，力量可传导至骨折端，使局部产生明显疼痛。

X线检查可进一步了解骨折的类型及移位。分析创伤机制、骨膜损伤程度以及移位趋势等。X线检查时应注意包括整个小腿，有些胫腓骨双骨折的骨折线不在同一水平面上，可因拍摄范围不够而容易漏诊，也不能正确的判断下肢有无内外翻畸形。

四、治疗

治疗的目的是恢复小腿的长度和负重功能。因此，应重点处理胫骨骨折。对骨折端的成角畸形与旋转移位，应予完全纠正，避免影响膝踝关节的负重功能和发生关节劳损。除儿童病例不太强调恢复患肢与对侧等长外，成人应注意恢复患肢与对侧的长度及生理弧度。胫腓骨干骨折一般分为开放骨折和闭合骨折，稳定性骨折和不稳定性骨折。凡有严重早期并发症，如休克、筋膜间室综合征、神经血管损伤者，应主要处理并发症。骨折仅做临时性固定，待并发症好转时，再重点处理骨折。无移位的稳定性骨折，可用夹板或石膏固定；有移位的稳定性骨折复位，后用夹板或石膏固定。

不稳定性骨折，可用手法复位，夹板固定配合跟骨牵引。

（一）闭合性胫腓骨骨折的治疗

胫腓骨闭合性骨折可分为稳定型与不稳定型。有些骨折伴有邻近组织、血管神经的损伤。治疗时要根据骨折的类型特点，是否伴有其他并发症及其程度等具体情况，择优选用不同的方法。其基本目的是恢复小腿长度、对线和持重功能。治疗方法有闭合复位外固定、牵引、切开复位内固定3种。

1.闭合复位外固定

(1) 手法整复：骨折后治疗越早，越易复位，效果也越好。应尽可能在伤后2～3 h内肿胀尚未明显时进行复位且容易成功。必要时可配合镇痛、麻醉、肌肉松弛剂，以利达到完全整复的目的。当骨折后肢体明显肿胀时，不宜强行复位。可给予暂时性制动，促进血液循环，减少组织渗出加肿胀消退，待肿胀消退后再行整复固定。复位手法包括牵引、端提、分骨挤按、摇摆等，然后以拇指及食指沿胫骨前嵴及内侧面来回触摸骨折部。检查复位是否平整，对线是否良好。复位满意后放置纸压垫以防止胫骨向内成角的趋势。

(2) 小夹板固定：适用于胫腓骨中下段的稳定型骨折或易复位骨折，如横断、短斜和长斜骨折尤其以胫骨中段的横断或短斜骨折更为适宜。中1/3段骨折、夹板上方应达腘窝下2 cm，下达内外踝上缘，以不影响膝关节屈曲活动为宜。下1/3段骨折，夹板上达腘窝下2 cm，下抵跟骨结节上缘，两侧做超踝夹板固定。使用夹板时必须要注意加垫位置、方向，必须注意夹板松紧度，密切观察足部血运，疼痛与肿胀情况，必要时松解夹板，避免发生局部压疮及肢体坏死等严重并发症。本法以夹板固定为特点，以手法复位和功能锻炼为主，体现了"动静结合、筋骨并重、内外兼治、医患结合"的骨折治疗原则。通过夹板、压垫压力和布带约束力，肌肉活动产生的内在动力，间断性增强压垫的效应力，固定力得到增强，反复推挤移位的骨折端，残余畸形得以纠正，保护整复后骨折不再移位。沿小腿纵轴进行肌肉舒缩，可使断端之间产生生理性应力刺激，促进了骨折愈合。

(3) 石膏外固定：石膏外固定在治疗胫腓骨骨折的应用上比较广泛。适用于比较稳定的骨折或经过一段时间牵引治疗后的骨折以及辅助患者进行功能锻炼（功能石膏）等情况。最常用的是长腿管型石膏固定。一般是在有垫的情况下进行的，打石膏要注意三点应力关系。固定期间要保持石膏完整，若有松动及时更换。因为肢体肿胀消退后易因空隙增大而致骨折再移位。在牵引治疗的基础上，肿胀消退后也可改用无衬垫石膏固定，保持与肢体之间的塑形。长腿石膏一般需固定 6～8 周后拆除。这种石膏固定，易引起膝、踝关节僵硬、下肢肌肉萎缩，较长时间固定还有能引起骨质吸收、萎缩的缺点。有学者提出小腿功能石膏，也称髌韧带负重装置 (PTB)。即在胫腓骨骨折复位后，打一个起自髌上韧带，下至足趾的膝下石膏，在胫骨髁部、髌骨及髌腱部很好地塑形。可早期重行走，由小腿软组织与石膏间相互拮抗力量得以均衡地维持，膝关节自由活动不会引起骨端移位。这种石膏可避免长腿石膏因超膝关节固定引起的缺点。早期负重，也利于促进骨折愈合。有人主张在胫腓骨骨折临床愈合后，改用这种石膏协助功能锻炼，有学者认为骨折临床愈合后，若要进行外固定，又要解放膝、踝关节，采用小腿内外侧石膏夹板更为实用且操作简便。从这种意义上说，小腿内外侧石膏夹板也属于一种功能石膏。石膏固定期间发现骨折在石膏中成角移位，宜先采用楔形矫正法予以矫正，不必更换石膏。发生在胫腓骨中下 1/3 交界处以下的稳定型骨折，也可采用小腿"U"形石膏固定，操作方便利于活动及功能锻炼。骨骼穿针牵引配合石膏外固定，近年来逐渐被改良的各类骨骼穿针外固定支架或加压器所替代。

(4) 骨骼穿针外固定器与功能位支架：最早由 Malgaigen 应用，逐步发展至今。适用于各种类型的胫腓骨骨折，尤其是有伤口、创面及软组织损伤严重、感染的病例。Hoffman 外固定支架、Rockwood 功能支架、伊力扎诺夫外固定支架；外固定器功能支架操作简便，调节灵活，固定可靠。伤肢能早期负重，功能锻炼，促进骨折愈合。这种治疗方法正逐渐被更多的人所接受并采用。其缺点是自动纠正侧方移位的能力差，骨骼穿针的同时，肌肉组织也被钢针相对固定而限制舒缩，引起不同程度的肌萎缩。此外，还有继发针孔感染的可能。

2. 牵引

持续性牵引是骨折整复、固定的重要手段，有些不稳定的闭合性骨折，如斜形、螺旋、粉碎骨折，闭合性复位不能达到要求时，或肢体肿胀严重，不适于整复时，可行一段时间牵引治疗，以达到骨折复位、对线的目的。治疗小腿骨折的牵引通常是骨牵引。牵引针可打于胫骨下端或跟骨之上，以跟骨牵引更为常用。跟骨牵引进针点是在内踝尖部与足跟下缘连线的中点，由内向外。内侧针孔应比外侧针孔略高 0.5～1 cm，使牵引的小腿远端轻度内翻，以恢复其生理弧度，使骨折更接近于解剖复位。牵引初时的整复重量为 4～6 kg，待肢体肿胀消退，肌肉张力减弱后，减到维持重量 2～3 kg。在牵引下早期锻炼股四头肌，主动活动踝关节与足趾。3～4 周后撤除牵引，施行夹板外固定，直至骨痂形成，骨折愈合。

3. 切开复位内固定

非手术疗法对多数闭合性胫腓骨骨折都能达到满意的治疗效果。但切开复位内固定对保守疗法难以成功的胫腓骨骨折更不失为一种好方法。必须明确：手术内固定虽可防止成角和短缩，但骨折愈合速度并不加快，手术本身将冒感染、皮肤坏死等危险，应慎重施行，必须严格掌握适应证，在严格的无菌操作下手术。

闭合性胫腓骨骨折有以下情况时适于手术治疗：①骨折合并血管、神经损伤需探查血管神经者，可同时行内固定；②无法复位的胫腓骨骨折，如有软组织嵌入；③胫骨多段骨折者；④肢体多发骨折为避免相互牵制和影响者；⑤胫腓骨骨折合并膝关节、踝关节损伤者。

(1) 髓内针内固定：适用于胫骨多段骨折，现有用梅花形髓内针。髓内针的长短、粗细要与胫骨长度和髓腔相适宜。方法是：在胫骨结节内侧做一小的纵向切口，用粗钻头 (9 mm 或 9.5 mm) 向胫骨下后方钻孔，然后改变钻入方向使之与髓腔保持一致。将髓内针向下插入骨洞，沿髓腔缓缓打入。复位骨折端，使髓内针通过骨折线，针尖达到胫骨远端干骺端。术后可给石膏托固定，2～4周后可扶拐杖逐渐负重。髓内针应在骨坚强愈合后拔除。有一种称为 Ender 钉的多根弧形髓内钉。自1969年 Ender 应用于临床。多用于股骨上端骨折，也可用于胫骨骨折。骨折复位后，在X线监视下，将不锈钢钉3～4枚自胫骨结节向下插入，沿髓腔通过骨折线到胫骨下端，钉端呈扇形或餐叉样摊开。其优点是操作简便，失血少，很少感染。缺点是有时骨折复位不理想，钉子远端未散开，固定不稳，控制旋转能力差。近年正流行一种既能控制骨折后短缩、旋转，又可进行闭合穿钉的交锁髓内钉。它除了可用于股骨骨折外，还可用于胫骨骨折。交锁髓内钉使手术趋向微创。新近由于一种新型的"远端锁钉机械瞄准系统"的出现，大大减少了术中使用X线机的次数。交锁髓内钉分为实心和空心两型，实心型直径较细，又称为不扩髓钉，而空心型髓内钉较粗，髓腔要求扩大。

(2) 螺丝钉内固定：单纯螺丝钉内固定适用于胫腓骨的螺旋行或长斜型骨折，尤其是接近于骨端处的骨折。用1～2枚螺丝钉直接固定于复位后的骨折部。螺丝钉钻入的方向要与骨干的纵轴垂直，不可垂直于骨折线，否则会因骨折端的剪力而使骨折再移位。单纯螺丝钉内固定后，应辅以石膏固定4～6周。

(3) 钢板螺丝钉内固定：为切开复位内固定中较常用的方法。适用于胫骨的斜形、横形、螺旋形等骨折，闭合复位不满意者，骨延迟愈合或骨不连者，骨折伴有血管、神经损伤需手术探查处理的病例。钢板有普通型和加压固定型。近年来有用钛合金材料制成，材质牢固，体轻，生物反应小。螺丝钉选用皮质骨螺丝钉。使用何种钢板应依据骨折的类型、程度等具体情况来选择。手术须在严格无菌条件下进行：取小腿前外侧骨折部为中心，稍向外侧凸做弧形切口，进入后应尽少剥离骨膜，尽可能减少周围组织损伤。清除断端组织，注意打通髓腔。复位时依胫骨骨嵴作为标志使其成为一条直线。如需植骨，可取自体松质 (如髂骨) 骨端周围植骨。置入钢板，以螺丝钉固定。选用加压钢板时应注意加压孔的位置和方向。从力学角度看，钢板应置于骨干的张力侧。胫骨前面位于皮下，后面肌组织、血管神经多，难以显露且损伤机会多。所以，钢板大多置于前外侧。应用普通钢板，手术应给予下肢石膏托固定4～6周。加压钢板固定术后一般无须石膏外固定。骨折稳固愈合后负重行走。

4.功能锻炼

固定当天可做股四头肌收缩锻炼和踝关节屈伸活动。跟骨牵引者,还可以用健腿和两手支持体重抬起臀部。稳定性骨折第2周开始练习抬腿及膝关节活动,第3周开始扶双拐不负重锻炼。不稳定性骨折则在解除牵引后仍需在床上锻炼1周后,才可扶拐不负重锻炼,直至临床愈合,再解除外固定。

(二)开放性胫腓骨骨折的治疗

胫腓骨的开放性骨折是长骨干中发生开放性骨折最常见的部位。这是由其特殊的解剖、生理特点所决定的。整个胫骨的前内侧面位于皮下,外伤形成开放性骨折后,易发生污染、皮肤缺损、软组织损伤等,给治疗带来很大困难。若处理不当,很容易造成皮肤坏死、骨外露、感染、骨缺损、骨折迟缓愈合或不愈合甚至截肢的严重后果。因而,对开放性胫腓骨骨折的治疗必须加以重视和很好掌握。诊断开放性胫腓骨骨折多无困难。有胫腓骨骨折合并局部皮肤与软组织破损,骨折端与外界相通,即可诊断。有些情况下,通过皮肤创口可直视胫骨的骨折端。病史、体检已能确诊的开放性胫腓骨骨折,也必须摄X线片,以了解骨破坏的程度。

1.开放性胫腓骨骨折软组织损伤

程度与损伤性质的关系:皮肤、软组织损伤程度是开放性胫腓骨骨折治疗的关键问题之一。损伤程度直接决定皮肤、软组织的损伤类型,因此,必须详细了解致伤外力的性质。

(1)间接外力:多产生斜形、螺旋形骨折,皮肤软组织的伤口为骨折端刺破,形成自内向外的开放性骨折。故具有伤口小,软组织损伤挫灭轻,无污染或仅有轻度污染,软组织与骨折易于愈合等特点。

(2)直接外力

常造成粉碎性骨折,皮肤软组织损伤严重,多见于以下几种情况:

①硬器伤,由金属物品的撞击致伤,一般创口较小,出血少,有时有多处伤口,骨折多为横形、斜形或螺旋形,伤口污染相对较轻;

②辗轧、捻挫伤:由车轮,机械齿轮挤压所致,损伤多为多段粉碎性骨折,形成开放创口,皮肤、软组织严重挫灭,甚至缺损。骨组织与皮肤及软组织分离;

③火器伤:枪伤往往造成贯通伤,皮肤伤口入口小,出口大,伤口周围有不同程度烧伤。骨折多为粉碎性,常伴有骨缺损,有时可伴有血管、神经损伤。爆炸伤常造成严重的粉碎性骨折,骨块遗失、缺损,皮肤、软组织大面积损伤且程度严重,血管、神经损伤或裸露,创口污染严重,可能有各种异物在骨与软组织内存留。

2.开放性胫腓骨骨折的分类

(1)根据软组织损伤的轻重可分为3度:Ⅰ度:皮肤被自内向外的骨折端刺破,伤口<1~2cm。Ⅱ度:皮肤被刺破或压碎,软组织有中等程度损伤,伤口>1~2cm。Ⅲ度:广泛的皮肤、软组织严重损伤及缺损,常伴有血管、神经损伤。

(2)开放性胫腓骨骨折的预后不仅与皮肤软组织损伤程度有关,亦与骨折程度有密切关系,骨折损伤程度不同其愈合能力差别很大。根据骨折损伤的程度可分为3度:Ⅰ度:胫腓骨双骨折为横形、斜形、螺旋形并有轻度移位。Ⅱ度:胫腓骨双骨折,其中胫骨为粉碎性并有明显移位或多段粉碎性骨折。Ⅲ度:胫腓骨双骨折,胫骨严重粉碎骨折形成骨质缺损。

3. 开放性胫腓骨骨折的治疗

(1) 全身治疗：发生开放性胫腓骨骨折常伴有创伤后的全身反应或其他部位的合并损伤，因而，全身治疗是必不可少的主要治疗环节，其中包括：止血、止痛、抗休克：开放性胫腓骨骨折伤口有活动性出血，应及时止血。但对较大的出血伴有肢体远端血运障碍者，其出血点不易轻易结扎，可使用局部压迫止血，同时积极准备手术探查修复损伤血管。如患者处于休克状态应及时输血、输液、抗休克治疗，适当应用止痛剂减少疼痛刺激，有利于休克的治疗。

应用抗生素预防感染：开放性胫腓骨骨折伤口往往被污染，细菌在伤口内一般经过6~8h后形成感染。患者入院后即应行伤口污染物或分泌物的细菌培养或涂片检查，根据结果选用敏感抗生素。在未获得培养结果之前，应选用抗球菌和抗革兰阴性杆菌的联合抗生素。

特异性感染的防治：开放性骨折如遇伤口较深者，则有利于厌氧菌的生长繁殖，故应常规使用破伤风抗毒素血清1 500 U试敏后肌注，如试敏阳性则应脱敏注射。若发现感染伤口有气体溢出，肢体肿胀严重，触之有捻发音，组织坏死等情况，应考虑到气性坏疽的可能，可使用气性坏疽抗毒素血清，同时予以必要的隔离处理。

(2) 局部治疗：彻底清创，适当固定骨折，闭合伤口，使开放性骨折转为闭合性骨折，是开放性骨折总的治疗原则。

彻底清创：良好的清创本身就是防止感染的重要手段。骨折发生后，在患者全身状况允许的条件下，应尽早施行清创术，以改善伤口组织条件，减少细菌数量。清创的首要原则是必须正确判断软组织的存活能力。对有些软组织失活较大的患者，不可为图能一期闭合伤口而简单清创，这样反而会带来更大的不良后果。

骨折的固定：治疗开放性胫腓骨骨折，同样有内固定和外固定两种固定方法。对于是否使用内固定目前仍有争论，有学者主张使用内固定，而固定趋向单纯化。针对某些病例的具体情况，伤口条件，在彻底清创的基础上，可视具体情况而定。内固定的基本适应证是：多段骨折；合并有血管、神经损伤需手术探查者；其他固定方法难以使骨折复位固定者。内固定常用的方法有：单纯螺丝钉内固定，髓内钉内固定，钢板螺丝钉内固定。

治疗开放性胫腓骨骨折，外固定也必不可少，可根据具体情况进行选择。石膏外固定可作为内固定后的补充。单纯石膏外固定仅适用于Ⅰ度骨折且稳定者，伤口处开窗换药。对于有些损伤严重、创面较大，难以固定的开放性骨折，可首先行胫骨下端或跟骨结节牵引，使骨折在较长时间持续施力的条件下得到满意复位，同时利于创口换药，待创口闭合或缩小，骨折部纤维连结后，辅以石膏外固定。

外固定架在治疗胫腓骨开放性骨折上有良好的疗效。在十分严重的开放性骨折，软组织广泛挫伤甚至缺损，粉碎性骨折等情况时，更具有实用价值，往往是临床上唯一的选择，常用的有Bastini单边半干面外固定架，双臂外固定架，依里扎诺夫环形外固定架等。外固定架本身具有复位和固定作用，且穿针孔远离伤口，不易引起感染，减少骨折端植入金属异物，利于骨折愈合，同时又便于创面、伤口的处理。

闭合伤口：皮肤及软组织Ⅰ度损伤者，在彻底清创后可直接一期闭合伤口。缝合时必须注意，决不可因追求闭合而清创不彻底或勉强缝合，导致张力过大，将得到适得其反的结果。严重的火器伤、有较多无法取出的异物存留、就诊时间较晚、污染重或有明确感染等情况时，可暂时清创，以无菌敷料包扎，不宜一期闭合伤口。皮肤与软组织Ⅱ度损伤者，清创后皮肤软组织常有缺损，可采用筋膜蒂皮瓣、血管蒂皮瓣一期闭合伤口；或采用肌肉蒂肌瓣转移，同时植皮一期闭合伤口；或暂时先以肌瓣覆盖裸露的骨折部位，使骨折端不与外界相通，然后二期植皮闭合软组织创面。

骨折部裸露必须以健康软组织覆盖，针对不同部位的皮肤软组织缺损，可采用肌肉成形术的方法覆盖创面。小腿上1/3皮肤软组织缺损，取腘窝正中切口至小腿中段，将腓肠肌内侧头切开转至小腿上端皮肤及软组织缺损区。小腿中、下1/3段皮肤软组织缺损，取小腿内侧中下段胫骨内缘纵向切口，分离比目鱼肌，切断腱膜翻转修复小腿中段内侧软组织缺损。向下分离出屈趾长肌、拇外展肌，覆盖小腿下1/3皮肤缺损。

五、并发症

(一) 筋膜间室综合征

筋膜间室综合征主要发生在小腿、前臂以及足，以小腿更为多见，也更加严重。它并不是只发生于高能量损伤，也并不是只发生于闭合性损伤中，低能量的损伤和开放性损伤也可出现。小腿的肌肉等软组织损伤或骨折后出血形成血肿，加上反应性水肿，或包扎过紧，使得筋膜间室内压力增高，可以造成血液循环障碍，形成筋膜间室综合征。

小腿的筋膜间室综合征发生于胫前间隙最多，胫后间隙次之，外侧间隙最少，多数有多间隙同时发生。胫前间隙位于小腿前外侧，内有胫前肌、伸趾肌、第三腓骨肌、胫前动静脉和腓深神经。当间隙内压力增高时，小腿前外侧肿胀变硬，明显压痛，被动伸屈足趾时疼痛明显加剧，随后发生伸趾肌、胫前肌麻痹，背伸踝关节和伸趾无力，但由于腓动脉有交通支与胫前动脉相同，因此，早期足背动脉可以触及。

筋膜间室综合征是一种进行性疾病，刚开始时症状可能不明显，一旦遇到可疑情况，应密切观察，多做检查，做到早期确诊及时处理，避免严重后果。由于筋膜间室综合征筋膜间室内压力增高所致，早期的切开减压是有效的治疗手段。要达到减压的目的，就要把筋膜间室的筋膜彻底打开。早期的彻底切开减压是防止肌肉、神经发生坏死以及永久性功能损害的有效方法。

(二) 感染

开放性胫腓骨骨折行钢板内固定后，发生感染的概率最高。Johner和Wruhs报告当开放性胫腓骨骨折应用钢板内固定时，感染率增加到5倍。但随着医疗技术和医药的不断发展，感染的发生率明显下降。尽管如此，仍不可小视。对于开放性胫腓骨骨折，有条件的选择胫骨交锁髓内钉和外支架固定是明智的。一旦感染发生，应积极治疗。先选择有效的药物以及充分引流、感染控制后，应充分清创，清除坏死组织、骨端间的无血运组织以及死骨，然后在骨缺损处植入松质骨条块，闭合创口，放置引流管作持续冲洗引流，引流液中加入有效抗生素，直至冲洗液多次培养阴性。如果原有的内固定已经失效，或妨碍引流，则必须取出原有的全部内固定物，改用外支架固定。如果创口无法直接闭合，应选择肌皮瓣覆盖，或者二期闭合。

(三) 骨延迟愈合、不愈合和畸形愈合

胫腓骨骨折的愈合时间较长，不愈合的发生率较高。导致胫腓骨骨折延迟愈合、不愈合的原因很多，大致可以分为骨折本身因素和处理不当两大类，多以骨折本身因素为主，多种原因同时存在。

(四)创伤性关节炎、关节功能障碍

由于骨折涉及关节,骨折固定时间长、固定不当,骨折畸形愈合,筋膜间室综合征后遗症等原因,都会造成创伤性关节炎、关节功能障碍。无论是创伤性关节炎还是关节功能障碍,一旦发生,都缺少有效的治疗方法,关键在于预防。

(五)爪状趾畸形

小腿的后筋膜间室综合征会遗留爪状趾畸形;胫骨下段骨折骨痂形成后,趾长伸肌在骨折处粘连也可引起爪状趾畸形。爪状趾畸形可以影响穿鞋、袜,也可能影响行走,应注意预防。患者早期要练习伸屈足趾运动。如果爪状趾畸形严重,被动牵引不能纠正,可以行趾关节融合术或屈趾长肌切断固定术等。

第七节 踝关节脱位

因距骨体处于踝穴中,周围有坚强的韧带包绕,牢固稳定,故单纯踝关节脱位极为罕见,多合并有骨折。本节讨论的是以脱位为主,合并有较轻微骨折的踝部,此种损伤以后脱位最多见,前脱位次之,向上脱位最为少见。

一、病因病机

(一)内侧脱位

多由间接暴力所致,如由高处跌下,扭伤时足的内侧先着地,或走不平道路,或平地滑跌,使足过度外翻、外旋致伤,常合内、外踝骨折。

(二)外侧脱位

多由间接暴力所致,常见由高处跌下,扭伤足的外侧先着地,或行走凹凸不平道路,或平地滑跌等,使足过度内翻、内旋而致伤,常合内、外踝骨折。其机制与内侧脱位相反。

(三)前脱位

间接或直接暴力所致,如由高处跌下,足跟后部先着地,身体向前倾而致胫腓骨下端向后错位,形成前脱位。或由于推跟骨向前,胫腓骨向后的对挤暴力,可致踝关节前脱位。

(四)后脱位

足尖或前足着地,由后方推挤胫腓骨下端向前。或由高处坠下,前足着地,身体向后倾倒,胫腓骨下端向前翘起,而致后脱位,常合并后踝骨折。

(五)开放性脱位

多由压砸、挤压、坠落和扭绞等外伤所致。其开放性伤口多表现为自内向外,即骨折的近端或脱位之近侧骨端自内穿出皮肤而形成开放性创口,其伤口多污染重,感染率相对增高。

二、踝关节的稳定结构

踝关节的稳定由其骨骼、韧带、关节囊及有关肌肉共同维持,其结构上的完整是稳定的必要条件。踝关节的内、外侧有内、外踝和侧副韧带,因此内、外侧稳定结构较牢固;而前、后方仅有关节囊、肌腱,因此前、后方稳定结构较薄弱。

(一) 内侧稳定结构

由内踝、内侧副韧带（三角韧带）、内侧关节囊构成。

(二) 外侧稳定结构

由外踝、外侧副韧带（距腓前韧带、跟腓韧带、距腓后韧带）、外侧节囊构成。

(三) 前方稳定结构

由胫骨下端的前方骨突（少数学者称为前踝）、前方关节囊、足肌腱构成。

(四) 后方稳定结构

由后踝、后方关节囊、跟腱、足的屈肌腱构成。

(五) 上方稳定结构

由下胫腓关节面、下胫腓韧带（下胫腓前韧带、骨间韧带、下胫腓后韧带、下胫腓横韧带）构成。

(六) 神经因素

对踝关节起稳定的原因除以上力学因素外，还有神经因素，Orengo 对踝关节反复扭伤者进行神经学检查，发现反复扭伤者均有本体感受器的紊乱。

三、临床表现、诊断和治疗

踝关节脱位均由高能量损伤引起，患者临床表现明显，诊断一般无困难。

(一) 症状和体征

患者主诉踝关节剧烈疼痛，行走障碍。体格检查可见踝部明显畸形、肿胀、瘀斑、压痛、踝关节活动受限。

(一) X 线检查

因为某些踝关节脱位可发生自行复位，所以伤后需要即刻行 X 线检查，一般可获得明确的诊断。X 线片也可明确显示伴有的骨折。有经验的医师根据损伤的机制和脱位的类型可判断出韧带的断裂，可做 MRI 确诊并判断韧带断裂的程度和类型。由于踝关节脱位常有踝关节周围韧带的断裂，故可合并距骨、跟骨、舟骨的不全脱位，仅靠损伤即刻的 X 线片难以诊断而导致漏诊，应在复位后拍摄应力位 X 线片明确排除。

(三) 并发症

踝关节脱位的并发症较少见。早期并发症有神经、血管损伤，如足背动脉损伤，胫神经、腓肠神经、皮神经损伤等。踝部中等程度的肿胀即需注意，很可能伴有血管损伤，但胫前动脉和足背动脉损伤较少，因此不能根据动脉搏动来判断血供。某些非常严重的神经血管损伤可能导致截肢。晚期并发症有踝关节 50°～10°背伸活动的丧失、关节僵直、退行性关节炎、踝关节不稳、关节囊钙化等。据报道，25% 的患者出现退行性关节炎，特别是开放性脱位和复位后经足底行钢针固定的患者。老年患者的并发症更多、更严重，更需要重视。

(四) 治疗

1. 手法复位

踝关节脱位通常有周围韧带的断裂，因此手法复位一般不难。

(1) 手法复位的时机：无论是开放性还是闭合性脱位，大部分学者建议即刻行闭合复位，石膏固定制动 6～8 周。尽可能早地复位，这无论是对患者症状的减轻，还是对并发症的预防和踝关节的功能康复，都有积极的意义。因此，国外提倡急救车的随车医师能够对踝关节脱位进行适当处理，如除去患肢的鞋袜、简单的手法复位，即使不能即刻复位至少将患肢放置在更好的体位上。

(2) 操作要点：假如患者无全身并发症，尽可能行全身麻醉以便肌肉完全松弛。由助手扶好患者的下肢，并屈屈膝关节放松小腿三头肌。纵向牵引后，施加外力复位踝关节。施加的力量与造成骨折脱位的力学机制相反，手法复位之前应对骨折脱位的形状和造成骨折脱位的力学机制进行详细分析，这是手法复位成功的重要因素。以最常见的后脱位为例，牵引后背屈患足使距骨复位到踝穴中。最后用短腿石膏固定患肢。假如预测到复位后踝关节不稳定，可经足底打入钢针临时固定。

(3) 复位需达到的要求：踝关节脱位的复位要求较高，应达到如下要求：①必须恢复踝穴的正常关系；②踝关节的负重线必须与小腿纵轴成直角；③关节面轮廓应尽量光滑，最好是解剖复位。

2. 手术治疗

(1) 保守治疗和手术治疗的争论：对于伴有骨折的患者，急诊手法复位后多需要切开复位骨折。但对于不伴骨折的踝关节脱位，尤其是开放性脱位，清创后是否需要探查并修复损伤的软组织，目前仍有争议。某些学者认为早期修复软组织对后期踝关节的稳定性具有重要意义，另有学者认为修复软组织对踝关节的功能恢复并无帮助，保守治疗和手术治疗的效果无明显差别。

(2) 手术治疗的适应证：踝关节脱位如发生以下情况可考虑手术处理：①手法复位后达不到前文提到的要求，应适时切开复位；②踝关节周围韧带发生严重的断裂；③腓骨后脱位至胫骨后方时，会给闭合复位造成一定的困难，有时需要手术复位；④手法复位后仍存在严重的神经血管并发症，需手术减压；⑤向上的爆裂性脱位。

(3) 手术需注意的要点：手术力求踝穴的解剖复位，尽量避免腓骨短缩和踝穴的增宽。有学者认为，腓骨短缩会引起距骨外倾移位及关节紊乱的发生；踝穴的增宽会减少胫距关节接触面，增加关节面局部压力，这是晚期发生创伤性关节炎的主要原因。

距骨完全脱位即距骨从踝穴完全脱出，手法复位失败时应采用手术复位。

（张军平）

第二十章 骨盆损伤

第一节 骨盆骨折

骨盆骨折是一种严重外伤，多由直接暴力骨盆挤压所致。多见于交通事故和塌方。战时则为火器伤。骨盆骨折创伤在，半数以上伴有并发症或多发伤。最严重的是创伤性失血性休克，及盆腔脏器合并伤，救治不当有很高的死亡率。低能量损伤所致的骨折大多不破坏骨盆环的稳定，但是，中、高能量损伤，特别是机动车交通伤多不仅限于骨盆，在骨盆环受到破坏的同时常合并广泛的软组织伤、盆内脏器伤或其他骨骼及内脏伤。

一、病因病机

(一) 诊断失误

1. 漏诊骶髂关节脱位或分离

(1) 原因分析：患者有髋部、四肢等合并损伤，疼痛主要部位不在骶髂关节；摄片体位不正，X线片存在伪影或质量不高；医生阅片不仔细；双侧骶髂关节同时脱位，因为双侧对称而漏诊。

(2) 预防措施：医生仔细询问病史，全面查体；摆正摄片体位，提高X线片质量，必要时作CT扫描；医生仔细阅片，熟悉正常的骨盆片的表现，防止双侧骶髂关节损伤漏诊。

2. 不稳定性骨盆骨折误诊为稳定性骨盆骨折

(1) 原因分析：查体不细致；摄片体位不正，X线片存在伪影或质量不高致X线片未能显示骨盆后壁的损伤；阅片不仔细。

(2) 预防措施：医生仔细询问病史，全面查体，骨盆后面的压痛和叩击痛等提示骨盆后壁的损伤；摆正摄片体位，提高X线片质量，必要时做作CT扫描；医生仔细阅片，防止骨盆后壁损伤漏诊而影响治疗方案和预后。

(二) 治疗失误

1. 抢救措施不得力

(1) 原因分析：抢救步骤杂乱无章，输血输液速度太慢，未迅速处理并发伤，骨折未及时复位固定。

(2) 防治措施

①骨盆骨折合并大出血是一种严重创伤，抢救若手忙脚乱，抢救步骤杂乱无章，可能丧失抢救有效时机而死亡。为使抢救工作有条不紊，按照McMur.ray所提出A-F方案来抢救骨盆骨折危重患者，容易抓住"救命第一"这个中心主题依次开展有序高效的全面抢救工作。a. 呼吸道的处理；b. 输血输液补充血容量；c. 中枢神经系统损伤的处理；d. 消化系统损伤的处理；e. 泌尿系统损伤的处理；f. 骨折的处理。

②骨盆骨折合并大出血是出血性休克的根本原因，也是骨盆骨折高死亡率的主要原因。为提高输血输液速度，应至少建立两条静脉通道。大量输血输液时应密切观察尿量及尿比重的变

化，有条件应测量中心静脉压，以作为输液数量的依据。

③骨盆骨折病情稳定或经抢救后病情趋向稳定时，对并发伤如膀胱尿道损伤、直肠损伤、神经损伤及女性的阴道损伤等，应抓紧时间处理。

④骨折及时复位固定可减少损伤和出血、避免内脏器官或血管神经等的进一步损伤。

2. 探查腹膜后血肿导致休克甚至死亡

(1) 原因分析：为了制止出血，盲目打开后腹膜，企图找到活动性出血点，结扎髂内动脉，但往往出血更为严重，手术台上可发生严重休克甚至危及生命。因为往往为多个血管出血和渗血，打开腹膜后压力减小，出血渗血更严重。在血肿中很难找到髂内动脉和出血点，而只能用纱布填塞，终止手术。

(2) 防治措施：腹膜后血肿出血无须手术探查止血，可经动脉造影 (DSA) 寻找出血点并予以栓塞止血，或经非手术治疗，待血肿内压增高自行压迫止血。

3. 应用骨盆兜带悬吊牵引后骨折移位加重

(1) 原因分析："翻书样"损伤应用骨盆兜带悬吊牵引时，应用不当，骨盆兜只起到悬吊作用，而没有起到兜 (侧方挤压) 的作用，反而引起骨折移位加重。适应证选择不当，"闭书样"损伤应用骨盆兜带悬吊牵引。

(2) 防治措施："翻书样"损伤应用骨盆兜带悬吊牵引时，应注意骨盆兜重要的是专侧方挤压的作用，其次是悬吊作用。正确选择适应证，"闭书样"损伤禁忌应用骨孟带悬吊牵引。

4. 复位失败、畸形愈合或不愈合

(1) 原因分析

①初始牵引重量小，牵引时间不足；骨盆束带悬吊时臀部未离开床：摄片不及时；过分依赖保守治疗，没有及时手术。

②手术时因骨盆环移位较重，复位不良和缺乏有效固定，术后继续发生旋转、移位；内固定松动或断裂，使骨折移位。如果不及时补救将畸形愈合或不愈合。

(2) 防治措施

①初始牵引重量要足，及时摄片调整牵引重量；待骨折脱位稳定后，再撤除牵引；骨盆束带悬吊时臀部必须离开床面；全身情况稳定后，如果需要手术，即应马上手术治疗，以免延误。

②手术中争取解剖复位并进行有效、可靠的固定如果手术后发现内固定松动或断裂，骨折移位将影响功能者，可考虑再次手术复位固定。

5. 骶髂关节脱位复位后再脱位

(1) 原因分析：骶髂关节的稳定完全依赖周围的韧带等软组织，骶髂关节脱位后韧带组织完全损伤，脱位复位后要等韧带组织修复后才能稳定。如果保守治疗时，太早减轻牵引重量或去除牵引，负重太早；手术治疗时，太早负重均可引起再脱位。

(2) 防治措施：骶髂关节脱位牵引时间必须超过 8 周，减轻牵引重量必须 6 周周后骨盆骨折 12 周后可扶拐下地逐步负重活动；手术复位固定 6 周后，可扶拐下地不负重活动，8～12 周后可扶拐下地逐步负重活动。如果发生再脱位，仍需手术或牵引治疗。

6. 骨牵引后皮肤坏死与感染。

7. 手术中损伤血管、神经等重要组织

(1) 原因分析：透视技术不佳、对骨盆三维解剖的认识不足、手术操作不熟练

手术方法选择不当等可能损伤骶神经、股神经、坐骨神经，损伤髂总、髂内、髂外动静脉或股动静脉、臀上动脉、闭孔动脉等重要神经血管。

(2) 防治措施：需要很好的透视技术和对骨盆三维解剖的充分认识，熟练仔细手术操作，防止随意钳夹、电切、电凝组织。

透视下经皮将螺丝钉由髂骨后面拧入骶骨体用于治疗骶骨骨折和骶髂关节脱位的方法，但这一操作有可能损伤 L_5 神经根、骶骨体前方的髂血管以及被骨性结构包绕的骶髂神经根。由于经骶孔的骨折 (Denis2 型)，发生神经损伤者占 40%，一些学者建议对这类骨折行开放复位内固定，同时对受累神经孔减压。对于不伴后方骨折的骶髂关节脱位，建议行前路腹膜后切开复位钢板固定和后方切开复位螺丝钉固定，这种方法在经皮技术之前即已被提出。Toumel 等提出在行骶髂关节的后方固定时，应将一手指通过坐骨大切迹来触摸钻头，以保护神经血管结构。Impson 等报道用经腹膜后的前入路在骶髂关节前方放置钢板，因从该入路可直接观察到关节，效果很好。应用这一入路进入骶髂关节时，须仔细保护臀上动脉和 L_5 经根。

二、分类

骨盆骨折的严重性，决定于骨盆环的破坏程度及是否伴有盆腔内脏、血管、神经的损伤。因此在临床上可将骨盆骨折分为三大类。

(一) 骨盆边缘骨折

这类骨折不影响骨盆的完整性，病情较轻。如髂前上棘、髂前下棘、坐骨结节、尾骨等骨折。

(二) 骨盆环单弓断裂无移位骨折

这类骨折影响到骨盆环，但未完全失去连接，基本保持环状结构的完整。如一侧趾骨上支或下支或坐骨上支或下支单独骨折、髂骨翼骨折、骶骨骨折等。骨折仅表现为裂纹骨折，或有轻度移位，但较稳定，预后良好。

(三) 骨盆环双弓断裂移位骨折

这类骨折均由强大暴力引起，多为挤压伤，由于骨折移位和伴有关节错位，而致骨盆环的完整性遭到破坏，不但导致功能的严重障碍，而且常损伤盆腔内脏器或血管、神经，产生严重后果。常见有以下几种：一侧趾骨上下支或坐骨上下支骨折伴趾骨联合分离；双侧趾骨上下支或坐骨上下支骨折；髂骨骨折伴趾骨联合分离；趾骨或坐骨上下支骨折伴骶髂关节错位；趾骨联合分离并骶髂关节错位及骨盆环多处骨折。上述骨折共同特点是折断的骨块为骨盆环的一段，处于游离状态，移位较大而且不稳定。

根据骨折后局部骨折块的移位及骨盆环是否稳定可分为稳定性骨折和不稳定性骨折。骨盆环稳定性骨折和脱位即骨折与脱位后不影响骨盆环的稳定者，如趾骨单支骨折、髂骨翼骨折、髂前上下棘骨折、坐骨结节骨折、髋臼底骨折、骶尾骨折、趾骨联合分离等，为轻伤。骨盆环非稳定性骨折和脱位即骨折与脱位后骨盆变形，骨折上下移位严重，影响了骨盆环的稳定者，可并发脏器损伤、血管损伤，给治疗带来麻烦，如双侧趾骨上下支骨折、单侧趾骨上下支骨折合并骶髂关节脱位或骶骨骨折、趾骨联合分离合并骶髂关节脱位和骶骨骨折或髂骨骨折等，均属重伤。

三、临床表现

需从 3 个方面来观察，即骨盆骨折本身、骨盆骨折的并发伤与同时发生的腹腔脏器伤，后者更为重要。因此有局部症状及全身症状。

（一）骨盆骨折本身（局部）症状

1. 骨盆边缘骨折

有外伤史。骨折部疼痛、肿胀，局部压痛明显。患侧下肢活动受限。

2. 骨盆环单弓断裂无移位骨折

有外伤史。骨盆前侧或后侧疼痛，活动受限。患者不能站立及行走。

3. 骨盆环双弓断裂移位骨折

有外伤史。骨盆前侧或后侧疼痛。活动受限。患者不能站立及行走。

4. 稳定型骨折

单纯趾骨支骨折（单侧或双侧）疼痛在腹股沟及阴部，可伴内收肌痛。髂前部撕脱骨折常有皮下溢血及伸屈髋关节时疼痛。骶骨、髂骨的局部骨折表现为局部肿痛。

5. 不稳定型骨折

趾骨联合分离时，可触到趾骨联合处的间隙加大及压痛。在骶髂关节及其邻近的纵形损伤，多伴有前环损伤，骨盆失去稳定，症状重，除疼痛外，翻身困难甚至不能，后环损伤侧的下肢在床上移动困难。由于骨盆至股骨上部的肌肉（如髂腰肌、臀肌等）收缩时，必牵动稳定性遭到破坏之骨盆环，使脱位或骨折处疼痛，致该下肢移动困难。在分离型损伤中，由于髂翼外翻，使髋臼处于外旋位亦即该下肢呈外旋畸形。

（二）骨盆骨折重要体征

1. 骨盆边缘骨折

有时可触及骨折异常活动及骨擦音。

2. 骨盆环单弓断裂无移位骨折

骨折部压痛明显，骨盆分离或挤压试验阳性。

3. 骨盆环双弓断裂移位骨折

骨折部压痛明显或挤压试验阳性。

4. 脐棘距

由肚脐至髂前上棘的距离。正常两侧相等，在压缩型骨盆后环损伤，伤侧髂翼内部（内旋或向对侧扭转），其脐棘距变短，短于对侧。在分离型，伤侧髂骨外翻（外旋或向同侧扭转），其脐棘距增大，长于对侧。

5. 髂后上棘高度

患者平卧，检查者双手插入患者臀后触摸对比两侧髂后上棘的突出程度及压痛，除髂翼后部直线骨折对髂后上棘无影响外，对于压缩型，由于髂骨内翻，伤髂后上棘更为突出且压痛。对于分离型，髂翼外翻，伤侧髂后上棘较对侧为低平，亦压痛。如有明显向上移位，可感到髂后上棘位置高于对侧。

其他一些检查例如 4 字试验、扭转骨盆、骨盆分离试验等。在急性严重骨盆骨折病例，由于疼痛均不便应用。

(三) 合并损伤及并发症的表现

1. 休克 骨盆骨折为骨松质骨折,本身出血较多,加上骨盆静脉丛多且无静脉瓣阻挡回流以及中小动脉损伤。严重的骨盆骨折常有大量出血 (1 000 ml 以上)。积聚于后腹膜后,患者可表现为轻度或重度休克所经,对骨盆骨折病例,首先应检查血压、脉搏、意识、血红蛋白、血细胞比容等,以便对有休克者及时救治。

2. 直肠肛门及女性生殖道损伤 坐骨骨折可损伤直肠或肛管。女性生殖道在膀胱与直肠之间。损伤其生殖道常伴该道前或后方组织的损伤。伤后早期并无症状,如直肠损伤撕破腹膜,可引起腹内感染。否则仅引起盆腔感染。阴部检查及肛门指诊有血是本合并伤的重要体征。进一步检查可发现破裂口及刺破直肠的骨折断端。早期检查出这些合并伤,是及时清创、修补裂孔、预防感染的关键。延误发现及处理,易导致感染,后果严重,因以此对骨盆骨折病例。必须行肛门及会阴检查。

3. 尿道及膀胱损伤 是骨盆骨折常见的合并伤:尿道损伤后排尿困难。尿道口可有血流出。膀胱在充盈状态下破裂。尿液可流入腹腔,呈现腹膜刺激症状。膀胱在空虚状态下破裂,尿液可渗出到会阴部。因此应检查会阴及尿道有无血液流出。

4. 神经损伤 骨盆骨折由于骨折部位的不同,神经损伤的部位也不同。骶骨管骨折脱拉可损伤支配括约肌及会阴部的马尾神经。骶骨孔部骨折,可损伤坐骨神经根。骶骨翼骨折可损伤腰 5 神经。坐骨大切迹部或坐骨骨折,有时可伤及坐骨神经。耻骨支骨折偶可损伤闭孔神经或股神经。髂前上棘撕脱骨折可伤及股外皮神经。对上述各神经所支配的皮肤感觉区与支配的肌肉,应进行相应的感觉及运动检查。

5. 大血管损伤 偶尔骨盆骨折可损伤髂外动脉或股动脉。损伤局部血肿及远端足背动脉搏动减弱或消失。因此,对骨盆骨折病例应检查股动脉与足背动脉,以及时发现有无大血管损伤。

6. 腹部脏器损伤的表现 骨盆发生骨折时,亦可伤及腹部脏器,除上述骨盆骨折的并发伤之外。可有实质脏器或空腔脏器损伤。实质性脏器损伤表现为腹内出血,可有移动性浊音体征。空腔脏器破裂,主要是腹膜刺激症状及肠鸣音消失或肝浊音界消失。腹腔穿刺检查有助于诊断。

四、并发症

骨盆骨折多由强大暴力所造成,可合并头、胸、腹及四肢的复合性损伤,而且较骨折本身更为严重。常见的并发症有以下几种:

(一) 血管损伤

骨盆各骨主要为松质骨,盆壁肌肉多,其邻近又有较多的动脉和静脉丛,血管供应丰富。骨折后可引起广泛出血,甚至沿腹膜后的疏松结缔组织间隙蔓延至肾区和膈下,形成腹膜后血肿。髂骨内外动脉或静脉或其分支,可被撕裂或断裂,引起骨盆内大出血。患者可有腹胀及腹痛等腹膜刺激征;大血管破裂可因出血性休克迅速死亡。为了鉴别腹膜后血肿与腹腔内出血,须行诊断性穿刺,即让患者侧卧一分钟后,取下腹部髂前上棘内上方 2~3 cm 处穿刺,然后向另一侧侧卧,再按上法穿刺。若针尖刚进入腹腔即很容易抽出血液,为腹腔内出血,若无血液抽出,为腹膜血肿。

(二) 膀胱或尿道损伤

骨盆骨折时,骨折断端可刺破膀胱,在膀胱膨胀时尤易发生。如破裂在前壁或两侧未被腹膜覆盖的部位,尿渗入膀胱周围组织,可引起腹膜外盆腔蜂窝织炎,直肠指检有明显压痛和周围软组织浸润感；如破裂在膀胱顶或后壁腹膜覆盖部位,尿液进入腹膜腔,可引起明显腹膜刺激症状。患者除有休克、下腹部疼痛外,可有排尿障碍。膀胱破裂诊断有困难时,可经尿道插入导尿管,并经导尿管注入 50～100 mL 的生理盐水,如不能抽出等量液体,则明确膀胱已破裂。尿道损伤更为常见,多发生在后尿道。患者有尿痛、尿道出血、排尿障碍、膀胱膨胀和会阴部血肿。渗尿范围随损伤部位而不同。后尿道膜上部破裂时,因有尿生殖膈的限制,外渗尿液局限于膀胱周围；尿道球部破裂时,外渗的尿液可随会阴浅筋膜蔓延至阴茎、阴囊、前腹壁。尿外渗容易引起组织坏死和感染。

(三)直肠损伤

直肠上 1/3 位于腹膜腔内,中 1/3 仅前面有腹膜覆盖,下 1/3 全无腹膜。如破裂在腹膜反折以下,可引起直肠周围感染,常为厌氧菌感染；如损伤在腹膜反折以上,可引起弥散性腹膜炎。

(四)神经损伤

多因骨折移位牵拉或骨折块压迫所致。伤后可出现括约肌功能障碍,臀部或下肢某些部位麻木,感觉消退或消失,肌肉萎缩无力,多为可逆性,一般经治疗后能逐渐恢复。

五、诊断

根据病史、临床表现及辅助检查多可确诊。X 线检查能够明确骨折的部位及移位。根据情况,可进行骨盆的前后位、入口位、出口位以及髂骨斜位和闭孔斜位的投照,可以清晰地显示骨盆各部位的损伤。对于骨盆有严重创伤以及怀疑是否有不稳定分离的患者,应考虑做 CT 检查。CT 能弥补 X 线片的不足,能清楚地显示骨盆的移位平面和立体方向,能详细地显示髋臼的情况。

六、治疗

严重的骨盆骨折特点常因出血性休克或其他并发症如 ARDS,盆腔感染等死亡。其治疗原则是：首先救治危及生命的内脏损伤及出血性休克等并发症,其次才是骨盆骨折本身。腹腔脏器损伤,无论是实质脏器出血或空腔脏器破裂。均应在抗休克的基础上早期探查治疗。

(一)急诊处理

骨盆骨折往往合并其他部位如脑、胸、腹部损伤,因此伤情多严重。首先注意防治休克等危及生命的疾患。对疑有骨盆后环骨折或已有轻度休克的患者,应尽量减少搬动。骨折移位可压迫、牵拉、撕裂或刺伤邻近的血管、神经、膀胱、尿道或直肠等器官而出现相应并发症。其中,合并腹腔脏器损伤、盆腔内动脉损伤及腹腔后血肿者称高危骨盆骨折,其并发症的重要性常常大于骨折本身,可出现休克甚或多器官衰竭,危及生命。常需急症处理。

严重的骨盆骨折,常因出血性休克或其他并发症如 ARDS,盆腔感染等而死亡。过去在骨盆骨折的抢救中,对其本身均采取保守治疗,重点在于整复骶髂关节脱位,对骨盆变形重视及纠正不够,因而康复较慢,并发症较多。如今对其治疗原则是：首先救治危及生命的内脏损伤及出血性休克等并发症,其次才是骨盆骨折本身,腹腔脏器损伤,无论是实质性脏器损伤或空腔脏器破裂,均应在抗休克的基础上早期探查治疗。对于有较大动脉损伤,可采用放射性介入治疗,经导管选择性栓塞损伤动脉,起到良好的止血效果,在骨盆骨折不可控制的出血中应用气囊导管可以立即控制髂动脉破裂出血,便于后续的处理。但绝大部分骨盆环的不稳定骨折,出血来自静脉损伤和骨折断端,由于骨折断端的移动导致出血不止,加重休克,所以暂时性的稳定骨折有重要的意义。对于非动脉损伤，早期复位骨盆环、恢复骨盆腔的容积、提供骨折和软组织损伤的暂时性稳定，能有效地控制出血。常用的方法有骨盆带捆扎、沙袋侧方挤压、减少髋关节活动等。应用骨盆夹或骨盆稳定器有良好的作用。

骨盆骨折可以引起严重的并发症，死亡率较高。治疗时首先应把抢救创伤性出血休克放在第一位，应抓紧时间进行抢救。对于失血过多造成血脱者，应迅速补足血容量。如有较大的血管损伤，患者陷于严重的休克状态，估计出血量已接近或超过总量的 1/2，在有效抗休克的治疗下，血压不稳而且逐渐下降，血红蛋白和红细胞继续降低，同时腹膜后血肿也逐渐增大，则应考虑手术探查，及时结扎髂内动、静脉止血，可挽救生命。如合并盆腔内脏损伤者，应立即进行手术修补。

（二）后续治疗

1. 稳定性骨折治疗原则

根据 Tile 分类 A 型骨折，骨折稳定，移位极少，损伤后血流动力学的不稳定也比较轻，一般多采用卧床休息 4～6 周，骨折即可愈合或接近愈合。如单纯前环趾骨支坐骨支骨折，不论单侧或双侧。除个别骨折块游离突出于会阴部皮下，需手法压回，以免畸形愈合后影响坐骑之外。一般均不需整复骨折。在站或坐时，不影响骨盆之稳定性及体重之传导，治疗仅需休息一段时间，在止痛措施下（如内收肌封闭等），不待骨折完全愈合，即可起床活动。有的患者虽有趾骨支骨折，但完全没有卧床休息，一般休息 2～3 周，年老体弱者则时间稍长。对骶骨、髂骨裂隙骨折，仅休息止痛即可。对撕脱骨折，需松弛牵拉骨折块的肌肉至临床愈合。如髂前下棘撕脱骨折，应屈髋位 4 周。

对骨盆环单弓断裂无移位骨折者，因骨盆环虽有骨折但无移位，骨盆环保持完整而稳定，如髂骨翼骨折，一侧趾骨上、下支，或坐骨上、下支单独骨折，骶骨裂纹骨折等，除卧床休息外，亦无须特殊处理。

2. 骨盆骨折手法复位

(1) 骨盆边缘骨折

①髂前上、下棘骨折，骨折块有移位者：患者仰卧。患侧膝下垫高，使髋膝关节呈半屈曲位，术者以捏挤按压手法将骨折块推回原位。

②坐骨结节骨折：患者侧卧位，使髋伸直膝屈曲位，术者以两手拇指按压迫使骨折块复位。复位后保持患肢伸髋、屈膝位休养。以松弛腘绳肌防止再移位。

③尾骨折脱位：患者侧卧屈髋屈膝位，术者右手戴手套，食指伸入肛门内，扣住向前移位的尾骨下端，同时拇指按压骶骨下端，两手同时用力提按，将骨折远端向后推即可复位，复位后外贴药膏，侧卧位休息。

(2) 骨盆环双弓断裂移位骨折

①双侧趾骨上、下支与坐骨上、下支骨折：此骨折致骨盆环的前方中间段游离，由于腹肌的牵拉而往往向上向右移位。整复时患者仰卧屈髋，助手把住腋窝向上牵拉，术者双手扣使趾骨联合处，将骨折块向前下方扳提，触摸趾骨联合之两边骨折端平正时，已示复位。整复后，术者以两手对挤髂骨部，使骨折端嵌插稳定。一侧趾骨上、下支与坐骨上、下支骨折伴趾骨联合分离者，触摸趾骨联合处整齐无间隙，则表示复位。

②髂骨骨折合并趾骨联合分离：其骨块连同伤侧下肢多向外上方移位，并有轻度外旋。患者仰卧，上方助手把使腋窝向上牵引，下方助手握住患肢踝部向下牵引，同时逐渐内旋。术者立于患侧，一手扳住健侧髂骨翼部。一手向前下方推按骨折块，触摸趾骨联合平正无间隙，是已复位。

③趾骨或坐骨上、下支骨折伴同侧骶髂关节错位：伤侧骨块连同下肢常向上移位并有外旋，因骶髂关节错位而不稳定。整复时患者仰卧，上方助手把住腋窝向上牵引，下方助手握伤肢踝部向下牵引并内旋，术者立于患侧向下推按髂骨翼，测量两侧髂嵴最高点在同一水平时，再以对挤手法。挤压两髂翼及两髋部，使骨折块互相嵌插，触摸骨折处无凹凸畸形，即已复位。

④趾骨联合分离并一侧骶髂关节错位：复位手法基本同前。

3. 外固定架的治疗：通常应用于治疗骨盆不稳定性骨折。

骨盆外固定架是通过连接棒将把持于两侧髂骨嵴中 2~3 个螺纹针的针夹连为一体，达到固定骨盆环的效果。通过调整连接棒还有纠正骨盆旋转移位的作用。主张在伤后早期不影响后续治疗的基础上尽早使用。它可以使不稳定性骨盆骨折重新获得稳定、迅速减轻疼痛、减少出血，并可使患者早期下床活动、减少卧床并发症等优点。

其适应证：

①急诊处理任何不稳定性骨折均可行外固定术，目的是稳定骨折，减少出血、稳定血流动力学。

②临时处理，以便进行相继的检查及为后期开放复位内固定提供方便。

③畸形明显的稳定性骨折，往往造成骨盆腔容积的明显减少，尤其年轻未育女性。

④对旋转同时存在垂直不稳定性损伤的常规治疗。对于垂直不稳定性骨折，单纯的外固定架应用不能提供充分的稳定。

4. 固定

(1) 对于髂前上、下棘骨折：复位后可采取屈髋屈膝位休息，同时在伤处垫一平垫，用多头带或绷带包扎固定，3~4 周解除去固定，即可下床活动。

(2) 骶尾部骨折：一般不需固定，如仰卧位可用气圈保护，4~5 周即可愈合。

(3) 骨盆环单弓断裂有移位骨折：可用多头带及弹性绷带包扎固定，4 周解除固定。

(4) 骨盆环双弓断裂有移位骨折：予以有效的固定和牵引。

(5) 对于双侧趾骨上、下支和坐骨上、下支，一侧趾骨上、下支或坐骨上、下支骨折伴趾骨联合分离者：复位后可用多头带包扎固定，或用骨盆兜带将骨盆兜住，吊于牵引床的纵杆上，4~6 周即可。

(6) 对于髂骨骨折合并趾骨联合分离，趾骨上、下支或坐骨上、下支骨折伴同侧骶髂关节错位，趾骨联合分离并一例骶髂关节错位者：复位后多不稳定，除用多头带固定外，患肢需用皮肤牵引或骨骼牵引，床尾抬高；如错位严重行骨牵引者，健侧需上一长石膏裤，以做反牵引。一般 6~8 周即可去牵引。

5. 手术治疗

20 世纪 80 年代后期，骨盆骨折内固定技术得到了较大的发展，垂直不稳定骨盆骨折手术治疗效果较保守治疗要好。可以矫正畸形，早期活动，预防晚期骨不连和骨盆不稳，争取达到无痛和功能满意。手术时机，通常在伤后 5～7 d 为宜，主张首先处理危及生命的损伤，待患者全身情况稳定后再考虑手术治疗骨折。

1988 年 Tile 提出内固定的指征：①垂直不稳定性骨折为绝对的手术适应证；②合并髋臼骨折；③外固定后残存移位；④韧带损伤导致骨盆不稳定，如单纯骶髂后韧带损伤；⑤闭合复位失败；⑥无会阴污染的开放性后部损伤。

骨盆后环结构损伤移位超过 1 cm 者或趾骨移位并骨盆后侧失稳，患肢短缩 1.5 cm 以上者可采取手术。在 B_1 和 B_2 型骨折患者，如果出现：患侧下肢短缩≥1.5 cm；下肢内旋畸形导致外旋障碍≥30°；下肢外旋畸形造成内旋障碍者，均应行复位和手术内固定。

常见部位骨折的内固定：

髂骨骨折：多数为不稳定性骨折，应用骨盆外固定架难以达到稳定骨盆的目的，早期内固定是适应证，手术沿髂嵴切口，由外侧显露骨折，复位后使用拉力螺钉使骨块间加压牢固内固定技术或使用 3.5 mm 或 4.5 mm 骨盆重建钢板及适当的全螺纹松质骨螺钉固定骨折。

骶髂关节脱位：对新鲜骶髂关节脱位，可使用前方或后方入路，整复脱位后在骶髂关节前面使用两个 2 孔或 3 孔 3.5 mm 动力加压钢板即可达到牢固固定。

骶骨骨折：在垂直不稳定型损伤最安全的固定骶骨骨折的方法是使用骶骨棒，将骶骨棒从一侧髂后上棘穿向另一侧，因此骨折不需要用拉力螺钉固定，两个骶骨棒可以防止旋转。

6. 药物治疗

初期以活血化瘀、消肿止痛为主，可内服新伤续断汤、复原活血汤、和营止痛汤、活血止痛汤、夺命丹、八厘散、云南白药、活血丸、三七总苷片、血府逐瘀胶囊等；保守治疗者外用消肿散、活血散、定痛膏、好及施、东方活血膏、伤科跌打酒等。

中期以和营生新、接骨续筋为主，内服新伤续断汤、接骨续筋汤、桃红四物汤、接骨丹、伤科接骨片、接骨七厘片、仙灵骨葆胶囊等，外敷接骨散、驳骨散、接骨续筋膏或碎骨丹、伤科跌打酒等。

后期以养气血、补肝肾、强壮筋骨为主，内服壮筋养血汤、生血补髓汤、补肾壮筋汤、健步虎潜丸、方、仙灵骨葆胶囊等；外治以万应膏、损伤风湿膏、坚骨壮筋膏或骨外洗方煎水熏洗。

7. 功能锻炼

骨盆周围有坚强的肌肉附着，骨折整复后不易再移位，且骨盆为骨松质，血运丰富，容易愈合。未损伤骨盆后部负重弓者，伤后 1 周练习下肢肌肉收缩及踝关节伸屈功能锻炼。伤后第 2 周练习髋关节与膝关节的屈伸活动。伤后第 3 周可扶拐下地站立活动。骨盆后弓损伤者，牵引期间应加强下肢肌肉舒缩和关节屈伸活动，解除固定后即可下床开始扶拐站立与步行锻炼。

七、预防

骨盆骨折主要要预防并发症的发生，由于骨盆骨折的并发症是患者发生死亡和造成严重后果的主要原因，因此主要预防以下并发症的发生。

（一）失血性休克

盆腔大出血主要由骨折端、盆腔静脉以及动脉损伤和膀胱直肠损伤引起，是骨盆骨折最常见、最紧急、最严重的并发症，是患者死亡的主要原因。严重骨盆骨折可在短时间内损失血容量的 40%～50%，以低血压、脉速、冷汗、少尿等低血容量性休克为主要表现，在体表出现明显瘀血和血肿,并可形成腹膜后巨大血肿。须立即建立2～3条静脉通道,快速输入1 500～2 000 ml晶体液和4～6 L红细胞悬液,以补充血容量维持有效循环。及时固定骨折是控制出血重要措施,且能有效止痛,但在治疗时往往忙于其他处理而忽视了这个问题,因此强调只要病情允许或在抗休克的同时进行骨折的复位与固定。对输血＞2 000 ml休克仍不见好转者,应做血管造影并同时行动脉栓塞。只有在动脉栓塞无法控制大出血而患者情况继续恶化者,或经手术探查找不到明确出血点但出血量很大时,方可考虑做髂内动脉结扎。原则上不可贸然打开后腹膜以免造成不可收拾的大出血,甚至造成患者死亡。

（二）尿道损伤

多由耻骨骨折引起,主要为撕裂伤,大多数发生于男性的后尿道。表现为虽有尿意但不能排出,尿潴留,尿道口流血或有血迹,会阴及下腹部胀痛,导尿管不能插入膀胱,无尿液流出或仅流出少量鲜血,肛门指诊发现前列腺升高,尿道逆行造影可见造影剂外溢。可行尿道会师术,对严重伤员,以耻骨上造瘘,延期尿道修复为主。

（三）膀胱损伤

骨折端刺破或在膀胱胀满时遭受挤压所致。伤后下腹部膀胱区疼痛,不能排尿,尿道口出血,可出现腹膜刺激症状。导尿管能顺利插入但未能引出尿液或仅有少量血性液体,自导尿管注入200～300 ml无菌生理盐水,抽出的液体明显少于注入量时,提示膀胱损伤。膀胱造影有造影剂流出膀胱进入膀胱周围组织或腹腔,即可确诊。膀胱破裂应急诊手术修补。对于由耻骨联合分离或耻骨骨折引起的膀胱或后尿道损伤,在手术治疗下尿道损伤时应经同一切口行前环复位内固定以防尿道再次损伤。

（四）直肠损伤

多为骶骨骨折直接刺伤,少数可因骶骨、坐骨骨折移位使之撕裂所致。表现为肛门出血、下腹部疼痛和里急后重感。肛门指诊有血迹或可触及刺入直肠的骨折端。易导致弥散性腹膜炎,处理不当,死亡率很高。应急诊手术修补裂口,常规结肠造瘘,直肠周围引流及使用有效抗生素。

（五）神经损伤

骨盆骨折并发神经损伤并不少见,但早期易被骨折症状所掩盖。多因神经行走部位的骨折牵拉、挫伤或血肿机化压迫所致。临床表现为不完全感觉及运动障碍,男性可有阳痿。一般症状较轻微,可逐渐恢复,少数遗留永久症状。以处理骨折脱位,解除神经压迫为主。

第二节 骶骨骨折

骶骨骨折,是一种较为常见的损伤,但在临床诊治中很容易被忽视。1847年Malgaigne在其著作中对骶骨骨折的治疗进行了讨论,并提到有关骶骨骨折的描述最早可一直追溯至7世纪,但一般认为Malgaigne是此类损伤的首位报道者。骶骨骨折可单独发生,亦可与骨盆损伤同时出现;前者较少见,而后者在骨盆骨折中占30%～40%,因此,其绝对发生率远较单发者高,且以男性多见。治疗亦较复杂,需与骨盆骨折同时治疗。尾骨处于脊柱的最尾端,是进化退变的结构，骨折后一般没有明显的后遗症。但有些人移明显可能刺激直肠，另外有很少部分人尾骨骨折后会出现局部顽固性的疼痛，除了这些一般不会有什么后遗症。

一、病因及发病机制

（一）发病原因

直接暴力及间接暴力均致此损伤。

（二）发病机制

与骨盆骨折伴发的骶骨骨折的发生机制与骨盆骨折一致，多因骨盆前后向同时受挤压所致，请参阅骨盆骨折章节，此处仅对单发的骶骨骨折加以讨论。

1. 直接暴力

以从高处跌下，滑下或滚下时骶部着地为多见；其次为被重物击中，或是因车辆等直接撞击局部所致。

2. 间接暴力

以从下方（骶尾椎远端）向上传导的暴力较多见，而暴力从上向下传导的机会则甚少；亦可因韧带牵拉引起撕脱骨折。

在多见的合并损伤中，多系骨盆骨折时所致，大多属直接暴力引起；而骶骨骨折的并发伤主要涉及直肠，肛门。

二、临床表现

视受损程度不同，骶骨骨折的临床症状差别较大，检查时应注意以下几点：

（一）疼痛

对外伤后主诉骶骨处持续性疼痛者，应详细检查，清晰地条状压痛大多因骨折所致，并可沿压痛的走向来判定骨折线；传导叩痛较腰椎骨折为轻，尤其是在站立位检查时。

（二）惧坐

座位时重力直接作用于骶尾处而引起疼痛，因此患者来就诊时喜取站位，或是一侧臀部就座。

（三）皮下瘀血

因骶骨浅在，深部损伤易显露于皮下，因此在体检时可发现骨折处的血肿，皮下瘀血或皮肤挫伤，擦伤等。

（四）肛门指诊

肛门指诊时可根据压痛部位，骨折处移位及有无出血，推测骨折线走行，有无明显错位及是否为开放性骨折等。

（五）马鞍区感觉障碍

波及骶孔的骨折可刺激骶神经支而出现马鞍区感觉过敏，刺痛，麻木及感觉减退等各种异常现象。

（六）其他

波及第1，2骶椎的骨折，可出现类似坐骨神经痛的症状（骶1，2神经构成坐骨神经的一部分），包括感觉，运动及跟腱反射障碍等，合并骨盆骨折者，应注意全身情况，有无休克，脂肪栓塞等并发症，并注意有无合并直肠，膀胱损伤等。

(七)骶骨骨折一般分为以下四型

1. 横形骨折

横形骨折可见于骶骨的各个平面,但以中,下段为多见,此处恰巧是骶髂关节的下缘(相当于骶4~5处),当患者仰面摔倒时,骶椎着地,以致骶骨的下方易因直接撞击暴力而折断,其中多系裂缝骨折,裂缝长短不一,多由一侧延伸至中部,亦可贯穿整个骶骨,少有错位者,但如果暴力过猛,则可引起骶椎上部随腰椎而向前移位,或是下部骨折片向前移位,并因骶管狭窄可引起骶神经损伤,以致出现马鞍区症状,如果骶2,3神经受累时,则大小便功能可能出现障碍,有时远端骨折片亦可受到肛提肌作用而向前移位,同样可引起骶神经症状,本病最严重的并发症是直肠破裂,脑脊液漏及腹膜后血肿等,对横形骨折的判定除CT检查外,一般X线平片亦可显示,尤以侧位片较为清晰;此时应注意观察骶骨前缘的形态,正常骶骨前缘光滑,平整,锐利,而在骨折时则出现前缘皮质中断或皱褶,凸凹不平及重叠等异常所见。

2. 纵形骨折

纵形骨折较横形骨折少见,均为强烈暴力所致,多与骨盆骨折同时发生,或是出现一侧性骶髂关节分离,一般情况下,骨折线好发于侧方骶孔处,因该处解剖结构较薄弱,其移位方向及程度与整个骨盆骨折相一致,因此,亦可将其视为骨盆骨折的一部分,而单独发生者则较少见,因该处有骶神经支穿出,故神经症状较多见,其局部及肢体症状视整个骨盆骨折的状态而轻重不一,严重者伤侧半个骨盆及同侧下肢向上移位,并可能出现膀胱,直肠症状和腹膜后血肿。

3. 粉碎性骨折

多系直接暴力作用于局部而引起的星状或不规则状的粉碎性骨折,移位多不明显,临床上如不注意检查,易漏诊,并应注意观察X线片。

4. 撕脱骨折

由于骶结节韧带所致的骶骨侧下缘附着点处撕脱骨折易漏诊,应注意。

三、影像学检查

(一)X线平片

同时拍摄正位及侧位X线片,疑及骶髂关节受累者,应加拍斜位片,除观察骨折线外,还需以此进行分型及决定治疗,因该处肠内容物较多,拍片前应常规清洁灌肠。

(二)CT及MRI检查

CT检查较X线平片更为清晰,尤其对判定骨折线及其移位方向较为理想;而对周围软组织的观察,则以MRI检查为清晰。

四、诊断

(一)外伤史

注意外伤时骶部所处的位置及暴力方向,绝大多数患者在外伤后立即出现明显的局部症状,常主诉臀部着地跌倒后即不敢坐下的特殊病史。

(二)临床表现

应仔细检查,一般不难诊断,作者在邢台地震现场时曾遇到多例此种伤员,均经手指触诊拟诊为骶骨骨折并可确定骨折线及骨折类型,例如横形骨折,粉碎性骨折等,后均经X线片证实,因此，对此种损伤只要认真按常规进行触诊，大多可获得及时诊断；同时应予以肛门指诊以判定有无直肠损伤。

(三) X 线平片

同时拍摄正位及侧位 X 线片，疑及骶髂关节受累者，应加拍斜位片，除观察骨折线外，还需以此进行分型及决定治疗，因该处肠内容物较多，拍片前应常规清洁灌肠。

(四) CT 及 MRI 检查

CT 检查较 X 线平片更为清晰，尤其对判定骨折线及其移位方向较为理想；而对周围软组织的观察，则以 MRI 检查为清晰。

五、治疗

无移位的骶骨骨折仅仅需要在臀下放置气垫或其他软的衬垫，卧床休息2～3周后，即可下地活动。如果骨折移位但是无明显的神经症状，可以用骨盆兜固定，卧床休息3～4周，并配合屈髋屈膝和抬腿等活动。对于纵形骨折的卧床时间以4～5周为宜。并且下床的时候应当控制负重，以免因为负重不当而引起骨折移位。若骨折移位明显并且伴有神经的症状，可以用手法复位，以解除神经的压迫，如果复位不成功，可以用钢针撬拨复位或行手术治疗。

中药治疗早期宜活血化瘀，消肿止痛。可以内服七厘散，元胡伤痛宁等；中期宜养营和血，接骨续筋，内服正骨紫金丹、仙灵骨葆胶囊、伸筋片、接骨续筋片等，可以外敷活络膏；后期可以口服补益肝肾的药物如六味地黄丸、右归丸。此外还可以配合舒筋活络的药酒作推拿治疗，以改善血液循环，有利于骨折的愈合和筋脉舒通。

六、并发症

主要并发症是直肠和骶神经的损伤，对于前者，治疗的方法同尾骨骨折。对于骶神经的损伤以保守的治疗为主，可以注射营养神经的药物，促进神经的恢复，必要时可以行探查术，手术以解除对神经的压迫、松解粘连为主。

第三节 尾骨骨折

尾骨骨折常发生于滑倒臀部着地或座位跌下时，在临床上以女性为多见，往往因为忽视治疗而遗留长时间的尾痛症。尾骨在人类的发生学上是一个退化的骨头，在婴幼儿时期尾骨由4～5块骨组成，后随发育最后融合成一块尾骨，也可能为3节。尾骨在座位时并不负重，而是由坐骨结节负重，尾骨上端为底，较宽，有卵圆形的关节面和骶骨相关节，其间有纤维软骨盘，尾骨后上部的凹陷和骶骨相连的部分为骶尾间隙。在关节面的后部有一个尾骨角，相当于第1尾骨的椎弓和上关节突，尾骨的侧缘是韧带和肌肉的附着处。尾骨的形状可以有很多的变异，长短不一，两侧可以不对称，其屈度可以前弯，可以侧屈，尾骨的各节可以成角。尾骨尖一般为圆形，可以呈分歧状，尾骨可以改变骨盆出口的形状，在妇女分娩的时候有重要意义。骶尾关节可以发生融合，而使尾骨和骶骨愈合成一块骨骼。

一、病因病理

多由于不慎跌倒时,臀部着地,尾骨尖直接撞击于坚硬的物体,致使尾骨骨折或是脱位,并由于肛提肌和尾骨肌的牵拉作用,使骨折端向前方或是侧方移位。

二、临床表现与诊断

有明显的外伤史,伤后局部的疼痛剧烈,尤其是坐位时疼痛加重,由于臀大肌的部分纤维附着于尾骨上,故患者在坐位、站位或者是在行走、跨台阶时,由于肌肉的牵拉而出现疼痛加重。检查时局部有明显的压痛,但是肿胀不明显,肛诊时可以触及尾骨的前后错动。尾骨骨折脱位后,由于附着于其上的肛提肌、尾骨肌和肛门外括约肌以及韧带的张力发生变化,患者往往出现肛门的坠胀感,里急后重等症状。X线片可以确诊,侧位片可以看到尾骨向前移,正位片上可以见到尾骨的远端向侧方移位。

三、治疗

(一)非手术疗法

1. 中药治疗

早期可以内服七厘散,元胡伤痛宁等消肿止痛药物,中后期可以口服接骨丹,配合外敷膏药。

2. 手法复位

对于骨折无移位或是有移位但是没有肛门坠胀感和大便异常者,不作特殊的处理,仅需卧床 1～2 周,座位时可以用气垫保护;对于移位较多而且伴有肛门坠胀和大便次数改变者,要用肛内手法复位胶布固定。

具体方法是:患者取胸膝位或者是侧卧位,医生戴手套,一手的食指或中指插入肛门,抵住骨折或是脱位的远端向后顶挤,另一手用食指和拇指向前挤按骨折或是脱位的近端,双手协作配合,即可复位。复位后可以用宽 2～3 cm,长 20～30 cm 的胶布,一端从中间劈开,劈至离另一端约 10 cm,将未劈开的一端固定于尾骨尖和骶骨部,劈开的两条分别向后外上方绕过臀部拉向双侧髂前上棘加以固定,固定后患者休息 2～3 周,避免骶尾部的直接座位,疼痛缓解后应用舒筋活血中药坐浴熏洗。少数患者日后可遗留顽固的尾痛症,可用醋酸泼尼松龙 25 mg,加透明质酸酶 1 500 U 及适量利多卡因行局部封闭,也可以行骶管封闭,每周 1 次,3～4 次为 1 个疗程。

(二)手术疗法

病情严重者可以采取尾骨切除术。患者俯卧位,骶尾处的纵行或是"人"字形切口,注意显露骶尾韧带并切断,用骨膜剥离器剥离尾骨,用长钳持住,取出尾骨。术中注意保护肛门周围的括约肌和它的支配神经不受损伤。

四、并发症

尾骨骨折的主要并发症是直肠的损伤,往往有会阴部的坠胀感,肛门指诊可见到手套的血迹及饱满感,应采取直肠修补和造瘘,以防并发弥散性腹膜炎,引起中毒性休克。

第四节 骶尾关节脱位

骶尾关节通常有轻微的屈伸活动，其活动度取决于肛提肌的紧张与松弛，有部分正常人也可由于骶尾关节骨性融合而不活动。临床上骶尾关节脱位常见于女性。单纯脱位较少，常合并骶尾交界处的骨折脱位。

一、病因病理
骶尾关节脱位与直接暴力、产伤有密切关系。

（一）直接暴力

滑倒仰坐摔伤，尾骶部直接撞击坚硬的地面或硬物，引起骶尾关节脱位。如摔坐楼梯台阶边沿，椅凳角上，尾骨往往因受背侧暴力的作用和肛提肌、尾骨肌的收缩而向前脱位。如伴有侧向暴力时，可合并侧方脱位。有的暴力来自尾尖垂直方向，可发生后脱位或骨折脱位。

（二）产伤

胎儿大、育龄高、产程长，可引起骶尾关节脱位。胎儿过大、胎头径线大、过熟，颅骨较硬头不易变形，形成相对头盆不相称，兼有育龄高，韧带松弛退变，激素分泌异常，韧带松弛弹性变差，加之产程长，造成分娩时韧带撕裂，发生骶尾关节后脱位。

二、分类
按脱位的时间分为新鲜脱位和陈旧性脱位；按尾骨脱位的方向可分为前脱位、后脱位和侧方脱位，前脱位较多见。

三、诊断
患者有滑倒仰坐摔伤史和产伤史。患者骶尾部疼痛，不能座位，常以半侧臀部坐在椅凳上，弯腰下蹲等活动受限，甚则疼痛。骶尾部局部软组织肿胀，皮下瘀血及压痛明显。骶尾交界区有台阶样感，或凹陷感。按压尾骨尖时，骶尾区有过度的伴有疼痛的异常活动。肛诊时前脱位可触及骶尾前侧有凸起，压痛。后脱位可触及尾骨向后凹陷，压痛。X侧位片可显示尾骨向前脱位或向后脱位或骨折脱位。正位片可能显示有侧向移位，但应除外变异。

四、治疗
（一）复位方法

1. 肛内复位法

患者侧卧位屈膝屈髋或胸膝位，在局部麻醉或不需麻醉下，术者戴手套，以食指或中指伸入肛门内，于骶尾前方触及高起的压痛区，施以向背后挤压力，与此同时，术者拇指抵于骶尾末端，作与中指或食指相对的推压力，使骶尾交界区变得光滑，且疼痛明显减轻或消失，即告复位。此法适用于骶尾关节前脱位。

2. 肛外复位法

患者术前准备同肛内复位法，术者戴手套，用拇指在尾骨后凸的压痛区，向前挤压脱位的尾骨，此时可感到有向前的滑动感，复位即成功。此法适用于骶尾关节后脱位。

3. 过伸复位法

患者俯卧于床，双膝关节并拢尽量屈曲，术者位于患者左侧，左手按于骶骨尖处向下压，右手臂托持膝部和小腿向上搬提同时用力使髋关节向后过伸，连续3~5次。体质肥重者，可让一助手站在远端，双手握住患者双踝向上提拉双下肢，术者用拇指或手掌小鱼际向下按压骶骨尖处，使髋关节向后过伸，连续3~5次。术后让患者站立，做下蹲站起动作，如疼痛缓解，复位成功。1周后可用此方法再治疗1次。此法适用于骶尾关节前脱位，且不宜行肛内复位者。

(二) 固定方法

复位后，可局部贴用膏药，并用宽胶布将两臀部靠拢贴牢，并嘱卧床休息2~3周。

(三) 药物治疗

固定期间除局部贴用活血止痛膏外，在解除固定后，应用活血祛瘀中药熏洗或坐浴，如仍有疼痛，可配合局部封闭。

(四) 其他疗法

对仍有移位但无症状，可不予以处理；如有顽固性尾痛症状，经保守治疗无效时，可考虑尾骨切除术。

(张之舜)

第二十一章 髋部损伤

第一节 髋臼骨折

髋臼骨折是一种严重的关节内骨折。髋臼分为前、后两个骨柱。前柱又称髂趾柱，由髂嵴前上方斜向前下方，经趾骨止于趾骨联合，包括髋臼前唇、前壁和部分臼顶。后柱又称髂坐柱，由坐骨大切迹经髋臼中心至坐骨结节，包括髋臼后唇、后壁和部分臼顶。后柱内侧面由坐骨体内侧的四边形区域构成，称方形区。髋臼前后两柱相交呈 60° 形成一拱形结构，由髂骨下部构成，是髋臼的主要负重区，称臼顶。髋臼周围的内外侧面有大量肌肉附着，并且有血管网形成，所以髋臼的血液供应丰富。

一、病因

髋臼骨折是一种十分严重的髋部创伤，可由骨盆骨折时趾骨、坐骨、髂骨骨折而波及髋臼，也可由髋关节中心性脱位所致。用传统的牵引治疗疗效差，创伤性关节炎、关节强直的发生率高，多数学者对有移位的髋臼骨折应该采用手术治疗基本已达共识。从 1992－2003 年共收治髋臼骨折 48 例，均采用 Judet 常规 X 线片和螺旋 CT 三维重建检查及切开复位内固定治疗，手术疗效满意。

二、分类

关于髋臼骨折目前已有多种分类，其中以 Letoumel 和 Judet 的分类最为常用。该分类方法将髋臼视为被包含在两个柱状结构内，即前柱（髂趾柱）和后柱（髂坐柱）。前柱由髂嵴前上方斜向前内下方，经趾骨支而止于趾骨联合，其后外侧面为髋臼关节面的前半部及髋臼前缘；后柱则自坐骨大切迹下降直至坐骨结节，包括坐骨的垂直部分及坐骨上方的髂骨，其前外侧面为髋臼关节面的后半部及髋臼后缘。后柱的内侧面为四边形，称作方形区。基于这些解剖概念，可将髋臼骨折作如下分类。

（一）简单骨折

1. 后壁骨折

见于髋关节后脱位。髋臼后方关节面发生骨折并有移位，但髋臼后柱主要部分未受累及。其中多数后壁骨折表现为骨折片与后柱分离，少数表现为后壁关节面受到压缩并向软骨下骨形成塌陷。部分病例骨折可累及髋臼顶或后壁下缘。

2. 后柱骨折

多见于髋关节中心性脱位，少数见于髋关节后脱位。骨折线始于坐骨大切迹顶部附近，于髋臼顶后方进入髋臼关节面，向下至髋臼窝、闭孔及趾、坐骨支，但并不累及髋臼顶。

3. 前壁骨折

见于髋关节前脱位。指髋臼前缘骨折，发生骨折的关节面与髂趾线相对应，其骨折可为横形或纵形，亦可累及髋臼顶的内侧部分。

4.前柱骨折

见于髋关节前脱位。骨折线常起于髂嵴终于趾骨支使髋臼前壁与髋臼顶前部分离，也可起于髂前上棘与髂前下棘之间的切迹而向趾骨角延伸。此外，当骨折线位置较低时则由髂腰肌沟向趾、坐骨支移行部延伸并累及前柱下部。

5.横形骨折

典型横形骨折系指骨折线横行离断髋臼将髋骨分为上方的髂骨和下方的坐骨和趾骨。骨折线可横穿髋臼的任何位置，通常位于髋臼顶与髋臼窝的交界处，称为顶旁骨折；有时骨折线也可经过髋臼顶，称经顶骨折；偶尔骨折线也可经过髋臼窝下方，称顶下骨折。发生横形骨折时，其坐、趾骨部分常向内侧移位而股骨头向中央脱位。

(二)复杂骨折

指同时存在至少两种简单骨折。

1.T形骨折

系在横形骨折基础上又并发下方坐、趾骨的纵形骨折，这一纵形骨折可垂直向下劈开闭孔环或斜向前方或后方，当纵形骨折线通过坐骨时闭孔可保持完整。与横形骨折相似的是，发生T形骨折时髋臼顶多不受累及。

2.后柱并发后壁骨折

后柱骨折片可以是一块或数块，而后壁骨折常为不完全性，无明显移位。

3.横形并发后壁骨折

较为常见。多由后脱位所致，也可见于髋关节中心性脱位。

4.前壁或前柱并发后半横形骨折

指前壁或前柱骨折并发与横形骨折后半部分相一致的后柱劈裂骨折。

5.两柱骨折

较为常见，骨折同时累及前柱和后柱，为髋臼骨折中最为严重的类型。其中骨折线在后柱的部分与单纯后柱骨折表现相同，通常位于坐骨大切迹与髋臼之间，另有一前柱骨折线与其汇合。

根据前柱骨折线的形态可将两柱骨折分为两个类型。①骨折线与髋臼缘平行并止于髂骨前缘；②骨折线斜向前上止于髂嵴不同部位。两柱骨折时常有后壁粉碎骨折，而前柱的劈裂骨折常累及前壁。

在Letournel和Judet分类的基础上，分类根据骨折的严重程度进一步将髋臼骨折分为以下类型。①A型：骨折累及髋臼的前柱或后柱。A1，后壁骨折。A2，后柱骨折。A3，前壁和前柱骨折；②B型：横形骨折，髋臼顶与髂骨保持连续性。B1，横形骨折，横形并发后壁骨折。B2，T形骨折。B3，前壁或前柱加后半横形骨折；③C型：前柱与后柱骨折，髋臼顶与髂骨不连续。C1，前柱骨折延伸至髂嵴。C2，前柱骨折延伸至髂骨前缘。C3，骨折累及骶髂关节。

三、影像学检查

(一)X线平片

X线平片为诊断髋臼骨折的常规检查

1.投照位置：judet等认为对怀疑有髋臼骨折的病例至少应摄骨盆前后位片、患侧髋关节的前后位片及斜位片。骨盆前后位片有助于诊断双侧髋臼骨折，而髋关节前后位片则可显示以下标志。

①髂趾线：起于坐骨大切迹上缘，止于趾骨结节。为前柱内缘线，该线中断常提示前柱或前壁骨折；

②髂坐线：由方形区的后 4/5 构成，该线中断提示后柱骨折；

③泪滴：外侧缘为髋臼窝的前下缘，内侧缘为方形区的前部，正常情况下泪滴应与髂坐线相交或相切；

④髋臼顶线：代表髋臼负重区，与泪滴外侧缘相连续；

⑤髋臼前缘线：代表髋臼前壁；

⑥髋臼后缘线：代表髋臼后壁。髋关节斜位片包括闭孔斜位片与髂骨斜位片。

2.X 线表现

①后壁骨折：正位片示髋臼后缘线中断，髋臼骨折块多有移位。由于后缘线的中断或移位，髋臼前缘线显得更为清晰；

②后柱骨折：正位片示股骨头中央脱位并伴有髋臼大骨折块的内移，髂坐线中断并脱离泪滴内移，髋臼后缘线在上方中断，并可见髂骨、趾骨支骨折，髋臼顶无异常；

③前壁骨折：正位片示髂趾线中断，股骨头前脱位，泪滴内移偏离髂坐线，但仍与移位的髂趾线保持正常关系；

④前柱骨折：正位片示髂趾线中断，主要表现为髋臼前缘线中断和（或）泪滴内移偏离髂坐线，并可见髂嵴及坐、趾骨支的骨折线；

⑤横形骨折：正位片可见髂坐线、髂趾线及髋臼前、后缘线等所有纵形及斜形标志线中断，骨折线下方坐、趾骨部分常随股骨头向内侧移位，但髂坐线与泪滴之间关系仍保持正常，髋臼顶多不受累，有时其内侧部分可有骨折但外侧部分始终与髂骨翼保持连续；

⑥T 形骨折：横形骨折线的表现与同横形骨折，而纵形骨折部分则在 OOV 上最为清晰；

⑦后柱并发后壁骨折：后壁骨折及股骨头位置在正位片及 OOV 上显示最为理想，而后柱骨折在正位及斜位片上均表现为髂坐线中断及坐、趾骨支的骨折；

⑧横形并发后壁骨折：正位片常见股骨头后脱位（有时可见股骨头中心脱位），髂坐线、髂趾线及髋臼前、后缘线等中断均提示横形骨折，但闭孔环仍保持完整。OOV 可清晰显示后壁骨折片的形状与大小，IOV 上则可发现髂骨后缘横形骨折线；

⑨前壁或前柱并发后半横形骨折：正位片与 OOV 可显示骨折线前半部分，髂趾线中断并随股骨头移位，髂坐线及髋臼后缘线则因横形骨折而中断。IOV 显示横形骨折位于髂骨后缘。

⑩两柱骨折：表现为围绕中心脱位股骨头的髋臼粉碎骨折。正位片髂坐骨块及髋臼顶均有明显移位，但泪滴与髂坐线关系少有变化，髂趾线中断，髂骨翼骨折累及髂嵴前缘。OOV 可清楚显示分离移位的前柱骨折，移位的髋臼顶上方可见形如"骨刺"的髂骨翼骨折断端，此为两柱骨折的典型特征。IOV 主要显示后柱骨折的一系列征象。

3. 髋臼顶受累程度

Matta 等认为髋臼顶负重区的受累程度在相当程度上决定了髋臼骨折后髋关节的稳定性，并提出顶弧的概念对髋臼顶受累程度进行定量。其具体方法如下。

在X线平片上作一通过髋臼几何中心(注意并非股骨头中心)垂线,在由髋臼顶骨折处作一与该几何中心连线,两条线夹角即为顶弧的角度。正位片测得角度为内顶弧角,OOV和IOV测得角度分别为前顶弧角和后顶弧角。当任一顶弧角度小于45°时髋关节即处于不稳定状态,对于诊断后柱或前柱骨折、横形骨折、前柱并发后半横形骨折具有重要价值,但对两柱骨折及后壁骨折诊断价值不大。

(二)CT扫描

X线平片本身所具有的局限性使其有时无法显示髋臼骨折的全貌,根据Pearoson和Hargadon的统计,髋臼骨折在初次X线检查时有1/3显示不清,直至3个月后复查时才发现有骨折。CT扫描对关节腔内游离骨块以及隐匿的股骨头或后骨盆环骨折显示比较满意,而这些异常在X线平片上则常因显示不清而容易被遗漏。对于髋臼后缘骨折、髋臼顶骨折以及方形区骨折等,CT扫描也具有较X线平片更好的敏感性,骨折块的位置、范围及粉碎程度均可被清楚显示。此外,对于泪滴、闭孔以及软组织损伤的显示,CT扫描也有其优越性。Harley等将X线平片与CT扫描对于髋臼骨折的诊断价值进行比较,认为尽管两者在诊断髂骨翼、前柱、后柱及趾骨支等部位骨折敏感性无差别,但CT扫描结果可信性更高。然而,多数意见认为,CT扫描在诊断髋臼骨折方面尚不能代替X线平片,只有与X线平片相结合才能获得更为全面的信息。

近年来,CT扫描图像的三维重建技术已被用于髋臼骨折的诊断,这对于X线平片和轴位CT扫描的发现无疑是一种补充,有助于对髋臼骨折进行全面评价。

四、诊断

(一)病史

确切的外伤史。

(二)体征

患侧臀部或大腿根部疼痛、肿胀及皮下青紫瘀斑,髋关节活动障碍。局部有压痛,有时可在伤处扪到骨折块或触及骨擦音。

(三)并发症

若合并有髋关节脱位,后脱位者在臀部可摸到脱出的股骨头,患肢呈黏膝状;前脱位者在大腿前侧可摸到脱出的股骨头,患肢呈不黏膝状;中心型脱位者,患肢呈短缩外展畸形。

(四)X线或CT检查可明确诊断

为了正确评估髋臼骨折,检查时应摄不同体位的X线片,以便了解骨折的准确部位和移位情况。Letoumel对髋臼骨折在jiidet3个角度X线片上的表现进行分类。该方法包括摄患髋正位、髂骨斜位片(IOV)和闭孔斜位片(OOV),它们是诊断髋臼骨折和分类的依据。

正位片显示髂趾线为前柱内缘线,前柱骨折时此线中断;髂坐线为后柱的后外缘,后柱骨折时此线中断;后唇线为臼后壁的游离缘,后缘或后壁骨折时后唇线中断或缺如;前唇线为臼前壁的游离缘,前缘或前壁骨折时此线中断或缺如;臼顶和臼内壁的线状影表示其完整性,臼顶线中断为臼顶骨折,说明骨折累及负重区,臼底线中断为臼中心骨折泪滴线可用来判断髂坐线是否内移。为了显示前柱或后柱骨折,尚需摄骨盆45°斜位片。

①向患侧旋转45°的髂骨斜位片:可清晰显示从坐骨切迹到坐骨结节的整个后柱,尤其

是后柱的后外侧缘。因此，该片可以鉴别后柱和后壁骨折，如为后壁骨折，髂坐线尚完整，如为后柱骨折，则该线中断或错位。

②向健侧旋转45°的闭孔斜位片：能清楚地显示自耻骨联合到髂前下棘的整个前柱，特别是前内缘和前唇。应当指出的是，骨折错位不一定在每张X线片上显示，只要有一张X线片显示骨折，诊断明确。髋关节正位、髂骨和闭孔位X线片虽可显示髋臼损伤的全貌，但有时难以显示复杂的情况。CT可显示骨折线的位置、骨折块移位情况、髋臼骨折的范围、粉碎程度、股骨头和臼的弧线是否吻合以及股骨头、骨盆环和骶骨损伤，因此对于髋臼骨折的诊断和分类，CT是X线片的重要补充。特别是对平片难以确定骨折类型和拟切开复位内固定治疗者，以及非手术治疗后髋臼与股骨头弧线呈非同心圆位置或髋关节不稳定者均应做CT检查。

五、治疗

髋臼骨折后关节软骨损伤，关节面凹凸不平，甚至失去弧度，致使股骨头与髋臼不相吻合。势必影响髋关节的活动。长期磨损则出现骨关节炎造成疼痛和功能障碍。因此，髋臼骨折的治疗原则与关节内骨折相同，即解剖复位、牢固固定和早期主动和被动活动。

（一）手法复位

适应于单纯的髋臼骨折。根据骨折的移位情况采取相应的复位手法。患者仰卧位，一助手双手按住骨盆，术者可将移位的骨折块向髋臼部位推挤，一面推挤，一面摇晃下肢使之复位，复位后采用皮牵引固定患肢3～4周。

（二）牵引疗法

适应于髋臼内壁骨折、骨折块较小的后壁骨折及髋关节中心性骨折脱位。或虽有骨折移位但大部分髋臼尤其是臼顶完整且与股骨头吻合，以及中度双柱骨折头臼吻合者。方法是：于股骨髁上或胫骨结节行患肢纵轴牵引，必要时（如严重粉碎，有移位和中心脱位的髋臼骨折，难以实现手术复位内固定者）在股骨大转子部加用侧方骨牵引，并使这两个方面牵引的合力与股骨颈方向一致。其纵轴牵引力量为7～15 kg，侧方牵引力量为5～8 kg，1～2 d后摄X线片复查，酌情调整重量，并强调在维持牵引下早期活动髋关节。6～8/8～12周后去牵引，扶双拐下地活动并逐渐负重，直至完全承重去拐行走。

（三）手术治疗

1. 对后壁骨折片大于3.5 cm×1.5 cm并且与髋臼分离达5～10 mm者行切开复位螺丝钉内固定术。

2. 移位髋臼前柱骨折，采用改良式Smhh-Peterson切口或经髂腹股沟切口，显露髋臼前柱，骨折复位后用钢板或自动加压钢板内固定。

3. 对髋臼后柱和后唇骨折采用后切口。其骨折复位后用钢板或自动加压钢板内固定，其远端螺丝钉应旋入坐骨结节。如有移位骨折片，需行骨片间固定时，可用拉力螺钉内固定。

（四）功能锻炼

对髋臼骨折应在维持牵引下早期活动髋关节，不仅可防止关节内粘连，而且可产生关节内的研磨动作，使关节重新塑形。

第二节 髋关节脱位

髋关节脱位多为直接暴力所致，常见为后脱位，偶有前脱位和中心脱位。后脱位，前脱位也可合并髋臼骨折。

髋关节结构稳固，必须有强大的外力才能引起脱位。是一种严重损伤。在脱位的同时软组织损伤亦较严重。且常合并其他部位或多发损伤。因此患者多为活动很强的青壮年。一般分为前、后及中心脱位3种类型。脱位后股骨头位于 Nelaton 线（髂骨前上棘与坐骨结节连线）之前者为前脱位。脱位于该线之后者为后脱位。股骨头被挤向中线，冲破髋臼而进入骨盆者为中心脱位。三种类型中以后脱位最为常见。这种损伤应按急诊处理，复位越早效果越好。

一、病因

根据股骨头脱位后的位置分为前、后脱位和中心脱位三种类型，以后脱位最常见。

（一）后脱位

是由于髋关节在屈曲、内收、内旋位时，受到来自股骨长轴方向的暴力，可使韧带撕裂，股骨头向后突破关节囊而造成后脱位，此种常见于乘坐汽车时，急刹车膝关节撞击前排车座所致的脱位。如果髋关节在屈曲和轻度内收位，同样外力可使髋臼顶部后缘骨折，股骨头向后脱位。

（二）中心性脱位

当髋关节在中位或轻度外展位，暴力可引起髋臼骨折，股骨头沿骨折处向盆腔方向移位，叫作中心性脱位，很少见。

（三）前脱位

当髋关节处于外展位，股骨大粗隆与髋臼上缘相顶撞，以此为支点继续外展，暴力沿股骨头长轴冲击，可发生前脱位。股骨头可停留在闭孔或趾骨嵴处。如在下蹲位，两腿外展，矿井倒塌或塌方时，也可发生前脱位。

（四）病理性脱位

多由髋关节结核、化脓性髋关节炎、肿瘤等导致髋臼和股骨头破坏，引起脱位。

（五）先天性脱位

二、病理机制

（一）髋关节后脱位

髋关节处于屈曲、内收股骨头关节面大部分已超越髋臼后缘，股骨头多由髂股韧带之间的薄弱区穿出脱位，有时合伴髋臼缘及股骨头骨折。

（二）髋关节前脱位

比较少见，多见于髋关节极度外展，外旋时，大转子顶于髋臼缘形成的杠杆作用，使股骨头自髂股韧带与趾骨韧带之间的薄弱区脱出。

（三）髋关节中心脱位

多见于强大暴力所致的严重损伤，当暴力直接作用于骨股大转子时，使骨股头向髋臼中心撞击，髋臼可出现横形、斜形及凹陷粉碎骨折，严重者股骨头穿破髋臼突入盆腔，可损伤内脏器官或者大血管。

三、临床表现

髋关节脱位因分类不同,临床表现各异。

(一)后脱位的临床表现

1. 外伤史

髋关节屈曲、内收、内旋位时的外伤史。

2. 症状

髋关节疼痛,肿胀,活动障碍等。

3. 脱位的特有体征

髋关节弹性固定于屈曲、内收、内旋位,足尖触及健侧足背,患肢外观变短。腹沟部关节空虚,髂骨后可摸到隆起的股骨头。大转子上移征阳性。包括以下三种。

(1) 高出髂坐线(髂前上棘与坐骨结节之连线,即 Nelatonline)。正常时,股骨大转子顶部位于此线以下,髋关节脱位时,高于此线。

(2) 髂转线:两侧大转子与髂前上棘的连线,在腹部交于一点(Shoemake 线),正常时,此点位于人体的前正中线上,如果发生髋关节脱位,此点偏离中线,位于健侧。

(3) Bryant 三角:沿髂前上棘画一条横线,再连接髂前上棘与大转子,从股骨干轴线向髂前上棘的横线画一条线,此三线组成一个三角形。正常人两侧相等,当发生脱位时,其底边缩短。

4. 并发症

有时并发坐骨神经损伤,髋臼后上缘骨折。晚期可并发股骨头坏死。

5. X 线检查

可确定脱位类型及骨折情况,并与股骨颈骨折鉴别。

(二)前脱位的临床表现

1. 外伤史

明确外伤史。

2. 症状和体征

髋关节呈屈曲、外展、外旋畸形,腹股沟处肿胀、疼痛,可触及移位的股骨头。患肢很少短缩,可有延长,大粗隆亦突出,但不如后脱位时明显,可位于髂坐线之下,有时在闭孔前可摸到股骨头。可有股神经和闭孔神经损伤。

(三)中心性脱位的临床表现

1. 外伤史

有暴力外伤史,如交通事故,高空坠落。

2. 症状和体征

髋部肿胀及剧烈疼痛,关节活动障碍。大转子部瘀血,压痛。畸形不明显,脱位严重者可出现患肢缩短,下肢内旋内收,大转子隐而不显,髋关节活动障碍。临床上往往需经 X 线检查后,方能确定诊断。

3. 并发症

常合并髋臼骨折,可有坐骨神经及盆腔内脏器损伤,晚期可并发创伤性关节炎。

四、诊断

根据临床病史、临床表现结合 X 线片检查，一般都能做出正确诊断，可明确股骨头移位及髋臼骨折。要显示髋臼骨折程度和类型，还需要做 CT 检查。

五、治疗

治疗原则：及早复位，有效牵引，防止股骨头坏死，减少创伤性关节炎，恢复负重和行走功能。

(一) 新鲜脱位的治疗

1. 后脱位的复位方法

早期手法复位，用硬膜外麻醉或全身麻醉，肌肉在松弛状态下进行复位，其方法有以下几种。

(1) 提拉法 (Allis)：患者仰卧于地面或木板垫上，助手双手按压两侧髂前上棘固定骨盆，髋、膝屈曲至 90°，使髂股韧带和膝屈肌松弛，术者一手握住患肢踝部向下压，另一前臂放在腘窝处向上牵引，再向上用力提拉、拔伸、持续牵引待肌肉松弛后缓慢外旋，当听到或感到有弹响时，表示股骨头滑入髋臼内，即复位成功，此法操作简单，安全可靠。

(2) 旋转 (Bigelow)：体位与骨盆固定同提拉法，术者一手握住患侧髁部，另一手托住腘窝部，慢慢屈膝屈髋，在持续牵引下，将髋关节内收内旋，继而作外展外旋及伸直动作，其动作在左髋关节画一个正问号，在右髋关节为反问号，股骨头复位后有弹响，关节被动活动正常。

2. 前脱位

手法复位，用硬膜外麻醉或全身麻醉，或术前用镇痛剂，患者仰卧位，术者握住患侧腘窝部位，屈髋并外展，沿股骨纵轴持续拔伸牵引，一助手双手按住髂嵴固定骨盆，另一助手以双手按压腿上 1/3 处内侧或腹股沟处，术者在牵引下做内收内旋动作，若听到弹响则表示复位成功)。

3. 髋关节中心脱位

(1) 牵引治疗：对于股骨头轻度内移，髋臼仅为横行、斜行骨折，无明显凹陷骨折，可行短期皮牵引或股骨髁上骨牵引；对于股骨头明显移位者，股骨髁上牵引，同时需加用股骨头侧方牵引，一般骨牵引 4～6 周。

(2) 手术治疗，对于骨牵引复位不良，或股骨头突出盆腔，股骨头被嵌夹在髋臼骨折裂缝中，牵引复位困难者，应手术切开复位。

4. 手法复位后处理

患肢以外展伸直位作持续皮牵引或穿丁字鞋 4～5 周，或者行单髋人字石膏外固定 2 个月，3 个月内患肢不负重，3 个月后扶拐杖行走，半年后负重干活，牵引期间作股四头肌舒缩锻炼。

5. 手术复位的适应证

手法不能复位，应考虑及时手术复位。髋臼上缘大块骨折，须手术复位并作内固定。中心性脱位如晚期发生严重的创伤性关节炎，可考虑人工关节置换术或关节融合术。

(二) 髋关节陈旧性脱位治疗

陈旧性髋关节脱位，髋臼内充满纤维瘢痕组织，周围软组织挛缩、纤维化，手法复位不易成功。可根据脱位时间、局部病变和伤员情况，决定治疗方法。

1. 手法复位

当脱位未超过3个月者，或试行手法复位。复位前，先行骨牵引1～2周，将股骨头拉下至髋臼缘，再在麻醉下试行轻缓手法活动髋关节，以松解粘连，获得充分松动后再按新鲜脱位的手法进行整复。但切忌粗暴，以免发生骨折。

2. 手术复位

当手法复位不成功或脱位已超过3个月者应手术复位。对关节面破坏严重者，可根据患者职业决定做髋关节融合术或人工关节置换术。

（安永祥）

第二十二章 颌面部损伤

第一节 颌骨骨折

颌骨骨折包括上颌骨骨折和下颌骨骨折；按照骨折创伤是否暴露，可分为开放性骨折和闭合性骨折。

一、病因

外伤是导致颌骨骨折的最常见的原因，通常包括击打伤、交通伤、坠落伤、火器伤，以及少部分医源性损伤；都是外力直接或间接地作用于颌面部所致。随着机动车的普及，交通事故引起的颌骨骨折比例逐年升高，成为颌骨骨折的主要原因。另外，发生在颌面部的肿瘤性病变，也常导致病理性的颌骨骨折。

二、临床表现

(一) 牙槽突骨折

多见于上颌前部，牙槽骨骨折常伴有唇和牙龈的肿胀、撕裂、牙松动、牙折或牙脱落。摇动损伤区某一牙时，可见邻近数牙及骨折片随之移动。骨折片可移位，引起咬合错乱。

(二) 下颌骨骨折

下颌骨骨折常发生在下颌正中联合、颏孔区、下颌角和髁突，不同部位有不同的表现。

1. 骨折段移位．

(1) 正中联合部骨折：如为单发，由于骨折线两侧肌群牵拉力量相等，常无明显移位；有时仅可见骨折线两侧的牙高低不一致。如为两侧双发骨折，正中骨折段可因降颌肌群的作用而向下后方退缩；如为粉碎性骨折或有骨质缺损，两侧骨折段受下颌舌骨肌的牵拉可向中线移位，使下颌牙弓变窄，后两种骨折都可使舌后坠，可引起呼吸困难，甚至窒息的危险。

(2) 颏孔区骨折：又称下颌骨体部骨折。一侧颏孔区骨折时，前骨折段因所降颌肌群的牵拉而向下方移位，并稍偏向外侧；后骨折段则因升颌肌群的牵引，向上前方移位，且稍偏向内侧，双侧颏孔区骨折时，两侧后骨折段因升颌肌群牵拉而向上前方移位，前骨折段则因降颌肌群的作用而向下后方移位，致颏部后缩及舌后坠。

(3) 下颌角部骨折：骨折线正位于下颌角时，且两个骨折段上都有咬肌与翼内肌附着，骨折段可不发生移位；如骨折线位于这些肌肉附着处之前，前骨折段因降颌肌群的牵拉而向下内移位，而后骨折段则因升颌肌群的牵引而向上前移位。

(4) 髁突骨折：多数发生在翼外肌附着下方的髁突颈部。折断的髁突由于受翼外肌牵拉而向前、内移位，但仍可位于关节囊内；但如打击力过大，关节囊撕裂，髁突可从关节窝内脱位而向内、向前、向后或向外移位，移位的方向和程度，与外力撞击的方向及大小有关。个别情况下，髁突可被击入颅中窝。

· 522 ·

髁突骨折可分为：

①单侧髁突颈部骨折，患侧下颌向外侧及后方移位，不能向对侧做侧拾运动。由于下颌支变短以及升颌肌群的牵拉而使后牙早接触，前牙及对侧牙可出现开拾。

②双侧髁突颈部骨折，下颌不能做前伸运动由于升颌肌群的牵拉，下颌升支向后上移位，后牙早接触，前牙开拾更明显，侧颌运动受限。局部肿、痛及功能障碍程度较单侧髁突颈骨折为重，还可能合并不同程度的脑震荡。

2. 咬合错乱

是颌骨骨折最常见的体征，即使骨折段只有轻度移位，也可能出现咬合错乱。它对颌骨骨折的诊断与治疗有重要意义。

3. 骨折段异常动度

正常情况下下颌骨运动时是整体活动，只有在发生骨折时才会出现异常活动。

4. 下唇麻木

下颌骨骨折伴有下牙槽神经损伤时，会出现下唇麻木。

5. 张口受限

由于疼痛和升颌肌群痉挛，多数下颌骨骨折会出现张口受限症状。

6. 牙龈撕裂

骨折处常可见牙龈撕裂、变色和水肿。

(三) 上颌骨骨折

1. 骨折线

LeFort 接骨折线的高低位置，将其分为以下三种。

(1) LeFort Ⅰ型骨折：又称上颌骨低位骨折或水平骨折。骨折线从梨状孔水平、牙槽突上方向两侧水平延伸至上颌翼突缝。

(2) LeFort Ⅱ型骨折：又称上颌骨中位骨折或锥形骨折。骨折线自鼻额缝向两侧横过鼻梁、眶内侧壁、眶底、颧上颌缝，再沿上颌骨侧壁至翼突。有时可波及筛窦达颅前窝，出现脑脊液鼻漏。

(3) LeFort Ⅲ型骨折：又称上颌骨高位骨折或颧弓上骨折。骨折线自鼻额缝向两侧横过鼻梁、眶部，经颧额缝向后达翼突，形成颅面分离，常使面中部凹陷、变长。此型骨折多伴有颅底骨折或颅脑损伤，出现耳、鼻出血或脑脊液漏。由于暴力的种类及方向不同，上颌骨骨折的骨折线不一定都是如上所述的两侧对称性同时骨折。可发生单侧上颌骨骨折或两侧骨折线不在同一平面。此外，还可发生上颌骨纵行骨折，如腭中缝矢状骨折。

2. 骨折块移位

上颌骨上无强大的咀嚼肌附着，故骨折块多随外力的方向而发生移位，或因重力而下垂，一般常出现向后下方向移位。

3. 咬合关系错乱

上颌骨折块移位必然引起咬合关系错乱。如一侧上颌骨向下移位较多，该侧就出现咬合早接触。如上颌骨与翼突同时骨折，因翼内肌向下牵拉，常使后牙早接触，而前牙开拾。

4.眶及眶周变化

上颌骨骨折时眶内及眶周常伴有组织内出血水肿，形成特有的"眼镜症状"，表现为眶周瘀斑，睑、球结膜下出血，或有眼球移位而出现复视等。

5.颅脑损伤

上颌骨骨折时常伴发颅脑损伤或颅底骨折，出现脑脊液漏等。

(四)颧骨及颧弓骨折

1.颧面部塌陷

颧骨、颧弓骨折后骨折块移位方向主要取决于外力作用的方向，多发生内陷移位。在伤后早期，可见颧面部塌陷；随后，由于局部肿胀，塌陷畸形并不明显，易被误认为单纯软组织损伤；数日后肿胀消退，又出现局部塌陷。

2.张口受限

由于骨折块发生内陷移位，压迫颞肌和咬肌，阻碍冠突运动，导致张口疼痛和张口受限。

3.复视

颧骨构成眶外侧壁和眶下缘的大部分。颧骨骨折移位后，可因眼球移位、外展肌渗血和局部水肿以及撕裂的眼下斜肌嵌入骨折线中，限制眼球运动等原因而发生复视。

4.瘀斑

颧骨眶壁有闭合性骨折时，眶周皮下、眼睑和结膜下可有出血性瘀斑。

5.神经症状

颧骨上颌突部骨折移位可造成眶下神经损伤，致使该神经支配区有麻木感。骨折时如同时损创面神经颧支，则发生眼睑闭合不全。

三、检查

1.X线检查

常规X线平片操作简单，成像时间短，是颌面部骨折快速筛查的首选方法，尤其是下颌骨体部无周围骨质的干扰，可即刻明确诊断。针对上颌骨骨折，由于解剖结构复杂、相邻骨块和牙齿的重叠影像干扰，平片对骨折线的走形显示较差。平片对上颌骨矢状骨折和上颌窦后壁的骨折显示不清；对多发性骨折和粉碎性骨折显示也不清楚。单纯使用平片很容易出现漏诊，对于常规X线平片检查显示可疑骨折者，应进行CT进一步检查。

2.CT检查

CT可以准确地得到立体的影像，能在任意方向生成横断面影像，准确地显示骨折情况；尤其是颞颌关节等较为复杂的结构，利用锥形束CT(CBCT)的高分辨率，两侧对比研究，能直观地显示很细小的骨折线的走行及骨折片的大小与空间位置。

四、诊断

(一)牙槽突骨折

主要根据外伤史和临床检查所见，必要时可拍摄X线片辅助诊断。

(二)颌骨骨折

颌骨骨折的诊断应该遵循以下几个方面。

(1)了解受伤的原因、部位及伤后临床表现，重点了解创伤力的方向和作用的部位；然后再做全身及局部检查。

(2) 视诊：可以观察到面部有无畸形、眼球有无移位；有无创口、肿胀或瘀斑如"眼镜症状"等。

(3) 张闭口运动：可看出张口受限、牙列与咬合错乱及颌骨异常活动等，其中咬合错乱是专科检查最重要的骨折体征。

(4) 触诊：可明确骨折部位，如可疑上颌骨或面中部骨折，应重点触摸眶下缘、颧牙槽嵴有无台阶感，颧额缝有无凹陷分离，颧弓有无塌陷；以手指或器械捏住上颌前牙，摇动上颌骨有无浮动感等。检查下颌骨，可用手指放在可疑骨折线两侧的牙列上和下颌缘处，两手做相反方向的移动，以了解下颌骨有无异常动度和摩擦音。触摸耳屏前有无压痛，双手小指伸入外耳道，嘱患者做开闭口运动，感觉双侧髁突的动度是否一致；如动度不一致，则提示可能有髁突的间接损伤或骨折。此外，颏部闭合性骨折时，常在打击力相反方向伴有髁突颈部和下颌角的间接性骨折。

(5) X线片：可了解骨折线的部位、数目、方向、类型、骨折段移位情况以及牙与骨折线的关系等。下颌骨骨折时，可拍摄全口曲面体层片、下颌骨侧位及后前位片；髁突骨折可用关节断层片及许勒位片等；面中部(如上颌骨)骨折时，可拍摄华位片、铁氏位片、颧弓切线位片、上颌咬合片等，必要时可加拍颅底位片检查颅底。CT尤其是三维CT重建，对骨折线及骨块移位的显示更为清晰，是全面了解颌面部骨折特别是复杂的全面部骨折信息的常用辅助手段，对诊断和治疗均有重要作用。

(三) 颧骨及颧弓骨折

颧骨颧弓骨折可根据病史、临床特点和X线摄片检查而明确诊断。

1. 视诊

应注意两侧瞳孔是否在同一水平线上，是否有眼球运动受限，观察两侧颧骨是否对称应自患者的头顶位或由颏部向上观察进行对比。

2. 触诊

骨折局部有压痛、塌陷移位，颧额缝、颧上颌缝及眶下缘可触及有台阶感。如自口内沿前庭沟向后上方触诊，可检查颧骨与上颌骨、冠突之间的间隙是否变小，这些均有助于颧骨骨折的诊断。

3. X线片检查

常用鼻颏位(华氏位)和颧弓切线位。可见到颧骨和颧弓的骨折线及移位情况，还可观察到眼眶、上颌窦及眶下孔等结构有无异常，颧弓骨折X线特征性表现呈"M"或"V"形。必要时可拍摄CT进一步明确诊断。近年来三维CT重建更有利于诊断。

五、鉴别诊断

根据外伤史、临床症状、临床检查所见和影像学检查，颌面部骨折的诊断并不困难。此时，关键是要发现所有的骨折部位和骨折线，应该仔细进行临床检查和X线片的阅读，认真分析，得出结论。在进行伤情评估时，应该注意患者的全身情况，如生命体征、神志或精神状态，注意除外颅脑、颈椎和全身其他部位的创伤；也要注意颌面部软组织创伤及其可能伤及的颌面部重要的组织和器官。根据对患者伤情的全面评估，确定救治方案。

六、治疗

(一) 牙槽突骨折

应在局麻下将牙槽突及牙复位到正常解剖位置,恢复患者固有的咬合关系,然后选用两侧稳固的邻牙作固位体,用牙弓夹板、金属丝和正畸装置等方法做单颌固定。注意应跨过骨折线至少3个正常牙位,才能固定可靠。

(二) 颌骨骨折

1. 治疗时机

颌骨骨折伤员应及早进行治疗,但如合并颅脑、重要脏器或肢体严重损伤,全身情况不佳时,应首先抢救伤员的生命,待全身情况稳定或好转后,再行颌骨骨折的处理。但应注意,在救治其他部位伤的同时,不能忽视与颌面外科的衔接,以免延误治疗,防止错位愈合,增加后期处理的复杂性。

2. 治疗骨折

为了避免发生错位愈合,应尽早进行骨折段的精确复位。即骨折的解剖复位,功能稳定性固定,无创外科,早期功能性运动。功能稳定性固定和早期功能运动可以体现我国中医传统的动静结合,促进骨折愈合的理念。骨折固定的方法可根据条件选用,目前以手术切开复位坚固内固定为治疗的主流技术。

3. 骨折线上牙的处理

在颌骨骨折治疗中常利用牙行骨折段固定,应尽量保存,即使在骨折线上的牙也可考虑保留,但如骨折线上的牙已松动/折断、龋坏、牙根裸露过多或有炎症者,则应予拔除,以防骨创感染或并发颌骨骨髓炎。儿童期颌骨骨折后,如恒牙胚已暴露并有感染可能者,也应去除。

(三) 颧骨及颧弓骨折

颧骨、颧弓骨折后,如仅有轻度移位,畸形不明显,无张口受限、复视及神经受压等功能障碍者,可作保守治疗。凡有塌陷畸形、张口受限、复视者均为手术适应证。虽无功能障碍但有明显畸形者也可考虑手术复位内固定。

第二节 颅骨骨折

颅骨骨折是指头部骨骼中的一块或多块发生部分或完全断裂的疾病,多由于钝性冲击引起。颅骨结构改变大多不需要特殊处理,但如果伴有受力点附近的颅骨内的组织结构损伤,如血管破裂、脑或颅神经损伤,脑膜撕裂等,则需要及时处理,否则可引起颅内血肿、神经功能受损、颅内感染及脑脊液漏等严重并发症,影响预后。

一、病因病机

(一) 病因

颅骨骨折的病理改变轻重是由致伤因素和致伤方式决定的,根据致伤作用力大小、速度、方式和受伤部位不同,骨折的类型和程度有所不同。

1.直接暴力

是暴力直接作用于头部引起的损伤,包括加速性、减速性和挤压性损伤。

(1) 加速性损伤:相对静止的头部突然遭受外力打击,头部沿外力作用方向呈加速运动而造成的损伤,例如钝器击伤即属此类。这种方式造成的损伤主要发生在着力部位,即着力伤。

(2) 减速性损伤:运动着的头部突然撞于静止的物体所引起的损伤,例如坠落或跌倒时头部着地即属此类损伤。这种方式所致的损伤不仅发生于着力部位,也常发生于着力部位的对侧,即对冲伤。

(3) 挤压性损伤:两个不同方向的外力同时作用于头部,颅骨发生严重变形而造成的损伤,称为挤压性损伤,如车轮压轧伤和新生儿产伤等。

2.间接暴力

外力作用于头部以外部位,暴力传递至头部造成的损伤。如坠落时双足或臀部着地,外力经脊柱传导至颅底引起颅底骨折和脑损伤。

(1) 传导性损伤:伤员由高处坠落,足和臀部相继着地,外力经脊柱传导到头部,使之发生损伤。

(2) 挥鞭样损伤:水平外力突然作用于躯干,躯干的急剧运动又引起头的摆动,当躯干静止时头继续甩动,可造成颅脑交界处延髓脊髓损伤。

(3) 冲击性损伤:胸腔内压力突然向上冲击则会发生脑损伤。

(二) 分类

1.按骨折部位分类

分为颅顶骨折和颅底骨折。颅顶骨折根据骨折类型又分为线形骨折、凹陷骨折;颅底骨折根据部位又分为颅前窝骨折、颅中窝骨折和颅后窝骨折。

2.按骨折形态分类

分为线形骨折、凹陷性骨折和粉碎性骨折。

3.按骨折处是否与外界相通分类

分为闭合性骨折和开放性骨折。头皮裂开,骨折与外界沟通者,称为外开放性颅骨骨折;头皮完整,脑脊液从耳鼻流出者,为内开放性颅脑损伤;颅骨、脑组织不与外界沟通者,称为闭合性颅脑损伤。

4.按骨折有无并发症分类

分为单纯颅骨骨折和颅骨骨折合并颅脑损伤。

(三) 并发症

颅顶骨硬脑膜与颅骨内板附着较松,易被剥离形成血肿;颅底部硬脑膜与颅骨内板紧密相连,颅底骨折时硬脑膜易被撕裂造成脑脊液漏;当骨折线波及气窦时,可发生颅内积气。开放性骨折和累及气窦的颅底骨折有可能合并骨髓炎或颅内感染。合并脑挫裂伤,有脑出血、脑水肿者,请颅脑外科会诊,以便及时治疗。

二、病理生理

颅盖骨折即穹窿部骨折,其发生率以顶骨及额骨为多,枕骨和颞骨次之。颅盖骨折有三种主要形态,即线形骨折、粉碎骨折和凹陷骨折。骨折的形态、部位和走向与暴力作用方向、速度和着力点有密切关系。线形骨折的骨折线常通过上矢状窦、横窦及脑膜血管沟，可导致颅内出血。凹陷性骨折常为接触面较小的钝器打击或头颅碰撞在凸出的物体上所致，着力点附近颅骨多全层陷入颅内，可有脑受压的症状和体征。

颅底骨折以线形为主，可仅限于某一颅窝，亦可横行穿过两侧颅底或纵行贯穿颅前、中、后窝。由于骨折线常累及鼻旁窦、岩骨或乳突气房，使颅腔和窦腔交通而形成隐形开放性骨折，故可引起颅内继发感染。

额部前方受击，易致颅前窝骨折，骨折线常经鞍旁而达枕骨；额前外侧受击，骨折线可横过中线经筛板或向蝶鞍而至对侧颅前窝或颅中窝；顶前份受击，骨折线延至颅前窝或颅中窝；顶间区受击，可引起经颅中窝至对侧颅前窝的骨折线；顶后区受力，骨折线指向颅中窝底部，并向内横过蝶鞍或鞍背达对侧；枕部受力，骨折线可经枕骨向岩骨延伸，或通过枕骨大孔而折向岩尖至颅中窝或经鞍旁至颅前窝。

三、临床表现

（一）线形骨折

单纯的线形骨折本身并不需处理，但其重要性在于因骨折而引起的脑损伤或颅内出血，尤其是硬膜外血肿，常因骨折线穿越脑膜中动脉而致出血，尤以儿童较多。当骨折线穿过颞肌或枕肌在颞骨或枕骨上的附着区时，可出现颞肌或枕肌肿胀而隆起，这一体征亦提示该处有骨折发生。

（二）凹陷骨折 (Depressed fractures)

凹陷骨折多见于额、顶部，一般单纯性凹陷骨折，头皮完整，不伴有脑损伤，多为闭合性损伤，但粉碎凹陷骨折则常伴有硬脑膜和脑组织损伤，甚至引起颅内出血。

（三）闭合性凹陷骨折

儿童较多，尤其是婴幼儿颅骨弹性较好，钝性的致伤物，可引起颅骨凹陷，但头皮完整无损，类似乒乓球样凹陷，亦无明显的骨折线可见。患儿多无神经功能障碍，但当凹陷区较大较深，可有脑受压症状和体征。

（四）开放性凹陷骨折

常系强大打击或高处坠落在有突出棱角的物体上所致，往往头皮、颅骨、硬脑膜与脑均同时受累，而引起的开放性颅脑损伤。临床所见开放性凹陷骨折有洞形骨折及粉碎凹陷骨折两种类型。

1.洞形凹陷骨折多为接触面小的重物打击所致，多为凶器直接穿透头皮及颅骨进入颅腔。骨折的形态往往与致伤物形状相同，是法医学认定凶器的重要依据。骨碎片常被陷入脑组织深部，造成严重的局部脑损伤、出血和异物存留。但由于颅骨整体变形较小，一般都没有广泛的颅骨骨折和脑弥散性损伤，因此，洞形骨折的临床表现常以局部神经缺损为主。

2.粉碎凹陷骨折伴有着力部骨片凹陷，常为接触区较大的重物致伤，不仅局部颅骨凹曲变形明显，引起陷入，同时，颅骨整体变形亦较大，造成多数以着力点为中心的放射状骨折。硬脑膜常为骨碎片所刺破，脑损伤均较严重，除局部有冲击伤之外，常有对冲性脑挫裂伤或颅内血肿。

（五）颅底骨折

颅底骨折绝大多数是线形骨折，多为颅盖骨折延伸到颅底，个别为凹陷骨折，也可由间接暴力所致。按其发生部位分为：颅前窝、颅中窝、颅后窝骨折。

1. 颅前窝骨折

累及眶顶和筛骨，可有鼻出血、眶周广泛瘀血斑（熊猫眼）以及广泛球结膜下出血等表现。其中"熊猫眼"对诊断又重要意义。若脑膜、骨膜均破裂，则合并脑脊液鼻漏及或气颅，使颅腔与外界交通，故有感染可能，应视为开放性损伤。脑脊液鼻漏早期多呈血性，须与鼻出血区别。此外，前窝骨折还常有单侧或双侧嗅觉障碍，眶内出血可致眼球突出，若视神经受波及或视神经管骨折，尚可出现不同程度的视力障碍。

2. 颅中窝骨折

中窝骨折往往累及岩骨而若累及蝶骨，可有鼻出血或合并脑脊液鼻漏，脑脊液经蝶窦由鼻孔流出。若累及颞骨岩部，可损伤内耳结构或中耳腔，患者常有第Ⅶ、Ⅷ脑神经损伤，表现为听力障碍和面神经周围性瘫痪，脑膜、骨膜及鼓膜均破裂时，则合并脑脊液耳漏，脑脊液经中耳由外耳道流出；若鼓膜完整，脑脊液则经咽鼓管流往鼻咽部，可误认为鼻漏。若累及蝶骨和颞骨的内侧部，可能损伤垂体或第Ⅱ、Ⅲ、Ⅳ、Ⅴ、Ⅵ脑神经。若骨折伤及颈动脉海绵窦段，可因动静脉瘘的形成而出现搏动性突眼及颅内杂音；破裂孔或颈内动脉管处的破裂，可发生致命性的鼻出血或耳出血。

3. 颅后窝骨折

累及颞骨岩部后外侧时，多在伤后1～2d出现乳突部皮下瘀血斑（Battle征）。若累及枕骨基底部，可在伤后数小时出现枕下部肿胀及皮下瘀血斑；枕骨大孔或岩尖后缘附近的骨折，可合并后组脑神经（第Ⅸ－Ⅻ脑神经）损伤。

四、诊断要点

急性损伤患者多因头部受伤，患者立即就诊，或因其他部位受伤影响颅脑而有颅脑外伤的症状，因而拍摄颅骨X线平片而得到确诊。轻度颅骨骨折未影响颅脑的患者，因未注意，以后经较久时间，发现有脑部症状，就医拍摄X线片，才发现颅骨骨折。颅骨骨折常与脑损伤同时发生，但亦有脑损伤而无颅骨骨折者，或有颅骨骨折而无脑损伤者。

（一）颅骨顶盖骨折

按骨折形式分为线形骨折与凹陷骨折。

1. 线形骨折

除局部肿胀、疼痛和压痛外，并无特殊表现。如骨折线通过上矢状窦、横窦，脑膜中动脉沟时，皆需仔细检查，严密观察，警惕并发脑损伤和继发性颅内出血。

2. 凹陷骨折

颅骨全层或仅为内板向颅腔凹陷，骨折片可部分或全部脱离颅顶盖。陷入的骨折片能引起脑受压或刺破脑膜、血管、损伤脑组织。随其发生部位、范围及深度不同，轻者造成局部脑压迫，重者引起颅内相应的继发性病变。

（二）颅底骨折

几乎均属线形骨折，可分为颅前窝、颅中窝和颅后窝骨折。

1. 颅前窝骨折

常累及额骨眶板和筛骨。引起的出血经前鼻孔流出，或流进眶内，在眼睑中或球结膜下形成瘀血斑；眶周广泛瘀血则形成"熊猫眼征"。脑膜同时破裂时，脑脊液可经额窦或筛窦由前鼻孔流出，成为脑脊液鼻漏。筛板及视神经管骨折，可相应地损害嗅神经和视神经。

2. 颅中窝骨折

颅脑损伤如发生咽后壁出血，应注意有无蝶骨骨折。蝶鞍骨折可导致颈内动脉海绵窦瘘，出现眼球突出、眼睑肿胀、眼球搏动，且可听到连续性血管杂音，并可伴发第Ⅱ、Ⅲ、Ⅳ、Ⅴ、Ⅵ脑神经受损症状。颞骨岩部和乳突骨折并发鼓膜穿孔时，外耳道可见出血和脑脊液耳漏，如未见鼓膜破裂，仅见鼓膜呈紫色，则脑脊液可经耳咽管和鼻道而出现脑脊液鼻漏。第Ⅵ、Ⅶ脑神经也可因岩部及内耳道或迷路部位受伤而受影响，听觉与前庭功能亦可同时发生障碍，出现失听和眩晕。

3. 颅后窝骨折

可见乳突下有瘀血斑，有时见咽后壁黏膜下瘀血。如骨折线处于颅后窝内侧，还可出现Ⅳ-Ⅶ脑神经损伤和延髓损伤症状，并常合并颅后窝血肿，应严密观察。

(三) X线检查

颅骨骨折除微小者外，皆可由 X 线平片得出诊断。颅底骨折 X 线诊断阳性率低，有脑脊液漏存在的颅底开放性骨折，普通 X 线片可显示颅内积气，但仅 30%～50% 能显示骨折线。投照位置除常规 X 线正、侧位外，还可根据受伤机制和临床表现选择投照部位。如疑有凹陷骨折时应摄切线位；如疑颅前窝骨折可摄 20°后前位（柯氏位）；如疑颅中窝骨折以摄 X 线颏顶位较清晰；颅后窝骨折以摄 X 线额枕位较清晰。严重者避免屈颈和反复翻身，应暂缓摄颅底位片，待伤情好转后再拍。

(四) CT 检查

能直接迅速而准确地显示出脑内、外损伤的部位、程度，如血肿的位置、大小、形态、范围、数量以及脑实质和脑室、脑池受压移位的情况。不仅可了解骨折情况，更对眼眶及视神经管骨折的诊断有帮助。

五、治疗

(一) 一般治疗

单纯颅顶部线形骨折，不需特殊治疗，卧床休息，局部肿胀疼痛者，治以活血消肿止痛，方用活血灵汤，1 周后改服三七片。按骨折三期辨证用药骨折会逐渐愈合，但应警惕合并颅脑损枒。当骨折线通过硬脑膜血管沟或静脉窦时，应注意颅内血肿；凹陷性骨折，没有严重脑受压症状者，治疗同线形骨折。

颅底骨折本身无须特殊处理，患者置于半卧位休息，时刻注意病情变化，凡伴有脑脊液漏者应视为开放性颅脑损伤，早期应用抗生素预防感染，不可堵塞、冲洗鼻腔或外耳道，以防污物回流脑内，增加感染机会，可用消毒棉球沾干净，保持局部整洁，同时给予全身支持疗法和抗生素治疗，以防颅内感染，合并有脑神经损伤，可应用神经营养药和血管扩张药。不做腰穿，取头高位，避免用力咳嗽、打喷嚏和擤鼻涕，绝大多数漏口会在伤后 1～2 周内自行愈合。

(二) 手术治疗

凹陷性颅骨骨折，全身症状明显者，应立即采取手术治疗。对于婴幼儿的凹陷骨折，因其多呈现出如乒乓球被挤压的凹陷状，可在折骨边正常颅骨处钻孔，小心伸入骨撬将凹陷撬起。成人颅骨凹陷骨折很难理想复位，应根据情况或清除骨片，或部分咬除，折片互相嵌入的要做大的整复手术，硬膜有裂口应一并缝合。颅底骨折出现的脑脊液漏，超过一个月仍未停止漏液，可考虑手术修补硬脑膜，以封闭瘘口。对伤后视力减退，疑为碎骨片挫伤或血肿压迫视神经者，应争取在12 h内行视神经探查减压术。

手术适应证包括：

①因骨折片压迫脑重要功能区，引起感觉、运动障碍，如偏瘫、癫痫等。

②合并脑损伤或大面积的骨折片凹陷导致颅内压增高，CT示中线结构移位，有脑疝可能者，应行急诊开颅去骨瓣减压术。

③在非功能部位的小面积凹陷骨折，无颅内压增高，深度超过1 cm者，为相对适应证，可考虑择期手术。

④开放性粉碎性骨折，碎骨片易致感染，须全部取除，硬脑膜如果破裂应予修补。

⑤对静脉窦处凹陷性骨折，如未引起神经受损或颅内压增高，即便陷入较深，也不宜轻易手术，必须手术时，术前应做好术中大出血的准备。

(贾怀祥)

第二十三章 周围神经损伤

第一节 桡神经损伤

桡神经在肱骨中下 1/3 处贴近骨干，此处肱骨骨折时桡神经易受损伤。骨痂生长过多和桡骨头前脱位可压迫桡神经。手术不慎也可伤及此神经。

一、病因

桡神经在肱骨中、下 1/3 交界处紧贴肱骨，该处骨折所致的桡神经损伤最为常见。据报告约 14% 的肱骨干骨折并发桡神经损伤。在桡神经损伤中，33% 伴有肱骨中 1/3 骨折，50% 伴有肱骨远 1/3 骨折，约 7% 伴有肱骨髁上骨折，7% 伴有桡骨小头脱位。其次是枪伤。其他原因包括上臂和前臂近端的撕裂伤，注射性损伤及局部长期受压，如 Frohse 腱弓、肘关节的骨折—脱位或脱位卡压及前臂骨折，Volkmann 缺血性挛缩、肿瘤、增大的滑囊、动脉瘤和肘关节的类风湿滑囊炎均可造成骨间背侧神经的卡压。

二、病理机制

桡神经是臂丛后束的延续，包括 C_6、C_7、C_8 神经纤维，有时会有 T_1 的神经纤维。它是以运动为主的神经，支配肱三头肌、肱桡肌、腕伸肌、旋后肌、指伸和拇伸肌、拇长展肌。桡骨骨折牵拉桡神经损伤，可为轴索断裂，也可为全断。锐器伤一般导致桡神经完全断裂。药物注射、卡压可使神经传导功能障碍、神经轴索中断、神经断裂。

骨间背侧神经卡压可能是慢性、难治性网球肘的一个原因。这样的卡压称为桡管综合征，四个可能引起压迫的解剖结构是：桡侧伸腕短肌的起始处、桡骨头周围的粘连、桡侧返动脉掌侧和骨间背侧神经近入旋后肌的 Frohse 腱弓处。有时，卡压发生在旋后肌远侧缘骨间背侧神经出口处，疼痛部位在伸肌群下方桡骨头或桡骨头远侧，抗阻力前臂旋后时疼痛，电生理诊断方法均有助于鉴别这种特殊类型的网球肘。如果桡神经卡压的症状和体征仅发生在肌肉活动后，可望自行恢复。如果卡压发生在其他情况下，特别是在前臂，手术探查及神经减压通常是有益的。

三、临床表现

(一) 畸形

由于伸腕、伸拇、伸指肌瘫痪手呈"腕下垂"畸形。肘以下平面损伤时，由于桡侧伸腕肌分支已发出，故腕关节可背伸，但向桡偏，伸拇指不能。

(二) 感觉

损伤后在手背桡侧、上臂下半桡侧的后部及前臂后部感觉减退或消失。

(三) 运动

上臂桡神经损伤时，各伸肌属广泛瘫痪，肱三头肌、肱桡肌、桡侧腕长短伸肌、旋后肌、伸指总肌、尺侧腕伸肌及食指、小指固有伸肌均瘫痪。故出现腕下垂，拇指及各手指下垂，不能伸掌指关节，前臂有旋前畸形，不能旋后，拇指内收畸形。检查肱三头肌及伸腕肌时，均应在反地心引力方向进行。拇指失去外展作用，不能稳定掌指关节，拇指功能严重障碍。因尺侧腕伸肌与桡侧伸腕长短肌瘫痪，腕部向两侧活动困难。前臂背侧肌肉萎缩明显。在前臂背侧桡神经伤多为骨间背神经损伤，感觉及肱三头肌，肘后肌不受影响，桡侧腕长伸肌良好。其他伸肌均瘫痪。

四、诊断

外伤引起的桡神经损伤，通常都有明确的病史，如肱骨中、下1/3骨折等。其临床症状和体征通过桡神经支配的下述肌肉可以准确地检查，因为它们的肌腱或肌腹或两者均可触到，包括肱三头肌、肱桡肌、桡侧伸腕肌、伸指总肌、尺侧伸腕肌、拇长展肌及拇长伸肌。桡神经损伤后产生伸肘及前臂旋后障碍，并有典型的腕下垂畸形。没有经验的检查者常因患者在屈指情况下能伸腕而被误导。因此检查者应具备鉴别力，因为运动分析常常可导致评估神经功能的错误。肱骨中段以远的桡神经损伤肱三头肌不会明显受累。在桡神经深、浅支的分叉处损伤，肱桡肌和桡侧伸腕长肌仍有功能，因而上肢可以旋后，腕关节能够伸展。在肘关节以上，桡神经对原位电刺激非常敏感，其他部位就很不敏感，结果也不准确。

感觉检查相对并不重要，即便神经在腋部离断也是如此，因为该神经通常没有感觉自主支配区。如有自主支配区通常在食指背侧表面，第一、二掌骨之间。但检查结果通常极不确定，除桡神经在肘关节分叉处近侧完全离断以外，不能提供任何其他证据。

对于由于卡压引起的神经损伤，除明确神经损伤的症状和体征外，引起卡压的原因的寻找非常重要。叩击试验(Tinel征)可以提示神经损伤的部位。神经传导功能检查在神经走行的一个特定点上发现神经传导时间变慢，常可以证实神经卡压的临床诊断，而非其他损伤。这对于骨间背侧神经的卡压有特别重要的价值。肌电图检查可提示肌肉是否有神经支配，但常不能明确神经损伤的部位。

周围神经刺激和肌电图两项技术，对于鉴别癔症或官能性疾病和装病与器质性病变非常有用。

五、治疗

肱骨骨折所致桡神经损伤多为牵拉伤，大部分可自行恢复，在骨折复位固定后，应观察1～3个月。如肱桡肌功能恢复则继续观察，否则可能是神经断伤或嵌入骨折断端之间，应立即手术探查。如为开放性损伤应在骨折复位时探查神经并行修复。晚期功能未恢复，可行肌腱移位重建伸腕、伸拇、伸指功能，效果良好。

桡神经修复后再生的效果比上肢的其他神经要好，首先是因为它主要由运动支组成，其次是它支配的肌肉并不参与手指的精细活动。通过叩击试验(Tinel征)可以判断桡神经恢复的快慢。

第二节 臂丛神经损伤

桡神经在肱骨中下1/3处贴近骨干，此处肱骨骨折时桡神经易受损伤。骨痂生长过多和桡骨头前脱位可压迫桡神经。手术不慎也可伤及此神经。

一、病因及发病机制

（一）病因

桡神经损伤较常见。原因如下：

1. 由于桡神经在上臂贴近肱骨，在前臂也较靠近桡骨，因而骨折时常同时受伤。在骨折愈合过程中也常被埋于骨痂中。

2. 牵拉或压迫而使其受伤。例如上肢外展过久或头枕上臂入睡等。

3. 枪弹伤，切割伤。在战时或角斗时直接致伤。

4. 手术损伤

例如桡骨头切除术或肱骨手术时致伤。

5. 骨痂生长过多或桡骨头脱臼也可压迫桡神经。

（二）发病机制

引起臂丛损伤的最常见病因及病理机制是牵拉性损伤。成人臂丛损伤大多数（约80%）继发于摩托车或汽车车祸。如摩托车与汽车相撞、摩托车撞击路边障碍物或大树驾驶员受伤倒地，头肩部撞击障碍物或地面，使头肩部呈分离趋势，臂丛神经受到牵拉过渡性损伤，轻者神经震荡、暂时性功能障碍重者神经轴突断裂、神经根干部断裂，最重者可引起5个神经根自脊髓发出处断裂，似"拔萝卜"样撕脱，完全丧失功能。工人工作时不慎将上肢被机器、皮带或运输带卷入后，由于人体本能反射而向外牵拉可造成臂丛损伤，向上卷入造成下干损伤水平方向卷入则造成全臂丛损伤。矿山塌方或高处重物坠落、压砸于肩部，高速运动时肩部受撞击等也可损伤臂丛。新生儿臂丛神经损伤则见于母亲难产时，婴儿体重一般超过4 kg，头先露、使用头胎吸引器或使用产钳，致婴儿头与肩部分离、过度牵拉而损伤臂丛，多为不完全损伤。

臂丛损伤也见于肩颈部枪弹、弹片炸伤等火器性贯通伤或非贯通伤，刀刺伤、玻璃切割伤、药物性损伤及手术误伤等。此类损伤多较局限，但损伤程度较严重，多为神经根干部断裂。可伴有锁骨下、腋动静脉等损伤。锁骨骨折、肩关节前脱位、颈肋、前斜角肌综合征、原发性或转移至臂丛附近的肿瘤也可压迫损伤臂丛神经。

二、解剖概要

臂丛神经是支配上肢的重要神经，由第5、6、7、8颈神经和第1胸神经组成（以下称 C_5、C_6、C_7、C_8 及 T_1。上述神经根穿出椎间孔后，经前斜角肌与中斜角肌之间穿出。组成三条臂丛神经干。C_5、C_6 合成上干；C_7 为中干；C_8 及 T_1 合成下干。三干在锁骨中1/3后方，各自分成前后两股。三个后股合成后束。上、中干的前股合成外侧束。下干的前股单独成内侧束。这三束分别延伸到腋动脉的后、外、内侧，并以此而得名。自后束发出到上肢的神经有腋神经和桡神经。外侧束发出肌皮神经和正中神经外侧头。内侧束发出正中神经内侧头、尺神经、臂内侧皮神经和前臂内侧皮神经。正中神经外、内侧头合成正中神经。

三、临床表现与诊断

臂丛神经损伤后，主要表现为损伤神经支配区的肌肉瘫痪、感觉障碍等。由于外力作用的方式、损伤部位不同，临床可见以下三种类型。

(一)上干损伤

上干损伤又称上臂型损伤。伤时外力作用于肩上,而头部向对侧猛然侧屈时,易造成臂丛上干损伤。主要表现为颈5、6、7神经根所支配的肌群麻痹,如肩胛背神经支配的大、小菱形肌和肩胛提肌,胸长神经支配的前锯肌可出现瘫痪。

(二)下干损伤

上肢过度外展、外旋受到强力牵拉时,易伤及臂丛下干,又称为前臂型或下臂型损伤。表现为第7、8颈神经根和胸1神经根损伤。即环指、小指屈伸功能障碍,屈腕功能障碍。有时出现霍纳(Horner)征。表现为患侧睑下垂,眼裂变窄,瞳孔缩小,面颈部无汗等。

(三)全臂型损伤

暴力过大,臂丛神经损伤广泛,可造成上肢运动与感觉全部麻痹。如果损伤接近椎间孔可出现霍纳(Horner)征。

四、治疗

(一)一般治疗

对常见的牵拉性臂丛损伤,早期以保守治疗为主观察时期一般在3个月左右。在观察期间应特别注意下列问题的处理:

1. 感觉丧失的保护

对颈5~7根性损伤,虽然手的功能基本存在,但拇、食指感觉存在障碍,对手的精细功能也有一定的影响。颈8胸1根性损伤虽拇、食指感觉功能基本存在但手的功能基本丧失,4~5指感觉也消失,易受进一步损伤如碰伤或烫伤,在失神经支配的皮肤损伤后修复较困难,因此必须保护失神经支配的皮肤,可穿戴防护手套,训练用健手试探接触物体温度的习惯,经常涂用油脂性护肤霜。

2. 疼痛的治疗

虽然臂丛损伤患者较少发生严重的疼痛,但一旦发生疼痛,治疗也较困难,这种疼痛健康搜索一般呈灼性痛,在枪弹伤及部分根性撕脱伤患者中较多见,取出神经中弹后切断部分损伤的神经及神经瘤重接神经是缓解这类疼痛的主要方法,臂丛神经封闭、颈交感神经节封闭及手术切除以及针灸、各类止痛药物的应用仅短暂缓解疼痛。

3. 肿胀的防治

臂丛损伤的患者肢体肌肉失去运动功能后同时失去对肢体静脉的挤压回流作用,特别是肢体处于下垂位和关节极度屈曲位,及腋部有瘢痕挛缩,加重肢体静脉回流障碍,因此用三角巾悬吊肢体,经常进行肌肉被动活动,及改变关节位置解除腋部瘢痕挛缩(理疗或手术方法),是防治肢体肿胀的主要方法。

4. 信心的树立

大多数臂丛损伤后,对一个正处于青春活力追求理想的年轻患者是极其痛苦的。因此,应该给这类患者以高度的同情心,鼓励他们战胜病痛的决心;以高度的责任心在肉体上帮助他们战胜病痛的信心;以高度的进取心去解决臂丛损伤后手功能恢复的世界难题,使他们重返劳动岗位,真正成为社会大家庭中幸福的成员。

5.肌肉及关节囊挛缩的防治

神经损伤后肌肉失去神经营养发生肌肉萎缩随着时间的推移，萎缩程度不断加重，最终将发生不可逆的肌肉变性，肌组织纤维化，即使神经再生进入终板也无法支配纤维化的肌肉，失去运动功能，故在神经损伤后如何防治肌萎缩治疗中的一个重要环节。应用被动活动、电刺激、理疗措施虽有一定延缓作用，但无法阻止肌萎缩进程由于动力肌的麻痹相应关节失去平衡，处于非功能位，长期必然发生关节囊挛缩给神经再生后功能恢复造成障碍，为此，应注意肢体关节的功能训练，在损伤未恢复前关节功能位的维持十分重要。

6.神经营养药物应用的长期性

神经损伤后发生一系列的变性及再生过程健康搜索，其中关键的变化是神经元细胞在神经轴突再生过程中合成蛋白、磷脂及能量供应的增加健康搜索为此需要供应大量的B族维生素（维生素 B_1、维生素 B_6、维生素 B_{12} 等）及扩张神经内微血管的药物（地巴唑）。中药的活血理气方剂也有较好的作用由于神经再生是个缓慢过程，再生速度为1mm/d，这些药物均应长期应用。神经生长因子(NGF)类药物虽在实验中有一定的促进神经再生作用，但制剂的生物性能的稳定性，应用方法的可靠性及临床应用健康搜索的有效性，均有待探讨。

(二) 手术治疗

1.手术指征

(1)臂丛神经开放性损伤切割伤、枪弹伤、手术伤及药物性损伤：应早期探查手术修复

(2)臂丛神经对撞伤牵拉伤及压砸伤：如已明确为节前损伤者应及早手术，对闭合性节后损伤者，可先经保守治疗3个月在下述情况下可考虑手术探查：保守治疗后功能无明显恢复者；呈跳跃式功能恢复者如肩关节功能未恢复，而肘关节功能先恢复者；功能恢复过程中，中断3个月无任何进展者。

(3)产伤者：出生后3个月至半年内无明显功能恢复或功能仅部分恢复，即可进行手术探查。

2.术前准备

除一般术前常规检查外尚应做如下检查，包括X线胸透与胸片了解膈肌活动及抬高情况、肺功能测定及斜方肌功能状态测定等。

第三节 正中神经损伤

正中神经由颈5～8与胸1神经根的纤维构成。从臂丛神经外侧索分出的外侧根，和从内侧索分出的内侧根，两者共同组成正中神经，正中神经支配前臂屈侧的大部分肌肉，以及手内桡侧半的大部分肌肉和手掌桡侧皮肤感觉。正中神经损伤较多见。少数病例与尺神经同时受伤。

一、病因

正中神经于腕部和肘部位置表浅，易受损伤。正中神经损伤见于15%的上肢骨骼并神经复合伤。最常见的损伤原因为肘关节脱位或继发于腕及前臂损伤后的腕管内，特别是腕部切割伤较多见。还可见于肱骨骨折、止血带过紧、Struthers韧带压迫、腕管综合征、桡骨远端骨折

后骨痂压迫或者前臂的某些发育异常。正中神经损伤常引起痛性神经瘤和灼烧性神经痛。从感觉的角度看，它比尺神经引起的伤残更严重，因为它影响手指的精细随意运动。

二、病理机制

正中神经由臂丛内、外侧束的正中神经内、外侧头组成，于喙肱肌起点附近移至腋动脉前方，在上臂肱动脉内侧与之伴行。在肘前方，两者通过肱二头肌腱膜下方进入前臂，穿过旋前圆肌肱骨头与尺骨头之间，于指浅屈肌与指深屈肌之间下行，发出分支支配旋前圆肌、指浅屈肌、桡侧腕屈肌、掌长肌。在旋前圆肌下缘发出骨间背侧神经，沿骨间膜与骨间掌侧动脉同行于指深屈肌与拇长屈肌之间，至旋前方肌，发出分支支配上述三肌。其主干至前臂远端于桡侧腕屈肌腱与掌长肌腱之间，发出掌皮支，分布于掌心和鱼际部皮肤。然后经过腕管至手掌部发出分支，支配拇短展肌、拇短屈肌外侧头、拇指对掌肌和1、2蚓状肌，3条指掌侧总神经支配桡侧3个半手指掌面和近侧指关节以远背侧的皮肤。锐器伤导致正中神经部分或完全断裂，压迫伤可导致正中神经传导障碍或神经轴索断裂，很少见神经完全断裂。

三、临床表现

（一）腕部正中神经损伤

1. 运动

三个鱼际肌即拇对掌肌，拇短展肌及拇短屈肌浅头瘫痪，因此拇指不能对掌，不能向前与手掌平面形成90°，不能用指肚接触其他指尖，大鱼际萎缩、拇指内收形成猿手畸形，拇短屈肌有时为异常的尺神经供给。

2. 感觉

手部感觉丧失以正中神经伤影响为最大。伤后拇、食、中指、环指桡侧半掌面及相应指远节背面失去感觉，严重影响手的功能，持物易掉落，无实物感，并易受外伤及烫伤。

3. 营养改变

手指皮肤、指甲有显著营养改变，指骨萎缩，指端变小变尖。

（二）肘部正中神经损伤

1. 运动

除上述外，尚有旋前圆肌、桡侧腕屈肌、旋前方肌、掌长肌、指浅屈肌、指深屈肌桡侧半及拇长屈肌瘫痪，故拇指食指不能屈曲，握拳时此二指仍伸直，有的中指屈一部分，食指及中指掌指关节能部分屈曲，但指间关节仍伸直。

2. 感觉与营养改变同前。

（三）疾病症状

损伤部位多在腕部或前臂，在上臂或腋部受伤者较少见。若伤在腕部或前臂（肌支发起处远端），主要表现是 拇指不能外展 和对掌、对指。 手掌的桡侧半 感觉障碍，但其感觉缺失仅限于示、中指远半掌面与背面的皮肤。晚期，大鱼际肌萎缩，并形成猿形手畸形。若损伤部位在肘部或其以上部位时，除上述症状外，指浅屈肌和桡侧半指深屈肌麻痹。因此，拇、食指处于伸直位，不能屈曲，中指因与环指深屈肌腱之间有腱束相连，而有某些程度的屈曲。因桡侧腕屈肌与掌长肌麻痹，腕虽能屈，因尺侧腕屈肌代偿，但屈腕时向尺侧偏斜。前臂旋前运动也因旋前圆肌和旋前方肌 麻痹 受到明显影响或不能旋前。晚期，前臂屈肌群萎缩。

四、诊断

主要依靠病史和临床检查来明确诊断。明确的外伤史非常重要。如果没有外伤史，引起神经损伤的病史对于病因的诊断非常必要。

正中神经支配的肌肉的检查对于明确诊断非常关键，而检查肌肉功能是有一些基本的方法。如前臂能抗阻力主动维持在旋前位，说明旋前圆肌是正常的。如腕关节能主动维持在屈曲位，并可触及桡侧腕屈肌的收缩，则该肌是完好的。与此相似，如在腕中立位、拇指内收位，拇指的指间关节能抗阻力维持在屈曲位，则拇长屈肌是有功能的。指浅屈肌的检查可在其余各指维持被动伸展位时分别进行。虽然拇指的对掌运动很难确定，但如果拇指能主动地维持掌侧外展位，并可触及拇短展肌的收缩，即可确认该肌是有功能的。蚓状肌的功能不能单独测试出，因为该肌无法触及，且在功能可能与骨间肌相混淆。不能仅仅凭借对动作的分析即认为神经供应是完好的，就会出错，因为这可能是替代动作或假动作，如许多患者支配拇对掌肌的神经完全离断，对掌肌麻痹，仍能完成拇指对小指的对掌活动。

正中神经的最小自主神经支配区是食指及中指远端的背侧面和掌侧面。碘淀粉试验及茚三酮试验对诊断有帮助。自主神经营养性改变如脱水、皮肤萎缩及手指因指腹萎缩而变薄也提示存在感觉障碍。在怀疑患者有旋前圆肌综合征时，以下三种抗阻力试验会有所帮助：①肘关节屈曲位前臂抗阻力旋前，然后逐渐伸直肘关节时，如产生症状说明神经病变位于旋前圆肌；②指浅屈肌收缩，单独屈曲中指，如产生桡侧三个半手指的感觉异常和麻木，提示卡压部位在指浅屈肌腱弓处；③肘关节的抗阻力屈曲旋后运动可以检查神经是否在肱二头肌腱膜处卡压。实施旋前肌压迫试验时，将拇指置于旋前圆肌近侧缘的近端外侧进行挤压，如 30 s 内发生正中神经分布区的疼痛和感觉异常为阳性。其他提示旋前圆肌综合征的体征包括：旋前圆肌压痛、僵硬或明显膨大，叩击肌腹近端出现阳性 Tinel 征，正中神经支配的手外在肌或内在肌不同程度的无力，有时在肱二头肌腱膜表面前臂外形可见凹陷状。旋前圆肌综合征神经传导检查结果往往是正常的。

骨间前神经综合征可以有不同的症状或体征。典型患者会有前臂近端持续数小时的疼痛，检查时可见拇长屈肌以及食指、中指的指深屈肌、旋前方肌的麻痹和无力，前臂屈肌群及大鱼际肌的萎缩。在患者完成握持动作时，不能主动屈曲食指远端指间关节。肌电图检查、茚三酮试验及临床检查有助于鉴别该综合征。

五、治疗

正中神经挤压所致闭合性损伤，应予短期观察，如无恢复表现则应手术探查。如为开放性损伤应争取行一期修复，错过一期修复机会者，伤口愈合后亦应尽早手术修复。神经修复后感觉功能一般都能恢复，拇指和示、中指屈曲及拇指对掌功能不能恢复者行肌腱移位修复。

如正中神经高位损伤延误 9 个月、低位损伤延误 12 个月之后进行修复，则手内在肌的运动功能不可能恢复。超过上述时限，虽然有用的感觉恢复机会极少，但延迟至两年时缝合仍可能出现感觉恢复。对成人，旋前圆肌以上损伤感觉功能恢复的延迟时限约为 12 个月，屈拇长肌以下损伤为 9 个月。然而在儿童，进一步延长时限，感觉功能仍有可能恢复。因为感觉功能的恢复非常重要。如在预期的时间内感觉没有恢复，则可能需要行二次手术，因为这是使感觉获得恢复的唯一办法。

第四节 坐骨神经损伤

坐骨神经由 L4、5 和 S1、2、3 神经根组成。损伤原因多由股部或臀部火器伤引起，有时髋关节脱臼和骨盆骨折亦可合并坐骨神经损伤。

一、病因

髋关节后脱位、臀部刀伤、臀肌肉挛缩手术伤以及臀部肌注药物均可致其高位损伤。

药物注射性损伤特别是注射青霉素，健康搜索是导致坐骨神经损伤的最常见的病因，又称医源性坐骨神经损伤，好发于儿童，其损伤原因与注射部位不当直接损伤或药物剂量太大刺激坐骨神经有关；锐器伤、髋臼骨折骨盆骨折以及髋关节脱位特别是后脱位亦是导致坐骨神经损伤的常见病见。

二、临床表现与诊断

坐骨神经损伤可出现所支配的肌群麻痹。膝关节的屈肌群、小腿和足部的全部肌群瘫痪。大腿的后侧、小腿后侧及外侧和足部的全部感觉消失，膝、踝部腱反射消失。

三、治疗

臀部坐骨神经损伤是周围神经损伤中最难处理和疗效最差的损伤之一。其各段损伤与局部解剖关系密切 治疗应持积极态度 根据损伤情况，采取相应的治疗方法。药物注射伤应争取尽早行神经松解术，生理盐水反复冲洗，术后采用高压氧治疗 可有效促进损伤坐骨神经再生修复 患者年龄越小，手术越早，效果越好；如为切割伤等锐器伤，应一期修复，行外膜对端吻合术，术后固定于伸髋屈膝位 6～8 周；如为髋关节脱位或骨盆骨折所致的坐骨神经损伤，早期应复位减压，解除压迫，观察 1～3 个月后 根据恢复情况 再决定是否探查神经；如为火器伤，早期只做清创术，待伤口愈合后 3～4 周 再行探查修复术。晚期足踝部功能重建可改善肢体功能修复神经对促进感觉及营养恢复意义较大，可防治营养性溃疡。坐骨神经的显露如下述臀部及股上部坐骨神经的显露俯卧体位。手术步骤如下。

（一）切口

自髂后上棘下外 4～5 cm 处斜向下外，经股骨大粗隆内侧约 2 cm 处呈弧形向内至臀皱襞远侧中点处，再沿股后正中线向下切开至需要的长度

（二）显露坐骨神经

切开臀筋膜，分开臀大肌直至股骨大粗隆处，再纵行切开股部筋膜至臀皱襞处。切断臀大肌外侧附丽于髂胫束及股骨的腱性纤维 将臀大肌连同其神经血管翻起 以显露坐骨神经及梨状肌 必要时切断梨状肌，以显露坐骨神经在梨状肌深面的部分。可用咬骨钳咬除部分骶骨或髂骨，显露坐骨神经出骨盆处。

第五节 股神经损伤

股神经起自腰丛，由腰2、腰3、腰4神经前支后股组成。它由腰大肌外缘穿出，向下斜行于髂筋膜深面，在腰大肌与髂肌之间到达股筋膜鞘，在髂窝内发出髂肌支及腰大肌支。主干经腹股沟韧带深面、髂腰肌表面，由肌间隙进入股三角，位于股动脉的外侧。股神经穿过腹股沟后2～3 cm，分出前支和后支，前支又分为股内侧皮神经和股中间皮神经，支配股前内侧皮肤，并发出运动支支配缝匠肌和趾骨肌；后支先分出肌支配股四头肌，后分出一皮神经，即隐神经。隐神经伴随股动脉、股静脉由股三角进入内收肌管，自该管的下端穿出筋膜，在膝部位于缝匠肌之后，然后行于皮下与大隐静脉伴行到达内踝。引起股神经损伤的原因以枪击伤、刀刺伤、医源性损伤等多见。

一、病因

股神经损伤较少见，常由下腹部的穿刺伤引起，且多为手术伤。由于股神经和髂动脉彼此邻近，所以它们可能同时损伤。由于关注出血，而且即使股神经完全损伤，膝关节仍然主动伸直，所以股神经的损伤常易漏诊。血友病、抗凝治疗或创伤引起的腹壁血肿也可引起股神经病变，股神经的分支可在骨盆骨折时发生挫伤或牵拉伤。患者俯卧位手术时，必须注意避免该神经过度受压。

二、病理机制

股神经来自腰丛，由L_2、L_3，和L_4神经根前支的后股组成，沿髂肌表面下行，穿腹股下肢神经损伤沟韧带并于其下3～4 cm、股动脉外侧（股管）分成前、后两支，前支分成中间皮神经和内侧皮神经，支配大腿的前内侧皮肤。前支的运动支支配趾骨肌和缝匠肌。后支发出隐神经，伴股血管于缝匠肌深面向远端走行，穿收肌管，沿膝关节内侧穿出筋膜而行于皮下，支配小腿前内侧面的皮肤，向远端直至内踝和足弓。后支的肌支支配股直肌、股外侧肌、股内侧肌和股中间肌。穿刺伤或手术切割伤可以导致股神经部分或完全断裂，近端发生逆行性退变，远端发生Wallerian变性。挫伤和牵拉伤可能导致股神经的传导功能障碍，或者神经轴索断裂。

三、临床表现

1.大腿前侧和小腿内侧感觉障碍。

2.膝腱反射减弱或丧失。

3.膝关节不能伸直，股四头肌萎缩。

四、诊断

大腿前方的肌肉萎缩易于发现。患者通常能抗重力轻易伸展膝关节，并能站立及行走，特别是在水平地面时，因为腓肠肌、阔筋膜张肌、股薄肌及臀大肌可以协助稳定下肢。但患者在爬坡或上楼梯时，通常行走较为困难。

股神经的自主支配区通常为髌骨内上方的小片区域，而大腿的前侧及隐神经支配区，最多仅有不同程度的感觉减退。将针式电极插入股神经附近进行电刺激检查对评价其功能是有价值的。

五、治疗

根据肌电图的特点及改变，定性判断股神经损伤的情况，分析股神经损伤的原因，通过血肿消除神经松解术、神经缝合术、神经移植术等针对治疗对股神经损伤进行修复。

第六节 肱动脉损伤

肱动脉损伤好发于儿童，主要引起前臂及手部肌群的缺血性挛缩，一旦肱动脉完全受阻，由于肘关节血管网血供不足，前臂远端肌群缺血性坏死，为了避免这种永久性残疾的后遗症，应运用各种检查手段，包括手术切开探查等，避免这一严重后果。

一、病因及发病机制

(一) 发病原因

除枪，弹可致伤外，局部骨折刺伤亦较常见。

(二) 发病机制

肱动脉上接腋动脉 (大圆肌下缘)，下方止于肘窝下 2.5 cm 处；再向下则分成尺动脉及桡动脉两支，其损伤发生率高，除枪伤及弹片伤外，肱骨干及肱骨髁上骨折是平时造成其受损的常见原因，在肱骨中段易伴有桡神经及正中神经损伤，在髁上部则主要以正中神经受累为多见，总的伴发率可达 60% ~ 70%。

二、临床表现

其具有血管损伤之基本症状，对各动脉段应注意以下特点。

(一) 肱动脉下段损伤

临床上最为多见，好发于儿童，尤以肱骨髁上骨折时，主要引起前臂及手部肌群的缺血性挛缩，称之为 Volkmann 缺血挛缩，以致造成残废后果。

(二) 肱动脉中段损伤

除多见于肱骨干骨折外，经肱动脉穿入导管及经皮穿刺等亦可继发引起血栓形成，以致前臂及手部出现同样后果；在此情况下，正中神经亦易出现功能障碍。

(三) 肱动脉上段损伤

较前两者少见，由于肩关节血管网的侧支较丰富，因之一旦阻塞，其对肢体施供的影响较前两者为轻。

三、诊断

按照前述之诊断要点，肱动脉损伤的诊断一般多无困难，关键是要求尽早确诊，尤其肱骨髁上骨折合并血管损伤或是肱动脉中段有损伤可疑者。一旦肱动脉完全受阻，由于肘关节网血供不足而无法逃脱前臂以远肌群缺血性坏死的厄运，为了避免这种永久性残废的后遗症，应运用各种检查手段，包括手术切开检查等，如此方可避免这一严重后果。

四、治疗

(一) 立即消除致伤原因

在上肢,对有移位之肱骨髁上骨折或其他部位骨折立即复位,一般采取手法复位加克氏针骨牵引术,并对比操作前后桡动脉搏动改变情况。

(二) 作好术前准备

因肱动脉损伤后果严重。争取时间是获得最佳疗效的首要条件。在此前提下,临床医师在采取各种有效措施的同时应做好手术探查及治疗的准备工作,以将并发症降低到最低限度。

(三) 手术应保持血流通畅

由于肱动脉对远端血供的重要意义,手术一定要彻底,对受损的血管,尤其是内膜或弹力层受累者,不应采取姑息态度,需要移植大隐静脉或其他血管时应当机立断,并注意血管吻合技术力争完美,以保证血管的通畅。

(四) 兼顾骨折的处理

由于肱动脉损伤之原因大多为相应节段肱骨骨折所致,因此,为避免二次损伤,对骨折局部应同时予以处理。一般情况下,开放复位及内固定是首选的治疗方法。

(五) 重视手术后处理

由于该部位解剖关系较复杂,特别是肘关节的体位及上肢固定方式方法的选择较多,因此,在肱动脉恢复血流后,既应注意对血管通畅情况的观测,更应注意在术后处理上应尽力避免影响血管通畅的各种因素,尤其是肱骨髁上骨折复位后的位移将是造成肱动脉再次受损的常见原因。

五、预后

经处理后,肱动脉通畅者预后较好。如肱动脉受阻或结扎,或肢体远端肌肉已出现缺血性改变时,则可引起Volkmann缺血性挛缩而呈现患肢的永久性病废。

第七节 股动脉损伤

股动脉损伤是四肢血管损伤中比较常见的一种,治疗措施的正确与否直接关系到伤者的预后,不当的处理会造成不可逆的后果,如截肢,甚至危及生命。

一、病因及发病机制

(一) 病因

多为股骨骨折刺伤。战时的穿通伤亦可伤之。

(二) 发病机制

股动脉起自髂外动脉。于腹股沟中点下方开始至下方内收肌裂孔处延至腘动脉;在这过程中。股深动脉主干又分出旋股外侧动脉。旋股内侧动脉和穿动脉。除战时穿通伤外。平时多因股骨干骨折时锐刺刺伤或其他锐器引起。以股(浅)动脉多见。亦可引起股动脉与股静脉同时受损而引起动静脉瘘;刺伤引起股动脉管壁部分破裂。于后期有可能形成假性动脉瘤或是继发性血栓形成。股动脉受阻后侧支循环主要依靠股深动脉所形成的动脉网；因此。在此段或其上方受损。则所引起的肢体坏死率可高达80%。

二、临床表现

视伤情不同差异较大。

(一) 开放性创伤

无论何段股动脉出血，均可因喷射性或搏动性出血而立即出现休克，甚至死亡。此种类型在临床上属于最为严重之病例，应高度重视，全力救治，以免引起无法挽回之后果。

(二) 闭合性动脉裂伤

如管壁断裂或部分断裂则大腿迅速出现进行性肿胀，且有与脉搏相一致的搏动可见（后期则无），同时出现足背动脉搏动消失及其他肢体症状。其失血量大多在1 000～1 500 mL以上，因此亦多伴有休克症。

(三) 股动脉壁挫伤或内膜撕裂伤

此种类型临床上多见，管壁也可能被刺破而迅速闭合（裂口大多较小，且与血管走行相平行），除骨折症状外，早期血管受损症状多不明显，但于后期则出现假性动脉瘤。由于受损动脉多处于痉挛状态，下肢表现缺血症状及足背动脉搏动消失。

(四) 股动脉造影术

此种检查对损伤判定具有重要意义，但急诊病例易引起意外，且病情也不允许，因此在一般情况下不宜进行，只有在以下状态方可酌情选用。

1. 诊断目的

为判明受损动脉的部位，并与治疗方法选择密切相关的；对假性动脉瘤及动静脉瘘的判定。此时一般多采取从对侧股动脉穿刺插管，经腹主动脉进行造影。

2. 治疗目的

以术前定位为目的，确定股动脉受损的确切部位及分支；术中造影明确血管受损与否及其程度。此时多从伤侧股动脉远端逆行插管（可用指压法阻断近侧股动脉）进行造影检查。

三、诊断

根据外伤史、骨折类型及特点、临床表现及足背动脉搏动减弱或消失，一般不难以做出诊断，个别困难者可选择地采用血管造影术。

四、治疗

因股动脉阻塞后肢体坏死率高。因此要求尽早采取有效措施。积极恢复股动脉的正常血供。

(一) 将股动脉再通列为治疗之首要目的

一旦确定或无法除外动脉损伤时。必须在处理骨折或其他损伤之同时。将探查股动脉列为首条。并在有利于股动脉修复前提下采取综合措施。

(二) 充分准备下进行探查术

尤其是高位股动脉损伤。由于口径粗。出血量大。在探查前应在人力、血源及手术步骤安排上作好充分准备。原则上应首先控制股动脉上端血供来源。如病情需要。包括髂外动脉应酌情予以阻断。而后再逐层切开。由浅（股动脉上端较浅）及深（下端股动脉深在）进行检查。

(三)无张力下修复血管

股动脉走行较为松弛。一般性损伤多可行端-端吻合。如血管壁挫伤或内膜撕裂面积较大需将其切除时。则应以自体静脉移植修复。

(四)妥善处理骨折

因大腿肌肉丰富。对股骨骨折在复位后。必须予以坚强内固定。多选用髓内钉。以防因骨折复位而影响血管吻合口的通畅和正常愈合。

(五)切勿随意结扎股动脉

由于股动脉阻塞后的高截肢率。即便是股动脉全长受阻。也仍应以静脉移植重建为主。除非在战争或大型灾害情况下为挽救生命采取的措施(也仍应先选择临时阻断处理)。

(六)对伴行的股静脉损伤

应同时予以修复。其对减轻外周血流阻力及保证动脉通畅具有重要作用。尤其是中老年患者中深静脉支大多处于欠通畅之病例。

五、预后

股动脉再通后一般预后良好，对继发性动静脉瘘及假性动脉瘤如能早期诊断，及时治疗，预后亦佳。忽视伴行股静脉的通畅，将因血液回流受外周阻力的增加而影响肢体的正常功能。在治疗中如吻合口狭窄，将影响疗效，对此情况应再次手术矫正。

(冯永建)

第二十四章 骨科翻修技术

第一节 全膝置换翻修术中骨缺损的处理

全膝置换翻修术中对大块骨缺损的处理一直是一个巨大的挑战。导致骨缺损的因素很多，包括松动假体的沉降、应力遮挡效应、假体周围骨溶解和坏死，以及感染等。全膝置换翻修术的目的在于尽量保留患膝骨量、纠正冠状面和矢状面的对线、恢复患膝屈－伸活动的平衡、改善韧带的稳定性和获得假体－骨界面的稳定性等。目前可选择的骨缺损处理方法包括骨水泥螺钉重建、假体垫块重建、同种异体骨打压植骨或结构性重建以及干骺端袖套和锥形补块等，需根据股骨和胫骨骨缺损的大小和位置进行选择。本文对全膝置换翻修术中各种骨缺损的处理方法进行了综述。

一、术前评估

术前评估的目的在于厘清前次手术失败的机制以避免在翻修术中重蹈覆辙。翻修术后如果依然存在无法解释的疼痛，将引起患者极大的不满，所以翻修前确定前次手术的失败机制具有非常重要的意义，将有助于判断患膝周围骨和软组织结构的缺损并相应的制定术中重建计划。术前评估中，术者需确定患者的症状是否由前次全膝置换失败所引起，并将其与其他外在因素（如髋关节和脊柱的病变）所致的疼痛症状区分开。同时还需排除一系列的全膝置换翻修术的禁忌证，包括感染、夏科氏关节、神经肌肉疾病和严重的内科疾患等。

整个术前评估的流程应从详细回顾病史和临床查体开始。应对前次手术记录进行细致的分析，包括所采用的术式、软组织松解的范围和程度、所使用假体的型号和类型等。为排除感染，还应进行全血细胞分类和计数、ESR（红细胞沉降率）、C-RP（C反应蛋白）等辅助检查。同时，还推荐常规进行膝关节穿刺，对关节液进行培养和分类计数。如果关节液白细胞计数 ≥ 2 500/mm^3 且分类计数显示中性粒细胞比例 ≥ 66%，则高度提示感染。对关键影像学资料的分析同样有助于制定翻修手术计划。通过负重前后位片、侧位片以及 Merchant 髌骨轴位片，可以全面了解股骨和胫骨假体型号、位置及固定情况，可评估关节周围骨量丢失的程度，并可对髌骨的高度及冠状面上的位置进行测量。X线评估往往会低估骨量丢失的程度，需要予以注意。通过双下肢全长片，可对患肢的对线情况进行测量并了解长骨的畸形程度。而 CT 扫描资料则可更精确的评估骨量丢失程度和假体的旋转对线等情况。

二、骨缺损的分型

已有多种针对骨缺损的分型系统，但骨缺损的范围、形态和体积均有待术中取出假体后方能最终确定。骨缺损可被简单地分为包容性和非包容性骨缺损。包容性骨缺损周围仍有完整的骨皮质进行包绕，翻修时可通过颗粒骨植骨或骨水泥螺钉进行填充。而非包容性骨缺损周围的骨皮质部分或全部丧失，通常需要通过组配式假体垫块、结构性植骨或干骺端金属袖套或锥形补块进行重建。

安德森骨科研究所分型系统(AORI)是广为接受的骨缺损分型系统,广泛应用于全膝置换翻修术中对骨缺损的评估。此系统将股骨远端和胫骨近端的骨缺损分为3型。AORI Ⅰ型骨缺损程度较轻,较典型的情况是缺损区周围骨皮质完整,关节线位置接近正常,无或仅有轻度假体沉降。此型骨缺损的处理,可根据情况选择增加截骨量(消除骨缺损)、稍偏移假体位置(避开缺损)、颗粒骨植骨或骨水泥螺钉(填充骨缺损)等方法。AORI Ⅱ型的缺损程度较Ⅰ型更重,根据骨缺损涉及的范围可进一步细分为2个亚型,涉及1侧间室的为ⅡA型,涉及2侧间室的为ⅡB型。AORI Ⅱ型骨缺损周围的骨皮质可保持完整或部分缺失,通常呈现为干骺端的中心性或周围性骨结构缺失。常伴有关节线位置的改变或假体下沉,而侧副韧带的股骨和胫骨止点均保持完整。AORI Ⅱ型骨缺损病例,如果缺损相对较小仍可沿用AORI Ⅰ型骨缺损的处理方式。如果骨缺损程度较重,还可根据具体情况选择结构性植骨、假体垫块、干骺端袖套或锥形补块等方式以恢复关节线的正常位置。AORI Ⅲ型是干骺端骨结构缺失最严重的类型,缺损区周围的骨皮质大量缺失,侧副韧带的止点缺失。通常需要采用限制性假体进行翻修。处理此型骨缺损的方法包括结构性同种异体骨重建、干骺端袖套或锥形补块重建、髁替代型铰链式假体翻修或截肢。

三、骨缺损治疗策略的选择

(一)增加截骨量或偏移假体

增加胫骨近端或股骨远端的截骨是一种非常简便的消除骨缺损的方法。但需要注意的是,在行初次置换时已进行了截骨且而置换失败和取出假体均会导致进一步的缺损。过度截骨会降低残留松质骨的支撑强度并被迫选用较小型号的胫骨假体。Harada等已经证实,胫骨截骨超过软骨下骨平面5 mm即可使胫骨的支持强度明显下降。而采用较小的胫骨假体则可进一步减少有效固定面积并相应的增加胫骨基座和骨水泥骨界面的负荷。基于上述原因,在全膝翻修时仍应避免去除过多的骨量。本文作者推荐在股骨侧或胫骨侧可增加1～2 mm的截骨量,而剩余的骨缺损则可通过其他方式进行处理,将在后面的内容中进行讨论。将胫骨假体在冠状面上进行偏移以避开缺损区并获得更有效的骨性支持,是另外一种处理胫骨侧较小骨缺损(5 mm)的方法。而偏移后如果仅能使用较小的胫骨假体会造成不利影响。胫骨基座-骨界面上松质骨的比例过高同样会增加假体下沉的风险。同时,胫骨基座的偏移会对韧带的动力学造成影响。例如,通过胫骨基座内移以避开外侧平台骨缺损,可使胫骨结节相对外移从而增加髌骨关节失稳的风险。一般的观点认为,胫骨基座偏移的幅度应控制在3 mm以内。而本文作者在胫骨基座外移幅度上更加保守,常将其控制在2 mm以内。同时也不推荐使用较小尺寸的胫骨基座以适应胫骨假体的偏移。在股骨侧因为存在髌骨失稳和侧副韧带磨损的风险,很少考虑进行假体偏移。而且使用较小型号的股骨假体可导致屈曲间隙增大和关节线抬高。

(二)骨水泥和螺钉重建

高龄患者的膝关节小量骨缺损可用PMMA骨水泥和螺钉进行重建。骨水泥填充骨缺损后用螺钉进行加强,可进一步增加结构强度。此法更适用于面积≤10%髁面积的周围性缺损或小的中心性缺损。这是一种非常简单、经济和易操作的骨缺损处理方法。但骨水泥使用量过大,在骨水泥单体聚合发热时会对周围的骨组织造成潜在的热损伤。而在非包容性缺损区周围存在硬化骨时,将很难对骨水泥进行有效的加压。同时,PMMA固化过程中体积会减少约2%,

可能削弱对假体的支撑强度。虽然与其他常用的内植物或金属垫块相比，PMMA对负荷的传导能力更差，但是至少在初次置换中仍取得了不错的效果。在一项研究中，共对47例使用PMMA和螺钉填充骨缺损的TKA病例进行了平均6.1年的观察。结果显示：虽然有30例患膝在假体周围出现透亮线，但均未进一步发展，且没有一例出现假体松动。同一作者的另一篇报道中共有125例胫骨内侧存在较大缺损的病例，全膝置换术中均使用PMMA和螺钉进行重建。截止至术后平均7.9年，仅有2例出现内翻塌陷手术失败，其余病例均未出现假体松动。根据上述结果，该作者认为：PMMA和螺钉重建缺损区，可用于AORI I型病例和涉及面积＜50%髁宽度和深度＜10mm的AORI II型病例。

（三）自体或同种异体颗粒骨填充

同种异体颗粒骨或自体骨经过简单的塑形即可用于骨囊肿和小面积包容性骨缺损的填充。年轻患者可能面临多次翻修，对骨量的保持要求更高，所以植骨填充也是非常有吸引力的选择。在处理大量骨缺损时，植骨填充比采用金属垫块更具费效比，同时其对生理性负荷的传导能力也强于PMMA。植骨所用的自体骨可来自股骨髁、髁间窝的截去部分也可从髂嵴取骨。而同种异体骨的来源相对更多，可根据植骨量的大小选择股骨头、胫骨平台或股骨髁，且可为新鲜冰冻骨、经射线灭菌的冰冻骨或冻干骨等。但植骨填充骨缺损会面临骨不连、畸形愈合或晚期塌陷的风险。如果采用同种异体骨还会存在较小的疾病传播的风险。根据Whiteside的报道，共有56例非骨水泥型全膝置换翻修病例接受了同种异体颗粒骨植骨。在术后2年时，15例接受股骨侧植骨和20例接受胫骨侧植骨的患膝中均可观察到新骨小梁形成。56例患膝中的47膝(84%)无疼痛或仅有轻度，另9例(16%)有中重度疼痛。Lotke等在一项前瞻性研究中，对48例因实质性骨缺损而接受同种异体骨打压植骨的病例进行了观察。术后X线评估结果显示，移植骨均已发生了整合和重塑，且无一例出现机械性失败。但需要注意的是，在他们的观察中共出现了6例并发症，包括2例感染和2例假体周围骨折。松质骨颗粒最好用于填充AORI I型和II型的包容性骨缺损，这样植骨后松质骨粒可被束缚于原位，经进一步压实后可起到一定程度的结构性支撑作用。对于面积较大的AORI II型包容性骨缺损，可通过打压植骨技术进行填充，并使用带延长杆的假体以进一步分散应力。对于缺损区周围骨皮质存在缺损的AORI II型骨缺损病例，可在皮质骨缺损处用金属网进行覆盖，将其变为包容性骨缺，然后按照前述方法进行处理。

（四）假体垫块

假体垫块最常用于中等大小的非包容性单髁(Type-II A)或双髁(Type-II B)骨缺损。胫骨侧的金属垫块有多种形状以供选择，包括半平台矩形垫块、半平台楔形垫块以及全平台成角垫块等等。Chen和Krackow已经证实，改变缺损区的形态可对整个结构的僵度造成影响。他们通过观察发现，使用矩形垫块可更有效的降低剪切应力，从而获得较楔形垫块更高的稳定性。Fehring等则发现，与成角的楔形垫块相比，采用矩形垫块可使支撑骨上的应力分布更为均匀。在AORI II B型胫骨缺损病例中，可在内外侧各使用1块矩形垫块，达到有效恢复关节线高度并避免使用过厚的胫骨衬垫的目的。当外周性骨缺损的深度达到5～15mm，且缺损范围超过大部分内侧或外侧胫骨平台时，通过胫骨垫块进行填充是理想的选择。股骨侧假体垫块的厚度从5～15mm不等，且多为矩形，可用于填充股骨远端和后侧的缺损。与同种异体骨不同，使用垫块不存在疾病传播的风险，也不会出现畸形愈合、不愈合以及垫块塌陷等并发症。已有研究证实，假体垫块具有良好的负荷传导功能，且能达到即刻的支撑和稳定。但是，假体垫块相当昂贵且受到形状和尺寸的限制。在垫块与假体的连接处还有产生磨损碎屑的可能性，当垫块下方骨质的支撑强度不足时，假体垫块还有松动的可能。带延长杆的假体可一定程度弥补支撑能力的不足并提高假体固定强度。在应用于全膝置换翻修术时，垫块通常会与植骨重建和延长杆联合使用，这在一定程度上限制了对其疗效的准确评估。Patel 等报道了 79 例全膝置换翻修病例，均存在 AORI Ⅱ 型骨缺损并接受了平均 7 年的随访。结果显示，这些病例中共植入了 176 块股骨和胫骨垫块。14% 的病例未出现进展性透亮线且无相关临床症状。植入物（垫块和假体）的 7 年在体生存率为 92%。

（五）结构性同种异体骨重建

对缺损面积过大而无法使用假体垫块的 AORI Ⅱ 型和 AORI Ⅲ 型骨缺损病例，可考虑进行结构性同种异体骨重建。Dorr 等认为，内、外侧胫骨平台缺损超过 50% 的病例均适用此法。根据骨缺损的范围和程度备好与之相匹配的骨源，是术前准备中非常重要的一环。同种异体股骨头、远端股骨或近端胫骨均是可行的选择。而手术中的一些关键性技术包括：在骨缺损区建立健康的、血供丰富的骨床、使移植物 - 宿主骨床和假体 - 骨界面最大化、在宿主骨与移植物间建立最有效的机械性交锁机制、恢复关节线的正常高度、在确保移植物初始稳定性的同时避免关节失稳或对线不良等。接受结构性同种异体骨重建的病例，推荐联合使用带延长杆的膝关节假体，以增加固定强度并分散移植区的负荷。

使用同种异体骨进行结构性重建的优势在于具有恢复骨量的生物学潜能，同时移植物可被修整成各种形状以更好地匹配骨缺损区的形态。通过结构性植骨可恢复关节线的高度并且能为韧带的再附着创造条件。而使用同种异体骨行结构性重建也有其劣势，包括非常小的疾病传播风险（传染 HIV 的风险＜ 1/1 000 000），以及移植物发生不愈合、畸形愈合、塌陷或吸收等。

虽然需要进行同种异体骨重建的复杂的病例出现并发症的概率较高，但多项研究均证实：在获得坚强固定的基础上同种异体骨的愈合率非常高。Clatworthy 等报道，50 名 (52 膝) 接受全膝置换翻修术的患者，因存在较大的非包容性骨缺损而在术中进行了结构性同种异体骨重建。术后随访中 37 例患膝评估为成功。50 例接受同种异体骨重建的患膝中，术后 5 年时仍有 46 例移植物在位，到术后 10 年还有 36 例在位。在 11 例手术失败病例中，4 例为感染、5 例为移植物吸收和 2 例为移植物未愈。Engh 和 Ammeen 对 46 名接受结构性同种异体骨重建的全膝置换翻修患者进行了评估。术后平均随访 95 个月，仅有 4 例出现了移植物失效，其中的 2 例为术后感染。而整个随访期间，未出现移植物塌陷病例。Bauman 等对 70 例接受结构性同种异体骨重建的全膝置换翻修病例进行了回顾，每例病例均接受了最短 5 年的术后随访。结果显示仅有 8 例翻修失败病例与移植物相关。如果以再次接受翻修手术为观测终点，术后 10 年的假体在位生存率 75.9%(95% 置信区间，65.6 ～ 87.8)。

（六）干骺端袖套或锥形补块

股骨和胫骨侧的包容性腔隙性骨缺损和腔隙性 - 节段性干骺端骨缺损均可采用干骺端袖套或多孔表面锥形补块进行重建。干骺端袖套或锥形补块可提供足够的干骺端支撑和固定作用，适用于股骨或胫骨侧大面积中心性的锥形骨缺损，植入后还可直接在髁部进行额外的固定或配合延长杆使用以进一步增加稳定性。不同于大块同种异体骨重建，采用干骺端袖套或锥形补块可完全避免疾病传播、不愈合以及骨吸收的风险。多孔表面的金属锥形补块可实现周缘的骨长入，任何膝关节假体均可通过骨水泥固定于锥形补块中心的内表面。Long 和 Scuderi 报道了 16 例接受钽金属锥形补块植入的病例，共进行了 31 个月的术后随访。无病例因无菌性松动接受再次翻修，而且 X 线评估发现所有病例均已发生骨整合。Meneghini 等对 1 组共 15 名接受全膝置换翻修术的患者进行了回顾分析，所有患者均在胫骨侧植入了多孔表面金属干骺端锥形补块。经过平均 2 年的随访，X 线评估表明所有胫骨锥形补块均已发生骨整合，同时也未出现翻修失败病例。

干骺端袖套采用可以实现骨长入的多孔表面设计、非骨水泥固定，并根据植入需要采用了一些特殊的设计理念，还通过台阶式外形实现干骺端的逐步承载。干骺端袖套的植入与全髋置换时非骨水泥型股骨假体的植入过程类似，需用试模从小到大逐次扩髓成型直至获得坚强的固定，这样可确保缺损区与干骺端袖套在外形上高度匹配。干骺端袖套的末端同样可连接延长杆，本文作者更推荐二者联合使用，可进一步增加固定的强度。而干骺端袖套或锥形补块在临床应用中也有其相应的劣势，包括昂贵的费用以及再次翻修时很难取出等等。现阶段仅有关于干骺端袖套的短期临床疗效的报道，但结果均非常优异。Jones 等的报道中，共对 30 例翻修膝进行了平均 49 个月的随访，所有病例均联合使用了压配式延长杆及干骺端袖套。随访期间的 X 线评估显示，在干骺端袖套周围均呈现出明显的骨沉积及积极的骨重塑过程，同时没有一例患膝出现机械性失败。

(七) 髁替代型铰链式假体

AORI III 型大量骨缺损病例，如果侧副韧带功能完全缺失应考虑选用髁替代型铰链式假体进行翻修，尤其是那些对功能要求不高的高龄患者。其手术操作相对简单，疗效也比较可靠，可满足早期康复和负重的要求。但采用髁替代型铰链式假体进行全膝翻修的最大顾虑或劣势在于，此手术一旦失败几乎无法再次翻修。

第二节 人工髋关节髋臼侧骨缺损翻修

在人工全髋关节置换术 3～5 年以上，有明显骨吸收而骨缺损，特别是髋臼侧有严重的骨溶解性骨缺损，不得不行髋臼骨结构性重建，是全髋关节翻修术面临的艰巨课题。因此，进行有效骨缺损修复成功的髋部骨结构重建，是人工髋关节髋臼侧骨缺损翻修的关键。

其中并不包括因假体设计缺陷、假体周围骨折松动、假体安置位置失当导致脱位、松动等原因引起的翻修问题。

一、髋臼骨缺损的分类

(一) AAOS 改进分类法

分为 5 类：1 型：髋臼骨节段性骨缺损，其又分为二种亚型：ⅠA 边缘性髋臼骨缺损；ⅠB 中央性髋臼内壁骨缺损。Ⅱ型髋臼腔隙性骨缺损。Ⅲ型髋臼混合性 (节段性兼腔隙性) 骨缺损。Ⅳ型 骨盆不连续的骨缺损。Ⅴ型关节融合。节段性髋臼骨缺损指边缘性或内侧壁骨缺损。腔隙性骨缺损使髋臼变深，而臼边缘仍存在，其骨缺损可在臼的上方、前方、后方或整个臼窝深陷。骨盆不连续是指臼部骨缺损使骨盆前后方有沟槽样骨缺损，分为上、下两部。骨关节融合则并无骨缺损，但臼窝周围与假体外为整个骨质填充。此分类法由 D'Antonio(1993) 报告，后由 AAOS 修改推荐，应用较广。

（二）Paprosky 分类法

分Ⅰ、ⅡA、ⅡB、ⅡC、ⅢA 和ⅢB，分别对髋关节中心上移、坐骨支骨溶解、髋关节中心内移和泪滴骨溶解的程度作为衡量分型的依据。

（三）Gross 分类

分为 3 型：1 型突出腔隙性骨缺损，髋臼壁和前后柱完整。2 型棚盖髋臼缘有缺损，＜50% 髋臼壁缺损。3 型全臼 1 个柱或 2 个柱缺损，超过 50% 髋臼壁缺损。

（四）Englr aassman 分类

分为轻、中、重三型：轻型边缘与臼部均完整，半个臼面有出血。中型边缘完整，臼部毁损，臼杯可固定，骨长入困难。重型边缘和臼部均遭破坏，力学固定不稳定，骨长入不可能。

（五）Gustilo 分类

分为 4 型：Ⅰ型髋臼壁轻度扩大，骨水泥-臼假体界面松动。Ⅱ型髋臼壁明显扩大，但无骨缺损、骨水泥-臼假体界面松动。Ⅲ型有 1/4 臼壁缺损位于前、后、上或中心部。Ⅳ型大块缺损或球面坍陷或髋臼骨缺损在 1/2 以上。

这些分类方法各具一定优点，相比较之下，以 AAOS 和 Paprosky 分类应用较多。

二、术前计划

（一）临床症状和评价

患者术后病程和疼痛出现时间有一定参考意义，一般术后数年患髋情况良好，后因某种原因，引起髋部不适，数月后则有髋痛和活动滞后感和下肢活动不准确感，这种情况可能与髋臼骨吸收、松动有关。若术后不久即出现上述情况，多系机械性松动或安置假体操作和位置失当所致。疼痛系活动时痛起，多表示假体松动；持续性胀痛位于髋和大腿，属假体柄松动；持续性搏动痛，尤以夜间为甚者，感染所致为最大可能。屈髋受限在 45°以内表示髋关节僵硬，应分析其为机械原因抑手术安置位置失当；若屈髋突然受限，肯定有异物（如骨块、骨水泥或组织块）或机械性如臼内衬或金属臼底移位引起，少数系股骨头松动旋转引起。严重髋关节非功能位强直者少见，常在 X 线片上可以识别。

（二）X 线评估

术前利用 X 线片可以判定髋假体的稳定性、力线、脱位、松动，骨缺损的部位和程度等。X 线片应包括站立位骨盆双髋片、患髋正侧位片和左右闭孔斜位、髂翼位片。X 线片上显示髋臼假体移位、旋转和异常角度（外展角和前倾角），臼移位旋转的方向适与骨缺损的主要部位相一致。

在 X 线上对髋臼骨缺损的部位、程度的分析，有助于翻修手术的入路认定、植骨方法与材料选取，以及择定翻修假体的类型与规格。

以 AAOS 改良分类，Ⅰ型，为节段性骨缺损为主，不论边缘性（ⅠA)抑中央性（ⅠB），以结构性骨块植骨可以解决，其累及的范围毕竟有限。对Ⅱ型，以腔隙性缺损为主，不论是多灶或单灶，植入较大结构性骨块也可以稳定，但必须作骨块固定同时有颗粒骨填塞边角空隙，再行髋臼锉倒转打实、模造骨性髋臼。Ⅱ型为节段性和腔隙性混合骨缺损，假体移位明显，常兼有内陷，功能障碍显著。而Ⅳ型则以髋臼横行骨缺损为特点，使髋臼成为两半，中间为深及全层或大半的骨缺损沟槽，采用一般的植骨术和置臼是不稳定的，常需带侧板的金属臼加固其外必须植骨以便形成骨性臼稳定的骨性连接格局。Ⅴ型系假体关节被骨性增生所融合固定，宜凿去多余骨质，显露关节或完全更换假体。

三、翻修手术入路

再手术的入路有争议。应该说以原来切口有诸多便利，但往往显露受到限制。原切口进入的优点是无须行分层分离，进去就是假体，找到假体便捷，同时分离上次手术的瘢痕、粘连也称方便，少了一个新切口疤痕。而以此入路进入后，再要求扩大显露，损伤会少得多。但出血多，手术医生以自己不熟悉的切口进入，易肇致置臼失当等问题。若原系后外侧切口（Gbson），改作熟悉的前外侧切口（SmitFr Petersen）则操作规范，深层无疤痕结构显露清晰，可以摆脱因切口显露不足和需要广泛分离的困难。若选择外侧切口，对已经多次翻修的患者可能有诸多便捷。但若要兼作原切口周围的松解，则有困难。

四、手术方法

不同程度的髋臼骨缺损，宜采用不同的手术方法。进入假体外，即应紧贴假体切开假体外的瘢痕和组织，再行股骨上段及髋臼外后方（或前外方）的骨膜下分离，后侧切口进入者，不宜损伤坐骨神经。清除关节周围及骨缺损腔内的肉芽组织和瘢痕。

为了显露与手术进展，先锯开股骨后侧或前壁，取出股骨侧假体和股骨内的骨水泥，然后再取出髋臼。髋臼取出一般不需要截骨，经撬拨、分离即可取出。切不可为了盲目图快，撬断髋臼正常骨质。故特别要保护正常骨质，免受撬拨、挺举造成髋臼两柱、臼顶新的损害。

取出骨水泥块时应防止骨盆内侧血管的损伤。

髋臼重建的方法与步骤

1. 清除吸收空蚀的残骨和剩余骨水泥，清除肉芽和瘢痕组织，使宿主骨搔刮到有点状出血及骨小梁裸露为止。有时需板片骨植骨，要把宿主骨床钻孔、打毛，或切磨成阶梯样与植入骨相叠、固定。

2. 植骨充填缺损

(1) 多数需行大量植骨。少数患髋采用自体髂骨植骨，需大量植骨者，均使用骨库冷冻异体股骨头或冷冻干燥松质骨植骨。采用自体髂骨移植骨，可使用较大块的髂骨填补ⅡC型缺损，有的患髋使用髂骨颗粒填充即足。有的学者采用直径 $4\sim 8\,mm$ 的同种异体松质颗粒骨，置入过程中分次用圆形臼模冲压紧密。必要时最后用适当大小的髋臼锉压住移植颗粒骨，逆向旋转，将植骨区挤压成较密实的半球形窝。对大块骨缺损的患髋采用大块异体股骨头，修成"L"形骨面与髋臼外上缘的巨大骨缺损处修逐后的新鲜骨面扣合，用1～3枚螺钉固定，然后以髋臼锉在原髋臼处将植入股骨头的多余部分磨锉而重新形成半球形髋臼窝，再用颗粒骨填补残余空隙，然后植入假体。

(2) 植骨后行骨水泥型或生物固定型标准（或采用预制型假体）髋臼假体植入。生物固定型臼假体，均加用螺钉3～4枚固定。

3. 特种髋臼假体植入者，可用包括以下假体或附加装置：

(1) 带侧翼板的髋臼假体系采用计算机辅助定制假体，在金属臼假体的一侧加翼状瓣，双翼状瓣与髋臼杯的夹角可在术中调整，髋臼杯底和侧翼上有螺钉孔。用于髋臼外上缘较大骨缺损的病例。侧翼可增加假体的稳定性和遮挡移植颗粒骨，防止术中或术后颗粒骨移位。

(2) 双层金属网罩适用于ⅠB、ⅡB型髋臼缺损者。网罩使用钛丝编制，术中按实测尺寸使用手工模压制成草帽状，将第一层网罩放入髋臼底，四周可用螺钉或缝合法固定，然后行非结构性松质骨植骨，再放入第二层网罩，使其紧贴移植的颗粒骨并以同法固定。然后植入骨水泥型髋臼假体。

(3) 髋臼增强环罩(acetabular reinforcing ring，ARR，或Muller臼托)：为定制型环罩。环罩的一侧或两侧带有侧翼，罩底和侧翼上有许多螺孔，供不同方向的螺钉固定。除侧翼可折弯钩到髋臼下缘外，罩的主体部分不能改变形状，罩缘有反褶，可防止植骨块移动和在ⅠA型和Ⅲ型病例中重建臼缘。环罩固定后，再击入内衬，或安放直径较环罩小4 mm的骨水泥型髋臼假体。目前已有市售可提供2～4种不同大小的ARR，但学者较倾向于使用定制的环罩，以便适应不同患者的需要。

(4) 双球面髋臼假体或带嵴髋臼假体预制型或为计算机辅助定制型假体，用于髋臼外上方有较大骨缺陷且髋臼假体明显向上、向外移位的ⅠA型或Ⅱ型病例，可减少新植入的髋臼假体术后再次向外上移位的倾向。多数有附加侧翼，在臼底和侧翼应加用螺钉固定。双球面髋臼假体尚可减少植骨量。

(5) 马鞍型假体适用于Ⅳ型病例，患者不仅有巨大的髋臼周围骨缺损而且骨盆环部分或完全中断。术中将髂骨的"残端"修成凹型与马鞍型假体的鞍状部分相关节。手术操作简单，术后脱位机会少，可提供三维活动和负重功能，但伸屈髋活动范围仅有60°左右。

(6) 骨清理术和切除的瘢痕或更换假体，适用于Ⅴ型病例，一般无须植骨。

手术前后抗生素和抗凝剂的应用、负压吸引等与一般髋关节置换手术。术后次日即鼓励患者早期关节功能锻炼，术后1～2周下地扶拐不负重活动。一般在2个月后部分负重，3个月后X线复查证实情况良好后再用单拐，4个月后弃拐。

髋臼增强环罩刚度高，不变形，可有效地托持移植颗粒骨。通过罩底和侧翼的固定螺钉，可获得较可靠的初始稳定性。螺钉固定后可再植入颗粒骨加固。金属罩的内面可设计成与标准超高分子聚乙烯内衬匹配。金属罩安放妥当后，击入内衬即可，手术快速、省时。缺点是增加了安放金属罩的困难：即需满足对移植颗粒骨的支托和螺钉的安放，还要兼顾假体的外展与前倾角度。目前有倾向于使用金属罩与超高分子聚乙烯髋臼假体分离的设计，使二者没有嵌合关系，在金属罩安置好以后，使用直径小于金属罩内径4 mm的骨水泥型超高分子聚乙烯髋臼假体，安放在外展40°、前倾15°位置上为宜。

虽然髋臼四周均可能发生严重骨溶解，但由于载荷方向主要为向上并略向外，故髋臼假体总是向上外方移行，而使髋臼呈椭圆形，且变浅变平，而臼底往往菲薄，无法用髋臼锉加深。为防止移植骨块在新的髋臼假体挤压下外移、塌陷，可以选择带有侧翼板的金属髋臼、双球面假体或带嵴假体，这种假体尚可明显减少植骨量。

马鞍型假体最早由德国1979年介绍，Nieder(1983)报告应用59髋，1987年Steinbrink曾做改良，主要用于骨肿瘤患者和全髋翻修。其最大优点为即使髋臼周围有严重骨缺损甚至骨盆环中断的情况下，仍能简易的完成假体植入，且可在术中调整长度而术后很少发生脱位，术后能提供稳定并具有三维活动能力。缺点为髋屈曲活动范围一般只能达到60°左右。但如患者的腰椎能提供代偿，一般尚能满足日常生活需要。

一般认为在首次全髋置换或植骨量小的全髋翻修术中，髋臼侧以使用非骨水泥型假体的远期效果较好。在O型和骨缺损较小的Ⅱ型髋臼骨缺损经适当的非结构性植骨后，完全可以使用非骨水泥型标准假体。骨缺损巨大的Ⅰ、Ⅱ、Ⅲ型病例，常需植入较大量的松质颗粒骨，如使用非骨水泥型髋臼假体，即使加用螺钉固定，也常无法保证必要的初始稳定性。有人单纯使用骨水泥充填代替植骨，将所有缺损区均用骨水泥填满，髋臼假体的初始稳定性固然得以建立，但厚度超过3mm以上的骨水泥，疲劳强度明显下降，反复受力后较快即可发生碎裂。本组选择依据主要为臼缘的完整性，即深置于骨性髋臼内的假体被完整地臼缘所抱持。如骨性臼缘能保持2/3左右，且臼底完整或可以满意重建，可考虑使用骨水泥型髋臼假体。如臼缘缺损范围>1/3以上，骨性髋臼对假体的环抱固定作用减弱，以采用骨水泥型假体为宜。如周边缺损更大，则应使用髋臼增强环罩，然后在罩内置入骨水泥型假体。骨水泥的厚度以2～3mm最佳，不宜过厚或过薄。对于较年轻的周边缺损患者，Eftekhar主张使用自体髂嵴植骨重建臼缘，并加用异体骨移植。

有巨大骨缺损的病例，髋臼侧翻修常面临较大困难。髋臼外上及后上部骨结构已接近完全丧失，采用植骨与双球面定制型髋臼假体翻修后，取得稳定。但还需要长期追踪。

五、讨论

由髋臼骨缺损的多样性复杂性，不同的学者间的翻修技术和理论认识又有不同。根据骨缺损的部位，采取不同的假体和翻修技术，尚有以下论点：

(一) 髋臼前柱骨缺损

臼底的金属托有前缘加高钢板和上下耳状钢板，给这种金属托架用多枚螺钉固定在宿主的骨盆壁上提供稳定基础。在髋臼假体安置前，先将这种髋臼前柱骨缺损的金属托架在清除了软组织后的髋臼位置上，置耳状翼板部预先涂上骨泥和碎骨，再钻孔将多枚螺丝钉旋入作牢固固定，然后握持臼假体，使其前倾角在15°～30°位，更多地倚靠在髋臼后柱骨质上，通过螺钉孔和金属托架在骨性髋臼上向后上、臼顶和后方作至少3枚螺丝钉固定。

(二) 髋臼内壁骨缺损

由髋臼内壁大片缺损，必须采用金属臼托架进行修复，这种金属臼托架有许多设计形式，但其共同点是加强在骨盆壁上的固定。臼托架的前下方是钩板经闭孔膜作臼下方钩状固定钢板，上方向髂翼外板伸出的两块连体钢板，臼底有各向多孔托架，可作选择性固定或与金属臼底的一并螺丝钉固定。

在安置臼假体时，主要依靠底托带孔边翼与骨性臼缘间的承托和螺丝钉固定，可以设计较大的臼假体，其直径可达70～80mm，有助于跨越髋臼骨缺损区。同时用非结构性碎骨、条骨梗、骨泥填塞间隙，使臼底架金属区有骨质生成。

也可以采用金属网架植入缺损内壁的髋臼中，再植碎骨，期望早期血管化骨质生成。唯这种网架难以承受巨大压应力，多对骨成形为类臼状有益。

若采用结构性骨移植法，宜用块自体或异体骨，修逐后，植入搔刮尽软组织后清晰露出骨性臼内，再用适当大小的异体髋臼细心磨锉成骨性臼植入，再用骨水泥置臼。

(三) 髋臼外上壁缺损

可采用带边翼金属托架，边翼坐落在臼缘骨质上，但须行植骨术同时行碎骨植入。假体若采用金属网罩，粒状骨网罗其中，或宜行大块植骨，必要时采用双球假体。

(四) 前、后柱缺损

常见为骨盆环中断，因缺损过多而致骨盆环中断，翻修治疗困难。采用特制带金属臼托的金属半骨盆环，附带有连体钢板螺钉固定。钢板与趾骨和髂骨固定，金属臼托可借助骨水泥与高分子聚乙烯相接固定，由于坚固而负重量大，可免除再置入金属臼底。

若采取结构性骨移植，可作将患髋修剪磨锉，取一大块同种异体骨，先磨锉髋臼上方，将磨锉后的异体骨先植入固定；再磨锉稍下方髋骨成臼，为骨水泥固定的高分子聚乙烯臼做好相应植入床的准备。

另一方法是不再重建臼和刻求髋骨上、下的连接，而在髋骨上壁厚实处，作一荷重承载孔，与特制的马鞍型人工假体直接骑跨，以获取承重功能。

(五) 髋臼顶部部分缺损

是常见的臼顶部缺损，处理这类臼骨缺损可采用三种方法：

(1) 将臼移至骨缺损部；

(2) 采用特大臼遮掩臼和缺损部；

(3) 移植骨重建后，置正常臼位置的普通臼体。

（冯永建）